T0206435

CAMBRIDGE LIBRARY COLLECTION

Books of enduring scholarly value

Classics

From the Renaissance to the nineteenth century, Latin and Greek were compulsory subjects in almost all European universities, and most early modern scholars published their research and conducted international correspondence in Latin. Latin had continued in use in Western Europe long after the fall of the Roman empire as the lingua franca of the educated classes and of law, diplomacy, religion and university teaching. The flight of Greek scholars to the West after the fall of Constantinople in 1453 gave impetus to the study of ancient Greek literature and the Greek New Testament. Eventually, just as nineteenth-century reforms of university curricula were beginning to erode this ascendancy, developments in textual criticism and linguistic analysis, and new ways of studying ancient societies, especially archaeology, led to renewed enthusiasm for the Classics. This collection offers works of criticism, interpretation and synthesis by the outstanding scholars of the nineteenth century.

Claudii Galeni Opera Omnia

Galen (Claudius Galenus, 129–c. 199 CE) is the most famous physician of the Greco-Roman world whose writings have survived. A Greek from a wealthy family, raised and educated in the Greek city of Pergamon, he acquired his medical education by travelling widely in the Roman world, visiting the famous medical centres and studying with leading doctors. His career took him to Rome, where he was appointed by the emperor Marcus Aurelius as his personal physician; he also served succeeding emperors in this role. A huge corpus of writings on medicine which bear Galen's name has survived. The task of editing and publishing such a corpus, and of identifying the authentic Galenic texts within it, is a hugely challenging one, and the 22-volume edition reissued here, edited by Karl Gottlob Kühn (1754–1840) and published in Leipzig between 1821 and 1833, has never yet been equalled.

Cambridge University Press has long been a pioneer in the reissuing of out-of-print titles from its own backlist, producing digital reprints of books that are still sought after by scholars and students but could not be reprinted economically using traditional technology. The Cambridge Library Collection extends this activity to a wider range of books which are still of importance to researchers and professionals, either for the source material they contain, or as landmarks in the history of their academic discipline.

Drawing from the world-renowned collections in the Cambridge University Library, and guided by the advice of experts in each subject area, Cambridge University Press is using state-of-the-art scanning machines in its own Printing House to capture the content of each book selected for inclusion. The files are processed to give a consistently clear, crisp image, and the books finished to the high quality standard for which the Press is recognised around the world. The latest print-on-demand technology ensures that the books will remain available indefinitely, and that orders for single or multiple copies can quickly be supplied.

The Cambridge Library Collection will bring back to life books of enduring scholarly value (including out-of-copyright works originally issued by other publishers) across a wide range of disciplines in the humanities and social sciences and in science and technology.

Claudii Galeni
Opera Omnia

VOLUME 4

EDITED BY KARL GOTTLOB KÜHN

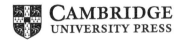

CAMBRIDGE
UNIVERSITY PRESS

CAMBRIDGE UNIVERSITY PRESS

Cambridge, New York, Melbourne, Madrid, Cape Town,
Singapore, São Paolo, Delhi, Tokyo, Mexico City

Published in the United States of America by Cambridge University Press, New York

www.cambridge.org
Information on this title: www.cambridge.org/9781108028295

© in this compilation Cambridge University Press 2011

This edition first published 1821-3
This digitally printed version 2011

ISBN 978-1-108-02829-5 Paperback

This book reproduces the text of the original edition. The content and language reflect
the beliefs, practices and terminology of their time, and have not been updated.

Cambridge University Press wishes to make clear that the book, unless originally published
by Cambridge, is not being republished by, in association or collaboration with, or
with the endorsement or approval of, the original publisher or its successors in title.

MEDICORVM GRAECORVM

OPERA

QVAE EXSTANT.

EDITIONEM CVRAVIT

D. CAROLVS GOTTLOB KÜHN

PROFESSOR PHYSIOLOGIAE ET PATHOLOGIAE IN
LITERARVM VNIVERSITATE LIPSIENSI PVBLICVS
ORDINARIVS ETC.

VOLVMEN IV.

CONTINENS

CLAVDII GALENI T. IV.

LIPSIAE

PROSTAT IN OFFICINA LIBRARIA CAR. CNOBLOCHII

1822.

ΚΛΑΥΔΙΟΥ ΓΑΛΗΝΟΥ

ΑΠΑΝΤΑ.

CLAVDII GALENI

OPERA OMNIA.

EDITIONEM CVRAVIT

D. CAROLVS GOTTLOB KÜHN

PROFESSOR PHYSIOLOGIAE ET PATHOLOGIAE IN
LITERARVM VNIVERSITATE LIPSIENSI PVBLICVS
ORDINARIVS ETC.

TOMVS IV.

LIPSIAE

PROSTAT IN OFFICINA LIBRARIA CAR. CNOBLOCHII

1 8 2 2.

CONTENTA VOL. IV.

ΓΑΛΗΝΟΤ ΠΕΡΙ ΧΡΕΙΑΣ ΤΩΝ ΕΝ ΑΝΘΡΩΠΟΤ ΣΩΜΑΤΙ ΜΟΡΙΩΝ ΛΟΓΟΣ Μ.

Ed. Chart. to. IV. [p. 587.]   Ed. Baf. to. I. (p. 499.)

Κεφ. α΄. Ἐπεὶ δὲ περὶ τῶν ἰδίων μορίων τῆς κε-
φαλῆς ἁπάντων εἴρηται, δέον ἂν εἴη καὶ περὶ τῶν κοινῶν
αὐτῇ πρὸς τὸν τράχηλον ἐφεξῆς εἰπεῖν. ἔστι δὲ κοινὰ μό-
ρια τραχήλου καὶ κεφαλῆς, δι᾽ ὧν ἐπινεύομέν τε καὶ ἀνα-
νεύομεν, καὶ περιάγομεν αὐτὴν εἰς τὰ πλάγια. τῶν γὰρ
τοιούτων οὐδὲν οὔτε διαρθρώσεως οἷόν τε γενέσθαι χωρὶς,
οὔτε συνδέσμων, οὔτε μυῶν. ἀλλ᾽ ἥ τε διάρθρωσις ὀστῶν
ἐστι σύνθεσις, ἕνεκα τῆς καθ᾽ ὁρμὴν κινήσεως γεγενημένη,

GALENI DE VSV PARTIVM CORPO-
RIS HVMANI

LIBER XII.

Cap. I. Abfolutis jam omnibus capitis propriis
partibus, non alienum fuerit de communibus etiam ei
cum collo partibus deinceps pertractare. Sunt autem
partes colli et capitis communes eae, per quas caput
ipfum deprimimus atque attollimus, ad lateraque cir-
cumagimus; quorum nihil fine dearticulatione, ligamen-
tis ac mufculis agere poffumus. Porro dearticulatio
offium eft compofitio propter motum voluntarium com-

καὶ δῆλον, ὡς πάντως οὐκ ἐλάττω χρὴ δυοῖν εἶναι τὰ συν-
ταττόμενα, τῶν τε συνδέσμων ἕκαστος, ὡσαύτως δὲ καὶ
τῶν μυῶν ἐκ θατέρου τῶν ὀστῶν ἐκφυόμενος εἰς θάτερον
καταφύεται. κἂν τῷδε δῆλον, ὡς καὶ διάρθρωσις ἅπασα
καὶ σύνδεσμος καὶ μῦς ἐν τῇ πρὸς ἄλληλα τῶν ἄρθρων
τέτακται συνθέσει, καὶ προσηκόντως ἐλέχθη τῶν κοινῶν
εἶναι μορίων.

Κεφ. β'. Ὅτι μὲν οὖν οὐχ οἷόν τε κίνησιν οὐδεμίαν
ὀστῶν γενέσθαι χωρὶς τοῦ διηρθρῶσθαί τε ἅμα καὶ διὰ
μυῶν [588] συνάπτεσθαι, δέδεικται πολλάκις, εἴ γε χρὴ
πάντως εἶναι μέν τι τὸ κινοῦν, εἶναι δὲ καὶ τὸ κινούμενον,
καὶ τούτων τὸ μὲν ὁ μῦς ἐστι, τὸ δὲ ἡ τῶν ὀστῶν σύνθε-
σις. ὅτι δὲ οὐδὲ ὁ σύνδεσμος ἄχρηστος, ἀλλ', εἰ καὶ μὴ
πρὸς τὴν γένεσιν αὐτὴν τῆς κινήσεως ἀναγκαῖος, εἰς γοῦν
τὸ καλῶς κινεῖσθαι χρήσιμος, εἴρηται μὲν ἤδη καὶ περὶ
τοῦδε διὰ τῶν ἔμπροσθεν, ἀναμνήσομεν δὲ καὶ νῦν αὐτό
τοῦ λόγου τὸ κεφάλαιον, ὡς, εἰ μὴ διὰ τῶν συνδέσμων
ἐκρατεῖτο τὰ διαρθρούμενα τῶν ὀστῶν, οὐδὲν ἂν ἐκώλυεν

parata. Perfpicuumque eft, ea, quae componuntur, pauci-
ora duobus omnino effe non poffe; nec minus, quod et
ligamenta omnia itidem et mufculi ab offe altero pro-
ducti in alterum inferuntur. Qua ex re intelligi poteft,
dearticulationem omnem, ligamentum ac mufculum ad
componendos inter fefe articulos effe affumpta, eaque
communibus partibus rite effe annumerata.

Cap. II. Enimvero motum ullum offium fieri non
poffe, nifi ipfa dearticulentur fimul ac per mufculos con-
nectantur, multoties demonftratum eft, fi modo aliquid
effe, non folum quod moveat, verum etiam quod mo-
veatur, eft neceffe, quorum illud quidem eft mufculus,
hoc autem offium eft compofitio. Quod autem ne liga-
mentum quidem ufu careat, fed, etiamfi ad motus ge-
nerationem non fit neceffarium, conferat tamen ad recte
movendum, de eo prius quoque docuimus; fummam ta-
men difputationis totius nunc repetemus, quod, nifi offa,
quae dearticulantur, a ligamentis continerentur, nihil

αὐτὰ καθ᾽ ἑκάστην κίνησιν ἐξίστασθαι τῆς σφετέυας ἕδρας
ἄλλοτ᾽ ἄλλῃ παραλλάττοντα. τοῦ δὲ μηδὲν τοιοῦτον γίνε-
σθαι χάριν ἡ φύσις ἅπασαν ὀστῶν διάρθρωσιν ἐν κύκλῳ περι-
λαμβάνει δεσμοῖς μὲν, ἐπίδοσιν δ᾽ οὐ σμικρὰν ἐγχωροῦσιν.
καὶ θαυμάσαι μάλιστ᾽ ἄν τις αὐτὸ δὴ τοῦτο πρῶτον αὐτῆς
τοὔργον, ὡς ἐξευρούσης οὐσίας σωμάτων εἰς πολὺ διαφε-
ρούσας ἐπιτηδείων χρείας. ἵνα μὲν γὰρ ἀκριβῶς τε ἅμα
δεσμοῖτο καὶ συνέχοιτο, καὶ οὐ ῥαδίως ἀποῤῥηγνύοιτο κατὰ
τὰς βιαίας κινήσεις ἀλλήλων τὰ διαρθρούμενα, σκληρὸν ὡς
ἔνι μάλιστα καὶ δυσπαθέστατον ἐχρῆν γενέσθαι τὸν σύν-
δεσμον· ἵνα δ᾽ ὑπὸ τῶν μυῶν ἑλκομένοις τοῖς ὑστοῖς ἑτοί-
μως ἕποιτο, μαλακὸν αὖ πάλιν ἐχρῆν εἶναι, καὶ κατὰ τοῦτ᾽
ἀσθενῆ. καὶ μὴν ἐναντίον γέ ἐστιν ἰσχυρὸν ἀσθενεῖ, καὶ
σκληρὸν μαλακῷ. τίς οὖν καὶ περὶ ταῦτα τέχνη τῆς φύσεως
ἐξευρούσης σῶμα καὶ τὴν ὠφέλειαν ἑκατέραν ἱκανῶς κεκτη-
μένον, καὶ πεφευγὸς τὴν βλάβην, ἐξ αὐτῆς τῆς ἀνατομῆς
ἔνεστί σοι μαθεῖν. ὄψει γὰρ ἅπαντα σύνδεσμον σκληρὸν

vetaret, quo minus ea in fingulis motibus laxarentur,
fuaque fede dimoverentur, modo huc, modo illuc a fuo
fitu deflectentia; quod ne accideret, natura omnem of-
fium dearticulationem in orbem complectitur vinculis
fortibus quidem, fed quae laxari poffent non minimum
atque extendi. Admirarique aliquis forte in primis queat
hoc ipfum ejus opus, quod corporis fubftantias ad ufus
multum difcrepantes invenerit idoneas. Etenim ut offa,
quae dearticulantur, exacte fimul ligarentur ac conti-
nerentur, nec facile in motibus vehementioribus a fefe
abrumperentur, ligamentum, quoad maxime potuit, du-
rum atque ab injuriis remotiffimum efficere oportuit; ut
autem offibus a mufculis tractis prompte obfequerentur,
molle rurfus effe oportuit atque ob id ipfum imbecillum.
Atqui robuftum quidem imbecillo ac durum molli eft
contrarium. Quaenam igitur fuerit in his naturae fo-
lertia, quae corpus invenit, quod commoditatem utram-
que, quod fatis effet, haberet, idemque ab injuriis tutum
effet, ex ipfa anatome difcas licet; intueberis enim liga-

μὲν εἰς τοσοῦτον, ὡς ἀσφαλῶς τε ἅμα συνδεῖν καὶ μὴ κω-
λύειν συγκινεῖσθαι, μαλακὸν δ᾽ εἰς τοσοῦτον, ὡς μὴ θλᾶ-
σθαι μήτε ἀποῤῥήγνυσθαι ῥᾳδίως. καὶ μὴν καὶ τοῦτ,
ἀκούεις ὑφ᾽ Ἱπποκράτους λεγόμενον· Ὅσοις ἂν ὑγρότης
ὑποτραφεῖσα πλείων διαβρέξῃ τὰ περὶ τοῖς ἄρθροις σώ-
ματα, ῥᾳδίως τούτοις ἐξίστανται τῶν κώλων αἱ κεφαλαί.
τοὺς δ᾽ ὑπὸ σκληρότητος αὐτῶν ἀγκυλωθ έντας οἰκ υἱμαί
σε λανθάνειν, ὁσημέραι θεώμενον, εἰς ὅσον ἐμποδίζονταο
τὴν κίνησιν. ἀλλ᾽ ἕν γε τῷ κατὰ φύσιν ἔχειν ακριβῶς
σύμμετρα τἄλλα τε περὶ τοῖς ἄρθροις ἐστὶ σώματα, καὶ
μάλιστα οἱ τένοντες καὶ σύνδεσμοι, πρός τε την εὐκολίαν
τῆς κινήσεως καὶ πρὸς τὸ μηδὲν πάσχειν αὐτούς. ὅτι δ᾽
ἐν τούτοις χρὴ θαυμάζειν ἅπασαν τέχνην, ἐν οἷς οὕτως
ἀκριβῶς ἐστι τὸ σύμμετρον, ὡς, εἴτε προσθήσεις ἐλάχιστα,
εἴτ᾽ ἀφέλοις, ἀνατρέπεσθαι τὸ πᾶν ἔργον, οὐδεὶς ἀγνοεῖ.
τὰ γοῦν ἱκανὸν ἔχοντα πλάτος ἐν τῇ δημιουργίᾳ καὶ τοῖς
ἰδιώταις τολμητέον ἐπιχειρεῖν· εἰ δέ τι στενὸν παντελῶς καὶ

mentum omne durum adeo, ut valide fimul colliget,
neque motum impediat, molle vero eousque, quoad non
frangantur, neque facile abrumpantur. Quod etiam ex
Hippocrate difcas, qui ait: *Quibus humiditas copiofior
intus enutrita corpora, quae circa articulos funt, hume-
ctarit, his artuum capita facile exiliunt.* Eos vero, qui
prae horum corporum duritie curvi jam funt, exiftimo
te ufu quotidiano edoetum non ignorare, quantum ad
motum impediantur. Illis autem, qui fecundum naturam
exacte fe habent, quum alia corpora, quae circa articu-
los funt, tum maxime tendones et ligamenta commo-
derata funt, ut et moveantur facilius, et adverfus in-
jurias fint tuti. Porro quod in illis omnibus induftriam
admirari oporteat, in quibus fymmetria ipfa adeo eft
certa, ut, fi vel tantillum addideris aut abftuleris, to-
tum opus evertas, nemo eft qui ignoret. Quae ergo la-
titudinem habent magnam, ea vel idiotae poffunt effice-
re: quod fi quid angulium prorfus fuerit ac fine ulla

ΤΩΝ ΜΟΡΙΩΝ ΛΟΓΟΣ Μ. 5

Ed. Chart. IV. [588.]   Ed, Baf. I. (499.)

ἁπλατὲς, οὔτε σοφίας τῆς τυχούσης, οὔτ᾽ ἐμπειρίας δεῖται
βραχείας. ταῦτ᾽ ἄρα καὶ αὐτὴν τὴν ἰατρικὴν μακρὰν εἰ-
πὼν Ἱπποκράτης ἐπήνεγκεν, ὁ δὲ καιρὸς ὀξὺς, ὡς, εἴπερ
μὴ ὀξὺς ἦν, ἀλλ᾽ ἱκανὸν ἐκέκτητο πλάτος, οὐκ ἂν οὖσαν
μακράν. οὕτως οὖν καὶ ἐπὶ δημιουργικῆς τέχνης ἁπάσης
ἀκρίβειαν ἡ τῆς συμμετρίας στενότης ἐνδείκνυται.] καὶ
ταύτην ἔστιν ἐν τοῖς τῶν ζώων θεάσασθαι σώμασιν οὐ
κατὰ τοὺς συνδέσμους μόνον, ἀλλὰ καὶ κατ᾽ ἄλλα σύμ-
παντα μόρια. τριῶν δὴ τούτων ὑπαργόντων ἁπλῶν σω-
μάτων, ὧν εἰς τὸν παρόντα λόγον δεόμεθα, χόνδρου, καὶ
συνδέσμου, καὶ νεύρου, καὶ τοῦ μὲν χόνδρου σκληροτέ-
ρου, τοῦ δὲ νεύρου μαλακωτέρου, μέσου δ᾽ ἀμφοῖν ὄντος
τοῦ συνδέσμου, θαυμαστῶς ἡ φύσις ἑκάστῳ χρῆται κατὰ
πάντα τοῦ ζώου τὰ μόρια, μήτ᾽ εἰς χόνδρου χώραν ἢ
νεῦρον ἢ σύνδεσμόν ποτε μεταθεῖσα, μήτ᾽ εἰς συν-
δέσμου χόνδρον ἢ νεῦρον, ἀλλὰ μηδ᾽ εἰς νεύρου σύν-
δεσμον ἢ χόνδρον. ἐδείχθη γὰρ ἐν τοῖς ἔμπροσθεν, ὡς

latitudine, id non cujusvis fapientiae atque experientiae
eſt putandum. Ob eam ſane cauſam quum Hippocrates
ipſam *artem medicam longam eſſe* dixiſſet, ſubdidit: *oc-
caſio autem praeceps.* Quod niſi occaſio praeceps eſſet,
ſed latitudinem haberet magnam, haudquaquam longa
eſſet. Sic enim et in omni artificio ipſius ſymmetriae
anguſtia ſolertiam ac perfectionem indicat; quam licet
in animalium corporibus invenire non modo in liga-
mentis, ſed in aliis etiam omnibus partibus. Nam quum
tria haec ſint corpora ſimplicia, quibus in praeſenti pro-
poſito indigemus, cartilago, ligamentum ac nervus;
quumque cartilago ſit durior, nervus autem mollior, me-
dium autem inter utrumque ligamentum; mirabiliter
natura ſingulis utitur in omnibus animalis partibus,
nunquam in cartilaginis locum nervum aut ligamentum,
neque in ligamenti locum cartilaginem aut nervum,
neque in nervi locum ligamentum aut cartilaginem
transponens; ante enim monſtratum nobis fuit, durum

Ed. Chart. IV. [588. 589.]　　　　　　Ed. Baf. I. (499. 500.)

οὔτε τὸ σκληρὸν εἰς αἴσθησιν, οὔτε τὸ μαλακὸν εἰς κίνη-
σιν ἐπιτήδειον.

Κεφ. γʹ. [589] Οὔκουν οὔτε διὰ νεύρων μόνων κινεῖ-
ταί τι μόριον, οὔτε διὰ χόνδρων ἢ συνδέσμων. ὁ μὲν γὰρ
χόνδρος ἀλοιφῆς μέν τινος χρείαν τοῖς ἄρθροις παρέχεται,
συναφθεὶς δ᾽ ὀργάνοις κινητικοῖς, βάρος αὐτοῖς περιττὸν ἂν
ἦν, ὥσπερ τις λίθος ἐκκρεμάμενος. τὸ δὲ νεῦρον αἰσθη-
τικὸν μὲν, εἰς ὅσον ἐστὶ μαλακὸν, ἀῤῥωστότερον δὲ ἢ ὥστε
κινεῖν καὶ μεταφέρειν ὅλον κῶλον. ὁ δὲ δὴ σύνδεσμος, ἐν
τῷ μεταξὺ τούτων ὑπάρχων, ἀσφαλῶς μὲν συνδεῖν καὶ μὴ
κωλύειν κινεῖσθαι τὰ μέλη δυνατός, οὐ μὴν αὐτός γε κινη-
τικον ὄργανον οἷόν τ᾽ ἦν γενέσθαι, τὴν γένεσιν οὐκ ἐκ τῆς
κινούσης ἀρχῆς τὸ ζῶον ὁμοίως τοῖς νεύροις, ἀλλ᾽ ἐξ ὀστοῦ
λαμβάνων. ἐδείχθη γὰρ, ὡς μαλακὸν ἐχρῆν εἶναι τὸν τῆς
τοιαύτης ἀρχῆς ὄγκον· οὐδὲν δ᾽ οὔτ᾽ ἐκ μαλακοῦ (500) τε-
λέως σκληρὸν, οὔτ᾽ ἐκ σκληροῦ μαλακὸν οἷόν τε φύεσθαι.
διὰ ταύτας οὖν τὰς ἀνάγκας ἡ φύσις οὔτε τοῖς συνδέσμοις

non effe ad fenfum appofitum, neque molle ad mo-
vendum.

Cap. III. Ergo neque per nervum folum pars
quaevis movetur, neque per cartilaginem vel ligamen-
tum. Cartilago enim unctionis quidem cujusdam ufum
articulis praeftat; motoriis vero inftrumentis connexa
fuperfluum eis pondus praebuerit, inftar lapidis eis ap-
penfa. Quod autem ad nervum attinet, quantum habet
mollitiei, tantundem et fenfus habet; verum imbecillior
eft, quam ut totos artus movere ac transferre queat.
Ligamentum vero, quum in medio horum fit, tuto qui-
dem colligare poteft, neque impedit, quo minus membra
moveantur; motorium tamen inftrumentum effe ipfum
non poterat, quum non ex principio animal movente,
quomodo nervi, fed ex offe originem ducat; probavimus
enim, molle effe oportere hujus principii corpus; porro
neque ex molli durum plane, neque ex duro molle
quicquam poteft nafci. Ob has igitur caufas natura non

μόνοις ἠδυνήθη χρήσασθαι πρὸς τὰς καθ᾽ ὁρμὴν κινήσεις,
ὅτι μήτ᾽ αἰσθήσεως αὐτοῖς μητε κινήσεως μετῆν, ὡς ἂν
μηδὲ συνημμένοις τῷ τὸ τῆς ψυχῆς ἡγεμονοῦν περιέχοντι
τόπῳ, νεύροις τ᾽ οὐχ οἷόν τε χρῆσθαι μόνοις, ἀδυνάτοις
οὖσι διὰ μαλακότητα μεταφέρειν βάρη τηλικαῦτα. δεόντως
οὖν, ἔνθα μὲν δέσεως χρῄζει μόνης τὸ μέλος, ἐνταῦθα σύν-
δεσμός ἐστι μόνος, ἔνθα δ᾽ αἰσθήσεως μόνης, νεῦρον, ἐν
οἷς δ᾽ ἂν ᾖ χρεία κινήσεως τῆς κατὰ προαίρεσιν, ἐν τού-
τοις ἀμφότερα, τοῦ μὲν νεύρου τό τε παρὰ τοῦ λογισμοῦ
πρόσταγμα διακομίζοντος, καὶ τὴν τῆς κινήσεως ἀρχὴν ἐν-
διδόντος, τοῦ δὲ συνδέσμου τὴν εἰς τὸ βαστάζειν τὰ κι-
νούμενα ῥώμην τῷ νεύρῳ παρέχοντος. μικτὸν οὖν ἐξ ἀμ-
φοῖν ἐχρῆν τι δημιουργηθῆναι κινήσεως ὄργανον, ὃ πάντως
ἔμελλεν νεύρου μὲν σκληρότερον, συνδέσμου δ᾽ ἔσεσθαι μα-
λακώτερον, ἀτὰρ οὖν καὶ μεθέξειν αἰσθήσεως ἧττον μὲν
ἢ νεῦρον, μᾶλλον δ᾽ ἢ σύνδεσμος, καὶ ῥώμης δὴ καὶ ἀρ-
ρωστίας, καὶ τῶν ἄλλων τῶν ἐναντίων, ἃ καὶ συνδέσμοις

potuit folis ad motus voluntarios uti ligamentis, quod
fenfum non habebant neque motum, ut quae ei loco,
qui principem animae facultatem continet, non fint de-
vincta; nervis autem folis uti non poterat, ut qui pro-
pter mollitiem tanta onera transferre nequeant. Con-
venienter igitur, ubi membrum fola ligatione indiget, ibi
folum eft ligamentum; ubi vero fenfu folo, nervus; ubi
motu voluntario eft opus, utrumque ibi reperias, nervum
quidem, qui miffum a ratione imperium perferat, mo-
tusque principium praebeat, ligamentum vero, quod ro-
bur ad ea, quae a nervis moventur, geftanda fuppeditet.
Mixtum ergo ex ambobus motus inftrumentum quoddam
efficere oportebat, quod omnino nervo quidem durius,
ligamento autem mollius erat futurum; proinde et fenfus
minus quidem quam nervus, fed magis quam ligamen-
tum particeps erat futurum; atque etiam roboris ac im-
becillitatis aliorumque contrariorum, quae nervis infunt

ὑπάρχει καὶ νεύροις, ἐν τῷ μέσῳ τετάξεσθαι, διὰ τὸ με-
τέχειν μὲν ἑκατέρων τῶν γεννησαμένων αὐτὸ τῆς οὐσίας, οὐ
μὴν ἀκριβῶς οὐδετέραν, οὐδὲ μόνην, οὐδ᾽ ἀνεπίμικτον ἔχειν,
ἀλλ᾽ ἐξ ἀμφοῖν κεκρᾶσθαι. καὶ μὴν οὐδὲν οὐδενὶ δι᾽ ὅλου
κεῤάννυσθαι δύναται μὴ καταθραυσθὲν πρότερον εἰς μικρὰ
μόρια. κατατέμνειν οὖν ἑκάτερον εἰς λεπτὰς ἶνας ἀναγκαῖον
ἦν, κἄπειτ᾽ ἀλλήλαις ἐκείνας συνάπτειν εἰς γένεσιν τοῦ μέ-
σου τὴν οὐσίαν αὐτῶν ὀργάνου τοῦ κινητικοῦ. ἀλλ᾽ εἴπερ
τοῦτ᾽ ἐποίησε μόνον ἄνευ τοῦ πληρῶσαι τὰς μεταξὺ χώρας
οὐσίας μαλακῆς, οἷον στοιβῆς τέ τινος ἐσομένης αὐτοῖς
καὶ ἕδρας ἀσφαλοῦς, οὐδ᾽ ἂν ἐπ᾽ ὀλίγον ἀθλάστους τε καὶ
ἀῤῥήκτους τὰς ἶνας φυλάττεσθαι δυνατὸν ἦν. τὴν οὖν
στοιβὴν ταύτην οὐδ᾽ αὐτὴν ἄχρηστον ἡ πάντη σοφὴ φύ-
σις, ἀλλὰ καὶ κρύους καὶ θάλπους ἀλέξημα καὶ τοῖς πι-
λητοῖς κτήμασιν ὁμοιότατον σκέπασμα κατά τε τῶν ἰνῶν
αὐτῶν ἐν κύκλῳ περιεβάλετο, καὶ προσέτι ταῖς ἀρτηρίαις
καὶ ταῖς φλεψὶν ὑποστόρεσμά τι καὶ ἀμφίεσμα θαυμαστὸν

ac ligamentis, medium locum erat habiturum, propterea
quod fubftantiae utriusque fefe conftituentis eft particeps,
neutram tamen finceram, neque folam, neque fecretam
habet, fed ex ambabus eft conflatum. Atqui nihil per
tutum cum alio poteft commifceri, nifi prius in partes
exiguas fuerit comminutum; utrumque igitur in fibras
tenues dividere fuit neceffe, tum autem eas inter fefe
ad motorii inftrumenti conftitutionem connectere, quod
fubftantia inter utrumque eft medium. Verum fi id fe-
ciffet folum, neque fpatia inter ipfas media fubftan-
tia molli, quae inftar tomenti (*ftoebes*) cujusdam ac fedis
firma ac tuta effet futura, oppleviffet, ne temporis qui-
dem momentum fervari potuiffent, quin contunderentur
ac rumperentur. Stoeben igitur hanc natura (quae ejus
in omnibus eft fapientia) haudquaquam reliquit inutilem,
fed quo aeftus ac frigora propulfaret, atque operimen-
tum rebus pilo lanave coagmentatis effet fimillimum,
tum fibris ipfis in orbem circumjecit, tum autem venis
atque arteriis fubfterniculum quoddam atque amiculum

ἐξεπορίσατο. καί σοι περὶ μὲν ταύτης ἐν τῷ πρώτῳ πάντων εἴρηται λόγῳ, διότι τε σὰρξ ὀνομάζεται τὸ τὰς· χρείας τοιαύτας τοῖς ζώοις παρέχον, [590] ὅπως τε καὶ κρύους καὶ θάλπους ἐστὶν ἴαμα, καίτοι γ᾽ ἐναντία ἀλλήλοις ὑπάρχοντα. ἐν δ᾽ αὐτοῖς περὶ μυῶν κινήσεως προείρηται, πῶς μὲν εἰς ἶνας τεῦρα καὶ σύνδεσμοι λύονται, πῶς δ᾽ αὐτοῖς ἡ ἁπλῆ σὰρξ ἀναμίγνυται, πῶς δ᾽ αὖθις ἀλλήλαις συνιουσῶν τε καὶ κεραννυμένων τῶν ἰνῶν, τὸ μὲν ἐκ τούτων συγκείμενον ὁ τένων γίνεται, τὸ δ᾽ ἐξ ἁπάντων ὁ μῦς. νυνὶ δ᾽ ἡ χρεία καὶ τένοντος γενέσεως εἴρηται καὶ μυός. ὁ μὲν γὰρ τένων τὸ πρῶτόν ἐστιν αὐτὸ τῆς κινήσεως ὄργανον· ὁ δ᾽ αὖ μῦς τῆς γενέσεως αὐτοῦ χάριν ἐγένετο, καὶ τὰς τῆς συνθέτου σαρκὸς τῷ ζώῳ χρείας παρέχεται, πίπτοντος μὲν ἢ ἄλλως κατακλινομένου μαλθακὸν ὑποστόρεσμα γινόμενος, πληττομένου δὲ σκέπασμα τοῖς πιλητοῖς ὁμοιότατον κτήμασιν, ἀλλὰ καὶ τιτρωσκομένων πρόβλημα, καὶ θάλπων μὲν ἐν κρύει, σκιάζων δ᾽ ἐν θάλπει. καὶ τί γὰρ

---

admirabile comparavit. De quo primo omnium libro admonuimus, carnem id nominari dicentes, quod ufus ejusmodi animalibus praebeat; tum autem quod ipfa adverfus caloris ac frigoris vim eft remedium, quanquam haec quidem inter fe pugnent. In commentariis vero de motu mufculorum praediximus, nervos ac ligamenta in fibras diffolvi, ipfisque carnem fimplicem effe permixtam; diximus praeterea, ex iisdem fibris coëuntibus inter fe, a commixtis tendonem quidem conflari, ex omnibus autem mufculum. Nunc vero ufum, quem ex tendonis ac mufculi ortu percipimus, fumus executi. Nam tendo primum eft ipfum motus inftrumentum; mufculus vero ad conftituendum ipfum fuit comparatus, carnisque compofitae animali praebet ufus. Cadenti enim ipfi aut alioqui procubanti fubfterniculum fit molle; quum autem caeditur, operimentum rebus lana pilove coagmentatis fimillimum; quum vero vulneratur, propugnaculum; praeterea, dum frigus urget, calfacit, dum

ἄλλο ἢ πρὸ πάντων τῶν κυρίων μερῶν εἰς ἅπασαν ἔκκειται
βλάβην τὸ σαρκῶδες γένος; οὕτως ἐξ ἁπάντωνἡ φύσις
ὠφελεῖται ἅμα καὶ κοσμεῖ καὶ φρουρεῖ τὸ ζῷον. οὗτοι
μὲν οἱ κοινοὶ λόγοι περὶ χρείας συνδέσμων καὶ τενόντων
καὶ μυῶν ἐν τῷδε μάλιστα τῆς ὅλης διεξόδου γεγράφθαι
φθάνοντες, ἡνίκα περὶ νεύρων φύσεώς τε ἅμα καὶ χρείας
καὶ ἀρχῆς ἐν τοῖς πρόσθεν αὐτάρκως ἐξηγησάμεθα· καὶ μέν
γε καὶ περὶ τοῦ κυριωτάτου τῶν ἄρθρων ἁπάντων ὁ λόγος
ἐστὶν ἡμῖν ὁ νῦν περαινόμενος. οὐκοῦν οὐδὲ κατὰ τοῦτ᾽ ἄν
τις ἐγκαλέσαι τον κοινὸν λόγον ἐπὶ τούτου διελοῦσιν ἡμῖν.
εἴρηται δ᾽ ἤδη πολλάκις, ὡς ἕκαστον τῶν κοινῶν ἅπαξ μέν
που τελέως διέξιμεν, ὑπομιμνήσκομεν δ᾽ ἐν τοῖς κατὰ μέ-
ρος, ὡς ἂν μάλιστα διὰ βραχυτάτων ἡμῖν τὸ πᾶν περαί-
νηται. καὶ γὰρ οὖν καὶ ὅτι των μ...ῶν τινες μὲν εἰς ἕνα
μέγαν τελευτῶντες τένοντα, τινες δὲ διὰ τῶν σαρκοειδῶν
μορίων καθήκουσιν εἰς τὰ κῶλα, πολλοῖς δηλονότι καὶ
σμικροῖς τένουσι κινοῦντες αὐτά, διὰ τῶν ἔμπροσθεν αὐτάρ-

aeftus, praebet umbraculum; poftremo autem ante partes
omnes principes genus carnofum injuriis omnibus eft
oppofitum.　　Ad eum modum natura ex omnibus fructum
percipit, ornatque animal ac munit.　　Hae quidem ra-
tiones de ligamentorum ufu, tendonum ac mufculorum
funt communes, de quibus hac potiffimum totius enarra-
tionis parte fcribere anticipavimus, quum de nervorum
natura fimul et ufu ac principio abunde fupra differu-
erimus, atque etiam nunc de articulorum omnium prin-
cipaliffimis fermo nobis eft inftitutus.　　Proinde ne in eo
quidem habere quis poteft, quod in hoc communem ra-
tionem tractantibus nobis objiciat.　　Admonuimus autem
jam faepenumero, nos communia omnia femel quidem
quodam loco perfecte explicare, fed ea tamen in par-
tieularibus repetere, quo opus totum quam pauciffimis
finiamus.　　Superiori enim fermone docuimus, mufculos
quosdam in unum magnum tendonem definere, alios
autem partibus carnofis ad membra pervenire, tendonibus

Ed. Chart. IV. [590.]　　　　　Ed. Baf. I. (500.)

κως ἐξηγησάμεθα, τό τε κοινὸν καὶ καθόλου διδάσκοντες,
ἀλλὰ καὶ τῶν κατὰ μέρος ἔνια παραθέμενοι.

Κεφ. δ΄. Πάλιν οὖν ἐπὶ τὸ τῆς κεφαλῆς ἄρθρον,
ὅπερ ἐξ ἀρχῆς προὔκειτο, τὸν λόγον ἐπαναγαγόντες ἐπι-
σκεψώμεθα τὴν κατ' αὐτὸ τέχνην τῆς φύσεως. πρέπει γὰρ,
οἶμαι, καὶ τούτῳ κατὰ τὴν ἀξίαν κεκοσμῆσθαι, καθάπερ
καὶ τοῖς ἄλλοις σύμπασιν. ἐπίκαιρον μὲν δὴ τοῦτο τὸ ἄρ-
θρον οὕτως ἐστὶ τοῖς ζώοις, ὥστε μόνον ἁπάντων οὐδὲ
τὸν ἀκαρῆ χρόνον ἀνέχει, μὴ ὅτι μεγάλης ἐξαρθρήσεως,
ἀλλ' οὐδὲ τῆς τυχούσης ἐγκλίσεως. εὐθέως γὰρ ἄπνουν καὶ
ἄφωνον, ἀκίνητόν τε καὶ ἀναίσθητον ἅπαν γίνεται τὸ ζῶον,
οἷα τῆς ῥίζης αὐτῆς πεπονθυίας τῶν νεύρων. ἀρχὴ μὲν γὰρ
αὐτῶ· ὁ ἐγκέφαλός ἐστι, καὶ τὰ πάθη εἰς αὐτὸν φέρει,
οἷον εἰς ἄρουράν τινα τῆς λογιστικῆς ψυχῆς· ἔκφυσις δ'
ἐντεῦθεν, οἷον πρέμνου τινὸς, εἰς δένδρον ἀνήκοντος μέγα,
ὁ νωτιαῖός ἐστι μυελὸς, καὶ τούτου τοῦ πρέμνου δι' ὅλης
τῆς ῥάχεως ἐκτεταμένου, πάμπολλα μὲν ἀποσχίζεται νεῦρα,

multis ac minimis ea moventes, quod commune eft ac
univerfale, docentes; quin et particularia quaedam adje-
cimus.

Cap. IV. Rurfus igitur ad capitis articulum, quem
a principio fufcepimus explicandum, reverfi naturae
in eo fabricam expendamus. Convenit enim ipfum (ut
arbitror), quomodo et alios omnes, pro dignitate fuiffe
exornatum, quandoquidem articulus ifte animalibus ma-
gni adeo eft momenti, ut omnium folus non dico luxa-
tionem magnam, fed ne deflexionem quidem vel tem-
poris momento ferre queat; repente enim refpiratione
ac voce motuque omni ac fenfu totum animal priva-
tur, ipfa nimirum nervorum radice affecta. Principium
enim horum omnium eft cerebrum, in ipfumque fert
velut in arvum quoddam animae ratiocinatricis affectus;
propago vero inde velut trunci cujusdam, in arborem
magnam exurgentis, fpinalis eft medulla; a quo trunco
per totam fpinam extenfo nervi quamplurimi deducti

12　　　　ΓΑΛΗΝΟΥ ΠΕΡΙ ΧΡΕΙΑΣ

Ed. Chart. IV. [590. 591.]　　　　　　　Ed. Baf. I. (500.)

καθάπερ κλάδοι τινὲς, εἰς ἀποβλαστήματα μεριζόμενοι μυ
ρία, συμπαν δ᾽ οὕτω τὸ σῶμα μεταλαμβάνει δι᾽ αὐτῶν
πρωτης μὲν καὶ μάλιστα κινήσεως, ἐπὶ ταύτῃ δ᾽ αἰσθήσεως.
ἥτις μὲν οὖν ἐστιν αὐτῶν ἡ διανομή, προϊὼν ὁ λόγος ἐξη
γήσεται. [591] τὸ δὲ τῆς κεφαλῆς ἄρθρον, ὡς ἂν τὴν ῥί
ζαν ἁπάντων τῶν κινούντων τὰ κάτω τοῦ ζώου μύρια νεύ
ρων ἐν ἑαυτῷ περιέχον, ἀσφαλεστάτην ἁπάντων ἄρθρων ἔχει
τὴν κατασκευήν. ἡ δ᾽ ἀσφάλεια διά τε τοῦ πάχους τῶν
συνδέσμων καὶ τοῦ πλήθους τῶν μυῶν καὶ αὐτῆς τῆς
κατὰ τὴν σύνθεσιν τῶν ὀστῶν ἀκριβείας ἐγένετο. σύνδεσμοι
μὲν γὰρ τρεῖς ἰσχυρότατοι συνάπτουσιν αὐτά, κατὰ κύκλον
μὲν εἷς μέγιστος πλατὺς ὅλην περιλαμβάνων τὴν διάρθρω
σιν, ἄλλοι δὲ δύο μετρίως στρογγύλοι, καθάπερ νεῦρα,
συνάπτων ὁ μὲν τὸ πέρας τῆς προμήκους ἀποφύσεως τοῦ
δευτέρου σπονδύλου τῷ τῆς κεφαλῆς ὀστῷ, τοῦτον δ᾽ ἕτε
ρος ἐγκάρσιος ὡς πρὸς ὀρθὴν γωνίαν τέμνων, ἐκ τῶν
δεξιῶν μερῶν τοῦ πρώτου σπονδύλου διήκων ἐπὶ θάτερον.
ὀκτὼ δὲ μύες ἐξ αὐτῶν μόνον τῶν ὄπισθεν μερῶν ἐπιβέ

inftar ramorum quorundam in fexcentas propagines distribuuntur. Corpus autem univerfum per eos fumit primum quidem et maxime motum, poft eum autem fenfum. Verum quae horum fit diftributio, procedenti fermone explicabimus. Capitis porro articulus tutiffimam
omnium merito habet conftructionem, ut quod in fe ipfo
nervorum omnium partes inferiores moventium radicem
contineat; accedit autem ei haec fecuritas a ligamentorum craffitie, mufculorum multitudine et offium exacta
compofitione. Robuftiffima enim tria ligamenta offa inter fe connectunt, quorum unum maximum ac latum
totam dearticulationem in orbem complectitur, alia autem funt duo inftar nervorum mediocriter teretia; quorum alterum quidem finem productionis praelongae vertebrae fecundae cum capitis offe connectit, alterum
vero transverfum, velut angulum rectum efficiens, a
partibus primi fpondyli dextris ad laevam pertingit. Octo
autem mufculi ex ipfis duntaxat partibus pofterioribus

βληνται τῇ διαρθρώσει, σκέποντές τε ἅμα καὶ κινοῦντες
αὐτήν. ἡ δὲ τῶν ὀστῶν αὐτῶν ἰδέα τε καὶ τῆς συνθέσεως
ἀκρίβεια θαυμαστὴ μὲν καὶ ἰδόντι μόνον· εἰ δὲ πρὸς
τῷ θεάσασθαι λογίζοιο τὴν ἑκάστου τῶν κατ᾽ αὐτὰ μορίων
χρείαν, οὐ τὴν τέχνην μόνην θαυμάσεις, ἀλλὰ καὶ τὴν πρό-
νοιαν τοῦ δημιουργήσαντος ἡμᾶς ὑμνήσεις. ἐπειδὴ γὰρ ἐχρῆν
δύο γενέσθαι κατὰ γένος τῆς ὅλης κεφαλῆς τὰς κινήσεις,
ἑτέραν μὲν ἐπινευόντων καὶ ἀνανευόντων, ἑτέραν δὲ εἰς τὰ
πλάγια περιφερόντων αὐτήν, ἀναγκαῖον ἦν ἤτοι διπλῆν
ποιή(501)σασθαι τὴν διάρθρωσιν, ἢ λοξαῖς κινήσεσιν ἁπλαῖς
δύο σύνθετον ἀπεργάσασθαι μίαν εὐθεῖαν, ὡς ἐπί τε τῶν
χειρῶν ἐδείκνυτο καὶ τῶν καρπῶν καὶ ἄλλων πολλῶν μο-
ρίων. ἐπ᾽ ἐκείνων μὲν οὖν ὅτι βέλτιον οὕτως ἦν, ἀποδέ-
δεικται πρόσθεν· ἐπὶ δέ γε τῆς κεφαλῆς ὅτι μὴ βέλτιον,
ἐν τῷδε τῷ λόγῳ ῥηθήσεται, πάλιν αὖ κἀνταῦθ᾽ ἀναμνη-
σάντων ἡμῶν κινήσεις τινῶν μορίων, ἐφ᾽ ὧν οὐκ ἦν ἄμει-
νον ἐκ τῶν λοξῶν τὴν εὐθεῖαν ἐργάσασθαι. μάλιστα γὰρ

dearticulationi incumbunt, ipfam tegentes fimul ac mo-
ventes. Offium vero ipforum figura ac compofitio exa-
cta, etiamfi quis eam folum intueatur, admirabilis vide-
tur; fin vero non modo intuearis, fed etiam partium,
quae ipfis infunt, omnium ufum animo reputaris, non
artem folum miraberis, verum etiam opificis noftri pro-
videntiam hymnis celebrabis. Quum enim capitis totius
motus duos genere effe oporteret, unum quidem, dum
deorfum inclinamus ac furfum attollimus ipfum, alterum
vero, dum ad latera circumagimus; neceffe fuit, aut
duplicem facere dearticulationem, aut ex duobus obliquis
motibus fimplicibus rectum unum compofitum efficere,
quemadmodum in manibus, carpis ac plerisque aliis par-
tibus comprobavimus; in illis enim quod motum rectum
ita fieri praeftiterat, demonftratum ante nobis eft; in
capite vero quod minime praeftiterat, hoc libro difpu-
tabimus. Caeterum rurfus hîc quoque motus partium
quarundam in memoriam revocare oportet, in quibus
non erat melius ex motibus obliquis rectum efficere. Ea

14 ΓΑΛΗΝΟΥ ΠΕΡΙ ΧΡΕΙΑΣ

Ed. Chart. IV. [591.]   Ed. Baf. I. (501.)

δὴ ταῦτα τῶν ἔργων τῆς φύσεως ἐξηγεῖσθαι προσῆκεν, ἐν
οἷς φαίνεται μεμνημένη τῶν χρειῶν τῆς ὁμοιότητος. ὅταν
μηδαμόθι τὰ τῆς ὁμοίας δεόμενα κινήσεως ἑτέρως φαίνηται
κατασκευάζειν, ἀλλ᾽ ὡσαύτως ἀεὶ, δῆλον ὡς ἀναλογίας τε
καὶ δικαιοσύνης ἀκριβῶς προενόηται. πότ᾽ οὖν ἐστιν ἄμει-
νον ἐκ λοξῶν κινήσεων δυοῖν εὐθεῖαν μίαν ἐργάσασθαι
σύνθετον; ὅταν αἱ λοξαὶ βραχὺ τῆς εὐθείας παραλλάττωσι.
πότ᾽ οὖν οὐκ ἄμεινον; ὅταν ἐπιπλέον ἀπάγεσθαι δέῃ τί
μόριον ἐφ᾽ ἑκάτερα· τηνικαῦτα γὰρ ἄμεινον ἰσχυρὰν γενέ-
σθαι τὴν εὐθεῖαν. ὡς, εἴ γε δυνατὸν ἦν τοῦτο, διὰ παντὸς
ἂν ἡ φύσις ἐκ τῶν λοξῶν τὰς εὐθείας ἀπειργάζετο, βουλο-
μένη γε δι᾽ ἐλαχίστων ὀργάνων πλείστας ἐνεργείας τῷ ζώῳ
παρασκευάζειν. ἀλλ᾽ οὐκ ἐνδέχεται δύο λοξὰς ἀπὸ τῆς εὐ-
θείας ἐγκεκλιμένας ἰσχυρὰν ἐκείνην ἐργάσασθαι. διὰ τοῦτ᾽
οὖν οὐδ᾽ ἐπὶ τῆς κεφαλῆς ἄμεινον ἦν ἐκ τῶν λοξῶν κινή-
σεων τὰς εὐθείας παρασκευάζειν, ἀλλ᾽ ἑκατέραις ἰδίᾳ καὶ
μῦς καὶ διαρθρώσεις ἀπεργάζεσθαι βέλτιον ἦν. καὶ τοίνυν

enim naturae opera potiffimum funt exponenda, in qui-
bus ipfa videtur fimilitudinis ufuum meminiffe. Nam
quando in eis, quae motum fimilem poftulant, conftru-
ctionem nusquam immutat, fed eandem femper retinet,
intelligi tum poteft, ipfam proportioni atque aequitati
accuratiffime profpexiffe. Quando igitur praeftat ex duo-
bus obliquis motibus rectum unum compofitum efficere?
quando obliqui a rectis parum differunt. Quando vero
non eft melius? quum partem longius oportet in utram-
que partem abducere; tunc enim motum rectum validum
effe ac fortem eft melius; nam fi id fieri ubique poffet,
natura ex obliquis rectos femper efficeret, ut quae certe
ftudeat per panciffima inftrumenta actiones plurimas ani-
mali comparare; verum fieri non poteft, ut motus duo
obliqui a recto deflectentes fortem illum efficiant. Ob
haec igitur ne in capite quidem fatius fuit ex motibus
obliquis rectos comparare, fed utrisque privatim praeftitit
mufculos atque dearticulationes efficere; atque adeo

καὶ γεγόνασιν αἴ τε διαρθρώσεις αὗται διτταὶ καὶ τῶν
κινούντων αὐτὰς μυῶν γένη διττὰ καὶ τῶν γενῶν ἑκατέρου
διαφοραὶ δύο. λέγω δὲ γένη μὲν διττὰ κινήσεως, τῶι εὐ-
θειῶν τε καὶ τῶν λοξῶν, διαφορὰς δ' ἐξ ἑκατέρου τοῦ γέ-
νους, ἔκτασιν μὲν καὶ κάμψιν τῶν εὐθειῶν, εἰς ἀριστερὰ
δὲ καὶ δεξιὰ περιαγωγὴν τῶν λοξῶν. ὥστε καὶ μυῶν ἐχρῆν
γενέσθαι τῶν κινησόντων τὴν κεφαλὴν τέτταρας διαφοράς·
οἱ μὲν ἀνανεύουσιν αὐτὴν, οἱ δ' ἐπινεύουσιν, οἱ δ' ἐπὶ τὰ
δεξιὰ περιάγουσιν, οἱ δ' ἐπὶ θάτερα.

Κεφ. ε'. [592] Πῶς οὖν ἅπαντα ταῦτα θαυμαστῶς
ἡ φύσις κατεσκεύασεν, ἤδη λέγωμεν, ἀπὸ τῶν διαρθρώσεων
ἀρξάμενοι. τῷ μὲν πρώτῳ σπονδύλῳ διττὰς ἐπέθηκεν κοι-
λότητας, ἀκριβῶς ἴσας ταῖς κατὰ ταῦτα κυρτότησι τῆς κε-
φαλῆς. κεῖται δ' αὐτῶν ἡ μὲν ἐκ τῶν δεξιῶν μερῶν, η δ'
ἐκ τῶν ἀριστερῶν, ὥσπερ καὶ τῆς κεφαλῆς αὐτῆς αἱ ἀπο-
φύσεις. ὥσθ', ὅτι μὲν ταίτας τε τὰς κοιλότητας καὶ τὰς
ἐξοχὰς εἰς τὰς ἐφ' ἑκάτερα κινήσεις παρεσκεύακεν ἡ φύσις,

dearticulationes ipfae duplices, mufculorumque eas mo-
ventium genera duplicia extiterunt, ac generis utriusque
differentiae duae. Dico autem genera quidem duplicia,
motuum rectorum fcilicet et obliquorum; differentias
autem utriusque generis, extenfionem quidem ac flexio-
nem rectorum, ad laevam vero ac dextram circumactio-
nem obliquorum. Quocirca et mufculorum caput motu-
rorum quatuor effe differentias oportuit; alii enim ipfum
attollunt, alii autem deprimunt, alii ad dextram, alii
ad laevam circumagunt.

Cap. V. Quo igitur modo omnia haec mirabiliter
natura conftruxerit, jam exponamus, a dearticulationi-
bus exorfi. Primo quidem fpondylo duas indidit cavi-
tates, capitis quae ibi funt gibbis (*proceffibus*) prorfus
aequales; quarum altera quidem eft in dextris, altera
autem in finiftris, quomodo et capitis ipfius apophyfis.
Proinde perfpicuum plane eft, quod natura cavitates has
atque eminentias motuum in utramque partem gratia

16 *ΓΑΛΗΝΟΥ ΠΕΡΙ ΧΡΕΙΑΣ*

Ed. Chart. IV. [592.]   Ed. Baf. I. (501.)

ἄντικρυς δῆλον. εἴπερ γὰρ τῶν εὐθειῶν ἕνεκεν ἡ φύσις
αὐτὰς ἐδημιούργει, πάντως ἄν που τὴν ἐκ τῶν πρόσω με-
ρῶν ἔθηκε, τὴν δ' ἐκ τῶν ὀπίσω. λειπομένου δ' ἑνὸς ἔτι
γένους διαρθρώσεως καὶ κινήσεως, πρὸς μὲν τὸν αὐτὸν
σπόνδυλον οὐχ οἶόν τ' ἦν καὶ τοῦτο ποιῆσαι, φθάνοντά
γε δὴ τὰς εἰς τὰ πλάγια κινήσεις πεπιστεῦσθαι. ὥσπερ
γὰρ ἐπὶ τοῦ πήχεως καὶ τῆς κερκίδος ἐδείκνυτο διττὴ κατ'
ἀγκῶνα διάρθρωσις ἕνεκα διττοῦ γένους κινήσεως γεγονέ-
ναι, διότι κἀκεῖ βέλτιον ἦν ἐπὶ πλεῖστον ἀφεστάναι τῆς
εὐθείας τὴν λοξὴν, οὕτω κἀνταῦθα ἔχει. προσχὼν δ' ἂν
ἐπιμελέστερον τῷ λόγῳ τὸν νοῦν τὸ πᾶν ἐκμάθοις. ὅταν
ἄμεινον ἢ τὰς λοξὰς κινήσεις τῶν εὐθειῶν ἐπὶ πλεῖστον
ἀφίστασθαι, δυοῖν θάτερον ἀναγκαῖόν ἐστιν, ἢ διττὰς γί-
νεσθαι τὰς διαρθρώσεις, ἢ μίαν ἱκανῶς χαλαρὰν, ἐκ παν-
τὸς μέρους περιφερῆ. πρὸς γὰρ τὸ ῥᾳδίως ἁπανταχόσε
περιφέρεσθαι τὸ ἄρθρον ὁμοίως εἶναι χρὴ κατὰ πᾶν μέρος
αὐτοῦ τὴν ἰδέαν, ὡς, εἴ γε πλεονεκτήσει ἕν τι μόριον ἐξο-
χαῖς ἢ κοιλότησιν ἀδίκοις, ἐφέξει ποτὲ καὶ παραπολεῖ τῶν

comparavit; quandoquidem, fi rectorum gratia natura ipfas
fecilfet, omnino aliam quidem partibus anterioribus,
aliam autem pofterioribus pofuilfet. Quum autem unum
genus dearticulationis ac motus adhuc fuperelfet, ' ad
enndem fpondylum fieri ipfum non poterat, ut qui jam
motus obliquos haberet fibi concreditos; quemadmodum
enim in cubito ac radio duplicem in gibbo cubiti de-
articulationem propter motum genere duplicem fuilfe
demonftravimus, quod ibi etiam melius elfet motum
obliquum a recto diftare plurimmn, ita etiam hîc accidit.
Rem autem omnem intelliges, fi diligentius fermoni at-
tenderis. Quum motus obliquos a rectis diftare pluri-
mum praeftaret, duorum alterum accidat eft necelfe, aut
duplices elfe dearticulationes, aut unam abunde laxam,
ex omni parte rotundam; ut enim quoquoverfum arti-
culus facile circumferatur, fimilem undique elfe oportet
ipfius formam, quandoquidem, fi pars ejus aliqua emi-
nentiis aut cavitatibus iniquis exuperarit, inhibebit ali-

ἐκ θατέρου γένους τινὰ κινήσεων. οὕτω τὸ κατ᾽ ὠμόν τε
καὶ τὸ κατ᾽ ἰσχίον ἀρθρον ἅμα μὲν περιφερὲς ἀκριβῶς,
ἅμα δὲ καὶ χαλαρὸν ἐγένετο, καὶ διὰ τοῦτο πάνιη περιά-
γεσθαι δύναται βραχίων καὶ μηρὸς ὑπὸ σὼν περιλαμβα-
νόντων τὰς διαρθρώσεις μυῶν, καὶ μᾶλλόν γε βραχίων μη-
ροῦ. χεὶρ μὲν γὰρ ἐπὶ τούτῳ τῷ κώλῳ κατὰ πέρας, ἐπ᾽
ἐκείνῳ δὲ πούς ἐπιπέφυκε, τὸ μὲν ἀντιλήψεως ὀργανον, τὸ
δὲ βαδίσεως, ὥστε τῷ μὲν ἡ ποικιλία τῆς κινήσεως οἰκειο-
τέρα, τῷ δ᾽ ἡ τῆς βαδίσεως ἀσφάλεια. διὰ ταῦτ᾽ οὖν οὐ
μόνον χαλαρώτερον ἐγένετο τὸ κατ᾽ ὠμον ἄρθρον τοῦ κατ᾽
ἰσχίον, ἀσθενεστέροις τε μυσὶ καὶ λεπτοτέροις συνδέσμοις
περιληφθὲν, ἀλλὰ καὶ κοιλότητα τουτὶ μὲν ἐπιπολῆς, ἐκεῖνο
δὲ βαθεῖαν ἐκτήσατο. καὶ σύνδεσμον δὲ στρογγύλον, ἰσχυ-
ρότατον, ἐκ τῆς κεφαλῆς τοῦ μηροῦ μέσῃ τῇ κοτύλῃ συνα-
πτόμενον, ἐν μὲν τῷ κατ᾽ ἰσχίον ἀρθρῳ διὰ τὴν αὐτὴν
αἰτίαν ἐποίησεν ἡ φύσις, οὐ μὴν οὖ γε τὸ κατ᾽ ὠμον, εἰς
ἑτοιμότητα κινήσεως πολυειδοῦς παντοίως αὐτὸ παρασκευά-

quando, ac propemodum labefactabit utriusque generis
motum aliquem.   Ita namque humeri ac ischii articulus
fimul quidem rotundiffimus ac laxiffimus extitit, ob
eamque caufam brachium poteft quoquoverfus circumagi
ac femur, idque a mufculis dearticulationes complecten-
tibus, et magis certe brachium, quam femur; manus
enim ad illius membri finem, ad hujus autem pes ad-
haerefcit; illa quidem apprehenfionis, hic autem ambu-
lationis inftrumentum: quapropter illi quidem motuum
varietas, huic autem ambulationis fecuritas magis com-
petit.   Ob eam igitur caufam humeri articulus non mo-
do quam ifchii fuit laxior, mufculique ipfum imbecil-
liores ac ligamenta tenuiora continent, verum etiam
cavitatem quidem fuperficiariam, ifchii vero profundam
eft adeptus.   Ligamentum praeterea teres et idem for-
tiffimum ex femoris capite mediae ipfi cotylae conne-
xum in ifchii articulo ob eandem caufam natura effecit;
non tamen in humeri articulo, quod ipfum ad motus
multiplicis agilitatem comparabat; quo fit, ut omnium

18 ΓΑΛΗΝΟΤ ΠΕΡΙ ΧΡΕΙΑΣ

Ed. Chart. IV. [592. 593.]   Ed. Baf. I. (501.)

ζουσα. καὶ διὰ τοῦτο μάλιστα πάντων ἄρθρων ἐκπτώσεσι
συνεχῶς ἁλίσκεται τὸ κατ᾽ ὦμον, οὐκ ἀγνοούσης τοῦτο τῆς
φύσεως, ἀλλ᾽, ὡς εἴρηται μυριάκις ἤδη καὶ πρόσθεν, ἐπειδὴ
μάχεται τὸ τῆς κατασκευῆς ἀσφαλὲς τῷ τῆς κινήσεως πο-
λυειδεῖ, τὸ χρηστότερον ἐφ᾽ ἑκάστου τῶν ἄρθρων αἱρουμέ-
νης. ἐπὶ μὲν οὖν χειρὸς ἡ πρὸς τὴν ἑτοιμότητα τῆς κινή-
σεως κατασκευὴ χρηστοτέρα· τὸ δὲ τῆς κεφαλῆς ἄρθρον
ἐκπτώσεως οὐκ ἀνέχεται, διότι κύριον ἱκανῶς ἐστι, καὶ
παραχρῆμα διαφθείρει τὸ ζῶον, ἢ οὐκ ἂν ἴσως οὐδὲ
τούτῳ ποικίλης κινήσεως ἐφθόνησεν. οὐδὲ γὰρ ἦν δήπου
χεῖρον εἰς τοσοῦτον ἑκατέρωσε τὴν κεφαλὴν περιφέρειν, ὡς
μὴ μόνα τὰ πλάγια δύνασθαι βλέπειν, ἀλλὰ καὶ τὰ κα-
τόπιν. ἀλλὰ γὰρ οὐκ ἐνεδέχετο χωρὶς χαλαρᾶς διαρθρώ-
σεως οὕτως εὔκολον ἐργάσασθαι κίνησιν. [593] εἵλετο
γοῦν ἡ φύσις ὀλίγης κεφαλῇ κινήσεως ἀσφαλοῦς μεταδοῦναι
μᾶλλον, ἢ σφαλερᾶς ποικίλης· ὅθεν οὔθ᾽ ἁπλοῦν, οὔτε
χαλαρὸν αὐτῆς ἐδημιούργησε τὸ ἄρθρον, ἀλλὰ διττόν τε
ἅμα καὶ σύντονον.

maxime articulorum luxationi affidue humeri articulus
fit obnoxius. Quod naturam non latuit, fed (ut antea
dictum nobis eft) quum conftructionis fecuritas cum mo-
tuum varietate pugnat, quod in quoque articulo eft uti-
lius, id ipfa eligit; in manu vero conftructio, quae mo-
tuum agilitatem praeftaret, fuit optabilior. Capitis autem
articulus luxationem non tolerat, quod is principalis
admodum fit, animalque ipfum protinus interimat; alio-
qui profecto ne huic quidem motus varietatem invidiffet.
Nihil enim certe oberat in utramque partem caput eous-
que circumagere, ut non modo quae funt ad latera, fed
etiam pofteriora videre poffet; verum fieri non poterat,
ut fine laxa dearticulatione motum facilem adeo efficeret.
Maluit igitur natura pauciffimos capiti motus eosque tu-
tos, quam varios et eos non tutos, tribuere; quare
non fimplicem neque laxum ejus fecit articulum, fed
duplicem fimul ac robuftum.

Κεφ. ς'. *Ωρα δή σοι σκοπεῖν, ἐπειδὴ ταῦθ' οὕτως
ἔχει, καὶ δέδεικται διττὸν χρῆναι γενέσθαι τὸ τῆς κεφα-
λῆς ἄρθρον, καὶ ἐρωτᾷν, πότερον βέλτιον ἦν αὐτῇ, πρὸς
μὲν τὸν πρῶτον σπόνδυλον εἰς τὰ πλάγια κινήσεις ἴσχειν,
ὥσπερ νῦν ἔχει, πρὸς δὲ τὸν δεύτερον τὰς εὐθείας, ἢ κύλ-
λιον ἦν ἔμπαλιν αὐτὰ κατεσκευάσθαι, καὶ τῷ μὲν πρὸς τὸν
πρῶτον σπόνδυλον ἄρθρῳ ἐκτείνειν τε καὶ κάμπτειν αὐ-
τὴν, τῷ δὲ πρὸς τὸν δεύτερον εἰς τὰ πλάγια περιάγειν.
ἐνταῦθα οὖν ἐβουλόμην ἄν τινα διαλέγεσθαί μοι τῶν δει-
νῶν κατηγόρων τῆς φύσεως, ἵν', ὡς πολλάκις ἐρωτώμενοι
καθ' ἕκαστον μόριον, εἴ τινα βελτίονα κατασκευὴν ἐπινοῆ-
σαι δύνανται, τὰ πολλὰ μὲν οὐδ' ἄχρι τοῦ σμικρόν τι πι-
θανὸν ἐξευρεῖν εὐποροῦσιν, ἐνίοτε δέ τινα ἐπιχειρήσαντες
λέγειν ἐσχάτως γίνονται καταγέλαστοι, κατὰ τὸν αὐτὸν οἶ-
μαι, καὶ νῦν ἐρωτώμενοι τρόπον ἀποκρίνωνταί τι περὶ τῆς
προβεβλημένης αἱρέσεως. ἡμεῖς μὲν γὰρ ἴσως δόξαιμεν ἂν
ἑτέραν ἀμείνονα κατασκευὴν παραλιπεῖν, ὡς ἂν, οἶμαι,
φιλίαν ἔχοντες πρὸς τὴν φύσιν, χρῆναι δ' οὐχ ἡμῶν εἰς

Cap. VI. Tempeſtivum ſane eſt (poſteaquam haec ita
ſe habent, demonſtratumque eſt, capitis articulum duplicem
eſſe oportere) conſiderare et interrogare, num capiti utilius
fuiſſet ad primum quidem ſpondylum motus obliquos ha-
bere, quomodo nunc habet, ad ſecundum autem rectos, an
ſatius fuiſſet eos modo contrario conſtruere, ac per articulum
quidem ad primum ſpondylum extendere ipſum ac ſlectere,
per articulum autem, qui eſſet ad ſecundum, ad obliqua cir-
cumagere. Hoc loco certe optarem mihi aliquem ex his
acutis naturae calumniatoribus reſpondere, ut, quemad-
modum interrogati ſaepenumero in partibus ſingulis, num
conſtructionem meliorem aliquam queant excogitare, ut
plurimum quidem nihil probabile prorſus afferunt, nonnun-
quam vero, quum afferre aliquid conantur, maxime fiunt
ridiculi, ad eundem modum nunc quoque de optione pro-
poſita aliquid reſpondeant; quandoquidem nos forte ducti
amicitia, quae nobis cum natura interceſſit, conſtructionem
aliam meliorem videri poſſimus praeteriiſſe.   Non con-

ἔλεγχον, ἀλλὰ τῶν τὸν ἄσπονδον αὐτῇ πόλεμον πολεμούν-
των. ἐπεὶ δὲ οὐκ ἔστιν αὐτοὺς ἀποκρινομένους ποιῆσαι
κατὰ τὸ γράμμα, τῶν γοῦν ἀναγινωσκόντων ἑκάστῳ δυνατὸν
ἀποστάντι τοῦ βιβλίου πυθέσθαι τε παρ᾽ αὐτῶν, ἃ λέγουσι,
καὶ γνῶναι, ποτέρῳ τῶν σπονδύλων ἦν (502) αμεινον ἐπι-
τρέψαι τὴν εἰς τὰ πλάγια τῆς κεφαλῆς διάρθρωσίν τε καὶ
κίνησιν. ἐγὼ μὲν γὰρ ἐπιδείξω, ὅτι τῷ πρώτῳ, καὶ λόγοις
οὐ πιθανοῖς, οἷοις περ οὗτοι χρῶνται καταιρέχοντες τῆς
φύσεως, ἀλλ᾽ ἐπιστημονικοῖς καὶ μόνον ου γραμμικοῖς
ἀναγκάσω καὶ τοὺς οὐ βουλομένους ἐπαινεῖν αυτην ηδη
ποτὲ μεταστῆναι πρὸς τὰ βελτίω, εἰ μὴ μόνον σῶμα, ἀλλὰ
ψυχὴν ἀνθρωπίνην ἔχοιεν, καὶ εἴη τις αὐτοῖς νοῦς κἂν σμι-
κρός. οὐδεὶς γὰρ οὕτως ἀκροατὴς ἐμοὶ βαρὺς, ὡς ὁ μὴ
παρακολουθῶν τοῖς λεγομένοις, ἐπεὶ τῶν γε συνιέντων οὐκ
οἶδ᾽ εἴ τις ἀπηλλάγη πόθ᾽ ἡμῶν εἴς τι κατεγνωκὼς ἀτε-
χνίαν τῆς φύσεως. ὥσπερ οὖν τοῖς ωσὶν ἐπιθέσθαι θύρας
τοὺς βεβήλους κελεύουσιν ἐν τοῖς μυστικοῖς λόγοις, οὕτω

venit igitur adhibere nos ad eam convincendam, fed
eos, qui bellum acerrimum naturae indixerunt. Verum
quoniam fieri non poteft, ut illos in hoc libro induca-
mus refpondentes, licebit faltem cuique lectori a libro
digreffo ab ipfis feifcitari, quid dicant, ac noffe, utri
fpondylorum dearticulationem ac capitis motum obli-
quum committere praeftiterit. Ego enim demonftrabo,
quod primo fpondylo, rationibusque non probabilibus,
(quibus utuntur hi, qui naturam infectantur,) fed fcien-
tificis ac propemodum mathematicis vel invitos cogam
naturam laudare, melioraque aliquando confectari, fi
tamen non modo corpus humanum atque animam ha-
manam habeant, fed mens eis quantumvis exigua infit;
nullus enim auditor mihi aeque moleftus eft atque is,
qui dicta mea non affequitur, quandoquidem eorum,
qui affequuntur, nemo unquam a nobis difceffit, qui
ulla in re naturam inertiae poftea condemnarit. Ut igitur
in fermonibus myfticis imperant profanis, ut fibi aures

κᾀγὼ νῦν οὐκ ἀνθρωπίνοις νομοθετήμασιν, ἀλλ᾽ αὐτοῖς τοῖς
ἀληθεστάτοις τελῶν μυστηρίοις, θύρας ἐπιθέσθαι κελεύω
τοῖς ωσὶ τοὺς ἀποδεικτικῆς μεθόδου βεβήλους. ὄνοι γὰρ
ἂν θᾶττον λύρας, ἢ ἐκεῖνοι τῆς ἀληθείας τῶν ἐνταυθοῖ
λεγομένων αἴσθοιντο. καὶ μέντοι καὶ γινώσκων ὀλίγους παν-
τάπασιν ἔσεσθαι τοὺς ἀκολουθήσοντας τοῖς λεγομένοις, ὅμως
οὐκ ὤκνησα δι᾽ ἐκείνους ἐκφέρειν καὶ τοῖς ἀμυήτοις λόγους
μυστικούς. οὐ γὰρ διακρινεῖ γε τὸ βιβλίον, οὐδὲ διαγνώ-
σεται τῶν σκαιῶν οὐδείς, καὶ εἰ διαδράσεται, ταῖς χερσὶ δ᾽
ἑαυτὸ φέρον ἐνθήσει τῶν πεπαιδευμένων. καὶ μέντοι καὶ ὁ
δημιουργὸς ἡμῶν εἰδὼς ἀκριβῶς τῶν τοιούτων ἀνδρῶν τὴν
ἀχαριστίαν, ὅμως δημιουργεῖ. καὶ τὰς ὥρας τοῦ ἔτους ὁ
ἥλιος ἀπεργάζεται, καὶ τοὺς καρποὺς τελειοῖ, μηδὲν φρον-
τίζων, οἶμαι, μήτε Διαγόρου, μήτ᾽ Ἀναξαγόρου, μήτ᾽
Ἐπικούρου, [594] μήτε τῶν ἄλλων τῶν εἰς αὐτὸν βλασφη-
μησάντων. ἀγαθῷ γὰρ οὐδενὶ περὶ οὐδενὸς ἐγγίνεται φθό-
νος, ἀλλ᾽ ὠφελεῖν πάντα καὶ κοσμεῖν πέφυκεν. οὕτως οὖν
καὶ ἡμεῖς οὐκ ἀγνοοῦντες, ὡς ἐπηρεασθήσεται καὶ προπη-

obftruant, ita et ego nunc non humanis legibus, fed
veriflimis myfteriis initians, eis denuntio, ut fibi aures
obftruant, qui in demonftrandi methodo funt profani;
citius enim afini lyram, quam illi veritatem eorum, quae
hîc memorantur, intelligent. Quod tametfi non me fal-
leret, praevideremque pauciflimos fore, qui dicta mea
affequerentur, quo tamen iis gratificarer, non piguit non
initiatis quoque myfticos fermones promulgare. Non enim
librum hunc judicabit neque dignofcet aliquis indoctus,
etfi percurrerit, fed eruditorum manibus fe ipfum inferet.
Quin et opifex noftri, quum hominum ejusmodi ingra-
titudinem haberet exploratiflimam, non tamen a fua
fabrica eft deductus. Praeterea fol horas anni efficit,
fructusque perficit, non curans (opinor) neque Diagorae,
neque Anaxagorae, neque Epicuri, neque alterius cujus-
vis calumnias; nemo enim bonus quicquam invidet, fed
omnia juvare atque exornare folet. Pari modo et nos,
cum compertum haberemus librum hunc in fexcentorum

22 ΓΑΛΗΝΟΥ ΠΕΡΙ ΧΡΕΙΑΣ

Ed. Chart. IV. [594.]   Ed. Baf. I. (502.)

λακισθήσεται μυριάκις ὅδε ὁ λόγος, οἷα παῖς ὀρφανὸς ἐμ-
πεσὼν χερσὶ μεθυόντων, ὑπ᾽ ἀφροσύνης τε καὶ ἀπαιδευσίας
ἀνθρώπων, ὅμως ἐπιχειροῦμεν γράφειν τῶν ὀλίγων ἐκείνων
ἕνεκα, των ἀκούειν ὀρθῶς καὶ κρίνειν δυναμένων τὰ λεγό-
μενα. καὶ δὴ καὶ διαλεγόμεθα ἤδη τούτοις, ἀναλαβόντες
αὖθις τὸν λόγον.

Κεφ. ζ. Ὡς ἐπεί γε τῶν σπονδύλων ἕκαστος ἐν κύ-
κλῳ περιβέβληται τῷ νωτιαίῳ μυελῷ, τοιαύτην τε καὶ τη-
λικαύτην ἔχοντι δύναμιν, οἵαν καὶ ὅσην πολλάκις εἰρήκα-
μεν, οὐκ ἐνεδέχετο χαλαρὰν ἐργάσασθαι τὴν διάρθρωσιν
οὔτε τῆς κεφαλῆς πρὸς τοὺς πρώτους σπονδύλους, οὔτε τῶν
ἄλλων πρὸς ὀλλήλους. οὔκουν οὔτε κοιλότητας ἐχρῆν ζητεῖν
αὐτόθι μεγάλας τε καὶ ἀκριβῶς περιφερεῖς, οὔτε κεφαλὰς σφαι-
ροειδεῖς, οὔτε συνδέσμους λεπτοὺς, οὔτε μῦς ἀσθενεῖς, οὐθ᾽
ἁπλῆν διάρθρωσιν. ἀλλ᾽ εἴπερ διπλῆν εἶναι χρή τὴν διάρθρω-
σιν (ἐντεῦθεν γὰρ ὁ λόγος ἐξετράπετο), καλῶς ἔφαμεν ἀπειρ-
γάσθαι τῇ φύσει τοῦ μὲν πρώτου διττὴν κοιλότητα, τὰς κυρ-

hominum reprehenfiones ac calumnias incurfurum, non
aliter, quam puerum orphanum, qui in manus hominum
ftultiffimorum atque indoctiffimorum inciderit, fcribere
tamen paucorum illorum caufa aggredimur, qui ea, quae
dicuntur, accipere recte ac dijudicare poffunt; atque
ad eos praefens fermo pertinet.   Ad propofitum itaque
jam revertamur.

Cap. VII. Quum vertebrae omnes fpinali medullae
in orbem fint circumdatae, quae talem haberet faculta-
tem ac tantam, quale ac quantam faepe jam docuimns,
laxam fieri dearticulationem non licebat neque capitis
cum primis vertebris, neque aliarum inter fe. Ne igitur
cavitates magnas atque rotundas ad unguem ibi quaefi-
veris, neque capita fphaerica, neque ligamenta tenuia,
neque mufculos imbecillos, neque dearticulationem fim-
plicem, fed fi duplicem oportet effe dearticulationem
(hinc enim fermo nofter deflexerat), recte afferuimus a
natura factam effe duplicem primi fpondyli cavitatem,

Ed. Chart. IV. [594.]   Ed. Baf. I. (502.)

τότητας τῆς κεφαλῆς περιλαμβάνουσαν, ἑκατέρωθεν μίαν ἀπό-
φυσιν, ἀνάντη τε καὶ προμήκη τοῦ δευτέρου, διὰ ῥωμαλεω-
τάτου συνδέσμου συναπτομένην τῇ κεφαλῇ. διὰ ταύτης μὲν
γὰρ ἔμελλεν ἐπινεύσειν τε καὶ ἀνανεύσειν, ἐπὶ δὲ τὰ πλάγια
κινηθήσεσθαι διὰ τῆς πρὸς τὸ πρῶτον ἄρθρον. ἐνταῦθ᾽ οὖν
χρὴ φυσικὸν γενέσθαι σε καὶ ἀνατομικὸν ἅμα, καὶ θεασά-
μενον ἃς εἴρηται διαρθρώσεις, ἐπισκέψασθαι κατὰ σεαυτόν,
εἰ δυνατὸν ἦν ἄνευ τοῦ ψαύειν ἀλλήλων τάς τε τῆς κε-
φαλῆς ἐξοχὰς καὶ τὰς ὑποκειμένας αὐταῖς κοιλότητας εἰς
τὰ πλάγια περιφέρεσθαι τὴν ὅλην κεφαλήν. εἰ γὰρ ἀδύνα-
τον τοῦτο καὶ πάντως ἐχρῆν ἐν ταῖς τοιαύταις διαρθρώσεσιν
ὁμιλῆσαι τὸ τῆς κεφαλῆς ὀστοῦν τοῖς ὑποκειμένοις, ἐξ
ἀνάγκης ἕπεται τὸ πρὸς τὸν πρῶτον σπόνδυλον δεῖν αὐτὰ
γενέσθαι. πῶς οὖν ἡ δευτέρα διάρθρωσις, ἡ τῶν εὐθειῶν
ἐξηγουμένη κινήσεων, οὐδὲν ἧττον ταύτης ἀσφαλὴς κατα-
σκευασθήσεται; πῶς δ᾽ ἄλλως ἢ ὡς νῦν ἔχει, προμήκη τε
καὶ ἰσχυρὰν ἀπόφυσιν τοῦ δευτέρου σπονδύλου σχόντος,
ἀνατεινομένην μὲν ἐπὶ τὴν κεφαλν, συνδέσμῳ δ᾽ ἰσχυρῷ

quae capitis gibbos contineret; fecundi autem utrinque
unam elſe apophyſim acclivem ac praelongam, quae
ligamento robuſtiſſimo capiti eſt connexa; ejus enim
beneficio caput erat attollendum atque deprimendum,
ad latera vero per articulos cum primo ſpondylo moven-
dum. Hoc ſane loco phyſicum te elſe oportet ſimul et
anatomicum, et ubi dearticulationes, quas dixi, fueris
conſpicatus, tecum reputare, num fieri poſſit, ut caput
totum ad latera circumagatur, niſi capitis eminentiae
et cavitates ſubjectae mutuo ſeſe contingant; quod ſi
fieri id nequit, oportebatque omnino in ejusmodi dearti-
culationibus capitis os cum ſubjectis committi, ſequitur
neceſſario, ea ad primum ſpondylum fieri oportere. Quſ
igitur ſecunda dearticulatio, quae rectorum motuum dux
eſt, non minus hac tutam habitura eſt conſtructionem,
niſi quomodo nunc habet, vertebra ſecunda fortem ac
longam puoductionem habente, ſurſum quidem ad caput
tendentem, ligamento autem forti ac terete connexam,

24 ΓΑΛΗΝΟΥ ΠΕΡΙ ΧΡΕΙΑΣ

Ed. Chart. IV. [594. 595.]   Ed. Baf. I. (502.)

στρογγύλῳ συναπτομένην, πρὶν ψαύοιεν αὐτῆς; ὀνομάζεται
μὲν οὖν ἡ ἀπόφυσις αὕτη πυρηνοειδὴς ὑπὸ τῶν νεωτέρων
ἰατρῶν, ἐπεὶ πρός γε τῶν παλαιοτέρων ὁδοὺς ἐκαλεῖτο, καὶ
Ἱπποκράτης οὕτως ὠνόμασεν. ἐπιβαίνει δὲ αὐτῆς τὸ ἄνω
πέρας τοῖς ἔνδον τῶν προσθίων μερῶν τοῦ πρώτου σπον-
δύλου. ἐπειδὴ δὲ ψαύειν ἔμελλε κατὰ τοῦτο τοῦ νωτιαίου καὶ
θλίβειν καὶ θλάσειν αὐτὸν μάλιστα ἐν ταῖς κινήσεσι, διτ-
τὴν, ὡς μηδὲν πάσχειν, ἡ φύσις ἐτεχνήσατο βοήθειαν, ἐγ-
γλύψασα μὲν τοῦ πρώτου σπονδύλου τὸ ταύτῃ μέρος, ἐπι-
θεῖσα δὲ κατ᾽ αὐτὸ τὸν ὀδόντα, καὶ σύνδεσμον ἰσχυρὸν
ἐγκάρσιον ἔξωθεν αὐτῷ περιθεῖσα, διείργοντά τε ἅμα τοῦ
νωτιαίου καὶ κατέχοντα πρὸς τῇ τοῦ πρώτου σπονδύλου
κοιλότητι. καὶ εἴπερ ἀπολωλότα τοῦτον ἐπινοήσεις, οὐδε-
μίαν ἐξευρήσεις ἑτέραν ἀμείνονα φυλακὴν τῷ νωτιαίῳ· οὐδὲ
γὰρ ἡ κοιλότης ἡ τοῦ πρώτου σπονδύλου [595] μόνη κα-
τέχειν ἐφ᾽ ἑαυτῆς ἐν ἁπάσαις ταῖς κινήσεσιν ἱκανὴ τὸν
ὀδόντα χωρὶς τοῦ περικειμένου συνδέσμου, καὶ εἰ τοῦτο
καθ᾽ ὑπόθεσιν συγχωρηθείη, τό γε θλίβεσθαί τε καὶ

priusquam caput attingat? Appellant autem medici junio-
res apophyfim hanc pyrenoïdem, nam veteres atque
adeo Hippocrates ipfe dentem nominaverunt. Ingreditur
autem extremitas ipfius fuperior partes primae vertebrae
anteriores atque internas; unde, quum hoc in loco fpi-
nalem medullam effet contactura, ipfamque compreffura
ac contufura, potiffimum dum moveretur, natura, quo
nihil afficeretur, remedium duplex eft fabricata. Nam
primae vertebrae partem eam excavavit, dentemque ip-
fum ibi indidit, ligamentum forte transverfum ei extrin-
fecus circumdans, quod fimul ipfum a fpinali medulla
difpefceret, fimul autem ad primae vertebrae cavitatem
alligaret. Quod fi periiffe ipfum animo finxeris, nullam
aliam meliorem cuftodiam fpinali medullae excogitare
poteris; neque enim primae vertebrae cavitas fola den-
tem in fe ipfa continere in omnibus motibus, nifi liga-
mentum fit circumdatum, poterit; quod et ipfum fi per
hypothefin fuerit conceffum, aliud tamen manebit incom-

θλᾶσθαι τὸν ρωτιαῖον οὐκ ἀνήρηται. νυνὶ μὲν γὰρ ἐν
τῷ μεταξὺ κείμενος ὁ σύνδεσμος ἐκλύει τε τὴν βίαν τῆς
πυρηνοειδοῦς ἀποφύσεως καὶ πρόβλημα γίνεται τῷ ρωτιαίῳ·
τότε δ᾽ ἄν οὐδὲν ἐκώλυε θλασθῆναι τελέως αὐτὸν, ἀσκε-
παστῳ καὶ πλανώδει περιπίπτοντα διὰ παντὸς ὀστῷ.
τὸ δὲ
κᾀκ τῶν πρόσω μερῶν ἀποφῦναι τὸν ὀδόντα τοῦ δευτέρου
σπονδύλου καὶ τῶν πρόσω μερῶν τοῖς ἔνδον ἐπιβῆναι τοῦ
πρώτου, πῶς οὐ καὶ αὐτὸ δίκαιον ἐπαινεῖν; ἀσφαλεστέρα
γὰρ ἥδε ἡ χώρα τῆς ὄπισθεν, ὅ τε νωτιαῖος ἧττον ἔμελλεν
ὀχληθήσεσθαι. δῆλον οὖν ἐκ τούτων, ὡς οὐ μόνον τὸν
πρῶτον σπόνδυλον ἐχρῆν διηρθρῶσθαι πρὸς τὸ τῆς κεφα-
λῆς ὀστοῦν, ἀλλὰ καὶ τὸν δεύτερον πρὸς αὐτόν. εἰ γὰρ δὴ
συνεπεφύκεσαν, ἐνεπόδιζον ἄν δήπου ταῖς ἀλλήλων κινή-
σεσιν, ἀντισπῶν ἀεὶ καὶ κατέχων ὁ ἡσυχάζων τὸν ἐνερ-
γοῦντα. νυνὶ δ᾽ ἑκάτερος ἐν μέρει τὴν ἑαυτοῦ κίνησιν
οἷός τέ ἐστι κινεῖσθαι μόνος, θατέρου κατὰ χώραν μένον-
τος. εἴπερ οὖν ἄμεινον ἦν διηρθρῶσθαι τοὺς πρώτους
σπονδύλους ἀπ᾽ ἀλλήλων, πάντως δήπου καὶ τὸ μάλιστα

modum, comprimetur enim eo cafu fpinalis medulla ac
contundetur. Nunc autem, cum ligamentum intercedat,
fimul violentiam apophyfis pyreuoïdis exolvit, fimul
fpinali medullae fit propugnacuɩum; tunc enim nihil
impediebat, quominus ipfa omnino contunderetur offi
nudo atque errabundo affidue incidens. Quod autem ex
partibus anterioribus fecundae vertebrae dens fit produ-
ctus, partes autem internas atque anteriores primae in-
grediatur, qui non id etiam jure landabitur? tutior enim
locus hic erat pofteriore, ipfaque fpinalis medulla minus
fic habitura erat negotii. Conftat igitur ex his, quod
non folum primam vertebram oportebat cum capitis
offe dearticulari, verum etiam fecundam cum prima.
Quod fi fimul commiffae hae fuiffent, altera alterius
motus impediiffet, quum quiefceret, agentem aliam retra-
heret ac coërceret; nunc autem utraque viciffim motum
fuum fola poteft obire, quiefcente altera. Si igitur primas
vertebras inter fe dearticulari erat melius, formam do-

πρέπον εἶδος αὐτοῖς τῆς διαρθρώσεως ἡ φύσις ἔδωκε. τί
δὲ τὸ μάλιστα πρέπον ἐστίν; ἐμοὶ μὲν οὐδὲ μαινόμενος ἄν
τις ἕτερον ἐρεῖν τοῦ νῦν οντος δοκεῖ. ταῖς γὰρ ἐπικειμέναις
ἄνω τοῦ πρωτου σπονδύλου κοιλότησιν, αἷς ὑποδέχεται τὰς
ἐξοχὰς τῆς κεφαλῆς, ἕτεραί τινες ἐκ τῶν κάτω μερῶν ὑπό-
κεινται παραπλήσιαι, τὰς κυρτότητας περιβεβληκυῖαι τοῦ
δευτέρου σπονδύλου. καὶ διὰ ταύτας οὔθ' ἡ τοῦ δευτέρου
σύμφυσις πρὸς τὴν κεφαλὴν, ἧς ἔργον ἦν ἀνανεύειν τε καὶ
ἐπινεύειν, ἐνοχλεῖταί τι πρὸς τοῦ πρώτου, καίτοι μεταξὺ τετα-
γμένη, οὔθ' ἡ λοιπὴ τῶν κινήσεων, ἡ ἐπὶ τὰ πλάγια, διὰ τῆς
πρὸς τὸν πρωτον γινομένη διαρθρώσεως, ἐμποδίζεταί τι πρὸς
τοῦ δευτέρου. τὸ μὲν δὴ γενέσθαι τῷ (503) πρώτῳ σπονδίλῳ
κοιλότητας ἑτέρας ἴσως οὐ θαυμαστὸν, οὐδὲ δύο μὲν ἐν τοῖς
ἄνω τεθῆναι μέρεσιν αὐτοῦ, δύο δ' ἐν τοῖς κάτω. τάχα δ' ἄν
τις οὐδὲ τὸ κατ' ἑκάτερον αὐτὰς εἶναι μέρος, τὰς μὲν ἐκ τῶν
δεξιῶν, τὰς δ' ἐκ τῶν ἀριστερῶν, θαυμάσειε, καίτοι ταῦτα πάν-
τα χρησιῶς ἐγένετο. τάχα δ' ἂν οὐδ' ὅτι τὸ μέγεθος ἀκριβῶς

articulationis convenientiffimam n̟tura omnino eis dedit.
Quaenam eft ea convenientiffima? mihi fane ne delirus
quidem quifpiam aliam praeter ea.ı, quae nunc eft, vi-
detur effe dicturus. Nam primae vertebrae cavitatibus
fupernis, quibus capitis eminentias excipit, aliae quae-
dam cavitates parte inferna confimiles fubjacent, quae
fecundae vertebrae gibbos complectuntur; quarum bene-
ficio neque vertebrae fecundae cum capite connexio
(cujus actio erat caput furfum tollere ac deprimere) a
prima quicquam habet negotii, quamvis ea fit interjecta,
neque motus reliquus ad latera propter dearticulationem
cum prima impeditur quicquam a fecunda. Quod vero
cavitates quatuor primae vertebrae fuerint, mirum for-
taffe non videbitur, neque quod duae quidem fuperiori-
bus ejus partibus, duae autem inferioribus fuerint locatae.
Fortaffis autem neque, quod parte utraque ipfae fint,
aliae quidem a dextris, aliae autem a finiftris, quifpiam
admirabitur, quanquam omnia haec utiliter fint facta.
Neque etiam forte admirabitur, quod cavitates magnitu-

ἴσαι καὶ ταῖς ἐξοχαῖς εἰσιν αἱ κοιλότητες, οὐδὲ τοῦτό φησι
τεχνικῶς ἔχειν· αὐτομάτως γὰρ αὐτὸ καὶ οὐ κατὰ πρό-
νοιάν τινα τοῦ δημιουργοῦ γεγονέναι. καὶ μέντοι μείζους μὲν
εἴπερ ἦσαν, χαλαρὸν ἂν ἤδη που καὶ πλατῶδες ἀπέδειξαν
τὸ ἄρθρον, ἐλάττους δ᾽ εἴπερ ἐγένοντο, δυσκίνητον ὑπὸ
στενοχωρίας. ἀλλὰ καὶ τὸ διεστάναι μὲν ἀπ᾽ ἀλλήλων πλέω
τὰς ἄνω κοιλότητας, ἐλάττω δὲ τὰς κάτω, καὶ τοσοῦτον
ἀκριβῶς εἶναι τὸ διάστημα καθ᾽ ἑκατέραν, ὅσον καὶ ταῖς
κυριότησιν, ὡς ὑποδέχονται, καὶ τοῦτ᾽, εἰ βούλει, τύχης ἔρ-
γον ἔστω· τὸ μέντοι τὰς μὲν ἔξωθεν ὀφρῦς τῶν κοιλοτήτων
ὑψηλοτέρας τε ἅμα καὶ πρὸς τὴν ἔσω χώραν ἐπεστραμμέ-
νας γενέσθαι, τὰς δ᾽ ἔσωθεν ταπεινὰς καὶ οἷον ἔκρουν
τινὰ πρὸς τὴν ἐντὸς ἐχούσας εὐρυχωρίαν, ἐγὼ μὲν οὐκέτ᾽
ἂν τοῦτο συγχωρήσαιμι θαυμαστῶς οὕτως κατά τινα τύχην
ἀπειργάσθαι. δῆλον γάρ ἐστιν, ὡς ἡ προνοουμένη τῆς δια-
πλάσεως τῶν μορίων φύσις ὑπὲρ τοῦ τὰς ἐμβαινούσας αὐ-
ταῖς κυριότητας ἐν ταῖς σφοδροτέραις κινήσεσιν, εἰ καὶ
παραλλάττοιέν ποτε βραχύ τι, μὴ πρὸς τοὐκτὸς ὑποχωρεῖν,

dine eminentiis ad unguem fint aecuabiles, dicetque id
factum artificiofe non fuiffe, fed fortuito, et non a qua-
dam opificis providentia comparatum fuiffe; quanquam,
majores quidem fi fuiffent, laxum ftatim atque errabun-
dum effeciffent articulum, minores autem fi fuiffent, prae
anguftia aegre mobilem. Quin et quod cavitates fupe-
riores longius diftent a fefe, minus vero inferiores, tum
quod inter utrasque tantum fit intervallum, quantum
etiam eft inter gibbos, quos ipfae recipiunt, id etiam,
fi vis, fortunae tribuas. Quod certe labia cavitatum ex-
terna fint altiora fimul et ad internam capacitatem con-
verfa, interna vero humilia ac velut effluvium quoddam
in externam capacitatem habentia, haudquaquam equi-
dem id tam mirifice fortuna quadam factum fuiffe con-
cefferim. Perfpicuum enim eft, quod natura in partibus
conformandis provida propterea labia ejusmodi cavitati-
bus eft machinata, ut, fi quando ingredientes ipfos gibbos
in motibus vehementioribus exiguum quiddam aberrare

ἀλλ' ἵνα περ ἀσφαλέστατόν ἐστι τῇ συμπάσῃ διαρθρώσει,
διὰ τοῦτ' ἐπετεχνήσατο τὴν τοιαύτην ἰδέαν ταῖς κοιλότησιν.
ἀλλὰ καὶ τὰ περὶ τὴν ἀπόφυσιν τὴν κατὰ τὸν ὀδόντα
καὶ τὴν ὑποδε[596]χομένην αὐτὸν χώραν τοῦ πρώτου σπον-
δύλου πῶς ἄν τις ὑπονοήσειεν αὐτομάτως γεγονέναι; εἰ δ'
ἄρα καὶ ταῦτα, τό γε τῶν συνδέσμων, τοῦ τε τὸ πέρας τῆς
ἀνάντους ἀποφύσεως συνάπτοιτος τῇ κεφαλῇ καὶ τοῦ σφίγ-
γοντός τε ἅμα τὸν ὀδόντα καὶ σκέποντος τὸν νωτιαῖον,
ἡγοῦμαι μηδένα σωφρονοῦντα τύχης ἔργον, οὐ τέχνης, εἶναι
νομίζειν. τὸ γὰρ δὴ, τεττάρων καὶ εἴκοσιν ὄντων σπονδύ-
λων της ὅλης ῥάχεως, μήτ' ἐν ἄλλῳ τινὶ τοιούτους γενέσθαι
συνδέσμους, ἀλλὰ μηδ' ἐν τούτῳ, καθ' ἕτερόν τι χωρίον,
ἢ τὸ χρῇζον μόριον, οὐκ ἄν, οἶμαι, τις τολμήσειεν ἐρεῖν
αὐτομάτως γεγονέναι. τί δέ τὰ τῶν ἀποφύσεών τε τῶν κατὰ
τοὺς σπονδύλους ἅπαντας καὶ τὰ τῶν τρημάτων; ἐμοὶ μὲν
γὰρ μὴ ὅτι καὶ ταῦτα τέχνης μόνον, ἀλλὰ καὶ θαυμαστῆς
τινος ἔχεσθαι δοκεῖ προνοίας. οὐ μὴν ἤδη γέ πω περὶ αὐ-
τῶν ἐξηγεῖσθαι καιρός· οὐ γὰρ ἁπλῶς περὶ ῥάχεως καὶ

contigerit, foras tamen non excidant, fed quo toti de-
articulationi elt tutiffimum. Atque etiam, quae ad den-
tis apophyfim (*proceffum*) pertinent atque ad primae ver-
tebrae cavitatem iplam recipientem, quo pacto quis exi-
ftimare queat, cafu ea accidifle? Quod fi haec quoque
concefferimus, at faltem ligamentum id, quod oram apo-
phyfis acclivis capiti connectit, tum etiam id, quod
dentem fimul conftringit, fimul fpinalem medullam tegit,
neminem fanae mentis arbitror fortunae, non artis, opus
exiftimare. Quum enim quatuor et viginti totius fpinae
effent vertebrae, quod in nulla alia ejusmodi fint liga-
menta, neque in hac prima alibi, quam oportebat, fint
facta, nemo (opinor) audebit dicere, fortuito id factum
fuiffe. Quid vertebrarum omnium apophyfes ac forami-
na? ea mihi non artis folum, fed etiam incredibilis cu-
jusdam providentiae effe videntur. At nondum de iis
elt dicendi locus; non enim fimpliciter de fpina ae

σπονδύλων ἐνεχείρησα λέγειν, ἀλλὰ τῆς κεφαλῆς κινήσεις
διδάσκειν. ἐῤῥέθησαν δ᾿ αὗται διὰ τῶν πρὸς τὸν πρῶτον
καὶ δεύτερον διαρθρώσεων γιγνόμεναι. ταύτας οὖν χρὴ μό-
νας ἐξηγεῖσθαι, νυνὶ δ᾿, εἴ τι σοφίας ἐστὶ μείζονος ἐπίδειγμα
περὶ τὴν ὅλην κατασκευὴν ἢ τούτων τῶν σπονδύλων, ἢ
καὶ ξυμπάσης τῆς ῥάχεως, εἰς τὸν ἑξῆς λόγον ἀναβάλ-
λεσθαι.

Κεφ. η'. Πάλιν οὖν ἐπὶ τὸ προκείμενον ἴωμεν, ἀνα-
μνήσαντες πρῶτον, ὡς τὰς κινήσεις τῆς κεφαλῆς διά τε
τῶν συνδέσμων τὴν ἀρετὴν καὶ τῶν ἄρθρων τὴν ἀκρίβειαν
καὶ τῶν μυῶν τῶν κινούντων αὐτὰ τήν τε ῥώμην καὶ τὸ
πλῆθος οὕτω θαυμαστῶς ἔχειν ἐλέγομεν, ὡς οὔτε βέλτιον,
οὔτ᾿ ἀσφαλέστερον ἐπινοῆσαι δυνατὸν, καὶ τοῦτ᾿ ἔτι προσα-
ναμνήσαντες, ὡς τὰ δύο τῶν προτεθέντων ἀποδέδεικται.
περί τε γὰρ τῶν συνδέσμων καὶ τῶν ἄρθρων τῆς κεφαλῆς
εἰρηκότες ἐπὶ τὸ λοιπὸν ἔτι καὶ τρίτον ἤδη μεταβησό-
μεθα, καὶ δείξομεν, εἴ τίς ἐστι καὶ ἡ περὶ τοὺς κινοῦντας
αὐτὴν μῦς τέχνη τῆς φύσεως. ἔστω δὲ μηδ᾿ ἐνταῦθα παρα-

vertebris inftitui verba facere, fed motus capitis edocere,
quos jam monuimus per dearticulationes ad primam ac
fecundam vertebram fieri. Has igitur folas hîc exponere
eft neceffe. Quod fiquid artificiofius ineft tum in harum
vertebrarum, tum in fpinae totius conftructione omni, id
poftea explicabimus.

Cap. VIII. Rurfus igitur ad propofitum revertamur,
in memoriam revocantes primum, quod capitis motus
tum propter ligamentorum vires, tum ob articulorum
exactam conftructionem ac mufculorum ipfos moventium
robur ac multitudinem mirifice ita habere diximus, ut
melius nihil neque tutius excogitari poffit; atque id
etiam prius refricabimus, quod ex iis, quae fuerant pro-
pofita, duo jam funt demonftrata. Propofitum enim fuerat
de articulis capitis ac ligamentis differere; quod quum
fecerimus, ad reliquum adhuc ac tertium jam tranfibi-
mus, oftendemusque, num naturae ars quaedam fit, tum
quaenam ea fit in mufculis caput moventibus; quo loco

3o ΓΑΛΗΝΟΤ ΠΕΡΙ ΧΡΕΙΑΣ

Ed. Chart. IV. [5g6.]   Ed. Baf. I. (5o5.)

λειπόμενον αὐτῶν τῆς κατασκευῆς μηδὲν, ἀλλὰ καὶ θέσεως
ἕκαστον πῶς ἔχει καὶ μεγέθους καὶ ῥώμης, ὅ τε σύμπας
ἀριθμὸς αὐτῶν ὁπόσος ἐστὶν, ὁ λόγος ἐξηγείσθω καὶ δει-
κνύτω μηδ᾽ ἐνταῦθα μήτ᾽ ἀργῶς μήτ᾽ ἐλλιπῶς μήθ᾽
ὅλως ἑτέρως ἔχειν τι βέλτιον, ἢ ὡς νῦν ἔχει, δυνάμενον.
κάλλιστον μὲν οὖν αὐτῶν ἦν τῶν φαινομένων παρόντων
γίνεσθαι τήν τε δεῖξιν αὐτῶν καὶ τοὺς λόγους· οὐδὲ γὰρ
ἱκανὸς ἐκτυπῶσαι λόγος οἰδεὶς οὕτως ἀκριβῶς οὐδὲν τῶν
φαινομένων, ὡς ἀφὴ καὶ ὄψις. ἀλλ᾽ ἐπεὶ τὰ τῆς δείξεως
ἄπεστι, μεῖζον μὲν τοῦτο τὸ ἀγώνισμα τῷ λόγῳ, πειρατέον
δὲ, εἰς ὅσον οἷόν τε, μηδὲν ἀπολιπεῖν ἀσαφὲς, ἀρξαμένους
ἔνθ᾽ ἔνδε ποθέν. οἱ κινοῦντες τὴν κεφαλὴν μύες, τὸν ἀριθμὸν
ὄντες εἴκοσιν ὀκτὼ ἢ πλείους, οἷον χορός τις ἐν κύκλῳ περιεστῶ-
τες αὐτὴν, ἄλλος ἄλλην ἐνέργειαν πεπίστευται. εἰσὶ δὲ αὐτῶν
ὀκτὼ μὲν ἐκ τῶν ἔμπροσθεν μερῶν, τεσσαρεσκαίδεκα δὲ τῶν
ὄπισθεν ἀντιτεταγμένοι κατὰ διάμετρον ἀλλήλοις, ἄλλοι δὲ
δύο καθ᾽ ἑκάτερον μέρος, οἱ μὲν ἐκ τῶν δεξιῶν, οἱ δ᾽ ἐκ τῶν

nihil, quod ad ipforum conftructionem pertinet, omitte-
mus, fed quem omnes fitum, magnitudinem et robur
habeant, tum quinam ipforum omnino fit numerus, ex-
plicabimus, oftendemusque, et hic nihil effe otiofum
aut mancum, et (ut fummatim dicam) nihil aliter, quam
nunc eft, melius habere poffe. Optimum fane fuerit,
quum ea, quae apparent, jam adfint, eorum rationes ac
demonftrationem afferre; nulla enim oratio queat expri-
mere exacte adeo atque informare ea, quae apparent,
ut vifus ac tactus. Sed quoniam ea, quae ad oftenfionem
pertinent, jam abfunt, in eoque difficilior eft haec ora-
tio, conandum tamen eft, quantum fieri poteft, nihil
obfcurum relinquere, ducto hinc alicunde initio. Mu-
fculi, qui caput movent, numero funt octo et viginti, aut
eo plures, inftar chori cujusdam in orbem ipfum cir-
cumftantes, quorum alius aliam habet actionem. Sunt
autem ipforum octo quidem partibus anterioribus, qua-
tuordecim autem pofterioribus, ex diametro fibi ipfis
oppofiti. Alii vero utraque parte duo, quorum alii qui-

ἀριστερῶν, ἀντιτεταγμένοι δὲ καὶ οἵδε πρὸς ἀλλήλους, πρῶ-
τον μὲν καὶ μάλιστα τὸν τράχηλον ἐφ᾽ ἑαυτοὺς ἕλκουσι, σὺν
ἐκείνῳ δὲ καὶ ὕλην τὴν κεφαλήν. ἐδείχθη γὰρ οὖν ἤδη
μυριάκις τά τ᾽ ἄλλα δικαίως η φύσις διατάττουσα, καὶ
παντὶ τῷ κίτησίν τινα δημιουργοῦντι μοι του την ἐναν-
τίαν ἐκείνης ἐργασά[597]μενον ἀντιτάττουσα, χωλὴν γὰρ ἄν,
εἰ μὴ τοὐτ᾽ επραξε, γενέσθαι τὴν κίνησιν, η καὶ τελέως
ἀπολέσθαι, διὰ τὸ μίαν ἑκάστου μυὸς ἐνέργειαν εἶναι, τὴν
εἰς αὐτὸν σύνοδον. αὐτίκα γέ τοι τῶν ἐπινευόντων τε καὶ
ἀνανευόντων τὴν κεφαλὴν μυῶν, ὀκτὼ μὲν ὀπισθεν ἀμφὶ
τὸ ἄρθρον αὐτὸ τεταχαται μικροὶ, μείζους δ᾽ αὐτῶν ἄλλοι
κατὰ παντὸς ἐκτείνονται τοῦ τραχήλου, διὰ μὲν τῶν πρώ-
των ἰνῶν ταῖς τῆς κεφαλῆς μόνης ὑπηρετοῦντες κινήσεσιν,
ἃς πρὸς τὸν πρῶτόν τε κα δεύτερον σπόνδυλον ποιοῦνται,
διὰ δὲ τῶν ἑξῆς τους ὑπολοίπους πέντε τοῦ τραχηλου κι-
νοῦντες σπονδύλους. ἀλλὰ τῶν μὲν ὀκτὼ τῶν μικρῶν οἱ
τέτταρες εὐθείας ἐξηγοῦνται κινήσεως, ἐκφυόμενοι μὲν ἐκ
τοῦ κατ᾽ ἰνίον ὀστοῦ μικρὸν ὑπεράνω τῆς διαρθρώσεως,

dem ex dextris, alii autem ex finiſtris, oppofiti et ipfi
inter fefe, primum quidem et maxime collum ad fe ip-
fos trahunt, cum illo autem et totum caput. Demon-
ſtratum certe millies nobis jam fuit, naturam cum alia
omnia jufte conftituifle, tum autem mufculo omni motu
aliquo praedito alium motus contrarii auctorem oppofuif-
fe, claudicare enim motum, nifi id feciffet, erat neceffe,
aut funditus aboleri; propterea quod cujusque mufculi
unica eft actio, coitus in fefe. In primis quidem caput
inclinantium atque attollentium mufculorum octo qui-
dem iidemque parvi retro circum articulum ipfum funt
locati, quibus majores alii in toto collo extenfi, per
primas quidem fibras folius capitis motibus fervientes
eos obeunt, qui ad primam funt ac fecundam verte-
bram, per proximas vero movent quinque reliquas colli
vertebras. Caeterum ex octo mufculis, quos parvos effe
diximus, quatuor motus recti funt auctores, qui ex offe
occipitis exoriuntur paulo fupra dearticulationem, in

ἐμφυόμενοι δὲ εἴς τε τὴν ὀπίσθιον ἀπόφυσιν τοῦ δευτέρου σπονδύλου καὶ τοῦ πρώτου τὸ ταύτῃ μέρος. τῶν δὲ ὑπολοίπων τεττάρων οἱ δύο μὲν ὁμοίως τοῖς προειρημένοις ἐκφυόμενοι τοῦ κατ᾽ ἰνίον ὀστοῦ, λοξοί τε πρὸς τοὐκτὸς ἀποχωροῦντες, ἐμφύονται ταῖς πλαγίαις ἀποφύσεσι τοῦ πρώτου σπονδύλου, λοξὴν ὅλῃ τῇ κεφαλῇ δημιουργοῦντες κίνησιν. οἱ λοιποὶ δὲ δύο τὸν πρῶτον τῷ δευτέρῳ συνάπτοντες λοξοὶ τὴν θέσιν ἐναντίαν ἔχουσι τοῖς προειρημένοις δύο μυσί, καὶ τὴν κίνησιν ἀντιτεταγμένην. ἐκεῖνοι μὲν γὰρ τὴν κεφαλὴν ἔχοντες λοξὴν, ἐπὶ τὸν πρῶτον σπόνδυλον ἅμα αὐτῷ συνεπάγονται καὶ τὸν δεύτερον· οὗτοι δ᾽ εἰς τὸ κατὰ φύσιν, ὅπερ ἦν, εὐθὺς τὴν γινομένην αὐτοῦ παρέγκλισιν ἐπανάγουσι. καὶ γὰρ ἡ θέσις αὐτῶν ἐστιν, ὡς τρίγωνον ἑκατέρωθεν ἐργάζεσθαι τὰς προειρημένας δύο τῶν μυῶν συζυγίας ἐπιζευγνύντας. αἱ δὲ τῶν μεγάλων μυῶν τρεῖς συζυγίαι, δυνάμεναι δὲ καὶ τέτταρες λέγεσθαι καὶ δύο διὰ τὴν ἐπιπλοκὴν τῶν μυῶν, ἣν ἐν ταῖς ἀνατομικαῖς ἐγχειρήσεσιν ἐδήλωσα, τὴν αὐτὴν μὲν ἔχουσι τοῖς ῥαχίταις ὀνομαζομένοις κίνησιν,

feruntur autem in fecundi fpondyli apophyfim pofteriorem ac in partem primi proximam. Reliquorum vero quatuor duo quidem, quomodo praedicti, ab offe occipitis producti, foras tamen obliqui digredientes, obliquis primi fpondyli apophyfibus inferuntur, motum totius capitis obliquum efficientes; reliqui autem duo primum fpondylum fecundo conjungentes, obliqui pofitionem habent duobus praedictis contrariam ac motum oppofitum. Illi enim caput habentes obliquum una cum eo fecundam vertebram ad primam adducunt; hi autem ad naturalem ftatum, id eft rectum, inclinatum ipfum reducunt; etenim fitus eorum utrinque praedictas duas mufculorum conjugationes conjungentium triangulum efficit. Porro mufculorum magnorum conjugationes tres (quae etiam quatuor dici poffunt et duae propter mufculorum complexum, quem in adminiftrationibus anatomicis indicavimus) eundem cum mufculis, quos dorfales appellamus,

ἣν ὀλίγον ὕστερον ἐξηγήσομαι, κινοῦσι δὲ διὰ μὲν τῶν
πρώτων ἰνῶν, αἳ (504) εἰς τὸν πρῶτόν τε καὶ δεύτερον
σπόνδυλον ἐμφυόμεναι μόνην τὴν κεφαλήν, διὰ δὲ τῶν
ὑπολοίπων πρώτους μὲν τοὺς ἄλλους πέντε τοῦ τραχήλου
σπονδύλους, ἅμα δ᾽ αὐτοῖς συγκινοῦσι τὴν κεφαλήν. πάν-
τες οὖν οἱ τοιοῦτοι μύες ἀνανεύουσι τὴν κεφαλὴν ὀπίσω, καὶ
λοξὰς ἀτρέμα ποιοῦνται κινήσεις οἱ λοξοί. τῶν δ᾽ ἔμπρο-
σθεν οἱ μὲν ὑποκείμενοι τῷ στομάχῳ κατὰ μὲν τὰς πρώ-
τας ἴνας, αἳ εἰς τὸν πρῶτόν τε καὶ δεύτερον σπόνδυλον ἐμ-
πεφύκασιν, αὐτὴν μόνην ἐπινεύουσι τὴν κεφαλὴν μετὰ τοῦ
καὶ παρεγκλίνειν εἰς τὰ πλάγια ταῖς λοξαῖς ἰσὶ, καθ᾽ ἃς
καὶ μυῶν μικρῶν ἴσχουσιν ἰδίαν περιγραφήν· κατὰ δὲ τὰς
ὑπολοίπους κάμπτοντες τὸν τράχηλον ἅμα ἐκείνῳ συνεπι-
νεύειν ἀναγκάζουσιν ὅλην τὴν κεφαλήν. οἱ λοιποὶ δὲ ἐξ οὐκ
εὐθεῖαν, ὡς οὗτοι, τὴν ἐπίνευσιν, ἀλλὰ λοξὴν αἱρέμα ἀπερ-
γάζονται μετὰ τοῦ καὶ συνεπιστρέφειν εἰς τὰ πρόσω τὴν κε-
φαλήν. ἐκπεφυκότες γὰρ ὄπισθέν τε τῶν ὤτων καὶ ἐπ᾽
αὐτὰ καθήκουσιν, εἴς τε τὸ στέρνον καὶ τὴν κλεῖν ἀλλήλοις

habent motum, quem paulo poſt explicabo. Movent
autem per primas quidem fibras (quae in primum et
fecundum fpondylum inferuntur) folum caput; per reli-
quas vero primum quidem reliquos quinque colli fpon-
dylos, fimul autem cum eis caput movent. Hi igitur
omnes mufculi caput retrorfum attollunt, quorum obli-
qui motus obliquos fenfim efficiunt. Anteriorum vero,
qui ſtomacho quidem fubjacent, per primas fibras, quae
in primum ac fecundum fpondylum funt infixae, caput
ipfum folum flectunt: ac fimul obliquis fibris ad obliqua
etiam deducunt, per quas mufculorum etiam parvorum
propriam habent circumfcriptionem; per reliquas vero
collum flectentes fimul cum eo totum caput cogunt nu-
tare. Reliqui vero fex non rectam, quomodo hi, capitis
mutationem, fed fenfim obliquam efficiunt, praeter hoc
etiam caput in anteriora convertunt; poſt aures enim
exorti, fub ipfis ad pectus et clavem fibi ipfis continui-

συνεχεῖς, ὥστ᾽, εἰ καί τις ἕτερον αὐτῶν ἕνα φαίη τριπλοῦν
εἶναι, μὴ σφαλῆναι. λέλεκται δ᾽ ὑπὲρ πάντων μυῶν οὐ
μόνον ἐν ταῖς ἀνατομικαῖς ἐγχειρήσεσιν, ἀλλὰ καὶ καθ᾽ ἕτε-
ρον βιβλίον ἐν οἷς πρώτοις, ὡς καὶ κατ᾽ ἀρχὰς εἴρηταί μοι,
προγεγυμνάσθαι προσήκει τὸν ἀκριβῶς ἕπεσθαι τοις ἐν-
ταῦθα λεγομένοις ἐσπουδακότα. τέτταρες δ᾽ ἄλλοι μύες,
εὔρωστοί τε καὶ μεγάλοι, δύο καθ᾽ ἑκάτερον μέρος ἐκ δεξιῶν
τε καὶ ἀριστερῶν τεταγμένοι, κινοῦσι τὸν τράχηλον εἰς τά
πλάγια μέρη μετὰ βραχείας ἐγκλίσεως· εἰς μὲν γὰρ τὸ πρό-
σω ἐν ἡ πρόσθιος αὐτῶν συζυγία βραχὺ παρεγκλίνουσα, εἰς
τοὔπισθεν δ᾽ ἡ λοιπή· [598] τὴν δ᾽ ἔκφυσιν ἐκ μὲν τῆς
διατετρημένης ἀποφύσεως τοῦ δευτέρου σπονδύλου τὸ πρό-
σθιον ζεῦγος, ἐκ δὲ τῆς πλαγίας ἐξοχῆς τοῦ πρώτου θάτε-
ρον ἔχει. καί σοι σαφῶς ἤδη τό τε πλῆθος ἐφάνη τῶν
μυῶν, καὶ τὸ μέγεθος, καὶ ἡ θέσις, καὶ ὁ της κινήσεως
τρόπος. ὅτι τε γὰρ εἴκοσι πλείους εἰσίν, οὐδεὶς οὕτως ἀμα-
θὴς λογισμῶν, ὥστ᾽ ἀγνοεῖν, ὅτι τέ τινες μὲν αὐτῶν μεί-
ζους, τινὲς δ᾽ ἐλάττους, τὸ μέν που καὶ λέλεκται σαφῶς,

pertingunt, ut, fi quis ipfum (quum unus fit) triplicem
effe dixerit, non errarit. Differuimus autem de mufculis
omnibus non modo in anatomicis adminiftrationibus,
verum etiam in alio libro; in quibus primis (ut jam
inde ab initio admonuimus) eum prius exercitatum effe
oportet, qui volet, quae hîc dicuntur, exacte affequi.
Quatuor autem alii mufculi, robufti et magni, utraque
parte duo dextra ac finiftra locati, collum ad latera
cum parva inclinatione movent, antrorfum anterior ip-
forum conjugatio paulum inclinans, reliqua autem re-
trorfum; productionem porro ex perforata quidem fecun-
dae vertebrae apophyfi conjugatio anterior habet, ex
primi vero obliqua eminentia nafcitur conjugatio alia.
Porro mufculorum numerus, magnitudo, pofitio ac mo-
tionis ratio tibi plane apparet; quod enim plures fint,
quam viginti, nemo tam computandi imperitus eft, qui
id ignoret; quod vero alii quidem ipforum fint majores,
alii autem minores, partim quidem diximus jam eviden-

Ed. Chart. IV. [598.]   Ed. Baf. I. (504.)

τὸ δὲ καὶ τοῖς εἰρημένοις ἐξ ἀνάγκης ἑπόμενον ἐπινοεῖν
ἱκανός, ὅτῳ συνέσεως μέτεστι. τὸν γὰρ εἰς τὴν κλεῖν κα-
ταφυόμενον ἢ εἰς τὸ στέρνον οὐκ ἐνδέχεται μικρὸν εἶναι,
καθάπερ οὐδὲ τοὺς ἐπικειμένους ὄπισθεν αὐτῇ τῇ διαρθρώ-
σει μεγάλους. οὕτω δὲ καὶ ἡ πᾶσα θέσις αὐτῶν πρόδηλος
ἐπὶ ταῖς ἀρχαῖς τε καὶ τελευταῖς ἐγνωσμένη, ὡσαύτως δὲ καὶ
ἡ ἐνέργεια. κατὰ γὰρ τὸν τῆς θέσεως τῶν ἰνῶν γίνεται τρό-
πον, ὡς ἤδη μυριάκις εἴρηται. τὰς ἶνας δ᾽ ὅτι πάντες οἱ
μύες ἔχουσι τοὐπίπαν ἐπὶ τὸ μῆκος ἑαυτῶν ἐκτεταμένας, εἴ-
ρηται καὶ τοῦτο, καὶ ὡς σπάνιόν ἐστι, ἢ ἐγκαρσίας, ἢ λοξὰς
εὑρεῖν ἶνας, ὡς πρὸς τὸ μῆκος ὅλου τοῦ μυὸς, ὥστ᾽, εἰ μη-
δὲν ἐπὶ τῇ ῥηθείσῃ θέσει τοῦ μυὸς ὑπὲρ τῶν ἰνῶν διορι-
ζόμεθα, νοεῖν χρὴ κατὰ τὸ σύνηθες αὐτὰς διακεῖσθαι ταῖς
ἄλλαις ἀπάσαις. οὐκοῦν ἔτι λείπει τῆς κατασκευῆς τῶν περὶ
τὴν κεφαλὴν μυῶν οὐδὲν, ἀλλ᾽ ἱκανῶς λέλεκται πάντα, καὶ
πλῆθος, καὶ θέσις, καὶ μέγεθος, καὶ κίνησις.

ter, partim antem, nifi quis omnino mentis eft expers,
facile intelliget neceflario antedictis id confequi; fieri
enim non poteft, ut mufculus is, qui in clavem inferi-
tur aut in pectus, fit exiguus, quemadmodum neque,
qui parte pofteriore dearticulationi ipfi incumbunt, magni
elle poffunt. Ita autem omnis eorum pofitio, poftquam
capita ac fines noveris, fit perfpicua; ad eundem autem
modum et actio; ea enim fit pro fibrarum pofitionis mo-
.do, quemadmodum millies jam diximus. Docuimus
etiam, quod omnes mufculi fibras habent ut plurimum
fecundum fuam longitudinem porrectas; nec minus, quod
raro fibras in eis reperias transverfas, aut obliquas, fi
eorum fpectes multitudinem, qui fibras habent fecundum
longitudinem. Proinde fi, dum compofitionem explicui-
mus, de fibris nihil ftatuerimus, eas intelligere oportet
modo aliarum omnium elle difpofitas. Nihil igitur am-
plius de mufculorum capitis conftructione fupereft, fed
omnia abunde dicta funt, et numerus, et fitus, et ma-
gnitudo, et motus.

Κεφ. θ'. Ἑξῆς οὖν δεικνύσθω πάλιν, οὗπερ ἕνεκα
πάντ' εἴρηται ταῦτα, τὸ μηδ' ἐπινοῆσαι δύνασθαι κατα-
σκευὴν ἑτέραν ἀμείνω τῶν κινησόντων τὴν κεφαλὴν μυῶν.
ἐπειδὴ γὰρ ἅμα μὲν ἀσφαλεστάτην ἐχρῆν εἶναι τὴν διάρ-
θρωσιν, ἅμα δ' ἐπὶ πλεῖστόν τε καὶ πάντη κινεῖσθαι βέλ-
τιον ἦν, ἐδείχθη δ' ἀλλήλοις ταῦτα μαχόμενα, καὶ τὸ μὲν
ἀσφαλὲς τῆς κατασκευῆς ὀλίγας τε καὶ σμικρὰς ἐργαζόμενον
τὰς κινήσεις, ἡ δ' ἐν ταύταις ἑτοιμότης τε καὶ ποικιλία
χαλαρᾶς διαρθρώσεως δεομένη, πρῶτον μὲν ἐπαινεῖν χρὴ τὴν
φύσιν ἑλομένην τὸ ἀναγκαιότερον, ἔπειτα δ', ὅτι μηδὲ θα-
τέρου τελέως ἠμέλησεν, ἀλλὰ πολλαῖς ἐπιτεχνήσεσιν ἐπηνωρ-
θώσατο, θαυμάζειν ἤδη κατὰ τόδε τὸ ἔργον αὐτὴν, οὐ
μόνον ἁπλῶς ἐπαινεῖν. ἡ μὲν οὖν ἀσφάλεια τοῖς ἄρθροις
τῆς κεφαλῆς, ἐξ ὧν εἰρήκαμεν, ἐγένετο, τὴν δ' ἐξ ἀνάγκης
ἑπομένην αὐτῇ βλάβην τῶν κινήσεων ἐπηνωρθώσατο τῷ τε
πλήθει καὶ τῷ μεγέθει καὶ τῷ πολυειδεῖ τῆς θέσεως τῶν
μυῶν. ὅτι μὲν οὖν πολλοί τέ εἰσι καὶ μεγάλοι, πρόδηλον

Cap. IX. Deinceps autem oftendamus rurfus, cujus
gratia omnia haec diximus, mufculorum, qui caput moturi
funt, conftructionem aliam meliorem ne excogitari quidem
poffe. Quum enim dearticulationem effe oporteret tu-
tiffimam, meliusque effet caput laxiffime ac quoquover-
fus moveri, eaque pugnare inter fe oftenderimus, ac con-
ftructionis quidem fecuritatem in paucis iisdemque exi-
guis motibus confiftere, agilitatem autem ipforum ac
varietatem in laxa dearticulatione; primo quidem laudare
naturam eft neceffe, quae id, quod magis erat neceffe,
elegerit; poft autem, quum alterum penitus non modo
non neglexerit, fed vario artificio correxerit, in eo ad-
mirari ipfam convenit, non modo fimpliciter laudare.
Securitas itaque capitis articulis ex iis, quae diximus,
acceffit; motuum autem detrimentum, quod eam necef-
fario fequebatur, mufculorum multitudine ac magnitu-
dine et fitu vario compenfavit. Nam quod multi hi
fint ac magni, nemo eft, qui ignoret. Quin et quod

παντὶ, καὶ μέν γε καὶ ὅτι πολυειδὴς αὐτῶν ἡ θέσις, ἐκ
τοῦ πανταχόθεν ἐστεφανωκέναι τὴν κεφαλὴν ἐναργῶς ἐπιδεί-
κνυται. διὰ τοῦτ᾽ οὐδὲ κινήσεως οὐδεμιᾶς ἀπορεῖ· πρὸς ὅ τι
γὰρ ἂν ἐθελήσῃς αὐτὴν ἀποκλίνειν, ἑτοίμως δυνήσῃ, τοῦ
κατ᾽ ἐκεῖνα τὰ μέρη μυὸς ἐνεργήσαντος. ὅτι δὲ καὶ τὰ με-
γέθη πάμπολυ διαφέροντα κατὰ λόγον ἐκτήσατο, τοῦτ᾽ ἤδη
δίειμι. μικρότατοι μέν εἰσιν ἁπάντων οἱ ὄπισθεν, οἱ ἀνα-
νεύοντες αὐτήν, ὡς ἂν μόνοι κατειληφότες ἀκριβῶς τὴν
διάρθρωσιν. ὃ γὰρ τοῖς ἄλλοις τοῖς πέριξ ἐκ τοῦ μεγέ-
θους, τοῦτ᾽ ἐκείνοις ἐκ τῆς ἐπικαίρου θέσεως γίνεται. μόνη
γ᾽ ἄλλη μία συζυγία μυῶν ἐπίκαιρον ὁμοίως ἔχει τὴν θέσιν,
[599] ὥσπερ γε καὶ τὴν κίνησιν ἀντιτεταγμένην, ἡ πρώτη
μοῖρα τῶν ὑποβεβλημένων τοῦ στομάχου μυῶν. καθάπερ
γὰρ οἱ ὄπισθεν οἱ τὴν διάρθρωσιν κατειληφότες ἀνανεύουσι
μόνην τὴν κεφαλήν, οὕτως ἡ πρώτη μοῖρα τῶν μυῶν τού-
των ἐπινεύειν αὐτὴν πέφυκεν· ὅσον δ᾽ ὑπόλοιπον αὐτῶν,
ἄχρι τοῦ πέμπτου τῶν κατὰ τὸν θώρακα σπονδύλων προέρ-

fitus eorum fit multiplex, ex eo clare comprobatur, quod
caput undique cingunt; ob eamque caufam capiti nullus
motus deeft; quocunque enim ipfum inclinare volueris,
ejus mufculi, qui ea parte fitum habet, beneficio expe-
dite id poteris. Quod autem et magnitudines quam
plurimum difcrepantes jure fint nacti, id nunc expo-
nendum. Minimi quidem omnium funt pofteriores, qui
caput erigunt, ut qui foli exacte dearticulationem com-
plectuntur; quod enim aliis circumpofitis ex magnitu-
dine, id illis ex pofitione opportuna accedit. Sola au-
tem una alia mufculorum conjugatio opportunam aeque
habet pofitionem, quomodo et motum oppofitum prima
fcilicet portio mufculorum ftomacho fubjectorum. Quem-
admodum enim pofteriores, qui dearticulationem funt
complexi, folum caput attollunt, ita prima horum mu-
fculorum portio ad flectendum ipfum eft comparata; quod
autem ipforum eft reliquum, progrediturque usque ad
quintam thoracis vertebram, flexionem rectam efficit

χεται, καμπὴν εὐθεῖαν ἐργαζόμενον σύμπασί τε τοῖς σπον-
δύλοις, οἷς ἐπιτέταται, καὶ σὺν αὐτοῖς ὅλῃ τῇ κεφαλῇ. ἐπεὶ
δὲ καὶ τῶν ὀκτὼ μυῶν τῶν μικρῶν τῶν ὄπισθεν ὅσοι πρὸς
τὸ πλάγιον ἐγκλίνουσιν, εὐθεῖαν μὲν ἀνάνευσιν ἐργάζονται,
κατὰ συζυγίαν ἐνεργοῦντες, λοξὴν δ᾽, ὅταν ὁ ἕτερος ἐξ αὐ-
τῶν μόνος, ὡσαύτως δὲ καὶ οἱ κατ᾽ αὐτῶν ἐπικείμενοι μεί-
ζονες, οἱ μέχρι τοῦ τραχήλου πάντως ἐκτεταμένοι, καὶ διὰ
τοῦτ᾽ ἀναγκαῖον ἦν ἀντιτάξαι τινὰς αὐτοῖς ἔμπροσθεν μῦς
λοξὴν καμπὴν ἐργαζομένους, οἱ καθήκοντες εἰς τὴν κλεῖν
καὶ τὸ στέρνον ἐδημιουργήθησαν ἐξ μύες, ἅμα μὲν ἐπι-
νεύειν τὴν κεφαλην, ἅμα δ᾽ εἰς τὸ πρόσω περιάγειν ἱκανοί.
οὕτω δὲ καὶ τῶν τεττάρων μυῶν, τῶν εἰς τὰ πλάγια καμ-
πτόντων τὸν τράχηλον, εἰ μὲν εἷς μόνος ἐνεργήσειεν, πρὸς
ἐκεῖνον ἐγκλίνεται, εἰ δὲ σύμπασα ἡ πρόσθιος συζυγία, βραχύ
τι νεύει πρόσω, μηδαμῶς ἐπεγκλίνων εἰς τὸ πλάγιον, ὥσπερ
γε καὶ, τῆς ὄπισθεν ἐνεργούσης, ἀνανεύει μὲν ὀλίγον, οὐκ
ἐγκλίνεται δὲ οὐδετέρωσε, πάντων δ᾽ ἐνεργησάντων ἅμα τῶν

non modo vertebris omnibus, fuper quas eſt exporre-
ctum, verum etiam cum eis et toti capiti. Poſtquam
autem, ex muſculis octo parvis ac poſterioribus qui ca-
put ad obliqua inclinant, rectam quidem erectionem ef-
ficiunt, quum conjunctim ac bini agunt, obliquam au-
tem, quando alter eorum folus agit; fimiliter autem et
qui majorcs ipſi incubant, qui usque ad collum omnino
funt extenſi; ob idque erat neceſſe quosdam ei parte an-
teriori apponere muſculos obliquam flexionem edentes:
ideo muſculi fex, qui ad clavem ac fternum perveniunt,
fuerunt comparati, qui caput poſſunt flectere, atque
etiam antrorſum circumagere. Pari modo et muſculorum
quatuor, qui collum flectunt ad latera, fi unus folus
egerit, ad illum inclinatur; tota vero anterior conjugatio
exiguum quiddam flectit antrorſum, nusquam praeterea
inclinans ad latera; quemadmodum et quum poſterior
agit, paulum quidem attollitur, verum in neutram par-
tem inclinatur; omnibus vero quatuor fimul agentibus

τεττάρων, ἀῤῥεπής ἀκριβῶς διαμένει. καὶ φαίνεται κἀνταῦθ᾽
ἡ φύσις οὐκ ἐπιλελησμένη τοῦ μυριάκις ἤδη δεδειγμένου,
τοῦ πολλὰ κατασκευάζειν ὄργανα μιᾶς ἐνεργείας ἕνεκεν ἢ
διὰ σφοδρότητα τῆς κινήσεως, ἢ διότι μεγάλην τῷ ζώῳ
τὴν χρείαν παρέχει. καὶ γὰρ οὖν καὶ ἡ τῆς κεφαλῆς κίνη-
σις ὅτι τε χρησιμωτάτη τοῖς ζώοις ἐστὶν ἐν τοῖς μάλιστα,
τί ἂν ἐγὼ δεοίμην λέγειν; ὅτι τε διὰ τὸ τοῦ μέρους μέγε-
θος εὐρώστων δεῖται τῶν ἐνεργούντων μυῶν, οὐδὲ τοῦτ᾽
ἄδηλον ὑπάρχει. καὶ γὰρ δὴ καὶ τοῦτ᾽ αὐτῇ σχεδὸν ἐξαί-
ρετόν τε καὶ οἷον οὐδὲ καθ᾽ ἕν ἐστιν ἄλλο τῶν διαρθρου-
μένων ὀστῶν· οὐδαμόθι γὰρ ἄλλοθι τοσαύτην ὑπεροχὴν
ἔστι θεάσασθαι θατέρου παρὰ θάτερον, ὅσην ἐπὶ κεφαλῆς
καὶ τῶν πρώτων σπονδύλων. οὐ γὰρ δὴ διπλάσιόν γε ἢ
τριπλάσιον αὐ(505)τῆς ἐρεῖς τὸ μέγεθος, ἀλλ᾽ οὐδὲ τετρα-
πλάσιον ἢ πενταπλάσιον, καίτοι κἂν εἰ τοῦτ᾽ ἦν, ὑπερεῖ-
χεν ἄν, οἶμαι, πολλῷ. νυνὶ δ᾽ οὐχ οὕτως ἔχει τἀληθὲς,
ἀλλ᾽ ἕκαστον τῶν κατ᾽ αὐτὴν ὀστῶν ἑκατέρου τῶν σπον-
δύλων πολλαπλάσιόν ἐστι, καίτοι χωρὶς τῆς κάτω γένυος ἐπτακαί-

in nullam omnino partem propenfum perftat. Apparet-
que etiam hîc natura non oblita ejus, quod millies jam
fuit demonftratum, quod unius actionis gratia inftrumen-
ta multa comparat aut propter motus vehementiam, aut
quia magnum animali praeftat ufum. Nam quod motus
capitis animalibus fit utiliffimus, hîc potiffimum nobis eft
explicandum; quod vero propter partis magnitudinem
mufculorum robuftorum actione indigeat, ne id quidem
obfcurum, nam id ei eft eximium, et cujusmodi in nul-
lo alio offe, quod dearticulatur, reperias. Nusquam enim
alibi tantum alterum os fuperat alterum, quantum os
capitis primorum fpondylorum offa fuporat; non enim
dixeris capitis os duplo aut triplo effe majus, fed ne
quadruplo quidem aut quintuplo; quanquam, fi horum
unum effet, ita quoque multis (ut ego arbitror) partibus
fuperaret. Atqui non ita fe res habet, fed quodvis ca-
pitis offium utroque fpondylo multo eft majus; nam

δεκα τά πόντ᾽ ἐστίν, ἐκείνης δὲ προστιθεμένης (ὥσπερ οὖν
καὶ δίκαιον προστίθεσθαι τῆς ὅλης κεφαλῆς ὑπάρχουσαν
αὐτὴν μόριον) οὐδὲ λογίσασθαι δυνατὸν, ὁσάκις ἑκάτερος
τῶν πρώτων σπονδύλων ἀναμειρεῖ τὸ σύμπαν τῆς κεφαλῆς
ὀστοῦν. ουκουν οἷόν τ᾽ ἦν μέγιστον ὀστοῦν ἔχειν τοὺς μῦς
εἰς ἑκάτερον ἐκείνων ἐμφυομένους, ἀλλ᾽ ἀνάγκη πᾶσα, τῆς
μὲν κεφαλι ς αυτοὺς ἐξήφθαι πάντας, ἐμφύεσθαι δ᾽ οὐ πάν-
τας εἰς τοὺς πρώτους σπονδύλους, ἀλλ᾽ ἐκείνους μόνους, ὅσοις
ἦν δυνατόν. ην δ᾽, οἶμαι, δυνατὸν ἤτοι τοῖς εὐθείας ἀκρι-
βῶς ἐκπορίζονοι τῇ κεφαλῇ κινήσεις, ἤ τινα τῶν ἐπ᾽ ὀλίγον
λοξῶν. εὐλόγως οὖν οὐδὲ σύμπαντες οἱ μύες οἱ κινοῦντες
αὐτὴν εἰς τοὺς πρώτους σπονδύλους ἐμπεφύκασιν, ἀλλ᾽
ὄπισθεν μὲν οἱ μικροὶ μόνοι, ἔμπροσθεν δ᾽ ἡ πρώτη μοῖρα
τῶν ὑποβεβλημένων τῷ στομάχῳ μυῶν, ἐκ δὲ τῶν πλαγίων
οἱ τὸν πρῶτον σπόνδυλον τῇ κεφαλῇ συνάπτοντες μύες μι-
κροί.

Κεφ. ι΄. [600] Ὅθεν οὐδ᾽ ἀξιώσειν οἶμαί τινα τῶν
μεμνημένων, ὅσα κατὰ τὸν τράχηλον ἦν ἀναγκαῖα τεθῆναι

praeter maxillam inferiorem feptemdecim funt omnino;
qua adjuncta (quemadmodum addere eft aequum, quum
totius capitis fit pars) ne fupputare quidem queas, quot
partibus utroque primorum fpondylorum totum capitis
os fit majus.   Non igitur fieri poterat, ut maximum os
minimis oſſibus dearticulatum, mufculos omnes in utrum-
que illorum iufereret, fed neceſſe omnino fuit a capite
quidem eos omnes pendere, non tamen omnes in primas
vertebras inferi, fed eos folos, quibus erat licitum.   Erat
porro, ut opinor, licitum aut eis, qui motus rectos ad
unguem capiti fuppeditant, aut eorum aliquem, qui ad
obliquum deflectunt.   Merito igitur non omnes, qui ca-
put movent, in primos fpondylos inferuntur, fed parte
quidem pofteriori parvi foli, anteriori vero prima portio
mufculorum ftomacho fubjectorum, a lateribus parvi alii
mufculi, qui primam vertebram capiti conjungunt.

Cap. X.   Proinde neminem eorum, qui memine-
runt, quot partes in collo poni erat neceſſe, arbitror

μόρια, μείζους χρῆναι γεγονέναι τοὺς πρώτους σπονδύλους,
ἢ νῦν εἰσιν. αὐτοὶ γὰρ ἂν μόνοι κατειλήφεισαν ἅπαν τὸ
ταύτῃ χωρίον, ὥστε οὔτε τῷ στομάχῳ τινὰ θέσιν, οὔτε
τοῖς κατὰ τὸν λάρυγγα καὶ τὴν τραχεῖαν ἀρτηρίαν ἀπολεί-
πεσθαι. καίτοι πάμπολλά γ᾽ ἐστὶ, καὶ πρόσθεν αὐτὰ σύμ-
παντα κατέλεξα, θέσιν ἕκαστον ἀναγκαιοτάτην ἔχον, ἀπαλ-
λαχθῆναι μὴ δυναμένην. οὐ μόνον δὲ διὰ τοῦτ᾽ ἀδύνατον
ἐργάσασθαι τοὺς πρώτους σπονδύλους μείζονας, ἀλλὰ καὶ
δι᾽ ἄλλα μεγάλα καὶ πολλά. καί σοι καθέκαστον αὐτῶν ἤδη
δίειμι. δειχθέντων γὰρ ἐκείνων ὑπάντων, καὶ ὅλης τῆς
κατὰ τὴν ῥάχιν ἐπιγνωσθείσης φύσεώς τε καὶ χρείας, ὃ μό-
νον ἔθ᾽ ὑπόλοιπόν ἐστιν ἐξηγήσεως δεόμενον, ἐναργέστατον
φανεῖται καὶ αὐτὸ θαυμαστῶς ὑπὸ τῆς φύσεως κατεσκευα-
σμένον. ἔστι δὲ τοῦτο, τὸ τοὺς ῥαχίτας μῦς λοξὰς ἔχειν τὰς
ἶνας, καίτοι γ᾽ εὐθὺς εὐθεῖς κατὰ τὸ μῆκος ἐκτεταμένους
τῆς ῥάχεως, ὀλιγάκις τὸ τοιοῦτο τῆς φύσεως ἐργαζομένης
ἕνεκά τινος ἐξαιρέτου χρείας. ὡς τὸ πολὺ γὰρ ἑκάστῳ τῶν
μυῶν ἶνές εἰσι μήκισται, καὶ κατ᾽ ἐκείνους ἡ τῶν ἰνῶν

majores, quam nunc funt, primos fpondylos requifiturum.
Soli enim hi locum omnem, qui illic eft, occupaffent,
neque locum ullum partibus, quae ad ftomachum, laryn-
gem atque afperam arteriam pertinent, feciffent reli-
quum, quae funt quam plurimae, quasque antea recenfui,
habentque fingulae hae pofitionem maxime neceffariam,
et quae transferri nequeat. Caeterum non ob id modo
primae vertebrae majores fieri non potuerunt, verum
etiam propter alia magna ac multa, quae tibi figillatim
jam explicabo. Nam ubi ea omnia demonftraverimus,
fueritque fpinae natura omnis nota atque ufus, quod
folum adhuc fupereft, expofitioneque indiget, apparebit
tibi evidentiffime, id quoque mirabiliter a natura effe
conftructum. Eft autem id, mufculos fpinales fibras ha-
bere obliquas, quum fint ipfi ftatim recti fecundum fpi-
nae longitudinem extenfi, neque unquam natura facere
id foleat, nifi eximii cujusdam ufus gratia; ut plurimum
enim mufculi cujusque fibrae funt longiffimae, fibrarum-

Ed. Chart. IV. [600.]   Ed. Baf. I. (505.)

ἐκτέταται θέσις. ἀρκτέον οὖν πάλιν ἐντεῦθεν τοῦ λόγου.
τὴν ῥάχιν ἡ φύσις τοῖς ζώοις οἷον τρόπιν τινὰ τοῦ πρὸς τὸ
ζῆν ἀναγκαίαν σώματος ἐργασαμένη, (διὰ ταύτης γὰρ ἡμεῖς
μὲν ὀρθοὶ βαδίζειν δυνάμεθα, τῶν δ' ἄλλων ζώων ἕκαστον,
ἐν ᾧπερ ἦν ἄμεινον αὐτοῖς σχήματι, καθάπερ καὶ διὰ τοῦ
τρίτου δέδεικται γράμματος,) ουκ εἰς τοῦτο μόνον ἐβουλήθη
χρήσιμον ἔχειν, ἀλλ' ὥσπερ ἔθος αὐτῇ φιλοτεχνεῖν δὴ καὶ
συγχρῆσθαι κατασκευῇ μιᾷ μορίου προς ἄλλας ἅμα χρείας,
οὕτω κἀνταῦθα πρῶτον μὲν ἐξέ, λυψεν ἔσωθεν ἅπαντας τοὺς
σπονδύλους, ἐπιτηδείόν τινα ταύτην ὁδὸν τῇ μελλούσῃ κα-
τέρχεσθαι δι' αὐτῆς ἐγκεφάλου μοίρᾳ παρασκευάζουσα, δεύ-
τερον δ' οὐχ ἓν ἅπασιν ἁπλοῦν ὀστοῦν ἀσύνθετον εἰργά-
σατο. καίτοι γ' εἰς ἕδραν ἀσφαλῆ τουτ' ἦν ἄμεινον, οὔτ'
ἐξαρθρῆσαί ποτ' ἢ παραρθρῆσαι δυνησομένης αὐτῆς, οὔτ'
ἄλλο τι τοιοῦτον ὑπομεῖναι πάθημα χωρὶς τοῦ ποικίλως
οὕτω διηρθρῶσθαι. καὶ εἴ γε πρὸς δυσπάθειαν μόνον ἀπέ-
βλεψε, καὶ μὴ πρότερός τις ἦν αὐτῇ τιμιώτερος ἕτερος σκο-

que pofitio eft exporrecta. Repetenda igitur hinc rurfus
nobis eft difputatio. Spinam natura animalibus velut
carinam quandam corporis ad vitam neceffariam molita
(ejus enim beneficio nos quidem recti ambulare poffu-
mus; aliorum vero animalium quodque gradiuntur ea
figura, qua ambulare ipfa praeftiterat, quemadmodum in
tertio libro docuimus) non eum folum ejus ufum effe
voluit, fed, quemadmodum illa ftudiofe facere folet, ut
una conftructione partis ad multos alios fimul ufus uta-
tur, ita hìc quoque; primum quidem fpondylos omnes
intus excavavit, viam hanc comparans opportunam ce-
rebri portioni, quae per ipfam erat defcenfura; fecundo
autem non ex uno offe fimplici atque incompofito to-
tam fpinam effecit, quanquam ad fedem tutam id effet
utilius, cum neque luxari, neque diftorqueri, neque ejus
generis affectum quemvis incurrere fine varia (ut nunc)
dearticulatione poffet. Et quidem fi tantum, ut difficul-
ter pateretur, rationem habuiffet, neque fcopum alium

πὸς ἐφ᾽ ἑκάστου τῶν κατασκευαζομένων ὀργάνων, οὐκ ἄν
ἄλλως ἢ ἁπλῆν αὐτὴν ἐδημιουργήσαιτο, ἢ παντάπασιν
ἀσύνθετον. οὐδὲ γὰρ, εἰ λίθινόν τις ἢ ξύλινον ἐργάσοιτο
ζῶον, ἄλλως ἂν ἢ οὕτω δημιουργήσειεν· ἄμεινον γὰρ ἓν
εἶναι δι᾽ ὅλης τῆς ῥάχεως διατεταμένον στήριγμα τοῦ πάμ-
πολλα σμικρὰ καὶ κατ᾽ ἄρθρα διῃρημένα. καὶ γὰρ οὖν
καὶ τὰ κῶλα πολὺ βέλτιον, οἶμαι, τοιαῦτ᾽ εἶναι τοῖς ἐκ
λίθου τινὸς ἢ ξύλου κατεσκευασμένοις ζώοις. καὶ ὅλον γε
τὸ σῶμα τῶν τοιούτων ἀγαλμάτων ἐξ ἑνὸς ὑπάρχον λίθου
πολὺ δυσπαθέστερόν ἐστιν, ἢ εἰ ἐκ πολλῶν συγκέοιτο. τῷ
μέντοι χρήσεσθαι μέλλοντι ζώῳ τοῖς ἑαυτοῦ μέλεσι καὶ βα-
δίσεσθαι μὲν τοῖς ποσὶν, ἀντιλήψεσθαι δὲ ταῖς χερσίν,
ἐπινεύειν δὲ καὶ ἀνανεύειν κατὰ τὸν νῶτον, οὐκ ἦν ἄμει-
νον οὔτ᾽ ἐν ποσὶν ἢ χερσὶν ἓν ἔχειν ὀστοῦν, οὔτε καθ᾽
ὅλην τὴν ῥάχιν, ἀλλ᾽ ἐν τούτῳ δὴ τὸ πολλὰς καὶ ποικί-
λας κινήσεις κινούμενον ζῶον ἄμεινον κατεσκευάσθαι οὕ-
τως, ἢ τοῦ δυσκινητοτέρου. [601] καθ᾽ ὅ τι γὰρ ἂν αὐτὸ
μόριον, ὃ ἡ κίνησις ἀπολείπῃ, κατὰ τοῦτο πάντως οὐδὲν

in fingulis partibus conftruendis haberet antiquiorem,
haudquaquam aliter, quam fimplicem, ipfam effeciffet,
aut omnino incompofitam; neque enim, fi lapideum vel
ligneum animal effingere velis, aliter ipfum feceris; fa-
tius enim eft ftabilimentum unum effe per totam fpinam
porrectum, quam plurima effe exigua, et ea articulatim
divifa. Atque etiam artus ejusmodi in animalibus lapi-
deis aut ligneis exiftimo effe longe anteponendos; et
reliquum corpus totum ejusmodi fimulacrorum, fi uno
lapide fit conflatum, multo adverfus injurias eft tutius,
quam fi ex multis fit compofitum. Animali vero, quod
membris fuis effet ufurum, pedibusque fuis ambulaturum,
ac manibus apprehenfurum, dorfumque inclinaturum ac
erecturum, non erat melius in pedibus aut in manibus
totaque fpina os unicum habere; fed quum multis ac
variis motibus animal effet ufurum, fatius fuit ipfum ita
comparare, quam ad motum ineptum illud efficere; qua-
cunque enim ipfius parte animal motu deftituitur, es

ἀποδεῖν δόξει λιθίνου, καὶ οὕτως οὐδὲ τὸ ζῷον ἔθ᾽ ὑπάρ-
χει. ὥστ᾽, ἐπειδὴ κατὰ μὲν τὴν οὐσίαν τοῦ ζώου τὸ κι-
νεῖσθαι μάλιστά ἐστι, τοῦτο δ᾽ οὐχ οἷόν τε χωρὶς ἄρθρων
γενέσθαι, διὰ τοῦτ᾽ ἄμεινον ἦν ἐκ πολλῶν αὐτὸ συντεθῆ-
ναι μορίων. ἀλλ᾽ ἐνταῦθα σκόπει τοῦ πλήθους ἤδη τὸν
ὅρον. οὐ γάρ, εἰ πολλῶν δεῖται τὸ σκέλος μορίων, εὐθὺς
ἤδη καὶ χιλίων. ἀλλ᾽ ἔστι τις δεύτερος τῇ φύσει σκοπός,
ἐφ᾽ ἑκάστου μορίου τὸν οἰκεῖον ἀριθμὸν ἐνδεικνύμενος. ἔστι
δ᾽ οὗτος ἡ δυσπάθεια τοῦ σύμπαντος ὀργάνου. σὺ μὲν οὖν
ἴσως ἑκάτερον τῶν σκοπῶν ἐν μέρει θεωρῶν, ὅταν μὲν ἐπὶ
τὸ χρῆναι πάντα τοῦ ζώου κινεῖσθαι τὰ μόρια πολυειδῶς
ἀποβλέψῃς τῷ λογισμῷ, μέμφῃ τῇ φύσει, τηλικοῦτον μὲν
ὀστοῦν τοῦ μηροῦ ποιησαμένῃ, τηλικοῦτον δὲ τοῦ βραχίονος·
ὅταν δ᾽ αὖ πάλιν ἐπὶ τὴν ἀσφάλειαν μόνον ἀπίδῃς, ἓν
εἶναι χρῆναι νομίζεις ὀστοῦν τῆς ῥάχεως, οὐχ, ὡς νῦν ἐστι,
πλείονα ἢ εἴκοσιν. ἡ φύσις δ᾽ οὐ κατὰ μέρος, ἀλλὰ διὰ
παντὸς ἄμφω σκοπεῖ, προτέραν μὲν ἀξιώματι τὴν ἐνέργειαν,
δευτέραν δ᾽ ἐπ᾽ αὐτῇ τὴν ἀσφάλειαν, εἰς δὲ τὸ τῆς ὑγιείας

nihil omnino videtur a lapideo difcrepare, eoque modo
animal amplius non eſt. Quapropter quum motus ani-
mali fecundum ipſius fubſtantiam maxime infit, is autem
fieri ſine articulis nequeat, ob id fatius fuit ipſum ex
multis partibus fuiſſe conflatum. Sed hîc multitudinem
earum definitam contemplare; non enim, ſi crus multis
indigeat partibus, protinus etiam et mille indiget; ſed
alterum natura habet ſcopum, quo partis cujusque nume-
rus proprius indicatur; eſt autem ſcopus is totius inſtru-
menti patiendi difficultas. At tu quidem forte fcopum
utrumque viciſſim conſiderans, quum motus partium om-
nium neceſſarios ac varios mente intueberis, naturam
accuſabis, quae tam magnum os cruris ac brachii fit
fabricata; quum autem contra fecuritatem folam fpecta-
veris, fpinae os eſſe unicum oportere judicabis, non
quot nunc funt, plura quam viginti. At natura non
viciſſim, ſed utrumque perpetuo conſiderat, priorem qui-
dem dignitate actionem, poſt illam autem fecuritatem;

διαρκὲς ἡγουμένην μὲν τὴν ἀσφάλειαν, ἑπομένην δὲ τὴν
ἐνέργειαν. εἰ δὴ καὶ σὺ βουληθείης οὕτω σκοπεῖσθαι, δοκῶ
μοι δείξειν καὶ νῦν ἐπὶ τῶν τῆς ῥάχεως σπονδύλων, ὡς ἐπί
τε χειρῶν ἔδειξα πρότερον καὶ σκελῶν, ἀκριβεστέραν καὶ δι-
καιοτέραν μίξιν ἐνεργείας τε ἅμα καὶ δισπαθείας μηδ᾽ ἐπι-
νοηθῆναι δυναμένην.

Κεφ. ια'. Ὅτι μὲν οὖν, ἐν ὀστοῦν εἴπερ ἐγένετο τὸ
τῆς ὕλης ῥάχεως, ἀκίνητον ἂν ἦν κατὰ ταῦτα τὰ μέρη τὸ
ζῷον, ὥσπερ ὀβελίσκῳ τινὶ διαπεπαρμένον ἢ σταύρῳ προση-
λωμένον, οὐδὲν δεῖ μακροτέρου λόγου. τοῦτο μὲν γὰρ οὐδ᾽
ἡμᾶς, οἶμαι, κατιστάντας ἐν τῇ χώρᾳ τοῦ Προμηθέως
ἔλαθεν. ἀλλ᾽ ὃ μήτ᾽ ἂν ἐγώ, μήτε σύ, μήτ᾽ ἄλλος τις ἄν-
θρωπος ἔτι συνεῖδεν, οὐ μὴν αὐτόν γε τὸν Προμηθέα πα-
ρῆλθε, τοῦτ᾽ ἤδη σοι φράσω, τὸ μὴ δύο τινάς, ἢ τρεῖς,
ἢ τέτταρας, ἢ ὅλως ὀλίγους ἐργάσασθαι τῆς ῥάχεως τοὺς
σπονδύλους, ἀλλ᾽ οὕτω πολλούς γε ἅμα καὶ πολυειδῶς
ὁμιλοῦντας ἀλλήλοις, ὡς ἔχει νῦν. ἐγὼ γὰρ ἐπιδείξω τὸν
ἀριθμὸν αὐτῶν ἅπαντα τὸ ἄριστον ἔχοντι μέτρον, ἁπάσας

ad fanitatis vero diuturnitatem fecuritatem quidem eſſe
priorem, poſteriorem autem actionem. Quod ſi tu quo-
que expendere ita volueris, ſpero me nunc quoque in
dorſi ſpondylis comprobaturum (quomodo in manibus
ac cruribus prius oſtendi), ne excogitari quidem poſſe
exactiorem ac juſtiorem actionis ſimul ac dyſpathiae
mixtionem.

Cap. XI. Nam ſi os unicum totius ſpinae fuiſſet,
quod iis partibus animal immobile fuiſſet, velut veru
quodam confixum aut palo affixum, nihil verbis eſt
opus; id enim ne nos quidem, ni fallor, ſi Promethei
loco fuiſſemus, latuiſſet. Verum quod neque ego, neque
tu, neque alius quis homo amplius animadvertiſſet, non
tamen Prometheum ipſum praeteriiſſet, id protinus di-
cam, cur non duo ſcilicet, vel tres aut quatuor, aut
omnino pauci facti ſunt ſpinae ſpondyli, ſed ita multi
ſimul ac multis modis, quomodo nunc, inter ſe com-
miſſi. Oſtendam enim, omnem ipſorum numerum opti-

τε τὰς ἀποφύσεις, καὶ τὰς συνθέσεις τῶν ἄρθρων, καὶ
τὰς συμφύσεις, καὶ τοὺς συνδέσμους, καὶ τά τρή-
ματα θαυμαστῶς ἅπαντα πρός τε τὴν ἐνέργειαν ἅμα
καὶ τὴν δυσπάθειαν παρεσκευασμένα, καὶ εἴπερ τι μετα-
θείης αὐτῶν κἂν μικρὸν, ἢ ὅλως ἀπολωλὸς ἐπινοήσαις,
ἢ προσκείμενον ἔξωθεν, ἤτοι πηρουμένην τινὰ τῶν ἐνερ-
γειῶν εὐθέως, (506) ἢ ἀσθενὲς ἀποδεικνύμενον τὸ μόριον.
ἀρκτέον δή μοι τῆς ἐξηγήσεως ἀπὸ τοῦ κυριωτάτου τῶν
κατὰ τὴν ῥάχιν ἁπάντων μορίων, ὅπερ ὀνομάζουσι νωτιαῖον
μυελόν. οὔτε γὰρ, ὡς οὐκ ἐχρῆν γενέσθαι τοῦτον, ἔχοι τις
ἂν εἰπεῖν, οὔθ᾽ ὡς ἑτέραν θέσιν ἦν ἄμεινον αὐτὸν ἔχειν
τῆς κατὰ ῥάχιν, οὔθ᾽ ὡς ταύτην μὲν, ἀλλὰ τῆς νῦν οὔσης
ἀσφαλεστέραν. εἰ μὲν γὰρ μηδ᾽ ὅλως ἐγένετο, δυοῖν θά-
τερον ἔποιτο ἂν, ἢ ἀκίνητα τὰ κάτω τῆς κεφαλῆς ἅπαντα
μόρια τούτῳ τελέως ὑπῆρχεν, ἢ ἐξ ἐγκεφάλου πάντως ἐχρῆν
εἰς ἕκαστον αὐτῶν ἰδίᾳ κατάγεσθαι νεῦρον. ἀλλ᾽ εἴτ᾽ ἀκί-
νητά γε τελέως ἐγένετο, τοῦτ᾽ ἂν ἐκεῖνο τὸ μικρῷ πρόσθεν

mam habere menfuram; apophyfes atque articulorum
compofitiones, ac connexiones, ligamenta praeterea ac
perforationes omnes mirifice adeo ad actionem fimul ac
patiendi difficultatem effe comparata, ut, fi quidvis eorum
quantumvis exiguum immutaris, aut periiffe funditus
animo finxeris, aut extrinfecus adjectum effe, vel actio
quaedam manca, vel pars imbecilla ftatim deprehendatur.
Aufpicanda certe mihi narratio eft a parte omnium, quae
funt in fpina, principaliffima, quam fpinalem medullam
nominant. Neque enim affirmare quis poffit, quin eam
exiftere fuerit neceffe, neque quod aliam pofitionem
meliorem habere potuerit ea, quae eft ad fpinam, neque
quod hac quidem ipfa aliam habere potuerit tutiorem.
Si enim omnino non extitiffet, duorum alterum accidif-
fet: aut enim partes omnes animalis, quae funt fub ca-
pite, immobiles omnino effent, aut in earum fingulas
nervum a cerebro deduci oporteret. Verum fi immo-
biles omnino fuiffent, quod paulo ante diximus, verum

Ed. Chart. IV. [601. 602.]   Ed. Baf. I. (506.)

εἰρημένον, οὐ ζῶον ἔτι τὸ ζῶον, ἀλλ᾽ οἷον λίθινον ἢ πή-
λινον ἦν τὸ δημιούργημα· [602] τὸ δ᾽ ἐξ ἐγκεφάλου κατά-
γειν εἰς ἕκαστον τῶν μορίων νεῦρον μικρὸν ἐσχάτως ἦν ἂν
ἀμελοῦντος δημιουργοῦ τῆς ἀσφαλείας αὐτῶν. μὴ γὰρ ὅτι
νεῦρον λεπτὸν, ἀπορραγῆναί τε καὶ θλασθῆναι δυνάμενον,
ἐκ πολλοῖ κατάγειν οὐκ ἦν ἀσφαλὲς, ἀλλ᾽ οὐδ᾽ ἄλλο τι τῶν
ἰσχυρῶν ὀργάνων οὐδὲν, οὔτ᾽ οὖν σύνδεσμον, οὔτ᾽ ἀρτηρίαν,
οὔτε φλέβα. καὶ γὰρ οὖν καὶ ταῦτα τὸν αὐτὸν τρόπον τῷ
νωτιαίῳ τῆς ἰδίας ἀρχῆς ἕκαστον ἐκφυόμενον μέγα καθά-
περ τι πρέμνον ἔκτισε τῷ προϊέναι καὶ πλησίον ἑκάστου
γίνεσθαι τῶν μελῶν ἀποβλαστήματα ποιεῖται, χορηγοῦντα
τοῖς μορίοις ἅπασιν, ὃ παρὰ τῆς ἀρχῆς ἐπιφέρεται. ὥστ᾽
ἄμεινον ἦν καὶ τὸν νωτιαῖον, οἷον ποταμόν τινα ἐκ πηγῆς
ἐκρέοντα τοῦ ἐγκεφάλου, καθ᾽ ἕκαστον τῶν χωρίων, ἃ
παρερχόμενος τυγχάνει, νεῦρον ἀεὶ ἐπιπέμπειν, οἷον ὀχετὸν
αἰσθήσεώς τε ἅμα καὶ κινήσεως· ὅπερ οὖν καὶ φαίνεται
γινόμενον. ἀεὶ γὰρ ἑκάστω τῶν πλησιαζόντων μορίων ἐκ

fuerit, quod fcilicet animal non amplius eſſet animal,
fed velut lapideum aut luteum opus eſſet; quod ſi a
cerebro nervus exiguus in partes ſingulas eſſet deductus,
opificis id eſſet fecuritatis eorum rationem prorſus nul-
lam habentis. Non ſolum enim nervum tenuem, qui
frangi ac contundi poteſt, magno intervallo deducere
non erat tutum, fed ne ullum quidem validiorum in-
ſtrumentorum, neque ligamentum, neque arteriam, nec
venam; nam haec quoque perinde ac ſpinalis medulla,
a proprio principio magna enata, velut ſtipites quidam,
dum progrediuntur ac jam prope partes ſingulas acceſ-
ferunt, ramos mittunt, quod a principio ipſo proficiſci-
tur, partibus omnibus fuppeditantes. Proinde fatius erat
ſpinalem medullam, velut fluvium quendam ex cerebro
tanquam fonte manantem, locis omnibus, quae praeterit,
nervum ſemper immittere, tanquam fenſus ac motus
rivulum; quod fane manifeſto factum apparet, ſemper
enim propinquis quibusque partibus ex parte medullae

τοῦ παρακειμένου μέρους τῷ νωτιαίῳ τὸ νεῦρον ἀποφυόμε-
νον ἐμβάλλει. περὶ μὲν οὖν τούτου καὶ πρόσθεν εἴρηται,
καὶ οὐκ οἶδ᾽, εἴ τις οὕτως ἀναίσθητός ἐστιν, ὃς οὐκ ασφα-
λέστερον ἡγεῖται μακρῷ διὰ τοῦ νωτιαίου μέσου τος κάτω
πᾶσιν ἐπιπέμπεσθαι τὴν ἐκ τῆς λογιστικῆς ἀρχῆς κίνησιν,
οὐκ ἄντικρυς εἰς ἕκαστον ἐξ ἐγκεφάλου διά τινος νεύρου
λεπτοῦ. τὸ δ᾽ ἑξῆς αὐτὸ σκοπεῖσθαι καιρός. ἐπειδὴ γὰρ
οἷον δεύτε ός τις ἐγκέφαλος ἅπασι τοῖς κάτω τῆς κεφαλῆς
ὁ νωτιαῖος ἐξεγόνει μυελός, καὶ τοῦτον ἐχρῆν ὁμοίως ἐγκε-
φάλῳ σκληρῷ καὶ δυσπαθεῖ φρουρεῖσθαι περιβόλῳ, καί
τινα τοῦτον γενέσθαι τὸν περίβολον, καί που κείμενον,
ἆρ᾽ οὐκ ἄμεινον τὴν οἵαν τρόπιν ὑποβλεβλημένην τοῦ ζώου
τῷ σώματι, πάντως δήπου ὀστεΐνην ὑπάρχουσαν, ἐγγλύψαι
τε καὶ κοίλην ἐργάσασθαι ταύτην, ὥσθ᾽ ὁδὸν ἅμα καὶ
φρουρὰν ἀσφαλῆ γενέσθαι τῷ νωτιαίῳ; καί σοι τέτταρες
ἤδη χρεῖαι τῆς ῥάχεως αἵδε· πρώτη μὲν οὖν ἕδρας τινὸς
καὶ θεμελίου τῶν ἀναγκαίων εἰς τὴν ζωὴν ὀργάνων, δευτέρα

fpinalis propinqua productus nervus infertur. Verum
hujus quoque rei antea meminimus, neque exiftimo quen-
quam adeo hebetem, qui non putet longe tutius effe per
mediam fpinalem medullam motum a rationali principio
partibus omnibus inferioribus immitti, quam nullius in-
terventu mitti ad fingulas a cerebro per tenuem quem-
piam nervum. Quod autem huic eft proximum, con-
fiderare jam fuerit tempeftivum. Quum enim fpinalis
medulla, velut alterum quoddam cerebrum, partibus
omnibus, quae funt fub capite, extiterit, eamque non
aliter, quam cerebrum, fepto quodam duro atque ad
patiendum difficili muniri, ipfumque feptum fieri et
alicubi conftitui oporteret; nonne fatius fuit, quae quafi
carina corpori animalis eft fubjecta, atque faue ollea,
cam *parte interna* exculpere, ac cavam ipfam efficere,
ut via fimul ac tutum fpinali medullae effet praefidium?
Porro quatuor jam hos fpinae ufus numeres licet: pri-
mum quidem velut fedis cujusdam et fundamenti inftru-
mentorum ad vitam neceffariorum; fecundum autem

δὲ οἷον ὁδοῦ τινος τῷ νωτιαίῳ, καὶ τρίτη φρουρᾶς ἀσφαλοῦς, καὶ τετάρτη κινήσεως ὀργάνου ᾽ῆς κατὰ τά νῶτα τοῖς ζῴοις γινομένης, πέμπτη δ᾽ ἐξ ἐπιμέτρου τούτοις προσέρχεται καὶ ἡ τῶν ἔξωθεν ἐπικειμένων αὐτῇ σπλάγχνων φυλακή. ἀλλὰ τοῦτο μὲν ἐξ ἀνάγκης ἀκολουθήσειν ἔμελλεν· οἱ σκοποὶ δὲ, πρὸς οὓς ἀποβλέπουσα τὴν κατασκευὴν αὐτῆς ὅλην ἡ φύσις ἐποιήσατο, τέτταρες ὑπάρχουσιν οἱ προειρημένοι, καὶ δὴ καὶ καθ᾽ ἑκάστην ἴδιον αὐτῇ τι δέδοται. διότι μὲν γὰρ οἷον τρόπις ἐστὶ καὶ ἕδρα τοῦ παντὸς ζώου, διὰ τοῦτο ἐξ ὀστῶν ἐγένετο, καὶ τούτων σκληρῶν· διότι δ᾽ ὁδός τοῦ νωτιαίου, διὰ τοῦτ᾽ ἔνδοθεν κοίλη· διὸ δε καὶ οἷον τεῖχος αὐτῇ, διὰ τοῦτ᾽ ὠχύρωται προβλήμασιν ἐν κύκλῳ πολλοῖς, ἃ μικρὸν ὕστερον ἐρῶ· διότι δὲ κινήσεως ὀργανον (ἐπὶ τοῦτο γὰρ ἐπείγομαι πρότερον ἀφικέσθαι τῷ λόγῳ), διὰ τοῦτ᾽ ἐκ πλειόνων ὀστῶν κατ᾽ ἄρθρα συμβαλλόντων ἐγένετο.

Κεφ. ιβ'. Διὰ τί δ᾽ οὐδ᾽ ἐκ δυοῖν ἢ τριῶν οὕτω μακρῶν, ὡς ἐν χειρὶ μὲν ο βραχίων καὶ ὁ πῆχυς, ἐν σκέ-

velut viae cujusdam fpinali medullae; tertium tuti praefidii; quartum motus inftrumenti, quem dorfo ac fpina animalia obeunt; quibus quintus ex abundanti accedit, vifcerum extrinfecus fpinae incumbentium munimentum. Verum hoc quidem neceffario erat fecuturum, fcopi vero, in quos natura intuita omnem ejus conftructionem eft molita, quatuor funt praedicti. Atque etiam figillatim proprium quiddam ipfi fuit tributum: nam quod velut carina eft et totius animalis ftabilimentum, ob eam caufam ex offibus conflata eft, et his duris; quod vero fpinalis medullae eft via, ob id intus eft cava; quod autem ipfi inftar muri eft, ob id multis propugnaculis in orbem eft munita, quae paulo poft explicabo; quod vero motus eft inftrumentum (nam id in primis explicare mihi eft propofitum), ob id ex pluribus offibus per articulos commiffis inter fe conftitit.

Cap. XII. Caufam vero, cur non ex duobus aut tribus offibus longis aeque, ac in manu quidem eft bra-

λεσι δ᾽ ἡ κνήμη καὶ ὁ μηρὸς, ἀλλ᾽ ἐκ τεττάρων μὲν καὶ
εἴκοσιν ἐν ἀνθρώπῳ χωρὶς τοῦ κατὰ τὸ πέρας ὑποκειμένου
πλατέος ὀστοῦ, κατὰ δὲ τὰ λοιπὰ ζῶα πλειόνων, ἐγὼ καὶ
τοῦτο διδάξω, καὶ δείξω κἀνταῦθα τὴν τέχνην τῆς φύσεως,
εἰς τρία [6o3] κεφάλαια σύμπαντα τὸν λόγον ἀναγαγών·
ἐν μὲν, οὗ δὴ καὶ μάλιστα δοκῶ μοι δεῖσθαι πρὸς τὰ πα-
ρόντα, τὸ χρῆναι πάντως πολλοὺς καὶ μικροὺς γενέσθαι
τῆς ῥάχεως τοὺς σπονδύλους· δεύτερον δὲ, τὸ τέτταρα τὰ
μέγιστ᾽ αὐτῆς ἀπεργασθῆναι μόρια, καὶ τράχηλον, καὶ με-
τάφρενον, καὶ ὀσφὺν, καὶ τὸ καλούμενον ὑπ᾽ ἐνίων ἱερὸν
ὀστοῦν, ὑπ᾽ ἐνίων δὲ πλατύ· τρίτον, ὅτι κατὰ μὲν τὸν τρά-
χηλον ἑπτὰ σπονδύλους ἐχρῆν εἶναι, κατὰ δὲ τὸ μετάφρε-
νον δώδεκα, κατὰ δὲ τὴν ὀσφὺν πέντε, τὸ δ᾽ ἱερὸν ὀστοῦν,
ὅτι καὶ τοῦτο ἐκ τεττάρων συντεθῆναι βέλτιον ἦν. τὸ μὲν
δὴ πρῶτον κεφάλαιον, οὗ χρῄζω μάλιστα πρὸς τὰ παρόντα,
τὸ δεῖν ἐκ πολλῶν πάνυ μικρῶν ὀστῶν συντεθῆναι τὴν
ῥάχιν, ἐναργῶς ἀποδέδεικται τήν τε φύσιν ἀναμνησθεῖσιν

chium et cubitus, in crure autem tibia ac femur, fed
ex quatuor quidem et viginti in hominibus praeter os
latum, quod extremae ipfi fubjacet, in reliquis autem
animalibus ex pluribus, ego docebo oftendamque hîc
quoque artem naturae, tribus capitibus difputationem
totam complexus; primo quidem, quo mihi maxime ad
praefens, inftitutum eft opus, quod fcilicet fpinae fpon-
dylos multos omnino effe ac parvos oporteat; fecundo
autem, quod quatuor quidem ac maxime ejus fint par-
tes, collum, dorfum, lumbi, et os, quod a quibusdam
facrum, ab aliis vero latum nuncupatur; tertio vero,
quod in collo feptem fpondylos effe oportebat, in dorfo
duodecim, in lumbis quinque; quod vero ad os facrum
attinet, oftendam, et ipfum fuiffe melius ex quatuor
conflari. Primum igitur caput, quo maxime ad praefen-
tia indigeo, quod et multis ac valde parvis offibus fpi-
nam conftare erat melius, evidenter fuit demonftratum,
cum fpinalis medullae naturam repeteremus, et affectus,

ἡμῖν τοῦ νωτιαίου καὶ τὰ συμπίπτοντα περὶ τὸ ζῶον πα-
θήματα, μεθισταμένων τῆς σφετέρας ἕδρας τῶν σπονδύλων.
ἥ τε γὰρ φύσις αὐτοῦ παραπλήσιος ἐγκεφάλῳ, καὶ τὰ συμ-
πτώματα τὰ καταλαμβάνοντα τὸ ζῶον ὅμοια τοῖς ἐπ᾽ ἐγκε-
φάλῳ πεπονθότι γινομένοις, κίνησίς τε γὰρ καὶ αἴσθησις
ἁπάντων βλάπτεται τῶν κάτω τοῦ πεπονθότος σπονδύλου
μορίων. ἀλλὰ ταῦτα μὲν οὐδεὶς ἀγνοεῖ. τὸ δ᾽ ὑφ᾽ Ἱπποκρά-
τους λεγόμενον, Εἰ μὲν πολλοὶ σπόνδυλοι διακινηθεῖεν ἑξῆς
ἀλλήλων, ὑπάρχει δεινόν, εἰ δέ τις εἰς ἐκπηδήσειε τῆς
τῶν ἄλλων ἁρμονίας, ὀλέθριον, οὔτε γινώσκεται πᾶσιν
ὁμοίως, καὶ αὐτὸ τοῦτ᾽ ἔστιν, οὐ μάλιστα δεόμεθα πρὸς τὰ
παρόντα. γράφει τοιγαροῦν αὐτὸς Ἱπποκράτης, τὴν αἰτίαν
ἐκδιδάσκων ἡμᾶς τοῦ συμπτώματος, ὡς, εἰ μὲν ἅμα πολλοὶ
διακινηθεῖεν, ἕκαστος ὀμικρὸν παραλλάξας, τηνικαῦτα μὲν
κυκλώδης, ἀλλ᾽ οὐ γωνιώδης ἡ διαστροφὴ γίνεται τῷ νω-
τιαίῳ. εἰ δέ τις, φησὶν ἐξέλθοι τῶν σπονδύλων, ὅ τε νω-
τιαῖος ἂν ἐξ ὀλίγου χωρίου τὴν περικαμπὴν ἔχων πονοίη,
ὅ τ᾽ ἐκπηδήσας πιέζοι ἂν αὐτὸν, εἰ μὴ καὶ ἀποῤῥήξειεν.

in quos animal incidit, quum fpondyli fede fua dimo-
ventur; nam ipfius natura cerebro eft affimilis, et fym-
ptomata, quibus animal prehenditur, eis fymptomatibus
funt fimilia, quae affecto cerebro nobis accidunt, motus
enim et fenfus omnium partium, quae fub affecto fpon-
dylo funt, laeduntur. Verum nemo haec quidem igno-
rat; quod vero ait Hippocrates, *Si multi quidem fpon-
dyli ordine fefe confequentes emoti fuerunt, malum; fin
vero unus quivis ex caeterorum harmonia ac compage
exilierit, exitiofum,* non omnes itidem intelligunt; eftque
id ipfum, quo nunc maxime ad praefentia egemus.
Scribit itaque ipfe Hippocrates, fymptomatis caufam nos
edocens, quod, fi multi fimul emoti fuerint, finguli pau-
lum diffiti, tum circularis, non autem angularis fpinalis
medullae fit contorfio; quod fi unus aliquis fpondylus
exciderit, fpinalis medulla ex loco exiguo deflectens
dolebit, fpondylusque, qui exiliit, ipfam comprimet, nifi

εἴπερ οὖν καὶ ταῦθ᾽ οὕτως ἔχει, καὶ ὁ νωτιαῖος οὐ δύνα-
ται μεγάλην καὶ ἀθρόαν κάμπτεσθαι καμπὴν, οὐκ ἐνεδέ-
χετο δὲ διὰ μεγάλων τε ἅμα καὶ χαλαρῶν ἄρθρων ἱκανὴν
τὴν μετάστασιν ἐχόντων ἀλύπως κινεῖσθαι τὴν ῥάχιν, ἄμει-
νον ἦν ἐκ πολλῶν σμικρῶν, ἑκάστου βραχὺ συντελοῦν-
τος, ἀθροίζεσθαι τὸ πᾶν. οὕτω γὰρ οὐ κατὰ γωνίαν ἡ
κάμψις, ἀλλὰ κατὰ κύκλου περιφέρειαν ἀποτελουμένη, τὴν
ἐκ τοῦ θλίβεσθαι καὶ θλᾶσθαι καὶ ἀπορρήγνυσθαι τὸν
νωτιαῖον ἐκφεύγει βλάβην. ὅτι μὲν οὖν ἐκ πολλῶν ὀστῶν
μικρὰς κινήσεις ἐχόντων ἄμεινον ἦν γεγονέναι τὴν ῥάχιν,
ἐναργῶς ἀποδέδεικται, καὶ τούτου μάλιστα χρῄζειν ἐλέγομεν
εἰς τὰ προκείμενα. καί μοι τὰ λοιπὰ δύο κεφάλαια κατά
γε τὸ παρὸν ἀναβεβλήσθω. σπεύδω γὰρ ἐπὶ τὴν ἐξήγησιν
ἤδη τῶν ῥαχιτῶν μυῶν, ἧς ἕνεκεν ἐδεήθην πάντων τούτων
τῶν λόγων, ὄντων μὲν καθ᾽ ἑαυτοὺς χρησίμων, ἀλλὰ κἀ-
κείνοις τοῖς μυσὶ τὴν ἐξήγησιν τῆς κατασκευῆς παρεχομένων.
εἰ γὰρ ἀποδέδεικται, πολλοὺς χρῆναι γενέσθαι τῆς ῥάχεως
τοὺς σπονδύλους, εὔλογον δήπουθέν ἐστι καθ᾽ ἕκαστον

fane etiam perruperit. Quod fi haec ita fe habent, fpi-
nalisque medulla magnam eamque fimultaneam flexio-
nem fuftinere non poteft, fpina vero ipfa per magnos
ac laxos articulos multumque diffitos moveri fine mole-
ftia non poterat, melius fuit ex multis parvis, fingulis
paulum conferentibus, totam ipfam conflari; fic enim
flexio fit non angularis, fed fecundum circuli circum-
ferentiam, noxamque ex fpinali medulla compreffa, aut
contufa, aut rupta effugit. Itaque quod ex multis offibus
motus exiguos habentibus fpinam fieri praeftiterit, per-
fpicue jam oftendimus; eoque maxime ad rem praefen-
tem indigere dicebamus. Atque in praefenti quidem
reliqua duo capita in aliud tempus rejiciamus; propero
enim ad mufculorum fpinalium expofitionem, cujus gra-
tia omnia haec fuerunt dicenda, quae et ipfa per fe
funt utilia, mufculorumque conftructionem explicant.
Quandoquidem, fi fpinae fpondylos multos effe oportere
demonftravimus, confentaneum fane eft cuique ipforum

αὐτῶν ἰδίαν εἶναι τὴν (507) κίνησιν. ἀλλ᾽ εἰ δύο μύες
ἀπὸ τῆς κεφαλῆς ἄχρι τοῦ πλάτεος ὀστοῦ παρατεταμένοι
μακρὰς εἶχον κατὰ τὸ μῆκος ἐκτεταμένας τὰς ἶνας, οὐκ ἂν
οἷόν τ᾽ ἦν ἕκαστον τῶν σπονδύλων ἰδίᾳ κινηθῆναι, πάντας
γὰρ ἂν αὐτοὺς ὁμοίως ἐπεσπῶντο. νυνὶ δ᾽ ἐκ τοῦ λοξὰς
γενέσθαι καθ᾽ ἕκαστον τῶν σπονδύλων τὰς ἶνας ἅμα μὲν
εἰς τὰ πλάγια περιάγεσθαι δυνατὸν ἦν, ἅμα δ᾽ ἐπινεύειν
τε καὶ ἀνανεύειν ἄλλοτ᾽ ἄλλο μέρος τῆς ῥάχεως. ἐν μὲν
οὖν τῷ κατὰ μέρος αὐτὴν δύνασθαι κινεῖν ἔνεστι καὶ
σύμπασαν, ἢ πάσας ἅμα καταστῆσαι μὲν ἐνεργούσας τὰς
ἶνας, [604] οὐ μὴν ἐκείνη γε τῇ κατασκευῇ τῇ κινούσῃ τὴν
ῥάχιν ὅλην ἅμα τὸ κατὰ μέρος ἕπεται. ἐν γὰρ τῷ κατὰ
τὸ μῆκος αὐτῆς ἐκταθῆναι τὰς ἶνας τῶν μυῶν ἅμα μὲν
ὅλην ἐκινοῦμεν ἑτοίμως, ἰδίᾳ δ᾽ ἕκαστον τῶν σπονδύλων
οὐκέτ᾽ ἐδυνάμεθα. βελτίων δ᾽ ἡ ἀμφότερα δυναμένη καλῶς
ἐργάσασθαι κατασκευὴ τῆς τὸ ἕτερον μόνον. εἰ δὲ δὴ καὶ δύο
ἄλλαι κινήσεις ἐξ ἐπιμέτρου προσέρχοιντο τῇ τοιαύτῃ κατα-
σκευῇ, πῶς οὐχὶ πολλαπλασίῳ τινὶ κρείττων ἂν εἴη τῆς ἑτέρας;

motum ineſſe proprium; quod ſi muſculi duo a capite
usque ad os latum extenſi fibras haberent longas ſecun-
dum longitudinem exporrectas, fieri non poſſet, ut ſpon-
dyli ſinguli privatim moverentur, fibras enim omnes
itidem attraherent; nunc vero, quod obliquae in quoque
ſpondylo fibrae fuerint, tum ad latera circumagere, tum
flectere, atque erigere nunc hanc, nunc aliam ſpinae
partem poſſumus. Porro quum movere ipſam ſigillatim
poſſimus, poterimus et totam ſimul movere, fibrisque
muſculorum omnibus ſimul agere; non tamen conſtru-
ctionem eam, quae totam ſimul ſpinam movet, particu-
laris ſequeretur, quum enim muſculorum fibras ſecundum
ſpinae longitudinem tenderemus, ſimul quidem totam
prompte moveremus, ſingulos tamen ſpondylos non item.
Melior igitur habenda eſt conſtructio, quae utrumque ſi-
mul probe praeſtare poteſt, quam quae alterum tantum.
Quod ſi alii duo praeterea motus, ceu cumulus, huic
conſtructioni acceſſerint, quo pacto non inſuitis partibus

ἀλλὰ μὴν προσέρχονται. τὰς γὰρ εἰς τὰ πλάγια ἐπιστροφὰς
τῶν σπονδύλων ἑκατέρωσε νυνὶ μὲν ἐκ τοῦ κατὰ μέρος
ἐνεργεῖν ἑκάστην τῶν ἰνῶν ἐκτησάμεθα, τότε δ' ἂν ἐπι-
νέμειν τε καὶ ἀνανεύειν ὑπῆρχεν ἡμῖν μόνον. ὀρθῶς οὖν
ἐλέγετο πρόσθεν, ἁπάσης τῆς ῥάχεως κοινοὺς ὑπάρχοντας
τούσδε τοὺς μῦς τοῖς ἄνω μέρεσι σφῶν αὐτῶν, ὅσα συνῆπται
τῇ κεφαλῇ, τὰ πρὸς τοὺς πρώτους αὐτῆς σπονδύλους ἄρθρα
κινεῖν. οὐ γὰρ οἷόν τ' ἦν ἀθρόως αὐτῶν τὰς ἴνας ἐν τοῖς
πρώτοις σπονδύλοις μόνοις εὐθείας ἀπεργάσασθαι, φυ-
λάττειν γε καὶ δεόμενα τὸν αὐτῶν στίχον ἄχρι παντός.
ἀλλὰ μὲν δὴ καὶ χεῖρον οὐδὲν ἐκ τῆς τοιαύτης θέσεως
ἔμελλεν γενήσεσθαι, τὴν τ' εὐθεῖαν ἐξ αὐτῶν κίνησιν ἴσχειν
μελλούσης τῆς κεφαλῆς, καὶ σὺν αὐτῇ δύο ἄλλας πλαγίας.
αὕτη μὲν καὶ ἡ τῆς τῶν ἰνῶν θέσεως αἰτία κατά γε τοὺς
ῥαχίτας μῦς.

Κεφ. ιγ'. Ἐπὶ δὲ τὰ λοιπὰ τῶν κατὰ τοὺς σπονδύ-
λους ἰτέον, ἕκαστον τῶν ἔμπροσθεν ἀναβληθέντων ἐξηγη-
σομένους κατὰ τὴν προσήκουσαν τάξιν. ἦν δ' ἐξ αὐτῶν,

altera praeftantior fuerit? atqui accedunt; converfiones
enim fpondylorum ad latera utroque nunc quidem ex
fibris fingulis feorfum agentibus fumus adepti, tunc autem
flectendi et extendendi facultas nobis tantum adfuiffet.
Recte igitur dictum ante fuit, fpinae totius communes
hofce mufculos partibus fuis fuperioribus, quae capiti
funt connexae, articulos, qui funt ad primos fpinae fpon-
dylos, movere; fieri enim non poterat, ut repente ac
fimul fibrae eorum in primis fpondylis folis rectae effi-
cerentur, quum fpinam ad finem usque pofitionis ordi-
nem eundem fervare eft neceffe. At vero deterius nihil
ex ejusmodi pofitione erat futurum, quum caput motum
rectum ex ipfis effet habiturum, et praeter eum duos
alios laterales. Haec quidem caufa fuit, cur fpinales
fane mufculi fibras ita fitas habuerint.

Cap. XIII. Ad reliqua vero, quae ad vertebras per-
tinent, nobis eft accedendum, omnia, quae antea rejece-
ramus, convenienti ordine explicaturis; quorum primum

ὡς οἶμαι, πρῶτον ὑπὲρ τῆς σμικρότητος εἰπεῖν τῶν διαρ-
θρουμένων τῇ κεφαλῇ σπονδύλων. ὅτι μὲν οὖν, παμπόλλων
ὀργάνων ἐξ ἀνάγκης ἐνταυθοῖ τετάχθαι δεομένων, οὐκ ἦν
οἷόν τε μεγάλους ἐργάσασθαι τοὺς πρώτους σπονδύλους, οὐ
πρὸ πολλοῦ λέλεκται. διότι δὲ καὶ πρὸς τὴν τῶν ἄλλων ἁπάν-
των σύνταξιν ἄμεινον ἦν ἐλάττους ἀεὶ γίνεσθαι τοὺς ἀνωτέρους,
καὶ τοῦτ᾿, οἶμαι, δῆλον, εἴ γε δὴ τὸ βασταζόμενον ὑπό του μι-
κρότερον εἶναι χρὴ τοῦ βαστάζοντος. διὰ τοῦτο μέγιστον μὲν
ἁπάντων ἡ φύσις ἐποίησε τῶν κατὰ ῥάχιν ὀστῶν τὸ κατω-
τάτω, καθάπερ τινὰ κρηπῖδα πᾶσι τοῖς σπονδύλοις ὑπο-
βαλλομένη. δεύτερον δὲ τὸ μέγεθός ἐστιν ὁ συντατ τόμε-
νος αὐτῷ σπόνδυλος, εἰκοστὸς μὲν καὶ τέταρτος ἀπὸ τοῦ
πρώτου κείμενος, αὐτῶν δὲ τῶν κατὰ τὴν ὀσφὺν τῇ τάξει
πέμπτος. οὗτοι δ᾿ αὐτοὶ πάλιν ὑποβεβλημένοι τοῖς ἄλλοις
εἰκότως εἰσὶ μέγιστοι, καὶ τούτων αὐτῶν μέγιστος ὁ πέμ-
πτος, ὡς νῦν ἤδη λέλεκται. τῶν δ᾿ ἄλλων ἕκαστος ὅσον
ἀποχωρεῖ τοῦδε τῇ θέσει, τοσοῦτον καὶ τῇ σμικρότητι, καὶ

id (ni fallor) erat, ut de parvitate vertebrarum cum ca-
pite dearticulatarum diceremus. Quod autem propter
inſtrumentorum copiam, quae locanda ibi omnino erant,
primae vertebrae magnae eſſe non poterant, dictum no-
bis haud ita pridem fuit. Quod autem, ſi aliarum om-
nium, quae ſubjacent, ſtructuram ſpectes, ad rem magis
pertinet, ſuperiores fieri ſemper minores, id quoque per-
ſpicuum eſſe arbitror, ſiquidem, quod geſtatur, minus eſſe
oportet eo, quod geſtat. Quae cauſa fuit, cur natura om-
nium ſpinae oſſium infimum fecerit maximum, ipſum
velut fundamentum quoddam vertebris omnibus ſubji-
ciens, ſecundum vero magnitudinis locum habet vertebra
illi conjuncta, quarta quidem et vigeſima poſt primam
ſita, lumbarium autem vertebrarum ordine quinta. Hae
autem ipſae, quum aliis rurſus ſint ſubjectae, merito ſunt
maximae, et potiſſimum earum quinta, ut nuper dixi-
mus; reliquae autem, quantum ſitu ab infima diſcedunt,
tantum et magnitudine cedunt. Quo fit, ut quinque lum-

πάντων αὖ τῶν πέντε μικρότατος ὁ πρῶτος κατ᾽ ὀσφὺν, καὶ
τούτου πάλιν ὁ ὕστατος τῶν κατὰ τὸ μετάφρενον, ὁ συν-
ταττόμενος αὐτῷ, κἀκείνου πάλιν ὁ πρὸ αὐτοῦ, καὶ τοῦτ᾽
ἀεὶ ῥέχρι τῆς κεφαλῆς αὐτης γίνεται, πλὴν εἴπου τις παρεμ-
πίπτει βραχὺ μείζων τῶν παρακειμένων, οὐδ᾽ αὐτὸς ἄνευ
χρείας μεγάλης, ὡς καὶ τοῦτ᾽ ἐπὶ προήκοντι τῷ λόγῳ δε-
δείξεται. τοῦ μὲν δὴ μικροὺς γενέσθαι τοὺς πρώτους σπον-
δύλους οὗτος ὁ λόγος.

Κεφ. ιδ´. Τοῦ δὲ μήτε τὰς ἄλλας ἀποφύσεις ἔχειν,
ὥσπερ οἱ λοιποὶ κέκτηνται, καὶ λεπτοτατους μὲν αὐτοὺς τὸ
σῶμα τῶν ἄλλων [605] ἁπάντων, εὐρυτάτους δὲ τὴν ἐντὸς
γενέσθαι κοιλότητα, λεκτέον ἂν ἐφεξῆς εἴη τὴν χρείαν. ὅτι
μὲν γὰρ οὐδὲν ἡ φύσις ἐργάζεται μάτην, καὶ ἐμοὶ γέγραπται
τὰ πρόσθεν. ἀλλὰ γὰρ οὐκ οἶμαί τινα περί γε τῆς φύσεως
ἔτι ἀπορεῖν, οὐ μὴν ἤδη γε τελέως εἶναι φυσικόν, ἀλλ᾽ ἔτ᾽
ἀγνοεῖν ἔνια τῶν ἔργων αὐτῆς. ἴτω δὴ συντείνας ἑαυτὸν ὁ
τοιοῦτος ἐπὶ τὰ λείποντα. καὶ πρῶτον μὲν μαθέτω περὶ

barium vertebrarum prima fit minima; et ea rurfus mi-
nor et dorfi poftrema, quae cum ea eft commiffa; atque
hac rurfus, quae ipfam antecedit; idque ipfum fit fem-
per usque ad ipfum caput, nifi forte aliqua paulo major
adjacentibus fit interjecta, idque cum magno ufu, quem-
admodum id quoque procedente fermone demonftrabimus.
Haec itaque eft caufa, cur primi fpondyli parvi ex-
titerint.

Cap. XIV. Quod autem apophyfes alias non ba-
beant, quomodo reliqui, tum autem cur corpore aliorum
quidem omnium fint tenuiffimi, cavitate autem interna
iidem fint latiffimi, ejus rei ufum dicendum deinceps
fuerit; nam quod natura nihil faciat fruftra, fi quis fit,
cui nondum fit perfuafum, vana funt ea, quae adhuc
fcriptimus. Verum etfi neminem effe arbitror, qui de
natura adhuc haefitet, non tamen exiftimo, eundem plane
effe phyficum, fed nonnulla adhuc ipfius operum igno-
rare. Properet igitur is celerrime ad ea, quae reftant;

πάσης τῆς κατὰ πάντας τοὺς σπονδύλους κοιλότητος τὸν
κοινὸν τῆς κατασκευῆς σκοπόν· ἑξῆς δὲ περὶ τῶν κατὰ τὸν
τράχηλον ἐκ τοῦ κοινοῦ τὸ ἴδιον ἐννοησάτω χωρὶς ἡμῶν.
οὐ γὰρ ἔτι ἀδύνατον ἀκούσαντα, ὡς τῷ τοῦ νωτιαίου πάχει
σκοπῷ χρῆται τῆς ἐν τῇ ῥάχει κοιλότητος ἡ φύσις, αὐτὸν
ἐξευρεῖν ὑπὲρ τῆς καθ᾽ ἕκαστον τῶν σπονδύλων διαφορᾶς.
ἐπειδὴ γὰρ οὐκ ἄλλου τινὸς ἕνεκεν, ὡς ὁ λόγος ἔμπροσθεν
ἐλέγετο, τους σπονδύλους οὕτως ἐξέγλυψεν ἡ φύσις, ἀλλ᾽ ἢ
τῷ νωτιαίῳ τινὰ ταύτην ὁδὸν ἀσφαλῆ παρασκευάζουσα, χρὴ
δήπουθεν ἴσην τὸ μέγεθος τὴν ἐντὸς αὐτῶν εὐρύτητα τῷ
πάχει τοῦ νωτιαίου. τούτου δ᾽ αὐτοῦ καθ᾽ ἕκαστον τῶν
σπονδύλων ὄντος ἀνίσου, καὶ μεγίστου κατὰ τοὺς πρώτους,
εὐλόγως ἡ τούτων εὐρύτης μεγίστη τῶν ἄλλων ἐγένετο. καὶ
μὴν εἴπερ εὐρεῖς μὲν αὐτοὺς διὰ τὸ πάχος τὸ ταύτῃ τοῦ
νωτιαίου, κούφους δὲ, διότι πάντων ὑπέρκεινται, δίκαιον
ἦν ἀποτελεσθῆναι, δῆλον ὡς εὐθέως καὶ λεπτοὺς ἀναγκαῖον
ἦν γεγονέναι. πῶς γὰρ ἂν ἔτι κοῦφοι τυγχάνοιεν ὄντες, εἰ

ac primum quidem, quod ad fpondylorum omnium ca-
vitatem pertinet, communem conftructionis fcopum difcat;
tum autem folus fine nobis ex communi particulare in
colli fpondylis conjectet. Qui enim audierit, naturae in
fpina excavanda craffitiem fpinalis medullae pro fcopo
fuiffe propofitam, is cujusque fpondyli differentiam non
difficillime inveniat. Nam quum (ut paulo ante monui-
mus) ob nullam aliam caufam natura fpondylos fic excul-
pferit, nifi ut viam quandam hanc tutam fpinali medul-
lae compararet, oportuit fane capacitatem ipforum inter-
nam fpinalis medullae craffitiei effe aequalem; quae quum
in fpondylis omnibus non fit aequalis, fitque in primis
maxima, confentaneum eft, ut horum etiam fpondylorum
latitudo aliorum fit maxima. Jam vero fi latos quidem
hos ob fpinalis medullae, quae illic eft, craffitiem, leves
autem, quod omnibus fuperjaceant, effici par erat, perfpi-
cuum eft, quod ftatim tenues quoque effe erat neceffe;
nam qui fieri poffet, ut leves effent, fi lati fimul ac craffi

εὐρεῖς ἅμα καὶ παχεῖς ἐδημιουργήθησαν; οἱ μὲν δὴ πρῶτοι
σπόνδιλοι διὰ τήνδε τὴν χρείαν εὐρεῖς μὲν ταῖς ἐντὸς
αὐτῶν κοιλότησι, λεπτοὶ δὲ τοῖς ὄγκοις τοῦ σώματος ἐγέ-
νοντο.

Κεφ. ιε'. Τὸ δὲ πάχος αὐτὸ τοῦ νωτιαίου τίνος
ἕνεκεν ἄνισον ἡ φύσις ἀπειργάσατο, καὶ τί δήποτε λεπτό-
τερον ἀεὶ καὶ μᾶλλον ἐν τοῖς κάτω μέρεσι, (πάντως γὰρ
που κἀνταῦθα πρός τι μέτρον ἀποβλέπουσα δίκαιον, ἡλί-
κον ἐχρῆν αὐτὸν εἶναι, τηλικοῦτον ἐν ἑκάστῳ τῶν σπονδύ-
λων ἐδημιουργήσατο,) τάχα μὲν ἤδη τινὰ καὶ χωρὶς ἡμῶν
ἐχρῆν ἐξευρίσκειν τὰ τοιαῦτα. προσερχέσθω δ᾽ οὖν καὶ τὸ
ἡμέτερον, ἀναμιμνησκόντων τοῦ νωτιαίου τὴν χρείαν. οὗ
γὰρ ἕνεκεν ὅλως ἐγένετο, δι᾽ ἐκεῖνο τηλικοῦτον ἀποτελεσθῆ-
ναι βέλτιον ἦν αὐτὸν ἐν ἑκάστῳ τῶν σπονδύλων, ἡλίκος νῦν
ἐστιν. ἐλέχθη δὴ γεγονέναι τῆς τῶν νεύρων ἕνεκα νομῆς
τῶν μελλόντων κινήσειν ἅπαντα τὰ κάτω τῆς κεφαλῆς τοῦ
ζώου μόρια. ὥστε καὶ κατὰ τοῦτο χρὴ θαυμάζειν τὴν φύσιν,
τηλικοῦτον ἐξ ἐγκεφάλου γεννήσασαν μυελὸν, ἡλίκος μάλιστα

fuiffent facti? Primi igitur fpondyli ob hunc ufum lati
quidem internis fuis cavitatibus, tenues autem corporis
mole extiterunt. Cap. XV. Caeterum fpinalis medullae craffitiem
cujus rei gratia natura fecit inaequalem, aut cur tenuem
magis ac magis atque anguftam partibus infernis effecit,
(omnino enim hîc quoque juftam aliquam menfuram fpe-
ctans, quantam eam effe oportebat, tantam in fingulis
fpondylis eft molita,) invenerit forte quifpiam haec line
nobis. Addamus tamen et quid de his fentiamus, ufum
fpinalis medullae in memoriam revocantes; nam ad quem
ufum omnino eft facta, propter illum fatius fuit ipfam
in fingulis fpondylis efficere tantam, quanta nunc eft.
Ipfam fane extitiffe ob id diximus, ut nervi partes om-
nes, quae funt fub capite, moturi diftribuerentur. Proin-
de in eo natura videtur admiranda, quod tantam a ce-
rebro produxerit medullam, quanta maxime partibus

ἀρκέσειν ἔμελλεν ἅπασι τοῖς κάτω. φαίνεται γοῦν ὅλος εἰς
τὰ τῶν νεύρων ἀποβλαστήματα καταναλισκόμενος, ὥς τι
δένδρου πρέμνον εἰς κλάδους παμπόλλους. ἐχρῆν δ᾽, οἶμαι,
μὴ κατὰ τέχνην τοῦ ζώου διαπεπλασμένου, μηδ᾽ ὃν εἰρήκα-
μεν σκοπὸν τῷ πάχει τοῦ νωτιαίου τῆς φύσεως τεταγμένης,
εὑρεθῆναί ποτε αὐτὸν ἤτοι μὴ συμπαρεκτεινόμενον ὅλῳ τῷ
μήκει τῆς ῥάχεως, ἢ καί τι περιττὸν ἴσχοντα μετὰ τὴν εἰς
ἅπαντα τὰ μόρια νομήν. εἰ μὲν γὰρ ἐλάττονα τῆς χρείας
αὐτῶν ἐποίησε τὴν ἄνωθεν ἐξ ἐγκεφάλου γένεσιν, εὐθὺς μὲν
ἂν δήπου τὸ πέρας εὑρίσκετο τοῦ νωτιαίου κενόν, εὐθὺς δὲ
καὶ τὰ κάτω τελέως ἀκίνητά τε καὶ ἀναίσθητα· μείζονος δ᾽
αὖ γενομένου, περιττὸν ἂν ἦν τι μέρος αὐτοῦ κατὰ τὸ πέ-
ρας τῆς ῥάχεως, [6o6] οἷον ὀχετός τις λιμνάζων ἀργὸς καὶ
μάταιος. εἰ τοίνυν τούτων μὲν οὐδέτερον οὐδὲ καθ᾽ ἓν
ὁρᾶται γένος ζώων, ἀεὶ δὲ συμπαυόμενος ὁ μυελὸς τῇ
(5o8) ῥάχει, καθάπερ καὶ συνήρξατο, πῶς οὐκ ἄν τις ἅμα
μὲν πεισθείη περὶ τῶν εἰρημένων, ἅμα δὲ θαυμάζοι τὴν

omnibus infernis fufficeret; atque cernitur tota in ner-
vorum propagines confumi, non aliter quam arboris trun-
cus in ramos quamplurimos. Oportebat autem (opinor),
fi nulla arte animal fuiffet conformatum, aut fi natura
non eum fcopum in fpinalis medullae craffitie fibi pro-
pofuiffet, ipfam aliquando inveniri aut non fecundum
fpinae longitudinem totam extenfam, aut fuperfluum
quidpiam habere, facta jam in partes omnes diftributione.
Quod fi minorem ipfam fuperne ex cerebro produxiffet,
quam partium ufus poftulabat, ftatim quidem pars ipfius
ultima inveniretur vacua, ftatim autem et partes infernae
prorfus effent immobiles ac fenfus expertes. Quod fi
major extitiffet, nonnulla ipfius pars ad poftremam fpi-
nam effet fuperflua, velut rivus quidam ftagnans otiofus
atque inanis. Si igitur horum neutrum in quovis ani-
malium genere invenitur, fed, quemadmodum medulla
una cum fpina coepit, ita cum ea finit, quam caufam
dices, cur non iis, quae diximus, affentiri debeas, fimul

60 ΓΑΛΗΝΟΥ ΠΕΡΙ ΧΡΕΙΑΣ

Ed. Chart. IV. [606.]   Ed. Baf. I. (508.)

φύσιν; εἰς γοῦν ὀκτὼ καὶ πεντήκοντα νεῦρα τὸν ἐν ἀνθρώ-
ποις νωτιαῖον σχισθήσεσθαι μέλλοντα τηλικοῦτον ἐξ ἐγκε-
φάλου βλαστάνειν, ὡς ἀκριβῶς ἴσον εἶναι τῇ διανομῇ, καὶ
μήτ' ἐλλείπειν αὐτοῦ τι, μήτε περιττεύειν, ἐγὼ μὲν οὐδὲ
κατ' ἀξίαν ἔχω θαυμάζειν. εἰ δὲ δὴ καὶ τὴν χώραν εἰδείης
ἑκάστου τῶν νεύρων, ἵνα πρῶτον ἀφορμᾶται τοῦ νωτιαίου,
καὶ τὸ μέγεθος ἡλίκον ἐστίν, ἐς ὅ τι τε φέρεται μόριον, οὐ
μόνον τὴν τέχνην, ἀλλὰ καὶ τὴν δικαιοσύνην ἐπαινέσεις τῆς
φύσεως. ἀσφαλεῖς μὲν γὰρ αἱ χῶραι τῶν ἐκφύσεων εἰς το-
σοῦτόν εἰσιν, ὡς μηδαμοῦ θλίβεσθαι, μηδὲ θλᾶσθαι, μηδ'
ἀποῤῥήγνυσθαι, μηδὲ πονεῖν ὅλως νεῦρον ἐν τοσαύταις τε
καὶ τοιαύταις κινήσεσι τῆς ῥάχεως, ὄγκος δ' ἑκάστου τηλι-
κοῦτος, ἡλίκου δεῖται τὸ ὑποδεχόμενον αὐτὸ μόριον. ἡ δὲ
μεταξὺ τῆς τε πρώτης ἐκφύσεως καὶ τῆς ἐσχάτης τελευτῆς
ὁδὸς ἅπασα θαυμαστῶς εἰς ἀσφάλειαν ἑκάστῳ παρεσκεύα-
σται. ταυτὶ μὲν οὖν ἐπὶ προήκοντι τῷ λόγῳ παντὶ γεγράψε-
ται. τῆς δὲ ῥάχεως μόνης, ὑπὲρ αὐτῆς γὰρ ἐν τῷδε τῷ

et naturam admirari? Quum enim in nervos octo et
quinquaginta fpinalis medulla effet dividenda, tantam ex
cerebro produxit, ut diftributioni in nervos plane effet
aequalis, neque in ipfa deficeret quidpiam, neque fuper-
effet. Equidem naturam pro dignitate admirari fatis ne-
queo. Quod fi locum, unde primum finguli nervi a
fpinali medulla proficifcuntur, didiceris, ac praeterea
quanta cujusque fit magnitudo, tum in quam feratur
partem, non modo naturae artem, verum etiam aequita-
tem laudabis. Loca enim, unde nervi emergunt, adeo
funt tuta, ut nervi non premantur, neque contundantur,
neque rumpantur, neque (ut in fumma dicam) in tot
ac ejusmodi fpinae motibus afficiantur; moles vero cujus-
que eft tanta, quantam pars recipiens poftulat; via autem
omnis, quae eft inter primam productionem et finem
ultimum, mirabiliter ad cujusque fecuritatem eft com-
parata. Sed de his procedenti fermone omni tractabi-
mus. Quod autem de conftructione fpinae folius eft reli-

γράμματι λέγειν προυθέμην, ἐξηγήσομαι τὸ λεῖπον τῆς κα-
τασκευῆς, ἀρξάμενος αὖθις ὅθεν λέγων ἀπέλιπον. ἐπειδὴ
γὰρ ὅ τε νωτιαῖος οἶον δεύτερός τις ἐγκέφαλος ἔμελλεν
ἔσεσθαι τοῖς κάτω τῆς κεφαλῆς ἅπασι μορίοις, ἥ τε ῥάχις
ἅμα μὲν εὐπρεπὴς ὁδὸς, ἅμα δ᾽ ἀσφαλὴς αὐτῷ φρουρὰ πα-
ρεσκεύαστο, διὰ τοῦθ᾽ ἡ φύσις ἄλλα τε πολλὰ καὶ θαυ-
μαστὰ περὶ τοὺς σπονδύλους ἐιεχνήσατο, καὶ δὴ καὶ τὴν
ὀνομαζομένην ἄκανθαν ἀπέφυσεν ἐκ μέσων τῶν ὄπισθεν με-
ρῶν, οἶον χάρακά τινα τοῦτον ἁπάσης τῆς ῥάχεως προ-
βαλλομένη, πρῶτον αὐτὸν θλασθησόμενον καὶ συντριβησό-
μενον καὶ παντοίως πονήσοντα, πρὶν ἐπί τινα τῶν σπον-
δύλων ἐξικέσθαι τὴν βλάβην. ἄχρι μὲν δὴ τῶν ὀπίσω
περάτων ὀστοῦν ἐστιν ἡ ἄκανθα, κατὰ ταῦτα δ᾽ αὐτῇ χόν-
δρος περίκειται πάμπολυς. ἀποδέδεικται γὰρ οὖν καὶ τοῦτ᾽
ἔμπροσθεν, ὡς εἰς σκεπάσματα καὶ προβλήματα τῶν ὑπο-
κειμένων ὀργάνων ἡ τοῦ χόνδρου φύσις ἐστὶν ἐπιτηδειοτάτη,
μήτ᾽ ἀποθραύεσθαι μήτε κατάγνυσθαι τοῖς σκληροῖς καὶ
κραύροις ὁμοίως, ἀλλὰ μηδὲ τέμνεσθαι μηδὲ θλᾶσθαι

quum (de qua hoc in libro agere ftatueram) id explicabo,
rurfus unde digreſſus eram reverſus. Quum enim fpi-
nalis medulla velut alterum quoddam cerebrum partibus
omnibus, quae funt fub capite, eſſet futura, et fpina
ipfa fimul quidem via opportuna, fimul autem tutum
praefidium ei eſſet comparata, ob eam caufam natura
tum alia multa atque admirabilia in fpondylis eſt ma-
chinata, tum autem et quam fpinam vocant, ex mediis
partibus poftremis produxit, quae eſſet velut vallum
quoddam ante fpinam totam oppofitum, quod prius ip-
fum contunderetur ac comminueretur modisque omni-
bus afficeretur, quam ad ullum fpondylum noxa perve-
niret. Usque ad pofteriores fane fines fpina ipfa eſt os,
ibi vero cartilago quamplurima ei circumjacet. Demon-
ftratum enim id nobis antea etiam fuit, cartilaginis fub-
ftantiam ad fubjecta inftrumenta tegenda ac defendenda
maxime eſſe idoneam, ut quae neque comminui, neque
rumpi, quemadmodum dura atque friabilia, neque in-

τοῖς μαλακοῖς καὶ σαρκώδεσιν ὡσαύτως δυναμένη. τούτῳ
δ' αὖ πάλιν τῷ χόνδρῳ συνδέσμους νευρώδεις, πλατεῖς,
ἰσχυροὺς καὶ παχεῖς ἐπέφυσε, φυλάξοντάς τε καὶ συνδήσον-
τας ὅλην τὴν ἄκανθαν, ὥσθ' ἕν τι σῶμα γεγονέναι τὸ ἐξ
ἁπασῶν τῶν ἀποφύσεων συνιστάμενον, καίτοι διεστήκασί γ'
ἀπ' ἀλλήλων οὐκ ὀλίγον. ἀλλ' ὁ δεσμὸς ὁ νευρώδης αἴτιος,
δι' ὃν ἅμα μὲν οἷον ἕν τι γεγόνασιν αἱ ἀποφύσεις ἅπασαι
τῶν σπονδύλων, ἅμα δὲ εἰς πολλὰ κινουνται. σκληρὸς μὲν
γὰρ εἰς τοσοῦτόν ἐστιν ὁ δεσμὸς, ὡς ἐπεκτείνεσθαι ῥᾳδίως,
καμπτομένης τῆς ῥάχεως, μαλακὸς δ' εἰς τοσοῦτον, ὡς μήτ'
ἀπορρήγνυσθαι, μήθ' ὅλως τι πάσχειν ἐκτεινόμενος. καίτοι
γ', εἰ μὲν βραχὺ σκληρὸν ἐπινοήσαις αὐτὸν γεγενημένον, ἀν-
τιπράξεται ταῖς κινήσεσι, καὶ καθέξει τοὺς σπονδύλους ἐπὶ
τῆς ἀρχαίας ἕδρας, ἀδυνατῶν αὐτοῖς ἕπεσθαι διϊσταμένοις·
μαλακὸς δ' εἴπερ ἐπὶ πλέον ἦν, εἰ καὶ μὴ τὴν κίνησιν
ἔβλαψεν, ἀλλὰ τήν γ' ἀσφάλειαν αὐτῶν τῆς συνθέσεως
οὐκ ἂν ἐφύλαξε. νῦν δὲ τὸ μέτρον αὐτοῦ τῆς σκληρότητος
εἰς ἀμφοτέρας τὰς χρείας ἱκανῶς ἁρμόττει. οὕτω δὲ καὶ ὁ

cidi, neque contundi, quemadmodum mollia ac carnofa,
queat. Huic autem rurfus cartilagini ligamenta nervofa,
lata, fortia et craffa indidit, fervatura fimul ac totam
fpinam colligatura, ut unum corpus fit, quod ex omni-
bus apophyfibus eft conflatum, quanquam non parum a
fe diffent; verum vinculum nervofum eft in caufa, cur
omnes hae fpondylorum apophyfes velut unum fint, fi-
mul autem cur motus earum fit multus. Nam durum
eousque eft vinculum hoc, ut facile flexa fpina exten-
datur; molle autem eatenus, ut neque rumpatur, neque
quidquam omnino afficiatur, cum ea extenditur. Quan-
quam, fi ipfum paulo durius effe animo finxeris, motibus
repugnabit, fpondylosque in fua priftina fede continebit,
quum diductos ipfos fequi nequeat; quod fi mollius effet,
tametfi motum non moraretur, compofitionis tamen ipfo-
rum inter fe fecuritatem confuetam non perinde fervaret;
nunc autem, quum durum fit mediocriter, ad ufum
utrumque admodum eft aptum.   Ad eundem autem mo-

ΤΩΝ ΜΟΡΙΩΝ ΛΟΓΟΣ Μ. 63

Ed. Chart. IV. [606. 607.]   Ed. Baf. I. (508.)

τὰ πρόσω τῶν σπονδύλων συνάπτων δεσμὸς [607] ἀκριβῆ
συμμετρίαν ἐκτήσατο τῆς ἐκείνοις τοῖς μέρεσι πρεπούσης
σκληρότητος. ἀλλὰ περὶ μὲν τούτων ὀλίγον ὕστερον. ἡ δ᾽
ἄκανθα σὺν οἷς εἶπον εἰς ἀσφάλειαν αὐτῇ δεδόσθαι
προσέτι καὶ τὸ σχῆμα τῶν ἀποφύσεων ἑκάστης ἱκανῶς ὁμο-
λογοῦν ἐκτήσατο, κάτω μὲν τῶν ἄνωθεν, ἄνω δὲ τῶν κά-
τωθεν ῥεπουσῶν, ὥσθ᾽ ὁμοιοτάτην αὐτῆς γίνεσθαι τὴν
ἰδέαν τοῖς οἰκοδομήμασι τούτοις, ἃς ψαλίδας ὀνομάζουσι·
λέλεκται γὰρ οἷν πολλάκις ἤδη πάντων σχημάτων τοῦτ᾽ εἶναι
τὸ δυσπαθέστατον. οὔκουν ἔτι θαυμαστὸν, εἰ μόνῳ σπον-
δύλῳ τῷ κατὰ μέσον τῆς ῥάχεως ἡ ὄπισθεν ἀπόφυσις, ἡ
τὴν ἄκανθαν ἐργαζομένη, πρὸς οὐδέτερον ἐπινεύει μέρος, οὔτ᾽
οὖν τὸ κατὰ τὸν τράχηλον, οὔτε τὸ κατὰ τὴν ὀσφὺν, ἀλλ᾽
ἀκριβῶς ἀκλινής ἐστιν εἰς τοὐπίσω συντεταμένη. καὶ γὰρ
καὶ τοῦτο τῆς αὐτῆς ἔχεται προμηθείας. ἢ πῶς ἂν ἐοικυῖαν
αὐτὴν ὅλην ἀπεργάσαιτο ψαλίδι, ἢ πρῶτον μὲν τὰς ἐκ τῶν
κάτω μερῶν ἀποφύσεις ἁπάσας ἄνω προσάγουσα, καθάπερ,

dum et vinculum, quod partes fpondylorum anteriores
connectit, fymmetriam in duritie ad unguem partibus
illis convenientem eft adeptum. Sed de his paulo poft
agemus. Porro fpina praeter ea, quae data fibi ad fecu-
ritatem memoravimus, figuram quoque apophyfeon om-
nium confentientem admodum eft adepta, quarum quae
fitum fupra habent, deorfum, quae infra, furfum fpe-
ctant, ut ipfius forma aedificiis illis fit fimillima, quae
teftudines nuncupant; quorum formam faepenumero jam
diximus figurarum omnium ad patiendum effe difficilli-
mam. Non igitur amplius eft mirum, fi foli fpondylo,
qui in medio eft fpinae, apophyfis pofterior, quae fpi-
nam efficit, in neutram partem inclinat, id eft, neque
in collum, neque in lumbos, fed omnino eft recta at-
que in nullam partem propenfa, retro exporrecta; nam
id quoque ab eadem manat providentia. Aut quo pacto
fimilem ipfam totam fornici effeciffet, nifi primum qui-
dem apophyfes omnes parte inferna enatas furfum ad-

οἶμαι, καὶ τὰς ἐκ τῶν ἄνωθεν κάτω, δεύτερον δὲ συνάψασα
πρός τινα κοινὸν ὅρον, ἀῤῥεπῆ τε καὶ ὀρθὸν, ὃς οἷον κο-
ρυφή τις ἔμελλεν ἔσεσθαι τῆς ψαλίδος; ἀλλὰ καὶ τὸ μέγε-
θος ἑκάστης τῶν ἀποφύσεων, ἃς ἐλέγομεν ἐργάζεσθαι τὴν
ἄκανθαν, ἄνισον ἐν ἅπασι τοῖς σπονδύλοις ἐστὶ, θαυμα-
στῶς καὶ τούτου προνοησαμένης τῆς φύσεως. οὔτε γὰρ, ἐν
οἷς χωρίοις εἰς τὴν αὐτὴν θέσιν ἀφίκετο τῷ μυελῷ κύριον
ἕτερον μόριον, ἐν τούτοις εὔλογον ἦν ἀμελῆσαι τοῦ μεγέ-
θους αὐτῶν, οὔτ', ἐν οἷς ὁ μυελὸς ἦν μόνος, ἐν τούτοις
ἐργάσασθαι προμήκεις ἦν δίκαιον, ἀλλ' οὐδὲ τῶν σμικρῶν
σπονδύλων μακρὰν ἀποφῦσαι τὴν ἄκανθαν, οὐδὲ τῶν με-
γάλων βραχεῖαν. εὐλόγως οὖν ἐν μὲν τοῖς κατὰ τὸν θώρακα
μέρεσι, τῆς τε καρδίας προτεταμένης καὶ τῆς μεγάλης ἀρ-
τηρίας ἐπικειμένης τῇ ῥάχει, μακροτάτας ἡ φύσις ἐποίησε
τὰς τὴν ἄκανθαν ἐργαζομένας ἀποφύσεις, ἐν δὲ τοῖς ἄλλοις
ἅπασι μέρεσι βραχυτάτας. τὰ δ' ἄλλα μέρη τῆς ῥάχεως
ὀσφύς ἐστι, καὶ ἱερὸν ὀστοῦν, καὶ τράχηλος. ὀσφὺς μὲν γὰρ

duxiffet, quemadmodum certe et fupernas deorfum,
fecundo autem in terminum quendam communem rectum
ac nusquam inclinantem conjunxiffet, qui velut fornicis
fummitas quaedam effet futurus? Atque etiam apophyfeon
omnium magnitudo, quas fpinam conftituere diximus, in
omnibus fpoudylis eft inaequalis, id quoque natura ad-
mirabili quadam providentia fabricante. Neque enim,
quibus locis pars quaedam princeps litum eundem cum
medulla habebat, in iis contentaneum erat nullam ip-
farum magnitudinis habere rationem, neque, in quibus
medulla erat fola, in iis praelongas efficere erat aequum,
fed ne a parvis quidem fpondylis fpinam producere lon-
gam, neque a magnis brevem. Merito igitur, quum in
thorace cor effet locatum, magnaque arteria fpinae in-
cumberet, natura longiffimas ibi lecit apophyfes, quae
fpinam conftituunt, in aliis vero partibus omnibus bre-
villimas. Porro aliae fpinae partes funt lumbi, os fa-
crum et collum: quarum lumbi quidem et collum ex

καὶ τράχηλος ἑκατέρωθεν τῶν τοῦ θώρακος σπονδύλων,
ἱερὸν δ᾽ ὀσιοῦν τὸ μέγιστόν τε καὶ κάτωθεν, ὃ δὴ οἷον
κρηπῖδά τινα τῇ συμπήξει τῶν σπονδύλων ὑποθεῖναι τὴν
φύσιν ἐλέγομεν. ἐν μὲν δὴ τοῖς κατὰ τὴν ὀσφὺν μέρεσιν
ὅ τ᾽ ὄγκος τῶν σπονδύλων ἀξιόλογος, ἥ τε κοίλη φλὲψ ἔν-
δοθεν ἐπίκειται καὶ ἡ μεγάλη ἀρτηρία· κατὰ δὲ τὸ ἱερὸν
ὀστοῦν ὁ μὲν ὄγκος τοῦ σώματος ἀξιολογώτερος, οὐδὲν δ᾽
ὑπόκειται κύριον ὄργανον. εὐλόγως οὖν μετὰ τοὺς κατὰ
τὸν θώρακα σπονδύλοις αἱ ὄπισθεν ἀποφύσεις μέγισται
τοῖς κατὰ τὴν ὀσφὺν ἐδημιουργήθησαν. οἱ δ᾽ ἐν τῷ τρα-
χήλῳ σπόνδυλοι, λεπτότατοι πάντων ὑπάρχοντες, οὐχ οἷοί
τ᾽ ἦσαν σχεῖν ἐκφύσεις μακράς τε ἅμα καὶ ἀσφαλεῖς, αὗται
γὰρ ἂν ἐκεῖναι ῥᾳδίως ἀπεθραύοντο διὰ λεπτότητα. καλῶς
οὖν ὀλίγον ἔμπροσθεν ἐλέγομεν, εἴς τε τοὺς ὄγκους τῶν
σπονδύλων ἀποβλέπουσαν τὴν φύσιν καὶ τὴν τῶν ἐπικει-
μένων κατὰ τὰς ῥάχεως ὀργάνων διαφορὰν ἀνίσους ἀπερ-
γάσασθαι τὰς κατὰ τὴν ἄκανθαν αὐτῶν ἀποφύσεις.

utraque parte thoracis ſpondylorum ſunt; ſacrum vero
os eſt, quod tum maximum eſt, tum infernum, quod
etiam velut fundamentum quoddam ſpondylorum com-
pagini naturam ſubjeciſſe memorabamus. In lumbis qui-
dem ſpondylorum moles eſt memorabilis, ac parte in-
terna vena cava ac magna arteria eis incubant; ad os
vero ſacrum moles corporis eſt memorabilior, verum in-
ſtrumentum nullum princeps ei ſubjacet. Merito igitur
ſecundum thoracis ſpondylos quae in lumbis retro ſunt
apophyſes maximae factae fuerunt; qui vero in collo
ſunt ſpondyli, quum omnium eſſent tenuiſſimi, longas
ſimul ac tutas productiones habere non potuerunt, rum-
perentur enim facile hae propter tenuitatem. Recte
igitur dictum paulo ante a nobis fuit, naturam in molem
ſpondylorum intuitam atque inſtrumentorum ſpinae in-
cumbentium diſcrimen inaequales ipſorum in ſpina fe-
ciſſe apophyſes.

Ed. Chart. IV. [607. 608.]   Ed. Baf. I. (508. 509.)

Κεφ. ις'. Οὔκουν ἔτ' ἀπορήσομέν πως οὐδὲ διὰ
τί τοῖς δώδεκα τοῖς κατὰ τὸ μετάφρενον σπονδύλοις οὐκ
ἴσαι πᾶσαι πᾶσιν αἱ ἀποφύσεις. εἰ γὰρ καὶ ὅτι μάλιστα
τοῦ θώρακός εἰσι πάντες, [608] ἀλλ' οὐκ ἐγγύς γε τῆς
καρδίας οἱ κάτωθεν, οἱ πλησίον τοῦ διαφράγματος, ἀλλ'
ἤδη πλέον ἀφεστήκασιν, ὥσπερ καὶ οἱ κατ' ὀσφύν. οὐ μὴν
οὐδὲ διὰ τί τέτταρα τὰ μέγιστα μέρη τῆς ῥάχεως ὅλης
ὑπάρχειν ἐλέγομεν, ἄδηλον ἔτι. μέσου μὲν γὰρ τοῦ θώρα-
κος κειμένου, περιεχόντων δ' αὐτὸν ἑκατέρωθεν, ἄνωθεν
μὲν τοῦ τραχήλου, κάτωθεν δὲ τῆς ὀσφύος, κοινῇ δ',
ἅπασι τοῖς κατὰ μέρος εἰρημένοις ὑπερηρεισμένου τοῦ πλα-
τέος ὀστοῦ, τέτταρα τὰ μέγιστα μέρη (509) τῆς ὅλης ῥά-
χεως ἐξ ἀνάγκης ἀποτελεῖται. διὰ τί δὲ τὸ μὲν ἐξ ἑπτὰ
σπονδύλων, τὸ δὲ ἐκ δώδεκα, τὸ δὲ ἐκ πέντε, τὸ δὲ ἐκ
τεττάρων μερῶν, (ἐπηγγειλάμην μὲν οὖν καὶ τούτων τὴν
χρείαν ἐρεῖν,) ἑξῆς ἀκούσῃ, περανθέντος ἅπαντος πρότε-
ρον τοῦ παρόντος λόγου. διὰ τί δὲ ἐννέα μὲν ἅπασαι
κατὰ τοὺς τῆς ὀσφύος σπονδύλους ἀποφύσεις εἰσὶν, ἔνδεκα

Cap. XVI. Non igitur amplius, opinor, dubitabi-
mus, quid fit cur duodecim omnibus dorfi fpondylis
apophyfes omnes non fint aequales. Nam etiamfi om-
nes potiffimum fint in thorace, non tamen ii funt prope
cor, qui funt infra ad diaphragma, fed jam longius ab-
funt, quemadmodum qui funt in lumbis. Neque etiam
caufam ignorabimus, cur diximus partes maximas fpinae
totius effe quatuor. Quum enim thorax fit medius, cum-
que utrinque circumftent, fupra quidem collum, infra
vero lumbi, communiter autem, quae fingillatim diximus
omnia, os latum fuffulciat; quatuor maximae partes fpi-
nae totius neceffario conficiuntur. Cur autem pars alia
ex feptem fpondylis, alia ex duodecim, alia ex quinque,
reliqua autem ex partibus quatuor, (horum enim ufum
quoque dicere fum profeffus,) poftea audies, ubi primum
fermonem hunc totum abfolvero. Cur vero novem qui-
dem omnino in lumborum fpondylis fint apophyfes, unde-

δὲ κατὰ τοὺς τραχήλους, τοῖς δὲ κάτω πέντε κατά γε τοὺς
δύο τοὺς πρώτους ἑπτὰ, καθάπερ οὖν κατὰ τοὺς τοῦ
θώρακος ἅπαντας, ἑξῆς τοῖς εἰρημένοις ἐχόμενον ἂν εἴη
διελθεῖν. ὥσπερ οὖν ἡ ἀπόφυσις ἑκάστου τῶν σπονδύ-
λων, ἡ τὴν ἄκανθαν ἐργαζομένη, προβλήματος ἐδείκνυτο
παρέχεσθαι χρείαν, οὕτω καὶ ἄλλαι ἀποφύσεις ἐγκάρσιαι
τοῖς σπονδύλοις εἰσὶ δύο, ἅμα μὲν τὴν ὁμοίαν φυλακὴν
ἐκπορίζουσαι τοῖς πλαγίοις αὐτῶν μέρεσιν, ἅμα δ᾽ οἷον
ἕδρα τις τοῖς τ᾽ ἔσωθεν της ῥάχεως μυσὶ καὶ τοῖς ἔξωθεν
ὑποβεβλημέναι· κατὰ τούτων γὰρ ἁπάντων ἐπίκεινται σὺν
ἀρτηρίαις τε καὶ νεύροις καὶ φλεψὶν εἰς ἑαυτους τε καὶ
δι᾽ ἑαυτῶν φερομέναις. ἔστι δὲ καὶ τρίτη τις αὐτῶν ἑτέρα
χρεία τοῖς τοῦ θώρακος σπονδύλοις εἰς τὴν τῶν πλευρῶν
διάρθρωσιν, ἀναγκαιοτάτη·πρὸς τὴν τῆς ἀναπνοῆς ἐνέρ-
γειαν. ἀλλὰ περὶ μὲν ταύτης ἐπὶ πλεῖον ἰδίᾳ λέλεκται.
τῶν δ᾽ εἰρημένων ἀποφύσεων ἀπέστραπται τὰ πέρατα, κα-
θάπερ καὶ τῆς ἀκάνθης ὅλης, ἐπὶ τὰ μέσα τῆς ῥάχεως, ὡς
ἂν, οἶμαι, πρὸς τοῦτο τὸ χωρίον ἁπάντων τῶν σπονδύλων

cim autem in colli fpondylis, quinque in inferioribus,
feptem vero in duobus primis, ficuti fane feptem in om-
nibus thoracis fpondylis, id confecutione quadam ad prae-
dicta nobis eſt exponendum. Quemadmodum certe apo-
phyſiis cujusque fpondyli parte poſteriore, quae fpinam
efficit, propugnaculi uſum praeſtare oftendebatur, ita et
aliae apophyfes transverfae fpondylis funt duae, quae fi-
mul quidem lateralibus ipforum partibus fimile praebent
praefidium, fimul autem velut fedes quaedam funt mu-
fculis fpinae internis atque externis fubditae; his enim
omnibus incumbunt una cum arteriis, venis ac nervis,
quae partim ad ipfos, partim per ipfos feruntur. Eſt
porro et alius quoque tertius earum fpondylis thoracis
ufus, ad coftarum videlicet dearticulationem, quae ma-
xime ad refpirationis actionem eſt neceffaria; fed de hac
quidem fuuus feorfim fcripfimus. Praedictarum vero
apophyfeon fines, quomodo et fpinae totius, ad mediam
fpinam funt converfi, quod (ut opinor) fpondyli omnes

ἐχόντων τὴν ῥοπὴν, δι᾿ ἣν ἔμπροσθεν ἐλέγομεν αἰτίαν. διὰ
τί δὲ παχεῖαι μὲν τοῖς κατὰ τὸν θώρακα σπονδύλοις αἱ
πλάγιαι, λεπταὶ δὲ τοῖς κατὰ τὴν ὀσφύν τε καὶ τὸ ἱερὸν
ὀστοῦν, τοῖς δ᾿ ἐν τραχήλῳ παχεῖαί τε καὶ δίκροι; ἢ ὅτι
κατὰ μὲν τὸν θώρακα τῶν πλευρῶν οὐ μόνον διαρθρουμέ-
νων αὐταῖς, ἀλλὰ καὶ καθ᾿ ὅλον ἐπικειμένων, εὔλογον ἦν
ἑδραίας τε καὶ ἰσχυρὰς ἀπεργασθῆναι, ταῖς δὲ κατὰ τὴν
ὀσφύν τε καὶ τὸ ἱερὸν ὀστοῦν ἀγγείων καὶ μυῶν ἐπιβαι-
νόντων μόνων, οὐδὲν ἔδει περιττῆς ἰσχύος; αἱ δ᾿ ἐν τρα-
χήλῳ δίκροι τε ἅμα καὶ παχεῖαι γεγόνασιν εὐλογώτατα,
καὶ τῶν περάτων ἐπέστραπται τὸ μὲν ἕτερον τὸ μεῖζον
κάτω τοῖς ἄλλοις ἀνάλογον, τὸ δ᾿ ἕτερον τὸ μεῖον ἄνω.
τὸ δὲ καὶ μόνοις αὐτοῖς ἐκ περιττοῦ προσκείμενόν ἐστι, ὅτι
τὴν ὄπισθεν ἀπόφυσιν ἁπασῶν μικροτάτην ἔσχον, ὡς ὀλί-
γον ἔμπροσθεν εἴρηται, καίτοι τούτου γε κατὰ τοῦ νω-
τιαίου μεγίστην ἔχοντος δύναμιν. ἀπεδείχθη γὰρ αὐτοῦ τὰ
πρῶτα μόρια τῶν ἄλλων εἶναι κυριώτερα. διὰ γοῦν τοῦτο
παχείας τε ἅμα τὰς ἐγκαρσίας αὐτοῖς ἀποφύσεις ἐποιήσατο

ad eum locum inclinent propter caufam, quam fupra
diximus. Cur autem craffae funt laterales fpondylorum
thoracis apophyfes, tenues autem in fpondylis lumborum
et offis facri, in colli vero fpondylis craffae et bifidae?
an quod in thorace quum coftae non folum eis effent in-
articulatae, verum etiam per totum incumberent, ob id
confentaneum fuit firmas ac ftabiles in eo facere apo-
phyfes; lumborum vero et offis facri apophyfibus quum
vafa folum ac mufculi incumberent, nihil robore erat
opus? Quae vero funt in collo, meritiffimo jure extite-
runt bifidae fimul et craffae, ac finium alter quidem
isque major ad aliorum proportionem deorfum, alter
vero ac minor furfum fpectat. Caeterum id folis ipfis
ex abundanti acceffit, quod apophyfin pofteriorem om-
nium minimam habuerunt, ut paulo ante diximus, quan-
quam fpiualis medulla ea parte plurimum polleat; de-
monftravimus enim, partes ipfius primas aliis effe prin-
cipatiores. Ob eam caufam eraffas fimul transverfas

καὶ δίκρους, ἵν᾿, ὅσον διὰ τὴν τῆς ἀκάνθης βραχύτητα τοῖς
ταύτης σπονδύλοις εἰς ἀσφάλειαν ἐνέδει, τοῦτ᾿ ἐκ τῶν ἐγ-
καρσίων ἀναπληρῶται. μέχρι μὲν τοῦδε δικαίως ἅπαντα
φαίνεται τὰ κατὰ τὴν ῥάχιν ἔχοντα. τὸ δὲ ἀπὸ τούτου
σκεπτέον ἂν εἴη προσέχοντί σοι τὸν νοῦν τοῖς λεγομένοις
ἀκριβέστερον ὑπὲρ τῶν ἄλλων ἀποφύσεων ἁπασῶν, καὶ δὴ
καὶ προσέτι τῶν κατὰ ταύτας διαρθρώσεων. ἐπεὶ γὰρ ἔδει
τοὺς σπονδύλους ἅμα μὲν οἷόν ἔν τι σῶμα τὴν ῥάχιν ἀποτε-
λεῖν ἑδραίαν τε καὶ ἰσχυρὰν, ἅμα δὲ καὶ κινούμενον εὐθέτως,
τοῦτ᾿ αὐτὸ πρῶτον ἄξιον θαυμάσαι τῆς φύσεως εὐμηχανώ-
τατα πρὸς ἑκατέρας τὰς χρείας, καίτοι γ᾿ ἐναντίας ὑπαρ-
χούσας, [609] ἐπιτήδειον ἐργασαμένης τὴν ῥάχιν. ἅπαντες
γὰρ οἱ σπόνδυλοι, πλὴν τῶν πρώτων δυοῖν, ἐκ μὲν τῶν
πρόσω μερῶν ἀσφαλῶς ἀλλήλοις συνδεδεμένοι, διηρθρωμέ-
νοι δ᾿ ὀπίσω, τὸ μὲν ἑδραῖον ἐν τοῖς ὀπίσω σχήμασι διὰ
τὴν ἔμπροσθεν ἁρμονίαν ἐκτήσαντο, κινεῖσθαι δ᾿ οὐκ ἐκω-
λύθησαν, ὅτι μήτε συμπεφύκασι, κἄκ τῶν ὄπισθεν οὐ μι-
κροῖς ἄρθροις διῄρηνται. ταῦτ᾿ ἄρα πρόσω μὲν κάμπτεσθαι

apophyfes ipfas fecit ac bifidas, ut, quod fecuritatis pro-
pter fpinae brevitatem illius loci fpondylis deerat, id
ex transverfis compenfetur. Hactenus quidem omnia,
quae ad fpinam pertinent, jufte habere videntur. Hinc
vero confiderandum diligentius atque attendendum iis,
quae de aliis omnibus apophyfibus dicentur atque etiam
dearticulationibus, quae ipfis infunt. Quum enim fpon-
dylos oporteret fimul quidem fpinam efficere velut unum
corpus ftabile ac firmum, fimul autem ad motum expe-
ditum, naturam ob id par eft admirari, quae artificio-
fiffime ad utrumque ufum, tametfi contrarium, fpinam
rite compararit. Nam fpondyli omnes, praeter duos
primos, partibus quidem anterioribus tuto inter fe col-
ligati, pofteriori vero dearticulati, firmitatem quidem in
pofterioribus figuris propter anteriorem harmoniam ac
compagem funt adepti, ad motum autem non funt im-
pediti, quod non coaluerint et parte pofteriore articulis
non mediocribus fint diftincti. Ob eam fane caufam

δυνατὸν ἡμῖν ἐπὶ πλεῖστον, ὀπίσω δ᾽ οὐκέτι. διαῤῥήξεις
γὰρ, εἰ βιάζοιο τὸν πρόσθιον δεσμὸν, οὕτω μὲν ἀκριβῶς αὐ-
τοὺς συνάγοντα πρὸς ἀλλήλους, ὡς μηδὲν ἀποδεῖν συμφύ-
σεως, ἐπίδοσιν δὲ βραχεῖαν ἐγχωροῦντα λαμβάνειν κατὰ τὰς
εἰς τοὐπίσω τῆς ῥάχεως ἀνακλάσεις. οὐ γὰρ οἷόν τ᾽ ἦν
ἅμα μὲν ἰσχυρὸν ὑπάρχειν αὐτὸν, ἅμα δ᾽ ἐπὶ πλεῖστον ἐκ-
τείνεσθαι, καίτοι καὶ τοῦτο, εἰς ὅσον οἷόν τε, θαυμαστῶς
παρεσκεύασται τῇ φύσει, μιξώδη τὸν σύνδεσμον τοῦτον, ὡς
Ἱπποκράτης ὠνόμασεν, ἐργασαμένῃ. ἀλλὰ περὶ μὲν ὅλης τῆς
κατ᾽ ἐκεῖνον οὐσίας ἐν τοῖς ἑξῆς λόγοις εἰρήσεται. τῇ ῥά-
χει δ᾽ ἐπεὶ μήθ᾽ ὁμοίως κατ᾽ ἀμφω τὰ μέρη κάμπτεσθαι
βέλτιον ἦν, (ἀστήρικτος γὰρ ἂν οὕτω γε καὶ χαλαρὰ τελέως
ὑπῆρχεν,) ἑλέσθαι τε τὴν φύσιν ἔδει τὸ χρηστότερον, ἔνεστιν
ἐπισκοπεῖσθαί σοι κἀνταῦθα, ὡς πρὸς τὰς κατὰ τὸν βίον
ἐνεργείας ἁπάσας ἄμεινον ἦν αὐτὴν εἰς τὰ πρόσω κύμπτε-
σθαι, καὶ τοῖς ἐπικειμένοις ἔμπροσθεν ἀγγείοις, τῇ ἀρ-
τηρίᾳ τῇ μεγάλῃ καὶ τῇ κοίλῃ φλεβὶ, μακρῷ τοῦτ᾽ ἦν
ἀλυπότερον· ἀπεῤῥάγησαν γὰρ ἂν ἐπὶ πλεῖστον ἐκτεινόμε-

antrorfum quidem plurimum flecti poffumus, retrorfum
vero non item; perrumpes enim, fi vim feceris, vin-
culum anterius, quod ita exacte ipfos inter fefe conjun-
git, ut credas ipfos coaluiffe, laxamentumque indulget
exiguum in fpinae pofteriora reclinantibus; fieri enim
non poterat, ut fimul quidem forte effet, fimul autem
multum extenderetur. Quanquam id quoque, quoad
licuit, mirabiliter a natura fuit comparatum; mucofum
enim ligamentum hoc (fic enim Hippocrates appellavit)
effecit; verum de tota illius fubftantia in fequentibus
tractabimus. Spinam vero quum ne fimiliter quidem in
partes utrasque flecti effet melius, (infirma enim fic ac
laxa penitus effet,) oportuit naturam eligere id, quod erat
ttilius. Potes hic quoque ufum confiderare, quod ad
omnes vitae hominis actiones melius erat fpinam an-
trorfum flecti, quod etiam vafis parte anteriore fpinae
incumbentibus, magnae fcilicet arteriae ac venae cavae,
longe minus erat moleftum: rupta enim fuiffent, fi ex-

ΤΩΝ ΜΟΡΙΩΝ ΛΟΓΟΣ Μ. 71

Ed. Chart. IV. [609.]   Ed. Baf. I. (509.)
ναί τε καὶ κλώμεναι περὶ τὴν εἰς τοὐπίσω τῆς ῥάχεως ὅλην
καμπήν. εὐλόγως οὖν, ἐπειδὴ κατὰ τοῦτο ἐχρῆν ἀκριβῶς
αὐτὴν ἐσφίγχθαι τοῖς σπονδύλοις ἅπασιν, αἱ διαρθρώσεις
ὄπισθεν ἐγένοντο. καταπαύσω δὲ τοῦτον ἤδη τὸν λόγον
ἐνταῦθα. παμπόλλων γὰρ ἔτι λειπομένων· εἰς τὴν ἐξήγησιν
ὅλης τῆς ῥάχεως, καὶ μήτε πάντων ἐν τῷδε τῷ γράμματι
λεχθῆναι δυναμένων, (εἰς ἄμετρον γὰρ ἂν οὕτως ἐκπέσοι
μῆκος,) ἀλλὰ μηδὲ τομὴν ἐπιτήδειον ἐγχωρούντων, ὡς τὰ
μὲν αὐτῶν ἐν τῷδε δικαίως ἀναγεγράφθαι, τὰ δ᾽ εἰς τὸν
ἑξῆς λόγον ἀναβληθῆναι, κάλλιον ἔδοξέ μοι πάντα τὰ λεί-
ποντα τῷ μετ᾽ αὐτὸ φυλάξαι βιβλίῳ.

tenfa plurimum ac refracta, dum fpinam totam retror-
fum flecteremus, fuiffent. Jure igitur, quum eam parte
anteriore fpondylis conftrictam exacte effe oporteret, de-
articulationes parte pofteriore extiterunt. Jam librum
hunc quoque finiam. Quum enim ad totam fpinam ex-
plicandam fuperfint adhuc quamplurima, quae in hoc
libro dici omnia nequeant, (in immenfam enim prolixi-
tatem liber incideret,) fatius mihi vifum fuit, quae re-
ftant, omnia proximo libro refervare, praefertim quum
ea commode dividi poffint, ut pars eorum in hoc libro
recte fcripta effe videatur, pars autem in proximum li-
brum rejici queat.

ΓΑΛΗΝΟΥ ΠΕΡΙ ΧΡΕΙΑΣ ΤΩΝ ΕΝ ΑΝΘΡΩΠΟΥ ΣΩΜΑΤΙ ΜΟΡΙΩΝ

ΛΟΓΟΣ Ν.

Ed. Chart. IV. [610.]   Ed. Baf. I. (509.)

Κεφ. α'. Διαιρουμένης δὲ τῆς ὄπισθεν χώρας τῶν
σπονδύλων εἰς τρεῖς μοίρας, τήν τ' ἀκριβῶς ὄπισθεν, ἵνα
πέρ ἐστιν ἡ ἄκανθα, καὶ δύο τὸς ἐφ' ἑκάτερα ταύτης, ἃς
ὁρίζουσιν αἱ ῥίζαι τῶν ἐγκαρσίων ἐκφύσεων, ὅτι μὲν ἐπὶ
τῆς ἀκριβῶς μέσης οὐ μόνον οὐκ ἦν ἄμεινον, ἀλλ' οὐδὲ
δυνατὸν τὰς διαρθρώσεις αὐτῶν ἐργάσασθαι, φθανούσης γε
δή τῆς ἀκάνθης αὐτὴν κατειληφέναι, πρόδηλον παντί.
λοιπῶν δ' οὐσῶν δυοῖν χωρῶν, κατὰ μὲν τὴν ἑτέραν αὐτῶν

GALENI DE VSV PARTIVM CORPO-
RIS HVMANI

LIBER XIII.

Cap. I.   Quum autem fpondylorum locus pofteri-
or in tres partes dividatur, primam, quae exacte pofterior
eft, quo loco eft fpina, duas, quae utraque hujus parte
funt, quas productionum transverfarum radices terminant;
quod ea parte, quae omnino eft media, non modo non
praeftiterat, fed ne licebat quidem ipfarum dearticula-
tiones efficere, quum ea fpina jam eftet occupata, arbi-
tror id omnibus effe perfpicuum. Ex duobus vero locis,

ΓΑΛΗΝΟΥ ΠΕΡΙ ΧΡΕΙΑΣ ΤΩΝ ΜΟΡΙΩΝ ΛΟΓ. Ν. 73

Ed. Chart. IV. [610. 611.]   Ed. Baſ. I. (509. 510.)
εἰ οἱ σπόνδυλοι πρὸς ἀλλήλους διηρθροῦντο, κατὰ δὲ τὴν
ἑτέραν ἀσφαλῶς ξυνεδοῦντο, πρῶτον μὲν ἂν ἐπελέλησ‌το τῆς
δικαιοσύνης ἡ φύσις, ὁμοίαις χώραις ἄνισα νείμασα, δεύ-
τερον δ᾽ ἂν καὶ τὴν ῥάχιν αὐτὴν ὅλην ἑτερόῤῥοπον ἀπειρ-
γάσαιο, καὶ τρίτον ἐπὶ τοῖσδε τῶν ἐνυπαρχουσῶν αὐτῇ κι-
νήσεων ἐκώλυσεν ἂν ἐξ ἀνάγκης καὶ διέφθειρε τὸ ἥμισυ
μέρος. οὔτε γὰρ ἑκατέρωσε περιάγειν αὐτὴν ὁμοίως ἂν ἠδυ-
νάμεθα, χωλὴν κατὰ θάτερα γεγενημένην· ἐπικυπτόντων
δὲ τῶν σπονδύλων τὸ ἀδιάρθρωτον αὐτῆς μέρος, ἀδυνατοῦν
ἕπεσθαι τῷ διηρθρωμένῳ, καὶ τὴν ἐκείνου κίνησιν ἔβλαπτεν
ἂν, ὥστε ταύτῃ γε οὔ τὸ ἥμισυ μόνον, ἀλλ᾽ ὀλίγου δεῖν
ἅπασαν ἀπόλλυσθαι τὴν ἐνέργειαν. αὗται μὲν αἱ χρεῖαι
τοῦ καθ᾽ ἑκατέραν τὴν ὄπισθεν χώραν διαρθρωθῆναι πρὸς
ἀλλήλους ἅπαντας τοὺς σπονδύλους.

Κεφ. β΄. [611] Τοῦ δὲ τοῖς μὲν προμήκεις γενέσθαι
τὰς ἀποφύσεις καὶ (510) διττὰς, τοῖς δ᾽ ἁπλᾶς τε καὶ
βραχείας, ἡ κατὰ τὸ μέγεθος αὐτῶν ἀνισότης αἰτία. βέλ-
τιον μὲν γὰρ τὸ διττὸν καὶ πρόμηκες εἰς ἀσφάλειάν τε

qui relinquuntur, fi in altero ipforum fpondyli inter
fefe fuiffent dearticulati, in alio autem tuto connexi,
primum quidem natura fuae aequitatis fuiffet oblita, quae
locis fimilibus inaequalia tribuiffet; tum autem et fpi-
nam ipfam totam in partem alteram propenfam effeciffet;
poſtremo motuum, qui ipfi infunt, partem mediam ne-
ceffario impediiffet ac vitiaffet. Neque enim in utram-
que partem circumagere ipfam itidem poffemus, quum
parte altera claudicaret; nutantibus autem fpondylis
pars fpinae, quae non dearticulatur, fequi dearticulatam
non poffet, illiusque motum offenderet; quo fieret, ut
non dimidia modo pars, fed paulo minus actio tota per-
iret. Hos quidem ufus ex fpondylis omnibus utroque
poſteriore loco inter fe dearticulatis percipimus.

Cap. II. Caufa vero, cur aliis quidem apophyfes
praelongae extiterint ac duplices, aliis autem fimplices
ac breves, ad magnitudinem ipforum inaequalem eſt re-
ferenda; nam quod duplex eſt ac praelongum, id tum

ἅμα καὶ κινήσεως ὁμοιότητα· τὸ δ᾿ ἁπλοῦν ἄρθρον καὶ
βραχὺ, πρὸς τῷ ῥᾳδίως ὀλισθαίνειν, ἐλλιπῆ καὶ τὴν κίνη-
σιν ἔχει. καὶ εἴπερ οἷόν τ᾿ ἦν ἅπαντας τοὺς σπονδύλους
ἀσφαλῶς συνταχθῆναι διπλαῖς τε ἅμα καὶ προμήκεσιν ἀπο-
φύσεσιν, οὐκ ἂν ἡμῖν ἡ φύσις οὐδὲ τοῦτ᾿ ἐφθόνησεν. ἀλλὰ
γὰρ οὐκ ἐνεδέχετο λεπτῶν τε ἅμα καὶ μικρῶν σπονδύλων
ἅμα μὲν διττὰς καὶ προμήκεις, ἅμα δὲ δυσπαθεῖς ἐργά-
σασθαι τὰς ἀποφύσεις. ἰσχναὶ γὰρ ἂν ἐξ ἀνάγκης οὕτω γε
καὶ στεναὶ παραπλησίως αὐτοῖς τοῖς σπονδύλοις γενόμεναι
συνετρίβοντό θ᾿ ἑτοίμως καὶ κατεθραύοντο. ἐπεὶ τοίνυν
ἕκαστος αὐτῶν ἄνωθέν τε καὶ κάτωθεν ὁμιλεῖ τοῖς ἑκατέ-
ρωθεν, εὐλόγως ἀνάντεις μὲν ἀποφύσεις δύο, κατάντεις δ᾿
ἕτεραι δύο γεγόνασιν. ἀλλ᾿ αὗται μὲν ἁπάντων σποιδύλων
κοιναί· ἐξ ἐπιμέτρου δ᾿, ὡς εἴρηται, τοῖς μεγάλοις ἕτεραι
δύο κατάντεις εἰσίν. ἐπειδὴ γὰρ, ἐπιβαινουσῶν τῶν καταντῶν
ἀποφύσεων, ταῖς ἀνάντεσι διαρθρώσεις ἐγίνοντο τοῖς σπον-
δύλοις, ἀσφαλείας ἕνεκα τὴν ἑτέραν τῶν καταντῶν ὑπέθηκεν

ad fecuritatem fimul, tum ad motus conftantiam eft an-
teponendum; fimplex autem articulus ac brevis, praeter-
quam quod facile elabitur, motum habet inchoatum ac
mancum. Et quidem, fi fpondyli omnes tuto potuiffent
duplicibus fimul ac praelongis apophyfibus conftrui,
haudquaquam id nobis natura invidiffet; verum fieri non
poterat, ut fpondylorum tenuium fimul ac exiguorum
duplices fimul ac praelongae ac tutae adverfus injurias
fierent apophyfes; nam quum graciles eo modo ac an-
guftae, ut et ipfi fpondyli, effe deberent, contererentur
facile ac rumperentur. Quum igitur ipforum quisque
iis, qui utraque parte funt, fuperna fcilicet atque in-
ferna, fit conjunctus, merito duae quidem acclives, toti-
dem autem declives apophyfes extiterunt. At ipfae qui-
dem omnium fpondylorum funt communes, ex abun-
danti autem velut cumulus, ut diximus, magnis fpon-
dylis aliae duae funt declives. Quum enim ex declivi-
bus apophyfibus acclivibus invectis fpondyli dearticula-
rentur, ad fecuritatem majorem natura alteram decli-

ἡ φύσις ὅλην τῇ διαρθρώσει, καὶ σύνδεσμόν γε κατὰ τὸ
πέρας αὐτῆς ἰσχυρὸν ἐκφύσασα παρέτεινε καὶ τοῦτον ὑπὸ
πᾶσαν τὴν ἀνάντη πρὸς τὸ μηδέποτε, βιαίας κινήσεως κα-
ταλαβούσης τὸ ζῶον, ἐξίστασθαι τῆς οἰκείας ἕδρας τὸ ἄρ-
θρον. ἀλλ᾽ εἰ πρὸς ταῖς ἔμπροσθεν εἰρημέναις ἐκφύσεσι
ταῖς τρισὶ, τῇ τε μεγίστῃ πασῶν, ἥτις τὴν ἄκανθαν εἰρ-
γάσατο, καὶ ταῖς ἐγκαρσίαις, δύο προσθείης, ἀνάντεις μὲν
δύο, κατάντεις δὲ τέτταρας, ἐννέα δηλονότι γίνονται σύμ-
πασαι. καὶ δὴ φαίνονται τοσαῦταί τε καὶ τοιαῦται τοῖς
κατ᾽ ὀσφὺν ὑπάρχουσαι σπονδύλοις, ὥσπερ αὖ τοῖς κατὰ
τράχηλον ἕνδεκα, χωρὶς τῆς πρώτης τῆς μεγάλης τῆς κα-
τάντους· αὕτη γὰρ αὐτὸ τὸ σῶμα τῶν σπονδύλων ἐστίν.
ἀλλ᾽ αἵ γε σαφεῖς ἐκφύσεις αὐτῶν, ἥ τε τὴν ἄκανθάν ἐστιν
ἐργαζομένη, καὶ τῶν ἐγκαρσίων ἑκατέρα, δίκρους γινομένη,
καθάπερ εἴρηται, καὶ αἱ τοῖς ἄρθροις ἀνακείμεναι τέτταρες.
ἐξ ἐπιμέτρου δ᾽ ἕτεραι δύο προσέρχονται τοῖς ἄνω πέρασιν
αὐτῶν, ἑκατέρωθεν ὑποκείμεναι, τὴν ὑποδεχομένην τὸ κά-
ταντες ἑκάστου τῶν σπονδίλων σῶμα συνεπαύξουσαι κοιλό-

vium totam dearticulationi fubjecit, ligamentumque vali-
dum ex ipfius fine productum fub acclivem totam fub-
mifit, ne, fi forte motu aliquo vehementi animal agitare-
tur, articulus fede fua excideret. Verum fi praedictis
tribus productionibus (quarum una eft omnium maxima,
quae fpinam conftituit, ac duae transverfae) duas quidem
acclives, quatuor autem declives adjunxeris, novem om-
nino ipfas reperies; quot fane et quales lumborum fpon-
dylis ineffe mox cernuntur, quemadmodum in collo
undecim praeter mediam illam anteriorem magnam de-
clivem; haec enim corpus ipfum fpondylorum eft. Ve-
rum infignes ipforum productiones funt tum illa, quae
fpinam efficit, tum transverfarum utraque, quae (ut prius.
dictum eft) etiam eft bifida; tum quatuor, quae articulis
funt dicatae; ex abundanti vero duae aliae accedunt
fuperioribus ipforum finibus, utraque parte fubjectae,
quae cavitatem fpondylorum declivium corpus excipien-

τητα. καὶ χρὴ μόνον θεάσασθαι καὶ ταύτας, ὡς ἤ γε
χρεία πρόδηλος ἅμα τῇ θέᾳ. διὰ τί δὲ προμήκεις εἰς τὸ
κάτω μέρος οἱ κατὰ τὸν τράχηλον ἐγένοντο σπόνδυλοι,
ἐροῦμεν ἐπὶ τελευτηθέντι τῷ νῦν ἐνεστηκότι λόγῳ. τοῖς
γὰρ δὴ κατὰ τὸ μετάφρενον σπονδύλοις ἀποφύσεις ἑπτὰ
γεγόνασιν ἑκάστῳ, καίτοι γ᾽ οὐχ ὁμοίαν ἔχουσιν ἅπασι τὴν
ἰδέαν. ὅτι μὲν γὰρ ἄνωθεν οἱ ἐννέα μεγίστην τὴν ὀπί-
σθιον ἐκτήσαντο, καθότι προείρηται, καὶ τὰς ἐγκαρσίας
παχυτάτας, καὶ ἀνάντεις τε καὶ κατάντεις, ὁμοίως ταῖς ἐν
τραχήλῳ βραχεῖς τε ἅμα καὶ πλατεῖς. ὁ δ᾽ ἐφεξῆς αὐτῶν
δέκατος τὰ μὲν ἄλλα παραπλήσιος, οὐ μὴν οὔτε τὴν ὀπι-
σθεν ἀπόφυσιν ὁμοίως τοῖς ἄλλοις ἔχει προμήκη τε καὶ
κατάντη καὶ λεπτήν, οὔτε τὰς τέτταρας, αἷς διαρθροῦται
ταῖς ἑκατέρωθεν, ἀλλ᾽ αἱ μὲν ἄνωθεν δύο ταῖς τῶν προ-
τεταγμένων ἐννέα σπονδύλων ἐοίκασιν ἀνάντεσιν, [612] αἱ
κατάντεις δὲ λοιπαὶ δύο ταῖς τῶν ὑπολειπομένων κατάν-
τεσι ἐοίκασι. μόνῳ γὰρ δὴ τούτῳ τῶν σπονδύλων ἁπάντων

tem adaugent; quas folum fi infpexeris, repente ipfarum
ufum perfpicue intelliges. Caufam autem, cur oblongi
parte inferna colli fpondyli extiterint, paulo poft afferemus, ubi fermonem hunc, qui nunc eft in manibus, abfolverimus. Porro dorfi fpondylis fingulis apophyfes
feptem extiterunt, tametfi non omnes formam habent fimilem; quod fpondyli ejus novem fuperni pofteriorem
apophyfin habeant maximam, ut fupra fuit comprehenfum, transverfas vero craffiffimas, tum acclives ac declives iis, quae collo infunt, fimiles, id eft, breves fimul
ac latas. Decimus autem, qui hos fequitur, caetera quidem eft fimilis, non tamen pofteriorem apophyfim habet
aliis confimilem, longam, declivem et tenuem; neque
etiam ipfas quatuor, per quas cum aliis utrinque fpondylis dearticulatur, habet fimiles, fed fupernae qnidem
duae praelocatorum novem fpondylorum apophyfibus acclivibus, reliquae vero duae declives reliquis declivibus
funt fimiles. Huic enim foli fpondylorum omnium id eft

ΤΩΝ ΜΟΡΙΩΝ ΛΟΓΟΣ Ν. 77

Ed. Chart. IV. [612.]   Ed. Baf. I. (510.)
ἐξαίρετον ὑπάρχει τὸ κατ᾽ ἀμφοτέρας διαρθρώσεις ἐπιβαί-
νειν ἑκατέρῳ τῶν ὁμιλούντων σπονδύλων, ὡς τοῖς γε λοι-
ποῖς ἅπασιν, ὅσοι μὲν ἐν τοῖς κάτω μέρεσι τοῦδε τετάχα-
ται, κοίλας μὲν τὰς ἀνάντεις ἀποφύσεις, κυρτὰς δ᾽ ἔχειν
τὰς κατάντεις ὑπάρχει. καὶ διὰ τοῦτο ταῖς μὲν κυρταῖς
ἐπιβαίνουσι τοῖς ὑποτεταγμένοις σπονδύλοις, ταῖς δ᾽ ἀνάν-
τεσιν ὑποδέχονται τοὺς ὑπερκειμένους. ὅσοι δ᾽ ἐν τοῖς ἄνω
μέρεσι τοῦδε κατὰ τὸ μετάφρενόν τ᾽ εἰσὶ καὶ τὸν τράχη-
λον, οὗτοι πάντες ὑποδέχονταί τε ἅμα καὶ περιβαίνουσι
ταῖς κατάντεσιν ἀποφύσεσι τὰς ἀνάντεις ἀτρέμα κυρτὰς γι-
ιομένας. ἀλλ᾽ ὅ γε δέκατος, ὁ κατὰ τὸ μετάφρενον, ὡς
εἴρηται, μόνος ἁπάντων σπονδύλων ἑκατέρων τῶν ἀποφύσεων
τὰ πέρατα κυρτὰ μετρίως κτησάμενος ἐπιβαίνει τοῖς παρα-
κειμένοις, εἴς τινας ὀφρυώδεις κοιλότητας τελευτῶσιν. οἳ
δ᾽ ἐφεξῆς αὐτοῦ δύο τὰς τὴν ἄκανθαν ἐργαζομένας ἀπο-
φύσεις, ὡσαύτως δὲ καὶ τὰς ἀνάντεις καὶ κατάντεις, αἷς
πρὸς ἀλλήλους διαρθροῦνται, τοῖς κατὰ τὴν ὀσφὺν σπον-
δύλοις ὁμοίας ἔχουσιν, ἀλλὰ καὶ τὰς λοιπὰς δύο τὰς κα-
τάντεις ἐκ τῶν κάτω μερῶν ἕνεκα φρουρᾶς τῶν ἄρθρων

eximium, quod utraque dearticulatione propinquo fibi
fpondylo, utique invehitur; reliquis vero omnibus, qui
fub hoc decimo funt locati, id ineft, ut acclives quidem
apophyfes fint convexae, declives vero fint devexae; ob
id devexis quidem fubjectis fpondylis invehuntur, accli-
vibus autem fuperiores excipiunt. Qui vero fupra hunc
in dorfo funt ac collo, hi omnes recipiunt fimul ac
declivibus apophyfibus ambiunt acclives, quae fenfim
fiunt devexae. At qui in dorfo eft decimus, folus om-
nium fpondylorum (ut diximus) utriusque apophyfeos
fines mediocriter devexos adeptus invehitur adjacentibus,
in cavitates quasdam fuperciliofas definentibus. Qui vero
huic funt proximi duo fpondyli, apophyfes eas, quao
fpinam conftituunt, pariter autem et acclives ac decli-
ves, quibus mutuo dearticulantur, lumborum fpondylis
habent fimiles. Quin poftremi hi duo dorfi fpondyli
apophyfes duas reliquas declives ex partibus infernis

Ed. Chart. IV. [612.]   Ed. Baf. I. (510.)

ὑποβεβλημένας, ἀφ' ὧν συνδέσμους τινὰς ἰσχυροὺς ἔφην ἐκ-
φύεσθαι κατ' αὐτάς, ἔχουσιν οἱ τοῦ μεταφρένου τελευταῖοι
δύο σπόνδυλοι. τὰς μέντοι λοξὰς τὰς ἑκατέρωθεν, ἃς ἐγ-
καρσίας ἔμπροσθεν ὠνομάσαμεν, οὗτοι μόνοι τῶν πάντων
σπονδύλων οὐκ ἔχουσι. τίς οὖν καὶ ἡ τῆς τούτων ἀνομοιό-
τητος αἰτία, λέγειν ἂν ἑπόμενον εἴη· μάτην μὲν γὰρ οὐδὲν
ἡ φύσις ἐργάζεται. τὸν μέσον τῆς ῥάχεως ὕλης σπόνδυλον
εἰς περιφερῆ τελευτῶντ' ἄκανθαν οἷον ψαλίδα, μόνον εὐ-
λόγως ἐδείκνυμεν ὀρθὴν καὶ ἀρρεπῆ τὴν ὄπισθεν ἔχειν
ἀπόφυσιν. ἀλλ' οὗτός γε ὁ μέσος οὐκ ἄλλος τίς ἐστιν
ἢ ὁ δέκατος τοῦ μεταφρένου. διεῖλε γὰρ κἀνταῦθα τὴν
ὅλην ῥάχιν ἡ φύσις ἀκριβῶς ἰσομερῆ, τοὺς ὄγκους τῶν σπον-
δύλων, οὐ τὸν ἀριθμὸν ἐκλογισαμένη. πολλῷ μὲν γὰρ
πλείους οἱ ἄνωθεν, ἀλλὰ τοσούτῳ μείζους αὐτῶν οἱ κάτω-
θεν ὑπάρχουσι κατὰ τὸν ὄγκον τοῦ σώματος, ὅσῳ τὸ πλῆ-
θος ἀπολείπονται. καὶ θαυμάζειν αὐτὴν ἄξιον ὡς ἀκριβῶς
δικαίαν, οὐ τὸ κατὰ τὴν πρόχειρον φαντασίαν ἴσον, ἀλλὰ
τὸ κατ' ἀλήθειαν ἑλομένην. εἰκότως οὖν οὗτος ὁ σπόνδυλος,

ad tutandos articulos fubmiffas (a quibus diximus liga-
menta quaedam valida enafci) atque ab aliis fejunctas
habent; verumtamen foli hi fpondylorum omnium obli-
quas utrinque (quas antea transverfas appellavimus) non
habent. Quae igitur caufa diffimilitudinis horum fit, di-
cendum deinceps fuerit; fruftra enim natura nil facit.
Medium totius fpinae fpondylum, qui in fpinam rotun-
dam quafi fornicem folum delinit, oftendimus rectam ac
nusquam inclinantem merito habere pofteriorem apophy-
fim; verum medius hic omnino eft ille dorfi decimus.
Natura enim hîc quoque totam fpinam in partes om-
nino aequales divifit, mole fpondylorum aeftimata, non
numero; multo enim plures funt fuperiores; verum in-
feriores corporis mole tanto illis funt majores, quantum
numero ab iisdem vincuntur.   Mirarique ipfam convenit
ut aequiffimam, ut quae, non quod prima ftatim facie
apparet aequabile, fed quod re vera eft ejusmodi, ele-
gerit.   Merito igitur fpondylus ifte, quemadmodum fitum

ὡς τὴν θέσιν ἐξαίρετον ὑπὲρ τοὺς ἄλλους ἔσχε, καὶ σὺν
αὐτῇ τὴν ὕπισθεν ἀπόφυσιν, οὕτω καὶ τὰς διαρθρώσεις.
ἵνα γὰρ ἡ ῥάχις ὁμοίως ἁπάσαις κάμπτοιτο, μένειν μὲν
ἐχρῆν δήπου κατὰ σφετέραν χώραν τὸν μέσον, ἀφίστασθαι
δ' ἀπ' ἀλλήλων τε καὶ τούτου τοὺς ἄλλους ἅπαντας ἀποχω-
ροῦντας ἀτρέμα, τοὺς μὲν ὑπερκειμένους ἄνω, τοὺς δ' ὑπο-
τεταγμένους κάτω. καὶ πρὸς ταύτην ἄρα τὴν κίνησιν εὐ-
θὺς ἐξ ἀρχῆς ἡ φύσις ἐπιτηδείους ἐργαζομένη τὰς διαρθρώ-
σεις, τῶν μὲν ὑπερκειμένων τοῦ μέσου τὰς μὲν ἀνάντεις
ἀποφύσεις κυρτάς, κοίλας δ' ἠρέμα τὰς κατάντεις ἐδη-
μιούργησεν, ἔμπαλιν δὲ τῶν ὑποτεταγμένων κοίλας μὲν
τὰς ἀνάντεις, κατάντεις δὲ τὰς κυρτάς. ἐπειδὴ γὰρ, ὡς
ἐδείκνυτο πρόσθεν, ἐκ τῶν ἐπὶ βραχὺ λοξῶν κινήσεων ἡ
ῥάχις ἐκτήσατο τὰς εὐθείας, αἱ δ' οὕτως ἀτρέμα λοξαὶ φύ-
σιν εἶχον ἀμφὶ ταῖς κυρτότησι μενούσαις ἑδραίαις, τῶν κοι-
λοτήτων ἑκατέρωσε περιφερομένων, ἀποτελεῖσθαι, κατὰ λό-
γον ἀκίνητον μὲν ἐν ἑκατέραις ταῖς διαρθρώσεσι τὸν μέσον
ἐδημιούργησε σπόνδυλον, τῶν δ' ἄλλων ἁπάντων τοὺς μὲν
ὑποτεταγμένους ταῖς κάτω, τοὺς δ' ὑπερκειμένους ταῖς ἄνω.

praeter caeteros habuit eximium, et cum eo apophyfim po-
fteriorem, ita et dearticulationes. Ut enim tota fpina ae-
qualiter flecteretur, hunc certe fpondylum medium immo-
tum effe oportuit, reliquos vero omnes mutuo a fe di-
gredi et a medio, idque fenfim, fuperiores quidem fur-
fum, deorfum autem inferiores. Ad quem fane motum
jam inde ab initio natura dearticulationes adaptans, fu-
perioribus quidem ipfo medio apophyfes effecit, devexas
quidem acclives, cavas vero fenfim declives, inferioribus
autem contra cavas quidem fecit acclives, devexas autem
declives. Quum enim (ut antea oftendimus) ex parum
obliquis motibus fpina rectos fit adepta, qui vero motus
funt ita parum obliqui, hoc habeant, ut perfici poffint,
quum cavitates utroque circum ftabiles devexitates cir-
cumferuntur, jure optimo medium quidem fpondylum
utraque dearticulatione fecit immobilem, reliquos vero
omnes, infernos quidem infernis dearticulationibus, fu-

Ed. Chart. IV. [612. 613.]   Ed. Baf. I. (510. 511.)

ἐχρῆν γὰρ δήπου τοὺς μὲν ὑποκειμένους εἰς τὰ κάτω μέρη
μεθίστασθαι κυρτουμένης τῆς ῥάχεως, ἄνω δ᾽ ἰέναι τοὺς
ὑπερκειμένους. καὶ μέν γε καὶ ἀνακυπτόντων τε καὶ ὀρθου-
μένων, [613] ἔμπαλιν ἐχρῆν κινεῖσθαι τοὺς σπονδύλους
κάτω μετιόντας τοὺς ὑπερκειμένους, ἄνω δὲ τοὺς ὑποτε-
ταγμένους. ὅρος γὰρ ἑκατέρου τοῦ σχήματος, ἐπικαμπτόντων
μὲν ἀποχωρεῖν ἀλλήλων τοὺς σπον(511)δύλους, ὅσον οἷόν
τε πλεῖστον, ὡς εἰ καὶ μείζονος δεομένης τηνικαῦτα γίνεσθαι
τῆς ῥάχεως, ἀνακυπτόντων δ᾽, ἔμπαλιν συνιέναι πάντας εἰς
ταὐτὸν ἀλλήλοις τῷ μέσῳ σπονδύλῳ προσχωροῦντας, ὡς ἂν
καὶ νῦν βραχείας ἀναγκαζομένης γίνεσθαι τῆς ὅλης ῥάχεως.
ὅτι δ᾽ ἐπιτηδειόταται ταῖς λοξαῖς κινήσεσιν αἱ τῶν διαρ-
θρουμένων ἀλλήλαις ὀστῶν κοιλότητες, ἀμφὶ ταῖς κυρτό-
τησιν ἐπιστρεφόμεναι πρὸς ἑκάτερον, τήν τε τῆς κερκίδος
ἀναμνησθέντι σοι κίνησίν τε ἅμα καὶ διάρθρωσιν, ἣν πρὸς
τὸν βραχίονα ποιεῖται, καὶ τὴν τοῦ καρποῦ πρὸς τὴν
λεπτὴν τοῦ πήχεως ἀπόφυσιν, ἣν ὀνομάζουσιν ἔνιοι στυ-
λοειδῆ, τρίτου παραδείγματος εἰς ἐνέργειαν νοήσεως οὐκ ἔτ᾽

pernos autem fupernis. Oportebat enim utique, quum
fpinam curvaremus, infernos quidem ad partes infernas
cedere, fuperiores vero furfum tendere; quin et quum
furfum fpectamus atque erigimur, fpondylos motum
praedicto contrarium habere oportebat, fupernos fcilicet
deorfum, infernos autem furfum. Porro figurae utriusque
terminus eft, ut, quum flectimur, fpondyli quam poffunt
longiffime mutuo a fe digrediautur, perinde ac fi lon-
gior tunc fpina effe deberet; quum vero erigimur, contra
ut cuncti coeant ad medium fpondylum accedentes, ac fi
fpinam totam tune breviorem effe oporteret. Quod vero
cavitates, quae circum offium inter fe dearticulatorum
devexitates utroque vertuntur, ad motus obliquos fint
aptiffimae, fi memoria tenes radii motum atque dearti-
culationem, quam habet cum brachio, aut carpi cum te-
nui cubiti apophyfi, quam nonnulli ftiloidem nominant,
tertio ad vim intelligendi non amplius, opinor, tibi

οἶμαι δεήσειν. εἰ δ᾽ ἄρα καὶ δέῃ, τήν τε τοῦ σκαφοειδοῦς
αὖθις ἀναμιμνήσκου πρὸς ἀστράγαλον καὶ ἀστραγάλου πρὸς
ταρσὸν, ὡς ἐν ἁπάσαις ταύταις περὶ τὰς κυρτότητας ἑδραίας
μενούσας τῶν κοιλοτήτων ἑκατέρωσε περιφερομένων αἱ λοξαὶ
κινήσεις ἀποτελοῦνται. μία μὲν οὖν κοιλότης περὶ μίαν
ἐξοχὴν στρεφομένη τῶν εἰς τὰ πλάγια κινήσεων τῶν λοξῶν
μόνων δημιουργὸς γίνεται. δύο δ᾽ εἰ συντεθεῖεν λοξαὶ,
βραχὺ τῆς μέσης περιάγουσαι τὸ μόριον ἐφ᾽ ἑκάτερα, ὅτι
σύνθετον ἐξ αὐτῶν ἀνάγκη γενέσθαι μίαν εὐθεῖαν, ἐπειδὰν
ἐνεργῶσιν ἀμφότεραι, δέδεικται καὶ τοῦτ᾽ ἤδη πολλάκις.
ἀλλὰ καὶ ὅτι ἐπὶ τῆς ῥάχεως ἄμεινον ἦν ἐκ τῶν λοξῶν τὰς
εὐθείας γεννᾶσθαι, καὶ τοῦτ᾽ ἔμπροσθεν δέδεικται. καὶ εἰ
πάντων ἅμα μνημονεύοις, οἶμαί σε μεγάλως ἤδη τεθαυμα-
κέναι τῆς φύσεως τὴν τέχνην, καὶ σύνθεσιν ἀρίστην ἐξευ-
ρούσης τοῖς σπονδύλοις, καὶ κίνησιν ἐπιτηδειοτάτην, καὶ
πλῆθος ἀποφύσεων καὶ μέγεθος, καὶ, συλλήβδην φάναι,
πάντ᾽ ἀλλήλοις τε καὶ ταῖς χρείαις ἁπάσαις τῆς ῥάχεως
ὁμολογοῦντα. καὶ γὰρ οὖν καὶ οἱ λοιποὶ δύο τῶν κατὰ

opus erit exemplo. Quod fi opus fuerit, recordare arti-
culationis naviformis cum aftragalo et aftragali cum tar-
fo, quomodo in his omnibus motus obliqui fiant, quum
cavitates utroque circum devexitates manentes immotas
feruntur. Cum enim cavitas una circum unam eminen-
tiam vertitur, folos motus obliquos ad latera efficit; quod
autem ex duobus obliquis, fi pofiti fimul fuerint parum
a motu medio partem utroque circumagentes, eft com-
pofitum, faepe jam demonftravimus rectum unum necef-
fario effici, fi utrique agant. Quin et quod in fpina fa-
tius erat ex obliquis rectos efficere, id quoque demon-
ftratum ante fuit. Quorum omnium fi recordaris, arbi-
tror te naturae artem ac compofitionem optimam ma-
gnopere admirari, quae fpondylis et invenit motum
aptiffimum ac apophyfeon multitudinem ac magnitu-
dinem, et (ut fummatim dicam) omnia tum inter fe
tum fpinae ufibus omnibus confentientia. Etenim reli-

82 ΓΑΛΗΝΟΥ ΠΕΡΙ ΧΡΕΙΑΣ

Ed. Chart. IV. [613.]   Ed. Baf. I. (511.)

τὸ μετάφρενον σπονδύλων οἱ κάτωθεν ἁπάντων οὐκ ἀλό-
γως ἀντὶ τῶν ἐγκαρσίων ἀποφύσεων τὰς ὑποκειμένας τοῖς
ἄρθροις τὰς κατάντεις ἐκτήσαντο, τοῦ μὲν ἑτέρου τὴν
ὑστάτην τῶν νόθων πλευρῶν ἔχοντος ἐπιβεβηκυῖαν, αὐτήν
τε βραχεῖαν πάνυ καὶ λεπτὴν ὑπάρχουσαν, ἀμυδρῶς τε καὶ
σμικρὰ κινουμένην, θατέρου δὲ τὴν ἐπίφυσιν τῶν φρενῶν.
οὔκουν ἐδέησεν αὐτοῖς ὁμοίως τοῖς ἄλλοις τοῦ θώρακος
σπονδύλοις ἐγκαρσίων ἀποφύσεων ἰσχυρῶν, ὑπερηρεισμένων
τε ἅμα καὶ διηρθρωμένων ἀσφαλῶς τοῖς ταύτῃ μέρεσι τῶν
κατὰ πλευρὰς ὀστῶν, ἀλλ᾽ ἀντὶ τούτων τὰς κατάντεις ἔσχον
τοῖς γειτνιῶσι τῆς ὀσφύος σπονδύλοις ὁμοιωθέντες.

Κεφ. γ΄. Ἆρ᾽ οὖν ἐν τούτοις μὲν ἅπασιν ἡ φύσις
ἀκριβῶς δικαία, μόνῳ δὲ τῷ πρώτῳ κατὰ τὸν τράχηλον
σπονδύλῳ τῆς ὄπισθεν ἀποφύσεως ἐφθόνησεν ἀδίκως; ἢ καὶ
τοῦτο βέλτιον ἦν οὕτωκ ατεσκευάσθαι; νομίζω σε τῶν ἐν τῷ
πρὸ τούτου λόγῳ προγεγραμμένων ἀναμνησθέντα μηκέτ᾽ ἀπο-
δείξεως δεήσεσθαι μακροτέρας. ὅτι γὰρ οἱ ἀνανεύοντες ὕλην
τὴν κεφαλὴν μῦς οἱ εὐθεῖς καὶ βραχεῖς ἅπασαν αὐτῆς κα-

qui duo dorfi fpondyli, aliis omnibus fubjecti, non in-
juria pro transverfis apophyfibus declives articulis fubdi-
tas habuerunt; quorum alter quidem ultimam coftarum
notharum habet fibi incumbentem, quae brevis admodum
eft ac tenuis, obfcureque ac parum movetur; alter vero
diaphragmatis habet epiphyfin. Non igitur ipfis opus
fuit, quomodo et aliis thoracis fpondylis, apophyfibus
transverfis, validis, affirmatis fimul ac tuto cum parti-
bus, quae illic funt, offium coftarum dearticulatis, fed
pro iis declives habuerunt proximis lumborum fpondylis
adfimiles.

Cap. III. Num igitur in his omnibus natura om-
nino fuit jufta, foli autem primo colli fpondylo pofterio-
rem apophyfim praeter aequum invidit? an id quoque
melius fuit fic comparari? Spero te (fi modo memoria
tenes ea, quae proximo libro fcripfimus) prolixiorem
demonftrationem non poftulaturum. Docuimus enim in
eo libro, mufculos rectos ac breves, qui caput totum

Ed. Chart. IV. [613. 614.]   Ed. Baf. I. (511.)

τειλήφασιν τὴν διάρθρωσιν, ἐν ἐκείνῳ λέλεκται. δεύντως
οὖν καὶ ἡ κατὰ τοῦτο τὸ μέρος ἀπόφυσις οὐκ ἐγένετο τῷ
πρώτῳ σπονδύλῳ, φθασάντων αὐτὴν [614] καταλαβεῖν τῶν
μυῶν. οὔτε γὰρ ἀφελέσθαι τὰ ζῶα τὴν τοιαύτην κίνησιν
εὔλογον ἦν, οὔτε, φυλαττομένης αὐτῆς, οἷόν τε προὑποτι-
θέναι τοῖς μυσὶν ὀξεῖαν ὀστῶν ἀπόφυσιν. οὐ μόνον γὰρ ἂν
ἀπεστέρησεν αὐτοὺς τῆς ἕδρας, ἀλλὰ καὶ κινουμένοις ἐμπο-
δὼν ἐγίνετο, θλῶσα καὶ κεντοῦσα καὶ τιτρώσκουσα καὶ
παντοίως ἀδικοῦσα. διὰ ταῦτα μὲν δὴ τῷ πρώτῳ σπονδύλῳ
τὴν ὄπισθεν ἀπόφυσιν οὐκ ἐποίησε. καὶ μάλιστά σε τοῖς
τοιούτοις ἔργοις τῆς φύσεως προσέχειν ἀξιῶ τὸν νοῦν, ἐν
οἷς ἀποχωροῦσα τῆς ὁμοίας κατασκευῆς τῶν ὁμοίων ὀργά-
νων, οὐχ ὡς ἔτυχεν ἐκτρέπεται τῆς ὁμοιότητος, οὐδ᾽ ἀντὶ
ταύτης αἱρεῖται τὸ τυχὸν, ἀλλ᾽ ὃ τοῖς δημιουργουμένοις
ἔχειν προσήκει μόνοις. οὔτε γὰρ ὁ δέκατος τοῦ μεταφρένου
σπόνδυλος εἰκῇ καὶ ὡς ἔτυχε μόνος ἐξ ἁπάντων σπονδύλων
ὀρθὴν τὴν ὄπισθεν ἀπόφυσιν ἔχει, εἰ καὶ τῶν ἄλλων
ἕκαστος κυρτὴν, οὔθ᾽ οἱ μετ᾽ αὐτὸν δύο μάτην ἀπολωλέκασι

erigunt, omnem ipfius occupare articulationem. Conve-
nienter igitur hac parte primus fpondylus nullam habuit
apophyfim, quum jam ipfam mufculi occupaffent. Ne-
que enim par erat animalia hujusmodi motu privare,
neque, quum ipfe fervaretur, acuta offium apophyfis mu-
fculis fubmitti poterat; non modo enim ipfos fede fua
pelleret, verum etiam motui ipforum moram afferret,
contundens ipfos, ac pungens, vulnerans, modisque om-
nibus violans: quae fane caufae fuerunt, cur primo fpon-
dylo pofterior apophyfis fuit adempta. Porro attendas
animum maxime velim hujusmodi naturae operibus, in
quibus ipfa a fimili conftructione inftrumentorum fimi-
lium digrediens, non temere a fimilitudine divertit, ne-
que pro ea quidvis eligit, fed quod operibus fuis erat
duntaxat conveniens. Neque enim decimus dorfi fpon-
dylus folus omnium fpondylorum temere ac fortuito
rectam habet pofteriorem apophyfim, quamvis aliis finguli
devexam, neque reliqui duo, qui poft ipfum funt, fruftra

τὰς ἐγκαρσίας, ὥσπερ οὐδ᾽ ὁ κατὰ τὸν τράχηλον ὁ πρῶτος
τὴν ὄπισθεν. ἀλλ᾽ ἕκαστον τούτων ἡ φύσις φαίνεται, διότι
βέλτιον ἦν οὕτω κατεσκευάσθαι, διὰ τοῦθ᾽ ἑλομένη, ὥσπερ
γε καὶ μόνῳ τῷ πρώτῳ σπονδύλῳ τὰ τρήματα, δι᾽ ὧν ἐκ-
πίπτει τὰ παρὰ τοῦ νωτιαίου νεῦρα, μὴ κατὰ τὸν αὐτὸν
ἅπασι τοῖς ἄλλοις τοῦ τραχήλου σπονδύλοις ἐγγεγλύφθαι
τρόπον. τοῖς μέν γε, καθ᾽ ἃ συνάπτουσιν ἀλλήλοις, ἐκ τῶν
πλαγίων μερῶν ἡμικυκλίῳ παραπλήσιον ὑπάρχει τὸ τρῆμα
πρόμηκες, εἴσω μέχρι τοῦ νωτιαίου διῆκον, ὡς ἐξ ἀμφοῖν
μίαν χώραν γεννᾶσθαι τηλικαύτην εὖρος, ἡλίκον μάλιστα
τῷ πάχει τὸ δι᾽ αὐτῆς ὁδοιπορὸῦν ἐστι νεῦρον. ὁ δὲ πρῶ-
τος σπόνδυλος οὔτ᾽ ἐν τοῖς πρὸς τὸν δεύτερον αὐτοῦ διηρ-
θρωμένοις μέρεσιν, οὔτε πολὺ μᾶλλον ἐν τοῖς ἄνω τοῖς
πρὸς τὴν κεφαλὴν οὐδὲν ἔσχε τρῆμα τοιοῦτον, προμηθῶς
κἀνταῦθα τῆς διαπλαττούσης τέχνης τὰ ζῶα προϊδομένης
τε ἅμα καὶ φυλαξαμένης ἐν ἅπασι τοῖς ἀπὸ τοῦ νωτιαίου νεύ-
ροις τὴν ἀκολουθοῦσαν αὐτοῖς τε τοῖς νεύροις καὶ προσέτι
τοῖς σπονδύλοις, εἰ κατ᾽ ἄλλο τι χωρίον ἐκφύοιτο, βλάβην.

transverfis caruerunt, quemadmodum neque qui in collo
eft primus pofteriore; fed omnia haec natura videtur
ob id effe fecuta, quod ita comparaffe praeftiterat. Quem-
admodum certe et foli primo fpondylo obliqua foramina,
per quae nervi a fpinali medulla excidunt, non quomodo
aliis omnibus colli fpondylis infculpfit. Aliis fiquidem
omnibus, qua fibi inter fe conjunguntur, ad latera fora-
men ineft femicirculo fimile, oblongum, intro usque ad
fpinalem medullam penetrans, ut ex ambobus locus unus
fiat tam latus, quam craffus eft is nervus, qui per ipfum
eft praeteriturus; primus vero fpondylus neque in fuis
partibus, quibus cum fecundo dearticulatur, ac multo
minus in fuperioribus, quibus cum capite etiam dearti-
culatur, foramen ullum habuit ejusmodi, fapienter hic
quoque arte ea, quae animalia conformat, providente
fimul ac in nervis omnibus, qui a fpinali medulla pro-
ficifcuntur, noxam declinante, quae tum nervos ipfos,
tum fpondylos etiam, fi aliunde emergerent, manebat

ἔνεστι γοῦν κἀνταῦθα θεασαμένῳ σοι τὰ τρήματα λογίσα-
σθαι, πῶς ἅμα τε τοῖς σπονδύλοις ἄμεινον ἦν ἐνταῦθα
διατετρῆσθαι μόνον, ἅμα τε τοῖς νεύροις ἀσφαλέστατον.
ὑπὸ γὰρ δὴ ταῖς ῥίζαις κείμενα τῶν ἀνάντων τε καὶ κα-
τάντων ἀποφύσεων αὐτά τε τὰ τρήματα καὶ τὰ δι᾽ αὐτῶν
ἐκφυόμενα νεῦρα φρουρεῖται πανταχόθεν, ἄμεινον ἑτέρωθεν
ταχθῆναι μὴ δυνάμενα. τὸ μὲν γὰρ ὀπίσω τῶν ἀποφύσεων
ἀπαχθῆναι τοῖς νεύροις αὐτοῖς οὐκ ἦν ἀσφαλὲς, ὡς ἂν
διὰ μακροῦ τε μέλλουσιν ὁδοιπορήσειν εἰς τὰ πρόσω τοῦ
ζώου καὶ πάσης φυλακῆς ἀφρουρήτοις ἐσεσθαι· τὸ δὲ
μᾶλλον ἔμπροσθεν, ἢ νῦν ἐστι, μετατεθῆναι καὶ τοὺς σπον-
δύλους ἔβλαψεν ἂν βαθείας ὀπαῖς ἐγγλυφθέντας, καὶ τὸν
σύνδεσμον δ᾽ αὐτῶν ἀσθενέστερον ἀπειργάσατο, καὶ τοῖς
ἐπικειμένοις ὀργάνοις κατὰ ταῦτα τὰ μέρη τῆς ῥάχεως ἐλυ-
μήνατο. καίτοι τούτων οὐδὲν εὐκαταφρόνητόν ἐστιν, οὐδ᾽
ἄξιον ἀμεληθῆναι σοφῷ δημιουργῷ. τὸ μὲν γὰρ τῶν νεύ-
ρων τι παραβλάπτεσθαι τῷ σφαλερῷ τῆς ὁδοῦ τοῖς πρόσω
μέρεσι τοῦ ζώου διέφερεν ἄν, εἴπερ αὐτῶν ἔμελλεν αἰσθή-

Licet igitur hîc quoque, ubi foramina fueris confpicatus,
reputare, quo pacto fpondylis ex ufu magis fuit hîc fo-
lum effe perforatis, nervis autem id ipfum fuit tutiffi-
mum. Nam foramina haec ac nervi, qui per ipfa emer-
gunt, fub apophyfeon acclivium ac declivium radicibus
fita, undique muniuntur, ut collocari alibi melius non
potuerint; ad pofteriores namque apophyfes ipfos relegari
non erat tutum, tum quod nullum illic haberent nutri-
mentum, tum etiam quod prius, quam ad partes anterio-
res pervenirent, longum eis iter effet cmetiendum; quod
fi antrorfum magis, quam nunc funt, effent tranfpofiti,
et fpondylos ipfos laederent foraminibus tunc profundis
excavatos, et ipforum ligamentum imbecillius efficerent,
atque inftrumentis, quae illic fpinae incumbunt, incom-
modarent. Quorum nullum erat afpernandum, neque
dignum, quod a fapiente opifice negligeretur. Nam fi quis
nervus partibus anterioribus ob viae periculum effet of-
fenfus, id animali fraudi effet, fiquidem ipfum fenfus

σεώς τε καὶ κινήσεως ἅμα μεταλήψεσθαι. τὸ δὲ τοὺς σπον-
δύλους, ἵν᾽ εἰσὶν αὐτοὶ σφῶν αὐτῶν παχύτατοι καὶ κατ᾽
ἀλλήλων ἐπιβεβήκασι, κατὰ τοῦτο διατίτρασθαι τὴν ἀσφά-
λειαν αὐτῶν τῆς συνθέσεως ἐξ ἀνάγκης ἄν τι παρέβλαψεν,
ὡς εἰ καὶ τεῖχος ὀπαῖς εὐρείαις τε καὶ πολλαῖς διατρήσειας.
ὁ δὲ συνάπτων αὐτοὺς σύνδεσμος ἰσχυρότερος εἶναι δεόμε-
νος, ὡς ἔν τε τοῖς ἔμπροσθεν εἴρηται κἂν τοῖς μετὰ ταῦτα
λεχθήσεται, πάντως ἄν που καὶ αὐτὸς ἀσθενέστερος ἐγέ-
νετο, μηκέτι συνεχὴς ὅλος ἑαυτοῦ φυλαττόμενος, [615] ἀλλ᾽
οἷον διασπώμενός τε καὶ διαβιβρωσκόμενος πολλαχόθι πολ-
λάκις, καθάπερ εἰ καὶ νῦν αὐτῷ τι τοιοῦτο συμβαίη. τὰ
δ᾽ ἔμπροσθεν ἐπικείμενα τοῖς σπονδύλοις ἐν μὲν τῷ μετα-
φρένῳ φλέβες τέ τινές εἰσιν αἱ τὸν θώρακα τρέφουσαι
καὶ ἡ μεγίστη πασῶν ἀρτηρία καὶ ὁ στόμαχος, ἐν δὲ τοῖς
κατὰ τὴν ὀσφὺν αὐτῆς τε τῆς εἰρημένης ἀρτηρίας τὸ κάτω
μέρος (512) καὶ τῆς κοίλης φλεβὸς ἡ ταύτῃ μοῖρα καὶ
μέγιστοι μύες, οὓς ψόας ὀνομάζουσιν, ἐν δὲ τοῖς κατὰ τὸν
τράχηλον οἵ τ᾽ ἐπινεύοντές εἰσι μύες τὴν κεφαλὴν, ἥ τε ἄνω

ac motus particeps erat futurum. Quod fi fpondyli, qua
parte ipfi funt craffiffimi ac fibi ipfi mutuo incumbunt,
ea effent pertufi, fecuritas compofitionis ipforum necef-
fario laefa nonnihil fuiffet, non aliter, quam fi parietem
crebris ac latis foraminibus perforaris; ligamentum vero,
quod eos connectit, quod (ut ante diximus et poftea di-
cemus) fortius effe oportebat, invalidius omnino redde-
retur, neque amplius totum fibi ipfi continuaretur, fed
multis locis plerumque velut divelleretur ac eroderetur,
quemadmodum fi quid ejusmodi ipfi nunc quoque acci-
dat.   Porro quae parte anteriore fpondylis incumbunt,
in dorfo quidem venae quaedam funt, quae thoracem nu-
triunt, ac maxima omnium arteria et ftomachus; in
lumborum vero fpondylis tum memoratae arteriae pars
inferior, tum venae cavae loci illius portio, ac mufculi
maximi, quos pfoas nominant; in colli autem fpondylis
funt mufculi caput inclinantes, ac ftomachi pars fuperior.

μοῖρα τοῦ στομάχου. πάντα ταῦτα τὰ προειρημένα μόρια
τὴν πρόσω χώραν ἐπέχοντα τῆς ῥάχεως οὐδαμόσε μετατεθῆ-
ναι βέλτιον ἠδύνατο. καλῶς ουν ἡ φύσις προνοουμένη, ἵνα
πρῶτον αὐτῶν παύεται τὰ πλάγια, κατὰ ταῦτα τὴν ἔκφυσιν
ἐποιήσατο τῶν ἀπὸ τοῦ νωτιαίου νεύρων, ὡς ἂν μήτ᾽ ἐνο-
χλοῖτό τι, μήτε τὴν σύνθεσιν ἀσθενεστέραν ἐργάζοιτο τῆς
ῥάχεως, ἢ τῶν συνδέσμων διακόπτοι τὸ συνεχὲς, ἢ διὰ μα-
κροῦ τε ἅμα καὶ ἀσφαλεστέρου χωρίου φερόμενα κινδυνεύοι
τι πάσχειν. ἡ γὰρ δὴ νῦν αὐτοῖς δεδομένη χώρα παντοίως
ἀσφαλής ἐστι, καὶ τὰς ἀνάντεις τε καὶ κατάντεις ἀποφύσεις
οἷον χάρακά τινα προβεβλημένη. κατὰ μέν γε τὴν ὀσφὺν
(ἀπὸ ταύτης γὰρ ἀρκτέον τῷ λόγῳ, διότι μεγίστους ἔχουσα
τοὺς σπονδύλους ἀξιολόγους ἐκτήσατο καὶ τὰς ἀποφύσεις)
εἰ κατασκέπτοιο σαφῶς τὴν ἑτέραν τῶν κατάντων, ἣν ἔμπρο-
σθεν ἔλεγον εἰς ἰσχυρὸν σύνδεσμον τελευτῶσαν ὄφελος οὐ
σμικρὸν εἶναι ταῖς τὰς διαρθρώσεις ἐργαζομέναις ἀποφύσεσι
ταῖς ἀνάντεσιν, οὐκ εἰς τοῦτο μόνον εὑρήσεις χρηστὴν,

Quae partes omnes (a quibus partem fpinae anteriorem
diximus effe occupatam) haudquaquam conftitui alibi me-
lius poterant. Recte igitur natura provida, ubi primum
ipforum fpondylorum latera definunt, illinc a fpinali
medulla nervos produxit, tum ne quid ipfa afficeretur,
tum ne fpinae compofitio redderetur imbecillior, tum
etiam ne ligamentorum continuatio intercideretur, aut
ne, fi per longum ac periculofum iter nervi ferrentur,
pati aliquid periclitarentur; quo loco vero ipfi nunc funt
fiti, is undique plane eft tutus, apophyfes acclives ac
declives quafi vallum quoddam opponens. In lumbis
autem (ab iis enim nobis eft aufpicandum, quod ipfi,
maximos quum haberent fpondylos, commemorabiles
etiam habuerunt apophyfes) fi alteram apophyfeon de-
clivium accuratius confideraris (quam antea diximus,
quod in ligamentum validum defineret, ufum non me-
diocrem apophyfibus acclivibus articulationes efficientibus
afferre) non ad eum duntaxat ufum reperies utilem, fed

ἀλλὰ πολὺ δὴ μᾶλλον εἰς τὴν πρώτην ἔκφυσιν τοῦ νεύρου
παρεσκευασμένην. ἐξόπισθεν γὰρ αὐτοῦ παρατεταμένη τεῖ-
χος ὄντως ἐστὶ καὶ πρόβλημα τῶν ὁπωσοῦν προσπιπτόντων
αὐτῷ, πρώτη πάντων ἐκδεχομένη καὶ ἀποστέγουσα, κἂν εἰ
τρωθῆναί τε καὶ συντριβῆναι δέοι, καὶ ὁπωσοῦν ἄλλως πο-
νῆσαι, πρὶν τὸ νεῦρον παθεῖν, αὐτὴ πάνθ᾽ ὑπομένουσα.
ταύτην οὖν τὴν ἀπόφυσιν ἔν τε τοῖς τῆς ὀσφύος σπονδύ-
λοις ἰδεῖν ἐστιν ἔτι μεγάλην, ὡς ἂν καὶ αὐτοῖς οὖσι μεγί-
στοις, κἂν τοῖς ἐσχάτοις δύο τοῦ θώρακος ὁμοίως ἔχουσαν.
ἐν δὲ τοῖς ἄλλοις δέκα τὴν ταύτης χρείαν τοῖς νεύροις
παρέχουσιν αἱ πλάγιαι τῶν ἀποφύσεων, αἷς ἐπιβέβηκέ τε
καὶ διήρθρωται τὰ τῶν πλευρῶν ὀστᾶ. ἅτε γὰρ ἤδη μι-
κρότεροι τῶν κάτω γεγενημένοι καὶ δεόμενοι τὴν ἀπόφυσιν
ταύτην ἀξιόλογον κεκτῆσθαι, χώραν ἑτέραν οὐκέτ᾽ εἶχον ἐκ-
φύσεως κατάντους, ἀλλ᾽ ἀναγκαῖον ἐγένετο τῇ φύσει συγχρή-
σασθαι τῷ δι᾽ ἕτερόν τι κατεσκευασμένῳ καὶ πρὸς ἄλλο.
καὶ γὰρ δὴ καὶ μεγάλη τε ἦν καὶ ἰσχυρά, καὶ θέσεως
ἐπικαιροτάτης ὡς πρὸς τὴν τοῦ νεύρου φυλακὴν τετυχυῖα.

multo etiam magis primae nervi productionis gratia com-
paratam; poft nervum enim exporrecta murus re vera
eft ac propugnaculum adverfus ea, quae illi quoquomodo
incidunt, prima omnium excipiens ac propulfans, et fi
vulnera excipere, aut conteri, aut quovis alio modo
affici fit necefse, ea omnia in fefe recipiens potius, quam
nervus afficiatur. Hanc igitur productionem in lumborum
fpondylis videas magnam (quod ipfi fint maximi) et duo-
bus poftremis thoracis fimilem; in aliis vero decem fpon-
dylis eundem ufum nervis praeftant apophyfes laterales,
quibus coftarum offa invehuntur atque dearticulantur;
qui quum fint inferioribus minores, atque apophyfim
hanc memorabilem habere eos efset necefse, nullusque
amplius locus declivi productioni relinqueretur, coacta
fuit natura eo, quod propter alium quendam ufum para-
tum fuerat, ad aliud fimul uti. Et quidem certe magnus
hic locus erat ac munitus, fitusque erat ad nervum

λοιποὶ δ᾽ οἱ κατὰ τὸν τράχηλον σπόνδυλοι τὰς τῶν νεύρων
ἐκφύσεις ὑπὸ τῶν ἐγκαρσίων ἀποφύσεων, ἃς δίκρους ἔφαμεν
εἶναι, σκεπομένας τε καὶ φρουρουμένας ἀσφαλῶς ἐκτήσαντο.
πᾶσι μὲν δὴ τούτοις, πλὴν τοῦ πρώτου σπονδύλου, καθ᾽
ἑκάτερον τῶν πλαγίων ἐν αὐτοῖς περάτων αἱ τῶν νεύρων ἐκ-
φύσεις ἐγένοντο, κατὰ μὲν τὸν τράχηλον ἑκατέρου τοῖν
ἐμιλούντων ἀλλήλοιν σπονδύλων, ὡς εἴρηται πρόσθεν,
ἴσως ὡς ἔνι μάλιστα συντελοῦντος εἰς τὴν τοῦ παραπέμ-
ποντος τὸ νεῦρον τρήματος γένεσιν· ἐν δὲ τοῖς κατὰ τὴν
ὀσφὺν ὅλην ἐπιβαίνει σχεδόν τι τῷ πέρατι τοῦ προτεταγμέ-
νου σπονδύλου τὸ νεῦρον, ὡς ἂν ἐντεῦθεν μὲν ἐκφυομένης
τῆς φρουρούσης ἀποφύσεως αὐτό, μεγάλων δὲ καὶ αὐτῶν
τῶν σπονδύλων ὑπαρχόντων, καὶ διὰ τοῦτο χώραν ἱκανὴν
καὶ θατέρου μόνου τῷ νεύρῳ παρασχεῖν δυναμένου. κατὰ
δὲ τὸν τράχηλον ἡ μικρότης τῶν σπονδύλων οὐκ ἦν ἱκανὴ
μόνη τὴν ὁδὸν παρασχεῖν τῷ νεύρῳ. [616] δι᾽ αὐτὸ γάρ τοι
τοῦτο καὶ κατὰ τὸ πέρας ἑκάστου παρενέγλυψεν ἡ φύσις
οἷον ἡμικύκλιόν τι, φυλαξαμένη διατιτράναι τοὺς σπονδύ-
λους αὐτούς, ὡς ἂν, εἰ τοῦτ᾽ ἔπραξεν, ἐξελέγχουσά τε τὴν

tutandum opportuniffime.   Reliqui vero colli fpondyli
nervorum productiones habent a transverfis apophyfibus
(quas bifidas effe diximus) tectas ac bene ftipatas;   nam
omnibus his praeter primum fpondylum in utroque la-
terali ipforum fine nervorum productiones extiterunt.
In collo quidem utrique fpondyli, qui inter fe funt con-
juncti atque aequales, ut docuimus antea, ad foraminis,
quod nervum deducit, generationem, quoad maxime li-
cet, conferunt;   in lumbi vero totius fpondylis nervus
invehitur ferme orae ultimae fuperioris fpondyli, quod
illinc quidem apophyfis ipfum muniens emergat.   Prae-
terea quum fpondyli ipfius fint magni, alter ipforum
folus nervo loci fatis praebere poteft;   at in collo fpon-
dylorum parvitas fola nervo viam praebere non poterat.
Ob id certe ipfum ad finem cujusque natura velut fe-
micirculum quendam exculpfit, quum nollet fpondylos
ipfos perforare, propterea quod, fi id feciffet, oftendiffet,

λεπτότητα αὐτῶν, καὶ αὐτοὺς ἀσθενεῖς ἐσχάτως ἀποφαί-
νουσα. ταῦτά τοι καὶ τὰ σώματα αὐτῶν αυιὰ κατ᾽ ἀλλήλων
ἐπιβαίνοντα, προμήκη μὲν κάτω, κοῖλα δ᾽ ἐκ τῶν ἄνωθεν
ἐποιήσατο μερῶν, ἵν᾽ αἱ τῶν ὑποτεταγμένων ἀνάντεις ἀπο-
φύσεις, αἱ τήν τε κοιλότητ᾽ αὐτων γεννῶσαι καὶ περιλαμ-
βάνουσαι τὸ πρόμηκες πέρας τοῦ προτεταγμένου, συντελῶσί
τι καὶ αὐταὶ πρὸς τὴν τοῦ κοινοῦ τρήματος γένεσιν. ἔξωθεν
γὰρ τούτων τὸ οἷον ἡμικύκλιόν ἐστι, καὶ μετ᾽ αὐτὸ τὰ τῶν
σπονδύλων ἄρθρα, μέσον δ᾽ ἀμφοῖν ἀνίσχει τὸ νεῦρον, ἅμα
μὲν ὑπὸ πασῶν τῶν περικειμένων ἐξοχῶν σκεπόμενον, ἅμα
δ᾽ ἑκατέρου τῶν σπονδύλων ὀλίγον τι παρεγγλύψαν, ὃ δια-
στήσας σὺ καὶ χωρίσας ἀπ᾽ ἀλλήλων τελέως τοὺς σπονδύ-
λους, οὐκ ἂν οὐδὲ παρεγγεγλύφθαι δόξαις, ἀλλ᾽ ἐξ ἀνάγκης
ἠκολουθηκέναι ταῖς ἑκατέρων ἀποφύσεσιν. οὕτως ἱκανῶς
ἡ φύσις προὐνοήσατο τῆς δυσπαθείας τῶν ἄλλων μὲν
ἁπάνων σπονδύλων, μάλιστα δὲ τῶν κατὰ τὸν τράχηλον,
ὡς ἂν μικροτάτων ὑπαρχόντων, καὶ πάντ᾽ ἐτεχνήσατο πρὸς
τὸ μὴ διατρῆσαι τὰ σώματ᾽ αὐτῶν, μηδ᾽ ἀσθενεῖς ἀπεργά-

quam fint tenues, eosque maxime imbecillos effeciffet.
Ob eam certe caufam ipforum corpora alia aliis mutuo
infidentia, praelonga quidem infra, cava vero parti-
bus fupernis fecit, quo fubjectorum fpondylorum acclives
apophyfes, quae et cavitatem ipforum generant, et finem
fuperioris praelongum complectuntur, nonnihil etiam ad
communis foraminis generationem conferant; parte enim
horum externa eft ipfe velut femicirculus, et poft ipfum
funt fpondylorum articuli, medius autem inter utrumque
nervus emergit, fimul quidem ab omnibus circumfufis
eminentiis munitus, fimul autem ex utroque fpondylo
exiguum quidpiam exculpens. Quae fculptura haudqua-
quam tibi appareat, fi fpondylos a fefe omnino diduxeris
ac fepararis, fed dixeris ipfam fecutam neceffario utrius-
que apophyfes; tantam natura dyfpathiae habuit rationem
cum aliorum omnium fpondylorum, tum vero eorum,
qui collo infunt, quod ipfi effent minimi, et omnia effe-
cit, ne ipforum corpora perforaret, neve imbecillos ip-

σασθαι αὐτοὺς, μήθ᾽ ὅλως τῆς ῥάχεως τὴν σύνθεσιν, ὡς
ἂν τρόπιν τέ τινα καὶ θεμέλιον ὑπάρχουσαν ἅπαντος τοῦ
ζώου τῆς συμπήξεως. ἐν μὲν δὴ τοῖς κατὰ τὴν ὀσφὺν, ὡς
εἴρηται, πλαγίοις τῶν κάτω μερῶν ἑκάστου σπονδύλου σαφῶς
ἔστιν ἐπιβεβηκέναι τὸ νεῦρον. ἐν δὲ τοῖς κατὰ τὸ μετά-
φρενον, ἐπιβαίνει μὲν κἀνταῦθα τῷ πέρατι τοῦ προτεταγμέ-
νου σπονδύλου, σαφῶς μὲν οὐκέθ᾽ ὁμοίως, ἀλλ᾽ ὥστε καὶ
τοῦ κάτωθεν ἐφάπτεσθαι δοκεῖν. ἐπὶ δὲ τῶν κατὰ τὸν
τράχηλον, ὅτι σμικρότατοι πάντων ἦσαν, ἕκαστος τῶν σπον-
δύλων ἴσον εἰς τὴν ὁδὸν τοῦ νεύρου συνετέλεσεν, ἐν τῷ
μεταξὺ τῶν ἀποφύσεων ἑκατέρας κοιλότητά τινα τῆς φύ-
σεως ἐργασαμένης οὕτως ἀσαφῶς, ὡς μηδὲ παρεγγεγλύφθαι
τι δοκεῖν αὐτῶν, ἀλλ᾽ ἐξ ἀνάγκης ἠκολουθηκέναι. πότερον
οὖν εἰς μόνας τῶν εἰρημένων τρημάτων τὰς γενέσεις ἡ φύσις
ἀποβλέπουσα προμήκη μὲν κάτω, κοῖλα δ᾽ ἐκ τῶν ἄνω
μερῶν ἀπειργάσατο τὰ σώματα μόνων τῶν κατὰ τὸν τρά-
χηλον σπονδύλων, ἢ καί τι χρηστότερον ἄλλο προορωμένη;
καὶ τί δή ποτε τοὺς ἄλλους ἅπαντας σπονδύλους εἰς ὁμαλὸν

fos efficeret, aut omnino fpinae compofitionem, quod
ipfa eſſet velut animalis totius compaginis carina quae-
dam ac veluti fundamentum. Quod vero ad lumborum
fpondylos attinet, ut admonuimus ante, videre nos aperte
poſſe, nervum lateribus partium infernarum invehi. In
dorfi vero fpondylis invehitur quidem hic quoque fini
fuperni fpondyli evidenter, non tamen fimiliter, fed ut
etiam fpondylum infernum attingere videatur. In colli
autem fpondylis, quod ipfi omnium eſſent minimi, uter-
que fpondylus aequalem portionem ad viam nervi con-
tulit, quum natura cavitatem quandam inter utriusque
apophyſes effecerit obfcure adeo, ut nulla ipforum pars
exculpta eſſe videatur, fed neceſſario id fecuta. Num
igitur folas praedictorum foraminum generationes natura
fpectans, praelonga quidem inferne, cava vero fuperne
corpora colli duntaxat fpondylorum effecit? an et aliud
quidpiam utilius providit? Ac cur tandem alios omnes
fpondylos in planum, laevem atque undique aequalem

καὶ λεῖον ἴσον τε πανταχόθεν καὶ ἀκριβῶς ἐπίπεδον κύ-
κλον περατοῦσα, καὶ κατὰ τοῦτο πρὸς ἀλλήλους συνάπτουσα,
μόνων τῶν κατὰ τὸν τράχηλον οὐ τὴν αὐτὴν ἐποιήσατο
σύνταξιν; ὅτι, διττὸν ἑκάστου τῶν σπονδύλων ἔχοντος τὸν
πρῶτον σκοπὸν τῆς κατασκευῆς, ἕδραν μὲν ἀσφαλῆ τῆς ὅλης
ῥάχεως, ὡς ἂν τρόπεώς τέ τινος ουσης καὶ οἷον θεμελίου,
κίνησιν δὲ, ὡς ἂν ζώου μορίου, τοῖς μὲν ἄλλοις ἅπασι σπον-
δύλοις κάτω τοῦ τραχήλου μείζων τῆς ἀσφαλείας ἐστι χρεία,
τοῖς δ' ἄνω τῆς κινήσεως. ἐννοήσας γάρ, ὡς εἰς πλείους
ἐνεργείας δεόμεθα πολυειδῶς τε ἅμα καὶ ταχέως καὶ μέχρι
πλείονος ἐπινεύειν καὶ ἀνανεύειν καὶ περιφέρειν εἰς τὰ
πλάγια τὸν τράχηλον, ἥπερ ὅλην κινεῖν τὴν ῥάχιν, ἐπαι-
νέσεις, οἶμαι, τὴν φύσιν ἑλομένην ἑκατέρῳ τῷ μέρει τῆς
ῥάχεως τὸ πρόσφορον, τῷ μὲν τραχήλῳ τὴν κίνησιν, τῷ
δ' ἄλλῳ παντὶ τὴν ἕδραν. ἀλλ' οὔτε ἀσφαλῶς ἐπ' ἀλλήλων
βεβηκέναι τοῖς κάτω σπονδύλοις οἷόν τ' ἦν ἄνευ πλατείας
τε βάσεως καὶ δεσμοῦ συντόνου, οὔτε κινεῖσθαι τοῖς ἄνω
ῥᾳδίως ἄνευ προμήκους ἀποφύσεως ἢ συνδέσμου χαλαροῦ.

omninoque folidum circulum terminavit, eaque parte
ipfos inter fe connexuit, folorum autem colli fpondylo-
rum non eandem fecit fyntaxin? Quia, quum fpondyli
finguli primum conftructionis fcopum haberent duplicem,
fedem fcilicet tutam fpinae totius, quod ea effet velut
carina quaedam ac fundamentum, ac motum, quum ani-
malis effent partes, aliorum quidem omnium, qui funt
fub collo, fpondylorum ufus in fecuritate eft major, fu-
periorum vero in motione. Nam fi animo reputaris,
quod ad plures actiones neceffe eft collum varie, celeri-
ter ac multum nunc inclinemus, nunc attollamus, atque
ad latera circumagamus, quam totam fpinam moveamus,
naturam (ut ego arbitror) laudabis, quae utrique fpinae
parti, quod ex ufu erat, elegerit, collo quidem motio-
nem, reliquae vero fpinae fedem. At neque inferni
fpondyli alii incumbere aliis tuto poterant fine lata bafi
ac robufto vinculo, neque fuperni moveri facile poterant
fine longa apophyfi aut laxo ligamento, quandoquidem

πάντα γοῦν, ὡς ἐδείχύη, τὰ πολυειδῶς κινούμενα τῶν ἄρ-
θρων εἰς σφαι[617]ροειδεῖς τελευτᾷ κεφαλάς. καὶ εἴ γε
μηδὲν ὅλως ἐφρόντισε τῆς ἀσφαλοῦς ἕδρας ἡ φύσις ἐν τοῖς
κατὰ τὸν τράχηλον σπονδίλοις, ἀλλ᾽ εἰς ἑτοιμότητα κινή-
σεως μόνους αὐτοὺς παρεσκεύασεν, ὥσπερ βραχίονα καὶ
μηρὸν, εἰς σφαιροειδεῖς ἄν, ὥσπερ κἀκεῖνα τὰ κῶλα, κεφαλὰς
αὐτοὺς ἐπεράτωσεν. ἀλλὰ γὰρ οὐκ (5i3) ἐπελέλησto καὶ
τῆς ἑτέρας χρείας αὐτῶν, καὶ διὰ τοῦτο εἰς τοσοῦτον προ-
μήκεις ἐποίησεν, εἰς ὅσον ἔπρεπεν αὐτοῖς οὐ ῥᾳδίως μόνον,
ἀλλὰ καὶ ἀσφαλῶς κινεῖσθαι. συλλαμβάνει δ᾽ εἰς τὴν
ἀσφάλειαν οὐ σμικρὰ καὶ τὰλλα, τὰ μὲν κοινὰ τῶν σπον-
δύλων ἁπάντων, τὰ δ᾽ ἐξαίρετα καὶ μόνων τῶν κατὰ τὸν
τράχηλον ἴδια.
    Κεφ. δ΄. Οἱ μὲν δὴ σύνδεσμοι πάντες οἱ περικεί-
μενοι πανταχόθεν αὐτοῖς, οἵ τ᾽ ἐν ταῖς πλαγίαις ἀποφύ-
σεσι καὶ πολὺ δὴ μᾶλλον ἐν ταῖς ὀπίσω, κοινοὶ πάντων εἰσὶ
τῶν σπονδύλων· ἡ δὲ τῶν μυῶν ἰσχὺς τῶν τῇδε καὶ τὸ
πλῆθος καὶ τὸ μέγεθος ἐξαίρετον καὶ ἴδιον ὑπάρχει τοῖς ἐν

(ut ante oftendimus) articuli omnes, qui varie moventur,
in capita rotunda delinunt. Et quidem fi natura nullam
prorfus fedis fecurae fpondylorum colli habuiffet ratio-
nem, fed ipfos duntaxat ad motus velocitatem, ut bra-
chium et femur, comparaffet, in capita rotunda, ut hos
artus, terminaffet; at vero fecundi ipforum ufus non fuit
oblita, fed ob id eos fecit longos eousque, quantum ipfi
poftulabant, non modo ad motum facilem, verum etiam
tutum. Sumit autem ad fecuritatem et alia non con-
temnenda, quorum alia quidem fpondylis omnibus funt
communia, alia autem eximia folisque colli fpondylis
peculiaria.
    Cap. IV. Nam ligamenta omnia, quae ipfis undi-
que funt circumdata, quaeque apophyfibus lateralibus in-
funt, ac multo magis in pofterioribus, communia funt
omnibus fpondylis; mufculorum vero, qui illic funt,
robur ac copia et magnitudo eximia ac propria colli

τραχήλῳ σπονδύλοις. μικροῖς γὰρ οὖσιν αὐτοῖς πολλοὶ καὶ
μεγάλοι καὶ ἰσχυροὶ περίκεινται μύες. καὶ μὲν δὴ καὶ τὰ
πέρατα αὐτῶν τὰ πλάγια, τὰ γεννῶντα τὴν ἄνωθεν ἅπασαν
κοιλότητα, σφίγγει δήπου καὶ αὐτὰ τὰς ἐμβαινούσας αὐτῶν
τῶν ὑπερκειμένων σπονδύλων ἐξοχάς. ἐξ ὧν ἁπάντων εἰς
ἀσφάλειαν οὐδὲν ἧττον παρεσκευάσθησαν ἰῶν ἄλλων σπον-
δύλων, εἰ καὶ ὅτι μάλιστα πολὺ χαλαρωτέραν αὐτῶν ἐκτή-
σαντο τὴν σύνθεσιν. οὗτοι μὲν δὴ τά τ' ἄλλα τοὺς σπον-
δύλους τῆς ῥάχεως ὅλης ἡ φύσις ἀσφαλῶς ἐκόσμησεν, καὶ
τῶν νεύρων τὰς ἐκφύσεις ἐποιήσατο, καθ' ὃν ἐχρῆν μάλιστα
τρόπον. ἐπὶ δέ γε τοῦ πρώτου σπονδύλου πολὺ τῶν ἄλλων
διαλλάττοντος, εἴ τι μεμνήμεθα τῶν διαρθρώσεων αὐτοῦ
κατὰ τὸν ἔμπροσθεν λόγον εἰρημένων, οὔτ' ἐκ τῶν ἄνω με-
ρῶν, οἷς διήρθρωται πρὸς τὴν κεφαλὴν, οὔτ' ἐκ τῶν κάτω,
καθ' ἃ τῷ δευτέρῳ περιβέβηκεν, ἀλλ' οὐδ' ἐκ τῶν πλαγίων,
ὥσπερ τοῖς ἄλλοις, ἀσφαλὲς ἦν ἐκφύεσθαι τὸ νεῦρον. ἰσχυρὰ
γὰρ ἡ κίνησίς ἐστιν αὐτοῦ, καὶ πολὺ παραλλάττουσαν ἐργα-
ζομένη τὴν θέσιν, ἐνίοτε μὲν ἀκριβῶς περιβαίνοντος ἢ ταῖς

spondylorum funt. Quibus, quum fint exigui, multi ac
magni et validi mufculi funt circumfufi. Atque etiam
fines ipforum laterales, qui cavitatem omnem fupernam
efficiunt, fupernorum fpondylorum eminentias, quae ca-
vitates has ingrediuntur, conftringunt. Quorum omnium
beneficio fit, ut, quanquam omnium maxime laxam habe-
ant compofitionem, aliis tamen fpondylis nihilo minus
fint tuti. Sic igitur natura cum alia omnia, quae ad
fpondylos totius fpinae pertinent, tuto exornavit, tum
autem nervorum productiones, quo modo maxime con-
veniebat effecit. In primo autem fpondylo, qui (fi ip-
fius dearticulationum, quas libro fuperiore expofuimus,
meminimus) multum ab aliis difcrepat, neque ex parti-
bus fupernis, quibus cum capite eft dearticulatus, neque
ex infernis, quibus fecundo fpondylo invehitur, neque
ex lateribus, quomodo in aliis, tutum erat nervum pro-
ducere; motus enim ipfius eft vehemens, pofitionemque
multum variat, ut qui alias quidem ad unguem ample-

τῆς κεφαλῆς ἐξυχαῖς, ἢ ταῖς τοῦ δευτέρου κυρτότησιν,
ἐνίοτε δ᾽ ἀποχωροῦντος ἐπὶ πλεῖστον. ἐκινδύνευσεν αν οὖν,
εἰ κατὰ τὰς διαρθρώσεις αὐτὰς τὸ νεῦρον ἐτέτυκτο, θλᾶ-
σθαι μὲν, ὁπότ᾽ ἀκριβῶς συνήρχετο, διασπᾶσθαι δ᾽, ὁπότ᾽
ἐπὶ πλεῖστον ἀφίσταιο, πρὸς τῷ μηδὲ τὸν σπόνδυλον αὐτὸν
ἐγγλυφθῆναι δύνασθαι ταυτῃ λεπτὸν ὑπάρχοντα. διὰ τοῦτ᾽
οὖν, ἐπειδὴ μήτ᾽ ἐκ τῶν πλαγίων μερῶν, ὥσπερ τοῖς αλλοις,
μήτε καθ᾽ ἃ περιβαίνει τὸν δεύτερον σπόνδυλον ἡ τῆς
κεφαλῆς κορώνη, δυνατὸν ἦν ἀσφαλῶς ἐκφῦναι τοῖς νεύροις,
ἔνθα παχύτατός ἐστιν ὁ πρῶτος σπόνδυλος, ἐνταῦθα διέτρη-
σεν ἡ φύσις αὐτὸν ἐγγὺς τῶν ἄνω διαρθρώσεων ὀπαῖς
λεπτοτάταις, ἐκ πάντων, ὡς οἷόν τε, τὴν δυσπάθειαν
αὐτῷ τε τῷ σπονδύλῳ καὶ τῷ νεύρῳ παρασκευάζουσα.
τὸ μὲν δὴ νεῦρον ὅτι τῶν ἄρθρων ἀπαχθὲν ἀσφαλέστε-
ρον ἔμελλεν τετάξεσθαι, παντὶ δῆλον. ὁ δὲ σπόνδυλος,
ἵν᾽ ἐστὶ παχύτατος ἑαυτοῦ, διατρηθεὶς ὀπαῖς ἐσχάτως
λεπταῖς, εὔδηλον ὡς οὐδ᾽ αὐτὸς ἄν τι δεινὸν πάθοι.

clatur aut capitis eminentias, aut fecundi fpondyli de-
vexitates, alias autem ab illis difcedat plurimum. Si
igitur in iplis dearticulationibus nervus ellet locatus, pe-
riculum ellet, ne ipfe contunderetur quidem, dum om-
nino cum ipfis coiret, aut divelleretur, quum plurimum
diducerentur; adde quod neque fpondylus ipfe exculpi
poterat, quum ibi ellet tenuis. Quare quum neque ex
lateribus, quomodo in aliis, neque qua capitis corone
fecundum fpondylum ambit, nervi tuto produci pollent,
ubi primus fpondylus eft crallillimus, ibi natura ipfum
prope fupernas dearticulationes foraminibus tenuillimis
pertudit; quibus omnibus rebus potuit patiendi difficul-
tatem tum ipfi fpondylo, tum nervo comparare. Nam
ad nervum quod attinet, nemo eft qui dubitet, quin na-
tura tutius fuillet collocatura, fi ab articulis ipfum ab-
duxillet. Nec de fpondylo etiam dubitabit, quin et ipfe
extra omnem teli jactum fit conftitutus, quod, qua parte
eft crallillimus, ea foraminibus quam tenuillimis fit per-

ὅθεν οὐδ᾽ εἰ πάντα τις τἄλλα τοῖς σπονδύλοις ἅπασιν,
ὅσα καθ᾽ ὅλον εἴρηται τὸν λόγον ὑπάρχειν ἀγαθά, μὴ
κατὰ πρόνοιάν τινα καὶ τέχνην, ἀλλ᾽ ὑπὸ τύχης φαίη
γεγονέναι, προσθεῖναι τοῖς ἄλλοις οὐκ ἄν, οἶμαι, τολ-
μήσαι τοῦτο, [618] ὡς καὶ τὰ τοῦ πρώτου σπονδύλου τρή-
ματα κατὰ τύχην ἐγένετο. φαίνεται γὰρ ἐναργῶς, ὅτι καθ᾽
ἑκάτερον αὐτοῦ τῶν περάτων οὐκ ἦν ἄμεινον ἐκφῦναι
τινὰ νεῦρα, διὰ τοῦτο τρηθεὶς αὐτός, ὅτι τε κίνδυνος
ἦν τρηθῆναι λεπτῷ σπονδύλῳ, διὰ τοῦτο καὶ στενότατα
σχὼν αὐτά, καὶ κατ᾽ ἐκεῖνα τὰ μέρη, καθ᾽ ἃ μάλιστα πα-
χύτατος ἦν ἑαυτοῦ. καὶ γάρτοι καὶ αὐτὸ τοῦτο, παχύτατον
ἑαυτοῦ κατ᾽ ἐκεῖνα γενέσθαι τὸν πρῶτον σπόνδυλον, ἡ
φύσις προπαρεσκεύασεν οὐκ ἀργῶς οὐδ᾽ ὡς ἔτυχεν, ἀλλὰ
πρῶτον μὲν, ἵνα τρηθείη κατὰ τοῦτ᾽ ἀσφαλῶς, ἔπειτα δ᾽
ὑπὲρ τοῦ κάτωθεν μὲν τὰς τοῦ δευτέρου σπονδύλου κυρ-
τότητας, ἄνωθεν δὲ τὰς ἐξοχὰς τῆς κεφαλῆς ὑποδέξα-
σθαι. καθ᾽ ἃ γὰρ ἔμελλε μάλιστα πονήσειν, κατὰ
ταῦτα καὶ διαφερόντως αὐτὸν ἰσχυρὸν ἀποτελεσθῆναι βέλ-
τιον ἦν.

foratus. Quare fi quis alia, quae fpondylis omnibus bona
toto fermone ineffe diximus, non providentia quadam
et arte, fed fortuna quadam accidiffe dixerit, id (opinor)
adjicere non audebit, quod primi fpondyli foramina
fortuito extiterunt. Apparet enim perfpicue, tum quod
non praeftiterat ab utroque ipfius fine nervos quosvis
producere, ob idque fuiffe pertufum, tum quod pericu-
lum effet tenuem fpondylum perforari, idcircoque an-
guftiffima ipfa habuiffe, atque iis partibus, quibus ipfe
potiffimum erat craffiffimus. Atqui craffities ea maxima
in eis partibus primi fpondyli a natura fuit comparata
non otiofe, neque temere, fed primum, ut ibi tuto per-
foraretur, deinde ut parte inferna fecundi fpondyli de-
vexitates, fuperna vero capitis eminentias exciperet;
qua enim fpondyli ipfius partes maxime erant laboratu-
rae, has praeter caeteras latius fuit validas efficere.

ΤΩΝ ΜΟΡΙΩΝ ΛΟΓΟΣ Ν. 97

Ed. Chart. IV. [618.] Fd. Baf. I. (513.)
Κεφ. ε'. Ἆρ' οὖν ἅπαντα μὲν ταῦτα καλῶς ἡ φύσις
ἐδημιούργησεν, ἑκάτερον δὲ τῶν ἐκπιπτόντων νεύρων εἰς ἃ
μὴ χρὴ μόρια διέσπειρεν, ἢ κἂν τούτῳ θαυμάζειν αὐτὴν
προσῆκεν, εἰς τοὺς ἐπικειμένους τε καὶ παρακειμένους τῷ
σπονδύλῳ μῦς διανείμασαν ἀμφότερα; κινεῖσθαι γὰρ αὐτοὺς
δεομένους εὔλογον ἦν ἐκ τῶν πλησιαζόντων μερῶν τοῦ νω-
τιαίου δέχεσθαι νεῦρον. τί δὲ τοὺς ἄλλους ἅπαντας μῦς
τοὺς περικειμένους τῷ τραχήλῳ, τοὺς κινοῦντας τὴν κεφα-
λὴν, οὐχὶ καὶ αὐτοὺς μέντοι βέλτιον ἦν αὐτόθεν ποθὲν ἐκ
τοῦ κατὰ τὸν τράχηλον νωτιαίου τὰς ἀρχὰς τῶν νεύρων
λαμβάνειν; καὶ τοίνυν ἐπειδὴ, τῆς πρώτης συζυγίας λεπτῆς
ὑπαρχούσης, ἀδύνατον ἦν ἀπονεῖμαί τινα τῇ κεφαλῇ μοῖραν,
ἐκ τῆς δευτέρας ἐργάζεται τοῦτο, καὶ διεκπίπτει γε τῶν
ἐπικειμένων μυῶν ἑκάτερον τῶν νεύρων. λοξὸν μὲν πρῶ-
τον εἰς τοὐπίσω τε ἅμα καὶ ἄνω, λοξὸν δ' αὖθίς ἐκ
τῶνδε πρός τε τὸ πρόσω καὶ ἄνω προερχόμενον εἰς
ἅπαν οὕτω διασπείρεται τῆς κεφαλῆς τά τε περὶ τὰ ὦτα
μόρια καὶ τὰ ὄπισθεν ἄχρι τῆς κορυφῆς τε καὶ τῆς

Cap. V. Num igitur haec quidem omnia recte a
natura facta fuerunt, utrumque vero nervorum exciden-
tium in quas non oportuit partes diſtribuit? An in eo
etiam admirari eam convenit, quae utrumque in muſcu-
los primo ſpondylo incumbentes atque adjacentes diſtri-
buit? Quum enim moveri ipſos oporteret, conſentaneum
fuit ex propinquis ſpinali medullae partibus nervum re-
cipere. Quid reliquos omnes muſculos, qui collo ſunt
circumfuſi caputque movent, nonne ipſos quoque ſatius
fuit illinc alicunde ex ſpinali medulla colli nervorum
principia ſumere? Quum enim prima conjugatio ſit te-
nuis, ob idque ex ipſa portio capiti diſtribui nequeat,
ex ſecunda conjugatione id effecit; ac per ſupernos mu-
ſculos nervus uterque perlabitur, obliquus quidem pri-
mum in partem poſteriorem ac ſuperiorem, obliquus
autem rurſus poſt haec antrorſum ac ſurſum progreſſus,
in caput totum demum diſpergitur, tum ad partes ad
aures attinentes, tum ad poſteriores usque ad verticem

ἀρχῆς τοῦ βρέγματος· καὶ λεχθήσεταί γε περὶ αὐτῶν αὖθις
ἐν τῇ τῶν νεύρων ἐξηγήσει κατὰ τὸν ἑκκαιδέκατον λόγον.
ὅσον δ᾽ ὑπόλοιπον ἔμεινε κάτω τῆς δευτέρας συζυγίας τῶν
νεύρων, εἰς τοὺς πλησίον ἅπαντας ἐνεμήθη μῦς, ἀφ᾽ ὧν αἱ
τῶν πρώτων σπονδύλων πρὸς ἀλλήλους τε καὶ τὴν κεφαλὴν
γίνονται κινήσεις. ἔστι δ᾽ ἡ τῶν νεύρων τούτων ἔκφυσις
οὔτ᾽ ἐκ τῶν πλαγίων τρημάτων, ὥσπερ ἐπί τε τῆς τρίτης
συζυγίας καὶ τῆς μετ᾽ αὐτὴν, οὔτ᾽ αὐτοῦ διατιτραμένου
τοῦ δευτέρου σπονδύλου, καθάπερ ὁ πρῶτος. ἐκ μὲν γὰρ
τῶν πλαγίων ἀδύνατον ἦν διὰ τὴν ἐπὶ τοῦ πρώτου λελεγμέ-
νην αἰτίαν· ἐπ᾽ ἄλλου δ᾽ οὐκέτ᾽ οὐδενὸς αὐτοῦ μέρους ἐνε-
χώρει γενέσθαι, περιβεβληκότος αὐτὸν τοῦ πρώτου σπονδύ-
λου. καθ᾽ ὃ τοίνυν ἦν μόνον δυνατόν, ἑκατέρωθεν τῆς
ἀκάνθης ἐγένετο, χώραν τινὰ τῆς φύσεως ἐργασαμένης ἐν-
ταῦθα μεταξὺ τοῦ πρώτου· καὶ δευτέρου σπονδύλου, δι᾽
ἧς ἡ δευτέρα συζυγία τῶν νεύρων ἐξέρχεται, μηδὲν ἐκ τῆς
κινήσεως αὐτὸν βλαπτομένη. ἡ δὲ δὴ τρίτη συζυγία τῶν
ἀπὸ τοῦ νωτιαίου νεύρων ἐκ τοῦ κοινοῦ τρήματος ἀνίσχει τοῦ

ac offis bregmatis initium; de quibus poftea tractabimus,
dum de nervis libro decimo fexto agemus. Quod vero
nervorum fecundae conjugationis infra fupererat, in pro-
pinquos omnes mufculos eft diftributum, a quibus pri-
morum fpondylorum motus tum inter fefe tum cum
capite fiunt. Emergunt autem hi nervi non ex laterali-
bus foraminibus, ut in tertia ac quarta conjugatione, ne-
que ex ipfo perforato fecundo fpondylo, quomodo eft
primus; nam ex lateralibus non poterat propter caufam,
quam in primo attulimus; a nulla vero ejus parte alia
emergere poterat, quod ipfi primus fpondylus effet cir-
cumdatus. Ubi igitur folum licuit, ibi natura locum
quendam comparavit, in utraque fcilicet fpinae parte in-
ter primum ac fecundum fpondylum, per quem fecunda
nervorum conjugatio egreditur, quae nihil ab ipforum
motu laeditur. Tertia vero conjugatio nervorum, qui a
fpinali medulla oriuntur, ex communi foramine fecundi

δευτέρου καὶ τρίτου σπονδύλου, διανεμομένη τοῖς τε τὰς
γνάθους κινοῦσι μυσὶ καὶ τοῖς ἀνανεύοισιν ὅλον τον τρά-
χηλον ὀπίσω μετὰ τῆς συμπάσης κεφαλῆς. ἐπιμίγνυται δ᾽
αὐτῆς τὸ πρόσω φερόμενον μέρος ἀμφοτέραις ταῖς συζυ ίαις,
τῇ τε πρόσθεν εἰρημένη τῇ δευτέρᾳ καὶ τῇ μελλούση λεχθή-
σεσθαι τῇ τετάρτῃ. καὶ τήν γ᾽ ἀκριβῆ νομην, ην ἐν τοῖς
πρόσω τοῦ τραχήλου μέρεσιν ἡ σύζευξις αὐτῶν [619] ἴσχει,
κατὰ τὸν ἑκκαιδέκατον ἐξηγήσομαι λόγον. ἐν δὲ τῷ παρόντι
χρὴ γινώσκειν τοσοῦτον, ὡς ἡ τρίτη καὶ τετάρτη συζυγία
τοῖς τε κοινοῖς τοῦ τραχήλου καὶ κεφαλῆς μυσὶν αὐτὴ
χορηγεῖ τὰ νεῦρα, καὶ τοῖς τὰς γνάθους κινουσι, ὥσπερ γε
καὶ τοῖς ὀπίσω τῶν ὤτων ἅπασι μέρεσιν. η δ᾽ ἐφεξῆς τῶν
εἰρημένων τεττάρων συζυγιῶν η πέμπτη τὴν μὲν ἔκφυσιν
ἔχει, καθ᾽ ὃ συμβάλλει ὁ τέταρτος σπόνδυλος τῷ πέμ-
πτῳ, διανέμεται δ᾽ εὐθὺς ἀνίσχουσα ταῖς προειρημέναις
ὁμοίως. τὸ μὲν γάρ τι μέρος αὐτῆς ὀπίσω φέρεται διὰ
βάθους εἰς τοὺς κοινοὺς τραχήλου τε καὶ κεφαλῆς μῦς. ἕτε-
ρον δὲ πρόσω πρός τε τοὺς τὰς γνά(514)θους κινοῦντας

et tertii fpondyli emergit, mufculisque buccas moventi-
bus et illis, qui collum totum cum capite toto retro
erigunt, diftribuitur. Pars vero ipfius, quae antrorfum
fertur, utrique conjugationi, fecundae fcilicet, cujus jam
meminimus, et quartae, de qua verba mox faciemus, per-
mifcetur. Porro diftributionem exactam, quam in ante-
rioribus colli partibus ipfarum conjunctio habet, libro de-
cimo fexto explicabimus. In praefentia vero id modo
intellexiffe fuffecerit, quod tertia ac quarta conjugatio
nervos communibus colli et capitis mufculis fuppeditat,
ac praeterea mufculis buccas moventibus, quemadmodum
certe et partibus omnibus, quae funt poft aures. Quinta
vero conjugatio, quae praedictas quatuor fequitur, pro-
ductionem habet, qua quartus fpondylus cum quinto con-
jungitur; diftribuitur autem, fimulatque emerfit, quomodo
praedictae. Pars vero ipfius quaedam retro per profun-
dum fertur in communes colli et capitis mufculos; alia
vero pars antrorfum in mufculos buccas moventes et

καὶ τὴν κεφαλὴν ἐπινεύοντας· ἄλλο δὲ τρίτον ἐν μέσῳ τῶν
εἰρημένων ἐστὶ μορίων αὐτῆς, ἐπὶ τὸ τῆς ὠμοπλάτης ὑψηλὸν
ἀνατεινόμενον. ἀλλὰ τοῦτο μὲν τοῖς ταύτῃ μυσὶν ἅμα τῷ
περικειμένῳ διανέμεται δέρματι, καθάπερ γε καὶ τῶν προει-
ρημένων ἕκαστον ἀποφύει τι καὶ πρὸς τὸ δέρμα. κατὰ δὲ
τὴν ῥίζαν τῶν νεύρων ἐπιμίγνυταί τι μέρος αὐτῆς ἑκατέρᾳ
τῶν πλησίον συζυγιῶν ἕκτῃ καὶ τετάρτῃ, καὶ τό γε κατα-
βαῖνον ὑπὸ τῆς τετάρτης εἰς αὐτήν, ἰσχνὸν ὄν, ἐκείνῳ μά-
λιστα φαίνεται μιγνύμενον αὐτῆς τῷ μέρει, καθ᾽ ὃ τὴν με-
γίστην μοῖραν ἐκ τῶν ταύτης σπονδύλων ἀθροιζομένην ἴσχει
τὸ τοῦ διαφράγματος νεῦρον, ἐν ἑκατέρωθεν καὶ τοῦτο τῶν
διαφραττόντων ὑμένων τὸν θώρακα φερόμενον κάτω. τῆς
δὲ ἕκτης συζυγίας ἐφεξῆς τῇδε μετὰ τῶν πέντε σπονδύλων
ἐκπιπτούσης ἐπιμιξία μεγάλη γίνεται πρὸς τὰς περιεχούσας
ἀμφοτέρας, ἀλλὰ τό γε πλεῖστον μέρος αὐτῆς ἀποτείνεται
πρὸς τὰ σιμὰ τῶν ὠμοπλατῶν. αὔξει δέ πως ἐκ τῶν πρόσω
μερῶν καὶ τὸ τοῦ διαφράγματος νεῦρον, ὥσπερ καὶ τοῖς ἄλλοις
ἅπασι τοῖς τῇδε σπονδύλοις ἀποφύσεις τινὰς πέμπει σμικρὰς

caput inclinantes; alia autem ac tertia in medio prae-
dictarum ipfius partium furfum verfus fcapulae fummita-
tem fertur; verum haec quidem mufculis ejus loci ac
cuti circumfufae diftribuitur, quemadmodum a praedictis
omnibus ad cutim aliquid pervenit. Ad radicem autem
nervorum pars quaedam utrique vicinarum conjugatio-
num, fextae fcilicet et quartae, mifcetur, et qui nervus
a quarta ad ipfam defcendit tenuis, is manifefto cernitur
parti ejus permifceri, qua maximam portionem ex ejus
loci fpondylis nervus diaphragmatis collectam habet,
utrinque unus, qui fub membranas thoracem fepientes fer-
tur. Sextae vero poft hanc conjugationis fub quinto
fpondylo excidentis mixtio fit magna cum propinquis
utrisque, fed plurima ejus pars ad fima fcapularum ex-
tenditur. Auget autem quodammodo partibus anteriori-
bus et diaphragmatis nervum, quemadmodum et aliis
omnibus ejus loci fpondylis propagines quasdam exiguas

ὁμοίως ταῖς ἄλλαις συζυγίαις τῶν νεύρων τῶν κατὰ τὸν τράχη-
λον, ἂν τὴν κατὰ μέρος ἅπασαν νομὴν ἐν τῷ τῶν νεύρων ἰδίῳ
λόγῳ δηλώσω. κατὰ δὲ τὸν ἐνεστῶτα τόνδε τὸ κεφάλαιον αὐτὸ
μόνον ἑκάστης τῶν συζυγιῶν διηγήσασθαι προυθέμην, οἷον
καὶ ὅτι τῆς ἑβδόμης ἀνισχούσης μετὰ τὸν ἕκτον σπόνδυλον
ἐκ τοῦ κοινοῦ τρήματος αὐτῷ πρὸς τὸν ἕβδομον ἐπιμιξία
μεγάλη γίνεται πρὸς ἀμφοτέρας τὰς πει ισχούσας συζυγίας,
ἀποτείνουσα τὸ πλεῖστον αὐτῆς ἐπὶ τὸν βραχίονα, καθάπερ
γε καὶ τῆς ὀγδόης συζυγίας ἐκφυομένης τοῦ νωτιαίου μετὰ
τὸν ἕβδομον σπόνδυλον εἰς τὸν πῆχυν ἥκει τὸ πλεῖστον,
ἀναμιγνυμένης καὶ τῆσδε καὶ διαπλεκομένης ταῖς περιεχού-
σαις. οὕτω δὲ καὶ τῆς μετὰ τὸν ὄγδοον ἀναμιγν:μένης τῇ
πρὸ αὐτῆς μέρος οὐκ ὀλίγον κατ᾽ ἄκρας ἔρχεται τὰς χεῖ-
ρας. ἔστι δὲ ταῦτα τὰ νεῦρα κατὰ τὸ πρῶτον μεσοπλεύ-
ριον ἐλαχίστην ἔχοντα χώραν, ὡς ἂν καὶ τῶν πλευρῶν τῶν
πρώτων μικροτάτων οὐσῶν. καὶ διὰ τοῦτό γε μετὰ τὸν ἕβδο-
μον σπόνδυλον ἡ φύσις ἀπήρξατο διαπλάττειν τὸν θώρακα,

immittit, quomodo et reliquis conjugationibus nervorum,
qui funt in collo; quorum particularem omnem diftribu-
tionem accuratius, dum feorfim de nervis agemus, expli-
cabimus. In praefenti vero fummam tantum ac caput
cujusque conjugationis ftatui exponere, cujusmodi eft,
quod fcilicet feptimae conjugationis, quae poft fextum
fpondylum ex communi ipfius et feptimi fpondyli foramine
oritur, magna fit cum utraque propinqua commixtio, par-
temque fui maximam extendit in brachium; quemadmo-
dum certe et ab octava conjugatione, quae a fpinali me-
dulla poft feptimum fpondylum exoritur, maxima pars
in cubitum pervenit, permixta etiam hac ac contexta
cum vicinis conjugationibus, ita ab ea conjugatione, quae
poft octavum fpondylum praecedenti mifcetur, pars non
exigua ad manus extremas pervenit. Sunt autem nervi
hi ad primum inter coftas intervallum minimum locum
occupantes, quod primae etiam coftae funt minimae. Ob
idque poft feptimum fpondylum natura coepit thoracem

καίτοι μηδέπω τῶν χειρῶν ἐχουσῶν τὸ σύμπαν, ὅτι τῇ μετὰ
τὸν ὄγδοον συζυγίᾳ δυνατὸν ἦν αὐτῇ πρὸς ἄμφω χρήσα-
σθαι, τό τε πρῶτον μεσοπλεύριον καὶ τὴν χεῖρα. καὶ μὲν
δὴ καὶ τῷ διαφράγματι τὰ νεῦρα θαυμαστῶς πάνυ κατή-
γαγεν ἐκ τοῦ κατὰ τὸν τράχηλον νωτιαίου, καὶ τοῖς γε με-
σοπλευρίοις μυσὶν ἐκ τῶν ψαυόντων ἑκάστου σπονδύλων
ἄγουσα. διαφερόντως γὰρ ἔχει ταῖς φρεσὶ πρὸς τοὺς ἄλλους
ἅπαντας μῦς, οὐ κατὰ τὸ σχῆμα μόνον, ἀλλὰ καὶ τὴν θέ-
σιν καὶ τὴν ἐνέργειαν· κυκλοτερὲς μὲν γὰρ αὐτῶν τὸ σχῆμα,
λοξὴ δὲ ἡ θέσις, ἐν μὲν τοῖς πρόσω καὶ ἄνω μέρεσι πρὸς
τὸ στέρνον ἀνήκουσα, τοὐντεῦθεν δ᾽ ἀεὶ πρός τε τοὐπίσω
καὶ κάτω φερομένη, μέχρι τοῦ ψαῦσαι τῆς ῥάχεως, ᾗ καὶ
συμφύεται τι διάφραγμα κατ᾽ ὀσφύν. ἡ κεφαλὴ δὲ, ἐφ᾽ ἣν
ἀναρτῶνται τοῖς μυσὶν ἅπασιν αἱ ἶνες, [620] οὐχ, ὡς ἄν
οἰηθείη τις, ἐν τοῖς κατὰ τὸ στέρνον ὑπάρχει χωρίοις, ὥσπερ
οὐδ᾽ ἐν τοῖς κατ᾽ ὀσφὺν, ἀλλ᾽ ἐν τῷ παντὸς τοῦ διαφράγμα-
τος μεταξὺ τῷ νευρώδει. καὶ τοίνυν εἰς τοῦτο καθήκειν τὰ
νεῦρα τὰ κινοῦντα αὐτὰς ἐξ ὑψηλοῦ τινος ἀναγκαῖον ἦν,

effingere, (tametſi manus nondum, quod ſatis eſſet, habe-
rent, quod ea conjugatione, quae eſt poſt octavum ſpon-
dylum, ad utraque uti poterat, primum ſcilicet inter
coſtas ſpatium et manum. Atque etiam ad diaphragma
mirabiliter admodum nervos ex ſpinali medulla colli, et
ad muſculos intercoſtales ex ſingulis propinquis ſpon-
dylis deduxit. Differt enim diaphragma ab aliis omni-
bus muſculis non figura modo; verum etiam ſitu et
actione; rotunda enim eſt ipſius figura, ſitus vero obli-
quus, partibusque anterioribus ac ſuperioribus ad ſter-
num pertingit, inde autem retro ſemper ac deorſum
fertur, donec ſpinam contingat, cui etiam ad lumbos
coaleſcit; caput autem, ad quod fibrae in muſculis omni-
bus annectuntur, non (ut quis opinari poſſit) eſt ad ſter-
num, quemadmodum neque ad lumbos, ſed in media
totius diaphragmatis parte, quae eſt nervoſa. Proinde
nervos, qui fibras illas moverent, a loco quodam edito

ἵν᾽ εἰς ἅπαν μέρος ἰσόῤῥοπον ἐκτείνῃ τὴν ἐνέργειαν. οὕτω
γὰρ ἔχοντος τοῦ διαφράγματος, ὡς ἔχει νῦν, ἀναγκαῖον ἦν
ἤτοι τὸ μέσον αὐτοῦ τὴν κεφαλὴν ἔχειν τοῦ μυός, ἢ τὰ
ἀντικείμενα τῷδε τὸν περιγράφοντα κύκλον ὅλον αὐτοῦ, καθ᾽
ὃ συμφύεται τοῖς πέριξ. ἀλλ᾽ εἴπερ ἕνεκα τοῦ κινῆσαι τὸν
θώρακα γέγονεν, ἀναγκαῖον ἦν ἔσχατα μὲν αὐτοῦ, καθ᾽ ἃ
συμφύεται πρὸς αὐτόν, γενέσθαι, τὴν κεφαλὴν δ᾽ ἀντιτε-
τάχθαι πᾶσιν, οὐκέτ᾽ οὐδ᾽ ἄλλην οὐδεμίαν ἔχουσα ἐπιτη-
δειοτέραν χώραν τοῦ μέσου τῶν φρενῶν, εἰς ὃ φαίνεται τὸ
ζεῦγος τῶν νεύρων καθῆκον. εἰ δ᾽ ἐξ ἐκείνων τῶν μερῶν
ἐνεφύετο τῷ διαφράγματι τὰ νεῦρα, καθ᾽ ἃ συμφύεται τῷ
θώρακι, τὴν τελευτὴν ἂν ἔσχε περὶ τὸ νευρωδέστατόν τε καὶ
μέσον αὐτοῦ. οὐ μὴν εἴς γε τὴν τελευτὴν τῶν μυῶν, ἀλλ᾽
εἰς τὰ πρῶτ᾽ αὐτῶν καταφύεσθαι χρὴ τὰ κινήσοντα νεῦρα.
κατὰ τοῦτο μὲν δὴ τὸ διάφραγμα μόνον τῶν μετὰ τὰς
κλεῖς μορίων ἐκ τοῦ κατὰ τράχηλον νωτιαίου λαμβάνει
νεῦρα, τῶν δ᾽ ἄλλων οὐδὲν ἔτι τῶν κάτω· διὰ μακροῦ

manare erat neceſſe, ut in omnem partem ex aequo
actionem extenderent. Sic enim habente diaphragmate,
ut nunc habet, neceſſe fuit caput muſculi vel in medio
ejus locari, vel oppoſitis medio partibus, quae ſcilicet
integrum ipſi circulum circumſcribunt, qua quoquoverſus
vicinis coaleſcit; verum ſi, quo thoracem moveret, extitit,
neceſſe fuit partes quidem ipſius extremas eſſe, per quas
thoraci coaleſcit, caput autem illis omnibus eſſe oppoſi-
tum, quum nullus alius locus eſſet aptior medio dia-
phragmate, in quod jugum hoc nervorum cernitur de-
ſcendere. Quod ſi nervi iis partibus diaphragmati in-
fererentur, per quas thoraci conjungitur, finem utique
haberet in parte ipſius nervoſiſſima ac media; at vero
non in finem muſculorum, ſed in ipſorum principia
nervi moturi inferantur eſt neceſſe. Ob eam certe cau-
ſam diaphragma ſolum partium earum, quae ſunt ſub cla-
vibus, nervos a ſpinali medulla colli recipit, aliarum
vero inferiorum nulla; per longam enim viam eos du-

γὰρ ἄγειν αὐτὰ, παρὸν ἐκ τῶν πλησίον ἐπιπέμπειν μορίων,
ἀγνοοῦντος ἦν τὸ βέλτιον δημιουργοῦ. διὰ ταύτην μὲν δὴ
τὴν χρείαν εἰς τὸ διάφραγμα καθήκει νεῦρα μετέωρα, διερ-
χόμενα τὸν θώρακα σύμπαντα. καὶ μέντοι, διότι μετέωρα
πάντως ἐχρῆν αὐτὰ φέρεσθαι, καὶ τῷ μετεώρῳ τοῦ δια-
φράγματος ἐμφύεσθαι μέλλοντα, διὰ τοῦθ᾽ ἡ φύσις ἐχρή-
σατο το ς διαφράττουσιν ὑμέσι τὸν θώρακα πρὸς τὴν ἀσφά-
λειαν αὐτῶν τῆς φορᾶς· τούτοις γὰρ παρατεταμένα καὶ τού-
τοις παραφερόμενα κρατεῖταί τε καὶ στηρίζεται παρ᾽ αὐτῶν.

Κεφ. ςʹ. Καὶ μὲν δὴ καὶ ὁ θώραξ αὐτὸς ἤρξατο
συμπήγνυσθαι μετὰ τὸν ἕβδομον σπόνδυλον, ἡνίκ᾽ οὐκέτ᾽
εἰς οὐδὲν οὔτε τῶν κάτω μορίων οὔτε τῶν κατὰ τὸν τρά-
χηλον ἢ τὰς χεῖρας ἐχρῆν ἐπιπεμφθῆναι νεῦρα. ἄμεινον
γὰρ ἦν τὸν κατ᾽ αὐτὸν νωτιαῖον τὰς ἀποφύσεις ἐγγύθεν χο-
ρηγεῖν ἅπασι τοῖς τῇδε μορίοις, καὶ διὰ τοῦτο τῶν καθ᾽
ἕκαστον μεσοπλεύριον νεύρων ἐκπίπτει διὰ τῶν μυῶν εἰς
τὰ ἐκτὸς οὐ σμικρὰ μοῖρα, παρὰ μὲν τὰς ῥίζας αὐτῶν
τῶν πλευρῶν εἰς τὰ κατὰ ῥάχιν ὄργανα διασπειρόμενα,

cere, quum ex vicinis immittere partibus liceat, con-
ditoris eſſet ignorantis, quidnam ſit melius. Propter hunc
igitur uſum nervi ſublimes ad diaphragma perveniunt,
totum thoracem pervadentes. Porro quod ſublimes ipſos
omnino ferri eſſet neceſſe, parti diaphragmatis ſublimi
inſerendos, ob id natura membranis thoracem diſpeſcen-
tibus, quo ipſos in itinere tutos redderet, eſt uſa; ex-
tenſi enim propter has ac vecti continentur ab ipſis
ac ſtabiliuntur.

Cap. VI. Quin et thorax ipſe coepit poſt ſeptimum
ſpondylum compingi, poſtquam ſcilicet ad nullam prae-
terea partem, neque inferiorem, neque etiam colli aut
manus, nervos mitti oportebat. Melius enim fuit ſpina-
lem medullam thoracis nervorum propagines ex propin-
quo omnibus, quae illic ſunt, partibus ſuggerere; ob
eamque cauſam a nervis, qui ſingulis inſunt ſpatiis in-
tercoſtalibus, portio non exigua per muſculos ad externa
excidit, quae ad radices coſtarum in inſtrumenta, quae

μετὰ δὲ ταῦτα παρὰ τὰ κυρτὰ μάλιστα καθ᾽ ἑκάστην πλευ-
ρὰν εἰς τὰ περικείμενα τῷ θώρακι σώματα, καθάπερ γε
καὶ πλησίον τοῦ στέρνου τοῖς ταύτῃ μέρεσι διασπειρόμενα.
κατὰ λόγον οὖν, ἐπειδὴ τὰ μὲν ἄνω πάντα τοῦ θώρακος
ἐχρῆν ἐκ τοῦ κατὰ τὸν τράχηλον νωτιαίου πλησίον ὄντος
ἴσχειν τὰ νεῦρα, τὰ δὲ παρὰ τῷ θώρακι πάντα καὶ ταῦτα
ἐκ τοῦ πλησίον τοῦ νωτιαίου τοῦ κατὰ τὸ μετάφρενον ἴσχειν
τὰ νεῦρα, ἑνὶ δὲ μόνῳ τῶν κάτω μορίων τῷ διαφράγματι
παρὰ τοῦ κατὰ τὸν τράχηλον ἐπιπέμπεσθαι τὰ νεῦρα, καὶ
παντὰ εἴληφε τὰς ἀποφύσεις ἐκ τῶν εἰρημένων σπονδύλων,·
ἐπαύσατο μὲν ὁ τράχηλος ἐνταῦθα, μετ᾽ αὐτὸν δ᾽ ἀπήρ-
ξατο τῆς τοῦ θώρακος δημιουργίας ἡ φύσις. ὥστ᾽ εἰκότως
ἀνθρώπῳ καὶ πιθήκῳ, καὶ τοῖς ἄλλοις ζώοις, ὅσα μὴ πόῤῥω
τὴν φύσιν τούτων ἐστὶν, ἐξ ἑπτὰ σπονδύλων ὁ τράχηλος
ἐγένετο. [621] δύο γὰρ ἐδείχθησαν αὐτοῦ χρεῖαι, πρώτη
μὲν ἐφ᾽ ἡμῶν, ἕνεκα τῆς τοῦ λάρυγγος δημιουργίας, ἑτέρα
δ᾽ ἐπὶ τῶν μακροσκελῶν, οἷς ἐκ τῆς γῆς ποριζομένοις τὴν
τροφήν, ἀντὶ χειρῶν αὐτοῦ τὸ μῆκος ὑπάρχει. περὶ μὲν οὖν

funt ad fpinam, difpergitur; poft autem prope devexa
maxime fingularum coftarum in corpora thoraci circum-
fufa, veluti et prope fternum partibus, quae illic funt,
difleminatur. Jure igitur, quum, quae quidem fupra tho-
racem funt omnia, ex propinqua fpinali medulla colli
nervos recipere, quae vero thoraci infunt omnia, ea
quoque ex fpinali medulla propinqua, quae eft in dorfo,
uni vero inferiorum, diaphragmati fcilicet, ex colli ipfius
fpinali medulla nervos immittere oporteret, omniaque
ex praedictis fpondylis propagines receperunt, hîc qui-
dem collum defiit. Poft ipfum autem natura coepit tho-
racem fabricari. Proinde non immerito homini et fimiae
atque aliis animalibus, quae non longe a natura horum
abfunt, collum ex feptem fpondylis eft factum. Duos
enim ex ipfo ufus monftravimus, priorem quidem in
nobis, propter laryngis conftitutionem, alium vero in iis
animalibus, quae crura habent longa, quibus, quum ci-
bum e terra fibi quaeritent, manuum vice colli longi-

ἐκείνων οὐ πρόκειται νῦν. ἀνθρώπῳ δὲ καὶ τοῖς ὁμοίοις
εἰκότως ἐξ ἑπτὰ σπονδύλων ὁ τράχηλος συμπέπηγε, τοῦ λά-
ρυγγος ἐπὶ τῷ τηλικούτῳ μεγέθει συμμέτρως ἔχοντος, ἁπάν-
των τε τῶν μορίων, οἷς βέλτιον ἦν ἐκ τοῦ κατὰ τράχηλον
νωτιαίου τὰ νεῦρα λαμβάνειν, αὐτάρκως εἰληφότων. ὁ γάρ-
τοι λάρυγξ ἐδείχθη μὲν ἐν τοῖς περὶ τῆς φωνῆς ὑπομνή-
μασι, τὸ πρῶτον αὐτῆς ὄργανον, ἀναγκαίαν παρέχων τὴν
θέσιν ἐν τῷ τραχήλῳ. παρ᾽ ὃν μὲν χρόνον ἐκτέταται, μα-
κρότερος αὐτοῦ φαίνεται, καμφθέντος δ᾽ εἰς τοὔσχατον, ἴσος
οὕτως ἀκριβῶς, ὡς μηδὲ ἀπολείπειν τινὰ χώραν κενὴν, μήτε
προσκρούειν τοῖς ἑκατέρωθεν ὀστοῖς, ἄνωθεν μὲν τῇ γένυϊ,
κάτωθεν δὲ τῇ κλειδί. πάντων οὖν τῶν μορίων τοῦ σώματος
ἀνάλογον ἐχόντων ἀλλήλοις τὰ μεγέθη, χρὴ δήπου καὶ τὸν
θώρακα μέγεθος ἴσχειν οὐχ ἑαυτῷ (515) μόνῳ προσῆκον, ἀλλὰ
καὶ τοῖς ἄλλοις. εἴπερ οὖν ὀρθῶς ἐδείχθη μήτ᾽ ἀναπνοὴ,
μήτε φωνὴ χωρὶς ἐκείνου γενέσθαι, καὶ μέντοι καὶ φρουρᾶς
τῆς ἐξ αὐτοῦ πρώτη μὲν ἡ καρδία, σὺν αὐτῇ δὲ καὶ ὁ

tudo ineft; at de illis quidem nunc dicere non eft in-
ftitutum. Homini vero ac fimilibus collum ex feptem
fpondylis jure eft compactum, quum ejusmodi magnitudo
laryngi conveniat, partesque omnes (quas a fpinali me-
dulla colli nervos recipere praeftiterat) quod fatis eft re-
cipiant. Nam in commentariis, quos de voce confcripfi-
mus, monftravimus, larynga (qui primum eft vocis inftru-
mentum, necessariamque in collo habet pofitionem) quo
quidem tempore extenditur, longiorem quam ante vide-
ri, quum vero fumme flectitur, aequatur exacte fic, ut
nullus relinquatur locus vacuus, neque ullis utrinque of-
fibus impingat, fuperne quidem maxillae, inferne vero
clavi. Quum igitur partes omnes corporis refpondentem
proportione habeant inter fe magnitudinem, oportet uti-
que et thoracem habere magnitudinem aliis etiam, non
fibi foli, convenientem, fi modo demonftratum recte fuit,
neque refpirationem, neque vocem poffe fine eo fieri.
Quin et cor ipfum primum ac cum ipfo pulmones il-

πνεύμων δεόμενος, εἰς τέτταρας τούτους σκοποὺς ἀποβλέ-
πειν ἀναγκαῖον ἦν τῇ φύσει δημιουργούσῃ τὸν θώρακα,
φωνὴν, ἀναπνοὴν, μέγεθος καρδίας, μέγεθος πνεύμονος.
ἔξεστι δέ σοι πρῶτον μὲν ἐπισκέψασθαι τὸ τοῦ πνεύμονος
μέγεθος, ὃν οὔτε μείζω δυνατὸν ἦν, οὔτε ἐλάττω γενέσθαι
τῆς κατὰ τὴν τραχεῖαν ἀρτηρίαν σχίσεως· ἄχρι γὰρ αὕτη
σχιζομένη μηδέπω τελευτὴν ἔχῃ, περιφύεσθαι χρὴ τὴν τοῦ
πνεύμονος αὐτῇ σάρκα. καὶ τοίνυν ἐκείνη μὲν ἔσχεν εὐρύ-
τητα καὶ μῆκος εἰς ἀναπνοὴν καὶ φωνὴν ἱκανὸν, καθά-
περ αὐτὸ δείκνυσι τοὔργον· εἴπετο δ᾽ αὐτῇ τοῦ πνεύμο-
νος ἡ γένεσις, καὶ τῷ τούτου μεγέθει τὸ τοῦ θώρακος,
εἴ γε πᾶσαν αὐτοῦ τὴν εὐρυχωρίαν ἐκπληροῦσθαι βέλτιον
ἦν ὑπὸ τοῦ πνεύμονος, ὡς ἐν τοῖς περὶ τῆς ἀναπνοῆς
ἐδείχθη λόγοις. ἀλλὰ μὴν καὶ ἡ καρδία τήν τε θέσιν
ἑαυτῆς πρέπουσαν ἔσχεν ἐν τῷ θώρακι καὶ τὸ μέγε-
θος, εἰ μέμνησαι τῶν ὑπὲρ αὐτῆς εἰρημένων ἔμπροσθεν
λόγων.

lius etiam praefidio indigere oftendimus. Quas ob caufas
neceffe fuit naturam, dum thoracem fabricaretur, hos
quatuor fcopos fibi propofuiffe, vocem fcilicet, refpira-
tionem, cordis ac pulmonis magnitudinem. Licet au-
tem tibi primum confiderare pulmonis magnitudinem,
qui neque major, neque minor afperae arteriae fectione
fieri poterat; quousque enim ipfa divifa progreditur, ea-
tenus pulmonis carnem ei circumtexi oportet. Atqui
illa latitudinem habuit ac longitudinem, quanta ad re-
fpirationem ac vocem fat erat, quemadmodum res ipfa
indicat. Sequebatur autem arteriam pulmonis generatio,
ac hujus magnitudinem thoracis magnitudo, fiquidem
omnem ejus capacitatem a pulmone repleri erat melius,
quemadmodum in commentariis de refpiratione probavi-
mus. Quin et cor pofitionem ac magnitudinem in tho-
race fibi ipfi habuit convenientem, fi tenes memoria ea,
quae antea de ipfo praecepimus.

Κεφ. ζ. Ὅτι μὲν οὖν ὁ θώραξ τὸ προσῆκον ἔσχε
μέγεθος, ἐκ τῶν εἰρημένων δῆλον· ὅτι δὲ καὶ τῶν σπον-
δύλων τὰ μεγέθη κατὰ βραχὺ χρὴ προσαυξάνεσθαι, καὶ
τοῦτ᾽ ἔμπροσθεν δέδεικται. καὶ μέντοι καὶ φαίνεται τοῦτο
θαυμαστῶς τῇ φύσει πεφυλαγμένον, ἀεὶ γὰρ τῶν σπονδύ-
λων οἱ κατωτέρω μείζους εἰσὶ τῶν ἐπικειμένων εἰς τοσοῦ-
τον, ὡς ἀλύπως τε ἅμα βαστάζειν ἐκείνους, αὐτοί τε
ἀοχλήτως ὀχεῖσθαι κατὰ τῶν ὑποτεταγμένων. ἀλλὰ τηλι-
κούτων αὐτῶν γενομένων, ὁ θώραξ ὅλος ἐδεήθη δυσκαί-
δεκα. συνέβη γὰρ εἰς τοσοῦτον ὁμολογῆσαι τὸν ἀριθμὸν
τήν τε τῶν σπονδύλων κατὰ βραχὺ προσαύξησιν καὶ τὴν
ὅλου τοῦ θώρακος γένεσιν. οἱ δ᾽ ἐφεξῆς τῶνδε τῆς ῥάχεως
σπόνδυλοι πέντε κατὰ τὸν αὐτὸν λόγον ἐγένοντο τοῖς ἐν
τραχήλῳ. μεριζομένων γὰρ τῶν ἀπὸ τοῦ νωτιαίου νεύρων
εἴς τε τοὺς ῥαχίτας μῦς καὶ τοὺς καθ᾽ ὑπογάστριον, ὅσοι
τ᾽ ἄλλοι ταύτῃ τετάχαται, πρώτας μὲν ἐχρῆν ἐκφύσεις ἐπὶ
ταῦτα γενέσθαι, μετὰ δὲ ταῦτα ἤδη τοῖς σκέλεσιν ἐπιπεμφθῆ-
ναι νεῦρα, καὶ τότ᾽ ἄρξασθαι γεννᾶσθαι τὸ ἱερὸν ὀστοῦν,

Cap. VII. Quod igitur thorax convenientem habuit
magnitudinem, ex dictis patere jam arbitror. Quod au-
tem fpondylorum quoque magnitudines paulatim augeri
oportuit, id etiam fuit antea demonſtratum. Ac nimi-
rum apparet id mirabiliter a natura fuiſſe ſervatum;
fpondyli enim inferiores tanto incumbentibus funt majo-
res, ut hos fine moleſtia geſteut, hi vero fine moleſtia a
ſubjectis vehantur. Verum hos tam magnos thorax totus
duodecim requifivit; tantus fuit tum numeri fpondylorum,
tum magnitudinis ipforum paulatim creſcentis, et totius
thoracis generationis concentus. Qui vero deinceps hos
fequuntur quinque fpinae fpondyli, eadem ratione funt
facti, qua ii, qui funt in collo. Nam quum nervi, qui
a fpinali medulla proficifcuntur in mufculos fpinales ac
hypogaſtrii, ac fi qui alii ibi funt locati, dividantur,
primas quidem oportuit productiones ad ea mitti, poſt
autem et ad crura; ac tunc os facrum oriri, quod

Ed. Chart. IV. [622.]   Ed. Baf. I. (515.)

[622] ἅμα μὲν ὥσπερ τινὰ κρηπῖδα τῇ ῥάχει γενησόμενον,
ἅμα δὲ ἕνεκα τοῦ δέξασθαι τὴν ἐπίβασιν τῶν κατ᾽ ἰσχία
καὶ λαγόνας ὀστῶν. ὧν χωρὶς οὔτε τὰ τῆς ἥβης ὀστᾶ
δυνατὸν ἦν δημιουργηθῆναι, χρείας ἀναγκαίας τῷ ζώῳ
παρέξοντα, τῶν τε σκελῶν ἡ διάρθρωσις ἡ πρὸς ἰσχίον
οὐκ ἂν ὅλως ἐγένετο. τούτων μὲν γὰρ πρώτων ἕνεκεν, ἤδη
δὲ καὶ τῶν κατὰ κύστιν καὶ μήτραν καὶ ἀπευθυσμένον ἡ
φύσις ἐδημιούργησε τὸ πλατὺ καλούμενον ὀστοῦν, ὅπερ
ἱερὸν ἔνιοι προσαγορεύουσι. καὶ τοίνυν ὥσπερ ἐκ τοῦ πρώ-
του μεσοπλευρίου τὸ φυόμενον νεῦρον ὀλίγου δεῖν ὅλον ἐπὶ
τὴν χεῖρα παραγίνεται, τὸν αὐτὸν τρόπον ἐνταῦθα τὸ διὰ
τοῦ πρώτου τρήματος ἐκ τοῦ πλατέος ὀστοῦ νεῦρον ἐκ-
πίπτον ἀναμίγνυται τοῖς ἐπὶ τὸ σκέλος φερομένοις, ὥστε
τὰς μετὰ τὸ διάφραγμα συζυγίας τῶν ἀπὸ τοῦ νωτιαίου
νεύρων εἴς τε τοὺς εἰρημένους μῦς καὶ τὰ σκέλη
φερομένας πέντε μὲν δεηθῆναι σπονδύλων, ἕκτης δ᾽
ἐπ᾽ αὐτοῖς συζυγίας τῶν πρώτων καθ᾽ ἱερὸν ὀστοῦν τρη-
μάτων. εἰσὶ δὲ καὶ ἄλλαι τρεῖς συζυγίαι κατ᾽ αὐτὸ,

fimul quidem velut fundamentum quoddam fpinae eſſet
futurum, fimul autem oſſa iſchiorum ac ilium incum-
bentia fibi exciperet; fine quibus neque pubis oſſa con-
ftare poterant, quae ufus neceſſarios animali erant prae-
ftitura, crurumque ad iſchion dearticulatio omnino non
fuiſſet. Horum enim primorum gratia, tum autem uteri,
veficae ac inteftini recti, os natura eft molita, quod
latum, alii facrum nuncupant. Porro quemadmodum
nervus ortus ex primo fpatio intercoftali totus propemo-
dum ad manum accedit, ad eundem modum hîc quoque
nervus is, qui per primum foramen ex oſſe lato excidit,
iis, qui ad crus feruntur, commifcetur. Proinde conjuga-
tiones, quae funt fub diaphragmate, nervorum a fpinali
medulla proficifcentium, qui ad mufculos praedictos et
crura feruntur, quinque quidem fpondylis indiguerunt,
fexta vero quae eas excipit conjugatio primis oſſis fa-
cri foraminibus. Sunt autem et aliae tres in eo conju-

Ed. Chart. IV. [622.]   Ed. Baf. I. (515.)

τοῖς ἐπικειμένοις διασπειρόμεναι μορίοις. εὔλογον γὰρ ἦν
κἀκείνοις ἐκ τῶν πλησίον μερῶν δοθῆναι νεῦρα. ῥηθή-
σεται δ᾽ ἡ νομὴ πᾶσα τῶν νεύρων ἰδίᾳ καθ᾽ ἑαυτήν· οὐ
γὰρ τοῦτο πρόκειται νῦν, ἀλλὰ τῶν σπονδύλων ἐξηγήσα-
σθαι τὸν ἀριθμὸν ἅπαντα σὺν τῷ καθ᾽ ἱερὸν ὀστοῦν
μεγέθει. καὶ δὴ καὶ πέφηνεν ἤδη δεόντως μὲν ὁ τράχη-
λος ἐξ ἑπτὰ σπονδύλων γεγονώς, ἀκολούθως δ᾽ ὁ θώραξ
ἐκ δυοῖν καὶ δέκα, καὶ μετὰ τοῦτον ἡ μὲν ὀσφὺς ἐκ
πέντε, τὸ δ᾽ ἱερὸν ὀστοῦν τηλικοῦτον, ἡλίκον νῦν ἐστι,
τὰ δ᾽ ἄλλα τὰ κατὰ ῥάχιν. αὐτὸ μέντοι τὸ ἱερὸν ὀστοῦν
ἐπίφυσιν ἔχει κατὰ τὸ πέρας χόνδρου τῆς αὐτῆς ἕνεκα
χρείας, ἧς τό τε στέρνον ἔσχε, καὶ ὅλης τῆς ῥάχεως ἡ
ἄκανθα, καὶ τῶν νόθων πλευρῶν αἱ κεφαλαὶ, καὶ πάνθ᾽,
ὅσα προπετῆ τέ ἐστι καὶ γυμνὰ μύρια τοῦ σώματος·
εἴρηται γὰρ ὑπὲρ αὐτῶν ἤδη πολλάκις. διήρθρωται δὲ τῷ
τελευταίῳ τῆς ὀσφύος σπονδύλῳ τὸν αὐτὸν τρόπον, ὃν
κἀκεῖνος τοῖς ἄλλοις.

gationes, quae in partes fuperjacentes diftribuuntur; con-
fentaneum enim fuit illis quoque ex partibus vicinis
nervos diftribui. Verum non eft praefentis inftituti de
nervorum diftributione verba facere (de ea enim feorfum
agemus), fed fpondylorum numerum omnem explicare,
ac cum eo facri offis magnitudinem. Perfpicuum itaque
jam eft, collum merito ex fpondylis feptem conftare, tho-
racem autem, qui ipfum fubfequitur, ex duodecim; ac
poft eum lumbi ex quinque; os vero facrum tantum,
quantum nunc eft, et reliqua omnia, quae ad fpinam
pertinent. Ipfum porro os facrum in fine cartilaginis
habet epiphyfin ejusdem ufus gratia, cujus fternum ha-
buit, et totius rachis fpina, ac coftarum notharum capita,
et partes omnes corporis nudae ac prominentes; diximus
mus enim de iis jam faepenumero. Dearticulatur autem
cum ultimo lumborum fpondylo, quomodo ille fpon-
dylis aliis.

Κεφ. η'. Δεσμὸς δ' ἰσχυρὸς οὕτως ἀκριβῶς ἁπάντων
αὐτῶν τὰ πρόσω μέρη συνδεῖ, ὥστε πολλοῖς τῶν ἰατρῶν
οὐδὲ συνδεῖσθαι κατὰ ταῦτα δοκοῦσιν, ἀλλὰ συμφύεσθαι
πρὸς ἀλλήλους οἱ σπόνδυλοι. τελευτᾷ δ' ὁ σύνδεσμος οὗ-
τος ὀπίσω μὲν εἰς τὸν περιέχοντα χιτῶνα τὰς τοῦ νωτιαίου
μήνιγγας· ἔμπροσθεν δὲ βραχὺ προελθὼν ἐφ' ἑκάτερα
καταφύεται εἰς τὸν ἐπαλείφοντα τοὺς σπονδύλους χόνδρον.
ἐκ δὲ τῆς κατὰ πρόσωπον συμφύσεως ἀποχωροῦντες ἅπαν-
τες οἱ σπόνδυλοι πρὸς τοὐπίσω κατὰ βραχὺ διΐστανται,
πλήρη τὴν μεταξὺ χώραν ἅπασαν ἴσχοντες ὑγρότητος λευ-
κῆς καὶ γλίσχρου, παραπλησίας τῇ κἂν τοῖς ἄλλοις ἄρ-
θροις σχεδὸν ἅπασι παρεσπαρμένῃ. διὸ καὶ ἡ χρεία κοινὴ
τοῦ τοιούτου χυμοῦ τοῖς μέλλουσιν ἑτοίμως κινηθήσεσθαι μο-
ρίοις ἐστὶ σύμπασι, ὡς καὶ πρόσθεν ἐδείκνυτο. ταῦτά τε
οὖν ἅπαντα θαυμαστὰ θεάματα τῶν τῆς φύσεως ἔργων ἐστὶ,
καὶ τῶν ἀμφὶ τὸν νωτιαῖον μηνίγγων ἑκατέρας ἡ μὲν ἰδέα
σύμπασα τῇ τῶν ὅλον τὸν ἐγκέφαλον ἐν κύκλῳ περιλαμβα-
νουσῶν ἀκριβῶς ἐοικυῖα, διάστημα δ' οὐδὲν ἔχουσα μεταξύ,

Cap. VIII. Ligamentum autem validum exacte
adeo anteriores omnium ipforum partes colligat, ut me-
dicorum plerisque ne colligari quidem ea parte, fed coa-
lefcere fpondyli inter fe videantur. Definit autem liga-
mentum hoc parte quidem pofteriore in tunicam menin-
gas fpinalis medullae ambientem, anteriore vero paulum
progreffum utraque parte inferitur in cartilaginem, quae
fpondylos inungit. Porro fpondyli omnes ab ea con-
nexione, quam parte anteriore habent, retro progreffi
paulatim a fefe diducuntur, locum omnem medium re-
fertum habentes humiditate alba ac vifcofa, fimili ei,
quae per alios propemodum omnes articulos eft difperfa;
idcirco fucci ejusmodi ufus partibus omnibus expedite
movendis eft communis, ut prius etiam oftendimus.
Haec igitur omnia admirabilia funt operum naturae fpe-
ctacula, quemadmodum et meningis utriusque, quae funt
circum fpinalem medullam, fpecies omnis fpeciei earum,
quae totum cerebrum in orbem complectuntur, plane eft
fimilis; nifi quod nullum habet medium intervallum, ut

καθάπερ ἐπὶ τῆς κεφαλῆς, ἀλλὰ κατά γε τοῦτο διαλλάτ-
τουσα, καθόσον ἅπτεται καὶ περιλαμβάνει πᾶσαν ἐν κύκλῳ
τὴν λεπτὴν ἡ παχεῖα, καὶ καθότι τρίτος ἔξωθεν αὐτῆς
ἐπιβέβληταί τις [623] ἱκανῶς ἰσχυρὸς καὶ νευρώδης χιτών.
τίς οὖν καὶ ἡ τούτων αἰτία; μάτην μὲν γὰρ ἡ φύσις οὐδὲν
ἐργάζεται. τοῦ νωτιαίου μυελοῦ τὰ μὲν ἔχοντος κοινὰ
πρὸς τὸν ἐγκέφαλον, τὰ δ᾽ ἴδια, τοῖς μὲν κοινοῖς κοινὴ
ἡ κατασκευή, τοῖς δ᾽ ἰδίοις ἰδία τε καὶ διαφέρουσα. ἔστι
δὲ τὰ μὲν κοινά, τήν τε τοῦ σώματος οὐσίαν ὁμοίαν ἔχειν
καὶ νεύρων ἀρχὰς ὑπάρχειν· τὰ δ᾽ ἴδια, κινεῖσθαι μὲν
σφύζοντα τὸν ἐγκέφαλον ἀκινήτῳ περιλαμβανόμενον, μὴ
κινεῖσθαι δὲ τὸν νωτιαῖον ὑπὸ κινουμένων τῶν σπονδύλων
περιεχόμενον. εὐλόγως οὖν αὐτοῖς ὁμοίως μὲν αἵ τε δύο
μήνιγγες ἐδόθησαν, ἡ μὲν ὑπὲρ τοῦ συνδεῖν τε ἅμα τὰ
κατ᾽ αὐτοὺς ἀγγεῖα καὶ σφίγγειν ὅλην αὐτῶν τὴν οὐσίαν,
ἱκανῶς μαλακὴν ὑπάρχουσαν, ἡ δὲ ὑπὲρ τοῦ σκέπειν τε καὶ
φρουρεῖν ἀπὸ τῶν περικειμένων ὀστῶν, αὐτά τε ταῦτα τὰ

in capite, fed in hoc fane difcrepat, quod craffa meninx
tenuem tangit ac totam in orbem continet, praeterea
quod tertia quaedam tunica valida admodum ac nervofa
extrinfecus iis eft impofita. Quae igitur eft horum caufa?
natura enim nihil facit fruftra. Quum fpinalis medulla
quaedam habeat cum cerebro communia, alia vero pro-
pria, in communibus quidem communem quoque habet
conftructionem, in propriis vero propriam ac difcrepan-
tem: funt autem ei cum cerebro communia, quod cor-
poris fubftantia fit fimilis, et nervorum etiam fit prin-
cipium, propria vero, ut, cum cerebrum pulfet ac mo-
veatur, quanquam offe immobili contineatur, ipfa tamen
non moveatur, tametfi a fpondylis mobilibus continetur.
Non abs re igitur ipfis fimiliter quidem duae meninges
fuerunt datae, altera quidem ad vafa, quae ipfis infunt,
colliganda, totamque eorum fubftantiam, quae mollis eft
admodum, conftringendam, altera vero, ut tegat et ad-
verfus offa circumfufa muniat, ipfaque etiam offa extrin-

ἔξωθεν ὀστᾶ, καθάπερ τι πρόβλημα καὶ τεῖχος ἱκανὸν
ἀλύπως ἐκδέχεσθαι τὰς τῶν τέμνειν τε καὶ θλᾶν καὶ
ὁπωσοῦν ἄλλως ἀδικεῖν δυναμένων ἐμβολάς. ἰδίῳ δ᾽ ἑκατέρῳ,
διότι μὲν ἔσφυζεν ὁ ἐγκέφαλος, ἡ παχεῖα μῆνιγξ ἀφέστηκε
τοσοῦτον, ὅσον ἱκανὸν ἦν ὑποδέχεσθαι διαστελλόμενον αὐ-
τὸν, ὅτι δ᾽ οὐκ ἔσφυζεν ὁ νωτιαῖος, ἐς ταὐτὸν ἀφίκετο τῇ
λεπτῇ, μηδ᾽ ἐπὶ βραχὺ διαστᾶσα. διότι δ᾽ αὖ πάλιν οὐδε-
μία μὲν ἐπιφανὴς ὑπάρχει κίνησις ἐν τοῖς κατὰ τὴν κεφαλὴν
ὀστοῖς, ἰσχυρὰ δ᾽ ἐν τοῖς κατὰ ῥάχιν, τῷ ἐγκεφάλῳ μὲν οὐδὲν
ἔξωθεν τῆς παχείας μήνιγγος ἄλλο περιβέβληται σκέπασμα,
τῷ νωτιαίῳ δὲ ὁ τρίτος ἐκεῖνος χιτὼν, ὁ νευρώδης τε καὶ παχὺς
καὶ ἰσχυρὸς, οὗ μικρῷ πρόσθεν ἐμνημόνευον. ἐν γὰρ τῷ ποτὲ
μὲν κάμπτεσθαι, ποτὲ δὲ τείνεσθαι τὴν ῥάχιν ὁμοίως αὐτῇ
καμπτόμενός τε καὶ τεινόμενος ὁ νωτιαῖος ἑτοίμως ἂν ἐθλᾶτο,
μὴ περιτεθέντος αὐτῷ τοιούτου στε(516)γάσματος. ἀλλὰ
καὶ γλίσχρος ὑγρὸν τούτῳ τῷ χιτῶνι περικέχυται, καθάπερ
τῷ τε συνδοῦντι τοὺς σπονδύλους, καὶ τοῖς ἄρθροις ἅπασι,

fecus funt data, veluti propugnaculum ac murus, qui
poffit eorum, quae incidere ac contundere et quoquo
alio modo violare queant, fine molectia impetum exci-
pere.   Privatim vero utrique, quod cerebrum quidem
pulfabat, craffa meninx tantum ab eo difceffit, quoad
ipfi, dum dilatatur, fuscipiendo fatis effet; quod vero
fpinalis medulla non pulfabat, craffa meninx cum tenui
fefe conjunxit ab ea ne tantillum quidem fejuncta; quod
vero rurfus capitis offibus nullus motus confpicuus ineft,
fpinalis autem medullae offibus vehemens, cerebro qui-
dem nullum extra craffam meningem aliud operimentum
fuit circumdatum; fpinali autem medullae tertia illa tu-
nica nervofa, craffa ac robufta (cujus paulo ante memi-
ni) eft circumdata; nam dum fpinam aliquando flectimus
ac curvamus, aliquando extendimus, eodem quo ipfa
modo fpinalis medulla flexa ac tenfa facile utique fran-
geretur, fi nullum ejusmodi tegumentum ei effet circum-
pofitum.   Ac etiam humor vifcofus huic tunicae eft cir-
cumfufus, quomodo et tunicae fpondylos colliganti, et

καὶ γλώττῃ, καὶ λάρυγγι, καὶ οὐρητικῷ πόρῳ, καὶ τοῖς
ὀφθαλμοῖς ἡ πιμελὴ, καὶ ξυλλήβδην φάναι πᾶσιν, ὅσα κι-
νεῖσθαι συνεχῶς δεόμενα φόβος ἦν καταξηρανθέντα πονῆ-
σαι μὲν αὐτὰ, διαφθεῖραι δὲ καὶ τὰς ἐνεργείας. οὕτω τοι
καὶ τοὺς ἄξονας τῶν ἁμαξῶν καὶ τῶν ἁρμάτων ὑπαλεί-
φουσι πρότερον ὑγρῷ τινι καὶ γλίσχρῳ χυμῷ, τοῦ μήτ᾽
αὐτούς τι παθεῖν ἕνεκα καὶ τῆς εἰς τὴν κίνησιν ἑτοιμό-
τητος.

Κεφ. θ'. Ἆρ᾽ οὖν ταῦτα μὲν οὕτως ἐπιμελῶς ἡ φύ-
σις ἅπαντα περί τε τὸν νωτιαῖον μυελὸν καὶ πᾶσαν κα-
τεσκευάσατο τὴν ῥάχιν, φλέβας δὲ καὶ ἀρτηρίας αὐτοῖς ἢ
οὐκ ἐπήγαγεν, ἢ οὐχ ὅθεν ἐχρῆν, ἢ οὐχ ὁπόσας ἦν ἄμει-
νον, ἢ μείζους, ἢ ἐλάττους ἂν προσῆκεν; ἢ κἀνταῦθα δί-
καιον αὐτὴν θαυμάζειν, ἑκάστῳ μέρει τῆς ῥάχεως ἀπὸ τῶν
ἐπικειμένων ἀγγείων ἀποβλαστήματα παρασχοῦσαν ἓν καθ᾽
ἕκαστον σπόνδυλον ζεῦγος εἰς τοσοῦτον ἧκον μεγέθους, ὥστ᾽
εἰς ἅπαντα τὰ περὶ αὐτὸν σώματα κατασχιζόμενον ἀκριβῶς
ἀρκεῖν; ἀλλ᾽ ἐπεὶ καὶ ζεῦγος νεύρων ἓν καθ᾽ ἕκαστον σπόν-

articulis omnibus, et linguae, et laryngi, et meatui uri-
nario, et oculis pinguedo, et (ut fummatim dicam) om-
nibus iis, quae moveri affidue oportebat; metuendum
enim erat, ne exiccata quidem ipfa dolerent, ac tandem
actiones ipforum labefactarentur. Quod homines imitati
curruum axes atque plauftrorum ungunt prius fucco
humido ac vifcofo, quo nihil illi patiantur et movean-
tur celerius.

Cap. IX. Num igitur haec quidem omnia ea foler-
tia natura in fpinali medulla ac fpina tota comparavit,
venas vero atque arterias ipfis aut non immifit, aut non
unde oportebat, aut non quot praeftiterat, aut minores,
aut majores, quam conveniebat? An hîc quoque eam ad-
mirari convenit, quae fingulis fpinae partibus ab adja-
centibus vafis propagines fuppeditavit, unam fingulis
fpondylis conjugationem tantae magnitudinis, ut in cor-
pora omnia fpondylo circumjacentia dividi plane queat?
Sed quoniam conjugatio nervorum una ex fingulis fpon-

Ed. Chart. IV. [623. 624.]   Ed. Baf. I. (516.)

δυλον ἐξεφύετο; δῆλον ὡς ἴσος ὁ ἀριθμὸς αὐτῶν ἐξ ἀνάγκης
ἔμελλεν ἔσεσθαι τῷ τῶν ἀρτηριῶν τε καὶ φλεβῶν. ἅπερ
οὖν ἐπὶ τῶν νεύρων εἴρηται τὴν χώραν τῆς ἐκφύσεως αὐτῶν
ἐξηγουμένοις ἡμῖν, ταῦτα κἀπὶ τῶν ἀρτηριῶν τε καὶ φλεβῶν
ἡγεῖσθαι χρὴ λελέχθαι, καὶ θαυμάζειν αὐτὴν πάλιν κᾀν-
ταῦθα τὴν ἀσφαλεστάτην χώραν τῆς ἐκφύσεως αὐτοῖς τε
τοῖς ἀγγείοις καὶ προσέτι τοῖς σπονδύλοις ἑλο[624]μένην.
ἑνὶ γάρ τοι τρήματι τῶν πρόσθεν εἰρημένων κατὰ τὴν τῶν
νεύρων διήγησιν εἰς τὴν τῶν τριῶν ὀργάνων ἐχρήσατο δίο-
δον, ἔσωθεν μὲν ἔξω τὸ νεῦρον, ἔξωθεν δ᾽ ἔσω τήν τ᾽
ἀρτηρίαν καὶ τὴν φλέβα παραγαγοῦσα. πάλιν οὖν ἀνα-
μνησθεὶς κἀνταῦθα τῶν ἐν ἑτέροις ἀποδεδειγμένων, ὡς ἕκα-
στον τῶν τοῦ ζώου μορίων ἕλκει τὴν τροφὴν ἐκ τῶν πλησίον
ἀγγείων εἰς ἑαυτὸ, καὶ ὡς οὐχ οἷόν τε διὰ μακροτέρου
τὴν ὁλκὴν αὐτῷ ποιεῖσθαι, καὶ ὡς διὰ τοῦτο συνεχὴς ἡ
σχίσις γίνεται τῶν ἀγγείων, ἐπίσκεψαι τὰ καθ᾽ ἕκαστον τῶν
μεγάλων σπονδύλων λεπτὰ τρήματα τὰ πρόσω, δι᾽ ὧν ἐμφύεται
εἰς αὐτοὺς ἀγγεῖα τὰ τρέφοντα. τοῖς γὰρ μικροῖς οὐδὲν τούτων

dylis enafcebatur, planum eft, quod ipforum numerus
venarum atque arteriarum numero aequalis erat futu-
rus.   Quae igitur de nervis a nobis, dum, unde nervi
exorirentur, explicaremus, fuerunt dicta, ea de arteriis
quoque ac venis dicta fuiffe putare oportet; rurfusque
eam hîc admirari, quod locum exortus tum vafis ipfis
tum fpondylis tutiffimum elegerit.   Nam foramine uno
ex iis, quae antea fuerunt in nervorum expofitione dicta,
ad trium inftrumentorum tranfitum eft ufa, nervum qui-
dem intus foras, foris autem intro arteriam ac venam
deducens. Hîc igitur rurfus eorum, quae in aliis fuerunt
demonftrata, recordatus (quod partes omnes animalis ali-
mentum ex vafis propinquis ad fe ipfas attrahunt, quod-
que ipfa a longinquiore trahere nequeunt, ob eamque
caufam vafa continuo dividuntur) tenuia foramina, quae
parte anteriore fingulis infunt magnis fpondylis, confi-
dera, per quae vafa nutrientia in ipfos inferuntur; par-
vis enim nihil ejusmodi ineffe videas, quod natura ex-

εὑρήσεις ὑπάρχον, ἐπισταμένης τῆς φύσεως, ὡς ἡ τῆς ὁλκῆς
δύναμις ἐκ τῶν παρακειμένων ἀγγείων τοῖς ὀστοῖς ἐπὶ μὲν
τῶν μικροτέρων σπονδύλων ἀκραιφνὴς ἔτι δύναται διαμέ-
νειν, ἐπὶ δὲ τῶν μεγάλων τῷ μήκει τοῦ διαστήματος ἐκλύε-
ται. ταῦτ᾽ ἄρα τοῖς μὲν μικροῖς σπονδύλοις ἱκανὰ τὰ προει-
ρημένα δύο τρήματα, δι᾽ ὧν ἔσω μὲν ἀρτηρίαι καὶ φλέβες,
τὰ νεῦρα δ᾽ εἰς τοὐκτὸς ἐφέρετο· τοῖς μεγάλοις δ᾽ οὐ ταῦτα
μόνον, ἀλλὰ καὶ τὰ τοῖς θρέψουσιν ἀγγείοις ὑπηρετήσοντα
δεόντως ἡ φύσις ἐτεχνήσατο. κατὰ δὲ τὸν αὐτόν, οἶμαι,
λόγον εἰς ἅπαντα μὲν τὰ μεγάλα τῶν ὀστῶν, οἷον βρα-
χίονα, καὶ μηρὸν, καὶ πῆχυν, καὶ κνήμην, ἀγγεῖα ἄττα
καταφύεται λεπτὰ, τῶν μικρῶν τούτων δ᾽ οὐδὲν ἐδέησεν.
ὥσπερ οὖν ἀπὸ τῶν παρακειμένων ἀρτηριῶν καὶ φλεβῶν
οὐ πόῤῥωθεν οὐδὲ διὰ μακροῦ τοῖς τ᾽ ἀλλοις ἅπασι τοῦ
ζώου μέλεσι καὶ τοῖς κατὰ ῥάχιν οὐχ ἥκιστα τῶν λεπτῶν
ἀγγείων ἀποβλαστήματα παράγεται, κατὰ τὸν αὐτὸν λόγον
καὶ τὰ νεῦρα τοῖς ἐπικειμένοις ἑκάστῳ σπονδύλῳ μορίοις
ἐκ τοῦ κατ᾽ ἐκεῖνον τὸν σπόνδυλον νωτιαίου διανέμεται.

ploratum habebat, vim trahendi ex vafis offibus propin-
quis in fpondylis quidem minoribus manere adhuc poffe
finceram, in magnis vero ob intercapedinis longitudinem
exolvi. Ob eam igitur caufam parvis quidem fpondylis
praedicta duo foramina fatis effe poffunt, per quae intro
quidem venae et arteriae, foras vero nervi ferebantur,
magnis autem non haec medo, verum etiam quae vafis
nutrituris fervirent, natura convenienter eft machinata.
Eadem, opinor, ratione in magna offa omnia, ut bra-
chium, femur, cubitum ac tibiam, vafa quaedam tenuia
inferuntur, parvis vero nihil ejusmodi fuit opus. Quem-
admodum igitur a venis propinquis atque arteriis non
a longinquo nec per longam viam cum aliis omnibus
animalis partibus, tum maxime iis, quae funt ad fpinam,
rami vaforum tenuium accedunt; ad eundem modum et
nervi partibus fpondylo cuique vicinis ex fpinali medulla,
quae eft ad eum fpondylum, diftribuitur, natura fcilicet

πανταχοῦ, τὸ διὰ μακροῦ παράγειν ἀγγεῖα λεπτὰ φυλαττο-
μένης τῆς φύσεως, ἔνθα μηδὲν ἄλλο μεῖζόν ἐστι τὸ ἀναγκα-
ζόμενον. ἀλλὰ περὶ μὲν τούτων ἐπὶ πλέον ἐν τῷ περὶ τῶν
ἀγγείων ἁπάντων λόγῳ κοινῷ λελέξεται. πολλάκις γὰρ οὖν
οἶδα καὶ πρόσθεν ἀναβαλόμενος αὐτὸν, ἐν ἐκείνῳ δέ μοι
τῷ λόγῳ καὶ περὶ τῶν ἐν τραχήλῳ σπονδύλων εἰρήσεται,
διὰ τὸ μόνοις αὐτοῖς ὑπάρχειν τρήματα κατὰ τὰς ἐγκαρσίας
ἀποφύσεις. ὅτι μὲν γὰρ ἀγγεῖά τινα δι᾽ αὐτῶν διέρχεται,
κἂν εἰ μὴ γινώσκωσι πολλοὶ τῶν ἀνατομικῶν, οὐ χαλεπὸν
ἐξευρεῖν ἑκάστῳ βουληθέντι, μάλιστα εἰ καὶ ταῖς ἀνατομικαῖς
ἐγχειρήσεσιν ἐντύχοι. τίς δ᾽ ἡ χρεία τῆς τοιαύτης ὁδοῦ,
κατὰ τὸ περὶ τῶν ἀγγείων εἰρήσεται γράμμα τὸ ἑκκαιδέκα-
τον. νυνὶ δ᾽ ἓν μόνον ἔτι προσθεὶς, ἐπὶ τὸν περὶ τῶν
ὠμοπλατῶν μεταβήσομαι λόγον. ἔστι δὲ τὸ ἓν τοῦτο, τὴν
χρείαν εἰπεῖν, δι᾽ ἣν ἐκ τῶν προειρημένων χωρίων ὑγέννησεν
ἡ φύσις τὰ τοῦ διαφράγματος νεῦρα. ὅτι μὲν γὰρ εἰς τὸ
μέσον αὐτὰ τῶν φρενῶν ἐμφύεσθαι βέλτιόν ἐστι, καὶ ὅτι
διὰ τοῦτο κατάντη φέρεται, δέδεικται πρόσθεν. διὰ τί δὲ

ubique hoc agente, ne longo intervallo vafa tenuia didu-
ceret, fi nihil tamen aliud majus fit, quod impediat.
Sed de his quidem fufius, quum de vafis omnibus com-
muniter agemus, dicemus; quem ego tractatum antea
fcio me faepe rejeciffe; in quo etiam de colli fpondylis
agemus, propterea quod in folis ipfis foramina transverfis
apophyfibus infunt.　Quod enim vafa quaedam per ipfas
permeent, etiamfi anatomicorum plerique ignorent, inven-
tu tamen cuivis non eft difficile, praefertim fi ea, quae
de diffecandi ratione confcripfimus, perlegerit; quaenam
vero viae ejusmodi fit ufus, libro de vafis decimofexto
fcilicet commemorabitur.　Nunc autem id unum folum
quum adjecero, ad fermonem de fcapulis me convertam.
Eft autem id unum, ut dicam ufum, propter quem natura
ex locis praedictis nervos diaphragmatis produxit. Quod
autem in medias phrenas eos inferi praeftiterit, tum
quod ob eam caufam proni ac declives ferantur, de-
monftratum ante fuit.　At cur primum non ex ipfo ce-

πρῶτόν μὲν οὐκ ἐξ αὐτοῦ τοῦ ἐγκεφάλου τὴν ἔκφυσιν αὐ-
τῶν ἐποιήσατο, μετεώρων τε καὶ οὕτω φέρεσθαι δυναμένων;
ἐπείπερ δ᾽ ἐκ τοῦ τραχήλου βέλτιον ἦν, διὰ τί, τὰς πρώτας
ἐάσασα τρεῖς συζυγίας, ἐκ μὲν τῆς τετάρτης ἀραχνοειδῆ τινα
μοῖραν αὐτοῖς ἔνειμεν, ἐκ δὲ τῆς πέμπτης ἀξιόλογον, εἶτ᾽
ἐκ τῆς ἕκτης ἐλάττω μὲν ταύτης, μείζω δὲ τῆς πρώτης;
ἐνῆν γὰρ δήπου κἀκ τῶν τριῶν τῶν πρώτων αὐτὰ γεννῆσαι,
κἀκ τῶν τριῶν αὖθις τῶν ὑστέρων τῶν κατὰ τὸν τράχηλον,
εἴπερ ὅλως ἐκ πολλῶν ἀρχῶν ἀθροίζειν αὐτὰ βέλτιον ἐνόμι-
ζεν, ἵν᾽, εἰ καί ποτε μία τις ἢ δύο πάθοιεν, τὴν γοῦν λοι-
πὴν ὑπηρετοῦσαν ἔχῃ τὸ διάφραγμα. ὅτι μὲν οὖν ἐκ τοῦ
κατὰ τράχηλον νωτιαίου φυόμενα ῥωμαλεώτερά τε γίνεται
καὶ διὰ τοῦτο πρὸς τὰς πρακτικὰς ἐνεργείας ἐπιτηδειότερα,
πρόδηλον δήπου. [625] πλησίον δὲ τοῦ θώρακος ἐφυλάξατο
ποιήσασθαι τὴν ἀρχὴν αὐτῶν, ὅπως μὴ καμπῆς τινος δεη-
θείη γωνιώδους ἐπὶ τοὺς διαφράττοντας ὑμένας τὸν θώ-
ρακα φερόμενα, καθ᾽ ὃν ἐχρῆν αὐτὰ στηριζόμενα κατέρχε-
σθαι. μεμαθήκαμεν γὰρ, ὡς οὐκ ἐκ τῶν πρόσω μερῶν τῆς

rebro ipfos produxit, quum ipfi fic ferri fublimes etiam
poffent? Quod fi ex collo praeftiterat, cur, tribus primis
conjugationibus praeteritis, ex quarta portionem quan-
dam araneofam, ex quinta vero memorabilem, poftremo
ex fexta aliam hac quidem minorem, at majorem prima,
eis tribuit? licebat enim ex primis tribus fpondylis, aut
contra ex tribus colli pofterioribus nervum producere, fi
modo ex multis principiis omnino acervare ipfos melius
effe exiftimabat; ut, fi quando unum aliquod principium
aut duo paffa fuiffent, reliquum diaphragmati fubferviret;
nam quod ex fpinali medulla colli orti nervi fint robu-
ftiores, et propterea ad functiones activas aptiores, pa-
tere id arbitror.   Prope thoracem autem ipforum prin-
cipium noluit ftatuere, ue, quum ad membranas thoracem
interfepientes ac thoracem ipfum (cui innixos ipfos de-
fcendere oportebat) ferrentur, flexione ipfos uti angulari
effet neceffe. Didicimus enim, ipfos non ex anterioribus

Ed. Chart. IV. [625.]   Ed. Baf. I. (516.)

ῥάχεως, ἀλλ᾽ ἐκ τῶν πλαγίων ἡ ἔκφυσις αὐτῶν γίνεται.
πρὸς οὖν τὴν μέσην χώραν (ἐν ταύτη γὰρ οἱ διαφράττοντες
αὐτὴν ὑμένες) ἰόντα, κατὰ βραχὺ μὲν ἐγκεκλιμένην ἔχει τὴν
φορὰν, ἐξ ὧν εἴρηται μερῶν τοῦ νωτιαίου γενόμενα, μετὰ
καμπῆς δ᾽ ἂν ἐποίησε ταύτην, ἐκ τῶν κατωτέρω χωρίων
φύντα. διὰ τοῦτ᾽ οὖν τοῖς μακροτραχηλοτέροις ζώοις ἢ
κατὰ πίθηκον οὐδὲν ὅλως ἐκ τῆς τετάρτης συζυγίας τῶν
ἀπὸ τοῦ νωτιαίου νεύρων ἐπὶ τὸ διάφραγμα φέρεται, καὶ
τῶν γε σφόδρα μακρὸν ἐχόντων τὸν τράχηλον οὐδ᾽ ἐκ τῆς
πέμπτης. ἀεὶ γὰρ ἡ φύσις φαίνεται φυλαττομένη τὰς διὰ
μακροῦ φορὰς οὐκ ἐν νεύροις μόνον, ἀλλὰ καὶ ἀρτηρίαις
καὶ φλεψὶ καὶ συνδέσμοις. ὅπερ οὖν ἐν πιθήκοις ὕψος
ἡ τετάρτη συζυγία τῶν ἐκ τραχήλου νεύρων ἔχει, τοῦθ᾽ ἡ
ἕκτη μὲν ἐπὶ τῶν ἱκανῶς μακρὸν ἐχόντων τὸν τράχηλον, ἡ
πέμπτη δ᾽ ἐπὶ τῶν μετρίως.

Κεφ. ι΄. Καιρὸς οὖν ἤδη τὰ κατὰ τὰς ὠμοπλάτας
προχειρίζεσθαι μόρια, καὶ δεικνύναι καὶ τὴν ἐν τούτοις
τέχνην τῆς φύσεως. εἰ δὴ νοήσαις ἐξῃρημένας αὐτὰς τοῦ ζώου

spinae partibus, fed ex lateralibus exoriri. Quum igitur
ad medium locum (ibi enim funt membranae thoracem
dividentes) feruntur, fenfim quidem fefe ex praedictis
fpinalis medullae partibus exorti inclinant; quem motum
cum flexione feciffent, fi ex partibus inferioribus effent
producti. Quocirca in animalibus collum longius quam
fimia habentibus nihil penitus ex quarta conjugatione
nervorum a fpinali medulla fertur ad diaphragma; ut-
neque in iis, quae valde longum habent collum, ex
quinta; femper enim natura videtur longiores deductio-
nes vitaffe non in nervis modo, fed etiam in arteriis,
venis ac ligamentis. Quam igitur quarta nervorum con-
jugatio a collo proficifcentium habet in fimiis altitudi-
nem, eam fexta habet in iis, quae collum longum ad-
modum habent, aut quinta in illis, quae mediocre.

Cap. X. Tempeftivum fane eft jam fcapularum par-
tes explicare, oftendereque in illis quoque artem naturae.
Quod fi eas ex animali exemptas animo finxeris, neque

Ed. Chart. IV. [625.]   Ed. Baf. I. (516. 517.)

καὶ μηκέτ᾽ οὖσας, οὐχ ἕξεις ὅπως γεννήσεις τῷ λόγῳ τὸ
κατ᾽ ωμον ἄρθρον. ἡ γὰρ τοῦ βραχίονος κεφαλὴ δεῖται
πάντως ἐπιβαίνειν κοιλότητι πρὸς τὴν γένεσιν αὐτοῦ, καὶ
ταύτης ἕνεκα τῆς κοιλότητος ὅ τ᾽ αὐχὴν τῶν ὠμοπλατῶν
ἀποπέφυκε, καί τις ἐπ᾽ αὐτῷ κατὰ τὸ πέρας ἐγγέγλυπται
κοιλία, τηλικαύτη τὸ μέγεθος, ἡλίκη μάλιστ᾽ ἐπιτήδειός ἐστι
διαρθρωθῆναι τῇ κεφαλῇ τοῦ βραχίονος. αὕτη μὲν ἡ χρεία
πρώτη τέ ἐστι καὶ μεγίστη, δι᾽ ἣν ὠμοπλά(517)τας ἡ φύσις
ἐποίησεν. ἐξ ἐπιμέτρου δ᾽ ἄλλη προσέρχεταί τις, οὐδ᾽ αὐτὴ
σμικρά, τῶν ταύτῃ τοῦ θώρακος μερῶν ἡ φρουρά. τὰ μὲν
γὰρ ἔμπροσθεν αὐτοῦ φυλάττομεν ἐκ πολλοῦ προορώμενοι τὰ
λυπήσοντα καὶ φθάνοντες ἢ μεταπηδᾶν, ὡς ἐκκλῖναι τε-
λέως τὸ ἐπιφερόμενον, ἢ προβαλέσθαι τι τῶν στέρνων ἀλεξη-
τήριον, ἢ ἐπὶ ταῖς χερσὶν ἀμυντήριον ἑλέσθαι. πολλάκις δὲ
καὶ μόναις αὐταῖς καὶ γυμναῖς προκινδυνεύομεν, ἄμεινον
εἶναι καὶ τρωθῆναί τι τῶν κατὰ ταύτας, καὶ θλασθῆναι,
καὶ συντριβῆναι, καὶ ἀποκοπῆναι νομίζοντες, ἢ συγχωρῆσαι
προσπεσεῖν τοῖς στέρνοις τὸ λυπῆσον. αὐτὸς μὲν γὰρ ὁ

amplius effe, nullam rationem invenies, qua humeri ar-
ticulum conftituas.   Nam necelle omnino erat, fi bra-
chium erat futurum, ipfius caput cavitatem ingredi; cu-
jus cavitatis gratia et cervix fcapularum eft nata, et
quaedam in ejus extremo infculpta eft capacitas magni-
tudine tanta, quanta capiti brachii dearticulando effet
aptiffima.   Hic quidem ufus primus eft ac maximus,
propter quem natura fecit fcapulas.   Ex abundanti au-
tem alia quaedam accedit, nec ipfa quidem exigua, par-
tium thoracis, quae illic funt, cuftodia. Nam partes ip-
fius anteriores tuemur,   multo ante quae nocitura funt
praevidentes,   aut prius faltu cedendo, ut omnino ejus,
quod contra nos fefe infert, impetum declinemus, aut
propugnaculum aliquod ante fternum opponendo. aut
manibus arma quaedam fumendo. Plerumque autem folas
ipfas vel nudas periculo objicimus, fatius effe rati ipfas
parte quavis vulnerari, aut frangi, aut conteri, aut
abfcindi, quam finere noxam ipfam fterno accidere; ipfe

Ed. Chart. IV. [625. 626.] Ed. Baf. I. (517.)

θώραξ ἀναπνοῆς ἐστιν ὄργανον, ὥσπερ οὖν καὶ ὁ περιεχό-
μενος ὑπ' αὐτοῦ πνεύμων, ἡ καρδία δὲ ἀρχὴ τῆς συμπά-
σης ζωῆς. οὔκουν ἀκίνδυνον οὐδενὸς τῶν ὀστῶν τοιούτων ἢ
βλάβη. ἐκ δὲ τῶν ὀπίσω μερῶν ὁ μὲν κίνδυνος ἴσος, ἡ
δὲ πρόγνωσις τῶν ἀδικησόντων οὐκ ἴση, μὴ παρόντων
ὀφθαλμῶν. ἐχρῆν γοῦν τι κἀνταῦθα τῇ δικαίᾳ φύσει σοφὸν
ἐξευρῆσθαι μηχάνημα, καὶ μὴ παντάπασιν ἠμελῆσθαι τὰ
χωρία. διὸ πρῶτον μὲν οἷον χάρακά τινα πολυειδῆ τοῖς
κατὰ ῥάχιν σπονδύλοις ἐνεπήξατο τὰς πολλὰς ἐκείνας ἀπο-
φύσεις, ἃς ἔμπροσθεν εἶπον, ἀνάντεις καὶ κατάντεις ἐργα-
σαμένη, καὶ λοξὰς εἰς τὰ πλάγια παραγαγοῦσα, καὶ κατὰ
τὸ μῆκος ἅπαν ὀρθίας ἀνατείνυσα, τὰ δὲ τῆς ῥάχεως ἐφ'
ἑκάτερα τὰ μέχρι τῶν πλευρῶν αὐταῖς μὲν πρῶτον καὶ
μάλιστα ταῖς ὠμοπλάταις, ἤδη δὲ καὶ πλήθει σαρκῶν δαψι-
λεῖ ·σκεπάσασα. [626] δι' αὐτὸ γάρτοι τοῦτο καὶ ῥάχιν
ἰδίαν ἑκατέρᾳ τῶν ὠμοπλατῶν ἀπέφυσεν, ἕτερον τοῦτον χά-
ρακα τῶν τῇδε τοῦ θώρακος μερῶν προβαλλομένη. ταύτῃ

enim thorax refpirationis eft inftrumentum, quemadmo-
dum et pulmo, qui in eo continetur; cor vero totius vi-
tae eft principium. Periculum igitur imminebat, ficubi
offa haec laefa fuiffent. Ex partibus vero pofterioribus
periculum quidem erat aequale, verum quum illic oculi
non effent, praevidere aeque, quae erant nocitura, non
poteramus. Oportuit igitur hic naturam aequam inge-
niofum quoddam artificium excogitare, neque loca haec
prorfus negligere. Quocirca primum quidem quafi mul-
tiplex vallum quoddam fpinae fpondylis infixit, multas
illas apophyfes, quas (ut ante docui) ipfa acclives ac
declives effecit, obliquas ad latera deducens, rectas fe-
cundum longitudinem totam furfum utraque fpinae parte
usque ad coftas extendens, quas primum fcapulis, deinde
carnium magna copia texit. Ob id enim ipfum fpinam
utrique fcapulae propriam produxit, fecundum id vallum
ante partes thoracis, quae illic funt, objiciens. Hac ipfa

δ' αὐτῇ πάλιν τῇ ῥάχει συγχρῆται καλῶς καὶ πρὸς ἕτερον.
βραχὺ γὰρ ἐπαυξήσασα τὸ ἄνω πέρας αὐτῆς, καὶ ἐπὶ τὸ ὄρ-
θιον ἀνατείνασα, κἀνταῦθα τῇ κλειδὶ συνάψασα, τὸ κα-
λούμενον ἀκρώμιον ἐγέννησεν, ἅμα μὲν σκέπην τε καὶ φρου-
ρὰν ἐσόμενον τῆς κατ' ὦμον ἐναρθρώσεως, ἅμα δὲ καὶ κω-
λῦσον ἐκπίπτειν ἄνω τὴν κεφαλὴν τοῦ βραχίονος, εὐθὺς δὲ
καὶ τὴν ὠμοπλάτην αὐτὴν ἀφεστηκυῖαν τοῦ θώρακος φυ-
λάξον. εἴτε γὰρ μηδὲν ἐνταῦθα προὐτέτακτο τῆς διαρθρώ-
σεως, ἑτοίμως μὲν ἂν ὑπὸ παντὸς τοῦ προσπίπτοντος ἔξω-
θεν ἐβλάπτετο, ῥᾳδίως δ' ἂν ὑπερέβαινεν ἡ κεφαλὴ τοῦ
βραχίονος ἐπὶ τὸν αὐχένα τῆς ὠμοπλάτης, ὡς ἂν μήτε κο-
τύλην ἐν ἑαυτῷ βαθεῖαν ἔχοντα, μήτε ἄμβωνας μεγάλους·
εἴτε μὴ συνῆπτο κατὰ τοῦτο ἡ κλεὶς, οὐδὲν ἂν ἐκώλυεν
ἀστήρικτον οὖσαν ὅλην τὴν ὠμοπλάτην ἐπιπίπτειν, τε τῷ
θώρακι καὶ στενοχωρεῖν ἐνταῦθα τὸ, κατ' ὦμον ἄρθρον, καὶ
πολλὰς τῶν τοῦ βραχίονος κινήσεων ἐμποδίζειν. ἐν γὰρ τῷ
πλεῖστον ἀφεστάναι τοῦ θώρακος τὸ πολυειδῶς αὐτὸ κινεῖ-
σθαι μάλισθ' ὑπάρχει. εἰ δέ γ' ἔψανεν αὐτοῦ τῶν πλευρῶν,

rurfus fpina recte ad aliud etiam utitur.   Leniter enim
finem ejus fuperiorem adaugens, et rectum attollens, at-
que ibi clavi conjungens acromium, quod vocant, effecit;
quod effet fimul quidem operimentum ac praefidium hu-
meri inarticulationi, fimul autem et prohiberet, ne ca-
put brachii parte fuperna excideret, poft autem efficeret,
ne fcapula ipfa a thorace digrederetur.   Quod fi nihil ibi
ante dearticulationem effet locatum, nullo negotio a quo-
vis extrinfecus incidente laederetur; facile etiam caput
brachii ad fcapulae cervicem tranfcenderet, ut quod nec
profundam in fe habet cotylen, nec fupercilia magna.
Quod fi non ea parte clavis fuiffet connexa, nihil utique
prohiberet, quo minus os latum fcapularum nusquam
ftabilitum thoraci incideret, coarctaretque ibi humeri ar-
ticulum, multosque brachii motus impediret; quod varie
ob id potiffimum poteft moveri, quod a thorace abfit
plurimum.   Nam fi ejus coftas tangeret, aut omnino

ἢ ὅλως ἐγγὺς ἐτέτακτο, καθάπερ ἐπὶ τῶν τετραπόδων ἔχει,
τὰς παρὰ τὸ στέρνον τε καὶ τὸν ἀντικείμενον ὦμον, ἐπωμίδα
τε καὶ τράχηλον, οὐκ ἂν οἷόν τ᾽ ἦν ἡμῖν ποιεῖσθαι περι-
φορὰς τῶν χειρῶν, ὥσπερ οὐδὲ νῦν, ἐπειδὰν ἐξαρθρήσας ὁ
βραχίων προσπέσῃ ταῖς πλευραῖς. πρὸς οὐδὲν γὰρ τῶν ἀν-
τικειμένων μερῶν ἐν τοῖς τοιούτοις παθήμασιν ἀνατεῖναι
δυνάμεθα τὰς χεῖρας, ὡς ἂν προσπιπτούσης μὲν τῷ βρα-
χίονι τῆς τῶν πλευρῶν ἐν τοῖς τοιούτοις παθήμασιν κυρτό-
τητος, ἀπωθουμένης δ᾽ αὐτὸν εἴς τε τἀκτὸς καὶ τὰ πλά-
για. ταῦτ᾽ οὖν ἐγίνετ᾽ ἂν ἡμῖν τὰ παθήματα κἂν τῷ
κατὰ φύσιν ἔχειν. πλεῖστον μὲν γὰρ ἀπήχθη τοῦ στέρνου
τὸ ἀκρώμιον, ἐν δὲ τῷ μεταξὺ καθάπερ στήριγμα τὴν κλεῖν
ἡ φύσις κατέθετο.

Κεφ. ια΄. Πάλιν οὖν μοι κἀνταῦθα σκόπει τὴν δια-
πλάττουσαν τὰ ζῷα τέχνην, ὡς ἔστιν ἐν ἅπασι δικαία,
καίτοι γ᾽ ἐπ᾽ ἀνθρώπου μόνον ἠπειγόμην περαίνειν τὸν
λόγον. ἀλλὰ γὰρ οὐκ ἐγχωρεῖ πολλάκις, οὐδ᾽ ἂν πάνυ φυ-
λάττηταί τις, ἀπέχεσθαι τῆς τῶν ἀλόγων ζώων κατασκευῆς.

prope effet locatum, quo modo fe habet in quadrupedi-
bus, manus ad fternum oppofitumque fterno humerum,
ad epomida praeterea ac ad collum circumagere non
poffemus, quemadmodum ne nunc quidem, quando luxa-
tum brachium coftis acciderit; ad nullam enim partium
oppofitarum in ejusmodi affectibus manus poffumus tol-
lere, quod coftarum devexitas in hujusmodi affectibus
brachio accidat, quae ipfum extrorfum et ad latera de-
pellat. Qui affectus nobis acciderent, etiamfi fecundum
naturam haberemus, nifi acromium fterno plurimum effet
diffitum; in horum enim medio clavem velut fuftenta-
culum ac ftabilimentum quoddam natura conftituit.

Cap. XI. Rurfus igitur hîc quoque confidera artem,
quae animalia effinxit, ut in omnibus eft aequa; tametfi
certe propofitum mihi fuerat folius hominis conftructio-
nem explicare, fieri tamen faepe non poteft, etiamfi
maxime nolim, quin animalium etiam rationis expertium

οὐ γὰρ ὡς ἔτυχεν οὐδὲ μάτην ἡ φύσις οὔτ᾽ ἀνθρώπῳ
πορρωτάτω τοῦ θώρακος ἀπήγαγε τὸ κατ᾽ ὦμον ἄρθρον,
οὔτε τοῖς τετράποσι ζώοις ἐγγυτάτω κατέθετο, ἀλλ᾽ ὅτι τῷ
μὲν χερσὶ μέλλοντι χρῆσθαι πολυειδῶς ἔδει τῆς κινήσεως,
καὶ διὰ τοῦτο εὐρυχώρου τῆς θέσεως, ἐν ἐκείνοις δ᾽, (οὔτε
γὰρ χεῖρές εἰσι, τά τ᾽ ἔμπροσθεν κῶλα παραπλησίως τοῖς
ὄπισθεν εἰς βάδισιν μόνην ὑπηρετεῖ,) διὰ τοῦθ᾽ ὑπερηρεῖσθαι
τῷ θώρακι βέλτιον ἦν τὰ σκέλη. ταῦτ᾽ ἄρα καὶ τὰ στέρνα
τοῖς μὲν πλατέα, τοῖς δ᾽ ὀξέα καὶ στενὰ γεγένηται. καίτοι
γ᾽, εἴπερ ἔμπαλιν ἔχοντα κατεσκευάσθη, τοῖς μὲν ἀνθρώποις
τὰς προειρημένας τῶν χειρῶν ἐνεργείας ἐνεπόδιζεν ἂν ἁπαν-
ταχῇ, καθάπερ εἰ καὶ νυν ἐπιθείης μέσῳ τῷ στέρνῳ πρόμη-
κες ξύλον ἀπὸ τοῦ τραχήλου μέχρι τῶν ὑποχονδρίων διῆκον·
τοῖς δ᾽ ἄλλοις ζώοις, εἴπερ ἦν πλατέα, διεκώλυεν ἂν ὑπερη-
ρεῖσθαι καλῶς τῷ θώρακι τὰ πρόσθια κῶλα. φαίνεται γοῦν
κἀνταῦθα, καθάπερ κἂν τοῖς ἄλλοις ἅπασιν, ἀκριβῶς ἡ φύ-
σις δικαία, τῷ μὲν δίποδι καὶ ὀρθῷ ζώῳ πλατὺν μὲν τὸν

conſtructionem attingam. Non enim temere neque fru-
ſtra natura in homine humeri articulum longiſſime a tho-
race abduxit, in quadrupedibus vero proxime collocavit;
fed, quoniam ille quidem manibus varie eſſet uſurus,
motum deſiderabat, ob eamque caufam poſitum admodum
amplum ac ſpatioſum; in illis vero non item, neque
enim manus habent, fed artus anteriores non aliter quam
poſteriores foli ambulationi fubferviunt; quare crura
thoraci affirmata eſſe praeſtitit. Propterea fane pectora
quoque hominibus quidem lata, brutis vero acuta atque
anguſta extiterunt; quod ſi contra facta fuiſſent, in ho-
minibus quidem praedictas manuum actiones morarentur
non aliter, quam ſi nunc medio pectori lignum praelon-
gum impoſueris, quod a collo usque ad hypochondria
perveniat; brutis vero ſi pectora eſſent lata, impedirent,
quo minus artus anteriores belle thorace firmarentur.
Aequa igitur hic quoque perſpicue, ut in aliis omnibus,
fuit natura, quae bipedi quidem ac recto animali tho-

θώρακα ποιήσασα, [627] τὸ κατ᾽ ὦμον δ᾽ ἄρθρον ἔξωθεν
καταϑεῖσα, τοῖς δ᾽ αὖ τετράποσιν ὀξὺν μὲν ἐργασομένη
τὸν θώρακα, σινάψασα δ᾽ αὐτῷ τὰς ὠμοπλάτας, ὑπερεί-
σασα δὲ τὰ σκέλη. τῆς δ᾽ αὐτῆς ἔχεται προνοίας καὶ ἡ τῆς
κλειδὸς γένεσις· ἐπεὶ γὰρ ἀνατρέπεσθαι πρὸς τοὐκτὸς ἔδει
τὰς ὠμοπλάτας, ἑκατέραν αὐτῶν ἡ φύσις ἐν τῷ μεταξὺ τοῦ
τε κατὰ τὸ στέρνον ὀστοῦ καὶ τοῦ πέρατος τῆς ἐν ἐκείναις
ῥάχεως κατέθετο. μακροῦ δ᾽ ὄντος τοῦ στέρνου, (διήκει γὰρ
ἀπὸ τῶν σφαγῶν ἄχρι τῶν ὑποχονδρίων,) οὐκ ἂν εὕροις ἐπι-
τηδειοτέραν χώραν τῆς πρὸς τὰς κλεῖς διαρθρώσεως ἑτέραν
τῆς νῦν ὑπαρχούσης αὐτῷ· καὶ γὰρ πλατύτατον ἐνταῦθ᾽
ἐστὶ καὶ ἰσχυρότατον, καὶ οὐκέτ᾽ οὐδεμία τῶν πλευρῶν
αὐτῷ διαρθροῦται. κατὰ δὲ ταυτὰ καὶ ἡ πρὸς τὰς ὠμο-
πλάτας αὐτῶν σύζευξις ἐν ἐπικαιροτάτῳ γεγένηται πρός τε
τὸ καλῶς ἀνατρέπειν ἐκτὸς καὶ πρὸς τὸ φρουρεῖν τὸ κατ᾽
ὦμον ἄρθρον καὶ πρὸς τὸ κωλύειν ἐκπίπτειν ἄνω. δεόν-
τως οὖν ἄνθρωπος οὐδ᾽ εἰ βουληθείη βαδίζειν ἐπὶ τῶν
τεττάρων κώλων δύναιτ᾽ ἄν, ἀπηγμένων αὐτῷ πόῤῥω τοῦ

racem fecit latum, humeri vero articulum exporrectum
valde conſtituit; quadrupedibus vero rurſus acutum qui-
dem thoracem, conjunxit autem ei oſſa lata ſcapularum,
ac crura firmavit. Ad eandem autem providentiam clavis
generatio eſt revocanda; quum enim ſcapulas extrorſum
ſpectare oporteret, utramque clavem inter os ſterni ac
ſpinae finem, quae ad ſcapulas eſt, natura conſtituit.
Quum enim ſternum ſit longum, (nam a jugulis usque ad
hypochondria pervenit,) locum dearticulationis ad claves
haudquaquam reperias aptiorem eo, qui nunc ipſi adeſt;
latiſſimum enim ibi eſt ac validiſſimum, neque ulla co-
ſta amplius cum eo dearticulatur. Ad eundem autem
modum ipſarum cum ſcapulis connexio opportuniſſime
extitit, tum ut humeri articulus extra promineat, tum ad
muniendum articulum ipſum, tum ad prohibendum, ne
parte ſuperna excidat. Merito itaque homo ne ſi volet
quidem ambulare quatuor artubus queat, quod in ipſo

θώρακος τῶν κατὰ τὰς ὠμοπλάτας ἄρθρων. εὐλόγως δὲ
καὶ πίθηκος, ὥσπερ τἄλλα κατὰ τὸν ἔμπροσθεν λόγον ἐδεί-
κνυτο μίμημα γελοῖον ἀνθρώπου γεγενημένος, οὕτω κἂν
τοῖς κώλοις διάκειται. τὰ μὲν γὰρ σκέλη πόσον ἀποδεῖ
τῶν ἀνθρωπείων σκελῶν, ἐν τοῖς ἰδίοις αὐτῶν ἐδείχθη λόγοις,
ὥσπερ οὖν καὶ ἡ τῆς ἄκρας χειρὸς κατασκευή. τὰ δὲ κατ᾽
ὠμοπλάνας καὶ κλεῖς ἀνθρώπῳ καὶ μάλιστα προσέοικεν,
καίτοι γ᾽ οὐ δεόμεϿϿος ἐοικέναι ταύτῃ τοῖς ἀνθρώποις εἰς
ὠκύτητα βαδίσεως. ἀπαμφοτερίζει τοιγαροῦν ἑκατέροις τοῖς
γένεσιν, καὶ οὔτε δίπουν ἐστὶν ἀκριβῶς, οὔτε τετράπουν,
ἀλλὰ καὶ ὡς δίπουν χωλόν, (οὐ γὰρ ἀκριβῶς ὀρθὸν στῆναι
δύναται,) καὶ ὡς τετράπουν ἀνάπηρόν τε ἅμα καὶ βραδύ,
διὰ τὸ πλεῖστον ἀπῆχθαι τοῦ θώρακος αὐτὸ τὸ κατ᾽ ὦμον
ἄρθρον, καθάπερ εἰ καὶ τῶν ἄλλων τινὸς ζώων ἀποσπα-
σθὲν τοῦ θώρακος ἐκτὸς ἀποχωρήσειεν. ὥσπερ δὲ πιθήκῳ,
διότι γελοῖόν ἐστι τὴν ψυχὴν ζῶον, διὰ τοῦτο καὶ σῶμα πᾶν
διάκειται γελοῖον, οὕτως ἀνθρώπῳ, διότι λογικόν ἐστι τὴν

ſcapularum articuli longe a thorace ſint abducti. Merito
etiam ſimia, ut in caeteris plerisque (docuimus enim id
antea) hominis ridicula imitatio eſt, ita et in artubus;
nam ipſius crura quantum ab humanis cruribus diſcre-
pent, quum privatim de ipſis ageremus, monſtravimus,
quemadmodum certe et ſummae manus conſtructio.
Quod vero ad ſcapulas ac claves attinet, homini maxi-
me eſt ſimilis, quanquam ea parte homini ſimilis eſſe non
debebat; nam quod ad ambulationis celeritatem pertinet,
ſimia inter genus utrumque ambigit, neque enim bipes
penitus eſt, neque quadrupes; ſed quatenus eſt bipes,
clauda eſt, non enim recta plane ſtare poteſt; et quate-
nus eſt quadrupes, mutila ſimul eſt ac tarda, quod hu-
meri articulus a thorace plurimum ſit abductus, quemad-
modum ſi idem articulus in alio quopiam animante a
thorace divulſus extra receſſiſſet. Quemadmodum autem
ſimia, quod animam habeat ridiculam, corpus ob id
habuit ridiculum, ita homo, quod animam haberet ra-

ΤΩΝ ΜΟΡΙΩΝ ΛΟΓΟΣ Ν.   127

Ed. Chart. IV. [627.]   Ed. Baf. I. (517. 518.)

ψυχὴν (518) τὸ ζῶον, καὶ θεῖον μόνον τῶν ἐπὶ γῆς, διὰ
τοῦτο ἄριστα τὸ σῶμα κατεσκεύασται πρὸς τὴν τῆς ψυχῆς
δύναμιν. ὅτι μὲν γὰρ ὀρθὸν ἵσταται μόνον τοῦτο τῶν
ζώων, πρόσθεν ἐδείξαμεν. ὅτι δὲ καὶ χερσὶ χρῆται μόνον
καλῶς, δέδεικται μὲν καὶ τοῦτ᾽ ἔμπροσθεν· ἀλλὰ καὶ νῦν
οὐδὲν ἧττον φαίνεται, εἰ τό τε κατ᾽ ὦμον ἄρθρον ἐπιβλέψαις
καὶ τὸ τοῦ σύμπαντος θώρακος σχῆμα καὶ τὴν τῆς κλει-
δὸς γένεσιν. ἱκανὰ μὲν οὖν καὶ ταῦτα τὴν τέχνην τῆς φύ-
σεως ἐνδείξασθαι, πολὺ δ᾽ αὐτῶν ἔτ᾽ ἐναργέστερον δείξει
τὰ λεχθησόμενα. τί δή ποτε γὰρ οὐκ ὀρθὴν ἀπὸ τοῦ
στέρνου τὴν κλεῖν ἐπὶ τὰς ὠμοπλάτας ἐξέτεινεν, ἀλλὰ
πρὸς αὐτῇ μὲν τῇ σφαγῇ κυρτὴν μὲν τἀκτός, τὰ δ᾽ ἔνδον
κοίλην, ἐφεξῆς δ᾽ ἔμπαλιν ἔξωθεν μὲν ἀτρέμα κοίλην,
ἔσωθεν δὲ κυρτοτέραν; οὐ γὰρ οὖν οὐδὲ τούτων οὐδὲν εἰκῇ
καὶ μάτην ὑπὸ τῆς φύσεως ἐγένετο, ἀλλὰ τὰ μὲν πρὸς τῇ
σφαγῇ διὰ τὴν αὐτὴν τῷ στέρνῳ χρείαν ὁμοίως ἐκείνῳ
κοίλη κατὰ τὴν ἐντὸς ἐγένετο χώραν, ἐπιτήδειον παρέξουσα
εὐρυχωρίαν τοῖς ἄνωθεν κάτω καὶ τοῖς κάτωθεν ἄνω διὰ

tionalem, ob id etiam corpus folum inter ea, quae funt
fuper terram, habuit divinum atque optime ad animae
facultatem comparatum.   Caeterum quod omnium ani-
mantium folus ftet rectus, antea oftendimus; nec minus,
quod folus manibus recte utatur.   Verumtamen nunc
etiam id tibi apparebit, fi humeri articulum, aut totius
thoracis formam, aut clavis generationem infpexeris; fatis
enim ea elfe poffunt ad artem naturae indicandam, quam
multo adhuc apertius, quae dicturus fum, oftendent.
Nam cur non rectam a fterno ad fcapulas clavem exten-
dit, fed ad jugulum ipfum devexam quidem foris, in-
tus vero cavam, poft autem contra extrinfecus quidem
fenfim cavam, intus vero gibbam magis? Nihil enim
horum temere nec fruftra a natura fuit factum; fed
ad jugulum propter eundem cum fterno ufum, quo modo
hoc, cava quidem parte interna extitit, quo videlicet
locum aptum his inftrumentis praeberet, quae fuperne

τοῦ τραχήλου φερομένοις ὀργάνοις ὁπότε δ᾽ ἀποχωρεῖν
ἀπήρξατο τῆς σφαγῆς, ὑποστρέψασα κατὰ βραχὺ τοσοῦτον εἰς
τὸ πρόσω μέρος ἄχρι τῆς ἀκρωμίας, ὅσον ἀπεχώρησεν ὀπίσω
τὸ πέρας τοῦ κυρτωθέντος μυρίου κατ᾽ αὐτὴν, ὡς, εἴγε ὀπίσω
μόνον ὡδοιπόρησεν, εἰς τὰ πλάγια τοῦ τραχήλου φερομένη,
τὴν πρὸς τὸν θώρακα διάστασιν ἀξιόλογον οὐκ ἂν ἔσχε. συνδεῖ
δ᾽ αὐτὴν ἐνταῦθα τῇ ῥάχει τῆς ὠμοπλάτης μικρὸν ὀστοῦν
χονδρῶδες, ὃ μηδ᾽ αὐτὸ ζήτει ἐν πιθήκοις· [628] ὥσπερ
γὰρ ἐν ἄλλοις τισὶν, οὕτω κἂν τῷδε τῆς ἀνθρωπείας κατα-
σκευῆς ἀπολείπονται. ἀλλ᾽ ἄνθρωπός γε καὶ ταῦτα πλεονεκτεῖ
πρὸς ἀσφάλειαν, ὅτι μὴ διὰ συνδέσμων μόνον ὑμενωδῶν
συνάπτεται τὰ δύο πέρατα τῶν ὀστῶν, ἀλλ᾽ ἐξ ἐπιμέτρου
τρίτον ἄλλο κατ᾽ αὐτῶν ἐπικείμενον ὀστοῦν χονδρῶδες ἑτέροις
τισὶ συνδέσμοις ἰσχυροῖς, ὑφ᾽ ὧν κατακρύπτεται, συνάπτει
τοῖς ὑποκειμένοις ὀστοῖς ἑαυτῷ. διὰ τί δὲ χονδρῶδες ἐγένετο,
μέλλον ἐκκεῖσθαι καὶ πρῶτον τῶν προσπιπτόντων ἔξωθεν
ἐκδέξεσθαι τὴν βίαν, ἔμπροσθεν εἴρηταί μοι, κοινῇ περὶ
πάντων τῶν τοιούτων διεξιόντι.

deorfum atque inferne furfum per collum feruntur;
quum vero a jugulo coepit difcedere, tantum paulatim
antrorfum redit usque ad acromium, quantum finis par-
tis ipfius clavis intumefcentis retro fecefferat; quod fi
retrorfum folum tenderet ad colli latera progrediens, non
fatis a thorace diftaret. Colligat autem ibi ipfam fpinae
omoplatae, quae eft os parvum cartilaginofum, quod
ipfum neque in fimiis quaeras. Veluti enim in aliis
quibusdam, ita in hoc quoque humana conftructione fu-
perantur. Homo vero haec etiam praeter caetera ani-
mantia fecuritatis gratia eft adeptus, quod non per liga-
menta folum membranofa duo offium fines connectuntur,
fed ex abundanti tertium aliud os ipfis incumbit carti-
laginofum, aliis quibusdam ligamentis validis (a quibus
occultatur) fubjectis offibus feipfum connectens. Porro
quamobrem cartilaginofum extiterit, quum deberet emi-
nere ac primum eorum, quae extrinfecus incidunt, im-
petum excipere, dictum mihi ante fuit, dum communiter
de omnibus hujusmodi ftatueremus.

Κεφ. ιβ'. Ἀλλὰ νῦν γε καιρὸς ἐπὶ τὸ κατ᾽ ὦμον ἄρ-
θρον αὐτὸ μετιέναι τῷ λόγῳ, καὶ πρῶτον μὲν δεικνύναι,
ὡς ἡ φύσις εὐλόγως αὐτήν τε τοῦ βραχίονος τὴν κεφαλὴν
ἀκριβῶς ἀπειργάσατο περιφερῆ, τήν τε περικειμένην κοι-
λότητα τῷ τῆς ὠμοπλάτης αὐχένι σμικράν τε ἅμα καὶ ὑπτίαν·
ἔπειτα δὲ καὶ τοὺς κινοῦντας μῦς αὐτὸ, τίνες τέ εἰσι καὶ
πόσοι καὶ πηλίκοι, καὶ τίνα χρείαν ἕκαστος αὐτῶν παρέχε-
ται, καὶ ὡς οὔτε πλείους, οὔτ᾽ ἐλάττους τὸν ἀριθμὸν, ἀλλ᾽
οὐδὲ μείζους, ἢ μείους, ἢ ἑτέραν τινὰ θέσιν ἔχοντας ἄμει-
νον ἦν αὐτοὺς γεγονέναι. τοῦ μὲν δὴ τὴν κεφαλὴν τοῦ
βραχίονος γενέσθαι περιφερῆ, καὶ τὴν κοιλότητα τῆς ὠμο-
πλάτης ἐπιπολῆς τε ἅμα καὶ ὑπτίαν, ἡ χρεία πρόδηλος,
εἴ τις τῶν ἐν τοῖς πρώτοις γράμμασιν εἰρημένων μνημονεύει.
πολλαῖς τε γὰρ ἅμα καὶ ποικίλαις κινήσεσιν ἡ σύμπασα
χεὶρ παρεσκευασμένη τὴν μὲν κεφαλὴν τοῦ βραχίονος ἐδεῖτο
περιφερῆ κεκτῆσθαι, (τούτου γὰρ οὐδὲν ἂν εὕροιμεν ἐπιτη-
δειότερον σχῆμα πρὸς ἑτοιμότητα κινήσεως,) τὴν δ᾽ ὑποτε-
ταγμένην αὐτῇ κοιλότητα μήτε βαθεῖαν ἱκανῶς, μήτ᾽ εἰς

Cap. XII. Sed nunc demum tempeftivum eft ad
ipfum humeri articulum orationem convertere, atque
in primis oftendere, naturam jure caput brachii rotundif-
fimum effeciffe, et cavitatem, quae fcapulae cervici ineft,
parvam fimul ac fupinam; tum autem quinam mufculi
ipfum moveant, et quot, et quanti; tum quem ufum
finguli praebeant; poftremo quod neque plures effe nu-
mero, aut pauciores, neque majores, aut minores, neque
alium fitum habere ipfos praeftiterat.   Porro ufus non
erit obfcurus, cur et caput brachii fuerit rotundum, et
fcapulae cavitas fuperficiaria, ac fupina, fi quis memoria
tenet ea, quae libris prioribus dicta a nobis fuerunt.
Quum enim manus tota ad multos ac varios motus effet
comparata, caput quidem brachii rotundum habere ipfam
oportuit; hac enim figura nullam ad motus celeritatem
invenerimus aptiorem; ipfam autem cavitatem ei fub-
jectam neque magnopere profundam, neque in magna

ὀφρῦς μεγάλας τελευτῶσαν. εἰ γὰρ κατεκλείσθη μὲν βρα-
χείᾳ κοιλότητι τὸ τοῦ βραχίονος ἄρθρον, ἐσφίγχθη δ' ἐν
κύκλῳ μεγάλοις ἄμβωσιν, οὐκ ἂν πάντη περιφέρεσθαι ῥᾳ-
δίως ἠδύνατο τοῦτο, οὐδ' ἦν αὐτῷ μᾶλλον ἡ τῆς ἀσφαλείας
χρεία· τούτου γὰρ ἕνεκα καὶ σύμπασα χεὶρ ἐγεγόνει. κιν-
δυνεύει τοίνυν ὀλίγου δεῖν ἔξαρθρος ἡ κεφαλὴ τοῦ βραχίο-
νος εἶναι διὰ παντὸς, ὡς ἂν ἐπὶ μικρᾶς οὕτως ὀχουμένη κοι-
λότητος, ὥστε ἐκπίπτον τὸ πλεῖστον αὐτῆς μέρος ἀστή-
ρικτον αἰωρεῖσθαι. πῶς οὖν οὐκ ἐκπίπτει διὰ παντὸς ἐπὶ
ταῖς σφοδραῖς κινήσεσιν; ὅσον μὲν γὰρ ἐπὶ τῇ προειρημένῃ
κατασκευῇ, τοῦτ' ἐχρῆν αὐτῇ πάντως ἔσεσθαι. θαυμάσεις
πάλιν ἐνταῦθα τῆς φύσεως τὴν τέχνην, εἰ τάς τῆς ἀσφα-
λείας θεάσαιο μηχανάς. τρεῖς μὲν συνδέσμους ἰσχυροὺς τὸ
τοῦ βραχίονος ὀστοῦν τῷ τῆς ὠμοπλάτης αὐχένι ξυνάπτον-
τας εἰργάσατο ἐπὶ τῷ κοινῷ ξυμπάντων τῶν ἄρθρων τῷ
περιφερεῖ, δύο δ' ἀποφύσεις καμπύλας τῆς ὠμοπλάτης
φρουρούσας αὐτὸ, καὶ τούτων ἑκατέρωθεν μῦς μεγίστους
σφίγγοντας. ὁ μὲν δὴ πλατὺς σύνδεσμος ὁ ὑμειώδης, ὁ

fupercilia defmentem. Si enim non exigua cavitate bra-
chii articulus eſſet incluſus, fed magnis in orbem ſuper-
eiliis eſſet conſtrictus, haudquaquam circumagi quoquo
verſus facile poſſet; hoc autem ipſi potius fuit, quam
fecuritatis uſus, illius enim gratia tota manus extitit.
Parum abeſt igitur, quin aſſidue brachii caput luxetur, ut
quod cavitate exigua adeo vehatur, ut pars ipſius maxima
extra ſit, nulloque innixa ſublimis pendeat. Quî igitur
ſit, ut non aſſidue in motibus vehementioribus excidat?
nam quod ad praedictam conſtructionem attinet, id om-
nino accidere ipſi erat neceſſe. Admiraberis rurſus hîc
quoque artem naturae, ſi, quae ad ejus fecuritatem ſit
machinata, conſpicabere. Tria enim ligamenta valida
os brachii cum ſcapulae cervice jungentia praeter com-
mune omnium articulorum rotundum eſt machinata;
duas praeterea ſcapulae apophyſes recurvas, quae arti-
culum muniunt; atque ex utraque horum parte muſculos
maximos ipſum conſtringentes. Caeterum ligamentum

Ed. Chart. IV. [628. 629.]　　　　　Ed. Baf. I. (518.)

πᾶσι τοῖς ἄρθροις ὑπάρχων, ἐκφύεται μὲν ἐκ τῶν χειλῶν
τῆς ἐν ὠμοπλάτῃ κοιλότητος, ἅπασαν δ᾽ ἀκριβῶς ἐν κύκλῳ
περιερχόμενος τὴν διάρθρωσιν εἰς τὴν ἀρχὴν καταφύεται
τῆς κεφαλῆς τοῦ βραχίονος. τῶν δ᾽ ἄλλων τῶν τριῶν οἱ
δύο μὲν ἀκριβῶς εἰσι στρογγύλοι, καθάπερ νεῦρα, πλατὺς
δ᾽ ἀτρέμας ὁ τρίτος. ἐκφύεται δ᾽ ὁ μὲν πρῶτος ἐκ τοῦ
πέρατος τῆς ἀγκυροειδοῦς ἀποφύσεως, ὁ δὲ δεύτερος ὁ τού-
του μείζων ἐκ τοῦ τῆς ὠμοπλάτης αὐχένος, κατ᾽ ἐκεῖνο μά-
λιστα τὸ μέρος, ἔνθα τῆς ἐπικειμένης αὐτῷ κοιλότητος
ὀφρὺς ἐστιν ὑψηλοτάτη. τούτῳ μὲν οὖν ἡ κεφαλὴ τοῦ βρα-
χίονος ἐπίβασιν ἀσφαλῆ παρέχει, [629] τηλικαύτην ἐν τοῖς
ἄνω τε καὶ πρόσω μέρεσιν ἑαυτῆς ἔχουσαν κοιλότητα κα-
τάντη, τομῇ πλατείᾳ παραπλησίαν, ἡλίκος περ καὶ αὐτός
ὁ σύνδεσμός ἐστιν. ὁ δὲ ἕτερος ὁ πρότερος εἰρημένος ἐκ
τῶν ἔνδον μερῶν τῆς κεφαλῆς τοῦ βραχίονος παρατέταται.
λοιπὸς δ᾽ ὁ τρίτος ἐκ μὲν τῆς αὐτῆς τῷ δευτέρῳ χώρας
ἐκφύεται, λοξὸς δ᾽ ὑποφυόμενας αὐτῷ καταφύεται καὶ αὐ-
τὸς εἰς τὴν πρώτην ἀρχὴν τῆς κεφαλῆς τοῦ βραχίονος

latum et membranofum, quod omnibus articulis ineft,
ex labiis ejus cavitatis exoritur, quae ineft omoplatae,
et totam dearticulationem in orbem omnino complectens
in capitis brachii initium inferitur. Aliorum vero trium
duo quidem prorfus funt teretia, quo modo nervi, ter-
tium vero remiffe latum eft. Enafcitur autem primum
quidem ex fine apophyfeos, quam ancyroidem five an-
chorariam, alterum vero, quod hoc eft majus, ex fca-
pulae cervice, ea maxime parte, qua cavitatis, quae ipfi
ineft, fupercilium eft altiffimum; huic quidem certe caput
brachii fedem praebet fecuram, quod tantam fuperiori-
bus atque anterioribus fui partibus habet cavitatem de-
clivem latae incifioni fimilem, quantum eft ipfum liga-
mentum; alterum vero prius dictum *ligamentum* ab
internis capitis brachii partibus attenditur, reliquum
vero ac tertium ex eodem loco, quo fecundum, exori-
tur; obliquum autem illi fubnafcens inferitur et ipfum
in primum capitis brachii initium, quo modo latum li-

Ed. Chart. IV. [629.] Ed. Baf. I. (518.)

ὁμοίως τῷ πλατεῖ τῷ πᾶν ἐν κύκλῳ περιλαμβάνοντι τὸ ἄρ-
θρον, ἔστι γάρ πως ἐκείνου μέρος. οἱ δέ γε προειρημένοι
δύο καθήκουσιν εἰς τὸν ἐπικείμενον τῷ βραχίονι μῦν, ὃν
ἐν τοῖς περὶ τῆς χειρὸς λόγοις εἰς τὴν κεφαλὴν τῆς κερκί-
δος ἔλεγον ἐμφύεσθαι. καὶ γὰρ οὖν κἀνταῦθα τὸ τῆς φύ-
σεως εὐμήχανόν ἐστιν ἰδεῖν, ὅπερ ἤδη δέδεικται μυριάκις,
τὸ, ὡς ἓν ὄργανον ἐνίοτε τῷ τῆς θέσεως ἐπικαίρῳ πολλαῖς
ἐξαρκοῦν ἀπεργάζεται χρείαις. δεομένων γὰρ ἁπάντων μυῶν,
ὡς καὶ τοῦτ᾽ ἐν τοῖς ἰδίοις αὐτῶν ἀποδέδεικται λόγοις, με-
τέχειν τῆς τῶν συνδέσμων οὐσίας, ἅμα μὲν τῷ μυῒ χρησί-
μους αὐτούς, ἅμα δὲ καὶ τῷ κατ᾽ ὦμον ἄρθρῳ κατεσκεύασε.
τουτὶ μὲν γὰρ σφίγγοντές τε καὶ συνέχοντες ἐκπίπτειν
κωλύουσιν, εἰς δὲ τὸν μῦν διασπειρόμενοι καὶ τούτῳ πα-
ρέχουσιν αὐτάρκη τὴν ἐξ αὐτῶν ὠφέλειαν. ὑπὸ μὲν τῶν
συνδέσμων οὕτω φρουρεῖται τὸ κατ᾽ ὦμον ἄρθρον, ὑπὸ δὲ
τῶν ὑποφύσεων τῆς ὠμοπλάτης, ἄνωθεν τῆς κατὰ τὸ ἀκρώ-
μιον, ἣν ἐκεῖνοι κορακοειδῆ προσαγορεύουσιν, ἔξωθεν δὲ

gamentum, quod totum in orbem articulum complecti-
tur, eſt enim ipſum quodam modo ipſius articuli pars;
praedicta vero duo ligamenta ad muſculum brachio in-
cumbentem perveniunt, quem, dum de manu ageremus,
in caput radii diximus inſeri. Nam hîc quoque videas
licet naturae ſolertiam, quam ſexcentis locis jam demon-
ſtravimus, ipſam ſcilicet nonnunquam inſtrumentum unum
propter ſitum opportunum obeundis multis uſibus effi-
cere appoſitum. Quam enim muſculos omnes (ut, dum
de ipſis ſeorſum ageremus, demonſtravimus) ligamento-
rum ſubſtantiae participes eſſe oporteret, conſtituit ipſa
ſimul quidem muſculis, ſimul autem humeri articulo
utilia; nam hunc conſtringentia ac continentia prohibent
excidere, in muſculum vero diſſeminata magnum quoque
ipſi ex ſe ipſis praebent uſum. Ad eum igitur modum
humeri articulus a ligamentis munitur. Porro a ſcapulae
proceſſibus, ſuperno quidem, qui eſt ad acromium, quem
quidam coracoidem appellant, externo vero a proceſſu,

τῆς ἀγκυροειδοῦς τε καὶ σιγμοειδοῦς ὀνομαζομένης, ἐν κύ-
κλῳ δὲ πανταχόθεν ὑπὸ μεγίστων μυῶν καὶ τενόντων
σφίγγεται τῶν κινούντων ὅλην τὴν διάρθρωσιν, ὑπὲρ ὧν
λέγειν ἤδη καιρός.

Κεφ. ιγ'. Ἐμφύονται μὲν αὐτῶν αἱ τελευταὶ τῷ τοῦ
βραχίονος ὀστῷ, τινὲς μὲν ἀνατείνουσαι τὸ κῶλον, ἔνιαι δὲ
κατασπῶσαι, προσάγουσαι δ' ἄλλαι τῷ στήθει, καί τινες
ἀπάγουσαι πρὸς τοὐκτός, ἔνιαι δ' ἐξ αὐτῶν κυκλοτερῶς
περιστρέφουσαι. τῷ μὲν οὖν στήθει προσάγουσιν ὅ τ' ἐκ
τοῦ κατὰ τὸν τιτθὸν χωρίου πεφυκὼς μῦς, μέτριος τὸ μέ-
γεθος, εὐθὺς δὲ καὶ κατασπῶν τὸν βραχίονα (519) πρὸς
τὸ κάτω μέρος ἀτρέμα, ὡς εἶναι ταπεινοτέρας προσαγωγῆς
αἴτιος· ἕτερος δ' ἔμπαλιν τῷδε, τῶν ὑψηλῶν τοῦ στέρνου
μερῶν ἐκπεφυκώς, ὑψηλῆς προσαγωγῆς ἐστιν αἴτιος. ἄλλος
δ' ἐπ' αὐτοῖς τρίτος διφυὴς ἢ δύο συμφυεῖς (ἑκατέρως γὰρ
ὑπὲρ αὐτῶν ἔνεστιν ἀληθεύειν λέγοντας) ἐκφύονται μὲν ἐξ
ὅλου τοῦ κατὰ τὸ στέρνον ὀστοῦ, προσάγουσι δὲ τῷ στήθει
τὸ τοῦ βραχίονος ὀστοῦν ὅλον ἰσόρροπον, ἐπειδὰν ἀμφότεροι

qui ancyroides et figmoides appellatur, in orbem a ma-
ximis mufculis ac tendonibus, qui totam movent dear-
ticulationem, undique conftringitur; de quibus dicere
nunc eft tempeftivum.

Cap. XIII. Ipforum quidem fines offi brachii infe-
runtur, quorum alii quidem brachium ipfum attollunt
alii autem deprimunt, quidam pectori adducunt, alii
extra abducunt, nonnulli orbiculariter ipfum circuma-
gunt. Ad pectus certe adducit is mufculus, qui ad
mammam oritur, magnitudine mediocris; praeterea au-
tem et brachium trahit deorfum leniter, ut fit depreffio-
nis humilioris auctor. Alius vero contra, ex editis fterni
partibus enatus, adductionis furfum eft auctor. Alius
autem praeter hos tertius, geminus, aut duo coalefcentes
(utrovis enim modo de iis dixeris, non errabis) ex toto
quidem pectoris offe oriuntur; adducunt autem pectori
os brachii totum, idque aequabile, atque in nullam par-
tem propendens, cum tenfi ambo fuerint; quod fi ipfo-

134 ΓΑΛΗΝΟΥ ΠΕΡΙ ΧΡΕΙΑΣ

Ed. Chart. IV. [629. 630.]   Ed. Baf. I. (519.)

ταϑῶσιν. εἰ δέ γ᾿ ὁ ἕτερος αὐτῶν ἐνεργήσειε μόνος, ὁ μὲν
ἐκ τῶν κάτω μερῶν τοῦ στέριου πεφυκὼς ταπεινὴν ἐργάζε-
ται προσαγωγήν, ὁ δ᾿ ἕτερος ὑψηλοτέραν· οὔτε δ᾿ οὗτος
ὑψηλὴν οὕτως, ὡς ὁ δεύτερος τῶν εἰρημένων, οὔτε εἰς το-
σοῦτον ταπεινὴν ὁ ἕτερος, ὡς ὁ πρῶτος. διαδέχεται δὲ τὸν
μὲν ταπεινότατον τῶν εἰρημένων τεττάρων μυῶν ὁ ἀπὸ τῶν
παρὰ τὸν τιτθὸν χωρίων ἀναφερόμενος μικρὸς μῦς, τὸν δὲ
ὑψηλότατον ἡ ἑτέρα μοῖρα τοῦ κατὰ τὴν ἐπωμίδα μυὸς,
ἡ τῆς κλειδὸς ἐκπεφυκυῖα. δύο γὰρ ἔχει κεφαλὰς ὁ μῦς
οὗτος· ἐκ μὲν τῶν ἔνδον μερῶν τῆς ἐπωμίδος αὐτὸ δὴ τοῦ-
το τὸ τῆς κλειδὸς ἐκπεφυκός, ἐκ δὲ τῶν ἔξω παραπεφυκός τι
τῇ ῥάχει τῆς ὠμοπλάτης ἐν τοῖς ταπεινοτέροις αὐτῆς μέρεσιν.
ἀλλ᾿ ἡ μὲν τούτου μόνου ταθέντος ἐνέργεια [630] πρὸς
τὴν ἐκτὸς χώραν ἀνατείνει τὸν βραχίονα, βραχὺ τῆς μέσης
τε καὶ ἀκριβῶς εὐθείας ἀνατάσεως ἐγκλίνουσα πρὸς τὸ πλά-
γιον· ἡ δὲ θατέρου τοῦ πρὸς τὴν κλεῖν εἰκότως ἐπὶ τὴν
ἐντὸς χώραν ὁμοίως ἐγκλίνει. ταθέντων δ᾿ ἀμφοτέρων ἰσο-
σθενῶς, τὴν ἀκριβῶς εὐθεῖάν τε καὶ μέσην ἀνάτασιν ὁ βρα-
χίων λαμβάνει, μηδαμόσε παρεγκλίνων. καὶ μὴν καὶ ἄλλοι

rum alter folus egerit, qui ex inferioribus fterni partibus
oritur, humilem effecit adductionem, alter vero editio-
rem, non tamen editam adeo, ut praedictorum fecundus,
neque alter humilem adeo, ut primus. Nam mufculus
exiguus, qui a mammae locis attollitur, praedictorum
quatuor mufculorum humillimum excipit; altiffimum au-
tem portio alia mufculi, qui eft ad epomida, quae clavi
adhaeret. Nam mufculus hic duo habet capita; internis
quidem partibus epomidos ipfi dico clavi eft infertus;
externis autem partibus fpinae fcapulae adhaerefcit in
demiffioribus ipfius partibus. Verum folius hujus mufculi,
quum tenfus eft, actio brachium extrorfum extendit, pa-
rum a media ac recta omnino extenfione ad latus in-
clinans; alterius vero *mufculi,* qui eft ad clavem, actio
non immerito intro fimiliter inclinat; tenfis autem aequo
fortiter ambobus, brachium rectam plane ac mediam
extenfionem affumit, nusquam declinans. Atqui alii

δύο μύες ἑκατέρωθεν τῆς ἐν ὠμοπλάτῃ ῥάχεως ὁμοίαν τῷ
προειρημένῳ τὴν ἐνέργειαν ἔχουσιν, εἰ μὲν ἅμα ταθεῖεν,
ἐξαίροντες ὑψηλὸν ἀκριβῶς τὸν βραχίονα, καταμόνας δ᾽ ἑκά-
τερος, ἅμα βραχεῖ τινι πρὸς τὸ πλάγιον ἐγκλίσει. ὄγδοος
δ᾽ ἄλλος ἐπὶ τοῖς εἰρημένοις μῦς ἐκπεφυκὼς τοῦ πλείστου
μέρους τῆς ταπεινῆς ἐν ὠμοπλάτῃ πλευρᾶς ἐπὶ τὴν ἐκτὸς
χώραν ἀπάγει τὸ κῶλον, ἀντιτεταγμένος τοῖς κατὰ στῆθος,
οἳ προσαγωγῆς ὑψηλῆς ἦσαν δημιουργοί. δύο δ᾽ ἐφεξῆς τῇδε
μυῶν κινήσεις εἰσὶ, περιστρέφουσαι τὸν βραχίονα πρός τε
τὴν ἐκτὸς καὶ κάτω χώραν. ἀλλ᾽ ἐπὶ πλέον μὲν ἀπάγει πρὸς
τὴν ἐκτὸς ὁ τοῦ κάτω πέρατος ἐκπεφυκὼς τῆς ταπεινῆς ἐν
ὠμοπλάτῃ πλευρᾶς· ὁ δ᾽ ἕτερος τὸ σιμὸν αὐτῆς ἅπαν κα-
τειληφὼς ἧττον μὲν ἐκτὸς, ἐπὶ πλέον δὲ κάτω περιστρέφει
τὸν βραχίονα. λοιπὸς δ᾽ ἄλλος εἷς μῦς ἐστι κατασπῶν τὸν
βραχίονα μετὰ τῆς εἰς τοὐπίσω φορᾶς, ὃν ὁ προειρημένος
ἐκδέχεται μῦς ὁ μικρὸς, ἀπαρεγκλίτους ἐργαζόμενος τὰς
κάτω φορὰς τοῦ βραχίονος. ἠρκέσθη γὰρ ἡ φύσις τούτῳ
καίτοι σμικροτάτῳ πάντων ὑπάρχοντι διὰ τὴν φυσικὴν τῆς

etiam duo mufculi utraque fpinae, quae eft ad fcapulam,
parte fimilem praedicto habent actionem; fiquidem tenfi
fimul brachium fublime prorfus tollent; quod fi feor-
fum uterque tendatur, modicum ad latus inclinabit.
Octavus vero alius ultra praedictos eft mufculus, qui
ortus ex maxima parte imae in fcapula coftae brachium
extrorfum abducit, iis, qui funt ad pectus, oppofitus, qui
brachium furfum attollunt. Duae porro poft hanc mu-
fculorum funt motiones, brachium extrorfum ac deor-
fum circumagentes: verum amplius quidem extra abducit
mufculus is, qui ex inferiori fine imae in fcapula co-
ftae proficifcitur, alius vero, qui fimam ejus partem to-
tam complectitur, minus quidem extra, fed deorfum
magis brachium circumagit. Reliquus vero alius unus
eft mufculus, qui deprimit, ipfumque retro agit; cui prae-
dictus mufculus parvus fuccedit, qui efficit, ne brachium,
dum deprimitur, ullam in partem inclinet. Contenta
enim hoc fuit natura, tametfi omnium erat minimus,

χειρὸς εἰς τὰ κάτω ῥοπήν. ἰσχυρᾶς μὲν γὰρ δυνάμεώς ἐστιν
ἀνατείνειν βάρος τηλικοῦτον, κάτω δὲ φέρεσθαι δύναται
πᾶν σῶμα καὶ χωρὶς ψυχικῆς ἐνεργείας. ταῦτά τοι θαυμά-
ζειν ἄξιον τὴν φύσιν, ἕνεκα μὲν τῆς ἀνατάσεως τοῦ κώλου
τόν τε τῆς ἐπωμίδος μῦν εὔρωστόν τε καὶ διφυῆ κατασκευα-
σαμένην καὶ δύο ἄλλους ἑκατέρωθεν τῆς ἐν ὠμοπλάτῃ ῥά-
χεως· ἑνὶ δὲ σμικρῷ μυῖ τὴν ἀντιτεταγμένην αὐτοῖς κίνησιν
ἀνατίθησι. συνεπιλαμβάνουσι μὲν ουν τι τουπίπαν τῷδε
καὶ οἱ ταπεινοὶ τῶν ἀπὸ τοῦ στήθους, ὡς ἂν καὶ συμφυῆ
τὴν ἀπονεύρωσιν ἔχοντες αὐτῶν, συνεπιλαμβάνει δέ ποτε
καὶ ὁ ἀπὸ τῶν κάτω τοῦ μειαφρένου. ταθέντων γὰρ ἅμα
τῶν τεττάρων εἰς τινας τῶν σφοδροτέρων ἐνεργείας, ἡ χεὶρ
κατασπᾶται βιαίως, ἔνθα δ᾽ οὐδεμιᾶς ἐνεργείας σφοδρᾶς
ἐστι χρεία, καὶ ὁ μικρὸς μῦς ἐξαρκεῖ μόνος. ὥσπερ δ᾽ ἐν
τούτοις τὰ μεγέθει τῶν μυῶν ἡ φύσις ἐμέτρησε δικαίως,
οὕτω κἀν τοῖς ἄλλοις ἅπασι. τὸν γοῦν ἀπὸ τοῦ στέρνου
τὸν διφυῆ μέγιστον εἰργάσατο, καταφύεσθαι μέλλοντα τῷ

propter naturalem totius manus ad inferiora impetum;
nam robore magno eft opus ad tantum onus attollendum,
fed corpus omne ferri deorfum poteft vel absque ulla
animali actione. Proinde naturam admirari eft aequum,
quae ad brachium attollendum epomidos mufculum vali-
dum ac geminum conftruxit, et duos alios, ex utraque
fpinae fcapulae parte unum; uni vero et eidem exiguo
mufculo oppofitum illis motum tribuit. Adjuvant autem
prorfus hunc et imi eorum, qui a pectore oriuntur, ut
quorum aponeurofes coalefcant; adjuvat autem aliquando
is quoque mufculus, qui ab inferioribus dorfi partibus
oritur. Tentis enim fimul quatuor ad quasdam vehe-
mentiores actiones, manus violenter deorfum trahitur;
quum autem nulla vehementi actione eft opus, vel mu-
fculus ille parvus eft fatis. Quemadmodum autem in his
mufculorum magnitudines natura jufte eft menfa, ita et
in aliis omnibus. Quandoquidem geminum eum, qui a
fterno oritur, maximum effecit, ut qui offi brachii fe-

τοῦ βραχίονος ὀστῷ κατὰ μῆκος ὑπὲρ τοῦ παντὶ τῷ θώ-
ρακι προσάγειν τὸ κῶλον. εἰ δ᾽, ὅπερ ἄμεινον, οὐχ ἕνα
διφυῆ ὀνομάζεις τὸν μῦν τοῦτον, ἀλλὰ δύο συμφυεῖς, ἔτι
δὴ καὶ μᾶλλον ἐπαινέσεις αὐτῆς τὴν δικαιοσύνην, τὸν ὑψη-
λότερον πολὺ μείζονα τοῦ ταπεινοτέρου κατασκευασάσης, ἐπει-
δὴ σφοδροτέραν ἐνέργειαν ἐπεπίστευτο. λέλεκται γὰρ ἤδη καὶ
μικρὸν ἔμπροσθεν, ὡς οἱ μὲν ἀνατείνοντες τὰ κῶλα μύες
ἰσχυροτέρας ἐνεργείας δέονται, τὴν τῶν σωμάτων ἐπὶ τὰ
κάτω ῥοπὴν ἀντιπράττουσαν ἔχοντες, οἱ κατασπῶντες δ᾽,
οὐ μόνον ἀδικούμενοί τι πρὸς αὐτῆς, ἀλλὰ καὶ βοηθούμενοι
τὰ μέγιστα, συμπραττούσης ἐφ᾽ ὃ σπεύδουσι, καὶ μετὰ βρα-
χείας ἰσχύος ἱκανοὶ γίνονται τὴν οἰκείαν ἐνέργειαν ἐπιτελεῖν.
διὰ τοῦτ᾽ οὖν αὐτὸ καὶ οἱ περιστρέφοντες τὰ κῶλα μύες ἐν
ἁπάσαις ταῖς διαρθρώσεσιν αὐτοί τ᾽ εἰσὶ ῥωμαλέοι καὶ
τοὺς τένοντας ἔχουσι νευρωδεστάτους, ὅτι βιαιοτάτη τῶν
κινήσεών ἐστιν ἡ τοιαύτη, πολλαπλασία κατὰ τὴν δύναμιν
ὑπάρχουσα τῆς ἁπλῆς. ὡς γάρ, εἰ πολλὰς κινήσεις ἀλλήλας
διαδεχομένας νοήσειας, [631] ἕτοιμον ἦν συλλογίσασθαι,

cundum longitudinem effet inferendus, quo brachium ad
totum thoracem adduceret: fi vero (quod fatius eft) non
unum geminum judicaveris hunc mufculum, fed duos
conjunctos, impenfius adhuc naturae laudabis aequitatem,
quae altiorem humiliore multo majorem effecit, quod ve-
hementior actio ei effet concredita.   Dictum enim nobis
paulo ante fuit, quod, qui mufculi brachium attollunt,
actione indigent vehementiore, corporum fcilicet nutum
ad inferiora renitentem fibi habentes; qui vero ipfa de-
primunt, non modo ab eo corporum nutu non laeduntur,
fed etiam adjuvantur maxime, impellente fcilicet eo, quo
ipfi properant, adeo ut non magnas ad fuam actionem
vires defiderent.   Ob id certe ipfum et mufculi, qui
brachia circumagunt, in omnibus dearticulationibus ipfi
tum robufti funt, tum tendones habent nervofiffimos, quod
motuum omnium is eft violentiffimus, multisque partibus
fimplicem viribus fuperat.   Quemadmodum enim, fi multos
motus fefe mutuo fubfequentes intellexeris, in promptu

πόσῳ πλεονεκτοῦσι τῆς μιᾶς, οὕτω μοι νόει τὴν ἑλίττουσαν
τὸ κῶλον ἀνάλογον ἔχειν πολλαῖς ἐφεξῆς τεταγμέναις. ἴσως
δ᾽ ἄν σοι δόξειε τῆς δικαιοσύνης ἡ φύσις ἐπιλελῆσθαι
θεασαμένῳ τὸν ἀπὸ τῶν κάτω μερῶν τοῦ μεταφρένου μῦν
ἀναφερόμενον· οὐ γὰρ ἐχρῆν μέγαν αὐτὸν γεγονέναι, κατα-
σπᾶν μέλλοντα τὸν βραχίονα. καὶ δεόντως ἐγκαλέσεις, εἰ
τοῦτο μόνον εἰργάσατο· νυνὶ δ᾽, ἐπειδὴ πρὸς τούτῳ διττὰς
ἄλλας κινήσεις ἐκπορίζει τῷ ζώῳ, περιστρέφων μὲν ὀπίσω
τὸν βραχίονα, κατασπῶν δ᾽ ὅλην τὴν ὠμοπλάτην, οὐκ ἂν
ἔτι προσηκόντως ἐγκαλοίης. ἀλλὰ μεταβὰς ἤδη πρὸς τὸν
περὶ τῆς ὠμοπλάτης λόγον, ἐπειδὴ κατὰ τὴν κοινωνίαν τῶν
πραγμάτων ἐμνημονεύσαμεν ἑνὸς τῶν κινούντων αὐτὴν μυῶν,
ἐπίσκεψαι περὶ ταύτης, ἀρξάμενος ἀπ᾽ αὐτοῦ τοῦ νῦν ἡμῖν
προκειμένου μυός, ὃν μόνον ἡ φύσις ἀντέταξε παμπόλλοις
τοῖς ἀνατείνουσιν αὐτὴν, ἐκφύσασα μὲν ἐκ τοῦ κάτω τοῦ
θώρακος σπονδύλου, περιφύσασα δ᾽ αὐτίκα τοῖς ἐνταῦθα
μέρεσι τῆς ὠμοπλάτης. ἐκ ταύτης γάρ τοι τῆς κοινωνίας
κατασπᾶν αὐτὴν πέφυκεν, ὡς τό γ᾽ ἀναφερόμενον αὐτοῦ

fuerit colligere, quanto unum fuperent, fic intelli-
gas mihi, motum eum, qui brachium circumagit, multis
deinceps conftitutis proportione refpondere. At forte
exiftimas, naturam aequitatis fuae fuiffe oblitam, quum
vides eum mufculum, qui ab inferioribus dorfi partibus
furfum fertur: non enim magnum ipfum effe oportebat,
quum brachium deorfum effet tracturus; quin potius ip-
fam jure accufaris, fi id folum effeciffet. Nunc autem,
quum praeter hunc duos alios motus praebeat animali,
quorum altero brachium retro circumagit, altero totam
fcapulam deprimit, non amplius ipfam jure accufaris.
Verum converfus jam ad fcapulam, quum propter rerum
communionem unius moventium cam mufculorum memi-
nerimus, de ea confidera, a propofito nunc mufculo au-
fpicatus; quem folum natura quam plurimis ipfam attol-
lentibus oppofuit, ex inferiori quidem thoracis fpondylo
educens, poft autem partibus fcapulae illic inferens. Ex
hac enim communione deorfum ipfam trahit; nam pars

μέρος ἐπὶ τὸν βραχίονα τὸ συνεχὲς τῷδε τῆς ἐκείνου κινή-
σεως ἕνεκα γέγονεν, ἣν ἀρτίως ἐξηγούμενος πέπαυμαι, ἀλλὰ
τό γε κάτω τῆς ὠμοπλάτης πεφυκὸς αὐτοῦ μέρος ἐκείνην κα-
τασπᾷ. βέλτιον γὰρ ἦν οὐ μόνον τὴν κατ᾽ ὦμον διάρθρω-
σιν, ἀλλὰ καὶ τὴν ὠμοπλάτην ὅλην ἐνίοτε κινεῖν, οὐκ ἀνα-
σπῶντας μόνον ἢ κατασπῶντας, ἀλλὰ καὶ πρὸς τὴν ῥάχιν
ἀπάγοντας ὀπίσω καὶ πρόσω, πρός τε τὸν τράχηλον ὅλον
καὶ τὸ στῆθος. ἀνασπᾷ μὲν οὖν αὐτὴν ὁ κατὰ τῆς ῥά-
χεως ἐκπεφυκὼς πλατὺς καὶ μέγας μῦς εἰς τὸ κατ᾽ ἰνίον
ὀστοῦν τῆς κεφαλῆς ἀνατεταμένος, ἀνασπᾷ δὲ καὶ ὁ λεπτὸς
μῦς, ὁ τῶν μὲν αὐτῶν ὀστῶν τῆς κεφαλῆς ἐκπεφυκώς, ἐμ-
φυόμενος δ᾽ αὐτῇ κατὰ τὴν βάσιν τῆς ῥάχεως, ὀπίσω δ᾽
ἀπάγουσιν ἐπὶ τὴν ὅλην τοῦ ζώου ῥάχιν ἕτεροι δύο μύες,
ἐκκλίνων εἰς ὕψος ἐπὶ τοὺς τοῦ τραχήλου σπονδύλους ὁ
ὑψηλότερος αὐτῶν, ἀπάγων δ᾽ ὁ λοιπὸς ἐπὶ τοὺς τοῦ μετα-
φρένου. ταθέντων δ᾽ ἀμφοῖν ἅμα κατ᾽ εὐθὺ τῆς οἰκείας
(520) θέσεως, ἡ πρὸς τὸν νῶτον αὐτῇ γίνεται φορά. καὶ
μὲν δὴ καὶ ὁ ἐκ τῆς πλαγίας ἀποφύσεως τοῦ πρώτου

ejus, quae furfum ad brachium fertur, quae huic eft con-
tinua, ob illius motum fuit facta, de quo motu nuper
agebamus. Verum pars ejus, quae parte inferiori fcapulae
eft inferta, trahit illam deorfum. Melius enim fuit non
humeri modo dearticulationem, fed etiam totam fcapu-
lam aliquando nos movere, non modo furfum aut deor-
fum trahentes, fed retro etiam ad fpinam, atque antror-
fum ad collum totum ac pectus abducentes. Trahit
vero furfum ipfam mufculus latus ac magnus, qui a fpina
enatus furfum ad os occipitis pervenit: trahit etiam fur-
fum et mufculus tenuis, qui ab iisdem capitis offibus or-
tus ipfi ad fpinae bafim inferitur. Retro autem alii
duo mufculi abducunt ad totam animalis fpinam; quorum
editior ipfam inflectit furfum ad colli fpondylos, reliquus
autem abducit ad fpondylos dorfi; tenfis vero ambobus
fimul fecundum proprii fitus rectitudinem, fertur ad dor-
fum. Et fane etiam is mufculus, qui ex laterali primi

Ed. Chart. IV. [631.] Ed. Baf. I. (520.)

σπονδύλου τὴν ἔκφυσιν ἔχων μῦς, ἐμφυόμενος αὐτῆς τοῖς
πρὸς ἀκρωμίῳ πέρασι, μάλιστα μὲν τοῦτο ἐπισπᾶται, σὺν
αὐτῷ δὲ καὶ ὅλην τὴν ὠμοπλάτην εἰς τὰ πλάγια τοῦ τραχή-
λου μέρη, καθάπερ γε καὶ πρὸς τὴν πρόσω χώραν ὁ ἐκ
τοῦ λαμβδοειδοῦς ἀρχόμενος ὁ λεπτὸς μῦς· καὶ γὰρ οὗτος
ἐμφύεται τῷ τῆς ὠμοπλάτης ὀστῷ πλησίον τῆς ἀκρωμίας.
καὶ μέν γε καὶ τῶν ἀπὸ τοῦ στέρνου μυῶν ἐπ᾿ αὐτὴν ἀνα-
φερομένων ὁ ὑψηλότερος οὐ μόνον μοι δοκεῖ τοῦ βραχίονος
ἐπισπᾶσθαι τὴν κεφαλὴν, ἀλλὰ καὶ τὴν ὠμοπλάτην, ὡς ἂν
ἐμφυόμενος τῷ περιέχοντι τὴν διάρθρωσιν ὅλην συνδέσμῳ.
συνεπισπῶνται γὰρ οἱ τοιοῦτοι τένοντες οὐκ ἐκεῖνα μόνον
τῶν ὀστῶν, οἷς ἐμπεφύκασιν, ἀλλ᾿ ἐνίοτε καὶ τὰ κοινωνοῦντα
καθ᾿ ὁντιναοῦν τρόπον αὐτοῖς. φαίνεται δ᾿ ὁ μῦς οὗτος
ἀπονευρώσει πλατείᾳ τῇ κεφαλῇ τοῦ βραχίονος ἐμφυόμενος
καὶ τοῦ τῆς διαρθρώσεως ὅλης συνδέσμου τῇ πρόσω χώρᾳ.
τούτοις ἅπασι τοῖς μυσὶν εἷς μόνος ἀντιτέτακται κάτωθεν,
ὁ πρῶτος ἁπάντων εἰρημένος, ὃν ἐχρῆν δήπου δι᾿ αὐτό τε
τοῦτο μὴ παντάπασιν εἶναι σμικρὸν, ἔτι τε διὰ τὰς ὑπο-

fpondyli apophyfi exoritur, fcapulaeque finibus, qui funt
ad acromium, inferitur, hoc quidem maxime trahit, cum
eo autem et fcapulam totam ad partes colli laterales,
ut ad anteriores mufculus tenuis, qui a lambdoide ori-
tur, inferitur enim hic offi fcapulae prope acromium.
Atque etiam ex mufculis, qui a fterno ad eam furfum
feruntur, qui eft editior, non folum mihi videtur brachii
caput trahere, fed etiam fcapulam ipfam, ut qui liga-
mento dearticulationem totam continenti inferatur; fimul
enim trahunt tendones ejusmodi non modo offa illa, qui-
bus funt infixi, fed nonnunquam etiam ea, quae cum
ipfis quovis modo communicant. Videtur autem mufcu-
lus hic fua tenuitate nervofa lata brachii capiti inferi
ac parti interiori totius dearticulationis ligamenti. His
omnibus mufculis unus duntaxat eft inferne oppofitus,
cujus primi omnium meminimus; quem fane ob id ipfum
oportebat non omnino effe parvum, ac praeterea ob reli-

Ed. Chart. IV. [631.]   Ed. Baf. I. (520.)

λοίπους δύο χρείας· καὶ γὰρ καὶ κατασπᾷ τὸν βραχίονα,
καὶ περιστρέφει πρὸς τοὔκτός. ὥρα δή μοι καταπαύειν
ἤδη καὶ τόνδε τὸν λόγον. ἐν δὲ τῷ μετὰ ταῦτα ἐπὶ τὰ
γεννητικὰ μόρια μεταβὰς ἐξηγήσομαι καὶ τὴν ἐν τούτοις
τέχνην τῆς φύσεως.

quos duos uſus; nam et deorſum trahere brachium, et
extrorſum circumagere ipſum erat neceſſe. Tempeſti-
vum mihi certe eſt jam librum hunc concludere; ſe-
quente autem ad partes genitales converſus naturae quo-
que in eis artificium explicabo.

ΓΑΛΗΝΟΥ ΠΕΡΙ ΧΡΕΙΑΣ ΤΩΝ ΕΝ ΑΝΘΡΩΠΟΥ ΣΩΜΑΤΙ ΜΟΡΙΩΝ

ΛΟΓΟΣ Ξ.

Κεφ. α'. Τριῶν ὄντων σκοπῶν τῇ φύσει τῶν πρώτων ἐν τῇ κατασκευῇ τῶν τοῦ ζώου μορίων, (ἢ γὰρ ἕνεκα τοῦ ζῆν ἐδημιούργησεν αὐτὰ, καθάπερ ἐγκέφαλον, καὶ καρδίαν, καὶ ἧπαρ, ἢ τοῦ βέλτιον ζῆν, ὡς ὀφθαλμοὺς, καὶ ὦτα, καὶ ῥῖνας, καὶ χεῖρας, ἢ τῆς τοῦ γένους διαδοχῆς, ὡς αἰδοῖα,) καὶ ὄρχεις, καὶ μήτρας, ὅτι μὲν οὐδὲν τῶν εἰς αὐτὸ τὸ ζῆν, ἀλλ' οὐδὲ εἰς τὸ κάλλιον ζῆν γεγονότων,

GALENI DE VSV PARTIVM CORPORIS HVMANI

LIBER XIV.

Cap. I. Quum tres primi naturae fint in partibus animalis conftruendis fcopi, (nam ex ipfis quasdam fecit ad vivendum neceffarias, cujus generis funt cerebrum, cor et hepar; quasdam ad vivendum commodius, ut oculos, nares, aures et manus; quasdam ad generis inftaurationem, ut pudenda, teftes ac matrices,) quod nulla quidem pars, non modo quae ad vivendum, verum etiam quae ad commodius vivendum eft comparata,

ἑτέρως ἠδύνατο βέλτιον, ἢ ὡς νῦν ἔχει, κατεσκευάσθαι, διὰ
τῶν ἔμπροσθεν αὐτάρκως ἀποδέδεικται. λείποι δ᾽ ἂν ἔτι τὰ
τῆς τοῦ γένους ἕνεκα διαδοχῆς ἡμῖν ὑπάρχοντα μόρια διελ-
θεῖν τῷ λόγῳ.

Κεφ. β'. Μάλιστα μὲν οὖν ἀθάνατον ἡ φύσις, εἴπερ
οἷόν τ᾽ ἦν, ἐσπούδασε τὸ ἑαυτῆς ἀπεργάσασθαι δημιούργημα·
μὴ συγχωρούσης δὲ τῆς ὕλης, (ἐξ ἀρτηριῶν γὰρ καὶ φλεβῶν
καὶ νεύρων καὶ σαρκῶν οὐχ οἷόν τ᾽ ἦν τὸ συγκείμενον
ἄφθαρτον γενέσθαι,) τὴν ἐνδεχομένην αὐτῷ βοήθειαν εἰς
ἀθανασίαν ἐμηχανήσατο δίκην ἀγαθοῦ πόλεως οἰκιστοῦ,
μὴ τῆς ἐν τῷ παραχρῆμα συνοικήσεως μόνης φροντίσαντος,
ἀλλ᾽, [633] ὅπως ἐπὶ τὸ πᾶν ἢ τὸ πλεῖστόν γε ἡ πόλις
αὐτοῦ διαφυλάττοιτο, προνοησαμένου. πόλις μὲν οὖν εὐτυ-
χὴς εἰς τοσοῦτον, ὡς διὰ τὸ μῆκος τοῦ χρόνου μηκέτι μνη-
μονεύεσθαι τὸν οἰκιστὴν αὐτῆς, οὐδεμία πω φαίνεται γε-
γενημένη. τὰ δὲ τῆς φύσεως ἔργα πολλαῖς μυριάσιν ἐτῶν
ἤδη τε διήρκεσε καὶ εἰσαῦθις παραμενεῖ, θαυμαστήν τινα

melius, quam nunc habet, confirui potuit, abunde nobis
antea fuit demonſtratum.   Hoc autem libro partes, quae
nobis ad generis inſtaurationem a natura ſunt tributae,
ſuperſunt adhuc explicandae.

Cap. II.   Ac certe natura, ſi fieri potuiſſet, maxime
optaſſet ſuum opificium eſſe immortale; quod quum per
materiam non liceret, (nam quod ex arteriis, venis, ner-
vis et oſſibus ac praeterea carne eſt compoſitum, in-
corruptibile id eſſe non poteſt,) ſubſidium quod potuit
ipſi ad immortalitatem eſt fabricata inſtar ſapientis cu-
jusdam urbis conditoris, qui non modo urbem ſuam in
praeſens tempus habitari curat, ſed providet, quo pacto
quidem in omne tempus aut ſaltem diutiſſime civitas
conſervetur.   Nulla tamen civitas floruiſſe adeo memora-
tur, ut dies ipſa conditoris memoriam deleverit;
naturae vero opificium multis annorum millibus jam con-
ſtitit, atque in poſterum ſtabit, nam mirabilem quandam

τέχνην ἐξευρούσης αὐτῆς, ὡς ἀεὶ τῷ διαφθειρομένῳ ζώῳ
νέον ἕτερον ἀντικαθίσταιτο. τίς οὖν ἤδη ἡ τέχνη κατά τε
ἄλλα σύμπαντα καὶ κατὰ τὸν ἄνθρωπον, ὡς μηδὲν ζώου
γένος ἀπόλοιτο, μένοι δ᾽ εἰς ἀεὶ σῶόν τε καὶ ἀθάνατον,
ὁ λόγος ὅδε διδάσκειν ἐπαγγέλλεται, τὴν ἀρχὴν ἐνθένδε
ποιησάμενος. ἅπασι τοῖς ζώοις ὄργανά τε κυήσεως ἡ φύσις
ἔδωκε, καί τινα συνῆψεν αὐτοῖς μὲν τοῖς ὀργάνοις ἐξαίρετον
δύναμιν γένεσιν ἡδονῆς, τῇ χρησομένῃ δ᾽ αὐτοῖς ψυχῇ
θαυμαστήν τινα καὶ ἄῤῥητον ἐπιθυμίαν τῆς χρήσεως, ὑφ᾽
ἧς ἐπεγειρόμενα καὶ κεντριζόμενα, κἂν ἄφρονα, κἂν νέα,
κἂν ἄλογα παντάπασιν ᾖ, προνοεῖται τῆς τοῦ γένους διαμο-
νῆς, ὥσπερ εἰ καὶ τελέως ἦν σοφά. γινώσκουσα γὰρ, ὡς
οἶμαι, τὴν οὐσίαν, ἐξ ἧς ἐδημιούργησεν αὐτὰ, μὴ προσιε-
μένην ἀκριβῆ σοφίαν, ἀντὶ ταύτης ἔδωκεν αὐτοῖς ὃ μόνον
ἠδύνατο λαβεῖν δέλεαρ εἰς σωτηρίαν τε καὶ φυλακὴν
τοῦ γένους, ἡδονὴν σφοδροτάτην τῇ χρήσει τῶν μορίων
συνάψασα.

artem invenit, quo modo in demortui animalis locum
novum aliud fufficiat. Quae igitur fit haec ars tum in
aliis omnibus, tum autem in homine, ut nullum anima-
lis genus pereat, fed incolume femper maneat atque
immortale, fermo hic docere promittit, hinc initium fu-
mens. Omnibus animalibus natura concipiendi inftru-
menta tribuit, ipfisque inftrumentis eximiam quandam
vim voluptatis effectricem; animae vero ipfis ufurae in-
credibilem quandam atque ineffabilem utendi cupiditatem
conjunxit, a qua animalia incitata ac ftimulata, etiam-
fi mentis ac rationis expertia aetateque tenera mentis
fint, provident tamen non fecus, ac fi effent prudentiffi-
ma, ut genus fuum fit fuperftes. Quum enim (ut ego
arbitror) non ignoraret, fubftantiam, ex qua animalia eft
molita, perfectam fapientiam non admittere, pro ea,
quod folum recipere ipfa poterant, id eis eft largita,
efcam fcilicet atque illecebram ad falutem generis ac
confervationem, incredibilem voluptatem ului partium
conjungens.

Ed. Chart. IV. [633.]   Ed. Baf. I. (520.)

Κεφ. γ΄. Πρῶτον μὲν δὴ τοῦτ᾽ αὐτῆς τὸ σόφισμα
θαυμάζειν ἄξιον, ἐφεξῆς δὲ τῶν ὀργάνων τὴν κατασκευὴν
κατὰ τὴν τοῦ σώματος ἰδέαν ἑκάστῳ ζώῳ δοθεῖσαν. καί σοι
περὶ μὲν τῶν ἀλλων εἴη ποτὲ και παρ᾽ ἡμῶν ἀκοῦσαι, τὰ
λείποντα τοῖς ὑπ᾽ Ἀριστοτέλους εἰρημένοις προστιθέντων.
ἀνθρώπῳ δὲ (τούτου γὰρ ὁ λόγος ἐξ ἀρχῆς ἐνεστήσατο τὴν
κατασκευὴν ἐξηγεῖσθαι) πρώτη μὲν η τῶν αἰδοίων φύσις
πρόδηλος καὶ πᾶσι γνώριμος, εἰς ὅσον τῆς χρείας ἐστό-
χασται, καὶ θέσιν ἐπιτήδειον λαβοῦσα, καὶ μέγεθος, καὶ
σχῆμα, καὶ τὴν ὅλην διάπλασιν. ἐξῆς δὲ καὶ τῶν ἐν βάθει
κατακεκρυμμένων ὀργάνων, ἃ διὰ τῆς ἀνατομῆς ἐφωράθη,
μαθὼν ἑκάστου τὴν χρείαν, οἶδ᾽ ὅτι θαυμάσεις τὴν δημιουρ-
γὸν αὐτῶν τέχνην. ἐν μὲν γὰρ τῷ θήλει γένει τὰς ὑστέρας
ὑπέθηκε τῇ γαστρὶ, χώραν ταύτην ἀρίστην ἐξευροῦσα πρός
τε τὴν ἀφροδίσιον ὁμιλίαν καὶ πρὸς τὴν τοῦ σπέρματος
ὑποδοχὴν, καὶ πρὸς ἔτι τήν τε τοῦ κυήματος αὔξησιν καὶ
τὴν τοῦ τελεωθέντος ἀποκύησιν. οὐδὲ γὰρ ἂν εὕροις ἐπιτη-

Cap. III. In primis igitur id naturae commentum
eſt admirabile; ſecundo autem loco inſtrumentorum con-
ſtructio, quam cuique animali dedit corporis ipſius for-
mae convenientem. Porro quod ad caetera animantia
pertinet, licebit tibi aliquando a nobis diſcere, cum ea,
quae Ariſtoteles praetermiſit, adjiciemus. In homine
vero (hujus enim conſtructionem initio ſuſcepimus ex-
ponendam) prima quidem pudendorum natura quam ſit
ad ſuum uſum appoſita, nemo ignorat, nam et poſitionem
habet accommodam, et magnitudinem, et figuram, ac
totam denique conformationem; poſt autem et cum in-
ſtrumentorum cujusque in profundo conditorum (quae
per anatomen ſunt animadverſa) uſum didiceris, certo
ſcio, quod artem, quae ipſa condidit, admiraberis. In
foemineo enim genere matrices ventri ſubjecit, qui locus
eſt tum ad uſum venereorum, tum ad ſperma recipien-
dum, et praeterea ad foetus incrementum, et perfecti
enixum opportuniſſimus. Neque enim locum ullum in

Ed. Chart. IV. [633. 634.]   Ed. Baf. I. (520.)

δειότερον ἕτερον χωρίον ἐν ἅπαντι τοῦ ζώου τῷ σώματι
πρὸς οὐδὲν τῶν εἰρημένων, ἀλλ᾽ εἴς τε τὴν συνουσίαν ἄρι-
στον τοῦτο, πόῤῥω τῶν κατὰ τὸ πρόσωπον ὀργάνων ἀπῳ-
κισμένον, καὶ πρὸς τὴν τοῦ κυήματος αὔξησιν ἐγκαιρότα-
τον, ἐπὶ πλεῖστον ἀλύπως διαστέλλεσθαι πεφυκός, εἴς τε
τοὺς τόκους χρηστότατον, ὡς ἂν εἰς τὰ κάτω τε καὶ πρὸς
τὰ σκέλη τῆς ἐξόδου τῷ κυηθέντι ῥᾷον ἐσομένης. ὁ γάρ
τοι τῶν ὑστερῶν αὐχὴν, ὃν ὁδὸν εἴσω μὲν τοῦ σπέρματος,
ἔξωθεν δὲ τοῦ τελεωθέντος ἐμβρύου παρεσκεύασεν ἡ φύσις,
εἰς τὸ γυναικεῖον αἰδοῖον τελευτᾷ, μεμυκὼς μὲν, ἐπειδὰν
κύῃ τὸ ζῶον, οὕτως ἀκριβῶς, ὡς μηδὲ τοὐλάχιστον ἢ ἔσω-
θεν ἔξω χαλᾷν, ἢ ἔξωθεν ἔσω παραδέχεσθαι, διοιγόμενος
δὲ καὶ τεινόμενος ἐν ταῖς συνουσίαις εἰς τοσοῦτον, ὡς δι᾽
εὐρείας ὁδοῦ φερόμενον τὸ σπέρμα ῥᾳδίως ἐφικνεῖσθαι τοῦ
κύτους τῶν ὑστερῶν, ἐν δὲ δὴ τοῖς τόκοις ἐπὶ πλεῖστον
διϊστάμενος, ὡς ὅλον ταύτῃ διέρχεσθαι τὸ ἔμβρυον. εὐλό-
γως τε οὖν νευρώδης ἅμα καὶ σκληρὸς ὑπὸ τῆς φύσεως
ἐγένετο· [634] νευρώδης μὲν, ἵνα ἐπὶ πλεῖστον ἐν μέρει

toto animalis corpore invenias ad quidvis praedictorum
accommodatiorem; fed hic tum ad coitum eſt optimus,
quod longe ab inſtrumentis, quae faciei inſunt, fit diſſi-
tus, tum ad foetus augmentum opportuniſſimus, quod
poſſit fine moleſtia diſtendi plurimum, tum ad partus
utiliſſimus, quod ad inferiora et ad crura exitus foetui
fit futurus facilior. Quandoquidem matricum collum
(quod iter ſpermati quidem intro, foetui vero jam per-
fecto extra natura ante munivit) in pudendum muliebre
definit, quod, quum animal concepit, clauditur ad un-
guem adeo, ut ne minimum quidem aut intus foras
laxet, aut foris intro recipiat. Quod in coitu eo usque
patet ac tenditur, ut femen per latam viam progrediens
facile in matricum finum perveniat; in partu vero plu-
rimum diſtenditur, fic ut totus foetus ea via permeet.
Non igitur immerito factum a natura eſt nervoſum ac
durum; nervoſum quidem, ut plurimum viciſſim contra-

Ed. Chart. IV. [634.] Ed. Baf. I. (520. 521.)

διαστέλλοιτό τε καὶ συστέλλοιτο, σκληρὸς δὲ, ὅπως μήτ᾽ ἐν
ταῖς τοιαύταις τι πάσχοι μεταβολαῖς, εξευθύνοιτό τε κατὰ
τὴν τοῦ σπέρματος ὑποδοχήν. εἰ γὰρ δὴ διὰ μαλακότητα
καταπίπτων ἐφ᾽ ἑαυτὸν ἕλικάς τινας ἐποιεῖτο καὶ καμπὰς,
ἐκωλύετο ἂν ὑπὸ τῶνδε ταχέως ἐξικνεῖσθαι πρὸς τοὺς κόλπους
τῶν ὑστερῶν τὸ σπέρμα, κἂν τούτῳ διεκρίνετ᾽ ἂν ἀπ᾽ ἀλ-
λήλων ἥ θ᾽ ὑγρότης καὶ τὸ πνεῦμα, καίτοι δεόμενα συνεῖναι,
τὸ μὲν ὡς ἀρχὴ κινητική, τὸ δ᾽ ως ἐπιτήδειος ὕλη πρὸς
ἐμβρύων ζώων γένεσιν. οὐ γὰρ δὴ τό γ᾽ αἷμα τὸ καταμή-
νιον η πρώτη καὶ (521) οἰκεία πρὸς τὴν του ζώου γένεσιν
ὕλη, καθάπερ ἐπιδέδεικται δι᾽ ἑτέρων. ἀλλ᾽ ὅταν ὑπὸ τοῦ
συμφύτου πνεύματος ἢ τοῦ σπέρματος ὑγρότης φερομένη
τοῖς τῶν ὑστερῶν ἐμπέσῃ χιτῶσιν, ὡς ἂν αὐτή τε γλίσχρος
ὑπάρχουσα καὶ τραχέσιν ὁμιλοῦσα σώμασι δίκην ἀλοιφῆς
κολλᾶται. κἀντεῦθεν ἤδη μιᾷ ῥοπῇ καιροῦ πολλὰ γίνεται
θαυμαστὰ τῆς φύσεως ἔργα περὶ τὴν ἀρχὴν τῆς τοῦ ζώου
γενέσεως. αὐτὰς μὲν συσταλῆναι τὰς μήτρας ὅτι τάχιστα
περὶ τὸ σπέρμα συμβαίνει, μῦσαι δὲ συμπαντά τε τὸν αὐχένα

hatur ac dilatetur; durum autem, ne quid in ejusmodi
mutationibus afficiatur et ad fperma excipiendum diri-
gatur. Nam fi prae mollitie in fe ipfum concidens ple-
xus quosdam ac flexus efficeret, ab iis femen prohibere-
tur, quo minus ad finus matricum celeriter perveniret,
atque in eo humor ac fpiritus a fefe fepararentur, quum
tamen coire ipfa fit neceffe, hunc quidem, ut motus
principium, illum autem, ut materiam ad foetuum ge-
nerationem appofitam. Non enim fanguis quidem men-
ftruus prima ac propria eft gignendi animalis materia,
quemadmodum alibi demonftravimus: fed quum feminis
humiditas a fpiritu infito incitata in matricum tunicas
inciderit, quum ipfa fit vifcofa corporibusque afperis fe
alligaverit, non fecus ac pinguedo facile agglutinatur.
Atque inde uno temporis momento multa fiunt eaque
admirabilia naturae circa animalis generationis principium
opera. Nam matrix ipfa quam celerrime femini undique

καὶ μάλιστα τὸ ἐντὸς στόμιον αὐτοῦ, τὴν δ᾽ ὑπαλείφουσαν
ὑγρότητα τὰς τραχύτητας τῶν ὑστερῶν, ὑπὸ τὴν ἐντὸς ἅπα-
σαν ἐπιφάνειαν αὐτῶν ταθεῖσαν, ὑμένα λεπτὸν γενέσθαι,
ἐν τούτῳ δ᾽ ἤδη πανταχόθεν ἀκριβῶς φρουρούμενον τὶ
πνεῦμα μήτε διϊπτάμενον οἴχεσθαι καὶ τῶν κινήσεων
ἀπάρξασθαι τῶν φυσικῶν, ἕλκον μὲν εἰς τὰς μήτρας διὰ
τῶν καθηκουσῶν ἀρτηριῶν τε καὶ φλεβῶν ἰκμάδα λεπτήν,
ἐξομοιοῦν δὲ ταύτην ταῖς ὑγρότησιν, αἷς ἐνδέδεται, καὶ πά-
χος ἤδη τι καὶ πλῆθος αὐταῖς παρασκευάζον. εἰ δέ γε μὴ
διὰ ταχέων ἐνέπιπτε τοῖς κόλποις τῶν ὑστερῶν, ἀλλ᾽ ἐν τῷ
μεταξύ τις ἐγένετο διατριβὴ, κενὸν ἔφθανεν ἄν, ἅτε μικρομερὲς
ὑπάρχον καὶ κοῦφον, ἐκπίπτειν τε τῆς ὑγρότητος, ἀπόλλυ-
σθαί τε διαπνεόμενον. ὅπως δὲ μηδέν τι τοιοῦτον γίγνοιτο,
τὸν αὐχένα τῶν μητρῶν ἡ φύσις ἐδημιούργησε μετρίως
σκληρὸν, ὡς ἐν τῇ τοῦ σπέρματος εἴσω φυρᾷ τεινόμενόν
τε ἅμα καὶ διαστελλόμενον ἐξευθύνεσθαι καὶ ἀνευρύνεσθαι
τοσοῦτον, ὅσον ἐπιτήδειον ἔμελλεν ἔσεσθαι πρός τε τὴν
ἀκώλυτον ὁδὸν τοῦ σπέρματος καὶ τὴν ἐπὶ τῷδε σύμπτωσιν

adhaeret; collum autem totum connivet, et ejus maxime
internum orificium; qui vero humor matricis afperitates
illinit, toti fuperficiei internae fubtenfus, membrana te-
nuis efficitur. Interea autem fpiritus undique ad unguem
retentus non elabitur, motusque naturales primus or-
ditur; nam et humiditatem quidem tenuem e venis et
arteriis pertingentibus in matrices attrahit, et eam fimi-
lem humoribus, quibus ipfe occurrit, reddit, craffitiemque
quandam ac copiam jam tum ipfis apparat. Quod fi non
repente in finus matricis incideret, fed in itinere ali-
quantum moraretur, exinaniretur ftatim, atque ab hu-
more excideret, et expirando evolaret, ut qui exiguus
eft ac levis. Ut autem nihil tale accideret, natura
collum matricis durum mediocriter effecit, ut, quum fe-
men intro fertur, tenfum fimul ac dilatatum eo usque
dirigatur ac dilatetur, quoad fatis effet femini fine im-
pedimento ferendo et poft ipfius ingreffum claudendo

τοῦ στόματος. εἰ δέ γ᾽ ἀμετρότερον ἦν σκληρὸς, εὐθύνετό
μὲν ἂν ῥᾳδίως, οὐκ ἂν δὲ εὐκόλως τε καὶ ταχέως συνέπι-
πτεν, ὥσπερ, εἰ καὶ μαλακώτερος, ἤ ἐστιν, ὑπῆρχεν, ἑτοι-
μότερον μὲν ἂν εἰς ἑαυτὸν ὅλος ἠδύνατο συνιζάνειν, εὐθύ-
νεσθαι δὲ καὶ διατείνεσθαι καὶ διευρύνεσθαι χαλεπον ἦν
αὐτῷ. πρὸς οὖν ἀμφοτέρας τὰς χρείας ἐναντίας οὔσας ἐξ
ἐναντίων ποιοτήτων αὐτὸν ἐκεράσατο δικαίῳ μέτρῳ, σκλη-
ρότητος μὲν νείμασα τοσοῦτον, ὅσον εὐρύτητά τε ἅμα καὶ
εὐθύτητα παρέξειν αὐτῷ σύμμετρον ἔμελλεν ἔσεσθαι ἐν ταῖς
τοῦ σπέρματος ὑποδοχαῖς, μαλακότητα δ᾽ αὐτῇ κεράσασα
τοσαύτην, ὡς ἐπὶ πλεῖστον ἑτοίμως δύνασθαι διαστέλλεσθαί
τε καὶ συστέλλεσθαι. μὴ τοίνυν ἔτι θαύμαζε, ἡ ἐν ταῖς
τῶν ζώων διαιρέσεσι θεώμενος, ἢ παρ᾽ Ἡροφίλῳ γεγραμμέ-
νον ἢ ἄλλῳ τινὶ τῶν ἀνατομικῶν εὑρίσκων, ὡς ὁ τῶν ὑστε-
ρῶν αὐχὴν διέστραπταί τε καὶ σκολιός ἐστι κατὰ τὸν λοιπὸν
ἅπαντα χρόνον, ἐν ᾧ μήτ᾽ εἴσω φέρεται τὸ σπέρμα, μήτ᾽
ἔξω τὸ ἔμβρυον· ἕπεται γὰρ τοῦτο τῇ προειρημένῃ κατα-
σκευῇ, συμμέτρως ἐχούσῃ μαλακότητός τε καὶ σκληρότητος.

orificio.   Quod fi jufto effet durius, facile quidem diri-
geretur, non tamen facile ac celeriter concideret, quem-
admodum, fi effet, quam nunc eft, mollius, citius in fe
ipfum concidere totum quidem poffet, dirigi tamen ac
tendi atque dilatari ipfi effet difficile.   Ad utrosque
igitur ufus quanquam contrarios ex contrariis qualitati-
bus natura ipfum jufto modo temperavit, tantum ipfi
duritiei tribuens, quantam latitudinem fimul ac rectitu-
dinem tribuit, ut effet ad femen recipiendum commode-
ratum, mollitiem vero tantam ei mifcens, ut facile di-
latari poffet plurimum ac contrahi.   Ne igitur amplius
mireris, quum aut in animalibus diffecandis intueris,
aut fcriptum ab Herophilo aut alio quopiam anatomi-
corum reperis, collum matricum omni alio tempore effe
contortum atque obliquum, quo fcilicet neque femen
intro fertur, neque embryon extra; id enim conftructio-
ni praedictae eft confentaneum, quae fe habet in molli.

εἰ μὲν γὰρ ἀμέτρως σκληρὸς ἦν ὁ τῶν μητρῶν αὐχὴν, οὐκ
ἂν ἐν τῷ συστέλλεσθαι διεστρέφετο· νῦν δ᾽, ἐπειδὴ βέλτιον
ἦν αὐτὸν εἰς ἱκανὸν ἦχθαι μαλακότητος, ὅταν ἀφεθεὶς τῆς
τάσεως εἰς αὐτὸν συνίζηται, ῥυτίδας τινὰς ἐξ ἀνάγκης καὶ
καμπὰς καὶ διαστροφὰς ἐπικτᾶται, καὶ τοῦτ᾽ εἰς τὸ μὴ
καταψύχεσθαι τὰ [635] κατὰ τὰς μήτρας μεγάλως συντε-
λεῖ. καὶ διὰ τοῦτ᾽ ἔν τε ταῖς ἐφ᾽ ἑκάστῳ μηνὶ καθάρσεσι
καὶ τοῖς τόκοις αἱ γυναῖκες μάλιστα ψύχονται, τηνικαῦτα
γὰρ εὐθύς τε γίνεται καὶ ἀναπεπταμένος ὁ στόμαχος τῶν
ὑστερῶν. εἴπερ οὖν διὰ παντὸς ὁμοίως εἶχε, διὰ παντὸς
ἂν ὁμοίως κατεψύχοντο.

Κεφ. δ'. Τοῦτον μὲν οὖν ἕνα, τὸ δὲ κύτος τῶν ὑστε-
ρῶν οὐχ ἓν ἡ φύσις ἐποίησεν, ἀλλ᾽ ἐν μὲν ταῖς ὑσὶ καὶ
ἄλλοις τισὶ πλείω κυΐσκεσθαι δεομένοις παμπόλλοις κόλ-
πους ἐδημιούργησεν, ἀνθρώπῳ δὲ καὶ τοῖς ὁμοίοις, ὥσπερ
ὅλον ἐστὶ τὸ σῶμα δίδυμον ἀριστεροῖς τε καὶ δεξιοῖς, οὕτω
καὶ τῆς ὑστέρας κόλπος, ὁ μὲν ἐν τοῖς δεξιοῖς, ὁ δ᾽ ἐν

tie ac duritie mediocriter. Quandoquidem, fi, quam fat
eft, matricum collum effet durius, haudquaquam, dum
fefe contrahit, contorqueretur; nunc autem, quum ipfum
molle etiam fatis effici praeftiterit, quando is laxatus jam
in fe ipfum confidet, rugas nonnullas ac flexus et con-
torfiones habeat eft neceffe; quod, ne, quae in matrice
habentur, refrigerentur, multum habet momenti. Caufa
enim, cur in menftruis purgationibus ac partubus mu-
lieres maxime refrigerentur, eft, quod tunc matricum
collum fit rectum atque apertum; quod fi fimiliter
femper haberet, fimiliter etiam femper refrigerarentur.

Cap. IV. At collum hoc unicum, matricis vero
capacitatem natura non fecit unam; fed in fuibus qui-
dem atque aliis quibusdam, quae multos foetus utero
geftare eft neceffe, conceptacula fecit quam plurima; in
homine vero atque ejusmodi, quemadmodum corpus
totum dextris ac finiftris eft geminum, ita et matricis
finus, alter quidem in dextris, alter vero in finiftris eft

τοῖς ἀριστεροῖς τέτακται. προνοουμένη γὰρ ἡ φύσις, ὅπως
ἂν μὴ ζώου τι γένος ἀφανισθείη μηδενὸς, ὅσα διὰ τὴν τοῦ
σώματος ἀσθένειαν ἤτοι βραχυχρόνια τελέως ἢ βορὰ τοῖς
ἰσχυροτέροις ἔμελλε γενήσεσθαι, τούτοις ἅπασαν ἅμα τῆς
συνεχοῦς φθορᾶς ἐξεῦρε τὴν πολυγονίαν. ἔστι μὲν δὴ καὶ
τοῦτο θαυμαστὸν ἔργον τῆς φύσεως, ἁπάντων δ' ἂν οἶδ'
ὅτι θαυμάτων ἐπέκεινά σοι δόξειεν ἥκειν τὸ πλῆθος τῶν
κόλπων, ἰσάριθμον γενόμενον τοῖς τιτθοῖς. οὐ γὰρ ἔτ' ἐγ-
χωρεῖ λέγειν ἐνταῦθα τοῖς σοφισταῖς, ὡς ἄλογος αἰτία καὶ
τύχη τις ἄτεχνος ἀνθρώποις μὲν δύο τῶν μητρῶν τοὺς κόλ-
πους ἐδημιούργησε, παμπόλλους δὲ ταῖς ὑσί· τὸ γὰρ, ὅσος
ἐκείνων ὁ ἀριθμὸς, τοσοῦτον γενέσθαι καὶ τῶν τιτθῶν
ἀπάγει τὴν γνώμην τῆς αὐτομάτου γενέσεως. εἰ δὲ δὴ καὶ
κατ' ἄνθρωπον καὶ σὺν οὕτως εἶχε κατὰ τύχην, ἀλλὰ τό
γε καὶ τοῖς ἄλλοις ἅπασι ζώοις ἴσον ἀεὶ τὸν ἀριθμὸν τοῖς
τιτθοῖς γίνεσθαι, τοῦτ' οὐκέτ' ἂν οὐδὲ τοῖς ἀναισχυντοτά-
τοις ἄνευ προνοίας ἀποτελεῖσθαι δόξειεν, εἰ μὴ καὶ τελέως
ἀναίσχυντοι τύχοιεν ὑπάρχοντες· εἰ μή γε τὸ τηνικαῦτα τοῖς

locatus. Natura enim providens, ne quod animalis ge-
nus periret, quae quidem propter corporis imbecillitatem
aut vivere vitam omnino breviſſimam debebant, aut
erant futura eſca fortioribus, iis omnibus aſſidui interitus
remedium excogitavit, foecundam ſcilicet generationem.
Eſt certe hoc opus naturae admirabile; omnem tamen,
certo ſcio, ſuperabit admirationem ſinuum numerus,
quem natura mammillis fecit aequalem. Nec eſt quod
ſophiſtae hic dicant, cauſam hic nullam eſſe, ſed fortu-
nam quandam imperitam nullo artificio hominibus qui-
dem duos matricum ſinus, ſuibus vero quam plurimos
effeciſſe; quod enim tot ſint mammae, quot ſinus, id
mentem noſtram debet a temerario ortu revocare. Quod
ſi in homine ac ſue fortuna dominatur, faltem quod
in aliis omnibus animalibus foetuum numerus uberibus
ſit aequabilis, id haudquaquam ne impudentiſſimis quidem
ſine providentia fieri videbitur, niſi impudentiſſimi ſint
omnino; niſi etiam, quod mammis lac tunc accedit, qua

Ed. Chart. IV. [635.]   Ed. Baf. I. (521.)

τιτθοῖς ἐπιγίνεσθαι τὸ γάλα, καθ᾽ ὃ μάλιστα τέλειον ἤδη
τὸ κύημά ἐστι, καὶ δὴ καὶ τοῦτο τύχης τινὸς ἀλόγου νομί-
ζουσιν ἔργον, οὐ τέχνης θαυμαστῆς ὑπάρχειν ἐπίδειγμα. καὶ
μὴν, εἰ μηδὲν τῶν ἄλλων, ἀλλὰ τοῦτό γε μόνον ἱκανόν
ἐστιν ἐπιστρέψαι τὴν διάνοιαν, ὡς τεχνικῶς ἀπειργασμένον.
μαλακὸν γὰρ ἔτι καὶ ἀσθενὲς ὂν ἕκαστον τῶν ἀποκυηθέντων
ζώων ἀδύνατον ἦν δήπου πέπτειν ἤδη σιτία στερεά. διὰ
τοῦτ᾽ οὖν ἡ φύσις ὥσπερ ἔτι κυουμένῳ τὴν ἐκ τῆς μητρὸς
αὐτῷ τροφὴν παρεσκεύασεν. ὁπόσοις δὲ τῶν ζώων ὑπὸ ξη-
ρότητος τοῦ σώματος οὐχ οἷόν τ᾽ ἦν ὑγρὸν ὑποθρέψαι περίτ-
τωμα, καθάπερ ἅπασι τοῖς πτηνοῖς, ἕτερον ἐν τούτοις τι
τῆς ἀνατροφῆς τῶν ἐκγόνων ἐπετεχνήσατο σόφισμα, θαυ-
μαστὴν κηδεμονίαν εἰς αὐτὰ τῶν γενομένων συνάψασα, δι᾽
ἣν ὑπερμαχεῖ τε ἅμα τῶν νεοττῶν, ἀνθίστασθαι τολμῶντα
ζῴοις ἀλκίμοις, ἃ πρότερον ὑπέφυγεν, καὶ τροφὰς ἐπιτη-
δείους αὐτοῖς ἐκπορίζει. τὴν μὲν οὖν εἰς ἅπαντα τὰ μόρια
πρόνοιαν τῆς φύσεως εἴη ποτὲ καὶ αὖθις ἰδίᾳ καθ᾽ ἑαυτὴν
διελθεῖν. ὁ δ᾽ ἄνθρωπος (ἐπὶ τοῦτον γὰρ ἐξ ἀρχῆς ὁ λόγος

tempore foetus jam plane eſt abſolutus, id dementi cui-
piam fortunae, non arti eximiae, ferant acceptum; quod
ſi aliud nihil, id tamen ſolum cuivis perſuadere queat
factum fuiſſe artificioſe; quum enim tenera adhuc ſint
atque imbecilla recens nata animalia, edulia ſolida non-
dum poſſunt conficere; ob eam igitur cauſam natura
perinde, ac ſi utero adhuc gererentur, alimentum ex
matre ipſis comparavit. Quibus vero animalibus propter
corporis ſiccitatem humor ſuperfluus ſubnutriri non po-
terat, ut volucribus omnibus, iis natura novam quandam
pullos educandi rationem excogitavit; ipſis enim prae-
cipuum quendam amorem in ea, quae procrearunt, in-
generavit, quo impulſa bellum pro pullis cum ferocibus
animalibus, quae ante declinabant, intrepide ſuſcipiunt,
victumque ipſis convenientem ſuppeditant. Quod autem
ad aliorum animalium partes omnes attinet, quanta in
eis naturae ſit providentia, olim ſeorſum explicabimus:
homo vero (de eo enim ſermo ab initio nobis eſt inſti-

ὥρμηται) τά τ᾽ ἄλλα μόρια τοῦ σώματος ἅπαντα θαυμαστῶς
ἐδείχθη κατεσκευασμένος, ἀτὰρ οἰδὲ τὰ περὶ τὴν γένεσίν
ἀπολείπεται τῶν ἄλλων. ὥσπερ γὰρ αἱ μῆτραι δύο γεγόνασι
ταῖς γυναιξὶν, εἰς ἕνα περαίνουσαι τράχηλον, οὕτω καὶ τιτ-
θοὶ δύο, τῆς καθ᾽ ἑαυτὸν ἑκατέρας μήτρας οἷον ὑπηρέτης τις
ἀγαθός. οὕτως γοῦν καὶ Ἱπποκράτης ἔλεγε· Γυναικὶ ἐν
γαστρὶ ἐχούσῃ ἢν ὁ ἕτερος μασθὸς ἰσχιὸς γένηται δίδυμα
ἐχούσῃ, θάτερον [636] ἐκτιτρώσκει καὶ ἢν μὲν ὁ δεξιὸς
ἰσχνὸς γένηται, τὸ ἄρσεν, ἢν δ᾽ ὁ ἀριστερὸς, τὸ θῆλυ.
οὗτος·γὰρ ὁ λόγος ἐκείνῳ συνᾴδει· Ἔμβρυα τὰ μὲν ἄῤῥενα
ἐν τοῖσι δεξιοῖσι, τὰ δὲ θήλεα ἐν τοῖσι ἀριστεροῖσι μᾶλλον.
οἶδα μὲν οὖν ἐφαπτόμενος οὐ σμικροῦ λόγου, γινώσκω δὲ
καὶ ὡς οὐκ ἔστιν οἷόν τε καλῶς ἐξηγήσασθαι τῶν γεννητι-
κῶν μορίων τὰς χρείας ἄνευ τῶν φυσικῶν ἐνεργειῶν. ἐδεί-
χθη γάρ μοι καὶ κατ᾽ ἀρχὰς τοῦδε τοῦ λόγου παντός, ὡς
οὐκ ἐνδέχεται τὰς χρείας ἐξευρεῖν ἑκάστου τῶν καθ᾽ ἕκαστον
ὄργανον μορίων ἄνευ τοῦ γνῶναι τὴν ἐνέργειαν. ὥσπερ οὖν
ἐν ἅπασι τοῖς ἔμπροσθεν, ὑποθέσεις τοῖς ἐνεστηκόσι λόγοις

tutus) quum partes alias omnes corporis mirabili quadam
arte haberet (ut probavimus) conftructas, quae tamen ad
generationem pertinent, nulla in re illis funt inferiores;
ut enim matrices duae mulieribus funt factae in unum
collum definentes, ita et ubera duo, utrumque fuae ma-
trici inftar boni cujusdam fervi fubferviens. Unde
Hippocrates ait: *Mulieri utero gerenti fi mammarum
altera gracilis evadat gemellos ferenti, ipfa alterum
abortu edit; et fi dextra quidem gracilefcat, mafculum,
fin vero finiftra, foeminam.* Quod Hippocratis dictum
illi eft confonum: *Foetus mares quidem in dextris, foe-
minae autem in finiftris funt magis.* Non me praeterit,
quantam difputationem attingam, neque fieri poffe, ut
quis partium genitalium ufus fine actionibus naturalibus
fatis exponat; nam jam inde ab initio totius difputatio-
nis demonftravimus, neminem ufus fingularum inftrumenti
partium poffe invenire, nifi cognitam prius habeat actio-
nem. **Quemadmodum** igitur toto praecedenti fermone

τὰ δι᾽ ἑτέρων ἀποδεδειγμένα ποιούμενοι, τὰς χρείας τῶν
μορίων ἐξηγησάμεθα, καὶ νῦν οὕτω δράσομεν. ὅτι μὲν γὰρ
ἐν τῇ δεξιᾷ μήτρᾳ σπανίως εὑρίσκεταί ποτε θῆλυ περιεχό-
μενον ἔμβρυον, ἐν τοῖς περὶ τῆς Ἱπποκράτους ἀνατομῆς ἐπὶ
πλέον (522) εἴρηται· φαίνεται δ᾽ ἐναργῶς ὁσημέραι καὶ ἡ
τῶν τιτθῶν πρὸς τὰς μήτρας κοινωνία κατά τε τὰς φθο-
ρὰς τῶν ἐμβρύων περὶ ὧν Ἱπποκράτης ἡμᾶς ἐδίδασκε, καὶ
πρὸ τούτων ἔτι κατὰ φύσιν ἔχοντος τοῦ ζώου. μικροὶ μὲν
γὰρ αὐξανομένων ὁμοίως ταῖς μήτραις εἰσὶ, τελειωθέντων
δὲ καὶ τὴν τοῦ γεννᾷν ὥραν ἀπολαβόντων, συνεξαίρονται
ταῖς ὑστέραις ἄχρι τοῦ προσήκοντος μεγέθους, ἐν ᾧ κατα-
στάντων ἀμφοῖν τῶν ὀργάνων, ὑποδέξασθαι μὲν τὸ σπέρμα
καὶ τελεῶσαι τὸ κύημα τῶν ὑστερῶν ἔργον, ἐκθρέψαι δὲ
τὸ γεγεννημένον ἤδη τῶν τιτθῶν. εἰ γὰρ δὴ ταῖς διαιρέ-
σεσι τῶν ζώων προσέχοις τὸν νοῦν, ἐπὶ μὲν τῶν ἔτι αὐξα-
νομένων ὄψει τὰς κύστεις· πολὺ μείζους τῶν μητρῶν,
ἐπὶ δὲ τῶν ἤδη τετελειωμένων τὰς μήτρας τῶν κύστεων.

hypothefes propofito, quod tractabamus, ea, quae alibi
fuerunt demonftrata, fecimus, tum autem partium ufus
expofuimus, ita nunc quoque faciemus. Nam quod in
dextra matrice foemineus foetus raro contineri invenia-
tur, in libris de anatome Hippocratis copiofe dictum a
nobis fuit. Apparet autem perfpicue quotidie mamma-
rum cum matricibus communio, non modo cum foetus
intereunt, de quibus Hippocrates nos docuit, verum
etiam ante id, cum adhuc animal fe habet fecundum na-
turam. Exiguae porro, dum animalia augentur, funt mam-
mae, quomodo et matrices; quum autem perfecta fuerint,
et pariendi tempus inftiterit, fimul cum matricibus, quod
fatis eft, intumefcunt; quod cum utrique inftrumento ac-
cefferit, matricis quidem partes funt fperma recipere et
foetum perficere, mammarum vero, quod jam eft natum,
educare. Quod fi animalia attentius diffecueris, reperias
in iis quidem, quae adhuc augentur, veficas multo ma-
tricibus effe majores, in perfectis autem matrices veficis;

ΤΩΝ ΜΟΡΙΩΝ ΛΟΓΟΣ Ζ. 155

Ed. Chart. IV. [636.]   Ed. Baf. I. (522.)

ἡ μὲν γὰρ κύστις ἀνάλογον ἅπασι τοῖς ἄλλοις αὐξάνεται
μορίοις, ὡς ἂν καὶ τὴν αὐτὴν ὑπηρεσίαν ἁπάσαις ταῖς ἡλι-
κίαις παρεχομένη. τὸ δὲ τῶν μητρῶν ἔργον οὔτ᾽ αὐξανο-
μένων ἔτι τῶν ζώων, οὔτε ἤδη γεγηρακότων, ἐγχωρεῖ γίνε-
σθαι καλῶς, εἴ γε δὴ τροφῆς χρηστῆς περιττευούσης χρεία
τοῖς κυουμένοις ἐστὶν, ἣν ἐν μόνοις τοῖς ἀκμάζουσι ζώοις
οἷόν τε περιττεύειν. ἐν μὲν γὰρ τοῖς παρηβῶσιν ἀῤῥωστίᾳ
τῆς δυνάμεως οὐκ ἐκπέπτειαι καλῶς, ὥστε ἀγαπητὸν αὐτοῖς,
εἰ πρὸς τὴν ἰδίαν χρείαν αὐτάρκως παρεσκεύασται· ἐν δ᾽
αὖ τοῖς αὐξομένοις ἡ μὲν δύναμις ἰσχυρὰ, καὶ διὰ ταύτην
ἡ πεπεμμένη τε καὶ χρηστὴ τροφὴ πλείστη, δεομένοις δ᾽ εἰς
δύο ἐνεργείας αὐτῇ καταχρῆσθαι, θρέψιν τε καὶ αὔξησιν,
οὐδὲν ἀπολείπει περιττόν. ἐν μόνοις οὖν τοῖς ἀκμάζου-
σιν, ὡς ἂν καὶ τῆς αὐξήσεως ἤδη πεπαυμένης, καὶ
τῆς δυνάμεως ἔτι ἐῤῥωμένης, ἡ τῆς χρηστῆς τροφῆς
περιουσία δαψιλής ἐστι. καὶ διὰ τοῦθ᾽ ἡ φύσις ἐν
μὲν τούτοις τοῖς ζώοις μεγίστας ἀπεργάζεται τὰς ὑστέρας,

veſica enim proportione omnium aliarum partium auge-
tur, ut quae omnibus aetatibus aequaliter ſerviat; matrix
vero, neque dum augentur adhuc animalia, neque quum
jam conſenuerunt, rite actionem ſuam poteſt obire, ſi-
quidem alimenti benigni abundantis foetibus eſt uſus, cu-
jusmodi in ſolis florentibus animalibus poteſt abundare.
In declinantibus enim, quod vires ſint imbecillae, ali-
mentum non rite concoquitur, quo ſit, ut cum illis bene
agatur, ſi ad ſuum proprium uſum alimentum, quod ſatis
ſit, poſſint comparare; in eis autem, quae augentur, va-
lentes quidem ſunt vires, ob eamque cauſam alimentum
benignum coquunt plurimum, quod quum duabus actioni-
bus, nutritioui ſcilicet et auctioni, ſufficere oporteat,
ſuperfluum nihil relinquit. In ſolis igitur aetate floren-
tibus, ceu augeri jam deſinentibus et viribus adhuc
valentibus, magna benigni alimenti eſt affluentia; qua-
propter natura in his quidem animalibus matrices efficit
maximas, in imperfectis vero et eis, quae conſenuerunt,

ἐν δὲ τοῖς ἀτελέσι καὶ γεγηρακόσι σμικρὰς, ὅτι τοῖς μὲν
εἰς τὰς κυήσεις ἀξιολόγου δεῖ μεγέθους, ἐν οἷς δ᾽ ἀργή-
σειν ἔμελλε, παντάπασι περιττὸν τὸ μέγεθος.

Κεφ. ε'. Ἆρ οὖν ταῦτα πάντα περί τε τοὺς τιτθοὺς
γίνεται καὶ τὰς μήτρας, αὐτῶν τῶν ὀργάνων ἃ χρὴ πράττειν
εἰδότων ἐκ λογισμοῦ τινος; ἢ οὕτω μὲν οὐδ᾽ ὄργανα μεί-
νειαν ἄν, ἀλλὰ λογικὰ γένοιτ᾽ ἂν ζῶα, καιρὸν καὶ μέτρον
κινήσεως ἐπιστάμενα, προστεθείσης δ᾽ ἀνάγκης τινὸς αὐ-
τοῖς ἐν τῇ κατασκευῇ φυσικῆς, εἰς τὰς εἰρημένας ἀγούσης κινή-
σεις, αὐτὰ μὲν [637] ὄργανά τε καὶ ζῴου μόρια φυλαχθήσε-
ται, τέχνην δὲ θαυμαστὴν ἐνδείξεται τοῦ δημιουργοῦ· ὥσπερ
γὰρ οἱ τὰς τῶν πλανωμένων ἀστέρων περιόδους μιμούμενοι,
διά τινων ὀργάνων αὐτοῖς ἀρχὴν κινήσεως ἐνδόντες, αὐτοὶ
μὲν ἀπαλλάττονται, τὰ δὲ, ὡς εἰ καὶ παρὼν ἔτυχε καὶ
διὰ παντὸς ἐπιστάτης αὐτων ὁ δημιουργός, οὕτως ἐνερ-
γεῖ, κατὰ τὸν αὐτον, οἶμαι, τρόπον ἕκαστον τῶν
ἐν τῷ σώματι μορίων ἀκολουθίᾳ τέ τινι καὶ διαδοχῇ
κινήσεως ἀπὸ τῆς πρώτης ἀρχῆς ἐνεργεῖ, μέχρι παντὸς

exiles; quod illa quidem ad concipiendum magnitudinem
habere oporteat commemorabilem, his vero, quod otiofa
effet futura, magnitudo erat plane fuperflua.

Cap. V. Num igitur omnia haec in mammis ae
matricibus fiunt, inftrumentis ipfis quid agendum fit mente
quadam providentibus? Hoc certe modo ne inftrumenta
quidem maneant, fed animalia fint mente praedita, ut
quibus movendi tempus ac modus effet cognitus. Si
vero naturalem quandam in ipforum conftructione addi-
deris necellitatem, quae ad motus praedictos ipfa agat,
inftrumenta quidem jam et animalis partes fervabuntur,
artem vero mirabilem opificis prae fe ferent. Quemad-
modum enim, qui errantium aftrorum periodos imitantur,
fimulatque per inftrumenta quaedam motus principium
ipfis tribuerint, ipfi quidem difcedunt, illa vero non ali-
ter, quam fi ipforum opifex femper adeffet, agunt, ad
eundem, opinor, modum fingulae corporis partes motus
continuitate quadam ac fuccellione a primo principio affi-

οὐδενὸς ἐπιστάτου δεόμενον. ἡμεῖς δ' εἰ καὶ μὴ σαφῶς
ἐξηγήσασθαι πάντα δυνάμεθα τὰ τῆς φύσεως ἔργα, (δύσφρα-
στα γὰρ ἱκανῶς ἐστι,) νοῆσαι γοῦν αὐτὰ πειρατέον ἅπαντα.
καὶ πρῶτον μὲν τῆς τῶν τιτθῶν κοινωνίας πρὸς τὰς μή-
τρας ἐξευρεῖν τὴν αἰτίαν, ἔπειτα δὲ, διὰ τί τὰ μὲν ἄῤῥενα
κατὰ τὸ δεξιὸν αὐτῶν κύτος εὑρίσκεται, τὰ δὲ θήλεα κατὰ
θάτερον, ἐξηγήσασθαι, καὶ περὶ τῆς τοῦ γάλακτος γενέ-
σεως καὶ τοῦ συναύξεσθαί τε καὶ συμμειοῦσθαι τὰς μή-
τρας τοῖς τιτθοῖς, καὶ πρὸ τούτων ἁπάντων, οἷον μέν τι
τὸ ἄῤῥεν ἐστὶ τὴν φύσιν, οἷον δὲ τὸ θῆλυ. τοῦτο γὰρ
ἔμοιγε δοκεῖ τὸ σκέμμα καθάπερ τις ἀρχὴ καὶ πηγὴ γενή-
σεσθαι τῆς τῶν ἄλλων εὑρέσεως. ὅτι μὲν οὖν ἀτελέστερον
τὸ θῆλυ τοῦ ἄῤῥενος, ὀρθῶς ὁ Ἀριστοτέλης ἐγίνωσκεν, οὐ
μὴν ἐπὶ τὸ τέλος γ' ἐξίκετο τοῦ λόγου παντός, ἀλλ' αὐτὴν
τὴν κεφαλὴν δοκεῖ μοι παραλιπεῖν, ἣν ἐγὼ νῦν προσθεῖ-
ναι πειράσομαι, τὰ μὲν ὑπ' ἐκείνου τε καλῶς ἀποδε-
δειγμένα καὶ πρὸς Ἱπποκράτους ἔτι πρότερον ὑποθέσεις

due agunt, nullo, qui praefit, indigentes. Nos autem fi
minus aperte omnia naturae opera explicare poffumus,
(funt enim explicatu difficillima,) conandum faltem eft,
ut ea omnia mente confequa ur. Imprimis quidem cau-
fa, propter quam ubera cum matricibus communionem
habeant, eft invenienda; tum autem, cur mafculi quidem
in dextro matricis finu inveniantur, foeminae vero in
finiftro, exponendum; praeterea de lactis generatione, ac
cur matrices una cum mammis augeantur ac minuantur;
tum ante haec omnia quaenam maris fit natura, et quae-
nam foeminae. Nam rei hujus difquifitio (ut mihi qui-
dem videtur) velut principium quoddam ac fons aliorum
inveniendorum eft futurus. Recte quidem Ariftoteles
mihi cenfuiffe videtur, foeminam mare effe imperfectio-
rem; non tamen totam hanc difputationem eft executus,
fed caput ipfum praetermififfe videtur, quod ego nunc
adjicere conabor, quae ab illo recte fuerunt demonftra-
ta et ante ipfum ab Hippocrate, hypothefes ad praefen-

τῷ λόγῳ ποιησάμενος, ὅσον δ᾽ ἐνδεῖ πρὸς τὸ τέλειον, αὐ-
τὸς τοῦτ᾽ ἐξεργασάμενος.

Κεφ. ς΄. Ἔστι δὲ τὸ θῆλυ τοῦ ἄῤῥενος ἀτελέστερον
ἑνὶ μὲν καὶ πρώτῳ λόγῳ, διότι ψυχρότερον· εἴπερ γὰρ ἐν
τοῖς ζώοις δραστικώτερόν ἐστι τὸ θερμὸν, ἀτελέστερον ἂν
εἴη τὸ ψυχρότερον τοῦ θερμοτέρου· δευτέρῳ δὲ λόγῳ, τῷ
διὰ τῆς ἀνατομῆς φαινομένῳ. τοῦτον καὶ μάλιστα τὸν λόγον
ὀλίγον ἔμπροσϑ᾽ εν ᾐνιττόμην ἔσεσϑαί μοι δύσφραστον· ἀλλὰ
γὰρ, ἐπειδὴ καλεῖ καιρὸς, ἐπιτολμητέον αὐτῷ. σὺ δὲ, ὁ τοῖς-
δε τοῖς γράμμασιν ὁμιλῶν, μὴ πρότερον ἐξετάζειν ἅπασαν
αὐτῶν τὴν ἀλήθειαν, εἰ μὴ τῶν λεγομένων αὐτόπτης γένοιο·
προσϑήσει γὰρ οἶδ᾽ ὅτι τὸ λεῖπον τῷ λόγῳ τῶν μορίων ἡ
θέα. πάντ᾽ οὖν, ὅσα τοῖς ἀνδράσιν ὑπάρχει μόρια, ταῦτα
κἂν ταῖς γυναιξὶν ἰδεῖν ἐστιν, ἐν ἑνὶ μόνῳ τῆς διαφορᾶς
οὔσης αὐτοῖς, οὗ παρὰ πάντα χρὴ μεμνῆσθαι τὸν λόγον,
ὡς ἔνδον μὲν τὰ τῶν γυναικῶν ἐστι μόρια, τὰ δὲ τῶν ἀν-
δρῶν ἔξω, ἀπὸ τοῦ κατὰ περίναιον ὀνομαζυμένου χωρίου.

tia fumendo, quod ad rem abfolvendam defideratur, id
exequendo.

Cap. VI. Eft igitur foemina mare imperfectior, una
quidem ac prima ratione, quia frigidior; fiquidem in
animalibus calidum eft activum magis, frigidum autem
calido minus; fecunda vero ratione ea, quae ex diffecti-
one apparet; haec enim potiffimum eft ratio, quam paulo
ante innuebam dictu mihi effe difficilem, verum quum
tempus me invitet, ad eam audacter eft accedendum.
Tu autem, qui hoc in loco verfaris, tractatumque hunc
evolvis, ne prius, vera fint necne, expenderis, quam ea,
quae dico, ipfe tuis oculis infpexeris; nam certo fcio
partium ipfarum afpectum, quod verbis deeft, adjectu-
rum. Omnes igitur quae viris infunt partes, in mulieri-
bus etiam reperias, nifi in eo duntaxat difcrepent, (quod
in hoc toto fermone tenere memoria oportet,) quod in
mulieribus quidem partes hae intus funt conditae, in
viris autem funt extra ad nuncupatum perinaeum;

θάτερα γὰρ αὐτῶν, ὁπότερα βούλει νοῆσαι πρότερα, τὰ μὲν
τῶν γυναικῶν ἐκτρέψας, ἐκτὸς, τὰ δὲ τῶν ἀνδρῶν οἷον ἐν-
τρέψας καὶ ἐνδιπλώσας ἔσω, πάντ᾽ ἀλλήλοις εὑρήσεις τὰ
αὐτά. νόησον δέ μοι πρότερον τὰ τῶν ἀνδρῶν ἐντρεπόμενά
τε ἅμα καὶ εἴσω χωροῦντα μεταξὺ τοῦ τε ἀπευθυσμένου
καὶ τῆς κύστεως. ἀλλ᾽ εἰ τουτο γίνοιτο, τὴν μὲν τῶν μη-
τρῶν χώραν ἀνάγκη καταλαβεῖν τὸν ὄσχεον, ἔξωθεν δ᾽ ἑκα-
τέρωθεν αὐτῷ παρακεῖσθαι τους ὄρχεις, αὐχένα τε τοῦ
γενομένου κόλπου τὸν καυλὸν τοῦ ἄῤῥενος ἀπεργασθῆναι,
[638] τὸ δ᾽ ἐπὶ πέρατι τοῦ καυλοῦ, τὴν νῦν πόσθην ὀνομα-
ζομένην, αὐτὸ τὸ γυναικεῖον αἰδοῖον γενέσθαι. νόησον δέ
μοι πάλιν ἐκτρεπομένην τε ἅμα καὶ προπίπτουσαν ἔξω
τὴν μήτραν. ἆρ᾽ οὐκ ἀνάγκη καὶ νῦν ἔσωθεν μὲν αὐτῆς
γενέσθαι τους ὄρχεις, αὐτὴν δ᾽ ἔξωθεν αὐτοῖς οἷον ὄσχεόν
τινα περικεῖσθαι, τὸν δ᾽ ἐντὸς τοῦ περιναίου τέως κατα-
κεκρυμμένον αὐχένα νῦν ἐκκρεμῆ γενόμενον, ἀνδρεῖον αἰδοῖον
ἀποτελεσθῆναι, καὶ τὸ γυναικεῖον αἰδοῖον, ἐπίφυσιν οὖσαν
δερματώδη, τοῦδε τοῦ αὐχένος εἰς τὴν ὀνομαζομένην πόσθην

utras enim harum priores mente voles concipere, mulie-
rum quidem extra evertendo, virorum autem velut intro
vertendo atque replicando, omnes fibi inter fe fimiles
invenias. Intellige autem mihi prius virorum pudenda
inverfa fimul et inter rectum inteftinum ac veficam intro
fe recipere. Verum fi hoc accidat, quem matrices lo-
cum occupant, eum jam a fcroto occupari eft necefle,
extrinfecus autem utrinque teftes ei adjacere, ac collum
ejus finus, qui fit, colem maris effici, quae vero cutis
eft in fine colis, (quod nunc praeputium appellamus,) ip-
fum pudendum muliebre repraefentare. Intellige autem
mihi rurfus matricem everfam fimul ac extra prominen-
tem, nonne teftes ipfius quoque parte interna efle eft
necefle, ipfam autem extrinfecus velut fcrotum quoddam
eis efle circumdatam, collum autem, quod ante in peri-
naeo erat abditum, nunc pendere ac pudendum virile
effici, pudendumque muliebre (quod eft velut cutacea
quaedam hujus colli epiphyfis) in vocatum praeputium

μεταπεσεῖν; ἀκόλουθον δὲ τούτοις δηλονότι καὶ τὰς τῶν
ἀρτηριῶν καὶ φλεβῶν θέσεις καὶ προσέτι τῶν σπερματικῶν
ἀγγείων συμμεταπεσεῖν. ἐν γὰρ οὐδέν ἐστιν εὑρεῖν μόριον
ἐν τοῖς ἀνδράσι περιττεῦον, ἀλλ᾽ ἢ τὴν θέσιν μόνην ἐξηλ-
λαγμένην· ἃ γὰρ ἔνδον ταῖς γυναιξὶ, ταῦτ᾽ ἔξω τοῖς ἀν-
δράσιν. οἷόν τι καὶ κατὰ τοὺς τῶν ἀσπαλάκων ὀφθαλμοὺς
ἰδεῖν ἐστι. καὶ γὰρ ὑαλοειδὲς ὑγρὸν οὗτοί γε καὶ κρυσταλ-
λοειδὲς ἔχουσι, καὶ τοὺς ἀμφὶ τούτοις χιτῶνας, οὓς ἀπὸ
τῶν μηνίγγων ἐλέγομεν πεφυκέναι, καὶ τούτους οὐδὲν ἧττον
ἔχουσι τῶν χρωμένων ὀφθαλμοῖς ζώων. ἀλλ᾽ οὐκ ἠνεῴχθη-
σαν αὐτοῖς οὐδὲ προῦβησαν ἐκτὸς, ἀλλ᾽ ἀτελεῖς ταύτῃ κα-
τελείφθησαν, ὅμοιοι φυλαχθέντες τοῖς τῶν ἄλλων ἔτι
κυουμένων. ἔστι γὰρ δὴ τῶν ἐν τοῖς ζώοις φύσεων, ὡς
Ἀριστοτέλης ἐπὶ πλεῖστον ἐδείκνυεν, οὐ σμικρὰ διαφορά. τὰ
μέν γε πρῶτον ἀποκεχώρηκε τῶν φυτῶν, καὶ ἔστιν ἁπάντων
ζώων ἀτελέστατα, μίαν αἴσθησιν ἔχοντα τὴν ἁφὴν, οἷα δὴ
τὰ πλεῖστα τῶν ὀστρέων ἐστίν, οἷς οὐ μόνον αἰσθήσεως

transferri?   Confentaneum his fane eft et arteriarum ac
venarum   et praeterea vaforum fpermaticorum pofitio-
nem una cum his transferri: nullam enim in viris par-
tem invenias, quae mulieribus non infit; tantum fitu dif-
fident; quae enim in mulieribus funt intus, eae in viris
funt extra.   Cujusmodi et in talparum oculis accidere
videas;   hae enim vitreum ac cryftallinum humorem
etiam habent; et praeterea tunicas his circumdatas (quas
ortas a meningibus effe diximus) non minus habent,
quam animalia, quae oculis utuntur; fed neque eis aperti
fuerunt oculi, neque foras prodierunt, fed ibi imperfecti
fuerunt relicti, fimiles eorum oculis, qui utero adhuc
geruntur,   manentes.   Eft fane naturarum in animalibus
(quemadmodum Ariftoteles copiofiffime oftendit) non par-
va differentia.   Alia enim non longe a plantis receffe-
runt,   funtque ea omnium animalium imperfectiffima,
fenfu unico tactus fcilicet praedita;   quo in genere funt
oftreorum plurima, quibus non folum nullum ineft fenfus

Ed. Chart. IV. [638.]   Ed. Baf. I. (522. 523.)

ὄργανον οὐδὲν, ἀλλ᾽ ἔστιν ὀλίγου δεῖν φιτά. τούτων δ᾽
ἐπὶ πλέον ἀφέστηκεν, ὅσα γεύεσθαι πέφυκε, καὶ τούτων
ἔτι μᾶλλον, οἷς καὶ τὸ (523) τῶν ὀσμῶν ὄργανον ἐγένετο,
καὶ πολὺ δὴ τούτων ἔτι μᾶλλον, οἷς καὶ τὸ τῆς ἀκοῆς.
ἐγγὺς δ᾽ ἥκει τῶν τελέων, οἷς καὶ ταῦτα καὶ τὸ τῆς ὄψεως
ὄργανον ὑπάρχει. τοιοῦτοι μὲν δὴ καὶ οἱ ἰχθύες, ἀλλ᾽ οὔτε
πόδες εἰσὶ τούτοις γε, οὔτε χεῖρες. ἀλλὰ λέοντές τε καὶ
κύνες οὐ μόνον πόδας, ἀλλὰ καὶ οἷον χεῖρας ἐκτήσαντο,
καὶ τούτων ἔτι μᾶλλον ἄρκτοι τε καὶ πίθηκοι. τελέα δὲ
χεὶρ ἤδη μόνοις τοῖς ἀνθρώποις ἐστὶν, ὥσπερ γε καὶ ὁ χρη-
σόμενος αὐτῇ λογισμός, οὗ θειότερον οὐδὲν ἐγγίνεται ζώῳ
θνητῷ. καθάπερ οὖν ἄνθρωπος ἁπάντων ζώων ἐστὶ τὸ τε-
λεώτατον, οὕτως ἐν αὐτῷ τούτῳ πάλιν ἀνὴρ γυναικός. ἡ δ᾽
αἰτία τῆς τελειότητος ἡ τῆς θερμότητος ὑπεροχὴ, τοῦτο
γάρ ἐστι πρῶτον ὄργανον τῆς φύσεως. ἐν οἷς οὖν ἐλλιπέστε-
ρον, ἐν τούτοις ἀναγκαῖον ἀτελέστερον εἶναι καὶ τὸ δημιούρ-
γημα. οὔκουν θαυμαστὸν οὐδὲν, εἰ τὸ θῆλυ τοῦ ἄῤῥενος

inſtrumentum, ſed ne membrum quidem aut viſcus ullum
habent conformatum, ſed propemodum ſunt plantae. Ab
his autem amplius receſſerunt, quae guſtandi habent in-
ſtrumentum, et iis adhuc amplius, quae odorandi etiam
habent inſtrumentum; quibus adhuc multo magis, quae
audiendi etiam inſtrumento ſunt praedita. Proxima vero
ſunt perfectis, quibus cum haec omnia tum etiam viſus
inſtrumentum adeſt; cujus ſane generis ſunt et piſces;
verum hi neque pedes habent, neque manus. Leones
vero ac canes non pedes modo, verum etiam velut ma-
nus ſunt adepti; et his adhuc magis urſi ac ſimiae. So-
lis autem hominibus manus jam eſt perfecta, quo modo
et ratio, quae ipſa eſt uſura, qua divinius mortali nihil
ineſt animali. Sicut igitur homo animal eſt omnium
perfectiſſimum, ita in eo ipſo rurſus vir muliere eſt per-
fectior; cujus perfectionis cauſa eſt caloris exuperantia,
hic enim primum eſt naturae inſtrumentum; in quibus
igitur eſt parcior, in his opificium ſit imperfectius eſt
neceſſe. Nihil igitur eſt mirum, ſi foemina mare tanto

Ed. Chart. IV. [638. 639.]　　　　　Ed. Baf. I. (523.

εἰς τοσοῦτον ἀτελέστερον, εἰς ὅσον ψυχρότερον. ὥσπερ οὖν
ἀτελεῖς ἔσχεν ὀφθαλμοὺς ὁ ἀσπάλαξ, οὐ μὴν οὕτω γε ἀτε-
λεῖς, ὡς οἷς οὐδ᾽ ὅλως ἐστὶ ζώοις οὐδ᾽ ὑπογραφή τις αὐ-
τῶν, οὕτω καὶ γυνὴ τοῖς γεννητικοῖς μορίοις ἀνδρὸς ἀτελε-
στέρα· διεπλάσθη μὲν γὰρ ἔνδον, αὐτῆς ἔτι κυουμένης, τὰ
μόρια, προκύψαι δὲ καὶ ἀνατεῖλαι πρὸς τοὐκτὸς ἀῤῥωστίᾳ
θερμότητος οὐ δυνάμενα τὸ μὲν διαπλαττόμενον αὐτὸ ζῶον
ἀτελέστερον ἀπειργάσατο τοῦ πάντη τελείου, τῷ δ᾽ ὅλῳ γέ-
νει χρείαν οὐ σμικρὰν παρέσχεν, ἔδει γὰρ εἶναί τι καὶ θῆλυ.
μὴ γὰρ δὴ νο[639]μίσῃς, ὡς ἑκὼν ἄν ποτε τὸ ἥμισυ μέρος
ὅλου τοῦ γένους ἡμῶν ὁ δημιουργὸς ἀτελὲς ἀπειργάσατο καὶ
οἷον ἀνάπηρον, εἰ μή τις κἀκ τούτου τοῦ πηρώματος ἔμελλεν
ἔσεσθαι χρεία μεγάλη. τίς οὖν ἥδε, καὶ δὴ λέγωμεν. τὸ κυού-
μενον εἴς τε τὴν πρώτην σύστασιν, εἴς τε τὴν ἑξῆς ἅπασαν
αὔξησιν ὕλης δεῖται δαψιλοῦς. ὥστ᾽ ἀναγκαῖον αὐτὸ δυοῖν
θάτερον ἢ ἀφαρπάζειν αὐτῆς τῆς κυούσης τὴν τροφήν, ἢ

eſt imperfectior, quanto frigidior.　Nam quemadmodum
talpa oculos habet imperfectos, non tamen imperfectos
aeque, ut quibus animalibus ne ipſorum quidem omnino
ulla eſt delineatio, ſic et mulier partibus genitalibus viro
eſt imperfectior; partes enim ipſius formatae intus fue-
runt, dum ipſa utero adhuc geſtaretur; quum autem ex-
tare et foras emicare prae caloris imbecillitate non poſ-
ſent, ipſum quidem animal, quod conformabatur, imper-
fectius eo, quod undique eſt abſolutum, reddiderunt;
toti vero generi uſum non aſpernandum praeſtiterunt,
oportebat enim quandam eſſe foeminam.　Nec creden-
dum eſt, opificem partem totius generis noſtri dimidiam
ſponte imperfectam ac velut mancam fuiſſe facturum,
niſi imperfectionem hanc magnam quidam uſus fuiſſet
ſecuturus, quem mox explicabimus.　Foetus ipſe mate-
riam poſtulat copioſam, non modo ad primam ſui con-
ſtitutionem, ſed ad omne etiam deinceps incrementum.
Proinde duorum alterum accidat ipſi eſt neceſſe, aut ip-
ſius utero gerentis alimentum rapiat, aut ſuperfluum ac-

περιττεύουσαν λαμβάνειν. ἀλλὰ τὸ μὲν ἀφαρπάζειν οὐ βέλ-
τιον ἦν τὸ γεννώμενον, τὸ δὲ περιττεύουσαν λαμβάνειν
ἀδύνατον, εἰ θερμὸν ἀκριβῶς ἦν τὸ θῆλυ, διεφόρησε γὰρ
ἂν οὕτω γε καὶ ῥᾳδίως ἐξίκμασε. ψυχρότερον οὖν αὐτὸ γε-
νέσθαι βέλτιον ἦν εἰς τοσοῦτον, εἰς ὅσον, ἢν ἔπεψε καὶ κα-
τειργάσατο τροφὴν, μὴ πᾶσαν δύνασθαι διαφορεῖν. τὸ γὰρ
ἐπὶ πλέον ψυχρὸν οὐδὲ πέττειν ἱκανὸν, τὸ δ᾽ αὖ τελέως
θερμὸν, ὥσπερ πέττειν, οὕτω καὶ διαφορεῖν ἰσχυρόν. ὕπερ
ἂν οὖν ἀπολείπηται μὴ πάνυ πολλῷ τοῦ τελέως θερμοῦ,
καὶ πέττειν ἱκανόν ἐστιν, ὡς ἂν μηκέτι ψυχρὸν ὂν, καὶ
καταλείπειν τι περιττὸν, ὡς ἂν οὐχ᾽ οὕτω σφοδρῶς ὑπάρχον
θερμόν. αὕτη μὲν ἡ χρεία τῆς τοῦ θήλεος ψυχρότητος.
εὐθὺς δ᾽ ἀκολουθήσειν ἔμελλεν αὐτῇ καὶ τὸ τῶν μορίων
ἀτελὲς, ἀρρωστίᾳ θερμότητος ἀδυνατησάντων ἀνακύψαι
πρὸς τἀκτός, ἕτερόν τι τοῦτο καὶ μέγιστον ἀγαθὸν εἰς τὴν
τοῦ γένους διαδοχήν. καὶ γὰρ, εἴπερ ἐκτὸς ἀνέσχεν, ὄσχεος
ἂν ἐγένετο. τοῦτο ἔνδον μεῖναν ἡ τῶν ὑστερῶν φύσις ἀπε-
τελέσθη, δέξασθαι καὶ κατασχεῖν σπέρμα, καὶ θρέψαι καὶ

cipiat; verum rapere quidem non erat melius, fuperfluum
vero affumere non poterat, fi foemina fuiffet exquifite
calida; difcuteret enim ipfum fic et facile exiccaret.
Frigidiorem igitnr eam eousque fieri fatius fuit, quoad
alimentum, quod coxiffet ac confeciffet, totum difcutere
non poffet: quod enim eft frigidius, ne concoquere qui-
dem poteft; quod vero plane eft calidum, ut concoquere,
ita difcutere valide poteft; quod igitur non ita multum
ab exquifite calido relinquitur, et coquere fatis, ut quod
non amplius eft frigidum, et relinquere aliquid fuper-
fluum poteft, ceu quod non vehementer adeo fit calidum.
Hic igitnr eft frigiditatis foeminae ufus, quem mox fe-
cutura erat partium imperfectio, quum ipfae prae caloris
imbecillitate foras prorumpere non poffent; quod com-
modum ad generis inftaurationem eft fecundum ac maxi-
mum. Nam fi extra prodiiffent, fcrotum utique extitif-
fet; quod quum intus jam fubfideat, matricum fubftantia
eft factum inftrumentum femini recipiendo ac retinendo,

τελειῶσαι τὸ κυούμενον ἐπιτήδειον ὄργανον. εὐθὺς δὲ δήπου
καὶ τοὺς ὄρχεις ἔμελλε τὸ θῆλυ μικροτέρους τε καὶ ἀτελε-
στέρους ἴσχειν, καὶ τὸ σπέρμα τὸ κατ᾽ αὐτοὺς γεννηθησό-
μενον ἔλαττόν τε καὶ ψυχρότερον καὶ ὑγρότερον· ἕπεται
γὰρ οὖν καὶ ταῦτ᾽ ἐξ ἀνάγκης ἐνδείᾳ θερμότητος. οὔκουν
ἱκανὸν ἔμελλεν ἔσεσθαι τὸ τοιοῦτον σπέρμα γεννᾷν ζῶον.
ἀλλὰ τοῦτο μέν ἐστι χρήσιμον, οὐδὲ γὰρ οὐδ᾽ αὐτὸ μάτην
ἐγένετο, καὶ τοῦτο προϊὼν ὁ λόγος ἐξηγήσεται. τὸ δ᾽ ἄῤῥεν
εἰς ὅσον ἐστὶ θερμότερον, εἰς τοσοῦτον καὶ οἱ ὄρχεις αὐτοῦ
μείζους ἀπετελέσθησαν. ἡ δ᾽ ἐν αὐτοῖς τοῦ σπέρματος γέ-
νεσις, εἰς ἄκρον ἥκουσα πέψεως, ἀρχὴ δραστικὴ ζώου γέ-
γονεν. ἐκ μιᾶς οὖν ἀρχῆς σοφῶς ἐξευρημένης τῷ δημιουργῷ,
καθ᾽ ἣν ἀτελέστερον ἐγένετο τοῦ ἄῤῥενος τὸ θῆλυ, πάντ᾽
ἐξεβλάστησε τὰ πρὸς τὴν τοῦ ζώου γένεσιν χρηστά, τό τε
μὴ δυνηθῆναι πρὸς τοὐκτὸς ἐκπεσεῖν τὰ τοῦ θήλεος μόρια,
τό τε περίττωμα τροφῆς χρηστῆς ἀθροίζειν αὐτό, καὶ σπέρμα
σχεῖν ἀτελὲς, καὶ κοῖλον ὄργανον εἰς ὑποδοχὴν τοῦ τελείου
σπέρματος, τό τε ἐν τοῖς ἄῤῥεσιν, ἁπάντων τῶν ἐναντίων

foetui praeterea alendo ac perficiendo aptum. Statim
autem et teſticulos foemina erat habitura minores atque
imperfectiores, ac ſperma, quod in ipſis erat futurum,
parcius ac frigidius humidiusque, ſequuntur enim haec
quoque neceſſario caloris penuriam. Non igitur femen
ejusmodi generando animali fatis eſſe poterat; fuit tamen
et ipſum utile, neque enim fruſtra factum fuit; quod
procedente ſermone exponemus. Mas vero quanto eſt
calidior, tanto ipſius teſticuli majores extiterunt; femen
autem, quod in ipſis generatur, quum ſit ſumme coctum,
principium eſt animalis effectivum. Ab uno igitur prin-
cipio, quod ab opifice ſapienter fuit inventum, et quo
foemina mare fuit imperfectior, nata ſunt omnia, quae
ad animalis generationem pertinent; tum quod foeminae
partes foras excidere nequeant, ipſaeque alimenti benigni
ſuperfluum colligant, ſemenque habeant imperfectum, et
cavum inſtrumentum ad femen perfectum recipiendum;
tum quod in maſculis contra omnia accidant, pudendum

Ed. Chart. IV. [639. 640.] Ed. Baf. I. (523.)

γενομένων, αἰδοῖόν τε πρόμηκες ἀποτελεσθῆναι, πρός τε
τὴν ἀφροδίσιον ὁμιλίαν καὶ πρὸς τὴν τοῦ σπέρματος ἔκκρι-
σιν ἐπιτηδειότατον, αὐτό τε τὸ σπέρμα πολὺ καὶ παχὺ
καὶ θερμὸν ἀπεργασθῆναι.

Κεφ. ζ'. Μὴ τοίνυν νόμιζε κατ᾽ ἄλλους μέν τινας
λόγους κινεῖσθαι τὸ σπέρμα πρὸς τὴν τῶν ἀρρένων ζώων
γένεσιν, κατ᾽ ἄλλους δὲ πρὸς τὴν τῶν θήλεων· οὕτως μὲν
γὰρ οὐδ᾽ ἂν ὁμοειδοῦς τινος ἀρχὴ γίνοιτο ζώου, τοῖς λόγοις
ὅλοις τῆς κινήσεως ὑπαλλαττόμενον. ἀλλ᾽, ὡς εἴρηται νῦν,
τὸ μὲν ἀτελέστερον ἐν τῇ κινήσει θῆλυ, [640] τὸ δὲ τε-
λεώτερον ἄρρεν γίνεται. τοῦ δ᾽ ἀτελέστερον ἢ τελεώτερον
κινεῖσθαι τὴν κατὰ τὸ ψυχρὸν καὶ θερμὸν ἀνισότητα
δεόντως ἄν τις αἰτιάσαιτο, καὶ πρὸς μίαν ἀρχὴν ταύτην,
εἴπερ ἀκριβῶς ἐστι φυσικός, ἅπαντα τὰ κατὰ μέρος ἀνάγοι.
πῶς οὖν αὐτὴν ταύτην τὴν ἀρχὴν οἷόν τε τοῖς κυουμένοις
ἐγγίγνεσθαι; τοῖς μὲν γὰρ καὶ τὸ θῆλυ νομίζουσι γόνιμον
σπερμαίνειν, ὅταν αἱ κατ᾽ ἐκεῖνο κινήσεις ἐγκρατέστεραι γέ-
νωνται τῶν κατὰ τὸ ἄρρεν, οὐδὲν θαυμαστὸν εἶναι δοκεῖ

fcilicet fit praelongum, ad veneremque ac femen excer-
nendum aptiffimum, femenque ipfum fit multum, ac
eraffum, et calidum.

Cap. VII. Noli igitur putare, femen ipfum alia
quadam ratione ad maris, alia ad foeminae procreatio-
nem moveri, eo enim modo nequaquam principium ani-
malis cujusdam fpecie fimilis fieret, fi motus haberet
omni ratione fibi pugnantes; verum (ut nuper diximus)
quod quidem *femen* eft imperfectius in motu, foemina,
quod vero perfectius, mas efficitur. Quem motum per-
fectiorem vel imperfectiorem inaequalitati in calido et
frigido jure tribueris; ad quod unum principium (fi mo-
do plane es phyficus) particulares omnes actiones revo-
cabis. Quî igitur principium id poteft foetibus inge-
nerari? nam qui exiftimant, foeminam femen foecundum
emittere, iis mirum non videtur foeminam tunc concipi,
quum feminis foeminini motus mafculini motibus prae-

ϑῆλυ γίνεσϑαι τὸ κυούμενον. ἀλλὰ πρῶτον μὲν οὐ συνίασιν οὗτοι δύο κινήσεων ἀρχὰς ποιοῦντες ἀλλήλαις μαχομένας. εἰ γὰρ καὶ ὅτι μάλιστα κινήσεως ἀρχὴν ἔχει τὸ τοῦ ϑήλεος σπέρμα, πάντως δήπου τῆς αὐτῆς ἔχει τῷ ἄρρενι, καὶ δεῖται κεράννυσϑαί τε πρὸς αὐτὰ καὶ ἐνεργεῖν τοῦ λοιποῦ. ἢ εἴπερ μὴ δεῖται, τί κωλύσει τὸ ϑῆλυ μόνον εἰς αὐτὸ σπερμαῖνον οὕτω τελεσφορεῖν τὸ κύημα; καὶ μὴν οὐ φαί- νεται τοῦτο. δῆλον οὖν, ὡς χρήζει πάντως τοῦ ἄρρενος· ἀλλ᾽ εἰ χρήζει, κεράννυταί τ᾽ ἐξ ἀνάγκης αὐτῷ καὶ μία σύμ- φυτος ἐξ ἀμφοῖν γίνεται κίνησις. οὐ γὰρ ἐνδέχεται, τὸ μὲν ἄλλως, τὸ δὲ ἄλλως κινούμενον, εἰς ἑνὸς ζώου γένεσιν συν- τελεῖν. ὅλως δὲ τὸ νομίζειν, ἄλλην τινὰ τοῦ ϑήλεος ὑπάρ- χειν σπέρματος ὁδὸν καὶ τάξιν κινήσεως, ἄλλην δὲ τοῦ ἄρρενος, ἀγυμνάστων ἐστὶν ἀνϑρώπων ἐν τοῖς περὶ φύσεως λογισμοῖς. εἴτε γὰρ αὐτὸ τὸ σπέρμα τοῦ ϑήλεος, εἴτε καὶ τὸ κατιὸν εἰς τὰς μήτρας αἷμα κινήσεως ἀρχήν τινα συν-

valent. At hi non intelligunt primum quidem duorum motuum principia facere inter fefe pugnantia; quando- quidem, fi femen foeminae motus potiffimum habet prin- cipium, omnino ejusdem cum mare motus habet prin- cipium, ipfumque oportet cum femine maris mifceri, ac tum demum, velut unum, poftea agere; quod fi id non oporteat, quid impediet, quo minus foemina, folo femine in fe ipfam emiffo, ita demum foetum abfolvat? atqui hoc accidere non videmus; conftat ergo, quod omnino femen maris flagitat. Quod fi ita eft, mifceatur cum eo eft neceffe, atque ita utrumque femen in unum motum confpiret; fieri enim non poffet, ut, fi utrumque motu inter fe difcrepante moveretur, in unius animalis pro- creationem confpirarent. Ut autem paucis rem omnem complectar, fi quis aliam quampiam feminis foeminini viam atque motus ordinem, aliam autem maris exifti- met, is haudquaquam in rebus naturalibus cenfebitur exercitatus. Sive enim foeminae femen five fanguis, qui in matrices promanat, motus principium quoddam con-

εισφέροιτο, τῆς αὐτῆς δήπουθεν ἀκριβῶς, ἥσπερ καὶ τῷ τοῦ
ἄῤῥενος σπέρματι, μέτεστι κινήσεως. ἔστι δὲ δὴ τοῦτο
κἀπὶ τῶν ἀλεκτορίδων εὔδηλον. κυΐσκονται γὰρ αὗται τὰ
ὑπηνέμια καλούμενα τῶν ὠῶν ἄνευ τῆς πρὸς τοὺς ἄῤῥενας
ὁμιλίας, οἷς ὅτι μὲν ἐνδεῖ τι πρὸς τὸ τέλεον, ἐκ τοῦ μὴ
δύνασθαι ζῶα ἐξ αὐτῶν γεννηθῆναι δηλοῦται. τὴν γοῦν
ἰδέαν ὅτι σύμπασαν ἔχει κἀνταῦθα, οἵαν περ καὶ τὰ λοιπὰ
τῶν ὠῶν, ἐναργῶς φαίνεται· μόνη γὰρ ἡ παρὰ τοῦ ἄρ-
σενος αὐτοῖς ἐνδεῖ θερμότης εἰς τελειότητα. ἀλλὰ τοῦτό γε
τοῖς πεζοῖς ζώοις ἀδύνατον ὑπάρξαι. πάντα γὰρ ὑγρότερα
μακρῷ τῶν πτηνῶν ὄντα, παντάπασιν ἀσθενὲς ἔχει τοῦ
θήλεος τὸ σῶμα, καὶ ἀδύνατον εἰς τοσοῦτο προβῆναι κι-
νήσεως, ὡς μορφὴν τεχνικὴν ἐπιθεῖναι τῷ κυήματι. μόνον
δ' εἴτι ξηρὸν τὴν κρᾶσιν ἱκανῶς ἐστι γένος ζώου, το πε-
ριττὸν τῆς ψυχρᾶς ἰκμάδος ἐν τῷ τοῦ θήλεος σπέρματι
δαπανῆσαι δυνάμενον ἄχρι τινός, οἷόν τε τοῦτο χωρὶς τοῦ
ἄῤῥενος ἐργάσασθαι κύημα (524) τοιοῦτον, οἷον ἐν ἐκείνοις
ἐστὶ τοῖς ζώοις ὠόν. ἀλλ' ἔν γε τοῖς πεζοῖς ζώοις ἀνάλογον

ferat, omnino motus principium idem cum maris femine
habere eſt putandum.   Quod in gallinis eſt perfpicuum;
concipiunt enim hae ova, quae fubventanea nuncupantur,
fine coitu cum mare; quibus ovis quod defit quidpiam
ad perfectionem, id indicio eſt, quod animal ex ipfis
gigni non poſſit.   Quod tamen haec quoque formam om-
nem habeant, quam et alia ova, apparet evidenter; ut
enim perficiantur, folam a mafculo defiderant caliditatem.
Verum hoc greſſilibus quidem animalibus adeſſe non
poteſt; quum enim omnia haec volucribus longe fint hu-
midiora, corpus foemininum omnino habent imbecillum,
quod eo motus progredi non poteſt, ut formam artificio-
fam foetui imprimat; folum autem, fi quod animalis eſt
genus temperatura eousque ficcum, ut humoris frigidi
redundantiam in foeminae femine poſſit quadantenus ab-
fumere, id foetum ejusmodi, qualia funt in gallinis ea
ova, fine mare poteſt efficere.   Verum in greſſilibus qui-

168 *ΓΑΛΗΝΟΤ ΠΕΡΙ ΧΡΕΙΑΣ*

Ed. Chart. IV. [640. 641.]   Ed. Baf. I. (524.)

ᾠῷ τί αν εὕροιμεν ἄλλο γε ἢ τὴν ὀνομαζομένην ὑπὸ τῶν
ἰατρῶν κύησιν μὲν μύλης, ἣ δὴ σάρξ ἐστιν ἀργὴ καὶ ἀδιά-
πλαστος; εἰ τοίνυν ἄχρι τοσούτου βούλονται προϊέναι τὸ
τοῦ θήλεος σπέρμα, πρῶτον μὲν, ὅτι βραχὺ νέμουσιν αὐτῷ
τεχνικῆς ἐνεργείας, ὅπερ ἂν ἴσως ὑπάρξειε καὶ μόνῳ τῷ κα-
ταμηνίῳ, πρόδηλον παντί· δεύτερον δ᾿, ὅτι μηδ᾿ ἀληθεύουσι
περὶ τὴν τῶν γινομένων ἱστορίαν. οὐ γὰρ, ὥσπερ ὄρνιθες
ἄνευ τῶν ἀῤῥένων ᾠὰ τίκτουσιν, οὕτως ὤφθη ποτὲ γυνὴ
χωρὶς ἀνδρὸς κυήσασα. βέλτιον οὖν ἀρχὴν μὲν κινητικὴν
ὑποτίθεσθαι τὸ τοῦ ἄῤῥενος σπέρμα, συντελεῖν δ᾿ αὐτῷ
τι πρὸς τὴν τοῦ ζώου γένεσιν ὑπολαμβάνειν τὸ τοῦ θήλεος.
ὅσον δέ τι τοῦτό ἐστιν, ὃ συντελεῖ, μικρὸν ὕστερον ἐρῶ,
πρότερόν γε συμπερανάμενος ἅπαντα τὸν ἐνεστηκότα λόγον.
[641] ἐκ γὰρ τῆς μιᾶς ἀρχῆς ταύτης οὐκ εὐθὺ μὲν ἅμα
τῷ καταβληθῆναι τὸ σπέρμα καὶ μέχρι πομπόλλου γε χρό-
νου, μάθοις ἂν ἐξ αὐτῶν τῶν ἀνατομικῶν, ὡς οὔπω δια-
πέπλασται τῶν αἰδοίων οὐδέτερον, οὐδ᾿ ἔστι δῆλον, οὔτ᾿

dem animalibus quid reperias, quod ovo proportione re-
fpondeat, nifi quem medici appellant molae conceptum?
quae fane caro quaedam eft otiofa atque informis. Si
igitur eousque volunt femen foeminae progredi, primum
quidem, quod parum artificiofam actionem ei tribuunt
(quae utique vel foli menftruo forte affuerit), nemo eft,
qui ignoret; fecundo autem, quod mentiuntur etiam in
eorum, quae fiunt, hiftoria; non enim, ficut gallinae
fine maribus ova pariunt, ita mulierem aliquando vide-
runt fine viro vel molam vel ejusmodi quippiam aiiud
concepiffe. Satius igitur eft maris femen motus princi-
pium fupponere, foeminae vero ad animalis generationem
exiftimare ipfi aliquid conferre. Quantum autem id fit,
quod confert, paulo poft explicabo, quum primum prae-
fentem difputationem conclufero. Ut enim anatomici
ipfi nou docent, ab uno hoc motus principio ftatim, ut
femou in uterum eft conjectum, et certe diutiffime poft,
neutrum pudendorum adhuc formatur, ignorabisque, fit-

εἰ ἄῤῥεν ἐστὶν αὐτὸ τὸ κυούμενον, οὔτ᾽ εἰ θῆλυ, χρόνῳ δ᾽ ὕστερον φωρᾶταί τε καὶ κατάδηλον γίνεται, τὴν αἰτίαν τοῦ τοιοῦτον γίνεσθαι, τὴν μὲν ἐξ αὐτοῦ τοῦ σπέρματος ἔχον, τὴν δὲ ἐκ τῆς μητρὸς ἐπισπώμενον. ὅπως δ᾽ ἑκάτερον αὐτῶν τὴν μὲν ἐξ ἀρχῆς εὐθὺς ἴσχει, τὴν δ᾽ ὕστερον λαμβάνει, δοκῶ μοι δείξειν οὐ λόγοις πιθανοῖς, ἀλλ᾽ ἐναργέσιν ἀποδείξεσιν ἐκ τῶν ἀνατομικῶν εὑρισκομένοις, ἐξ ὧν οἶδ᾽ ὅτι θαυμαστή τίς σοι φανεῖται τέχνη τῆς φύσεως, εἰ προσέχοις τῷ λόγῳ τὸν νοῦν. ἡ γάρ τοι κοίλη φλὲψ, ἵνα πρῶτον ἐκφυομένη τοῦ ἥπατος ἔτι μετέωρος ἐπὶ τὴν ῥάχιν κάμπτεται, τὸν δεξιὸν ἔχει νεφρὸν ἐκ τῶν δεξιῶν ἑαυτῆς μερῶν παρακείμενον, εἶτ᾽ ἐφεξῆς ὑποκάτω σμικρὸν ἐκ τῶν ἀριστερῶν αὖ μερῶν τὸν ἀριστερόν. ἔκφυσις δ᾽ ἐξ αὐτῆς εἰς ἑκάτερον τῶν νεφρῶν ἐστιν ἀγγείου μεγίστου φλεβώδους· καὶ μέν γε καὶ τούτων ἑκατέρου κάτωθεν ἑτέρων ἀγγείων ὁρᾶται ζεῦγος ὁμοίως μεγάλων, ἐκ μὲν τῆς μεγίστης ἀρτηρίας τῆς ἐπικειμένης τῇ ῥάχει φερόμενον, ὁμοίως δὲ ταῖς φλεψὶν εἰς τοὺς νεφροὺς ἐμφυόμενον. ἅτε δὲ τοῦ μὲν

ne mas, an foemina, quod conceptum eſt; poſtea vero tandem deprehenditur, ſitque perſpicuum; cauſam autem, cur tale fiat, partim quidem ex ſpermate habet, partim autem a matre trahit. Quo pacto autem ipſarum cauſarum utramque hanc quidem jam inde ab initio habeat, aliam autem poſt aſſumat, ſtatui id demonſtrare non rationibus probabilibus, ſed evidentibus demonſtrationibus ex diſſectionibus inventis, ex quibus, certo ſcio, admirabilis tibi naturae ars illuceſcet, ſi, quae dicturus ſum, attente audieris. Nam vena cava, qua primum adhuc ex hepate emergens ſublimis ad ſpinam flectitur, dextrum habet renem ad dextram ſibi adjacentem, tum deinceps paulo infra ad laevam ſiniſtrum. Producitur autem ex ipſa vas venoſum maximum in utrumque renem, atque etiam ſub utroque horum vaſorum videas alia duo vaſa aeque magna a maxima arteria, quae ſpinae incumbit, profecta non aliter quam venas in renes inſeri. Tan-

Ed. Chart. IV. [641.]   Ed. Baf. I. (524.)

δεξιοῦ νεφροῦ πλησίον κειμένου τῷ ἥπατι, τοῦ δ᾽ ἀριστεροῦ
κατωτέρω, μόνοις τοῖς εἰς τοὺς νεφροὺς ἐμφυομένοις ἀγγείοις
ἴδιόν τι συμβέβηκεν ἐξαίρετον, οἷον οὐκ ἄλλοις τισὶν οὔτε
τῶν ἀπὸ τῆς φλεβὸς τῆς κοίλης ὁρμωμένων, οὔτε τῶν ἀπὸ
τῆς μεγάλης ἀρτηρίας. ἐκεῖνα μὲν γὰρ ἅπαντα κατὰ συζυ-
γίαν ἐκφύεται τῶν αὐτῶν τόπων ἑκατέρου τῶν ἀγγείων· αἱ
δ᾽ εἰς τοὺς νεφροὺς ἔχουσαι φλέβες καὶ ἀρτηρίαι τὴν ἐκ
τῶν μεγάλων ἀγγείων ἔκφυσιν οὐκ ἐκ τῶν αὐτῶν πεποίηνται
τόπων, ἀλλ᾽ ὅσον ὁ δεξιὸς νεφρὸς ὑψηλότερός ἐστι θατέ-
ρου, τοσοῦτον καὶ ἡ τῶν εἰς αὐτὸν ἀγγείων ἔκφυσις ὑψη-
λοτέρα τῆς εἰς τὸν ἕτερόν ἐστιν. ἐπεὶ τοίνυν ἐφεξῆς τού-
των ἐπὶ τὰ γεννητικὰ μόρια ζεῦγος ἀρτηριῶν τε καὶ φλεβῶν
φέρεται, τῶν αὐτῶν μερῶν ἀφορμᾶσθαι δυνάμενον· οὐ γὰρ
ἔτι τὸ μὲν αὐτῶν εἰς ὑψηλὸν ἀφικνεῖται, τὸ δ᾽ εἰς ταπει-
νὸν ὄργανον, ἀλλ᾽ ἥ τε ἀριστερὰ μήτρα τὴν αὐτὴν ἔχει θέ-
σιν τῇ δεξιᾷ, καὶ τῶν ὄρχεων ἑκάτερος ὡσαύτως τέτακται·
διὰ τί οὖν εἰς αὐτὰ φερομένων ἀγγείων τὰ μὲν εἴς τε τὴν
δεξιὰν μήτραν καὶ τὸν ταύτῃ ὄρχιν ἰόντα τῶν μεγάλων

quam autem ren dexter prope jecur fit locatus, finifter
autem inferius, folis iis vafis, quae in renes inferuntur
peculiare quiddam obtigit, cujusmodi aliis nullis neque
eorum, quae a vena cava, neque eorum etiam, quae a
magna arteria promanant; illa enim omnia bina ex iis-
dem locis vafis utriusque exoriuntur; venae autem et
arteriae, quae ad renes pertinent, a magnis quidem vafis,
at non iisdem locis oriuntur, fed quanto ren dexter al-
tero eft altior, tanto et vaforum, quae in ipfum inferun-
tur, productio ea eft altior, quae in alterum inferitur.
Quoniam igitur poft haec ad partes genitales par arteria-
rum et venarum fertur, quod ab eisdem partibus profi-
cifci debebat, (non enim amplius aliae quidem ipfarum
ad fublime, aliae autem ad imum pertinent inftrumen-
tum, fed matrix finiftra eandem cum dextra habet pofi-
tionem, tum tefticuli utrique aequali loco funt fiti,) id-
circo vaforum, quae ad ipfa feruntur, quae ad dextram
matricem atque ipfius tefticulum progrediuntur, a ma-

ἀγγείων αὐτῶν ἀφώρμηται τῶν ἐπὶ ῥάχιν, φλὲψ μὲν ἀπὸ τῆς
κοίλης φλεβὸς, ἀρτηρία δ᾽ ἀπὸ τῆς μεγάλης ἀρτηρίας, ὅσα δ᾽
εἰς τὸν ἀριστερὸν ὄρχιν ἐπὶ τῶν ἀρρένων, ἢ τὴν ταύτῃ μήτραν
ἐπὶ τῶν γυναικῶν ἀφικνεῖται, (δύο δέ ἐστιν καὶ ταῦτα, μία μὲν
ἀρτηρία, μία δὲ φλὲψ,) οὐκέτ᾽ ἐξ αὐτῶν τῶν μεγάλων ἀγγείων,
ἀλλ᾽ ἐκ τῶν ἐπὶ τοὺς νεφροὺς φερομένων ἀφώρμηται; δῆλον οὖν,
ὡς ἀκάθαρτον ἔτι καὶ περιττωματικὸν καὶ ὑγρὸν καὶ ὀρρῶδες
ὅ τε ἀριστερὸς ὄρχις ἐπὶ τῶν ἀρρένων, ἥ τ᾽ ἀριστερὰ μήτρα
ταῖς γυναιξὶ δέχονται τὸ αἷμα, κᾀκ τούτου συμβαίνει καὶ
αὐτοῖς τοῖς δεχομένοις ὀργάνοις οὐχ ὁμοίοις γίνεσθαι τὴν
κρᾶσιν. ὡς γὰρ τὸ καθαρὸν αἷμα θερμότερον τοῦ περιττω-
ματικοῦ, οὕτω καὶ τὰ πρὸς αὐτοῦ τρεφόμενα μόρια τὰ
δεξιὰ θερμότερα τῶν ἀριστερῶν ἀποτελεῖται. καίτοι καὶ
τῆς φύσεως ταῦτ᾽ ἐξ ἀρχῆς ἐπλεονέκτει· δέδεικται γὰρ καὶ
τοῦθ᾽ ἡμῖν πολλάκις ὑφ᾽ Ἱπποκράτους ὀρθῶς εἰρημένον, ὡς
τὰ κατ᾽ εὐθὺ κείμενα μόρια πλέον ἀλλήλων ἀπολαύειν
ἀνάγκη. μὴ τοίνυν ἔτι θαυμάσῃς, εἰ τῶν τε μητρῶν ἡ

gnis ipfis vafis, quae funt ad fpinam, proficifcuntur, vena
quidem a cava vena, arteria autem ab arteria magna;
quae vero ad finiftrum tefticulum in mafculis, aut ad
matricem finiftram in foeminis perveniunt, (funt autem
haec etiam duo, una fcilicet arteria et una vena,) non
amplius a magnis ipfis vafis, fed ab eis, quae ad renes
feruntur, emergunt. Ex quo intelligi poteft, tefticulum fi-
niftrum in maribus et matricem finiftram in foeminis
fanguinem impurum adhuc atque excrementofum, hu-
midum ac ferofum recipere. Qua ex re accidit, ut
ipfa quoque inftrumenta, quae recipiunt, haud fimilia
fiant temperamento; quemadmodum enim fanguis purus
excrementofo eft calidior, ita et partes dextrae, quae ex
ipfo nutriuntur, finiftris fiunt calidiores, tametfi natura
principio fuperabant; demonftratum enim nobis faepe eft,
id quoque ab Hippocrate recte fuiffe dictum, quod par-
tes, quae fecundum rectitudinem funt fitae, neceffario
plus inter fefe communicant ac fruuntur. Non igitur
amplius miraberis, fi matricum dextra ac tefticulorum

δεξιὰ καὶ τῶν ὄρχεων ὁ ταύτῃ κείμενος οὐ μόνον τῷ τρέ-
φεσθαι διαφερόντως, ἀλλὰ καὶ τῷ κατ᾽ εὐθὺ τετάχθαι τοῦ
ἥπατος [642] ἱκανῶς ἐστι τῶν ἀριστερῶν θερμότερος. καὶ
μὴν εἴπερ τοῦτο ἀποδέδεικται, συνεχωρεῖτο δ᾽ εἶναι τὸ ἄῤῥεν
τοῦ θήλεος θερμότερον, οὐδὲν ἄλογον ἔτι, τὰ μὲν δεξιὰ
μόρια τῶν ἀῤῥένων εἶναι γεννητικὰ, τὰ δ᾽ ἀριστερὰ τῶν
θηλειων. οὕτως οὖν κἀκεῖνα πρὸς Ἱπποκράτους ἐλέγετο·
Τράγος ὁπότερον ἂν φανῇ ἔξω, ὄρχις δεξιὸς ἄῤῥεν, ἀριστε-
ρὸς θῆλυ. ὁπόταν γὰρ πρῶτον ἐξαίρηται τὰ γεννητικὰ μό-
ρια, καὶ μεταβάλλῃ πως ἐπὶ τὸ τραχύτερόν τε καὶ βαρύτε-
ρον ἡ φωνή, (τοῦτο γὰρ τὸ τραγᾶν ἐστι,) τότε παραφυλάτ-
τειν ὁ Ἱπποκράτης κελεύει, πότερον τῶν μορίων ἐστὶν ἰσχυ-
ρότερον· τὰ γὰρ ἀνοιδισκόμενα πρότερον καὶ πλεονεκτοῦν-
τα κατὰ τὴν αὔξησιν, ἐκεῖνα δήπουθέν ἐστι τὰ ἰσχυρότερα.
διορίσασθαι δὲ χρὴ κἀνταῦθα πρὸς τὸ μηδὲν ἐν τῷ λόγῳ
παρακούειν, ὡς διχῶς ἰσχυρότερόν τε καὶ ἀσθενέστερον
ἕτερον ἑτέρου μόριον εἶναι λέγεται, τὸ μὲν ἁπλῶς καὶ φύσει
καθ᾽ ὅλον τὸ γένος, τὸ δ᾽ ἐν τῇδέ τινι ζώου ἀτόμου συμ-

dexter, non folum quod fecus ac finiftra nutriuntur, fed
quod etiam fecundum hepatis rectitudinem funt locata,
finiftris admodum funt calidiora.   Atqui, fi hoc eft de-
monftratum, ac praeterea conceditur, mafculum foemina
effe calidiorem, probabile etiam eft partes dextras ma-
fculorum, finiftras foeminarum effe generatrices.   Eodem
certe pertinent et quae ab Hippocrate funt dicta: Uter-
vis tefticulus turgere extrinfecus apparuerit, fi dexter,
mafculus, fin vero finifter, foemina.   Quum enim pri-
mum partes genitales intumefcunt, voxque mutatur ac
gravior atque afperior efficitur, (id enim enim eft hircire,)
tunc Hippocrates praecipit obfervare, utra partium fit
fortior; quae enim prius tument incrementoque funt
majore, eae utique funt fortiores.   Verum, ne quis hîc
hallucinetur, diftinctione quadam eft opus. Quandoqui-
dem pars fortior aut imbecillior altera bifariam dicitur;
uno quidem modo fimpliciter ac natura in toto genere,
altero autem in folius hujus individui animalis compage.

Ed. Chart. IV. [642.] Ed. Baf. I. (524.)

πήξει. καρδία μὲν γὰρ ἥπατος, καὶ ἀρτηρίαι φλεβῶν, καὶ
νεῦρα σαρκῶν, ἅπαντά τε τὰ δεξιὰ τῶν ἀριστερῶν ἰσχυρό-
τερα κατὰ πάντων τῶν ζώων ἐστὶ τὰ γένη· Δίωνι δ᾽, εἰ
τύχῃ, καὶ Θέωνι δυνατὸν ἤτοι τὸ δεξιὸν ἥμισυ τῆς κεφα-
λῆς, ἢ τὸν ταύτῃ τεταγμένον ὀφθαλμὸν ἀσθενέστερον γε-
νέσθαι θατέρου. κατὰ δὴ τὸν αὐτὸν τρόπον καὶ τῶν ὄρ-
χεων ἁπλῶς μὲν ὁ δεξιὸς ἰσχυρότερος, ἰδίως δὲ τῷδέ τινι
γένοιτ᾽ ἂν ὁ ἀριστερός. καὶ γὰρ οὖν καὶ κιρσωδέστερος ὁ
ἀριστερός τοῦ δεξιοῦ τὰ πολλά, καὶ διὰ τοῦτο κεχάλασται
μᾶλλον ὁ ἀμφ᾽ αὐτὸν ὄσχεος. ἀλλ᾽ εὕροις ἂν καὶ τοὐναν-
τίον ἐν οὐκ ὀλίγοις, ἀῤῥωστήματός τινος ἐν τῇ πρώτῃ συμ-
πήξει περὶ τὸν δεξιὸν ὄρχιν ὑπαντήσαντος. ἐν τούτοις οὖν
ὁ ἀριστερὸς ἰσχυροτερος. ἀλλὰ κἀπειδὰν ὁ δεξιὸς νεφρὸς
ἐγγὺς ἢ τῇ θέσει θατέρῳ, (γίνεται γάρ ποτε καὶ τοῦτο σπα-
νίως,) εὑρίσκεται τηνικαῦτα τῶν εἰς αὐτὸν ἐμφυομένων ἀγγείων
ἀποβλαστήματα, τὰ μὲν εἰς τὸν δεξιὸν ὄρχιν ἐπὶ τῶν ἀῤ-
ῥένων, τὰ δ᾽ εἰς τὴν ταύτῃ μήτραν ἐπὶ τῶν θηλειῶν φερό-
μενα. καθ᾽ ὅλου τοίνυν φάναι, πᾶν ὁτιοῦν ἐν τῷ ζώῳ

Siquidem cor hepate, arteriae venis, et nervi carnibus,
poftremo dextra omnia finiftris in omni animalium ge-
nere funt fortiora; fieri tamen poteft, ut verbi gratia
Dioni aut Theoni dimidia capitis pars dextra fcilicet aut
partis dextrae oculus finiftro fit imbecillior. Ad eundem
fane modum et tefticulorum fimpliciter quidem dexter
eft fortior, privatim autem huic cuipiam finifter poteft
effe fortior; etenim et natura varicofior eft finifter dex-
tro ut plurimum, ob eamque caufam fcrotum, quo in-
volvitur, eft laxius. Interdum etiam alioqui in multis
contrarium invenias, ut, quum in prima compactione af-
fectus aliquis dextro tefticulo acciderit, in his certe fi-
nifter eft fortior; quin etiam, cum dexter ren fitu fini-
ftro fuerit propinquus, (id erim aliquando etiam accidit,
fed raro,) inveniuntur tunc a vafis, quae in ipfum in-
feruntur, propagines, ad dextrum quidem tefticulum in
mafculis, ad dextram vero matricem in mulieribus ten-
dentes. Ut igitur generatim dicam, quaelibet in animali

μόριον, ἐπειδὰν ἐν τῇ πρώτῃ διαπλάσει βραχύ τι κατ᾽ αὐτὸ πλημμεληθῇ, νοσωδέστερόν τε καὶ ἀσθενέστερον ἐν πάσῃ γίνεται τῇ ζωῇ. τῆς δὲ τοιαύτης πλημμελείας ἥ τε πρώτη συνουσία τοῦ ἄῤῥενος πρὸς τὸ θῆλυ, μὴ κατὰ τὸν προσή-κοντα γενομένη καιρὸν, ἥ τε μετὰ ταῦτα τῆς κυούσης δίαιτα τὴν αἰτίαν ἔχει. ταῦτα μὲν οὖν δὴ τύπος ἕτερος. ὁ δ᾽ ὄρχις ὁ δεξιὸς ὅταν ἀσθενέστερος ἀπεργασθῇ θατέρου, πρότερος ἐπισημαίνει κατὰ τὸν καλούμενον τράγον ὁ ἀριστε-ρός. κἂν τῷδε (525) τεκμαίρεσθαι τὸ ζῶον τοῦτο θηλυγόνον ὑπάρχειν, ὥσπερ, εἰ καὶ κατὰ φύσιν αὐτὸς μένοι, πρότερόν τ᾽ ἂν ἐξαίροιτο κατὰ τὸν τράγον ὁ δεξιὸς, ἀῤῥενογόνον τ᾽ ἂν ἐκεῖνο γίνοιτο τὸ ζῶον, ὅσον ἐφ᾽ ἑαυτοῦ. προϊούσης γὰρ δὴ τῆς ἀπὸ τοῦ θήλεος ἀρχῆς, ἐνδέχεταί ποτε, τὸ μὲν θηλυγόνον σπέρμα θερμανθὲν ὑπὸ τῆς δεξιᾶς μήτρας ἄῤ-ῥεν ἀπεργάσασθαι τὸ κύημα, τὸ δ᾽ ἀῤῥενογόνον ὑπὸ τῆς ἀριστερᾶς ἐμψυχθὲν εἰς τοὐναντίον μεταπεσεῖν. ἀτρέμα μὲν γὰρ ψυχροτέρου τοῦ σπέρματος ὑπάρχοντος, ἐπὶ πλέον

pars morbida magis atque imbecillior in omnem vitam redditur, fi quod vitium vel exiguum in prima confor-matione ei obtigerit; cujus vitii culpa tum ad primum maris cum foemina coitum intempeſtivum, tum ad gra-vidae victus rationem fequentem eſt referenda. Verum de his quidem non eſt nunc dicendi locus. Porro, teſti-culus dexter quum altero imbecillior factus fuerit, in eo affectu, quem hircire nominant, ſiniſter prior eleva-tur; quo cafu colligere poſſumus, id animal foeminas procreare; quemadmodum, fi fecundum naturam ipfe permanferit, dexter autem prior, dum hirciunt, attollatur, id animal (quantum in ipfo eſt) mafculos gignat. Siqui-dem fieri aliquando poteſt, ut, etiamfi initium a foemina fit profectum, femen, quod alioqui foeminam erat gene-raturum, a dextra matrice calfactum foetum efficiat mafculum; contra, quod mafculum erat geniturum, a ſiniſtra refrigeratum in contrarium transmutetur. Quan-doquidem, fi femen fit paulo frigidius, matrix vero plu-

δὲ θερμῆς τῆς μήτρας, οὐδὲν θαυμαστὸν ἐξ ἐκείνης αὐτῷ
προστεθῆναι τὸ λεῖπον. εἰ δ᾽ ἐπιπλέον εἴη κατεψυγμένον,
εἶτ᾽ εἰς παρηβῶντος ζώου μήτραν ἐμπέσοι δεξιάν, οὐδὲν ἂν
ὑπ᾽ αὐτῆς ὠφεληθείη. τῷ τοίνυν διττὴν μὲν ἀρχὴν εἶναι τῆς
τῶν ἀρρένων γενέσεως, ἐν μὲν ταῖς θήλεσι τὴν δεξιὰν μή-
τραν, ἐν δὲ τοῖς ἄρρεσι τὸν δεξιὸν ὄρχιν, ἰσχυροτέραν δ᾽ ὡς
τὰ πολλὰ γίνεσθαι τὴν μήτραν ἐξομοιοῦν ἑαυτῇ τὸ κυούμε-
νον, ὡς ἂν καὶ χρόνῳ πλέονι πλησιάζουσαν, εὐλόγως ὡς
ἐπὶ τὸ πολὺ τὰ μὲν ἄρρενα τῶν ἐμβρύων ἐν ταύτῃ, τὰ δὲ
θήλεα κατὰ τὴν ἀριστερὰν εὑρίσκεται. [643] καὶ γὰρ οὖν
καὶ ἥδε τὰ πολλὰ μὲν ἑαυτῇ συνεξομοιοῖ τὸ σπέρμα, δύ-
ναιτο δ᾽ ἂν καὶ νικηθεῖσά ποτε τῇ ῥώμῃ τῆς ἐν ἐκείνῳ
θερμότητος ἄρρεν ἀντὶ θήλεος ἐπιτρέψαι γενέσθαι τὸ
κύημα. ταῦτα μὲν δὴ σπάνια μεγάλης δεῖ τῆς ὑπερο-
χῆς. ὡς τὰ πολλὰ δὲ τὸ μὲν ἄρρεν ἐν τῇ δεξιᾷ μήτρᾳ,
τὸ δὲ θῆλυ κατὰ τὴν ἀριστερὰν εὑρίσκεται, καὶ τούτων
αἰτία τῶν τρεφουσῶν τὰς μήτρας φλεβῶν ἡ ἀρχή.

rimum fit calida, nil miri eft ab ea, quod fpermati de-
eft, adjici; fin vero plurimum fit refrigeratum, deinde
in aetate declinantis animalis in dextram matricem in-
ciderit, haudquaquam ab ipfa juvabitur.   Quum igitur
duplex fit mafculorum generationis principium, in foe-
minis quidem dextra matrix, in mafculis vero dexter te-
fticulus; matrix autem ut plurimum valentior fit ad
foetum fibi affimilandum, ut quae diutius cum eo ver-
fatur: confentaneum eft foetum mafculum in dextra,
foemininum vero in finiftra bonam partem inveniri; fi-
quidem ut plurimum ipfa fibi ipfi femen affimilat.   Pot-
eft tamen accidere, ut interdum a caloris, qui femini
ineft, vi fubacta mafculum pro foemina foetum fieri per-
mittat.   Haec certe funt rara, magnoque egent exceffu.
Ut plurimum autem mafculus in dextra, foemina in fi-
niftra matrice invenitur; quorum eft caufa principium
venarum matrices nutrientium.

Κεφ. η'. Διὰ τί δὲ συμπάσχουσιν εἰς τοσοῦτον αὐταῖς οἱ τιτθοὶ, τοῦτ' ἤδη δίειμι· καὶ γὰρ οὖν καὶ αὐτὸ θαυμαστήν τινα τῆς φύσεως ἐνδείξεται τὴν τέχνην. ἐπειδὴ γὰρ εἰς ἑνὸς ὑπηρεσίαν ἔργου παρεσκεύασεν ἀμφότερα τὰ μόρια, συνῆψεν αὐτὰ διὰ τῶν ἀγγείων, ἃ ἐν τοῖς περὶ τοῦ θώρακος λόγοις ἐπὶ τοὺς τιτθοὺς ἐλέγομεν ἰέναι, φλέβας καὶ ἀρτηρίας εἰς ὑποχόνδρια καὶ τὸ σύμπαν ὑπογάστριον καταγαγοῦσα, κἄπειτα συνάψασα ταῖς ἀπὸ τῶν κάτω μερῶν ἀναφερομέναις, ἀφ' ὧν ἐπί τε μήτραν καὶ ὄσχεον ἀφικνοῦνται φλέβες. μόνα γὰρ δὴ ταῦτ' ἐν τοῖς ζώοις ἀγγεῖα, τὰ μὲν ἐκ τῶν ὑπὲρ τὰς φρένας χωρίων ὁρμηθέντα κάτω τοῦ σώματος φέρεται, τὰ δ' ἐκ τῶν κάτω ἄνω. μόνα γὰρ οὖν δὴ καὶ τὰ προειρημένα μόρια συνῆφθαι δι' ἀγγείων ἐχρῆν, ἵν', ὅταν μὲν ἐν ταῖς μήτραις αὐξάνηταί τε καὶ διαπλάττηται τὸ ἔμβρυον, ἐκείνῳ μόνῳ τὴν ἐξ ἀμφοτέρων αἱ κοιναὶ φλέβες ἐπάρδωσι τροφὴν, ὅταν δ' ἀποκυηθὲν τύχῃ, τοῖς τιτθοῖς αὖθις ἐπιῤῥέῃ σύμπασα. διὰ τοῦτο κατὰ τὸν αὐτὸν

Cap. VIII. Porro quid caufae fit, cur mammae tantum habeant cum matricibus confenfum, id jam explicabo; etenim mirabilem quandam id quoque naturae artem indicabit. Quum enim partes utrasque ad unum opus obeundum comparaffet, ipfas conjunxit per vafa, quae, dum de thorace ageremus, ad mammas venire memoravimus, venas et arterias ad hypochondria ac totum hypogaftrium deducendo, poft autem iis, quae a partibus infernis furfum feruntur, conjungendo, a quibus venae ad matricem ac fcrotum perveniunt. Sola enim haec in animalibus vafa partim quidem ex partibus, quae funt fupra phrenas, profecta ad inferna corporis feruntur, partim autem ex interioribus furfum: quod praedictas folas partes per vafa conjungi erat neceffe, ut, quando in matricibus foetus augeretur ac conformaretur, illi foli venae communes ex utrisque alimentum affundant, quando vero natus fuerit, mammis rurfum alimentum totum affluat. Quae caufa eft, cur eodem tempore men-

χρόνον οὐκ ἐνδέχεται τά τε καταμήνια φέρεσθαι καλῶς
καὶ θηλάζειν τὸ θῆλυ· ξηραίνεται γὰρ ἀεὶ τὸ ἕτερον μό-
ριον ὑπὸ τῆς ἐπὶ θάτερον ῥοπῆς τοῦ αἵματος. ἐπειδὴ γὰρ
τῷ πρὸ τῆς κυήσεως καιρῷ, καὶ ταῖς ἀκμαζούσαις τῶν γυ-
ναικῶν, ὅσον ἀθροίζεται περιττὸν, ἐκκρίνει τοῦτο ἡ φύσις
ἐφ᾽ ἑκάστῳ μηνὶ διὰ τῶν εἰς τὰς μήτρας καθηκόντων ἀγ-
γείων. ἐπειδὰν δὲ κύωσιν, ἕλκει τὸ ἔμβρυον ἐξ αὐτῶν τὴν
τροφήν. αἱ δ᾽ ἄρα φλέβες αἱ τῇδε τηλικαῦται τό τ᾽ εὖρος
ὑπάρχουσι καὶ τὸ μῆκος, ὥστε κἀκεῖνα τρέφειν ἀφθόνως,
καί τι περιττὸν ἀθροίζειν ἀεί. τοῦτ᾽ οὖν ὅταν ἐν ἅπαντι
τῷ χρόνῳ τῆς κυήσεως ἀθροιζόμενον, οἷον ἐν ταμείοις τισὶ
τροφῆς τοῖς κοινοῖς τούτοις ἀγγείοις, ἐξαίρῃ τε καὶ διατείνῃ
τελέως αὐτὰ, καὶ οἷον πλημμυρῇ, χώραν ἐπιζητεῖ μεταστά-
σεως. ἔχει δ᾽ οὐδεμίαν ἄλλην ἢ τοὺς τιτθοὺς, εἰς ἣν ἅμα
μὲν αἱ φλέβες αὐτὸ διατεινόμεναι καὶ βαρυνόμεναι προ-
πέμπουσιν, ἅμα δ᾽ ὁ τῆς γαστρὸς ὅλης ὄγκος, ὁ διὰ τὴν
κύησιν ἐπιπέμπων τε καὶ θλίβων, ὠθεῖ πρὸς τὸ εἶκον.
οὕτω μὲν δὴ τὰ γάλακτα τῶν ἐπιμηνίων ἀδελφά φησιν

ſtrua belle procedere nequeant, et foemina lactare; al-
tera enim pars, dum ſanguis ad alteram transfertur, ſic-
ca ſemper relinquitur. Caeterum ante conceptum in mu-
liere aetate florente quidquid ſanguinis ſuperflui colligi-
tur, natura ſingulis menſibus per venas ad uterum per-
tinentes id excernit; quum autem jam conceperit, ex
iisdem vaſis foetus trahit alimentum. Porro venae, quae
illic ſunt, latitudine ac longitudine ſunt tantae, ut foe-
tum non modo affluenter nutriant, verum etiam ſuper-
fluum quidpiam ſemper congerant; quod cum toto con-
ceptus tempore in his communibus vaſis, ceu promptua-
riis quibusdam alimenti, acervatum ea attollit, ac om-
nino diſtendit, et veluti exundat, locum, in quem trans-
ferat ſeſe, requirit, quem reperire non poteſt, niſi mam-
mas: in quem *locum* ſimul venae diſtentae ac gravatae
id immittunt; ſimul autem ventris totius moles, quae
propter conceptum ipſis incidit ac premit, ad locum
cedentem propellit. Ita igitur lac menſtruo germanum

Ed. Chart. IV. [643. 644.]   Ed. Baf. I. (525.)

Ἱπποκράτης. οὕτω δὲ κἀπειδὰν ἤδη κατὰ τὸ κυούμενον αὐτὸ
γένηταί τι πάθος, ὡς μηκέθ᾽ ἱκανὴν ἐπισπᾶσθαι τροφήν,
ἢ καί τι περὶ τὸ σῶμα τῆς γυναικὸς ἁμάρτημα συμβῇ τοι-
οῦτον, ὡς μηκέθ᾽ ἱκανὸν αὐτῷ παρασκευάζειν τὸ αἷμα,
συγχεῖται μὲν ἐν τούτῳ καὶ ταράττεται τῶν ἔργων τῆς φύ-
σεως ἡ τάξις, ἐναντία δ᾽ ἀνάγκη παθήματα καταλαμβάνειν
τοὺς τιτθοὺς, πληρουμένους μὲν γάλακτος πρὸ ὥρας ἐπὶ
ταῖς τῶν ἐμβρύων ἀῤῥωστίαις, ἰσχνοὺς δ᾽ ἐφεξῆς ἐπὶ ταῖς
τῶν ὑστερῶν ἐνδείαις γινομένους. οὕτω τοι καὶ Ἱπποκράτης
ἔλεγεν· Γυναικὶ ἐν γαστρὶ ἐχούσῃ γάλα ἐκ τῶν μαστῶν
πολὺ ῥυὲν ἀσθενέει τὸ ἔμβρυον· ὡς ἂν εἰς τοὺς μαστοὺς
δηλονότι τοῦ περιττοῦ πάντως ἀνιόντος, ὃ κατέλιπεν ἐν ταῖς
φλεψὶ τὸ κυούμενον, ἀδυνάτου ὑπ᾽ ἀσθενείας τοῦ ἐμβρύου,
ὅσον ἱκανὸν ἦν αὐτῷ πρὸς τὴν σύμμετρον θρέψιν, ἐπισπᾶ-
σθαι. [644] ὅταν δ᾽ αὖ πάλιν εἴπῃ· Γυναικὶ ἐν γαστρὶ
ἐχούσῃ ἢν οἱ μαστοὶ ἰσχνοὶ γένωνται, ἐκτρώσεται· τὸ μὲν
ἔμβρυον ἰσχυρὸν εἶναι τηνικαῦτα νομίζειν χρὴ, τροφὴν δ᾽

effe ait Hippocrates. Proinde quum vitium aliquod foe-
tui ipfi acciderit ejusmodi, ut non amplius alimentum,
quod fatis fit, attrahere queat, aut quum in mulieris
corpore error ejusmodi contigerit, ut non fatis fanguinis
fuppeditare ei amplius poffit; eo cafu operum naturae
ordo quidem confunditur ac perturbatur, contrariis au-
tem affectibus mammae prehendantur eft neceffe, imple-
antur quidem lacte ante tempus, quum foetus eft im-
becillus, gracilefcant autem poftea, quum matrices ali-
menti penuria laborant. Unde Hippocrates dicebat: *Mu-
lieri in utero havente fi lac ex mammis fluxerit copio-
fum, foetus redditur imbecillus;* nempe quod fuperfluum
omne furfum ad mammas afcendat, quod foetus in venis
reliquit, quum ipfe prae imbecillitate, quantum fibi ad
moderatam nutritionem fatis effet, attrahere nequiret.
Quando vero rurfus inquit: *Mulieri in utero habenti fi
mammae graciles repente fiant, abortiet;* tunc foetum
fortem quidem effe eft putandum, fed copiofum ei ali-

ΤΩΝ ΜΟΡΙΩΝ ΛΟΓΟΣ Ξ. 179

Ed. Chart. IV. [644.]   Ed. Baf. I. (525.)

οὐκ ἔχειν ἄφθονον, ὅθεν πρῶτον μὲν ἐκ τῶν κοινῶν πρὸς
τὰς ὑστέρας φλεβῶν ἐπισπᾶσθαι τὸ αἷμα, κἂν τούτῳ τοὺς
μαστοὺς ἰσχνοὺς γίνεσθαι, μικρὸν ὕστερον δὲ ἐκτιτρώσκε-
σθαι, παντάπασιν ἐπιλειπούσης αὐτῷ τῆς τροφῆς. ἀλλὰ
τὰ μὲν τοιαῦτα πάντα τῶν φυσικῶν ἐστι προβλημάτων ἀκο-
λουθίᾳ τινὶ πρὸς τὰ προκείμετα νῦν ἡμῖν εἰρημένα· τὸ δ᾽
ἴδιον αὐτῆς τῆς παρούσης διεξόδου ἦν τὴν χρείαν εἰπεῖν
τῆς τε πρὸς τοὺς τιτθοὺς κοινωνίας ταῖς ὑστέραις καὶ τῶν
εἴς τε τὸν ἀριστερὸν ὄρχιν καὶ τὴν ἀριστερὰν μήτραν ἰόντων
ἀγγείων ἀπὸ τῶν εἰς τὸν κατ᾽ εὐθὺ νεφρὸν ἐμπεφυκότων.
ἅπαντα γὰρ ταῦθ᾽ ἡ φύσις ἐμηχανήσατο, διττὴν ἀρχὴν γε-
νέσεως παρασκευάζουσα τοῖς ἐμβρύοις, ὡς τὸ μὲν ἄῤῥεν
αὐτῶν, τὸ δὲ θῆλυ γίνοιτο. καὶ περὶ μὲν τούτων ᾧδ᾽
ἔχει.

Κεφ. θ'. Διὰ τί δὲ μεγίστη μὲν ἡδονὴ τῇ χρήσει τῶν
γεννητικῶν ἔζευκται μορίων, ἐπιθυμία δ᾽ οἰστρώδης προη-
γεῖται τῆς χρήσεως ἐν ἅπασι τοῖς ἀκμάζουσι ζώοις, ἑξῆς ἂν
εἴη λεκτέον, οὐ τὴν πρώτην ἔτι καὶ κυριωτάτην αἰτίαν

mentum deeffe; quare primum quidem ex venis matrici
communibus fanguinem trahit, atque interim mammae
gracilefcunt, ita autem non multo poft fit abortus, quum
fcilicet nutrimentum omnino ei deficit. Sed haec qui-
dem omnia phyfica funt problemata, quae confecutione
quadam ad ea, quae nunc funt propofita, recenfuimus;
proprium autem praefentis enarrationis erat, ut commu-
nionis matricum cum mammis ufum explicaremus, et
vaforum, quae ab eis vafis, quae in renem e directo fi-
tum inferuntur, profecta, in tefticulum ac matricem
finiftram perveniunt; omnia enim haec natura excogita-
vit, quo duplex generationis principium foetibus com-
pararet, ut alter quidem eorum effet mas, alius vero foe-
mina. Atque de his quidem res fic habet.

Cap. IX. Caeterum cur cum ufu partium genita-
lium voluptas quidem maxima fit conjuncta, cupiditas
autem ftimulans in omnibus florentibus animalibus ufum
praecedat, deinceps nobis dicendum, non primam adhuc,

ἐξιχνεύουσιν, (εἴρηται γὰρ ἐν τοῖς ἔμπροσθεν λόγοις, ὡς ὑπὲρ
τοῦ διαμένειν ἄφθαρτον εἰσαεὶ τὸ γένος ἐμηχανήσατο τὰ
τοιαῦθ᾽ ἡ φύσις,) ἀλλὰ τὴν ἀπὸ τῆς ὕλης τε καὶ τῶν ὀργά-
νων. οὐ γὰρ ἐκ τοῦ βουληθῆναι μόνον τοὺς διαπλάττοντας
ἡμᾶς θεοὺς ἢ σφοδρὰν ἐπιθυμίαν ἐγγίνεσθαι τῶν ἀφροδι-
σίων, ἢ σφοδρὰν ἡδονὴν ἐζεῦχθαι, τό τ᾽ ἐπιθυμεῖν καὶ τὸ
ἥδεσθαι τοῖς ζώοις ὑπῆρξεν, ἀλλ᾽ ἐκ τῆς ὕλης τε καὶ τῶν
ὀργάνων, ἐπιτηδείων εἰς αὐτὰ παρασκευασθέντων. αἱ γὰρ
ἀπὸ τῶν κατὰ τους νεφροὺς χωρίων ἀρτηρίαι καὶ φλέβες
ἐπὶ τὰ γεννητικὰ μόρια φερόμεναι παρέρχονται μὲν τῶν
ὑστερῶν τὸν πυθμένα, τοῖς πλαγίοις δὲ αὐτῶν ἐπιβαίνουσαι
μέρεσι διχάζονται, κἄπειτ᾽ ἐντεῦθεν ἡ μὲν ἑτέρα μοῖρα
πρὸς τους ὄρχεις ἀποχωρεῖ τοῦ θήλεος ἐκ τῶν πλαγίων
καὶ αὐτοὺς προσκειμένους ταῖς μήτραις, ἡ δ᾽ ἑτέρα πρὸς
τὸν πυθμένα φερομένη πολυειδῶς εἰς αὐτὸν ἅπασα κατα-
σχίζεται. συνάπτει δ᾽ ἐνταῦθα τὰ πέρατα τῶν εἰς τὸν ἀρι-
στερὸν κόλπον τῆς μήτρας ἀγγείων πέρασι τῶν εἰς τὸν

neque principaliſſimam cauſam inveſligantibus, (diximus
enim ante, naturam ejusmodi omnia fuiſſe machinatam,
quo genus in perpetuum maneret incorruptum,) ſed ma-
terialem atque inſtrumentariam. Non enim ob id tan-
tum, quod dii, qui animalia effinxerunt, voluerunt aut
immenſam venereorum cupiditatem eſſe ingenitam, aut
ingentem voluptatem eſſe conjunctam, protinus cupiditas
ac voluptas animalibus acceſſerunt, ſed ex materia atque
inſtrumentis ad ea ipſa appoſite comparatis. Arteriae
enim et venae, quae a locis, quae ad renes pertinent,
ad partes genitales feruntur, matricum quidem fundum
praetergrediuntur, lateralibus vero ipſarum partibus poſt-
ea invectae in duo dividuntur; tum autem pars alia
illinc a lateralibus ad teſtes foeminae ſecedit, qui et ipſi
matricibus adjacent; altera vero ad fundum progreſſa
multipliciter in ipſum tota diſtribuitur. Committuntur
autem hîc fines vaſorum, quae in ſiniſtrum ſinum matricis
funt diviſa, cum finibus eorum, quae in dextrum ejus-

Ed. Chart. IV. [644.]   Ed. Baf. I. (525. 526.)

δεξιὸν αὐτῆς κόλπον κατεσχισμένων, ὥστε καὶ τῆς ὀῤῥώ-
δους ὑγρότητος ἡ μετάληψις ἀμυδρὰ μὲν, ἀλλ᾽ ὅμως γί-
νεται τῇ δεξιᾷ μήτρᾳ· χρεία γὰρ ἤδη καὶ ἔτι ἀλλη μεγίστη
παρὰ τὴν ἔμπροσθεν εἰρημένην ἔμελλεν ἔσεσθαι τῆσδε τῆς
ὑγρότητος, ὡς ἂν δριμύ τι καὶ δάκνον ἐχούσης, οὗ μά-
λιστ᾽ εἴδους ἔχει χυμὸν, ἐπε(526)γείρειν τε πεφυκότος εἰς
τὴν τῶν μορίων χρῆσιν, ἡδονήν τε παρέχοντος ἐν ταῖς
ἐνεργείαις αὐτῶν. εἰ γὰρ δὴ μικρὰ καὶ φαῦλα μεγά-
λων τε καὶ θαυμαστῶν ἔργων τῆς φύσεως παραδείγματα
χρὴ ποιήσασθαι τῷ λόγῳ σαφηνείας ἕνεκα, τοιοῦτόν τι
μοι νόει γινόμενον ἐπὶ τοῖς ὀῤῥώδεσι τούτοις χυμοῖς θερ-
μαινομένοις, οἷόν τι μάλιστα συμβαίνει πολλάκις ἀθροι-
σθείσης ὑπὸ τῷ δέρματι τοῦ ζώου δριμύτητος χυμῶν,
ἔπειτα γαργαλιζούσης καὶ κνῆσθαι προτρεπούσης ἡδυ-
νούσης τε κατὰ τὴν κίνησιν. ὅταν οὖν μὴ μόνον ὑγρό-
της ἡ τοιαύτη κενοῦσθαι δεομένη, καὶ διὰ τοῦτ᾽ ἐπε-
γείρουσα, καὶ κεντρίζουσα πρὸς τὴν ἔκκρισιν, ἀλλὰ
καὶ πνεῦμα πολύ, καὶ θερμὸν ἀναπνεῦσαι ποθοῖ,

dem finum funt diftributa; quo fit, ut dextra matrix exi-
guam quidem, fed tamen ferofam humiditatem adfumat;
quae humiditas praeter dictum antea ufum alium quem-
piam erat praeftitura maximum, ut quae acrimoniam
quandam ac mordacitatem habeat, quod humoris genus
omnium maxime poteft partes ipfas ad agendum excitare,
voluptatemque, dum ipfae agunt, praebere. Quod fi
parva quaedam ac levia magnorum ac mirabilium na-
turae operum exempla, quo res fit clarior, in hanc dis-
putationem oportet afferre, ejusmodi quiddam mihi ac-
cidere intellige, quum humores hi ferofi incalefcunt,
quod maxime accidit, cum humores acres fub cute ani-
malis faepe funt acervati; titillant enim tunc ac pruri-
tum excitant, et fuo motu voluptatem afferunt. Quando
igitur non modo ejusmodi humores vacuari poftulant eo-
que nos excitant ac pungunt ad fe excernendum, ve-
rum etiam fpiritus multus ac calidus expirare glifcit,

[645] ἀμήχανόν τινα χρὴ νομίζειν τῆς ἡδονῆς εἶναι τὴν
ὑπεροχήν. ὅταν δὲ δὴ καὶ τὰ μόρια ταῦτα πολὺ τοῦ δέρ-
ματος αἰσθητικώτερα πρὸς τῆς φύσεως ᾖ κατεσκευασμένα
διὰ τὴν αὐτὴν χρείαν, οὐ χρὴ θαυμάζειν ἔτι τὸ σφοδρό-
τερον οὔτε τῆς ἐγγινομένης αὐτοῖς ἐκεῖθεν ἡδονῆς, οὔτε
τῆς προηγουμένης ἐπιθυμίας αὐτῇ, καὶ τοῦ πολλάκις ἀπὸ
τῶν εἰς τὸν δεξιὸν νεφρὸν ἐμφυομένων ἀγγείων ἀποβλαστή-
ματά τινα φέρεσθαι πρὸς τὴν κατ᾽ ἰθὺ μήτραν ἡ αἰτία.
διττῆς γὰρ μελλούσης ἔσεσθαι χρείας τῶν ὀῤῥωδῶν τούτων
περιττωμάτων, προτέρας μὲν ὑπὲρ τοῦ τὴν ἐν τοῖς ἀριστε-
ροῖς μέρεσιν ἐπαύξεσθαι ψυχρότητα, δευτέραν δ᾽ ὑπὲρ τοῦ
τήν τ᾽ ἐπιθυμίαν ἰσχυράν καὶ τὴν ἡδονὴν σφοδρὰν ἐγγί-
νεσθαι τῇ χρήσει τῶν ὀργάνων, ἡ μὲν προτέρα διὰ παντὸς
τοῖς ἀριστεροῖς, ἡ δευτέρα δὲ ἔστιν ὅτε τοῖς δεξιοῖς, διὰ
μακρῶν ἀγγείων ὑπάρχει. προσέρχεται δ᾽ εἰς τοῦτο καὶ
ἄλλη τις οὐ σμικρὰ βοήθεια παρὰ τῶν ἑκατέρωθεν τοῦ
τραχήλου τῆς κύστεως τεταγμένων ἀδενοειδῶν σωμάτων, ἐν
οἷς καὶ αὐτοῖς ὅμοιον μέν τι σπέρματι, λεπτότερον δ᾽ ἱκα-

incredibilem quendam exiftimare oportet voluptatis effe
exceffum. Praeterea cum partibus his natura fenfum
quam cuti longe exactiorem propter eundem ufum tribu-
erit, mirum amplius videri non debet, neque cur ipfis
illinc voluptas major accedat, neque cur cupiditas in-
gens ipfam praecedat. Haec autem caufa etiam eft, cur
plerumque a vafis, quae in dextrum renem inferuntur,
propagines quaedam ad matricem e directo fitam feran-
tur; quum enim ufus horum feroforum excrementorum
duplex fit futurus, prior quidem ad augendam in fini-
ftris partibus frigiditatem, fecundus vero ad cupiditatem
ac voluptatem ingentem in ufu inftrumentorum excitan-
dam, prior quidem femper finiftris, fecundus vero ali-
quando dextris per longa vafa ineft. Accedit autem eo
aliud praeterea quoddam adjumentum non afpernandum
a corporibus glandulofis, quae utraque parte colli veficae
funt locata; in quibus et ipfis humor quidam fpermati

νῶς ὑγρὸν ὁρᾶται περιεχόμενον. ἀλλὰ περὶ μὲν τούτου μετʼ
ὀλίγον ἐροῦμεν. αὐτὸ δὲ τὸ σπέρμα πνευματῶδές ἐστι καὶ
οἷον ἀφρῶδες, ὥστʼ, εἰ ἐκτὸς ἐκχυθείη ποτὲ, μικρὸν ὕστερον
ἔλαττόν τε πολλῷ φαίνεσθαι τοῦ κατʼ ἀρχὰς ἐκπεσόντος,
ἀποξηραίνεσθαί τε διὰ ταχέων ὑπὸ γλισχρότητος, οὐχ ὥσπερ
ἡ κόρυζα καὶ τὸ φλέγμα μέχρι πλείστου διαμένει μήτʼ ἀνα-
ξηραινόμενα καὶ τὸν ἴσον ὄγκον φυλάττοντα. λεπτὴ μὲν
γὰρ καὶ ὑδατώδης καὶ ἄπεπτος ἡ τούτων ὑγρότης ἐστὶ,
παχεῖα δὲ καὶ γλίσχρα καὶ μεστὴ τοῦ ζωτικοῦ πνεύματος ἡ
τοῦ σπέρματος.

Κεφ. ιʹ. Ὅταν μὲν οὖν εἰς οἰκεῖον ἐμπέσῃ χωρίον,
ἀρχὴ γίνεται ζώου γενέσεως, ὅταν δʼ εἰς ἀλλότριον, ἐκπνεῖ
μὲν ἐξ αὐτῆς τὸ πνεῦμα διὰ ταχέων, ὑπολείπεται δὲ τὸ γλί-
σχρον ὑγρὸν, εἰς ἑαυτὸ συνιζάνον. ἡ δʼ αἰτία καὶ τῆς τού-
του γενέσεως ἥδε. τῶν εἰς τὰς μήτρας ἰόντων ἀγγείων, ἃ
πρὸς ταῖς πλευραῖς αὐταῖς ἐλέγομεν σχίζεσθαι, τὸ κάτω
φερόμενον μέρος ἑλίττεται τρόπον ὁμοιότατον τοῖς εἰς τοὺς

quidem fimilis, verum tenuior longe continetur. Caete-
rum de eo quidem paulo poft tractabimus. Ipfum autem
femen fpirituofum eft ac fpumofum, ut, fi extra effufum
aliquando fuerit, paulo poft minutius multo appareat,
quam quum initio excideret, deficceturque citiffime prae
vifcofitate, non quemadmodum mucus et pituita diutif-
fime perdurant, neque ficcantur, molemque aequalem
fervant; tenuis enim et aquofa ac cruda horum, craffa
autem et vifcofa et fpiritu vitali plena ipfius feminis
eft humiditas.

Cap. X. Quando igitur in proprium locum inci-
derit, principium fit animalis generationis, quum autem
in alienum, expirat quidem ex ipfa humiditate repente
fpiritus, relinquitur autem vifcofa humiditas, quae in
fe ipfam confidet. Caufa vero etiam generationis hujus
haec eft. Ex iis vafis, quae ad matrices accedunt, (quae
ad latera ipfarum diftribui diximus,) quae pars fertur
deorfum, involvitur modo perfimili iis vafis, quae in te-

ὄρχεις τῶν ἀῤῥένων ἀγγείοις ἰοῦσιν. ἐπίκειται γὰρ ἡ φλέψ,
ὑπόκειται δ' ἡ ἀρτηρία, καμπὰς πολλὰς ἴσας τὸ πλῆθος
ἄμφω ποιούμεναι δίκην ἑλίκων τινῶν πολυειδῶς πλανωμέ-
νων. ἐν δὲ τῇ πλάνῃ ταύτῃ πέττεται μέχρι πλείστου τὸ
φερόμενον ἐπὶ τοὺς ὄρχεις αἷμα καὶ πνεῦμα, καὶ σαφῶς
ἔστιν ἰδεῖν ἐν μὲν ταῖς πρώταις ἕλιξιν αἱματῶδες ἔτι τὸ
περιεχόμενον ὑγρὸν, ἐν δὲ ταῖς ἑξῆς λευκότερον ἀεὶ καὶ
μᾶλλον γιγνόμενον, ἕως ἂν ἀκριβῶς ἅπαν ἀπεργασθῇ λευ-
κὸν ἐν ταῖς ἁπασῶν ὑστάταις, αἳ δὴ περαίνουσιν εἰς τοὺς
ὄρχεις. οὗτοι δ' αὖ διάκενοι καὶ σηραγγώδεις ὄντες ὑποδέχονταί
τε τὸ προπεπεμμένον ἐν τοῖς ἀγγείοις ὑγρὸν, ἐκπέπτουσι δὲ
καὶ αὐτοὶ πάλιν, τέλεον μὲν εἰς τὴν τοῦ ζώου γένεσιν ἐπὶ
τῶν ἀῤῥένων ἀπεργαζόμενοι, καί γε καὶ μείζους ὄντες, καὶ
θερμότεροι, καὶ τὸ φερόμενον εἰς αὐτοὺς ἀκριβέστερον
ἤδη κατείργασται διά τε τὸ μῆκος τοῦ διαστήματος
καὶ τὴν ἰσχὺν τῶν πεπτόντων ἀγγείων· ἀτελέστερον δ'
οἱ τῶν θηλειῶν, ὡς ἂν καὶ μικρότεροι, καὶ ψυχρότε-
ροι, καὶ ἧττον ἀκριβῶς αὐτὸ κατειργασμένον ὑποδεχόμενοι.

fticulos mafculorum perveniunt. Vena enim fuperjacet,
fubjacet autem arteria, utraque flexus multos numero
aequales elliciens inftar capreolorum quorundam varie
implexorum; quo implexu fanguis et fpiritus, qui ad
teftes feruntur, diutiffime coquuntur; clareque cernas
humorem, qui in primis flexibus habetur, adhuc fangui-
neum, in fequentibus deinceps magis magisque albefcere,
quoad in omnium poftremis totus albus omnino fuerit
redditus; qui flexus poftremi in teftes terminantur. Teftes
vero, qnum fint laxi ac cavernofi, humorem, qui in vafis
coeperat concoqui, excipientes et ipfi rurfum percoquunt,
perfectius quidem ad foetus procreationem mafculorum teftes,
majores quum fiut et calidiores, et id, quod in eos fertur,
exactius jam elaboratum fit, tum propter intervalli longitu-
dinem, tum propter vaforum coquentium robur; imperfecti-
us autem teftes foeminarum id efficiunt, ut qui minores fint
ac frigidiores, minusque exacte coctum humorem excipiant

διὰ τί δ᾽ ἐγχρονίζον τοῖς ἀγγείοις τὸ αἷμα λευκὸν γίνεται,
τῶν ἐν τοῖς περὶ τῶν φυσικῶν δυνάμεων ἀποδεδειγμένων
ἀναμνησθέντα τινὰ ῥᾳδίως ἐξευρήσειν νομίζω. [646] δέ-
δεικται γὰρ ἐν ἐκείνοις, ὡς πᾶν μόριον ἑαυτῷ τὴν τροφὴν
ἐξομοιοῖ. τί δὴ οὖν θαυμαστόν, εἰ λευκοὶ τῶν ἀγγείων οἱ
χιτῶνες ὑπάρχοντες εἰς τὴν ὁμοίαν ἑαυτοῖς ἰδέαν ἀλλοιοῦσι
τὸ αἷμα; τάχ᾽ οὖν τις ἔροιτο, διὰ τί τῶν ἄλλων ἀγγείων
οὐδὲ καθ᾽ ἓν ὁρᾶται τοῦτο γινόμενον. ᾧ πρόχειρον ἀποκρί-
νασθαι, διότι μηδ᾽ ἐπὶ πλεῖστον οὕτως ἐν ἄλλῳ χρονίζει·
μηδὲ γὰρ ὑπάρχειν ἄλλῳ τινὶ τῶν ἀγγείων, μὴ ὅτι πολλὰς
οὕτως ἕλικας ἐπ᾽ ἀλλήλαις κειμένας, ἀλλὰ μηδεμίαν ἁπλῶς.
εἰ δέ γ᾽ ἐχρόνιζε καὶ μὴ διάῤῥει τε καὶ ἐξεκενοῦτο διὰ τα-
χέων, ἦν ἄν που καὶ ἄλλοθι τοῦ ζώου τοιοῦτον εὑρεῖν
χυμὸν, καίτοι καὶ ἡ καθ᾽ ἕκαστον τῶν ἀγγείων ὑγρό-
της σύμφυτος, ἡ κατ᾽ αὐτῶν τοὺς χιτῶνας, ἐξ ἧς τρέφονται,
τοιαύτη τίς ἐστιν. ὥστ᾽ οὐδὲν θαυμαστόν, εἰ κατὰ τὰς
προειρημένας ἕλικας οἷον λιμνάζοντος τοῦ αἵματος ὁ
σπερματικὸς ἀθροίζεται χυμός. ὅταν οὖν ὑποδεξάμενοι

Cur autem fanguis, quum in vafis diutius moratur, albe-
fcat, fi quis eorum meminerit, quae in libris de facul-
tatibus naturalibus demonftravimus, eum fpero facile in-
venturum; demonftravimus enim in illis, partem omnem
alimentum fibi ipfi affimilare. Quid igitur mirum eft, fi,
quum tunicae vaforum fint albae, fanguinem in formam
fibi ipfis fimilem immutent? At forte quaeret aliquis,
cur in nullo alio vafe id accidere cernatur; cui promp-
tum eft refpondere, quod in nullo alio vafe fanguis ita
diu moratur, neque enim ulli alteri vafi, non dico fle-
xus tam multi infunt, alii aliis cumulati, fed ne unicus
quidem omnino ineft. Quod fi moraretur diu, nec prae-
terflueret ac vacuaretur repente, liceret et in aliis qui-
busdam animalis partibus fuccum ejusmodi reperire;
quanquam et vafis cujusque humidum nativum, a quo
ipforum tunicae nutriuntur, eft ejusmodi: quare nihil
mirandum eft, fi in praedictis flexibus fanguine velut
ftagnante fuccus fpermaticus congregatur. Quem quum

Ed. Chart. IV. [646.]   Ed. Baf. I. (526.)

τοῦτον οἱ ὄρχεις, τελέως μὲν οἱ τῶν ἀῤῥένων, ἐλλιπέστερον
δ᾽ οἱ τῶν θηλειῶν κατεργάσωνται, δῆλον ὡς ἑτέρου τινὸς
ἀγγείου δεήσει τοῦ μεταληψομένου πάλιν αὐτὸν καὶ παρέ-
ξοντος ἐπὶ τὴν ἔκκρισιν. ἐνταῦθα οὖν, εἴ τις ὁμιλήσειεν
ἀκριβῶς ταῖς διαιρέσεσι τῶν μορίων, ἀδύνατον αὐτῷ μὴ
θαυμάσαι τὴν τέχνην τῆς φύσεως. ἐπειδὴ γὰρ ἐχρῆν ἔξω
μὲν τὸ ἄῤῥεν, εἰς ἑαυτὸ δὲ σπερμαίνειν τὸ θῆλυ, διὰ
τοῦτο καὶ τὰ μεταλαμβάνοντα παρὰ τῶν ὄρχεων ἀγγεῖα τὸ
σπέρμα, τὰ μὲν τῶν ἀῤῥένων ἐπί τε τὸ αἰδοῖον ἐξέτεινε
καὶ πρὸς τὸν ἐνταῦθα πόρον ἀνεστόμωσε, δι᾽ οὕπερ καὶ τὸ
οὖρον ἐκτὸς ἐφέρετο, τὰ δὲ τῶν θηλειῶν εἰς αὐτάς τε τὰς
μήτρας κατέφυσε, καὶ πρὸς τὴν ἐντὸς εὐρυχωρίαν ἐκκρίνειν
τὸ σπέρμα παρεσκεύασε. θαυμαστὰ μὲν δὴ καὶ ταῦτα, πολὺ
δ᾽ ἔτι μείζω τὰ μέλλοντα λεχθήσεσθαι. τῆς γὰρ δὴ χρείας
οὐχ ὁμοίας ὑπαρχούσης ἑκατέρῳ τῷ σπέρματι, διότι μηδὲ
τοῦ πλήθους τε καὶ δυνάμεως, ὅμοιον οὐδὲ τὸ σπερματικὸν
ἀγγεῖον οὔτ᾽ εἶδος, οὔτ᾽ εὖρος, οὔτε μῆκος ἐγένετο, ἀλλά

tefles exceptum perfecte quidem in mafculis, imperfectius
vero in foeminis conficiant, perfpicuum eft, quod alio
quodam vafe, quod ipfum rurfus accipiat atque ad ex-
cretionem deducat, opus erit. Hoc certe loco, fi quis ac-
curate in partium diffectionibus verfatus fuerit, fieri non
poterit, quin naturae artem admiretur. Quum enim
marem femen foras ejaculari, foeminam autem in fe ip-
fam oporteret, ob eam caufam et vafa, quae femen a
teftibus acciperent, in maribus quidem ad pudendum ex-
porrexit, et ad meatum, qui illic eft, orificio adaperuit,
per quem etiam lotium foras emittitur; in foeminis vero
tum in ipfas matrices inferuit, tum conftituit, ut in ca-
pacitatem internam femen excernerent. Quae omnia
quamquam funt admirabilia, multo tamen ex iis, quae
jam fubjiciam, magis mirabere. Quum enim ufus utriuf-
que feminis non effet fimilis, quod neutrum neque mul-
titudine, neque viribus alteri effet fimile, neque vas fper-
maticum forma, aut latitudine, aut longitudine fimile
extitit; fed marium quidem latum eft ac longum, et

τὸ μὲν τῶν ἀῤῥένων εὐρὺ καὶ μακρὸν, καί τινας οἷον κόλ-
πους ἔχον, ὅταν ἤδη πλησίον γένηται τοῦ αἰδοίου, τὸ δ᾽ αὖ
τῶν θηλειῶν στενὸν καὶ βραχύ. τοῦτο μὲν γὰρ ἱκανὸν ἦν
ὀλίγον καὶ λεπτὸν ὑποδέξασθαί τε καὶ παραπέμψαι σπέρμα.
τὸ δὲ τῶν ἀῤῥένων, εἰ μὴ μακρόν τε ἅμα καὶ εὐρὺ καὶ
κιρσῶδες ἐγένετο, πῶς μὲν ἂν ἐδέξατο πολὺ καὶ παχὺ σπέρμα;
πῶς δ᾽ ἂν εὐκόλως παρέπεμψε; πῶς δ᾽ ἂν ἀθρόως εἰς τὰς
μήτρας κατέσπειρεν; ἀλλὰ ταῦτα μὲν θαυμαστὰ τῆς φύσεως
ἔργα, καὶ προσέτι τὸ τείνεσθαι πάντῃ τὰ γεννητικὰ μόρια
κατὰ τὰς συνουσίας, ἵνα ἅμα μὲν ὁ τῶν ὑστερῶν αὐχὴν εὐ-
θύνηταί τε καὶ διοίγηται, καθότι πρόσθεν ἐλέγετο, ἅμα
δ᾽ ἐκκρίνηται τὸ σπέρμα. πηλίκην γὰρ ἔχει δύναμιν εἰς
τὴν τῶν περιεχομένων ἔκκρισιν ὁ οἷον σπασμὸς τῶν μορίων
τοῖς ἀφροδισίοις ἑπόμενος, ἔνεστί σοι μαθεῖν ἔκ τε τῶν ἐπι-
ληψιῶν τῶν μεγάλων κἀκ τοῦ παθήματος, ὃ δὴ κα-
λεῖται γονόῤῥοια· κατὰ μὲν γὰρ τὰς ἰσχυρὰς ἐπιληψίας,
ὅτι τὸ πᾶν σῶμα σπᾶται σφοδρῶς, καὶ σὺν αὐτῷ τὰ
γεννητικὰ μόρια, (527) διὰ τοῦτο ἐκκρίνεται τὸ σπέρμα.

quum jam prope pudendum accefferit,   velut finus quos-
dam habet; foeminarum vero contra anguflum ac breve.
Hoc enim tametfi eft exiguum ac tenue, fatis tamen
efle poterat recipiendo femini ac deducendo; marium
vero nifi longum fimul ac latum et varicofum exti-
tiffet, quonam pacto femen tum multum tum craffum
excepiffet? quo modo item facile deduxiffet? quo modo
confertim ac repente in matrices ejeciffet? Verum haec
quidem naturae opera funt mirabilia; tum etiam quod
in coitibus partes genitales undique extendantur, quo
fimul quidem matricum collum dirigatur ac patefiat, ut
ante memoravimus, fimul autem femen excernatur. Quan-
tum enim ad ea, quae in vafis continentur, excernenda
ipfe partium velut fpafmus, qui in coitu venereo accidit,
habeat momenti, ex magnis epilepfiis et eo affectu, qui
gonorrhoea nuncupatur, difcas. Siquidem in vehementi-
bus epilepfiis, quod corpus totum vehementer convella-
tur, et cum eo partes genitales, femen idcirco excerni-

Ed. Chart. IV. [646. 647.] Ed. Baf. I. (527.)

κατὰ δὲ τὰς γονοῤῥοίας αὐτῶν μόνων ἐστὶ τὸ πάθημα τῶν σπερματικῶν ἀγγείων. ὁποίαν οὖν τύσιν ἐν τοῖς εἰρημένοις νοσήμασι πάσχει, τοιαυτην ἴσχοντα κἂν ταῖς συνουσίαις ἐκκρίνει τὸ σπέρμα. τὴν δ᾽ ἐπιθυμίαν τῶν ἀφροδισίων καὶ τὴν ἐν τῇ χρήσει τῶν μορίων ἡδονὴν ὅπως ἡ φύσις ἡ τοῦ σπέρματος ἀναγκάζει γίνεσθαι, πρόσθεν εἴρηται.

Κεφ. ιά. [647] Καὶ τοίνυν καὶ τὸ τοῦ θήλεος σπέρμα πρὸς τῷ συμβάλλεσθαι τῇ τοῦ ζώου γεννήσει καὶ πρὸς ταῦτ᾽ ἐστὶ χρήσιμον. ἵνα γὰρ ὁρμήσῃ τε καὶ πρὸς ἀφρυδίσια τὸ θῆλυ, καὶ συγγινόμενον τῷ ἄῤῥενι τὸν αὐχένα τῶν μητρῶν ἀναπετάσῃ, χρείαν οὐ σμικρὰν παρέχεται τὸ σπέρμα. πόσον οὖν ἐστιν, ὃ πρὸς τὴν τοῦ ζώου γένεσιν εἰσφέρει τὸ θῆλυ, λέγειν ἂν ἑπόμενον εἴη, τῶν ἐν τοῖς περὶ σπέρματος εἰρημένων ἀναμνησθέντας. ἐδείκνυτο γὰρ ἐν αὐτοῖς, ὡς ἔνδον τε μένει κατὰ τὰς μήτρας τὸ τοῦ ἄρρενος σπέρμα, καθάπερ Ἱπποκράτης ἔλεγεν, ἐπειδαν μέλλῃ συλλήψεσθαι τὸ θῆλυ, τῶν θ᾽ ὑμένων γενέσεως, ἔτι δὲ καὶ τῶν ἀγγείων ἁπαντων ἀρχὴν ἔχει τὸ τοῦ ἄῤῥενος σπέρμα. τουτ᾽ οὖν ἐπιπέττεται

tur; in gonorrhoeis autem fola vafa fpermatica afficiuntur. Quae igitur tenfio in praedictis affectibus vafis iis accidit, ea et in coitibus cum iisdem accidat, femen excernunt. Porro venereorum cupiditatem et in utendo partibus ipfis voluptatem quo pacto feminis fubftantia cogat fieri, dictum nobis ante fuit.

Cap. XI. Quin et foeminae femen, praeterquam quod confert animalis generationi, ad haec quoque eft utile; ut enim foemina quoque ad venerem excitetur, et, quum coït cum mare, collum matricis patefaciat, femen non minimum habet momentum. Quantum vero fit, quod ipfa ad animalis generationem confert, dicendum deinceps eft, repetitis prius iis, quae in libris de fpermate confcripfimus; in quibus demonftravimus, femen maris intus in màtricibus manere, quemadmodum dixit Hippocrates, quum foemina eft conceptura; praeterea idem femen maris principium feu originem membranarum ac vaforum omnium effe; ipfum enim amplius coquitur,

καὶ τρέφεται κατ᾽ ἀρχὰς εὐθὺς ὑπὸ τοῦ θήλεος, ὡς ἂν
ἐγγύτερον τὴν φύσιν ὑπάρχον ἢ καὶ τὸ αἷμα, καὶ πᾶν τὸ
τρεφόμενον ῥᾷον ἐκ τῶν ὁμοίων αὐξάνεσθαι δυνάμενον.
γενέσθαι δ᾽ ἐξ αὐτοῦ καὶ τὸν ἀλλαντοειδῆ χιτῶνα, κατὰ τὰ
περὶ σπέρματος ὑπομνήματα δέδεικται. τὸ δ᾽ ἐν τοῖς ἀδε-
νοειδέσιν ἐκείνοις σώμασι γεννώμενον ὑγρὸν εἰς τὸν οὐρη-
τικὸν ἐκχεῖται πόρον, ἐπὶ μὲν τῶν ἀῤῥένων ἅμα τῷ σπέρ-
ματι φερόμενον εἰς τὰς μήτρας, ἐπὶ δὲ θηλειῶν ἔξω τε
καὶ εἰς τὸ γυναικεῖον αἰδοῖον ἐκχεόμενον. αἱ χρεῖαι δὲ αὐ-
τοῦ αἱ μὲν ἀμφοῖν ὄῤῥενί τε καὶ θήλει, πρός τε τὴν ἀφρο-
δίσιον ἐπεγείρειν συνουσίαν, ἥδειν δὲ κατὰ τὴν ὁμιλίαν,
ἐπιτέγγειν δὲ καὶ τὸν οὐρητικὸν πόρον· ἰδίᾳ δ᾽ ἐξαίρετος
ἐπὶ τῶν ἀῤῥένων, οἵα καὶ τοῦ θήλεος σπέρματος, ὁμοιό-
τατα γὰρ ἀλλήλοις ἐστὶ τὴν ἰδέαν τό τ᾽ ἐν τοῖς διδύμοις τοῦ
θήλεος σπέρμα, καὶ τὸ περιεχόμενον ἐπὶ τῶν ἀῤῥένων ἐπὶ
τοῖς ἀδενοειδέσι σώμασι. καὶ γάρ τοι ῥώμη τε καὶ θερμό-
της ἡ τοῦ ἄῤῥενος οὕτως ἐκπέπτει καὶ τὸν ἐν τούτοις τοῖς
μορίοις χυμὸν, ὡς μηδὲν ἀπολείπεσθαι θήλεων σπέρματος.

atque initio ftatim ex foeminae femine nutritur, tanquam
id natura familiare magis fit, quam fanguis, et omne,
quod nutritur, a fimilibus augeri facilius poffit. Quod
autem ex eo tunica allantoides gignatur, in iis commen-
tariis, quos de femine confcripfimus, indicavimus. Porro
qui humor in illis corporibus glandulofis gignitur, in
meatum urinarium effunditur, in mafculis quidem una
cum femine in matricem delatus, in foeminis autem
et foras, et in muliebre pudendum effufus. Ufus autem
ejus in utrisque quidem tam maribus quam foeminis
funt, quod ad venerem excitet, quod in coïtu delectet,
quod denique meatum urinarium madore afpergat; in
mafculis autem propria et praecipua eft, qualis feminis
in foeminis; funt enim inter fe fpecie fimillima femen,
quod in teftibus foeminarum continetur, et humor, qui in
glandulofis corporibus marium eft, quum et robur et
calor mafculorum detentum in his partibus humorem ita
concoquat, ut nihil ei ad foeminarum femen defit.

ὅθεν, οἶμαι, καὶ τοὺς ἐκ τούτων τῶν σωμάτων ὁρμωμένους
πόρους οὐκ ὀκνοῦσιν ὀνομάζειν ἀγγεῖα σπερματικά, καὶ πρῶ-
τός γε Ἡρόφιλος ἀδενοειδεῖς προστάτας ἐκάλεσεν, καὶ τὰ
ἐκ τῶν ὄρχεων ἐκφυόμενα κιρσοειδεῖς ἔφθανεν ὀνομάζειν
προστάτας. ἀλλὰ τὸ θῆλυ διότι ψυχρότερόν ἐστι τοῦ ἄρ-
ῥενος, ἄπεπτον τοῦτο καὶ λεπτὸν ἔχει ἐν τοῖς ἀδενοειδέσι
παραστάταις τὸ ὑγρὸν, ὡς μηδὲν εἰς τὴν τοῦ ζώου γένεσιν
ὠφελεῖν. εὐλόγως οὖν τοῦτο ἐκχεῖται ἤδη τὰς ἑαυτοῦ χρείας
πληρῶσαν· εἰς τὰς μήτρας ἕλκεται θάτερον, τὸ τῶν ἀνδρῶν
δηλονότι. ὅτι δὲ οὐ μόνον ἐπεγείρει πρὸς ἀφροδίσια τουτὶ
τὸ ὑγρὸν, ἀλλ᾽ ἤδει τε ἅμα κατὰ τὴν ἔκπτωσιν καὶ τὸν
πόρον ἐπιτέγγει, ἐκ τῶνδ᾽ ἂν μάλιστα μάθοις. ἐκρεῖ φα-
νερῶς τηνικαῦτα τῶν γυναικῶν, ὅταν ἥδωνται μάλιστα κατὰ
τὰς συνουσίας, περιχεῖταί τε τῷ αἰδοίῳ τοῦ ἄρρενος αἰσθητῶς.
ἀλλὰ καὶ τοῖς εὐνούχοις τὸ τοιοῦτον ἡδονήν γέ τινα παρέ-
χειν φαίνεται ἐκδεχόμενον. ὥστε τούτου μὲν οὐκ ἂν ἔτι ζη-
τοίης ἐναργεστέραν πίστιν. ὅτι δὲ ἐπιτέγγει τε καὶ μαλάττει

Unde (opinor) et meatus, qui ex iis corporibus proficifcun-
tur, non dubitant vafa fpermatica nuncupare; ac primus
quidem Herophilus proftatas glandulofos appellavit, et
quae a tefticulis explantantur paraftatas cirfoides, id eft
varicofos, nominare coepit.   At foemina quum mafculo
frigidior fit, inconcoctum adeo tenuemque in glandulofis
paraftatis hunc humorem habet, ut nihil ad prolis ge-
nerationem conferat;   jureque ideo is effunditur fuo jam
functus officio, in uterum vero trahitur alius, marium
nempe humor.   Quod autem non folum in venerem hu-
mor hic meatum excitet, fed, dum erumpit, etiam dele-
ctet meatumque madefaciat, ex hifce praecipue nofces;
plane fiquidem tunc foeminis effluit, quum et ipfae ve-
hementer in coïtu oblectantur, et qui concumbunt, circa
pudendum fibi eum effundi percipiunt; atqui et fpadoni-
bus iftud ipfum voluptatem quandam afferre videtur; ut
nullam pofthac amplius probationem inquirere debeas.
Quod autem meatum madefaciat ac molliat, eft quidem

ΤΩΝ ΜΟΡΙΩΝ ΛΟΓΟΣ Ε. 191

Ed. Chart. IV. [647. 648.]   Ed. Baf. I. (527.)

τὸν πόρον, ἦν μέν που κᾀξ αὐτοῦ τῆς φύσεως δῆλον· ἅτε
γὰρ οἷον γλισχρότητά τινα καὶ πάχος ἔχον ἐλαίου δίκην,
ἐπαλείφει τὸν πόρον, ὅπως μὴ καταξηρανθῇ, συνιζήσειέ τε
καὶ κωλύσειε φέρεσθαι ῥᾳδίως διὰ τούτου τὸ οὖρον καὶ τὸ
σπέρμα. καὶ γὰρ δὴ καὶ ἄλλοι τινὲς ἀδένες [648] ἐδείκνυντο
τῆς αὐτῆς ἕνεκα χρείας γεγονότες, ὥσπερ καὶ ὁ κατὰ τὴν
φάρυγγα καὶ τὴν γλῶτταν, ἔτι τε τὴν τραχεῖαν ἀρτηρίαν
καὶ τὰ ἔντερα. καὶ νυνί τις ἔναγχος ἰσχνὰ καὶ ἄτροφα,
ῥικνὰ, καὶ ξηρὰ, καὶ ταύτῃ σύμπαντα ἔχων μόρια, διὰ
τοῦθ᾽ ἡμῖν ἔδοξεν οὐρεῖν ἀδυνατεῖν, εἰ μὴ πάμπολυ πρότε-
ρον ἤθροισε κατὰ τὴν κύστιν ὑγρὸν, ὅτι ξηρὸς ἦν αὐτοῦ καὶ
συνιζηκὼς ὁ πόρος. ἐδεῖτ᾽ οὖν ἀθρόου τε καὶ πολλοῦ τοῦ
ἄνωθεν ἐπιπεμπομένου σφοδρῶς οὔρου, τῇ ῥύμῃ τῆς φορᾶς
διοίγοντος αὐτὸν, ἄλλως δὲ ἀδύνατον ἦν οὐρεῖν τῷ ἀν-
θρώπῳ. καὶ ἡ ἴασις δὲ τὴν δόξαν τῆς αἰτίας ἐπιστώσατο.
χρίσμασι γὰρ ἐλαιώδεσιν ἅπαν ἐπιτέγγοντες τὸ χωρίον, ἀνα-
τρέφοντές τε τό θ᾽ ὅλον σῶμα, καὶ γὰρ κἀκεῖνο τελέως
ἰσχνὸν ἦν, ἐξαιρέτως δὲ τὰ ταύτῃ μόρια, διὰ τούτων ὑγιᾶ

et ex fua ipfius natura notum; tanquam enim vifcofita-
tem quandam ac craffitiem habens inftar olei, meatum
inungit, ne exiccatus confidat, prohibeatque, quo minus
per fefe lotium ac femen facile ferantur. Quin et alias
quasdam glandulas ejusdem ufus caufa demonftravimus
extitiffe, cujusmodi funt ad pharyngem, linguam, afperam
arteriam atque inteftina. At nunc nuper quidam, quod
graciles, et penuria alimenti laborantes, et ficcas has
omnes partes haberet, ob eam caufam vifus eft nobis
non poffe prius mejere, quam copiofum in vefica lotium
acervaffet, quod meatus ipfi ficcus effet ac confediffet.
Oportebat igitur meatum ipfum a lotii multi ac fubiti
fuperne valide immiffi impetu aperiri, alioqui haudqua-
quam homo ille mejere potuiffet. Eamque caufae con-
jecturam curationis eventus confirmavit; oleofis enim
unguentis locum omnem perfundentes, corpusque uni-
verfum renutrientes (crat enim ipfum fumme gracile,
et praecipue partes illae) his remediis hominem fani-

τὸν ἄνθρωπον ἀπεδείξαμεν. ἀλλ᾽ ἐν μὲν ταῖς συνουσίαις
ἀθρόον ἐκπίπτει τοῦτο μετὰ τοῦ σπέρματος, ἐν δὲ τῷ λοι-
πῷ χρόνῳ παντὶ κατὰ βραχὺ καὶ διὰ τοῦτο ἀναίσθητον
μέν ἐστιν. ὅθεν καὶ τὸν ἐπὶ πολλοῖς ἀφροδισίοις ὑπερξη-
ρανθέντα τουτὶ τὸ ὑγρὸν, εἶθ᾽ ὁμοίως τῷ προηγουμένῳ μό-
γις οὐροῦντα, κακῶς ἐδόξαμεν ἰάσασθαι, κελεύσαντες ἐγκρα-
τῶς διαιτᾶσθαι. ταῦτά γε οὖν ἅπαντα φαίνεται τῇ φύσει
προμηθῶς παρεσκευασμένα, καὶ πρὸς τούτοις ἔτι τῶν ὀνο-
μαζομένων κεραιῶν ἡ γένεσις. εἰ γὰρ δὴ καλῶς ἐν τοῖς περὶ
τῶν φυσικῶν δυνάμεων ἀποδέδεικται λόγοις ἅπασί τε τοῖς
ἄλλοις τοῦ ζώου μορίοις καὶ ταῖς ὑστέραις οὐχ ἥκιστα δύ-
ναμις ὑπάρχειν ποιότητος οἰκείας ἑλκτικὴ, χρὴ πάντως τινὰ
καὶ στόμαχον αὐταῖς εἰς τὴν ὁλκὴν τοῦ τοιούτου χυμοῦ πα-
ρεσκευάσθαι. ἀλλ᾽ ἔστιν οἰκειότατος χυμὸς ταῖς ὑστέραις,
οὗ καὶ τῆς ὑποδοχῆς ἕνεκα γεγόνασι, τὸ σπέρμα. διττοῦ
τοίνυν ὑπάρχοντος τούτου, διττὸν αὐταῖς καὶ τὸ τῶν στο-
μάχων εἶδος ἐγένετο, πρὸς μὲν τὴν παρὰ τοῦ ἄρρενος ὁλκὴν

tali reſtituimus. Verum in coitu quidem repente ac
ſimul una cum femine id elabitur ſenſumque idcirco ſui
facit, reliquo autem tempore omni paulatim, eoque ſenſu
non deprehenditur. Quare ne eum quidem, qui ex multo
venereorum uſu humore hoc exhauſtus fuerit, et non
aliter quam is, cujus nunc meminimus, vix mejat, male
putavimus ſanari poſſe, victum temperantiorem ei prae-
ſcribendo. Conſtat igitur, omnia haec a natura provi-
denter eſſe comparata, et praeter haec adhuc cornuum
generatio. Si enim recte in iis, quae de facultatibus na-
turalibus prodidimus fuit demonſtratum, tum caeteris
omnibus animalis partibus, tum matricibus praecipue
facultatem ineſſe propriae qualitatis attractricem, oportuit
omnino aliquem etiam meatum ipſis ad hujusmodi ſuc-
cum attrahendum fuiſſe comparatum. Porro matricibus
ſuccus familiariſſimus eſt (cujus etiam recipiendi gratia
extiterunt) femen; quod cum ſit duplex, duplices quoque
ipſis meatus extiterunt; ad virile quidem femen trahen-

ὁ καλούμενος ὑπὸ τῶν ἀνατομικῶν αὐχὴν, ὃν εἰς τὸ γυναι-
κεῖον αἰδοῖον καθήκειν ἔφην· εἰς δὲ τὸν παρὰ τῶν ἰδίων
ὄρχεων αἱ κεραῖαι, καὶ διὰ τοῦτο ὡς πρὸς τὰς λαγόνας
ἀνανενεύκασιν ἄνω καὶ κατὰ βραχὺ γινόμεναι στενώτεραι
τελευτῶσιν εἰς ἀκριβῶς στενὰ πέρατα, συναπτομένων ἑκατέ-
ρων αὐτῶν τῷ καθ᾽ ἑαυτὰ διδύμῳ· καλεῖ γὰρ Ἡρόφιλος
οὕτω τὸν ὄρχιν. τὸ δὲ συναπτόμενον ἀγγεῖον ἀνάλογον τοῖς
ἐπὶ τῶν ἀρρένων κιρσοειδέσιν παραστάταις ἐστὶ, τὸ ὀλίγον
ἔμπροσθεν ὀνομαζόμενον ἡμῖν σπερματικόν. ἔστι δ᾽ αὐτῷ
τὰ μυώδη σώματα καταφερόμενα πρὸς τοὺς ὄρχεις ἐπὶ τῶν
ἀρρένων ἐκ τῶν καθ᾽ ὑπογάστριον μυῶν. ὥστε καὶ κατὰ
τοῦτο πάντ᾽ ἔχει τὰ μόρια τὸ θῆλυ ζῶον, ὅσα περ καὶ
τὸ ἄρρεν. εἰ δὲ τὰ μὲν αὐτῶν ἐλάττω, τὰ δὲ μείζω,
θαυμάζειν χρὴ κἀνταῦθα τὴν τέχνην τῆς φύσεως, εἰ
μήτ᾽ ἔλαττον ἐποίησε μηδὲν ἐν τοῖς θήλεσι τῶν μειζόνων
εἶναι δεομένων, μήτ᾽ αὖ μεῖζον οὐδὲν, ὃ ἐχρῆν ὑπάρχειν
ἔλαττον.

dum meatus is, quem collum anatomici privatim nomi-
nant, quod ad muliebre pudendum diximus pertingere;
ad femen vero a propriis tefticulis trahendum cornua
fuerunt comparata, quae propterea furfum ad ilia fpe-
ctant, paulatimque arctata definunt in fines angustiffimos,
utraque ipforum didymo fui lateris (fic enim Herophilus
tefticulum nuncupat) conjuncta. Quod autem eo per-
tingit vas, proportione nuncupatorum in maribus vari-
coforum paraftatarum eft, id quod paulo ante nominatum
a nobis eft fpermaticum. Infunt autem ei et corpora
mufculofa, quae ad tefticulos defcendunt in mafculis a
mufculis hypogaftrii. Quocirca quod ad hoc etiam per-
tinet, foemina ipfa partes omnes habet, quas et mafcu-
lus. Quod fi alias quidem ipfarum minores, alias au-
tem majores habet, ars naturae hîc quoque eft admiranda,
quae nihil ne in foeminis quidem fecit minus, quod ma-
jus effe decebat, neque rurfus majus, quod minus effe
oportebat.

194 ΓΑΛΗΝΟΥ ΠΕΡΙ ΧΡΕΙΑΣ

Ed. Chart. IV. [648. 629.]　　　　Ed. Baf. I. (527.)

Κεφ. ιβ'. Ὅτι μὲν οὖν ὄρχεις τε καὶ πόροις σπερμα-
τικοὺς μείζους ἄμεινον ἦν εἶναι τοῖς ὄῤῥεσιν, ἔμπροσθεν
εἴρηται. διότι δ', ἐπειδὴ τοῦτο ἦν ἄμεινον, εὐλόγως ἡ
φύσις ἀνατείνασα μὲν ἄνω τάς κεραίας τῶν ὑστερῶν ἐγγὺς
τοῖς ὄρχεσιν ἀνήγαγεν, ἵνα καὶ τὸ συνάπτον αὐταῖς ἀγγεῖον
τὸ σπερματικὸν [649] γένηται μικρὸν, ἔμπαλιν δ' ἐπὶ
τῶν ὀῤῥέιων ἐποίησεν, ἐν τῷδε τῷ λόγῳ λέλεκται. περικει-
μένων γὰρ τῶν ὄρχεων ἑκατέρωθεν τῇ ῥίζῃ τοῦ καυλοῦ, (κα-
λεῖται δ' οὕτω τὸ ἀνδρεῖον αἰδοῖον,) εἰ μηδὲν ἐπετεχνήσατο
σόφισμα περὶ τὴν τῶν σπερματικῶν ἀγγείων διάπλασιν, οὐ
μόνον οὐκ ἂν αὐτὰ μείζονα τῶν ἐν τοῖς θήλεσιν ἐποίησεν,
ἀλλὰ καὶ πολὺ μικρότερα. μακρὰν οὖν τινα περίοδον ἐξεῦ-
ρεν αὐτοῖς, ἀναγουσα πρότερον ὡς ἐπὶ τοὺς λαγόνας, αὖ-
θις δὲ κατάγουσα διὰ τῶν ἐντὸς ἄχρι τῆς ἐπὶ τὸ αἰδοῖον
ἐκφύσεως, ἵνα περ ἔμελλον ἐξερεύγεσθαι τὸ σπέρμα. κατὰ
τοῦτ' ἤδη καὶ κιρσώδεις αὐτοῖς ἀπειργάσατο, πλατύνασά τε
καὶ διευρύνασα μέχρι πλείστου, πανταχόθεν, ὡς οἷόν τ' ἦν,
ὑποδοχὰς ἀφθόνους τῷ πλήθει τοῦ σπέρματος εὐτρεπίζουσα.

Cap. XII. Quod namque tefticulos ac meatus fper-
maticos in maribus majores elle melius erat, fupra id
monuimus. Quum autem id eflet fatius, natura jure
furfum cornua matricum porrigens prope tefticulos fus-
tulit, ut, quod vas fpermaticum eo pervenit, parvum
eflet; contra autem in mafculis fecit, ut in hoc libro
dictum nobis fuit. Quum enim teftes utrinque radicem
colis (fic enim pudendum virile nominant) circumftent,
fi in vafis fpermaticis conformandis aliud nihil fuiflet
machinata, non folum non majora ipfa foeminis effecif-
fet, fed multo etiam minora. Longum igitur quendam
viae circuitum ipfis excogitavit, ipfa quidem prius du-
cens furfum ad ilia, rurfum autem per interna deducens
ad eum usque locum, unde pudendum enafcitur, ubi
femen erant eructatura; quo loco ipfa effecit varicofa
undique plurimum, quoad licebat, amplificando ac dila-
tando, receptacula ea affluentiae feminis comparans in-

Ed. Chart. IV. [649.]   Ed. Baf. I. (527. 528.)

καὶ εἴγε μὴ ῥᾳθύμως ἐθέλοις ἀκούειν τῶν λεγομένων, ἀλλ'
ἐπὶ τὰς διαιρέσεις τῶν ζώων ἀφικόμενος αὐτόπτης γίνεσθαι
τῶν ἔργων τῆς φύσεως, οὐ μικρὰν ὄψει τῶν ἐν τοῖς ῥόεσι
σπερματικῶν ἀγγείων τὴν ὑπεροχήν, ἀλλὰ καὶ τῷ μήκει,
καὶ τῷ βάθει, καὶ τῷ πλάτει πολλαπλάσια τῶν ἐν τοῖς θή-
λεσιν εὑρήσεις ὑπάρχοντα. δι' αὐτὰς οὖν ταύτας τὰς αἰτίας
οἱ μὲν τῶν γυναικῶν ὄρχεις μικροί τε πάνυ γεγόνασι καὶ
ταῖς μήτραις ἑκατέρωθεν παρέφυσαν ἐν τοῖς κατὰ τὸ
ἐπιγάστριον χωρίοις, οἱ δὲ τῶν ἀνδρῶν μεγέθει τε ἅμα
πολλαπλάσιοι καὶ κάτω τῶν κατὰ τὴν γαστέρα χωρίων
ἀπήχθησαν, ὡς μηδὲ ψαύειν ὅλως αὐτῆς. εἰ γὰρ δὴ καὶ
τούτους ἐνταῦθα κατέθετο, πρὸς τῷ στενοχωρεῖσθαί τε ἅμα
καὶ στενοχωρεῖν τὰ ταύτῃ μόρια καὶ τὸ μῆκος ἂν ἐξ ἀνάγ-
κης ἠκολούθησε τῶν σπερματικῶν ἀγγείων. νῦν μέν γε κά-
τωθεν ἄνω φερόμενα καὶ πάλιν αὖθις ἄνωθεν κά(528)τω
μέγεθος ἀξιόλογον ἐπικτᾶται· τότε δ' ἄνωθεν κάτω μόνον
ἰόντα τοῦ νῦν ὄντος αὐτοῖς μήκους τὸ ἥμισυ μέρος ὅλον
ἀπώλλυεν ἄν. οἱ δὲ τῶν γυναικῶν ὄρχεις, ὡς ἂν αὐτοί τε

numera. Quod fi nolis ofcitanter, quae hîc a me dicun-
tur, accipere, fed ad diffecanda animalia pergens operum
naturae fpectator effe velis, videbis vafa fpermatica ma-
ris non parum fuperare, fed longitudine, profunditate
ac latitudine multis partibus reperies foeminis effe ma-
jora. Ob eas igitur caufas mulierum teftes parvi admo-
dum extiterunt, et matricibus utrinque adhaerentes ad
epigaftrium; virorum autem teftes tum magnitudine fue-
runt longe majores, tum fub ventrem fuerunt abducti,
ut ne ipfum quidem omnino tangant. Si enim eos in
ventre quoque collocaffet, praeterquam quod arctarentur
fimul et arctarent partes, quae illic funt, vaforum etiam
fpermaticorum neceffario longitudinem minuiffent; quae
nunc quidem inferne furfum fubeuntia ac rurfus fuperne
deorfum defcendentia longitudinem acquirunt connme-
morabilem; tunc enim fuperne deorfum duntaxat tenden-
tia de ea longitudine, quam nunc habent, partem to-
tam dimidiam amififfent. Foeminarum vero tefticuli,

μικροὶ παντάπασιν ὑπάρχοντες ἀγγεῖά τε μέλλοντες ἀπο-
φύειν μικρά, χώραν ἐπιτηδειοτάτην εχουσι τὴν νῦν ὑπάρ-
χουσαν αὐτοῖς, ἑκατέγωθεν μὲν νης υστερας ταχθέντες, ἀνώ-
τερον δὲ βραχὺ τῶν κεραιῶν ἀπαχθέντες. ὅτι δε τοῦ με-
γέθους τῶν ἐν τοῖς ὄρρεσιν σπερματικῶν ἀγγείων οὐ σμι-
κρὰν πρόνοιαν ἡ φύσις ἐποιήσατο. μαθεῖν ἔστιν ἐπί τε τῶν
ἰχθύων οὐχ ἥκιστα καὶ τῶν ὀρνίθων. ἐπειδὴ γὰρ ἕνεκα
πολυγονίας ἀθροίζειν αὐτοὺς χρὴ πάμπολυ σπέρμα, καὶ διὰ
τοῦτο ἐν θερμῷ χωρίῳ τετάχθαι βέλτιον ἦν, ὡς θᾶττον ἐκ-
πέπτοιέν τε καὶ ἐργάζοιντο ὶὸν ἐπιρρέοιτα χυμὸν εἰς σπέρ-
ματος χρησιοῦ γένεσιν, οὐχ ἁπλῶς αὐτὸ φέρουσα κατέθετο
πλησίον τῶν ἐκκρινόντων πόρων τὸ σπέρμα, (βραχεῖς γὰρ ἂν
οὕτω γεγένηντο,) πορρωτάτω δ᾽ ἀπάγουσα τῷ διαφράγματι
συνῆψεν. ἔστιν ἄρα μὲν δὴ καὶ θερμότατον ἁπάντων τουτὶ
τὸ χωρίον, ὡς ἂν ὑπὸ τεττάρων σπλάγχνων σκεπόμενον,
ἄνωθεν μὲν καρδίας τε καὶ πνεύμονος, κάτωθεν δ᾽ ἥπατός
τε καὶ σπληνός. ἀλλὰ καὶ το διάστημα τὸ ἐν μέσῳ μέγι-
στον ἦν, ὃ καταλήψεσθαι πᾶν ἔμελλε τὰ τοῦ σπέρματος

quum parvi penitus effent, vafaque exigua effent pro-
ductura, loco, quem nunc poffident, opportuniffimo funt
fiti, utraque quidem matricis parte pofiti, paulo autem
fupra cornua abdueti. Quod autem et magnitudini vafo-
rum fpermaticorum in mare natura magnopere providerit,
difcas licet tum ex pifcibus tum maxime et ex avibus.
Quam enim et ipfas foecunditatis caufa femen copiofiffi-
mum acervare oporteret, ob eamque caufam, quo vafa
citius fuccum affluentem coquerent et in feminis boni
generationem conficerent, ipfa in loco calente collocari
effet melius, non fimpliciter prope meatus femen excer-
nentes ea conftituit, (brevia enim fic extitiffent,) fed lon-
giffime abducens diaphragmati conjunxit; qui locus
certe omnium eft calidiffimus, ut qui a quatuor vifceri-
bus operiatur, fuperne quidem a corde et pulmone, in-
ferne autem ab hepate et liene; quin et fpatium, quod
eft in modio, erat maximum, quod totum vafa fperma-

ἀγγεῖα, καὶ πάντα τ᾽ ἔοικεν ἐξευρῆσθαι τῇ φύσει θαυμαστῶς
ἐν ἑκάστου γένει ζώου. περὶ μὲν δὴ τῶν ἄλλων τάχ᾽ ἄν
ποτε καὶ αὖθις εἰπεῖν ἐγγένοιτο. τῷ δὲ ἀνθρώπῳ (περὶ
τούτου γὰρ ὁ λόγος ὅδε σπουδάζει) τό τε μῆκος τῆς ῥάχεως
οὐκ ἰχθύων μόνον, οὐδ᾽ ὀρνίθων, ἀλλὰ καὶ πάντων τῶν
ζώων ἔχοντι βραχύτατον, ὥσπερ τὴν τῶν ἄλλων μορίων
ἀναλογίαν, αὐτούς τε τοὺς ὄρχεις μεγάλους, οὐκ ἦν
ἐπιτήδειος ἡ τοιαύτη θέσις. πρὸς γὰρ αὖ τοῖς ἄλλοις
οὐδὲ πολύσπερμον εἶναι δεῖται, καθάπερ ἐκεῖνα τὰ ζῶα.
[650] σύμμετρον δὲ σπέρμα καὶ χωρὶς τοῦ θερμοῖς πλη-
τιάζειν ὀργάνοις οἱ τῶν ἀνδρῶν ὄρχεις ἱκανοὶ γεννᾷν εἰσι
διά τε τὸ μέγεθος καὶ τὴν θερμότητα. περὶ μὲν δὴ τῆς
θέσεως αὐτῶν ἱκανὰ καὶ ταῦτα.

Κεφ. ιγ΄. Περὶ δὲ τοῦ μεγέθους τῶν σπερματικῶν
ἀγγείων (ἐντεῦθεν γὰρ ὁ λόγος ἀπετρέπετο) θαυμάζειν χρὴ
τὴν φύσιν, ὅπως ἀνάγουσα πρότερον ἐκ τῶν ὄρχεων εἰς
τὰς λαγόνας αὐτὰ κατήγαγεν αὖθις ἐπὶ τὸ τοῦ ἄρρενος αἰ-
δοῖον, εἶτ᾽ ἐντεῦθεν πρὸς τὸν ἐκ τῆς κύστεως πόρον ἀνεστό-

tica erant occupatura; videnturque omnia a natura in
quoque animalium genere mirabiliter fuiſſe inventa. Ve-
rum de aliis quidem animalibus fortaſſis aliquando tra-
ctabimus. Homini vero (de eo enim praeſens ſermo eſt
inſtitutus) ſpinae longitudo non piſcibus modo, neque
avibus, ſed omnibus animalibus brevior eſt, ſi aliarum
partium analogiam ſpectes, ipſos quoque teſtes magnos
habenti poſitio haec non erat opportuna. Nam ut alia
omittam, haudquaquam, quomodo illa animantia, multi
ſeminis ipſum eſſe oportebat; ſemen autem mediocre
hominum teſtes, etiamſi calidis inſtrumentis non ſint
propinqui, propter magnitudinem ac caliditatem poſſunt
gignere. Sed de horum poſitione haec ſufficiant.

Cap. XIII. De magnitudine autem vaſorum ſper-
maticorum (hinc enim ſermo noſter eſt digreſſus) mirari
oportet naturam, quo pacto prius ipſa a teſtibus dedu-
cens ad ilia, eadem rurſum ad maris pudendum reduxit;
quo loco poſtea ad meatum, qui a veſica proficiſcitur,

μωσε, δι᾿ οὗ καὶ τὸ οὖρον ἐκκρίνεται. μὴ γὰρ ὅτι μεγέ-
θους ἕνεκα μόνου τὴν τοσαύτην περίοδον ἐξευρεῖν, ἀλλὰ
καὶ τῆς ἀσφαλείας αὐτῶν ὅπως προυνοήσατο, θαυμάζειν
ἄξιον. ᾧ γὰρ ἀπὸ τοῦ περιτοναίου πόρῳ καθάπερ αὐλῷ
τινι τὰ τρέφοντα τοὺς ὄρχεις ἀγγεῖα κατήγαγε, τούτῳ συνε-
χρήσατο πρὸς τὴν ἄνοδον τοῦ σπερματικοῦ, κοινὴν ἀσφά-
λειαν ἐξευροῦσα τοῖς τρισὶ τῶν ἀγγείων γένεσιν τὸν ἕνα
τοῦτον πόρον. ἐντεῦθεν δὲ πάλιν καταγαγοῦσα, τοῖς μὲν
τῶν ἰσχίων ὀστοῖς ἐκ πλαγίων αὐτὰ φρουρεῖ, τῷ δὲ κατὰ
τὸ ἐπίσειον ἐκ τῶν πρόσω, τῷ πλατεῖ δ᾿ ἐκ τῶν ὄπισθεν·
οἷον γὰρ δὴ καὶ τοῦτο θαῦμα περὶ τὴν τῶν εἰρημένων
ὀστῶν ὑπάρχει σύνθεσιν, οὐδ᾿ ἑρμηνευθῆναι ῥᾴδιον. ὑπο-
βέβληται μὲν ἐπὶ τῷ πέρατι τῆς ῥάχεως τὸ πλατύ τε καὶ
ἱερὸν ὀστοῦν ὀνομαζόμενον, ἑκατέρωθεν δὲ ἐκ τῶν πλα-
γίων αὐτῷ συμφύεται δύο τῷ μεγέθει τοῦδε πολλαπλάσια
καὶ τῷ σχήματι πολυειδέστατα, πρὸς μὲν τὰς λαγόνας ἀνα-
τεινόμενα τῷ μεγίστῳ μέρει σφῶν αὐτῶν, εἰς δὲ τὰ πλάγια
καὶ τὰ κάτω βραχὺ προϊόντα, κατὰ δ᾿ αὖ τὰ πρόσω μέρη

orificia aperuit, per quem etiam urina excernitur. Non
modo enim quod propter folam magnitudinem tam lon-
gum invenit circuitum, fed etiam quod fecuritati eorum
providerit, aequum eft ipfam admirari. Quo enim meatu,
qui eft a peritonaeo, velut fiftula quadam, nutrientia te-
fticulos vafa deduxit, eodem ad fpermatici vafis afcen-
fum eft fimul ufa, communem tribus vaforum generibus
fecuritatem unum hunc meatum inveniens, illinc autem
rurfus deducens coxendicum quidem offibus a lateribus,
pubis vero ex anterioribus, offe lato ex pofterioribus
ipfum munivit; cujusmodi enim fit hoc quoque miracu-
lum in offium memoratorum compofitione, ne interpre-
tari quidem fuerit facile. Ad fpinae quidem finem os,
quod facrum et latum nuncupatur, eft fubditum; utrin-
que autem a lateribus ipfis offa duo adhaerent, multis
partibus praedicto majora et figura admodum varia,
quae maxima fui parte ad ilia furfum fpectant, ad latera
vero et infra paulum procedunt, partibus vero anterio-

κυκλοτερέσιν ἀποφύσεσιν ἀξιολόγοις τὸ μέγεθος ἐς ταυτὸν
ἀλλήλοις ἰόντα, καθ᾽ ἃ δὴ καὶ συμφύεται διὰ χόνδρου πάντα
ταῦτα τὰ εἰρημένα εἰς τὰς ἔνδον αὐτῶν ἐπιφανείας, τὰ
μὲν μᾶλλον, τὰ δ᾽ ἧττον. ἅπαντα γοῦν σιμὰς καὶ κοίλας
καὶ λείας κεκτημένα μεγάλην ἀπεργάζεται μίαν ὀστεΐνην
ψαλίδα, καλύπτουσάν τε ἅμα καὶ φρουροῦσαν ἅπαντα τὰ
κατειληφότα καὶ τὴν ἐντὸς αὐτῆς κοιλότητα μόρια τοῦ
ζώου τά τ᾽ ἄλλα καὶ τὰ τοῦ σπέρματος ἀγγεῖα. πρώτη
μὲν γὰρ ἡ κύστις ὑπόκειται τοῖς τῆς ἥβης ὀστοῖς. ἔθος
δ᾽ οὕτω καλεῖν τοῖς ἀνατομικοῖς τὰς ὀλίγον ἔμπροσθεν εἰ-
ρημένας ἀποφύσεις τῶν ὀστῶν τὰς κυκλοτερεῖς, ἃς καὶ συμ-
φύεσθαι πρὸς ἀλλήλας ἔλεγον. ἐφεξῆς δὲ ταύτης αἱ μῆ-
τραι τοῖς θήλεσιν, ἐπὶ δὲ τῇ μήτρᾳ καὶ τὸ ἀπευθυσμένον
ἔντερον. ἐπὶ δ᾽ αὖ τῶν ἀῤῥένων τὰ τοῦ σπέρματος ἀγγεῖα
διὰ τούτου μάλιστα κατέρχεται τοῦ χωρίου. διότι δὲ μακρά
τέ ἐστι καὶ τείνεσθαι καὶ σπᾶσθαι σφοδρῶς ἀναγκάζεται
κατὰ τὰς συνουσίας, εὔρωστον ἱκανῶς ἡ φύσις αὐτῶν ἀπειρ-
γάσατο τὸν χιτῶνα· καὶ διότι ταῦτ᾽ αὐτοῖς ἐπὶ τῶν ἀῤῥένων
μᾶλλον ἢ τῶν θηλειῶν ὑπάρχει, διὰ τοῦτο καὶ ὁ χιτὼν

ribus rotundis apophyfibus fatis magnis mutuo coëunt;
qua vero praedicta haec omnia conjunguntur per carti-
laginem, internas fuperficies, alia quidem magis, alia mi-
nus, omnia tamen fimas et cavas et leves adepta, unum
efficiunt magnum offeum fornicem, qui operit fimul ac
munit partes omnes animantis et vafa fpermatica, quae
internam ipfius capacitatem occuparunt. Siquidem vefica
prima offibus pubis fubjacet; fic enim anatomici paulo
ante memoratas offium apophyfes rotundas, quas inter
fefe mutuo cohaerere diximus, appellare confueverunt;
poft hanc autem funt matrices foeminis; poft matrices
inteftinum rectum. In mafculis vero vafa fpermatica
per eum potiffimum locum defcendunt; quae quod et
longa fint et tendi contrahique vehementer in coitibus
ipfa oporteat, robuftam admodum natura ipfis tunicam
effecit. Et quoniam id eis in maribus magis quam in
foeminis accidit, idcirco et tunica in maribus beneficio

ἰσχυρότερος ἐπὶ τῶν ἀῤῥένων τοῖς κιρσοειδέσι τούτοις παρα-
στάταις ἐγένετο. κατὰ δὲ τὸν αὐτὸν λόγον ἀσθενέστεροι
πολὺ τουτων οἱ ἀδενώδεις ἀπετελέσθησαν, ὡς ἂν μικρότα-
τοί θ᾽ ὑπάρχοντες καὶ λεπτὸν τῇ συστάσει περιέχοντες
ὑγρόν. οὕτως ἐν ἅπασιν ἡ φύσις δικαιοτάτη, τά τε ἄλλα
σύμπαντα καὶ ῥώμης τε καὶ ἀσθενείας, καὶ πάχους καὶ λεπτό-
τητος τὸ κατὰ τὴν ἀξίαν ἀπονέμουσα. [651] καὶ γὰρ οὖν
καὶ φλεβῶν καὶ ἀρτηριῶν καὶ νεύρων τῶν εἰς τὰ γεννη-
τικὰ μόρια καθηκόντων εἰ κατασκέψαιο διὰ τῶν ἀνατομῶν
ὁπόσον τι τὸ μέγεθος ἑκάστου, θαυμάσεις οἶδ᾽ ὅτι τὴν δι-
καιοσύνην τοῦ δημιουργοῦ. σύμμετρα μὲν γὰρ τὰ νεῦρα,
φλέβες δὲ καὶ ἀρτηρίαι μὴ ὅτι μέγισται μόνον, ἀλλὰ καὶ
διτταὶ καθήκουσιν εἰς αὐτά, τὸ μὲν ἕτερον ζεῦγος ἐκ τῶν
κατὰ τοὺς νεφροὺς χωρίων ὁρμώμενον, ὅπερ εἴς τε τοὺς
ὄρχεις ἐλέγετο καὶ τῶν μητρῶν κατασχίζεσθαι τοὺς πυθμέ-
νας, ἕτερον δ᾽ ἐκ μὲν τῶν κατὰ τὸ ἱερὸν ὀστοῦν ἀγγείων
ἀπονεμόμενον, ἐμφυόμενον δὲ τοῖς κάτω μέρεσιν, ἵνα πρῶ-
τον ἐπὶ μὲν τῶν θηλειῶν ὁ τῆς ὑστέρας αὐχήν, ἐπὶ δὲ

paraftatarum varicoforum robuflior extitit; eadem autem
ratione his multo imbecilliores adenofi facti funt, quod
et minimi fint et humorem confiftentia tenuem con-
tineant. Sic natura in omnibus eft aequiffima, quum
reliqua omnia, tum robur et imbecillitatem, tum craf-
fitiem ac tenuitatem, prout cuique eft aequum, diftri-
huens. Etenim fi in diffectionibus confideraveris, quanta
fit cujusque venarum, et arteriarum, et nervorum, qui
ad genitales partes perveniunt, magnitudo, aequitatem
conditoris, fcio, admirabere. Nervi enim funt mediocres,
venae vero et arteriae non maximae folum, fed etiam
duplices ad eas perveniunt. Alterum enim earum par
ex locis renibus propinquis proficifcitur, quod in tefti-
culos et matricum fundum diximus diftribui; alterum
autem ex vafis, quae funt ad os facrum, fejunctum
partibus inferioribus inferitur, ubi primum in foeminis
quidem matricis collum, in maribus autem colis exori-

τῶν ἀῤῥένων ὁ καυλὸς ὀνομαζόμενος ἐκφύεται. καὶ δὴ καὶ
τρέφεται τά τε κάτω τῶν μητρῶν ἅπαντα καὶ ὁ στόμαχος
αὐτῶν, καὶ προσέτι τὰ κατὰ τὸ γυναικεῖον αἰδοῖον, ὡσαύ-
τως δὲ καὶ τὰ περὶ τὸ ἀνδρεῖον ἐκ τούτων τῶν ἀγγείων.
ἡ χρεία δ᾽ αὐτῶν ἑτέρα μὲν ὡς μεγάλων, ἑτέρα δ᾽ ὡς διτ-
τῶν. ὅτι μὲν οὐχ ἑαυταῖς μόναις αἱ μῆτραι τὴν τροφήν,
ἀλλὰ καὶ τοῖς κυουμένοις παρασκευάζουσι, διὰ τοῦτο μεγά-
λων ἀγγείων δέονται· μεγάλων δὲ καὶ οἱ ὄρχεις, ὅτι μηδ᾽
αὐτοὺς τρέφεσθαι μόνον, ἀλλὰ καὶ σπέρμα γεννᾶν ἐχρῆν.
ὅτι δὲ τὸ μὲν ἕνεκα τοῦ τρέφειν μόνον παραγινόμενον εἰς
τὰ γεννητικὰ μόρια ζεῦγος ἀρτηριῶν τε καὶ φλεβῶν ἀκά-
θαρτον ἔτι καὶ περιττωματικὸν αἷμα περιέχειν οὐκ ἔδει, τὸ
δὲ πρὸς τῷ τρέφειν καὶ ἄλλας τινὰς χρείας παρέξον (ἃς
ὀλίγον ἔμπροσθεν ἐδείκνυμεν ὑπάρχειν τοῖς ἀπὸ νεφρῶν
ἀγγείοις) ὀῤῥῶδές τε καὶ δριμὺ καὶ οὐ παντάπασι χρηστὸν
ἔχειν χρῆν τὸ αἷμα, πρόδηλον παντί. διὰ ταύτας οὖν τὰς
αἰτίας τὰ μὲν ἀπὸ τοῦ πλατέος ὀστοῦ φερόμενα τῶν πλη-
σίον ἀγγείων κειμένων τῶν μεγάλων ἀφώρμηται. καὶ οὐκ ἂν

tur; nam partes omnes matricum inferiores, et ipfarum
meatus, ac praeterea tum quae ad muliebre, tum quae
ad virile pudendum attinent, ex his vafis nutriuntur.
Ufus autem ipfarum alius quidem eft ut magnarum,
alius autem ut duplicium; quum enim non fibi ipfis
folis matrices, fed etiam foetibus alimentum comparent.
iccirco magnis indigent vafis; magnis autem teftes etiam
indigent, quod neque ipfos folum nutriri, verum etiam
femen gignere oporteat. Quod vero illud arteriarum
et venarum par, quod nutriendi folum gratia ad partes
genitales pervenit, impurum adhuc et excrementofum
fanguinem continere non debebat, illud autem, quod
praeter nutritionem alios etiam quosdam ufus erat praebitu-
rum, (quos paulo ante oftendebamus ineffe eis vafis, quae
funt a renibus,) ferofum et acre et non omnino benignum
habere fanguinem debebat, omnibus eft perfpicuum. Ob
has igitur caufas, quae ab offe lato feruntur, ex vafis
magnis adjacentibus manant; neque invenias locum alium

Ed. Chart. IV. [651.]   Ed. Baf. I. (528. 529.)

εὕροις ἐγγυτέρω τι χωρίον ἕτερον, ὡς διὰ βραχυτέρου δια-
στήματος ἀγαγεῖν ἐπὶ τὰ γεννητικὰ μόρια φλέβας τε καὶ
νεῦρα καὶ ἀρτηρίας. καὶ φυλάττει καὶ τοῦτο τὸ χωρίον ἡ
φύσις, ὅπερ ἤδη πολλάκις ἡμῖν προείρηται, διὰ βραχυτάτου
τοῦ διαστήματος ἐπάγειν τοῖς τρεφομένοις τὰ τρέφοντα.
κατὰ δὲ τὴν ἑτέραν ἀρχὴν τὴν ὑπὸ νεφρῶν (529) ἐπιλε-
λῆσθαι δόξειεν ἂν ἑαυτῆς, εἰ μή τις εἰδείη τὰς προειρημέ-
νας χρείας τῶν ἄνωθεν καταφερομένων ἀγγείων. ἐπὶ μὲν
οὖν τῶν θηλειῶν ἧττόν ἐστι φανερὸν τὸ μῆκος τοῦ διαστή-
ματος, ὡς ἂν ἐν τοῖς κατὰ τὴν γαστέρα τόποις προκειμένων
τῶν ὑστερῶν· ἐπὶ δὲ τῶν ἀρρένων, ἅτε τῶν ὄρχεων ἐκκρε-
μῶν ὑπαρχόντων, αἱ εἰς αὐτοὺς ἀπὸ τῶν νεφρῶν ἰοῦσαι
φλέβες τε καὶ ἀρτηρίαι μακρότεραι φαίνονται. πάντ᾽ οὖν
ἀλλήλοις μαρτυρεῖ τὰ καλῶς εἰρημένα, πρὸς τῷ καὶ τὴν
φύσιν ἐν ἅπασιν ἀποφαίνειν δικαίαν. καὶ γὰρ οὖν καὶ τὸ τῶν
νεύρων ζεῦγος τοῖς μὲν ἀπὸ τῶν καθ᾽ ἱερὸν ὀστοῦν ὁρμωμένοις
ἀγγείοις συμπαρεκτείνεταί τε καὶ συγκατασχίζεται, καθάπερ
ταῖς εἰς τὰ ἄλλα μόρια καθηκούσαις ἀρτηρίαις τε καὶ φλεψίν.

propinquum magis, ut venas et arterias et nervos mi-
nore intercapedine ad partes genitales adducas; retinet-
que natura hoc loco, quod jam faepe diximus, ut brevi
intervallo alimentum partibus nutriendis adducat. In al-
tero autem principio, quod a renibus oritur, videri pof-
fit fui ipfius oblita, nifi quis exploratos habeat praedictos
ufus a vafis, quae fuperne defcendunt. In foeminis
certe intervalli longitudo minus apparet, utpote in qui-
bus in ventre matrices fint pofitae; in maribus vero ceu
appenfos teftes habentibus, quae ad ipfos a renibus ve-
nae et arteriae procedunt, longiores apparent. Omnia
igitur inter fe teftantur, recte quae dicta, fimul etiam
naturam in omnibus juftam oftendunt. Nam et nervo-
rum par fimul cum vafis, quae ab iis quae funt ad os
facrum emergunt, extenditur ac dividitur, quemadmo-
dum cum venis et arteriis in alias partes pervenientibus;

εἴτε γὰρ ἐξ ἐλαχίστου διαστήματος, εἴτε δι᾽ ἀσφαλῶν χωρίων
ἄγεσθαι χρὴ τὰ θρέψοντα, δῆλον ὡς καὶ τοῖς νεύροις ἀμ-
φοτέροις μετεῖναι δίκαιον, ὥστ᾽ ἐκ τῶν αὐτῶν ὁρμήσονται
τόπων, καὶ διὰ τῆς αὐτῆς ὁδοῦ παραχθήσονται. τὰς δ᾽
ἄνωθεν κατιούσας ἀρτηρίας τε καὶ φλέβας ἐκ περιουσίας
λαβόντων τῶν γεννητικῶν ὀργάνων, εὐλόγως οὐδὲν ἐκ τῶν
κατ᾽ ὀσφὺν νωτιαίου νεύρων ἐνταῦθα συγκαταφέρεται· διὰ
μακροῦ γὰρ ἄγεσθαι καὶ τοῦτο οὐκ ἦν ἄμεινον. ἀλλὰ καὶ
τὸ πάχος αὐτῶν ἀκριβῶς τῇ χρείᾳ μεμέτρηται. τριῶν γὰρ
ὄντων σκοπῶν (ὡς ἔμπροσθεν ἐδείκνυτο) τῆς τῶν νεύρων εἰς
ἅπαντα τὰ μόρια νομῆς, αἰσθήσεως μὲν ἐν τοῖς αἰσθητι-
κοῖς ὀργάνοις, [652] κινήσεως δὲ ἐν τοῖς κινητικοῖς, τῆς
δὲ τῶν λυπησόντων διαγνώσεως ἐν τοῖς ἄλλοις ἅπασι, ταῖς
μὲν μήτραις ὅλαις καὶ τῶν ἀῤῥένων τοῖς σύμπασι μορίοις
τοῖς κατὰ τοὺς ὄρχεις καὶ ὄσχεον βραχυτάτης ἔδει τῶν νεύ-
ρων εἰς ἅπαντα τὰ μόρια νομῆς, ὡς ἂν μήτ᾽ εἰς αἴσθησιν
ἀκριβῆ, μήτ᾽ εἰς κίνησίν τινα καθ᾽ ὁρμὴν ὑπηρετοῦσιν,
ἀλλὰ μηδὲ πόροις οὖσι περιττωμάτων, ὥσπερ τοῖς ἐντέροις.

five enim per minimum intervallum, five per loca tuta
vafa nutritura duci oporteat, perfpicuum eft, quod utraque
nervos habere eft aequum; quare ab eisdem proficifcen-
tur locis, et per eandem viam fimul ducentur. Arterias
vero et venas fuperne manantes quum genitalia inftru-
menta ex abundanti affumant, jure nullus ex fpinali
medulla, quae eft ad lumbos, nervus una cum illis fertur;
per longam enim viam hoc quoque deduci non erat me-
lius; quin et craffities eorum exacte pro ufu ipfo eft
menfurata. Quum enim tres fint fcopi in nervis parti-
bus fingulis diftribuendis, (ut antea demonftravimus,) fen-
fus quidem in inftrumentis fenfificis, motionis in mo-
toriis, dignotionis doloris in reliquis omnibus, matrici-
bus quidem totis et partibus mafculorum omnibus, quae
ad tefticulos et fcrotum pertinent, pauciffimis opus fuit
nervis, qui in ipfas omnes partes diftribuerentur, ut quae
neque ad fenfum exactiorem, neque ad motum aliquem
voluntarium inferviant, fed ne meatus quidem fint ex-

ὁ δὲ καυλὸς ὁ τοῦ ἄῤῥενος, ὥσπερ οὖν καὶ ὁ τῶν μητρῶν
στόμαχος, καὶ τἄλλα δὴ τὰ περὶ τὸ αἰδοῖον αὐτὸ, ὡς ἄν
αἰσθήσεως περιττοτέρας δεόμενα διὰ τὴν ἀφροδίσιον ὁμι-
λίαν, εὐλόγως πλεόνων μετέσχε τῶν νεύρων. εἴπερ οὖν
ἀναμνησθείης, ὡς ἐλαχίστων μὲν ἐδείχθησαν ἧπάρ τε καὶ
σπλὴν καὶ νεφροὶ δεόμενοι τῶν νεύρων, ἐλαχίστων δὲ καὶ
τἄλλα τὰ γεννητικὰ μόρια πλὴν τῶν κατὰ τὸ αἰδοῖον,
ἔπειτα θεάσαιο κατὰ τὰς διαιρέσεις τῶν ζώων οὕτω μὲν
ὀλίγων νεύρων, ὥσπερ καὶ τὰ προειρημένα σπλάγχνα, μετέ-
χοντα τὰ γεννητικὰ μόρια, μόνα δὲ τὰ περὶ τὸ αἰδοῖον
ἀξιολογωτέρων νεύρων, εὖ οἶδ᾽ ὅτι θαυμάσεις τὴν δικαιο-
σύνην κἂν τούτῳ τῆς φύσεως. διὰ τοῦτ᾽ οὖν οὔτε πάνυ
λεπτὸν τὸ ζεῦγος τουτὶ τῶν νεύρων, ὥσπερ τὸ καθ᾽ ἧπαρ
καὶ σπλῆνα καὶ νεφροὺς, ἐστὶ, οὔθ᾽ οὕτως ἀξιόλογον, ὡς
τὸ κατὰ τὴν γαστέρα, μέσον δ᾽ ἀμφοῖν ὡς ἔνι μάλιστα τῷ
πάχει, διότι καὶ μικτή τις ἔμελλεν ἡ παρ᾽ αὐτοῦ χρεία
γενήσεσθαι τοῖς ὀργάνοις, ἐν μὲν τοῖς ἄλλοις μέρεσιν,

crementorum, velut inteftina; at virga maris, et matri-
cum orificium, atque alia, quae ad pudendum ipfum
pertinent, tanquam fenfum quendam exactiorem ob coi-
tum venereum poftulent, merito nervos plures funt ade-
pta. Si igitur memineris, nos demonftraffe, hepar et
lienem et renes nervis minimis indigere, et praeterea
partes genitales, praeter eas, quae ad pudendum perti-
nent, deinde videris in animalium diffectionibus, partes
genitales, quo modo et praedicta vifcera, nervis exiguis
effe praeditas, folas vero eas, quae funt circa pudendum,
nervos magis infignes habere; certo fcio te in eo quoque
juftitiam naturae admiraturum. Proinde hoc nervorum
par neque admodum eft tenue, quemadmodum id, quod
in hepate eft, liene ac renibus, neque ita commemo-
rabile, ut id, quod ventriculo ineft, fed craffitie ambo-
rum, quoad fieri maxime poteft, eft medium, quod et
mixtus quidam ab ipfis inftrumentis acceffurus erat ufus;
nam aliis quidem partibus ufus accedit, qualis hepati

Ed. Chart. IV. [652.]   Ed. Baf. I. (529.)

οἷά περ ἦν ἡ καθ᾽ ἧπάρ τε καὶ νεφροὺς, ἐν δὲ τοῖς κατὰ
τὸ αἰδοῖον. οἷά περ ἡ τῶν κατὰ τὴν γαστέρα.

Κεφ. ιδ'. Διὰ τί δὲ τὰ μὲν ἔντερα πάντα καὶ ἡ
γαστὴρ ἐκ δύο χιτώνων ἐγένοντο, ταῖς μήτραις δ᾽ εἷς ἤρκε-
σεν, ὥσπερ οὖν καὶ ταῖς κύστεσιν ἑκατέραις, εἴρηται μὲν
ἤδη τὸ κεφάλαιον ἐν τοῖς ἔμπροσθεν λόγοις, ἡνίκα ἐξηγού-
μην τῶν ὀργάνων τῆς τροφῆς τὴν κατασκευήν, ἀνάγκη δὲ
καὶ νῦν, ὅσον εἰς τὴν περὶ τῶν ὑστερῶν διδασκαλίαν διαφέ-
ρει, λεχθῆναι. τὰ μὲν τῶν κύσεων σώματα σκληρὰ καὶ
δυσπαθῆ κατεσκεύασεν ἡ φύσις, ὡς ἂν τουτ᾽ ἔργον ἔξοντα
μόνον, ὑποδέξασθαι περιττώματα. τοῖς δ᾽ ἐντέροις καὶ τῇ
γαστρὶ, πέψεως μᾶλλον ὀργάνοις ουσιν ἢ περιττωμάτων
ὑποδόχοις, τὸ σαρκῶδες τῆς οὐσίας ἦν οἰκειότερον. οὐ γὰρ
ἔνεκα τοῦ δέξασθαι χολὴν καὶ φλέγμα καὶ τἄλλα δὴ τὰ
κατυρρέοντα πολλάκις ἐξ ὅλου τοῦ σώματος ὀῤῥώδη περιτ-
τώματα τὴν γένεσιν αὐτῶν ἡ φύσις ἐποιήσατο, γεγονόσι δ᾽
ἑτέρων ἔργων ἕνεκα συνεχρήσατο καὶ ὡς πόροις περιττωμά-

et renibus: iis vero, quae ad pudendum attinent, qualis
a nervis, qui funt ad ventriculum, accedit.

Cap. XIV. Cur autem inteftina omnia et ventri-
culus ex duabus tunicis conftiterint, matricibus vero una
fatis fuerit, quemadmodum et utrique veficae, diximus
quidem id jam fummatim fermone praecedenti, quum
inftrumentorum nutritioni dicatorum conftructionem ex-
poneremus; necefle tamen eft nunc quoque tantum di-
camus, quantum ad matricum doctrinam intereft. Vefi-
carum quidem corpora natura dura et vix patibilia
comparavit, ut quae tantum excrementa effent receptura;
inteftinis vero ac ventriculo, ut quae coctionis potius
eflent inftrumenta quam fuperfluorum receptacula, car-
nofior fubftantia erat accommodatior; non enim quo
bilem reciperent, aut pituitam, aut alia denique ferofa
excrementa, quae plerumque a toto corpore confluunt,
natura haec comparavit, fed eis, quum aliarum actio-
num gratia extitiffent, ufa etiam eft ut excrementorum

των. ὥστ᾽ εἰλόγως τὸ μὲν εἶδος αὐτοῖς τῆς τοῦ σώματος
οὐσίας οἰκεῖον ταῖς σφετέραις ἐνεργείαις ἐδημιουργήθη, τὸ
δὲ πλῆθος τῶν χιτώνων διὰ τὴν ἐπίκτητον χρείαν προσε-
τέθη. κίνδυνος γὰρ ἦν, ὡς ἐν τοῖς ὑπὲρ αὐτῶν δέδεικται
λόγοις, ἀναβρωθῆναί τε καὶ παθεῖν ἐνίοτε τὸν ἕτερον τῶν
χιτώνων τον ἐντός. ἵν᾽ οὖν ἐν τούτῳ μόνῳ μένη τὸ κακὸν,
ἕτερον ἔξωθεν αὐτοῦ περιέβαλεν. ἐπὶ δέ γε τῶν ὑστερῶν,
ὡς ἂν αἵματι καθαρῷ καὶ χρηστῷ τρεφομένων, εἰς αὐτάρ-
κης χιτών. ἀλλ᾽ ἐπειδὴ μὴ μόνον ἕλκειν αὐτὰς ἐχρῆν εἴσω
τὸ σπέρμα κατὰ τὰς συνουσίας, [653] ἀλλὰ καὶ κατέχειν ἐν
τῷ τῆς κυήσεως χρόνῳ καὶ ἀποκρίνειν, ἐπειδὰν τελεωθῇ τὸ
κύημα, διὰ τοῦτο πᾶν εἶδος ἰνῶν ἐν αὐταῖς ἡ φύσις ἐτεχνή-
σατο. δέδεικται γὰρ οὖν δὴ καὶ περὶ τοῦδε πολλάκις, ὡς
ἕκαστον τῶν ὀργάνων ἕλκει μὲν εἰς ἑαυτὸ ταῖς εὐθείαις ἰσὶν
ἐνεργοῦν, ἐκκρίνει δὲ ταῖς ἐγκαρσίαις, κατέχει δὲ συμπά-
σαις. ὁ δ᾽ ἔξωθεν τούτων περικείμενος ὑμὴν ἀμφοτέρας
τε συνάπτει τὰς μήτρας ἐς ταὐτὸ, καὶ καλύπτει καὶ συνδεῖ
πρὸς τὰ παρακείμενα. καὶ μὲν δὴ καὶ ἄλλοι τινές εἰσιν

meatibus; proinde merito forma fubstantiae corporis ip-
forum fuis actionibus fuit accommodata. Porro tunica-
rum numerus propter ufum acquifititium eis accessit;
periculum enim erat (ut, quum de eis ageremus, demon-
stravimus), ne altera tunicarum, interior fcilicet, nonnun-
quam afficeretur ac corroderetur; ut igitur in ea fola
malum fistatur, alteram extrinfecus ei circumjecit. In
matricibus vero, ut quae fanguine puro ac benigno
alantur, unica tunica fatis effe poteft; fed quoniam non
folum intro eas femen attrahere in coitibus oportebat,
fed etiam retinere, quo tempore utero geritur, et excer-
nere, quum foetus fuerit perfectus, ob eam caufam genus
omne fibrarum natura ipfis eft molita; id enim perfaepe
jam repetiimus, quod fingula inftrumenta, dum agunt,
fibris rectis quidem ad fefe attrahunt, transverfis vero
excernunt, retinent autem omnibus fimul. Quae vero
membrana extrinfecus his eft circumdata, utrasque ma-
trices in idem conjungit tegitque, et cum vicinis cor-
poribus colligat. Quin et alia quaedam matricibus funt

αὐταῖς δεσμοὶ πρός τε τὰ κατὰ ῥάχιν σώματα καὶ τἄλλα
τὰ περικείμενα, χαλαροὶ σύμπαντες ἱκανῶς, ὡς οὐδὲ καθ'
ἓν ἄλλο μόριόν ἐστιν ἰδεῖν· οὐ γὰρ οὖν οὐδ' ἄλλο τι δια-
στέλλεσθαί τε μέχρι πλείστου καὶ αὖθις εἰς ἐλάχιστον
συνέρχεσθαι φύσιν ἔχει. χρὴ τοίνυν καὶ τοὺς δεσμοὺς συν-
πεκτείνεσθαι καὶ συνέπεσθαι παντὶ πλανωμένῳ τῷ σπλάγ-
χνῳ, καὶ μήτ' αὐτοὺς ἀποῤῥήγνυσθαι, μήτ' ἐκεῖνο περιο-
ρᾶν ἀλώμενον, ἢ ἀλλοτρίαις ἀμέτρως ἐπεμβαῖνον ἕδραις.
ἡ δὲ θέσις αὐτῆς, ὅτι μὲν ὁ στόμαχος εἰς τὸ γυναικεῖον
αἰδοῖον τελευτᾷ, δεόντως ταύτῃ τεταγμένον, ἔμπροσθεν εἴ-
ρηται. καὶ εἴπερ ἐκεῖνον ἐσιράφθαι χρὴ κάτω, δῆλον ὡς
τὸ λοιπὸν ἅπαν κύτος ἐν τοῖς κατὰ τὴν γαστέρα τετάχθαι
χωρίοις ἀναγκαῖον ὑπάρχει. διὰ τί δ' ἔμπροσθεν μὲν ἡ
κύστις, ὄπισθεν δὲ τὸ ἀπευθυσμένον ἔντερον, ἐν μέσῳ δ'
ἀμφοῖν αἱ μῆτραι; ἢ ὅτι βέλτιον ἦν ἐπὶ πλεῖστον ἐν ταῖς
κυήσεσιν ἐκτεινομένας αὐτάς, ἐκ μὲν τῶν ὀπίσω μερῶν οἷον
ὑποστόρεσμά τι κατὰ ῥάχιν ἔχειν, ἐκ δὲ τῶν ἔμπροσθεν

ligamenta cum eis corporibus, quae funt ad fpinam, et
cum aliis circumfufis; quae ligamenta omnia laxa funt
admodum, ut neque laxa adeo in ulla alia parte reperias, nulla enim alia fua natura plurimum diducitur, et
poftea in minimum confidet. Oportet fane et ligamenta
una cum vifcere toto erranti extendi, et ipfum fequi,
neque ipfa abrumpi, neque vifcus finere errare aut in
fedes alienas praeter modum invadere. Quod vero ad
ipfius pofitionem attinet, quod orificium quidem in muliebre pudendum definat, decenter ibi locatum fuiffe
fupra fuit comprehenfum; quod fi iflum deorfum fpectare
oporteat, liquet, quod reliquam totam capacitatem in
ventre fitam effe oportuit. Cur autem ante quidem eft
vefica, retro vero rectum inteflinum, in medio vero
amborum matrices, nifi quod melius fuit, quum ipfae,
dum conceperunt, quamplurimum extendantur, ex pofterioribus quidem partibus velut fubfterniculum quoddam
ad fpinam, ex anterioribus autem velut propugnaculum

οἷον πρόβλημα; λεπτόταται γὰρ ἱκανῶς γίνοιται κατὰ τὸν
τῆς κυήσεως χρόνον, ὡς ἂν τοῦ βάθους εἰς τὸ μῆκος ἀνα-
λισκομένου, καὶ διὰ τοῦτο ἀσθενέσταται, καὶ μὲν δὴ καὶ
προχωροῦσαι διὰ τὸν ὄγκον εἰς τὰ περικείμενα σύμπαντα χω-
ρία. οὐκοῦν ἄλυπος οὐδ᾽ ἀβλαβὴς ἂν αὐταῖς ἡ τῶν περικει-
μένων ὀστῶν ἐγίνετο γειτνίασις, εἰ μηδὲν ἐν τῷ μεταξὺ μό-
ριον ἐτέτακτο. διὰ τί δ᾽ οὐκ εἰς αὐτοὺς τοὺς ὄρχεις ἐνέ-
φυσε τὸ σπερματικὸν ἀγγεῖον ἡ φύσις, ἀλλὰ τὴν καλουμένην
ἐπιδιδυμίδα μέσην ἀμφοῖν ἔταξεν; ὅτι χαύνους ἱκανῶς ὑπάρ-
χοντας αὐτοὺς καὶ σηραγγώδεις καὶ μαλακοὺς πυκνοῖς
καὶ ἰσχυροῖς καὶ σκληροῖς οὐχ οἷόν τ᾽ ἦν ἀσφαλῶς συμ-
φῦναι τοῖς σπερματικοῖς ἀγγείοις. ὥστε κἀνταῦθα, ἅπερ
ἤδη δέδεικται πολλάκις, ἡ φύσις ἀπειργάσθαι φαίνεται, τὸ
μηδὲν τῶν ἐναντίων ταῖς οὐσίαις ἐς ταὐτὸν ἀγαγεῖν, ἀλλ᾽
ἀεὶ ζητεῖν ἐν μέσῳ τινὰ καταθέσθαι δεσμὸν αὐτοῖς φιλίας
συναγωγόν. ὅσον γὰρ ἀποδεῖ τῶν σπερματικῶν ἀγγείων ἡ
ἐπιδιδυνὶς ἰσχύϊ καὶ πυκνότητι καὶ σκληρότητι, τοσοῦτον
πλεονεκτεῖ τῶν ὄρχεων. ἀλλὰ καὶ τῶν μερῶν αὐτῆς τὰ μὲν

habere? Tenuiſſimae enim omnino matrices funt, quo
tempore gerunt, nempe quod profunditas in longitudinem
fit abfumpta, eoque imbecillimae; quin etiam propter
tumorem ad loca omnia circumfufa progrediuntur. Haud-
quaquam igitur fine moleſtia ac nocumento cum vicinis
oſſibus verfatae fuiſſent, fi nulla pars media interceſſiſſet.
Cur autem natura non in ipfos teftes fpermaticum vas
inferuit, fed nuncupatam epididymida mediam amborum
locavit? quoniam laxi admodum teftes et cavernofi ac
molles cum fpermaticis vafis denfis, fortibus ac duris
coalefcere tuto non poterant. Quare hîc quoque, quae
faepe jam monſtravimus, natura effeciſſe videtur, cor-
pora fcilicet, quae fubſtantiam habent contrariam, non
nniviſſe, fed femper in eo laboraſſe, ut vinculum quod-
dam neceſſitudinis inter ipfa medium collocaret; quan-
tum enim robore et denſitate et duritie epididymis a
fpermaticis vafis fuperatur, tantum ipfa teftes fuperat.
Quin et ex partibus ipfius eae, quae vafis fpermaticis

τοῖς σπερματικοῖς ἐμφυόμενα σκληρότατα, τὰ δὲ τοῖς ὄρ-
χεσι (530) μαλακώτατα, τὰ δ' ἐν τῷ μεταξὺ πάντα ἀλλή-
λων ἀνάλογον ὑπερέχοντα· ιὰ μὲν ἐγγυτέρω τῶν σπερματι-
κῶν σκληρότατα, τὰ δ' αὖ τῶν ὄρχεων ἐγγύτερα μαλακώτατα
διὰ τὴν αὐτὴν αἰτίαν ἐγένετο. διὰ τί τοίνυν οὐκ εἰσὶν ἐπὶ
τοῖς τῶν θηλειῶν ὄρχεσιν αἰσθηταὶ καὶ σαφεῖς αἱ ἐπιδιδυ-
μίδες, ἀλλ' ἢ οὐδ' ὅλως σοι δόξουσιν ὑπάρχειν, ἢ σμικραὶ
παντελῶς εἶναι; ἢ ὅτι πρῶτον μὲν καὶ ὁ δίδυμος αὐτὸς
σμικρὸς ὁ τοῦ θήλεος, καὶ τὸ σπερματικὸν ὡσαύτως σμι-
κρὸν, ὥστ' οὐδὲν θαυμαστὸν οὐδὲ τὸ συνάπτον αὐτὰ
σμικρὸν ὑπάρχειν, ἔπειτα δὲ καὶ ἡ τῆς οὐσίας αὐτῶν δια-
φορὰ βραχεῖα καὶ οὐχ ὥσπερ ἐπὶ τῶν ἀρρένων παμπόλλη;
[654] καὶ γὰρ οἱ ὄρχεις οἱ τοῦ ἄρρενος ὑγρότεροί τε καὶ
μαλακώτεροι τῶν τοῦ θήλεος, καὶ τὰ ἀγγεῖα τὰ σπερματικὰ
σκληρότερα· τὰ δ' ἐναντία τούτων ἐπὶ τοῦ θήλεος, αὐτὰ
μὲν ἧττον σκληρὰ διὰ τὰς εἰρημένας αἰτίας, οἱ δ' ὄρχεις
ἧττον ἀραιοὶ καὶ χαῦνοι καὶ ὑγρότεροι, διότι ψυχρότεροι
τὴν οὐσίαν ὑπάρχουσιν. οὔκουν ὑπὸ τῆς ἐμφύτου θερμασίας

inferuntur, funt duriffimae; quae autem teftibus, eae
funt molliffimae; quae vero in medio funt, omnes pro-
portione inter fefe exuperant; fiquidem, quae funt vafis
fpermaticis propinquiores, eae funt duriffimae; quae te-
ftibus, eadem ratione funt molliffimae. Cur vero epidi-
dymides in foeminarum tefticulis non funt fenfibiles ac
manifeftae, fed vel omnino non videbuntur tibi ineffe,
vel parvae omnino effe, nifi quo primum quidem didy-
mus, id eft teftis, ipfe foeminis eft exiguus, et vas fper-
maticum itidem parvum? proinde nihil miri eft, quod
ea conjungit, parvum effe. Praeterea et fubftantiae ip-
forum inter fe difcrimen eft exiguum, non autem, ut in
mafculis, maximum. Nam maris teftes humidiores funt
ac molliores foeminarum teftibus, et vafa fpermatica
duriora; contraria vero his funt in foemina; ipfa enim
fpermatica minus funt dura ob memoratas jam caufas,
tefticuli autem minus rari et laxi ac humidi, quod
fubftantia fint frigidiores; nequaquam enim a calore

διεφυσήθησάν τε καὶ, ὡς ἄν εἴποι τις, ἐζυμώθησαν. εὐλό-
γως ουν εγγυς ἀλλήλων ἐγένοντο ταῖς ουσίαις, αὐτῶν μὲν
τῶν ορχεων σκληροτέρων ἀποιελεσθέντων, τῶν δ᾽ εἰς αὐτοὺς
ἐμφυουμένων ἀγγείων τῶν σπερματικῶν μαλακωτέρων. ὥστ᾽
οὐκ ἐδέοντο μεγάλου τοῦ συνάψοντος, ο κατα βραχὺ τῆς
θατέρου σκληρότητος ἀποχωροῦν ἐπί τὴν μαλακοτητα θα-
τέρου παραγένοιτο. διότι δ᾽ ἐκκρεμεῖς εἰσιν οἱ του αὀῥειος
ὄρχεις, διὰ τοῦτο καὶ μῦς εἰς ἑκάτερον αυτῶν εἰς εκ των
κατα τὰς λαγόνας καθηκει χωρίων, ὅπως καὶ τούτοις μετείη
τῆς καθ᾽ ὑρμην κινήσεως. τί δὲ τὸ παρα του θήλεος σπέρ-
μα συμβάλλεται τῷ ἀῤῥενι, καὶ τίς ἡ φύσις ἑκατέρου, καὶ
πάνθ᾽ ὅσα τοιαῦτα, διὰ τῶν περὶ οπέρματος υπομνημάτων
ἐδείχθη. χρὴ δὲ τούτων ἐνταῦθα καταπαύειν ηδη τὸν λό-
γον, ἐν γὰρ τῷ μετ᾽ αὐτὸν η περὶ τὰ κυούμενα σύμπασα
τέχνη τῆς φύσεως ἐπιδειχθήσεται.

nativo flatu diftenti fuerunt, et, ut dicat quifpiam, fer-
mentati. Jure igitur optimo fibi invicem fubftantiis funt
affinia, utpote quum tefticuli duriores fint effecti, vafa
vero fpermatica, quae in eos inferuntur, fint molliora;
quare non indigebant magno aliquo vínculo, quod fefe
connecteret, quodque paulatim ab alterius duritie difce-
dens ad mollitiem alterius accederet. Quod autem te-
ftes in mare fint penduli, ob id et mufculus ad ipforum
utrumque unus ab ilibus pervenit, ut hi etiam motus
voluntarii fint participes. Quid autem femen foemininum
mafculo conterat, et quae utriusque fit fubftantia, et
omnia hujusmodi in commentariis, quos de femine
fcripfimus, demonftravimus. Oportetque hîc librum hunc
terminare, proximo enim artem omnem naturae in foe-
tibus explicabimus.

ΓΑΛΗΝΟΥ ΠΕΡΙ ΧΡΕΙΑΣ ΤΩΝ ΕΝ ΑΝΘΡΩΠΟΥ ΣΩΜΑΤΙ ΜΟΡΙΩΝ

ΛΟΓΟΣ Ο.

Κεφ. αʹ. Οὕτω δὲ πολλῶν καὶ θαυμαστῶν τῇ φύσει
τετεχνημένων ὀργάνων εἰς τὴν τοῦ γένους διαδοχήν, ὧν ὁ
πρὸ τούτου λόγος ἐξηγήσατο, δόξειεν ἂν εὖ οἶδ᾽ ὅτι θεασα-
μένῳ σοι διὰ τῶν ἀνατομῶν αἰδοίου κατασκευὴν οὐδενὸς
ἧττον ἐκείνων ἐμφαίνεσθαι θαυμαστή τις ἡ περὶ τὴν δη-
μιουργίαν αὐτῆς σοφία. πρῶτον μὲν γὰρ αὐτὸ δὴ τοῦτο
τὸ πρόχειρόν τε καὶ πᾶσι γνώριμον, ἐπειδὴ δύο τὰ γεν-
νήσοντα ζῷα ποιῆσαι βέλτιον ἦν, ὡς ἔμπροσθεν ἐδείκνυτο,

GALENI DE VSV PARTIVM CORPORIS HVMANI

LIBER XV.

Cap. I. Quum vero multa adeo atque admiranda
inftrumenta ad generis confervationem a natura fint com-
parata, quae libro fuperiore expofuimus, fi per diffectio-
nes pudendi conftructionem infpexeris, certo fcio te ip-
fius fabricam nihilominus illis admirabilem judicaturum.
In primis quidem (ut ab eo, quod promptum eft atque
omnibus notum, incipiam) quod, poftquam duo facere
animalia, quae procrearent, effet melius (ut antea pro-

Ed. Chart. IV. [655. 656.] Ed. Baf. I. (530.)

διὰ τοῦτο καὶ τὰ μόρια τῶν μὲν εἰς ὑποδοχὴν, τῶν δὲ εἰς
ἔκκρισιν σπέρματος ἐπιτήδεια κατεσκεύασεν· δεύτερον δὲ,
τὸ καὶ δυνάμεις ἐνθεῖναι τὰς χρησομένας τοῖς ὀργάνοις εἰς
δέον· καὶ τρίτον, τὸ πάντ᾽ αὐτων καὶ τὰ σμικρότατα
μέρη θέσιν ἀρίστην ἕκαστον ἔχειν, καὶ μέγεθος, καὶ πλο-
κὴν, καὶ διάπλασιν, καὶ πάνθ᾽ ἁπλῶς, ὅσα μυριάκις εἴρη-
ται τοῖς σώμασιν ὑπάρχειν. ἐν γὰρ οὐδέν ἐστιν εὑρεῖν ἐν
αὐτοῖς μόριον οὐ περιττὸν, οὐκ ἐνδεὲς, οὐ μετατεθῆναι
δεόμενον, οὐ μεταπλασθῆναι χρῇζον, οὐ πυκνότητος ἀπο-
ροῦν, εἰ πυκνότης αὐτῷ σύμφορος, οὐ μανότητος, ὅτῳ
τοῦτο χρηστὸν, οὐ πόρων, οἷς ἐκκρῖναι δεῖ τὸ ὑγρὸν, οὐ
κοιλιῶν, αἷς ὑποδέξασθαι, πάντα δ᾽ εἰς ἄκρον κεκοσμημένα
κατὰ τὴν ἰδίαν ἑκάστου χρείαν. οὔτε γὰρ ἐν ἄλλῳ τινὶ τοῦ
παντὸς σώματος ἔχοις ἂν ἄμεινον χωρίῳ τῶν αἰδοίων ἑκά-
τερον ἐπινοῆσαι τεταγμένον, οὔτ᾽ ἐνταυθοῖ μὲν, [656] ἀλλ᾽
ἤτοι βραχεῖ τινι τῆς νῦν χώρας ἐφ᾽ ἑκάτερον παρηγμένον,
ἢ ἐκ τῶν ἔμπροσθεν μερῶν, ἢ ἐκ τῶν ὄπισθεν ἀνωμαλιῶν,

bavimus), ob eam caufam natura partium alias quidem
ad recipiendum, alias vero ad excernendum femen fecit
accommodatas; poft autem, quod facultates indidit, quae
commode inftrumentis uterentur; poftremo, quod partes
omnes etiam minimae fitum habent optimum, magnitu-
dinem, connexionem, conformationem, et omnia deni-
que, quae millies corporibus ineffe diximus. Nullam
enim in ipfis partem reperias fuperfluam, neque quae de-
fideretur, aut quam transponi aut transformari oporteat;
non in qua non fit denfitas aut raritas, fi illis effet
opus, vel meatus, quibus excernere humorem, aut capa-
citates, quibus recipere effet neceffe; fed omnes, ut cu-
jusque ufus poftulat, fumme ornatas invenias. Neque
enim alium quemvis totius corporis locum excogitare
queas, in quo utrumque pudendum locari commodius
potuiffet; neque hîc quidem, verum exiguum quiddam
ab hoc ipfo loco in alterutram partem deductum, vel
in anteriorem, vel pofteriorem, vel fuperiorem, vel de-

ἢ ἐκ τῶν κάτω. περὶ μὲν δὴ τοῦ χρῆναι τετάχθαι κατὰ
τοῦτο μάλιστα τὸ χωρίον. ὥσπερ νῦν ἐστιν, ὁ πρόσθεν
λόγος αὐτάρκως ἐξήγηται. περὶ δὲ τοῦ μηδὲ τὸ βραχύτατον
ἐν αὐτῷ τούτῳ πρὸς τὸ βέλτιον ἔτι μετακομισθῆναι δύνα-
σθαι, τὸν νοῦν ἤδη μοι πρόσεχε. ποῦ δὴ καὶ βούλει με-
τατεθῆναι τὸ τοῦ ἄῤῥενος αἰδοῖον; (ἀπὸ τούτου γὰρ ἄρξο-
μαι) πότερον ἐγγυτέρω τῆς ἕδρας, ἢ νῦν ἐστιν; ἀλλὰ κατ᾽
αὐτῆς ἐκείνης ἂν ἐπέκειτο, καὶ ἦν ἀποπατοῦσι δύσχρηστον,
εἰ μήτι σοι τοῦτο δόξειεν ἄρα βέλτιον ὑπάρχειν, ἀεὶ πρό-
μηκες αὐτὸ καὶ τεταμένον ἔχειν· ἀλλ᾽ οὕτω γε μεταθήσεις
εἰς μακρότερον χρόνον τὴν δυσχρηστίαν. ἀποπατούντων μὲν
γὰρ οὐκ ἐνοχλήσει, τῷ δ᾽ ἄλλῳ βίῳ παντὶ δύσχρηστόν τε
καὶ ῥᾳδίως πάσχον γενήσεται, καθάπερ εἰ καὶ τὴν χεῖρά
τις ἀεὶ προτεταμένην περιφέροι. τάχ᾽ οὖν ἀνώτερόν που
τετάχθαι κατὰ τὸ ἐπίσειον ἢ τὸ ὑπογάστριον ἄμεινον ἦν.
προστίθει πάλιν ἐνταῦθα, πότερον ἐντεταμένον ἢ χαλαρὸν
ὑπάρχον διὰ παντὸς, ἢ τούτων ἑκάτερον ἐν μέρει γίνεσθαι
δυνάμενον. ἀλλ᾽ ἐντεταμένον μὲν ἀεὶ, πρὸς τῷ ῥᾳδίως αὐτὸ

nique inferiorem.   Caeterum quod ipfum locari eo loco,
quo nunc eft, oportuerit, libro fuperiore abunde expo-
fuimus; quod vero ne minimum quidem ab hoc ipfo loco
in commodiorem alium transferri potuerit, mihi, dum
explico, animum attendas. Quonam tandem velles maris
pudendum transponi? (ab eo enim incipiam) utrum pro-
pius anum, quam nunc eft? verum illi ipfi incumberet,
negotiumque egerentibus exhiberet; nifi forte fatius effe
exiftimas id femper oblongum atque intenfum habere
fed fic moleftiam in tempus diuturnius transponas; ege-
rentibus enim nihil negotii facelfet, fed tota reliqua vita
erit permoleftum, tum autem   injuriis expofitum non
aliter, ac fi quis manum protenfam femper circumferat.
Forte fuperius alicubi fupra pubem vel ad hypogaftrium
locatum effe praeftiterat; fed adde hîc rurfum,   utrum
tenfum effe femper, an laxum, an horum alterutrum
viciffim effe debeat.   At fi tenfum femper fuerit, prae-
terquam quod injuriis effet expofitum, in omni reliqua

πάσχειν, ἔτι καὶ δύσχρηστον ἦν ἐν ἅπαντι τῷ βίῳ, καθ᾽
ἕνα μόνον τὸν τῆς συνουσίας καιρὸν χρήσιμον γενόμενον·
κεχαλασμένον δ᾽ εἴπερ ἦν διὰ παντός, ἄχρηστον ἂν οὕτω
γε παντάπασιν ὑπῆρχεν, οὗ χάριν ἐγένετο, μηδὲ πώποτε
ἐργάσασθαι δυνάμενον· εἰ δ᾽ ἐν μέρει μὲν χαλαρὸν, ἐν
μέρει δ᾽ ἐντεταμένον, πρῶτον μὲν αὐτὸ δὴ τοῦτο θαυμά-
ζειν ἄξιον, εἰ, οἷον ὁ λόγος ἐξεῦρεν αὐτὸ χρῆναι γεγονέναι,
τοιοῦτο φαίνεται νῦν ὑπάρχον, ἑξῆς δ᾽ ἐπισκέψασθαι, τίς
ἂν αὐτὸ μάλιστα κατασκευὴ πρὸς τὰς οὕτως ἐναντίας κα-
ταστάσεις ἐν τάχει δύναιτο μετακοσμεῖν. ἆρ᾽, εἰ φλεβῶδες
ἐγένετο, ῥᾳδίως μὲν ἂν ἐπληροῦτο, ῥᾳδίως δ᾽ ἂν ἐξεκε-
νοῦτο, καὶ τάσιν ἰσχυρὰν ἐν τῷ πληροῦσθαι προσεκτᾶτο;
καὶ μὴν οὔτε καθ᾽ αἵματος οὐσίαν ἦν τὸ τῆς τοσαύτης πληρώ-
σεως ἢ κενώσεως τάχος, ἀλλ᾽ ἀέρος ἢ πνεύματος ἤ τινος
οὕτω πορίμου χρήματος, ἔν τε τῷ πληρωθῆναι τάσιν ἰσχυρὰν
οὐκ ἂν ὑπέμεινεν ὁ χιτὼν τῆς φλεβός· ἰσχυρᾶς γὰρ καὶ
νευρώδους οὐσίας εἰς τὰς τοιαύτας ἐνεργείας ἡ χρεία. τάχ᾽
οὖν ἀρτηριῶδες ἄμεινον ἦν αὐτὸ γεγονέναι. καὶ μὴν πρὸς

vita eſſet moleſtiae, ſoloque coitus tempore commodabit;
fin vero laxum ſemper eſſet, omnino ſic quidem eſſet in-
utile, ut quod non poſſet id agere, cujus gratia extitit;
quod ſi viciſſim quidem nunc laxum, nunc tenſum erit,
in primis quidem admirari eſt aequum, ſi, cujusmodi
ipſum jure eſſe oportet, tale nunc eſſe appareat; poſt
autem conſiderandum, quaenam potiſſimum conſtructio
ipſum in contrarias adeo conſtitutiones citiſſime poſſit
transmutare. Num, ſi venoſum extitiſſet, facile quidem
impleretur, et facile etiam evacuaretur, ac tenſionem
validam, dum repleretur, acquireret? Atqui ſanguinis
ſubſtantia non poſſet tam celeriter aut replere, aut va-
cuare, ſed aër, vel ſpiritus, vel quidvis ejusdem generis,
quod ſuppeditari prompte queat. Praeterea, dum eſſet
repletum, venae tunica tenſionem validam non ſuſtineret;
ſorti enim ac nervoſa ſubſtantia ad hujusmodi actiones
eſt opus. At forte arterioſum id fuiſſe praeſtiterat. Ve-

Ed. Chart. IV. [656.]   Ed. Baf. I. (530. 531.)

τοῖς εἰρημένοις ἤδη περὶ τῶν φλεβῶν ἔτι καὶ τὸ σφύζειν
ὑπάρχει ταῖς ἀρτηρίαις οἰκείῳ τινὶ ῥυθμῷ, οὐδ᾽ ἂν δυναιο
πληρωθείσαις αὐταῖς προστάξαι μένειν ἐν τούτῳ, καθάπερ
οὐδὲ συσταλείσαις μηκέτ᾽ αὖθις διαστέλλεσθαι. ἆρ᾽ οὖν
νευρῶδες ἄμεινον ἦν ἐργάσασθαι τὸ αἰδοῖον; ἀλλὰ κἀνταῦθ᾽
ἄπορον, ἐκ ποίου νεύρου τὴν γένεσιν ἕξει. τὰ μὲν γὰρ κυ-
ρίως ὀνομαζόμενα νεῦρα, τὰ ἐξ ἐγκεφάλου τε καὶ νωτιαίου
πεφυκότα, πρὸς τῷ μηδεμίαν ἔχειν αἰσθητὴν κοιλότητα, μηδὲ
διαστέλλεσθαί τε καὶ συστέλλεσθαι πεφυκέναι, καὶ τὸ τῆς
μαλακότητος ἀντιπρᾶττον ἔχει τῇ κατὰ τὴν ἔντασιν ἐνεργείᾳ.
τὰ δὲ Ἱπποκράτει μὲν ὀνομαζόμενα σύνδεσμοι, παρὰ δὲ τοῖς
νεωτέροις νεῦρα συνδετικά, τῇ μὲν σκληρότητι πρὸς τὴν
τῆς ἐντάσεως ἐνέργειαν οὐκ ἀνάρμοστα, κοιλίαι δ᾽ οὐδὲ τού-
τοις εἰσί. τὰ δ᾽ ἐκ τῶν μυῶν ἐκφυόμενα νευρώδη σώματα
πρὸς Ἱπποκράτους ὀνομαζόμενα τένοντες, οὐ μόνον ὅτι κοι-
λίας οὐκ ἔχει τοῖς προειρημένοις ὁμοίως, ἀλλὰ καὶ διότι τῶν
συνδέσμων ἀπολεί(531)πεται σκληρότητι, παντάπασιν ἄχρη-

rum praeter ea, quae de venis diximus, pulfant etiam
arteriae proprio quodam rhythmo; neque, quum refertae
fuerint, imperare iplis queas, eodem loco maneant,
quemadmodum neque, cum contractae fuerint, impedire,
quo minus dilatentur.   Num igitur nervofum fatius erat
pudendum effecille? At hîc quoque haefitaremus, ex quo
nervo faciendum id fuillet.   Quandoquidem qui proprie
appellantur nervi, qui a cerebro ac fpinali medulla
oriuntur,   praeterquam quod nullam habent perfpicuam
cavitatem, neque fua natura dilatantur, neque contrahun-
tur, etiam mollities ipfa ei actioni, quae per tenfionem
obitur, obliftit.   Porro quae ab Hippocrate nominantur
ligamenta, a recentioribus autem medicis nervi colligan-
tes,   duritie quidem ad tenfionis actionem non funt in-
habiles,   nulla tamen cavitas eis ineft; quae vero ex
mufculis manant nervofa corpora, quae Hippocrates ten-
dones appellat, non modo quod, ut praedicta, cavitatis
funt expertes,   fed quod etiam duri minus fint, quam
ligamenta,   idcirco omnino ad pudendorum conftructio-

στα πρὸς αἰδοίῳ κατασκευήν. καὶ μὴν εἰ τρία μέν ἐστι τὰ
πάντα γένη τῶν νευρωδῶν σωμάτων, εὕρηται δὲ τὸ μὲν ἐξ
ἐγκεφάλου καὶ [657] νωτιαίου τὴν ἀρχὴν ἔχον, ὡσαύτως δὲ
καὶ τὸ τῶν μυῶν ἐκφυόμενον ἀνάρμοστον κατ᾽ ἄμφω, καὶ
ὡς μαλακώτερον, ἢ πρέπει αἰδοίῳ, καὶ ὡς οὐκ ἔχον κοιλό-
τητα, τὸ δ᾽ ἐκ τῶν ὀστῶν βλαστάνον, ὡς μὲν σκληρὸν,
χρήσιμον, ὡς δ᾽ ἀκοίλιον, ἄχρηστον, οὐδὲν ἄρα γένος νεύ-
ρου πρὸς αἰδοίου κατασκευὴν ἀπολείπεται χρήσιμον. ἐδείχθη
δ᾽, ὅτι μηδ᾽ ἀρτηρίαι, μηδὲ φλέβες· ὅτι δ᾽ οὐδὲ σάρκες,
οὐδ᾽ ὀστοῦν, ἢ χόνδρος, οὐδ᾽ ἄλλο τι τῶν τοιούτων οὐδὲν,
ἄντικρυς δῆλον. ἆρ᾽ οὖν οὐ θαυμάσαι μὲν χρὴ πρῶτον τὴν
σοφίαν τε ἅμα καὶ πρόνοιαν τοῦ δημιουργοῦ; πολὺ γὰρ εὐ-
κολώτερον ὑπάρχον ἑκάστου τῶν γεγονότων λόγῳ τὴν γένε-
σιν διελθεῖν, ἢ ἔργῳ τὸ πρᾶγμα αὐτὸ κατασκευάσαι, το-
σοῦτον ὁ ἡμέτερος ἀπολείπεται λόγος τῆς τοῦ δημιουργή-
σαντος ἡμᾶς σοφίας, ὥστ᾽ οὐδ᾽ ἐξηγήσασθαι δυνάμεθα τὰ
πρὸς ἐκείνου ῥαδίως γινόμενα. δεύτερον δὲ μετὰ τὸ θαυ-

nem funt inutilia. Atqui fi tria quidem omnino funt
corporum nervoforum genera, jam autem et quod genus
a cerebro ac fpinali medulla, pariter et quod a mu-
fculis exoritur, utraque ratione inventum eft inhabile,
tum quod mollius fit, quam pudendo conveniat, tum
quod cavitatis eft expers, quod vero ex offibus produci-
tur, quatenus eft durum, eft utile, quatenus vero eft
folidum et cavitatis expers, inutile; nullum certe nervi
genus ad pudendi conftructionem utile relinquitur; de-
monftratum autem eft, quod neque arteriae, neque ve-
nae; quod autem neque carnes, neque glandulae, neque
os, neque cartilago, neque aliud quicquam id genus,
plane eft perfpicuum. *Annon igitur mirari quidem
oportet primum fapientiam opificis fimul ac providen-
tiam? quum enim multo fit facilius rerum omnium or-
tum verbis explicare, quam rem ipfam opere conftruere,
tantum tamen verba noftra funt fapientia ejus, qui nos
condidit, inferiora, ut ne exponere quidem poffimus ea,
quae ille nullo negotio condidit.* Poft autem, quum ad-

μάσαι τε καὶ ἀπορῆσαι τῷ λόγῳ, τί τὸ σόφισμά ἐστι τοῦτο
τὸ περὶ τὴν τῶν αἰδοίων κατασκευήν, ἐπὶ τὴν ἀνατομὴν
ἀφικέσθαι χρὴ τοῦ μορίου, καὶ θεάσασθαι, μή τινα φύσιν
ἑτέραν σώματος ὁ δημιουργὸς ἡμῶν ἐξεῦρεν αἰδοίῳ πρέπου-
σαν· εἶτ᾽, εἰ μὲν μηδὲν εὕροιμεν, ὃ μὴ κατ᾽ ἄλλο τι μόριον
ἰδεῖν ἐστι, θαυμάσαι, πῶς ἐκ τῶν αὐτῶν ὀργάνων οὐ τὰς
αὐτὰς ἐνεργείας ἐδημιούργησεν· εἰ δ᾽ εὕροιμέν τινα σώμα-
τος οὐσίαν, οἵαν οὐδὲ καθ᾽ ἓν μόριον ἐστιν ἰδεῖν, ἐπαινέ-
σαι μὲν πάλιν αὖ κἀνταῦθα τῆς προνοίας τὸν δημιουργόν,
ἀφίστασθαι δὲ μήπω τοῦ ζητουμένου, πρὶν ἐκ τῆς ἀνατο-
μῆς ἀκριβῆ ποιήσασθαι τὴν βάσανον. εἰ δ᾽ οὖν εἶδές ποτε,
δεικνύντος ἰατροῦ τινος, οἷς μέλει τὰ τῶν ἔργων τῆς φύ-
σεως· εἰ δὲ μή, ἀλλὰ νῦν γε θέασαι τῶν τῆς ἥβης ὀνο-
μαζομένων ὀστῶν ἐκφυόμενον σῶμα νευρῶδες, κοῖλόν τε ἅμα
καὶ κενὸν ἁπάσης ὑγρότητος. τοῦτ᾽ οὖν ἐστιν, ὃ τῷ λόγῳ
ζητοῦντες ἀρτίως οὐχ εὑρίσκομεν, οὐδ᾽ ἂν εὕροιμέν ποτε,
μὴ πρὸς τῆς ἀνατομῆς διδαχθέντες. ὃ γὰρ οὐχ ἑωράκειμεν

mirati fuerimus, et verbis, quaenam haec fit in puden-
do condendo folertia, exequi non potuerimus, ad partis
diffectionem eft transeundum, infpiciendumque, num
aliam quandam corporis fubftantiam opifex nofter puden-
do convenientem invenerit. Tum autem, fi nihil in-
venerimus, quod non in alia etiam parte reperire liceat,
mirandum, cur non iisdem inftrumentis actiones easdem
tribuerit; fin vero fubftantiam quandam corporis inve-
nerimus, qualem in nulla alia parte videas, rurfus hîc
quoque opificis providentia laudanda, neque prius ab eo,
quod fcrutaris, eft difcedendum, quam per diffectionem
exploratiffimum habueris. Si igitur aliquando fpectafti,
medico quodam iis, quibus naturae opera curae fint,
oftendente; fin minus, at nunc faltem infpice corpus
nervofum, quod a pubis nuncupatis offibus enafcitur, ca-
vum fimul et omni humore vacuum. Id certe eft, quod
nunc verbis indagantes non offendebamus, neque un-
quam offendemus prius, quam anatome ipfa nos edocu-
erit; quod enim in ulla alia corporis parte non videra-

οὐδὲ καθ᾽ ἓν ἄλλο μέρος ὅλου τοῦ σώματος, ἐπινοεῖν οὐκ
ἐτολμώμεν. εἰ δέ γ᾽ ἦμεν ὄντως φυσικοί, πάντως ἂν ἐνοή-
σαμεν, ὡς, ἐπειδὴ σκληρόν τε ἅμα καὶ κοῖλον εἶναι χρὴ τὸ
τῶν αἰδοίων ἴδιον σῶμα, φύεται μὲν ἐξ ὀστοῦ, καθάπερ οἱ
λοιποὶ πάντες σύνδεσμοι, κοῖλον δ᾽ ἔσται μόνον ἐξ ἁπάν-
των, ὡς ἡ χρεία κελεύει. ταῦτ᾽ οὖν ὁ μὲν δημιουργὸς ἡμῶν
ἐβουλήθη γενέσθαι. ἐπειδὴ δ᾽ ἐγένετο, μηδ᾽ ἐπιχειρήσης ἔτι,
μηδὲ τολμήσῃς ὅπως ἐγένετο ζητεῖν. ὅσα μὲν γὰρ οὐδ᾽ ὅτι
γέγονεν ἐξευρίσκεις, εἰ μὴ πρὸς τῆς ἀνατομῆς ἐδιδάχθης,
πως ἂν εὐλόγως τολμῷς ζητεῖν ὅπως ἐγένετο; ἀρκεῖ σοι τό
γε τοσοῦτον εὑρῖσθαι, διότι πᾶν μόριον, ὡς ἡ χρεία κε-
λεύει κατεσκεύασται, τὸ δ᾽, ὅπως ἐγένετο τοιοῦτον, ἐὰν
ἐπιχειρήσῃς ζητεῖν, ἀναίσθητος φωραθήσῃ καὶ τῆς σῆς ἀσθε-
νείας καὶ τῆς τοῦ δημιουργοῦ δυνάμεως. ἀλλὰ γὰρ ἐπειδὴ
ταῦτ᾽ ἐξεύρηταί σοι τὰ τῶν αἰδοίων, εἴτε δὴ νεῦρα καλεῖν,
εἴθ᾽ ὅ τι βούλει, πάντως μὲν ὀρθῶς ὀστῶν ἐκφύεσθαι δεόμενα
διά τε τὴν ἰδίαν οὐσίαν, οἵαν εἴρηται πρόσθεν ὑπάρχουσαν,

mus, id excogitare non audebamus. Quod fi revera fu-
mus phyfici, omnino intelligimus, quod, poftquam durum
fimul et cavum proprium corpus pudendorum effe opor-
tebat, ex offe quidem emergit non aliter quam reliqua
omnia ligamenta, folum autem ex omnibus erit cavum,
quod ufus ita flagitet.   Haec fane opifex noftri fieri vo-
luit. *Quum autem facta fint, haudquaquam aggrediaris,*
neque audeas, quo pacto facta fint, inquirere; quae
enim ne quod facta quidem fint invenias, nifi diffecan-
do edoctus fueris, quonam jure quaerere audeas, quo-
modo facta fint? Satis habes tantum quidem inveniffe,
quod pars omnis, qualem ufus exigebat, fuit conftructa;
fcrutari autem, quo pacto talis facta fuit, fi aggrediaris,
convincaris non intelligere neque tuam imbecillitatem
neque opificis tui potentiam.   Caeterum quum, quae ad
pudenda attinent, five nervos, five aliter velis nomi-
nare, inventa tibi jam fint omnino quidem recte ex offi-
bus emergere. tum propter propriam fubftantiam,
quae eft ejusmodi, qualis ante memorata fuit, tum quod

Εd. Chart. IV. [657. 658.]   Ed. Baf. I. (531.)

ὅτι τε πρὸς τὰς ἐνεργείας αὐτῶν οὕτως ἦν ἄμεινον, ἵν᾽ ὄρ-
θιόν τε καὶ ἀκλινὲς φυλάττοιτο τὸ σύμπαν αἰδοῖον, ἑδραίου
σώματος ἐκφυόμενον, ἐπὶ γοῦν τὸ προκείμενον ἐπανέλθωμεν,
ὅθεν ὁ λόγος ἀπῆλθε.

Κεφ. β΄. [658] Περὶ τῆς θέσεως γὰρ τῶν αἰδοίων
ἀρχόμενοι λέγειν ἐπεδείξαμεν, ἐξ ὀστῶν χρῆναι γεννᾶσθαι
τὸν καυλὸν ὀνομαζόμενον. καὶ μὴν, εἴπερ ἐξ ὀστῶν. ἐγγυ-
τέρω μὲν τῆς ἕδρας, ἢ νῦν ἐστι, δυνατὸν μὲν αὐτῷ,
οὐκ ἄμεινον δ᾽, ὡς ἔμπροσθεν ἐπεδείκνυμεν, κατὰ δὲ τὸ ἐπί-
σειον οὐδ᾽ ὅλως δυνατόν· οὐκέτι γὰρ ἐνταῦθά ἐστιν ὀστοῦν
οὐδέν. ὥστ᾽ ἔκ τε τῶν τῆς ἥβης ὀστῶν ἐκφύσεται πάντως,
ἔκ τε τῶν ἄνω μερῶν αὐτῶν· οὕτω γὰρ ἐπὶ πλεῖστόν τε
τῆς ἕδρας ἀφεστήξεται, πρός τε τὰς συνουσίας ἄμεινον κεί-
σεται. ὅτι δ᾽ οὐδ᾽ ἐκ τῶν ἀριστερῶν ἢ νῦν ἐστιν, οὐδ᾽ ἐκ
τῶν δεξιῶν, ἐντεῦθεν μαθήσῃ. εἴρηται πολλάκις ἤδη καὶ
πρόσθεν, ὡς, ὅταν μὲν ἕν τι μόριον ἄζυγές ἑτέρῳ, τὴν ἐν
τῷ μέσῳ θέσιν ἐπιζητεῖ, ζεῦγος δ᾽ εἰ γένοιτο, τῆς μέσης

ad ipforum actiones fic erat melius, ut rectum ac fta-
bile totum pudendum fervaretur, a corpore ftabili exor-
tum, ad propofitum, unde fermo digreffus eft, rever-
tamur.

Cap. II. De fitu enim pudendorum verba facere
aufpicati oftendimus, culem nuncupatum ex offibus oriri
oportere. Verum fi ex offibus, propius quidem anum,
quam nunc eft, oriri potuit, fed non fuit utilius, ut an-
tea oftendimus; a partibus vero, quae funt ad pubem, om-
nino non potuit, nullum enim ibi eft os; proinde ex
offibus pubis omnino exorietur, idque ex fuperioribus
ipforum partibus; fic enim plurimum ab ano erit diffitus,
tum ad coitus locum opportuniorem erit nactus. Quod
autem neque ex finiftris partibus, ubi nunc eft, neque
ex dextris eft fitus, hinc difces. Diximus jam ante fae-
penumero, quod, quando una pars aliqua eft fine conju-
ge, pofitionem mediam requirit; quod fi conjugium dua-
rum partium fuerit, utraque pars a media abeffe vult

χώρας ἴσον ἑκάτερον ἀπέχειν βούλεται, καὶ ὡς, εἰ μὴ φυλάτ-
τοιτό που τοῦτο κατὰ τὸ σπάνιον, ἐν ἐκείνῳ χρὴ ζητεῖν τῆς
ἐξαλλάξεως τὴν αἰτίαν, ὡς ἐφ᾽ ἥπατος ἐδείκνυτο, φυλαττο-
μένου δὲ καὶ τὸ μεμνῆσθαι περιττόν. ἀλλ᾽ ἐπειδὴ περί τε
θέσεως αἰδοίων καὶ τῆς τῶν κοίλων τε καὶ σηραγγωδῶν νεύ-
ρων ἐν αὐτῷ φύσεώς τε καὶ γενέσεως αὐτάρκως εἴρηται, τὸ
λεῖπον αὐτοῦ τῆς κατασκευῆς ἐξηγησόμεθα, παραλιπόντες
κἀνταῦθα τά γ᾽ οὕτω φανερὰ πᾶσιν, ὡς εἰ καὶ δεικνύοι τις,
ἓν εἶναι χρῆναι τὸ αἰδοῖον, ἢ ἀρτηρίας ἔχειν, ἢ φλέβας, ἢ
δέρμα. ταῦτ᾽ οὐκέτι τῆς περὶ χρείας μυρίων ὑπαρχέτω θεω-
ρίας, ἀλλ᾽ ἐκ τῶν φυσικῶν προβλημάτων· οἷον καὶ τίνος γι-
νομένου προελομένοις ἐντείνεται τὸ αἰδοῖον, ὅπως τ᾽ ἐνίοτε
χωρὶς προαιρέσεως τοῦτο πάσχει. τὸ μὲν γὰρ, ὅτι τοῦ κοίλου
νεύρου πληρουμένου πνεύματος, ἐκ τῆς νῦν προκειμένης ἡμῖν
πραγματείας ἐστί· τὸ δ᾽ ὅπως, τῆς φυσικῆς. ἐχομένους δὴ
τῶν ὅρων τῶνδε τὰ λείποντα τῷ λόγῳ χρὴ προστιθέναι.

aequabiliter, et ficubi id forte non fervetur (quod raro
accidit), quaerenda tunc in eo difcriminis eft caufa, ut,
dum de hepate ageremus, demonftravimus; ubi autem
fervatur, ibi id explicare eft fuperfluum. At quum de
pudendorum pofitione, et de nervorum cavorum ac ca-
vernoforum, qui in eis funt, fubftantia ac generatione
dictum abunde fit, quod de ipforum conftructione deeft
exponemus, praetermiffis hîc quoque iis, quae omnibus
adeo funt perfpicua; ut fi quis oftendat, unicum opor-
tere effe pudendum, aut arterias ipfum habere vel venas,
vel cutim; haec non amplius pertineant ad inveftigatio-
nem ufus partium, fed phyfica funt problemata; cujus
generis eft et illud, quî fiat, ut nobis volentibus pu-
dendum intendatur, tum quo pacto aliquando absque
voluntate noftra id ipfi accidat. Quod enim id accidat,
dum nervus cavus fpiritu eft refertus, praefentis infti-
tuti eft proprium; quo modo autem id fiat, ad fpecula-
tionem naturalem pertinet. His igitur finibus nos ipfos
continentes, quae difputationi reftant, ea adjiciamus
oportet.

Κεφ. γ'. Λείπει δὲ πρῶτον μὲν ἐπεξελθεῖν, οὗ ἐμνη-
μονεύσαμεν ὀλίγον ἔμπροσθεν, τοῦ δεῖν ἀκριβῶς τείνεσθαι
τὸ αἰδοῖον ἐν ταῖς συνουσίαις. οὐ γὰρ, ὡς ἄν οἰηθείη τις
ἴσως, ἕνεκα τῆς συνουσίας μόνης, ἀλλὰ καὶ τοῦ διΐστασθαι
καὶ εὐθύνεσθαι τὸν πόρον, ἵν' ἐπὶ πλεῖστον ἐξακοντίζηται
τὸ σπέρμα, χρήσιμον ἀκριβῶς τετάσθαι τὸ αἰδοῖον. εἰ γὰρ
μὴ κατ' εὐθὺ φέροιτο, διὰ τοῦ σκολιουμένου κατά τι καὶ
συμπίπτοντος ἐνταῦθα σχεθήσεται. τοῖς γὰρ οὖν ὑποσπα-
διαίοις ὀνομαζομένοις, ἐπειδὴ διὰ τὸν ἐν τῷ τέλει τοῦ καυ-
λοῦ δεσμὸν ὁ πόρος διέστραπται, γεννᾷν ἀδύνατον, οὐχ ὡς
οὐκ ἔχουσι δή που τὸ σπέρμα γόνιμον, ἀλλ' ὡς ἰσχόμενον
ἐν τῇ διαστροφῇ τοῦ καυλοῦ πρόσω φέρεσθαι μὴ δυνάμενον.
ὁμολογεῖ δὲ τῷ λόγῳ καὶ ἡ ἴασις, εἴ γε δὴ τμηθέντος τοῦ δε-
σμοῦ γεννῶσι. τοῦτο τοίνυν τὸ σφάλμα διὰ παντὸς ἂν ἐν ἅπασι
συνέπιπτε, μὴ προϊδομένης τῆς φύσεως, ὅπως εὐρύς τε ἅμα
καὶ ἀκριβῶς ὁ πόρος ὀρθὸς ἐν ταῖς συνουσίαις γίνοιτο. δεύτε-
ρον δ' ἕτερον τέχνημα τῆς φύσεως εἰς ταὐτόν τοῦτο διαφέρον,
ἥ τε θέσις αὐτοῦ τοῦ νευρώδους σώματος, ἥ τε τῶν ἑκατέρωθεν

Cap. III. Reſtat autem primum quidem id expli-
care, cujus paulo ante meminimus, quod ſcilicet in coiti-
bus pudendum exacte tenſum eſſe oporteat. Non enim
(quod forte quiſpiam exiſtimarit) ſolius coitus cauſa pu-
dendum tenſum exacte eſſe eſt utile, ſed quo meatu di-
ducto ac directo ſemen quam longiſſime ejaculetur; qui
meatus niſi recta ferretur, ſed aut obliquus eſſet, aut
alicubi in ſeſe concideret, ibi tum ſemen haereret. Si
quidem hypoſpadiaei, quos vocant, quod ob id vinculum,
quod ad finem virgae habent, meatus eis eſt contortus,
generare non poſſunt; non quod ſemen foecundum non
habeant, ſed quod in virgae flexibus haerens ferri an-
trorſum nequeat; quam rem curatio ipſa comprobat,
vinculo enim abſciſſo generant. Hoc certe vitium omni-
bus ſemper contigiſſet, niſi natura providiſſet, ut in coi-
tibus meatus latus ſimul et rectus omnino eſſet. Secun-
da autem alia naturae machina ad ipſum eſt utilis,
corporis ipſius nervoſi litus, tum muſculorum utrinque

Ed. Chart. IV. [658. 659.] Ed. Baf. I. (531. 532.)

μυῶν παράθεσις. [659] ἐν μὲν γὰρ τοῖς κάτω μέρεσι τοῦ
αἰδοίου κατὰ τὸ μῆκος ἐκτεταμένος μέσος ὁ πόρος ὁ τοῦ
σπέρματος τέτακται· τούτῳ δ᾽ ἐπίκειται τὸ κοῖλον νεῦρον,
ἑκατέρωθεν δ᾽ αὐτῶν δύο μύες, ἵν᾽ ὥσπερ ὑπὸ χειρῶν τι-
νων ἀντισπώμενος ὁ πόρος ἐφ᾽ ἑκάτερα διειρύνοιτο, μέ-
νοντος ἀκλινοῦς τοῦ σύμπαντος αἰδοίου. ἔμελλε δὲ δήπου
καὶ ἡ εὐρύτης τοῦ πόρου διὰ τῆς τοιαύτης κατασκευῆς φυ-
λάττεσθαι. χρήσιμον δ᾽ ἐστὶ κατὰ τὰς ἀποκρίσεις τοῦ σπέρ-
ματος εὐρύτατόν τε ἅμα καὶ εὐθύτατον ἀκριβῶς φυλάττε-
σθαι τὸν πόρον ὑπὲρ τοῦ συνεχὲς ὅλον ἀθρόως ὅτι
τάχιστα πρὸς τοὺς κόλπους αὐτὸ τῶν μητρῶν ἐξικνεῖσθαι.
ἐπεὶ δὲ καὶ ἡ κύστις ἐτέτακτο πλησίον, ἕτερον οὐκ ἦν ἄμει-
νον ἐκκρίσεως οὔρου ἐργάζεσθαι πόρον ἄλλον, ἢ συγχρήσα-
σθαι τῷ τοῦ σπέρματος. εὐλόγως οὖν καὶ ὁ ταύτης αὐχὴν
ἅπαν κατείληφε τὸ τοῦ περιτοναίου χωρίον, ἀναφερόμενον
ἀπὸ τῆς ἕδρας, ἐφ᾽ ἧς ἐξ ἀρχῆς ἔκειτο, μέχρι τῆς κατὰ
τὸ αἰδοῖον ἐκφύσεως. ἐπὶ δὲ τῶν γυναικῶν, ἅτ᾽ οὐκ ὄν-
τος αἰδοίου (532) προμήκους, τὴν τοιαύτην ἀπόφυσιν

appofitio. In partibus enim pudendi inferioribus feminis
meatus fecundum longitudinem exporrectus medius eſt
conſtitutus; incubat autem huic nervus cavus; utraque
vero horum parte mufculi duo, quo meatus ceu a ma-
nibus quibusdam in utramque partem diſtractus dilata-
retur, toto pudendo ſtabili manente; futurum vero fane
erat, ut meatus latitudo per hujusmodi conſtructionem
conſervaretur.   Utile autem eſt meatum, dum femen ex-
cernitur, latiſſimum fimul et quam rectiſſimum fervari,
quo femen totum fibi ipfi continuum confertim quam
celerrime ad matricum finus perveniat.   At quum vefica
etiam prope ellet conſtituta, non erat melius ad excer-
nendum lotium alium efficere meatum, fed meatu fe-
minis fimul uti; jure igitur et ipfius collum totum
peritonaeum occupavit, ut quod furfum ab ano, cui primo
iucumbebat, usque ad pudendi exortum feratur.   In mu-
lieribus vero, ut quibus pudendum non eſt praelongum,

ὁ τῆς κύστεως αὐχὴν οὐκέτ᾽ ἔσχεν· ἀλλὰ τὸ μὲν αἰδοῖον
αὐτὸ τὸ γυναικεῖον ἐπίκειται κατὰ τῆς ἕδρας, ἐπὶ δὲτ τὸ
ἄνω πέρας αυτοῦ τῆς κύστεως ὁ τρόχηλος τελευτᾷ, κᾀν-
ταῦθα προχεῖ τὸ οὐρον, οὔθ᾽ ἱκανῶς καμπύλος, ὡς ἐπὶ τῶν
ἀνδρῶν, οὐθ᾽ οὕτω μακρὸς γενέσθαι δεηθείς. αἱ δὲ τοῦ
δέρματος ἀποφύσεις ἐπὶ τοῖς πέρασι τῶν αἰδοίων ἑκατέ-
ρων ἐν μὲν ταῖς γυναιξὶ κόσμου τε χάριν ἐγένοντο, καὶ
τοῦ μὴ ψύχεσθαι τὰς υσιέρας σκεπάσματα προβέβληνται·
τοῖς δ᾽ ανδράσι πρὸς τῷ κόσμον τινὰ φέρειν ἔτι καὶ
ἀδύνατον ἦν μηδ᾽ ὅλως ἔχειν αὐτὰς, εἴ τι μεμνήμεθα των
ἔμπροσθεν λόγων, ἐν οἷς ἐδείννυτο, πῶς ἄρρεν τε καὶ
θῆλυ διαπλάττεται ζῶον. οἷον δέ τι πρόβλημα τῆς φά-
ρυγγος ὁ γαργαρεών ἐστι, τοιοῦτο τὸν μητρῶν ἡ νύμφη
προσαγορευομένη, σκέπουσά τε ἅμα καὶ ψύχεσθαι κωλύουσα
τὸ καθῆκον αὐτῶν εἰς τὸ γυναικεῖον αἰδοῖον στόμα τοῦ
τραχήλου. ταύτῃ μὲν δὴ καὶ ᾽τὰ τῶν γεννητικῶν ὀργάνων
ἐστὶ μόρια, καὶ συνθέσεως, καὶ μεγέθους, καὶ διαπλασεως,

collum veficae ejusmodi apophyfin non habet; fed pu-
dendum quidem ipfum muliebre ano imminet, in finem
autem ejus fuperiorem collum veficae definit, unde lo-
tium profunditur, quod non magnopere oportuit effe
flexuofum, ut in viris, neque adeo longum. Quod vero
ad cutis productiones, quae funt in finibus utriusque
pudendi, pertinet, in mulieribus quidem tum ornamenti
gratia extiterunt, tum, ne matrices refrigerarentur, ope-
rimenta funt appofita; viris autem praeterquam quod
ornamentûm quoddam afferunt, carere ipfi omnino iis
non poterant, fi quid eorum, quae prius diximus, recor-
damur, quum docuimus, quonam pacto mas ac foemina
conformetur. Cujusmodi autem pharyngi gargareon pro-
pugnaculum, tale eft matricibus quae nympha vocatur,
quae tegit fimul ac prohibet colli orificium, quod ad
muliebre pudendum pertingit, refrigerari. Haec itaque
inftrumentorum genitalium eft compofitio, magnitudo,

καὶ τῶν ἄλλων ἁπάντων, ἃ καὶ χωρὶς ἐμοῦ δυνατὸν ἐξευ-
ρεῖν τινα, θαυμαστῶς ὅπως παρεσκευασμένα.

Κεφ. δ'. Ὅσα δὲ περὶ τὸ κυούμενον ἔτι ζῶον ἡ φύ-
σις φιλοτεχνεῖ, διαπλάττουσά τε καὶ τροφὴν καὶ πνεῦμα
παρὰ τῆς μητρὸς ἐπάγουσα, καὶ χώρας τοῖς περιττώμασιν
εὐτρεπίζουσα, χαλεπὸν μὲν ἑρμηνεῦσαι σαφῶς, ὀφθέντα γε
μὴν ἀκριβῶς διὰ τῶν ἀνατομῶν εὐθέως ἀναγκάζει θαυμά-
ζειν τὸν θεασάμενον. ὅλῳ μὲν γὰρ αὐτῷ πανταχόθεν ὑμὴν
περιβέβληται λεπτὸς, ὃν ἄμνιον ὀνομάζουσιν, ἐκδεχόμενος
τὸν οἷον ἱδρῶτα τοῦ κυουμένου. τούτῳ δ᾽ ἔξωθεν ἕτερος
ἐπίκειται λεπτότερος, ὃν ἀλλαντοειδῆ προσαγορεύουσιν, εἰς
τὴν κύστιν αὐτοῦ συντετρημένος, ἀθροίζων ἐν ἑαυτῷ καὶ
οὗτος ἄχρι τῆς ἀποκυήσεως τὸ οἷον οὖρον τοῦ κυουμένου.
τούτῳ δ᾽ ἔξωθεν ἐν κύκλῳ περιβέβληται τὸ χορίον, ἅπα-
σαν ὑπαλεῖφον ἔνδον τὴν μήτραν, ὡς μηδαμόθι ψαύειν
αὐτῆς τὸ ὑποκείμενον, καὶ διὰ τούτου μέσου συνάπτεται
τῇ μητρὶ τὸ κυούμενον. ἐφ᾽ ἑκάστῳ δὴ στόματι τῶν εἰς
τοὐντὸς τῆς μήτρας ἀφηκόντων ἀγγείων, δι᾽ ὧν περ καὶ τὸ

conformatio, ac reliqua omnia, quorum conftructionem
admirabilem quivis fine me invenire poterit.

Cap. IV. Quae vero in animante, dum utero ad-
huc geritur, natura machinatur, ipfum conformans, et
alimentum ac fpiritum a matre inducens, et loca excre-
mentis comparans, explicare quidem aperte fuerit diffi-
cile; fi tamen in diffectionibus accurate perfpexeris, ad-
mirari te ftatim cogent. Toti enim ipfi membrana tenuis
undique eft circumjecta, quam amnium amiculum appel-
lant, foetus velut fudorem excipiens. Huic autem ex-
trinfecus tenuior alia incumbit, quam allantoidem nun-
cupant, in ipfius veficam perforata; quae et haec in fe
ipfa colligit usque ad partum ipfum velut foetus lotium.
His autem extrinfecus in orbem chorion eft circumjectum
matricem totam extrinfecus fubungens, ut, quod ipfis fub-
eft, nullo pacto matricem contingat; per eamque mediam
foetus matrici connectitur. In fingulis enim orificiis va-
forum, quae intrinfecus in matricem pertinent, per quae

καταμήνιον εἰς αὐτὴν ἐφέρετο, γεννᾶται παρὰ τὸν τοῦ κύειν
καιρὸν ἕτερον ἀγγεῖον, [660] ἀρτηρία μὲν ἐπὶ τῷ τῆς
ἀρτηρίας στόματι, φλὲψ δ᾽ ἐπὶ τῷ τῆς φλεβὸς, ὥστ᾽ εἶναι
τὸν ἀριθμὸν ἴσα τὰ γεννώμενα τοῖς εἴσω τῆς μήτρας πε-
ραίνουσι στόμασι. συνδεῖ δὲ αὐτὰ πρὸς ἄλληλα λεπτὸς
μὲν, ἰσχυρὸς δ᾽ ὑμὴν, ἔξωθέν τε περιφυόμενος ἅπασι τοῖς
ἀγγείοις καὶ τῶν ὑστερῶν τοῖς ἐντὸς μέρεσιν ἐμφυόμενος.
ουτος ὁ ὑμὴν καὶ τοῖς μεταξὺ τῶν στομάτων ἅπασι μέρεσι
τῆς ὑστέρας διπλοῦς ὑποτέταται καὶ συναποφύεταί τε καὶ
συμπροέρχεται τοῖς εἰρημένοις ἀγγείοις ἅπασιν, ἑκατέρῳ τῶν
ἑαυτοῦ μερῶν ἀμφιεννὺς ἑκάστου τὸ ἥμισυ μέρος, ὥστε καὶ
ὑκέπην αὐτοῖς εἶναι καὶ φρουρὰν καὶ σύνδεσμον πρὸς ἄλ-
ληλά τε καὶ τας ὑστέρας τὸν διπλοῦν τοῦτον ὑμένα. μικρὸν
μὲν δὴ τῶν ἀγγείων ἕκαστόν ἐστιν, ἵνα πρῶτον ἐκφύεται
τῆς μήτρας, οἷον δένδρου ῥιζῶν τὰ εἰς τὴν γῆν καθήκοντα
πέρατα· προελθόντα δ᾽ ὀλίγον εἰς ταὐτὸν ἀλλήλοις ἔρχε-
ται κατὰ συνδυασμόν, κᾄπειθ᾽ ἐν ἐξ ἀμφοῖν γενόμενον
πάλιν ἐκείνων ἕκαστον ἑκατέρῳ τῶν ὁμογενῶν εἰς ταὐτὸν

etiam fanguis menftruus in ipfum ferebatur, gignitur,
quo tempore utero geritur, aliud vas, arteria quidem
in arteriae, vena vero in venae orificio; ut fint ea, quae
generantur, numero aequalia iis orificiis, quae intro in
matricem definunt. Colligat autem ea inter fe tenuis
quidem, fed fortis membrana, quae extrinfecus vafis
omnibus circumhaeret, partibus vero matricum internis
inleritur. Haec membrana omnibus matricis partibus,
quae funt intra orificia, duplex fubjicitur, producitur,
ac cum memoratis vafis omnibus progreditur, utraque
fui parte cujusque partem dimidiam conveftiens; ut du-
plex haec membrana operimentum eis fit ac munimen-
tum, et ligamentum tum inter fefe tum cum matricibus
utrisque. Exiguum fane eft vaforum quodque, quum
primum a matrice exoritur, cujusmodi funt arboris ra-
dices extremae in terram defixae; ea vero pavlulum
progreffa per conjugationem coalefcunt, ex duobusque
unum procreatur; rurfusque illorum fingula cum fingulis

ἀφικνεῖται. καὶ τοῦτ᾿ οὐ παύεται γινόμενον, ἄχρις ἂν εἰς
δύο μεγάλα συναχθῇ πάντα τὰ σμικρά, καθάπερ τινὰ πρέ-
μνα ἐμφυόμενα τῷ κυουμένῳ διὰ τοῦ κατὰ τὸν ὀμφαλὸν
χωρίου. τέτταρα γὰρ οὖν ἐνταῦθα τὰ πάντ᾿ ἐστὶν ἀγγεῖα,
δύο μὲν ἀρτηρίαι, δύο δὲ φλέβες, οὐδενὸς τῶν ἑτερογενῶν
ἀλλήλοις συνελθόντος, ἀλλ᾿ ἀεὶ τῶν μὲν φλεβῶν ταῖς φλεψὶ,
τῶν δ᾿ ὑρτηριῶν ταῖς ἀρτηρίαις ἐς ταὐτὸν ἀφικομένων·
ὥστε σοι τοῦτ᾿ ἔργον πρῶτον τῆς φύσεως ἤδη φαινέσθω,
κἂν ἐγὼ μὴ λέγω. τὸ γὰρ ἐν τοσαύτῃ φορᾷ τῇ μεταξὺ,
παμπόλλων ἀγγείων ἀλλήλοις ἀναμιγνυμένων, μηδεπώποτε
φλέβα μὲν ἀρτηρίᾳ εὑρίσκεσθαι, ἀρτηρίαν δὲ φλεβὶ ἐμφῦ-
σαν, ἀλλ᾿ ἀεὶ γνωρίζειν τὸ οἰκεῖον καὶ ἑνοῦσθαι, τοῦτο
μόνον τέχνης θαυμαστῆς, οὐ τύχης ἀλόγου τεκμήριον. τὸ
δὲ δὴ καὶ τοῖς ζώοις ἅπασι, τοῖς ἄλλεσθαι μείζω πεφυκό-
σιν, οἷον ἐλάφοις τε καὶ αἰξὶ, τὴν ἔκφυσιν τῶν ἀγγείων
συνάψαι ταῖς μήτραις οὐχ ὑμέσι μόνον λεπτοῖς, ἀλλὰ σὺν
τούτοις γλίσχραις σαρξὶν, οἷον ἀλοιφῇ τινι, πῶς οὐ θαυ-

ejusdem generis coalefcunt; fitque id perpetuo, quoad
parva omnia in duo magna coeant, quae velut ftipites
quidam foetui per locum umbilici inferuntur.   Quatuor
itaque omnino hic funt vafa, duae fcilicet arteriae, et
venae totidem, nullis diverfi generis inter fe commixtis,
fed venis quidem femper cum venis, arteriis cum arte-
riis in idem coeuntibus.   Proinde hoc naturae opus
efle primarium tibi perfuade, etiamfi non moneam. Quod
enim, quum tanto intervallo vafa quamplurima inter
fe mixta ferantur, nunquam tamen venam arteriae, ne-
que arteriam venae reperias infertam, fed femper utra-
que vafa proprium vas agnofcant, eique foli uniantur,
artis mirabilis, non fortunae temerariae, eft indicium.
Porro quod in omnibus etiam animalibus, quae fuapte
natura funt ad faliendum proclivia, ut cervis et capris,
vaforum productiones matricibus lint connexae non per
tenues modo membranas, fed cum eis etiam per carnes
vifcofas, velut pinguedinem quandam, quo pacto non eft

Ed. Chart. IV. [660.]　　　　　　　Ed. Baf. I. (532.)

μαστῆς προνοίας ἐπίδειγμα; τὸ δὲ μηδὲ καθ᾽ ἕτερόν τι μέ-
ρος συμφύεσθαι τῷ κυουμένῳ μήτε φλέβα μήτ᾽ ἀρτηρίαν,
ἢ κατὰ μόνον τὸν ὀμφαλὸν, ὅσπερ δὴ τὴν μέσην χώραν
τοῦ παντὸς ζώου κατείληφεν, οὐδ᾽ αὐτὸ τὴν τυχοῦσαν ἐν-
δείκνυται τέχνην. τὸ δὲ μήτε τὰς φλέβας εἰς ἄλλο τι κατα-
φύεσθαι σπλάγχνον, ὑπερβαινούσας τὸ ἧπαρ, μήτε τὰς
ἀρτηρίας ἀλλαχόσε ποι φέρεσθαι, πλὴν ἐπὶ τὴν μεγάλην
ἀρτηρίαν, ἥτις ἐξ αὐτῆς τῆς καρδίας ἐκφύεται, πᾶς οὐ
θαυμαστόν; τὸ δὲ μηδ᾽ ὡς ἔτυχεν εἶναι τοῦ ἐν μέσῳ δια-
στήματος, μηδὲ εἰς τοὺς τυχόντας ἐμφύεσθαι τόπους τῶν
εἰρημένων ὀργάνων, ἀλλὰ τὰς μὲν φλέβας εἰς τὰ τοῦ ἥπα-
τος σιμὰ, τὰς δ᾽ ἀρτηρίας εἰς τὴν ἐπ᾽ ὀσφύϊ μοῖραν τῆς
μεγάλης ἀρτηρίας, οὐ φαύλης οὐδ᾽ αὐτὰ τέχνης γνωρίσματα.
τὰς μὲν γὰρ φλέβας ἔστιν ἰδεῖν εὐθέως μετὰ τὸν ὀμφαλὸν
ἐς ταὐτὸν ἀλλήλαις ἰούσας καὶ μίαν γενομένας, ἔπειθ᾽
ὑμέσιν ἰσχυροῖς ἀμφιεννυμένην τε ἅμα καὶ συνδουμένην τοῖς
παρακειμένοις σώμασι τὴν μίαν ἐκείνην φλέβα μέχρι τῆς
ἐπὶ τὸ σπλάγχνον πορείας. ἐπὶ γὰρ τὴν ἐν τῷ κυουμένῳ

mirabilis providentiae fpecimen? Quod vero per nullam
aliam partem neque vena neque arteria foetui inferatur,
quam per folum umbilicum, qui locum medium totius
animalis obtinet, ne id quidem artem afpernandam indi-
cat. Quod autem neque venae hepar praetergreffae in
aliud quoddam vifcus inferantur, neque arteriae alio
quopiam, quam ad magnam arteriam, quae ab ipfo corde
exoritur, ferantur, quo modo id mirandum non eft?
Quod autem non quodvis fit intervallum medium, neque
in quemvis locum memoratorum inftrumentorum vafa
haec inferantur, fed venae quidem in partes hepatis fi-
mas, arteriae vero in partem magnae arteriae, quae eft
ad lumbos, ne haec quidem artis contemnendae funt
indicia. Si quidem venas videre eft ftatim, ut umbili-
cum fuperarint, inter fefe mutuo coïre unamque effici;
quae poftea membranis fortibus conveftita corporibusque
vicinis colligata ad vifcus usque una ipfa, ut erat, pro-
greditur; oportebat enim ipfarum prius ad venarum

ζώῳ φλεβῶν ἀρχὴν αὐτὴν ἐξικνεῖσθαι πρότερον, ἔπειτ᾽ ἐν-
τεῦθεν ἀπωιταχόσε διανέμεσθαι, τὰς δ᾽ ἀρτηρίας ἐχρῆν
μὲν δή που και ταύτας εἰς τὴν τῶν ἀρτηριῶν ἀρχὴν ἐμφῦ-
ναι, ιην ἀριστερὰν κοιλίαν τῆς καρδίας, ἀλλὰ πορρωτάτω
τῶν κατὰ τὸν ὀμφαλὸν χωρίων ἀνῳκισμένης αὐτῆς, οὐκ
ἦν ἀκίνδυνον, οἷον κρεμαμένας ἀνάγεσθαι τοσαύτην ὁδόν.
[661] τί δὴ λοιπὸν ἦν ἄμεινον, ἢ δηλονότι διὰ βραχυτάτου
διαστήματος ἀγαγεῖν αὐτὰς ἐπὶ τας τῆς καρδίας ἐκφυομένας;
ἀλλ᾽ ἐκφύεται μὲν τῆς καρδίας ἡ μεγίστη τῶν ἀρτηριῶν,
ἐπίκειται δὲ κατὰ μέσης τῆς ῥάχεως, ὅλον αὐτῆς τὸ μῆκος
κατειληφυῖα. πρὸς ταύτην οὖν ἐχρῆν συναναστομῶσαί τε
καὶ συνάψαι τὰς ἐκ τῆς μήτρας ἰούσας ἐπὶ τὸ κυούμενον
ἀρτηρίας. καὶ δὴ καὶ παραγίνονταί τε καὶ συνάπτονται ταύ-
τῃ, καὶ φαίνεται κἀνταῦθα μηδὲν μάτην ἡ φύσις ἐργαζο-
μένη. τί δὴ οὖν οὐ διὰ βραχυτάτης ὁδοῦ παρήγαγεν αὐτὰς
ἐπὶ τὴν ἀρτηρίαν τὴν μεγάλην; καὶ γὰρ ἀσφαλέστερον τὸ
δι᾽ ὀλίγου καὶ αὐτῇ τῇ φύσει συνηθέστερον, ὡς ἐν τοῖς ἔμ-
προσθεν ἐπιδέδεικται λόγοις. ἢ κἀνταῦθα θαυμάζειν αὐτῆς

principium in foetu accedere, poftea illinc in omnes
partes diftribui. Arterias autem oportebat et ipfas fane
in arteriarum principium, finiftrum videlicet cordis ven-
triculum, inferi; verum quum hic ventriculus a locis
umbilici longiffime fit diffitus, non erat tutum eas velut
pendentes tanto itinere furfum ducere. Quid igitur re-
liquum erat, quod effet melius, nifi per breve interval-
lum ipfas ducere ad eas, quae a corde exoriuntur? nam
a corde quidem maxima arteria exoritur, mediae autem
fpinae incumbit, omnem ipfius longitudinem occupans.
Ad hanc igitur oportebat arterias applicare et conne-
ctere, quae a matrice ad foetum perveniunt; atqui et
accedunt, et cum ea junguntur; videturque ne hic qui-
dem a natura fruftra quicquam fieri. Cur igitur non
per breviffimam viam eas deduxit ad magnam arteriam?
etenim via brevior erat tutior, et naturae ipfi confuetior,
at libris prioribus demonftravimus. An hic quoque mi-

Ed. Chart. IV. [661.]　　　　　　　　Ed. Baf. I. (532. 533.)

χρὴ τὴν πρόνοιαν; ἔνθα μὲν γὰρ οὐδὲν ἕτερον ἐν ταῖς ὁδοῖς
ἐστι πλεονέκτημα, τὴν βραχυτάτην αἱρεῖται· προσιούσης δέ
τινος ἐν τῷ μήκει τῆς ὁδοιπορίας ἀσφαλείας μείζονος,
ἤπερ ἐκ τῆς βραχύτητος ἐγίνετο, τὴν μακροτέραν περιάγειν
οὐκ ὀκνεῖ. ταῦτα δὴ φαίνεται καὶ νῦν ἑλομένη πρὸ τῆς
ἐπιτόμου μὲν, σφαλερᾶς δὲ, τὴν μακροτέραν μὲν ὁδὸν, ἀλλ'
ἀκριβῶς ἀσφαλῆ. τὸ μὲν γὰρ ἐπὶ τὴν ῥάχιν ὀρθὰς κατά-
γειν τὰς ἀρτηρίας ἐξ ὀμφαλοῦ, εἴτ' οὖν δύο μεν(533)ού-
σας, εἴτε καὶ μίαν γενομένας, ἐπ' οὐδενὸς ὀργάνου κατ'
οὐδὲν μέρος τῆς ὁδοῦ δυναμένας ἀναπαύεσθαι, πρὸς τῷ καὶ
φθάνειν ὑπό τε τῶν ἐντέρων καὶ τῶν νεφρῶν κατειλῆφθαι,
τήνδε τὴν χώραν εὐλόγως ἐφυλάξατο. παρακειμένης δὲ τῆς
κύστεως, καὶ μάλιστα ἐπὶ τῶν ἔτι κυουμένων ζώων, (συμ-
φύεται γὰρ ἐπὶ τούτων ὁ πυθμὴν αὐτῆς τοῖς κατὰ τὸν ὀμ-
φαλὸν χωρίοις,) ἕτοιμον ἦν ἐπιβῆναί τε ταύτῃ ταῖς ἀρτη-
ρίαις, καὶ καθ' ὅλης αὐτῆς οἷον ἐπιβάθρας τινὸς ὁδοιπο-
ρῆσαι μέχρι τῆς μεγάλης ἀρτηρίας. ἀλλ' οὐδ' ἐπιβεβήκασιν
ἁπλῶς, οὐδὲ γὰρ ἂν ἔμελλον ἀπλανεῖς κατὰ κυρτῆς ἕδρας

rari oportet ipſius providentiam? ubi enim nihil aliud ex
via eſt commodi, breviſſimam eligit; quum autem ex
viae longitudine major ſecuritas quam ex viae brevitate
accedit, tunc natura non dubitat longiore via circuma-
gere. Ob eam certe cauſam nunc quoque viae compen-
dioſae quidem, ſed periculoſae, longiorem quidem, ve-
rum tutiſſimam, videtur antepoſuiſſe; noluit enim arte-
rias rectas ab umbilico ad ſpinam ducere, ſive duae ſive
una factae eſſent, nulla itineris parte in nullo inſtru-
mento conquieturas; ut interim omittam, quod locus hic
ab inteſtinis et renibus jam occupatus fuerat. Quum
autem propinqua eſſet veſica, idque potiſſimum in iis
foetibus, qui nuper concepti fuerint, (in iis enim fundus
veſicae locis umbilici adhaereſcit,) facile factu erat ipſis
arteriis ea veſicam conſcendere, ac per totam ipſam,
velut per deſcenſum quendam, ad magnam usque arte-
riam pervenire. Sed non aſcenderunt eam ſimpliciter,
neque enim ſtabiles permanerent ſede devexa invectae,

ὀχούμεναι, μηδενὶ συναφθεῖσαι δεσμῷ. ταῦτ᾽ ἄρα συνέδη-
σεν αὐτὰς ὑμέσιν ἰσχυροῖς, ἑκατέραν τῷ καθ᾽ ἑαυτὴν μέρει
τῆς κύστεως· καὶ οὕτως ἤδη, καθάπερ τινὰ τῆς κύστεως
αὐτῆς, οἶμαι, μόρια, μέχρι τῆς μεγάλης ἀρτηρίας παράγον-
ται. τὰ μὲν δὴ κατὰ τὰς ἀρτηρίας εἰς τοσοῦτον ἥκει προ-
νοίας. διὰ τί δ᾽ ἡ φλὲψ οὐκ εἰς τὰ κυρτὰ τοῦ ἥπατος, ἀλλ᾽
εἰς τὰ σιμὰ καταφύεται; διότι τὸ τῆς χολῆς ἀγγεῖον ἐν-
ταῦθα ἐτέτακτο, καὶ βέλτιον ἦν καθαρθῆναι τὸ αἷμα,
πρὶν εἰς ὅλον τὸ ζῶον διανέμεσθαι. διὰ τί δ᾽ αὕτη μὲν
ἐγένετο μία κατὰ τὸν ὀμφαλὸν εὐθύς, αἱ δ᾽ ἀρτηρίαι μέ-
χρι πολλοῦ δύο μένουσιν; ἢ ὅτι ταῖς μὲν φλεψὶν ἀσφαλέ-
στερον ἦν ἔν μεῖζον ἀγγεῖον συνελθούσαις ποιῆσαι; δυσ-
παθέστερον γὰρ ἀεὶ τὸ μεῖζον, εἰς ἕν τε μέρος ἐμφῦναι
τοῦ ἥπατος ἀναγκαῖον ὑπῆρχεν. ταῖς δ᾽ ἀρτηρίαις ἐπί τε
τῆς κύστεως ἀσφαλῶς ὀχεῖσθαι μελλούσαις, οὐκ εὐθύς γε
πρὸς τὴν ἀριστερὰν κοιλίαν τῆς καρδίας ἐξικνουμέναις, οὐκ
ἦν ἀναγκαῖον γενέσθαι μίαν. πάντως δ᾽ ἄν, εἴπερ καὶ τάσδε

niſi vinculo quodam fuiſſent colligatae; quamobrem ipſas
utique membranis validis colligavit, utramque parti veſi-
cae ſui lateris connectens. Atque ita jam, velut partes
quaedam, opinor, ipſius veſicae, usque ad magnam arte-
riam tuto perducuntur. Quae igitur ad arterias perti-
nent, ea fuerunt providentia comparata. At cur vena
non in gibba hepatis, ſed in ſima inferitur, niſi quod
bilis receptaculum ibi erat locatum, ſatiusque erat pur-
gari ſanguinem prius, quam in totum animantis corpus
diſtribueretur? Cur autem ipſa ad umbilicum ſtatim in
unam eſt redacta, arteriae vero longo itinere manent
duae, niſi quod tutius erat venas coaleſcentes unum ma-
gnum vas efficere? minus enim injuriis eſt obnoxium,
quod majus eſt *vas;* praeterea etiam uni hepatis parti
eam inferi erat neceſſe; arterias vero, ut quae ſuper ve-
ſicam tuto vehendae erant, neque ſtatim ad cordis ſini-
ſtrum ventriculum erant pervaſurae, non erat neceſſe
unam effici; omnino enim, ſi et has ſublimes ad cor

ΤΩΝ ΜΟΡΙΩΝ ΛΟΓΟΣ Ο. 231

Ed. Chart. IV. [661. 662.]   Ed. Baf. I. (533.)

μετεώρους ανέφερεν επί την καρδίαν, ώσπερ και τάς φλέβας
επί τό ήπαρ, ευθέως άν και ταύτας μίαν απειργάσατο.

Κεφ. ε'. Τέτταρα τοίνυν εστι τά προειρημένα κατά
τόν ομφαλόν αγγεία, δύο μεν αρτηρίαι, δύο δε φλέβες, μέ-
σον εαυτών έχοντες τόν ουραγόν· ούτω γάρ ονομάζειν έθος
τοίς ανατομικοίς τόν εκ του πυθμένος της κύστεως πόρον,
[662] εξοχετεύοντα το ούρον είς τόν ολίγον έμπροσθεν ειρη-
μένον χιτώνα τόν αλλαντοειδή· καλείται γάρ ούτως από της
πρός τούς αλλάντας ομοιότητος κατά σχήμα. αλλά τών
τεττάρων αγγείων τών περί τόν ουραγόν εκ μέν τών άνω
μερών αι φλέβες εισίν· άνω γάρ αυτάς ευθέως ιέναι βέλ-
τιον ήν ως επί τό ήπαρ· εκ δε τών κάτωθεν αι αρτη-
ρίαι· και γάρ και κάτω ταύτας φέρεσθαι ταίς πλευραίς της
κύστεως εποχουμένας ην άμεινον. ευθύς ούν εκάτερον τό
ζεύγος τών αγγείων η φύσις εν επιτηδείω χωρίω κατέθετο,
και διά τούτων οίον πρέμνων τινών εκ της μήτρας έλκει τό
έμβρυον αίμα και πνεύμα. μεταξύ δε πάντων τε τούτων
και των εις αυτήν την μήτραν εμφυομένων αγγείων τών

furfum natura duxiflet, ut venas ad hepar, protinus uti-
que et has unam feciflet.

Cap. V. Quatuor igitur funt praedicta in umbilico
vafa, duae fcilicet arteriae et venae totidem, in medio
habentes urachum; fic enim anatomici nominare con-
fueverunt meatum, qui ex fundo veficae exortus lotium
in memoratam paulo ante tunicam allantoeidem, id eft
inteftinalem, derivat, quae ita a fimilitudine figurae, quam
cum inteftinis habet, appellatur. Sed ex quatuor vafis,
quae funt circum urachum, fuperioribus quidem partibus
funt venae; furfum enim eas mox progredi ad hepar
praeftiterat; inferioribus autem arteriae; etenim deorfum
et has ferri veficae lateribus invehendas erat melius.
Protinus igitur utrumque vaforum par natura in loco
opportuno collocavit, per quae, velut per truncos quosdam,
foetus trahit ex matrice fanguinem et fpiritum. Inter
haec vero omnia et vafa exigua, quae in matricem ip-

μικρῶν οἷον ῥίζωσίς τίς ἐστι τῶν πρέμνων. ὀνομάζεται δὲ
χορίον ἡ ῥίζωσις αὕτη, πλῆθος ἀγγείων οὖσα, μηδ' ἀρι-
θμηθῆναι ῥᾳδίως δυναμένων, ὑμένι λεπτῷ συναπτομένων.
ὅτι μὲν οὖν διπλοῦς ἐστιν ὁ ὑμὴν οὗτος, καὶ διότι, προεί-
ρηται. διὰ μέσου γὰρ αὐτοῦ φέρεται πάντα τὰ κατὰ τὸ
χορίον ἀγγεῖα, συνδούμενά τε ἅμα καὶ σκεπόμενα πρὸς αὐ-
τοῦ. τῶν δ' ἄλλων δυοῖν ὁ μὲν ἀλλαντοειδὴς ὀνομαζόμε-
νος, ὃν εἰς τὴν κύστιν ἔφαμεν συντετρῆσθαι κατὰ τὸν
οὐραγὸν, εἰς ὑποδοχὴν οὔρου παρεσκεύασται. βέλτιον οὖν
μακρῷ μὴ κατὰ τὸ αἰδοῖον οὐρεῖν τὸ κυούμενον, ἀλλ', ὡς
νῦν ἔχει, κατὰ τὸν ὀμφαλόν. ἐπειδὴ γὰρ ὅλον αὐτὸ περι-
είληφεν ὁ ἄμνιος ὀνομαζόμενος ὑμήν, ἕτερον εἶδος ὑγροῦ ἐκ-
δεχόμενος, οὐκ ἦν εὔλογον ἀναμίγνυσθαι τὸ τοιοῦτον τῷ
οὔρῳ. ἐναργῶς γὰρ φαίνεται τὸ κατὰ τὸν ἀλλαντοειδῆ,
πρὸς τῷ λεπτότερόν τ' εἶναι καὶ ξανθότερον τοῦ κατὰ
τὸν ἄμνιον, ἔτι καὶ δριμύτερον ὑπάρχειν, ὡς καὶ τὴν ὄσφρη-
σιν ἀνιᾶν καὶ πλήττειν ἀνατεμνόντων τὸν ὑμένα. τὸ μὲν

fam inferuntur, media eſt quaedam velut truncorum ra-
dicatio; nominatur autem haec radicatio chorion, quod
eſt vaforum multitudo membrana tenui connexorum,
quae haud facile numerare queas.   Quod vero duplex
ſit haec membrana, et cur, dictum nobis ante fuit; per
mediam enim ipfam vafa omnia feruntur, quae fecundis
infunt, colligata ſimul ab ipfa ac tecta.   Reliquarum
vero duarum quae allantoides quidem nominatur, (quam
ad veficam diximus eſſe pertufam juxta urachum,) ad
urinam recipiendam fuit comparata; longe enim prae-
ſtiterat foetum non per pudendum lotium reddere, fed,
ut nunc habet, per umbilicum.   Poſtquam enim totum
ipfum membrana, quam amnion nominant, complectitur,
aliam humoris fpeciem recipiens, non erat confentaneum
hujusmodi humorem cum lotio permifceri; evidenter
enim apparet humor is, qui eſt intra allantoidem, tum
tenuior eſſe, tum flavior, tum acrior eo, qui eſt intra
amnion, ut etiam hanc membranam diffecantium olfa-
ctum angat ac feriat.   Quod igitur fudoris inſtar intra

οὖν ἐν ἱδρῶτος λόγῳ κατὰ τὸν ἄμνιον ἀθροιζόμενον ἐν
κύκλῳ περικέχυται τῷ κυουμένῳ, μηδὲν βλάπτειν αὐτοῦ τὸ
δέρμα δυνάμενον. ἰδίμ δ᾽ ἀπήκται τοῦδε καὶ ἀποκεχώρι-
σται τὸ οὖρον, οὔτε τοῦ δέρματος, οὔτε τῶν κατὰ τὸ χο-
ρίον ἁπτόμενον φλεβῶν, ὅπως μηδὲν ὑπὸ τῆς δριμύτητος
αὐτοῦ τὰ πλησιάζοντα βλάπτοιτο. χρεία δὲ οὐ μικρὰ καὶ
ἥδε τοῦ κατὰ τὸν ἄμνιον ὑγροῦ. κυυφίζεται γὰρ καὶ ἀνέ-
χει καθάπερ ἐννῆχον αὐτῷ τὸ κυούμενον, ὅπως ἧττον εἴη
βαρὺ τοῖς πρὸς τὴν μήτραν ἀρτήμασιν. ἀπὸ γοῦν τῆσδε τῆς
γνώμης καὶ ὁ Ἱπποκράτης ἔλεγεν· Ὁκόσαι ἐν γαστρὶ ἔχου-
σαι ἐκτιτρώσκονται δίμηνα καὶ τρίμηνα ἄτερ φανερᾶς
προφάσιος, ταύτῃσιν αἱ κοτυληδόνες μύξης μεσταί εἰσι, καὶ
οὐ δύνανται κρατέειν ὑπὸ βάρεος τὸ ἔμβρυον, ἀλλ᾽ ἀποῤῥή-
γνυνται· κοτυληδόνας μὲν ὀνομάζων τῶν εἰς τὰς μήτρας
καθηκόντων ἀγγείων τὰ στόματα, (δέδεικται γὰρ τοῦτο ἐν
ἑτέροις,) οὐ δύνασθαι δὲ λέγων ὀχεῖν αὐτὰς καὶ βαστάζειν τὸ
ἔμβρυον, ἐπειδὰν ὑπόμυξοι γενηθῶσιν, ἀλλ᾽ ἐπιτρέπειν ὑπὸ
τοῦ βάρους ἀποῤῥήγνυσθαι. τοῦτ᾽ οὖν ἀπάσαις ἂν ἀεὶ

amnion acervatur, in orbem foetui eſt circumfuſum,
quod cutim ipſius laedere haudquaquam poteſt; ſeorſum
autem lotium a foetu eſt abductum ac ſejunctum, ne-
que cutim, neque venas, quae ſecundis inſunt, attingens,
ne ab ejus acrimonia partes vicinae laederentur. Uſus
autem eſt non contemnendus ejus humoris, qui intra
amnion continetur. Foetus enim in eo quaſi innatans
ſurſum tollitur ac vehitur, ut minus ſit gravis iis vin-
culis, per quae matrici cohaereſcit. Quae res Hippocra-
tem impulit, ut diceret: *Quae ventrem ferentes bi-*
meſtres aut trimeſtres ſine cauſa manifeſta abortiunt, iis
acetabula mucore ſunt plena, neque poſſunt foetum prae
gravitate retinere, ſed abrumpuntur. Acetabula vocat
vaſorum, quae ad matrices perveniunt, orificia, (id enim
alibi demonſtravimus,) dicens ipſa non poſſe foetum ve-
here, neque geſtare, quum mucore referta fuerint, ſed
permittere ipſis, ut prae pondere abrumpantur. Id certe

234 ΓΑΛΗΝΟΥ ΠΕΡΙ ΧΡΕΙΑΣ

Eo. Chart. IV. [662. 663.]　　　　　　　　Ed. Baf. I. (533.)

συνέπιπτε ταῖς κυούσαις, εἰ μὴ νηχόμενον ἐν τῷ κατὰ τὸν
ἄμνιον υγρῷ τὸ κίημα κουφότερον ἐγίνετο, και ἡττον κα-
τεσπᾶτο πρὸς τὴν μήτραν τῶν ἀγγείων η σύμφυσις. ὅσοι
δ᾽ αὐτῇ τῇ κυούσῃ κουφότερόν φασι γίνεσθαι τὸ ἔμβρυον
ἐντῆχον τῷ κατὰ τὸν ἀμνιον υγρῷ, γελοῖοι παντάπασιν
ὑπάρχουσιν, οὐκ ἐννοοῦντες, ὅτι καὶ αὐτὸ τὸ ὑγρὸν ὑπ᾽
ἐκείνης βαστάζεται. προσέρχεται δὲ καὶ ἄλλη τις χρεία τοῖς
ὑγροῖς τοῖσδε κοινὴ κατὰ τὴν ἀποκύησιν τοῦ ζῴου γινομένη,
ῥᾷον ἐκπίπτειν τοῦ τῆς μήτρας αὐχένος τὸ κυούμενον, ὑγρό-
τητι πολλῇ τεγγόμενον, καὶ ῥηγνυμένων ἐξ ἀνάγκης τηνι-
καῦτα τῶν ὑμένων. οὐ μόνον γὰρ εἰς ὄλισθον συμβάλλεται
τοῖς ἐμβρύοις η ὑγρότης, [663] ἀλλὰ καὶ τὸν αὐχένα τῶν
μητρῶν ἕτοιμον εἰς τὸ διαστέλλεσθαι μέχρι πλείστου παρα-
σκευάζει· βρεχόμενος γὰρ ἀπὸ τῶν προειρημένων ὑγρῶν μαλα-
κώτερος γίνεται καὶ ῥᾷον διαστέλλεται. μεγίστη δ᾽ ἀπόδειξις
τοῦ λεγομένου καὶ τὸ κατὰ τὰς μαίας, ἐπειδὰν φθάσαν ἀθρόως
ἐκρύῃ τὸ ὑγρον, αὐτὰς ἀναγκάζεσθαι μιμουμένας τὴν φύσιν
ἔχειν τινάς ὑγρότητας ὑπερ τοῦ διαβρέξαι τῶν μητρῶν τὸν

omnibus femper accideret uterum gerentibus, nifi foetus
humori, qui intra amnion habetur, innatando levior
fieret, ipfaque vaforum cum matrice connexio minus
detraheretur.　　Qui vero ipfi matri leviorem ajunt effe
foetum, quod ipfe humori, qui eft intra amnion, inna-
tet, ridiculi plane funt, non intelligentes, ipfum quoque
humorem a matre geftari.　　Accidit autem et alius qui-
dam iis humoribus communis ufus, quo tempore animal
paritur; foetus enim facilius collo matricis elabitur, quum
ipfe humore multo perfunditur, quod ei tunc accidit
propterea, quod neceffe eft tum membranas rumpi; non
modo enim humor ifte foetibus lubricandis confert, fed
collum etiam matricum ad maximam dilatationem reddit
facile; a praedictis enim humoribus humectatum mollius
redditur, dilataturque facilius.　　Comprobant autem, quod
dicimus, non minimum ipfae obftetrices, quum repente
ac fimul humor effluere occuparit, ipfae naturam imi-
tari coactae humores quosdam habent, quibus collum

ΤΩΝ ΜΟΡΙΩΝ ΛΟΓΟΣ Ο.   235

Ed. Chart. IV. [663.]   Ed. Baf. I. (533.)

αὐχένα. παντοίως γὰρ δὴ τά γε τῆς φύσεως εὔπορα, καὶ
συγχρῆται, καθάπερ δέδεικται πολλάκις, ἐπὶ τὸ βέλτιον
ἅπασι τοῖς καὶ ἄλλως ἐξ ἀνάγκης ἐσομένοις. οὕτω γοῦν καὶ τοῖς
ὑγροῖς τούτοις, τοῖς περὶ τὸ ἔμβρυον ἀναγκαίαν ἔχουσι τὴν γέ-
νεσιν, εἴς τε τὴν ἄλυπον ὄχησιν ἔτι κυουμένου τοῦ ζῴου κατε-
χρήσατο καὶ τὴν ἐν τοῖς τόκοις ἑτοίμην ἔκπτωσιν. οὕτω δ᾽ εἰσὶ
λεπτοὶ καὶ ἀραχνώδεις οἱ ὑμένες, ὥστ᾽, εἰ μὴ μετρίως τις αὐ-
τῶν ψαύοι κατὰ τὰς ἀνατομὰς, ἀποῤῥήγνυσθαί ῥᾳδίως. πῶς
οὖν οὐκ ἀποῤῥήγνυται, καὶ θεούσης ἐνίοτε καὶ πηδώσης τῆς
κυούσης; ἓν καὶ τοῦτο ἐστὶ μηχάνημα τῆς φύσεως σοφώτα-
τον γινωσκούσης, ὡς λεπτοῖς σώμασιν εἰς δυσπάθειαν ἐπι-
κουρία μεγίστη μία πᾶσιν ἡ κατ᾽ ἀλλήλων ἐπιβολή. τὰ
γοῦν ἐξ ἐρίων ἤ τινων ἄλλων τριχῶν ἢ ἰνῶν ὑφαινόμενά
τε καὶ πλεκόμενα παμπόλλην ἐκ τῆς συνθέσεως ἰσχὺν ἐπι-
κτᾶται, καταμόνας ἑκάστου τῶν συνιόντων ἀσθενεστάτου
τὴν φύσιν ὑπάρχοντος. εἰ τοίνυν μὴ μόνον ὁμιλήσειεν ἀλ-

matricum perfundant. Omnino enim naturae opera funt
opulenta; fimul utitur enim ipfa, quemadmodum faepe
demonftravimus, in melius omnibus iis, quae alioqui
neceffario erant comparanda. Pari modo et iis humo-
ribus, quos propter foetum procreare omnino oportebat,
tum ad foetus, dum utero geritur, vecturam indolen-
tem eft abufa, tum etiam, ut in partubus celeriter ex-
cideret. Caeterum membranae hae tenues funt adeo
atque araneofae, ut, nifi quis eas moderate inter diffe-
candum contrectet, facile abrumpantur. Quî igitur non
difrumpuntur, quum gravida ipfa currat aliquando ac
faliat? Una haec quoque eft naturae ingeniofiffima folertia,
intelligentis, unum effe omnibus corporibus tenuibus ma-
ximum ad patiendi difficultatem praefidium, fi alia aliis
cumulentur; quandoquidem, quae ex lanis, vel aliis qui-
busdam pilis, aut fibris concinnantur ac contexuntur,
robur longe maximum ex mutua compofitione adipifcun-
tur, quum feorfum connexorum quodque natura fit im-
becillimum. Si igitur non modo propinqua fibi inter fe

λήλοις, ὥσπερ ταῦτα τά ὑφαινόμενά τε καὶ πλεκόμενα πρὸς
ἡμῶν, ἀλλά καὶ σύμφυσιν ἀκριβῆ προσκτήσαιτο, πολλαπλα-
σιάζοιτ᾽ ἂν αὐτοῖς κἀκ τῆσδε τὰ τῆς ἰσχύος, οὐκ(534)ουν
τοῦτο θαυμαστὸν, εἰ τέτταρες ὑμένες ἐπικείμενοι κατ᾽ ἀλ-
λήλων τὴν ἰσχὺν ἐκ τῆς συνθέσεως ἐκτήσαντο, ἀλλ᾽ ἐκεῖνο
τὸ θαυμασιώτατον, ὅτι μὴ μόνον ἐπιβέβληται κατ᾽ ἀλλήλων,
ἀλλὰ πολλαχόθεν μὲν συμφύεται, πολλαχόθεν δὲ συναρ-
τῶνται λεπταῖς ἰνῶν διαφύσεσιν, ἑνῶσαι βουληθείσης αὐ-
τοὺς ὡς οἷόν τε τῆς φύσεως, ἵν᾽, ἧς ἕκαστος ἰσχύος
ἠπόρει παρ᾽ ἑαυτοῦ, ταύτην ἐξ ἀλλήλων ἅπαντες κτήσωνται.
τί δὴ οὖν, ἴσως ὑπολήψεταί τις, οὐκ εὐθὺς ἐξ ἀρχῆς
ἕκαστον αὐτῶν ἡ φύσις ἰσχυρὸν ἀπειργάσατο, προνοουμένη
γε δὴ τῆς δυσπαθείας ἁπάντων; ὅτι, παχεῖς εἴπερ αὐτοὺς
ἐποίησε καὶ σκληρους, (οὐ γὰρ δὴ καὶ ἐξ ἄλλου γέ τινος
τρόπου τὴν ἰσχὺν οἷόν τ᾽ ἦν ἐκπορίσασθαι,) βάρος ἄν τι
σὺν ὄγκῳ μεγίστῳ τῆς κυούσης ἐξῆψεν, οὐκ ἐκείνη μόνη
λυπηρὸν, ἀλλα καὶ στενοχωρίαν οὐκ ἀναγκαίαν παρέξον τῷ

fuerint, quemadmodum ea funt, quae confuuntur a nobis
et connectuntur, fed etiam perfecte fint unita, ex hac
unitione robur longe majus ipfis accedit. Non igitur
eft mirum, fi, quando membranae quatuor fibi mutuo
incumbunt, robur ex ea conjunctione acquirant; fed
id maxime admirabile eft, quod non folum fibi ip-
fae mutuo incumbant, fed multis quidem locis coa-
lefcant, multis etiam a fefe invicem per tenuia fi-
brarum fila ab una ad alteram pervadentia pende-
ant; quas natura, quoad ejus facere potuit, unire
voluit, ut, quod roboris cuique privatim a fe ipfa de-
erat, id omnes a fefe mutuo adipifcerentur. Cur igitur
(dicet forte aliquis) non ftatim initio natura fingulas ip-
fas validas effecit, quum omnium fecuritati vellet pro-
fpicere? Quia, fi craffas eas feciffet ac duras, (non enim
alia quapiam ratione robur eis comparare potuiffet,) pon-
dus utique cum tumore maximo a gravida pependiffet;
quod non illi modo futurum erat moleftum, fed etiam
anguftiam non neceffariam foetui praebiturum; huc ac-

ΤΩΝ ΜΟΡΙΩΝ ΛΟΓΟΣ Ο. 237

Ed. Chart. IV. [663.]   Ed. Baf. I. (534.)
κυουμένῳ· καὶ μέντοι καὶ δύσρηκτος ἂν ἕκαστος αὐτῶν ἐγί-
νετο κατὰ τὸν τοῦ τίκτειν καιρόν. ὅπως οὖν ἥ τε τῆς μή-
τρας εὐρυχωρία πᾶσα σχολάζοι τῷ κυουμένῳ, καὶ ἧττον ὑπὸ
βάρους ἡ κύουσα διοχλοῖτο, καὶ ῥᾳδίως ἐν τῷ τόκῳ ῥη-
γνύοιτο, λεπτοὺς εὐλόγως ἡ φύσις ἐργασαμένη τοὺς ὑμένας
ἅπαντας τὴν ἀσφάλειαν αὐτοῖς ἐκ τῆς πρὸς ἀλλήλους συμ-
φύσεως ἐτεχνήσατο. τί δὲ τὸ τέχνημα τῆς φύσεώς ἐστι,
(τοῦτο γὰρ ὑπόλοιπον εἰπεῖν, ἵνα, καίτοι τὸν πόρον ἔχον-
τος ἤδη τοῦ τραχήλου τῆς κύστεως, ἐν τῇ κυήσει οὐρῇ διὰ
τούτου τὸ ζῶον μηδὲν, ἅπαν δ᾿ εἰς τὸν ὀμφαλόν τε
καὶ τὸν οὐραχὸν ἐπανέρχηται τὸ οὖρον; ἐχρῆν γὰρ, ἑκατέρω-
θεν τῆς κύστεως ἐκρυὰς ἐχούσης, μηδὲν μᾶλλον αὐτὸ κατὰ
τὸν οὐραχὸν ἢ κατὰ τὸν αὐχένα κενοῦσθαι. τὰ μὲν δὴ
λελεγμένα τοῖς ἰατροῖς ἱκανῶς ἐστιν ἄτοπα, καίτοι κατά
γε τὴν πρόχειρον φαντασίαν ἱκανῶς ὄντα πιθανά. δύο γὰρ
δὴ ταῦθ᾿ ὡς ὁμολογούμενα λαβόντες, τό τε καθ᾿ ὁρμὴν
ἡμᾶς ἐκκρίνειν τὰ οὖρα καὶ τότε μήπω χρῆσθαι ταῖς τοιαύ-
ταις ἐνεργείαις τὸ κυούμενον, ἐξ αὐτῶν ἐπιφέρουσιν, ὡς

cedit, quod, dum pariendum effet, rumpi ipfae omnes
non facile potuiffent.   Ut igitur matricis capacitas tota
foetui cederet, ipfaque gravida pondere minus preme-
retur, atque in partu ipfo facile rumperentur, jure na-
tura membranas omnes tenues efficiendo ipfis fecurita-
tem ex mutua inter fe connexione eft machinata.   At
quaenam ea naturae eft folertia, (id enim fupereft expli-
candum,) ut, quanquam collum veficae meatum jam ha-
beat, per eum tamen animal nullum in praegnatione
urinam reddat, fed totum lotium furfum ad umbilicum
atque urachum afcendat? Oportebat enim, quum vefica
utrinque effluxus haberet, non magis lotium per urachum
quam per collum evacuari.   Quae fane huc a medicis
afferuntur, ea admodum funt abfurda, quamvis prima
imaginatione videantur valde effe probabilia.   Duo enim
haec pro confeffis affumentes, quod lotii excretio motu
fiat voluntario, et quod foetus nondum actionibus ejus-
modi utatur, ex eis inferunt, excretionem jure optimo

εὐλόγως γίνοιτο κατὰ τὸν ὀμφαλὸν ἡ ἔκκρισις. [664] οὐ γὰρ
δή γε καὶ κατ᾽ αὐτὸν μῦς ἐφέστηκεν, ὑπηρετῶν τῇ κατὰ
προαίρεσιν ἐνεργείᾳ τοῦ ζώου, καθάπεο ὁ κατὰ τὸν τράχη-
λον τῆς κύστεως. λέληθε δ᾽ αὐτοὺς τὰ μέγιστα, καὶ τοῦ
παντὸς ἁμαρτάνουσιν, οὐκ εἰδότες, οὔθ᾽ ὅτι τοῦ σφίγγεσθαι
τὸν τράχηλον τῆς κύστεως ὁ μῦς οὗτος ἔχει τὴν ἐξουσίαν,
οὔθ᾽ ὅτι τὸ κυούμενον ἤδη χρῆται ταῖς καθ᾽ ὁρμὴν ἐνερ-
γείαις, οὔθ᾽ ὅτι τέλειον ζῶον, ἐπειδὰν οὐρῆσαι προέληται,
τὸν μὲν ἐφεστῶτα τοῦτον μῦν τῷ πόρῳ τῆς ἐκροῆς ἐκλύει
τε καὶ χαλᾷ τῆς τάσεως, ὥσπερ γε καὶ τοὺς περὶ τὴν ἕδραν,
ὅταν ἀποπατῆσαι προέληται, περιστελλομένης δὲ φυσικῶς
τῆς κύστεως τοῖς ἔνδον ἑαυτῆς ὑγροῖς, ἡ ἔκκρισις γίνεται,
συνεργούντων τι καὶ τῶν κατὰ τὸ ἐπιγάστριον μυῶν, ὅταν
ἀθροώτερον ἐκκρῖναι προελώμεθα. περὶ μὲν δὴ τούτων ἔν
τε τοῖς περὶ φυσικῶν δυνάμεων ὑπομνήμασι καὶ τοῖς περὶ
μυῶν κινήσεως κἂν τοῖς τῶν ἀνατομικῶν ἐγχειρήσεων αὐ-
τάρκως εἴρηται. περὶ δὲ τοῦ ζῶον ἤδη τὸ κατὰ γαστρὸς

per umbilicum fieri: non enim mufculus ei praefectus
eft, qui ferviat actioni animantis voluntariae, quemad-
modum collo velicae. Sed eos maxima latuerunt, to-
toque coelo aberrarunt, non intelligentes. quod neque
mufculus ifte collum veficae conftringendi habeat facul-
tatem, neque quod foetus voluntariis actionibus jam uta-
tur, neque quod perfectum animal, quum mejere voluerit,
mufculum hunc, qui effluxionis meatui praefidet, folvit,
et a tenfione laxat non aliter, quam eos, qui funt ad
anum, quum egerere voluerit; excretio autem fit, quum
vefica motu naturali circum humores, quos in fe ipfa
continet, undique contrahitur, in quod mufculi epigaftrii
opus nonnihil conferunt, quando repente ac copiofius
fimul excernere voluerimus. Caeterum de iis tum in
commentariis, quos de facultatibus naturalibus, tum in
iis, quos de motu mufculorum confcripfimus, tum in
libris de anatomicis adminiftrationibus abunde difputa-
vimus. Quod vero animans jam fit, quum ventre adhuc

ὑπάρχειν, ὅταν γε διαπεπλασμένον ἅπασιν ᾖ τοῖς μορίοις,
ἔν τε τοῖς περὶ ἀποδείξεως ὑπομνήμασιν εἴρηται κᾂν τοῖς
περὶ τῶν Ἱπποκράτους τε καὶ Πλάτωνος δογμάτων. ἀλλὰ
κᾂν εἰ μὴ ζῷον εἴη τοκ ατὰ γαστρὸς, ὁμοίως ἄπορον. ὁ μὲν
δὴ τὸ στόμα τῆς κύστεως κλείων μῦς ἀργὸς ἔσται· περι-
στελλομένης δ᾽ αὐτῆς περὶ τὴν ἐνυπάρχουσαν ὑγρότητα,
κατὰ τοὺς δύο πόρους εὔλογον ἐκκρίνεσθαί τι, καὶ μὴ καθ᾽
ἕνα μόνον τὸν ἐπὶ τὸν ὀμφαλὸν ἀνήκοντα. τοιαύτη μὲν ἡ
κατὰ τὸν λόγον ἀπορία. τὸ δ᾽ ἔργον αὐτὸ δείκνυσι τὴν
εἰς ἅπαν εὐμηχανίαν τῆς φύσεως, ἣν ἔστι σοι κᾂν ταῖς
διαιρέσεσι τῶν ἐμβρύων θεασαμένῳ πρότερον οὕτως ἐξευ-
ρεῖν τῷ λόγῳ τὴν αἰτίαν. διελὼν γὰρ τὸ προκείμενον τῆς
κύστεως περιτόναιον, ἅμα ἄμφω ποίει, τὸν μὲν ὀμφαλὸν
ἀνατεῖναι, τὸ δ᾽ ἐν τῇ κύστει περιεχόμενον ἐκθλίβειν, περι-
λαμβάνων τῇ χειρί. θεάσῃ δὲ τὸ οὖρον ἐκρέον εἰς τὸν ἀλ-
λαντοειδῆ διὰ τοῦ κατὰ τὸν ὀμφαλὸν πόρου. καὶ μὲν δὴ
καὶ εἰ θλίψεις πάλιν αὐτὸν τὸν ἀλλαντοειδῆ, πληρώσεις

continetur, quum faltem partibus omnibus fuerit con-
formatum, tum in commentariis, quos de demonſtratione
prodidimus, tum in libris de placitis Hippocratis et
Platonis probavimus. Verum etiamſi animans non ſit,
quod in ventre habetur, haec ratio aeque dubia erit;
muſculus enim, qui os veſicae claudit, erit otioſus. Quum
autem ipſa circum contentum intus humorem contrahitur,
confentaneum eſt per duos meatus aliquid excerni, non
autem per unum duntaxat, qui furſum ad umbilicum
pervenit. Ea quidem eſt in ea ratione difficultas, at res
ipſa oſtendit naturae in omnibus ſolertiam, quam ipſe
prius in foetuum diſſectionibus conſpicatus, ita demum
cauſam ratione poteris invenire. Diviſa ea peritonaei
parte, quae veſicae eſt praepoſita, utrumque ſimul facito,
umbilicum quidem attollito, et quod in veſica contine-
tur, comprimito, manu ipſam comprehendens; cernes
autem, lotium per meatum, qui eſt ad umbilicum, in al-
lantoeidem effluere. Quin etiam ſi ipſam rurſum allanto-
eidem compreſſeris, veſicam impleveris; ſin contra ve-

τὴν κύστιν, εἶτ᾽ αὖθις τὴν κύστιν θλίβων, πληρώσεις τὸν
ὑμένα, καί σε τὸ γινόμενον αὐτὸ διδάξει, διά τε τὴν εὐ-
θύτητα καὶ τὸ μέγεθος τοῦ κατὰ τὸν ὀμφαλὸν πόρου
φθάνον ἐκρεῖν ταύτη τὸ οὖρον. ἥ τε γὰρ εὐρύτης ἡ κατὰ
τὸν οὐραγὸν πολλαπλάσιός ἐστι τῆς κατὰ τὸν αὐχένα, τά τε
τῆς εὐθύτητος οὐδὲ παραβάλλεσθαι δίκαια. σκολιὸς μὲν
γὰρ ἱκανῶς ὁ τῆς κύστεως αὐχήν, εὐθὺς δ᾽ ἀκριβῶς ὁ οὐρα-
γός, ἀνατεταμένου δὴ τοῦ παντὸς ὀμφαλοῦ καὶ οἷον κρε-
μαμένου διὰ τῶν κατὰ τὸ χορίον ἀγγείων ἐκ τῆς ὑστέρας,
μῦς δ᾽ οὐδεὶς ἔξωθεν περιβέβληται τῷ οὐραγῷ φύλαξ τῆς
ἀκαίρου τῶν περιττωμάτων ἐκροῆς, ὥσπερ ἐπὶ τῶν ἀποκυη-
θέντων ὁ περὶ τὸν τράχηλόν ἐστι τῆς κύστεως. οὐδεὶς γὰρ
καιρὸς ἀνεπιτήδειος τῷ κυουμένῳ πρὸς τὴν τοῦ τοιούτου
περιττώματος ἔκκρισιν, ὥσπερ τοῖς ἤδη τελείοις. ἐπὶ μὲν
δὴ τούτων εὐλόγως ὁ μῦς ἐφέστηκε μηδὲν ἔξωθεν παριεὶς,
πρὶν κελεῦσαι τὸν λογισμόν, ἐπὶ δὲ τῶν ἐμβρύων περιττὸς
ἂν ἦν καὶ μάταιος· οὐδὲν δ᾽ ἡ φύσις ἐργάζεται μάτην.

ficam, membranam ipfam impleveris. Atque, quod tunc
accidet, te docebit, lotium prius effluere per meatum,
qui eft ad umbilicum, propter ipfius meatus rectitudi-
nem ac magnitudinem, nam latitudo ipfius urachi mul-
tis partibus eft major ea, quae collo ineft. Quid jam
loquar de rectitudine? non enim ipfa eft comparanda.
Siquidem collum veficae admodum eft obliquum, rectus
vero ad perpendiculum urachus, umbilico fane toto fur-
fum fublato, et velut a matrice per vafa, quae fecundis
infunt, pendente. Praeterea nullus mufculus extrinfecus
uracho eft circumjectus, prohibens, ne excrementa in-
tempeftivo effluant, cujusmodi in natis eft mufculus ad
collum veficae; nullum enim tempus foetui eft intem-
peftivum ad ejus generis excrementum excernendum,
quemadmodum jam perfectis; in iis enim mufculus jure
eft praefectus, qui nihil foras dimittat prius, quam ratio
jufferit, in foetibus vero frustra effet ac fuperfluus; na-
tura autem nihil facit frustra.

Κεφ. ς´. Ἀλλ᾽ ἐπεὶ καὶ περὶ τούτων αὐτάρκως εἴρη-
ται, μεταβάντες ἐπὶ τὰ κατάλοιπα τῆς ἐν τοῖς ἐμβρύοις κα-
τασκευῆς, ᾗ διαλλάττει τῶν ἀποκυηθέντων, ἐξηγησώμεθα
καὶ τὴν ἐν ἐκείνοις τέχνην. ἔσται δ᾽ οὐδενὸς ἧττον ἄξιον
θαύ[665]ματος ἐπ᾽ αὐτῶν τὸ μέγεθος τοῦ ἥπατος εὐθύς
τε κατ᾽ ἀρχάς, ἡνίκα πρῶτον ἐναργῶς ἔστιν ἰδεῖν ἕκα-
στον τῶν τοῦ κυουμένου μορίων διαπεπλασμένον, ἀτὰρ
οὐχ ἥκιστα καὶ μέχρι τοῦ τόκου. πλέονι μὲν οὖν μέτρῳ
τῆς τῶν ἄλλων ἀναλογίας ὑπερέχει τὸ ἧπαρ ἐν τοῖς πρώτοις
χρόνοις, ὑπερέχει δ᾽ οὐκ ὀλίγῳ καὶ μέχρι τῆς ἀποκυήσεως.
ἐφεξῆς δ᾽ ἐγκέφαλός τε καὶ καρδία πλεονεκτοῦσι τῆς τῶν
ἄλλων μορίων ἀναλογίας. καὶ γίνεται τοῦτο, διότι φλεβῶν
μὲν ἀρχὴ τὸ ἧπάρ ἐστι, ἀρτηριῶν δὲ ἡ καρδία, νεύρων δὲ
ὁ ἐγκέφαλος. εὔλογον οὖν, ὥσπερ οἰκίας θεμέλιον καὶ νεὼ
κρηπῖδα καὶ πλοίου τρόπιν οἱ τούτων δημιουργοὶ πρῶτα
πηξάμενοι, μετὰ ταῦτ᾽ ἀσφαλῶς ἐπ᾽ αὐτοῖς ἀνιστᾶσι τὰ δη-
μιουργήματα, τὸν αὐτὸν τρόπον ἐν τοῖς ζώοις τὴν φύσιν

Cap. VI. Sed quoniam de his quoque abunde jam
dictum eſt, ad reliquam foetuum conſtructionem trans-
greſſi, qua re jam natis diſſideant, exponamus, artem
quoque, quae in illis eſt, explicantes. Erit autem in
his hepatis magnitudo nulla re minus digna admiratione
jam inde ab initio, quum primum cernere pèrſpicue lĭ-
cet partes omnes foetus conformatas, et maxime usque
ad partum. Majori enim menſura quam pro aliarum
partium proportione hepar in primis illis temporibus
excedit, excedit autem non mediocriter et usque ad
partum. Secundum ipſum cerebrum et cor excellunt
magis quam pro aliarum partium proportione. Cauſa
autem hujus rei eſt, quod hepar quidem venarum eſt
principium, cor arteriarum, cerebrum nervorum. Con-
ſentaneum igitur eſt, quemadmodum, quum architecti
primum domus et aedis fundamentum et navis carinam com-
pegerunt, poſtea tuto ſua aedificia ſuper haec extruunt,
ad eundem modum naturam in animalibus a proprio

ἀπὸ τῆς ἰδίας ἀρχῆς ἀσφαλῶς ἤδη πεπηγυίας ἕκαστον γένος
τῶν ἀγγείων φύσασαν εἰς ἅπαν ἀποτείνειν τὸ σῶμα. πλέο-
νος δ᾽ οὔσης τῷ κυουμένῳ ζώῳ τῆς ἐκ τῶν φλεβῶν χρείας,
ὡς ἂν ἄχρι πλείστου διοικουμένῳ δίκην φυτοῦ, τὴν ἀρχὴν
τούτων εὐθέως ἀπὸ τῆς πρώτης γενέσεως ἰσχυροτάτην εἰρ-
γάσατο. ἐν μὲν γὰρ ἐγκεφάλῳ καὶ τῇ καρδίᾳ καὶ τοῖς ἀπ᾽
αὐτῶν ἐκπεφυκόσιν ὀργάνοις ἡ παρὰ τῶν φλεβῶν ἀναγκαία
χρεία, χωρὶς αἵματος μήτε γεννηθῆναι μήτ᾽ αὐξηθῆναι δυ-
ναμένοις· ἥπατι δὲ καὶ φλεψὶν ἀρτηριῶν μὲν ὀλίγη χρεία,
νεύρων δ᾽ οὐδεμία, πρὶν τελειωθῆναι. διὰ τοῦτ᾽ οὖν
ἰσχυρὸν μὲν καὶ μέγα τὸ φλεβῶδες γένος εὐθὺς ἐξ ἀρχῆς
ἡ φύσις ἀπειργάσατο, τῶν δ᾽ ἄλλων ἑκάτερον ἐπὶ τούτοις
αὖθις αὐξάνειν ἤρξατο. διὰ τί δὲ καὶ ὁ πνεύμων ἐπὶ τῶν
ἔτι κυουμένων ἐρυθρός ἐστιν, οὐχ, ὥσπερ ἐπὶ τῶν τελέων
ζώων, ὑπόλευκος; ὅτι τρέφεται τηνικαῦτα, καθάπερ τἄλλα
σπλάγχνα, δι᾽ ἀγγείων ἕνα χιτῶνα λεπτὸν ἐχόντων· εἰς
ταῦτα γὰρ ἐκ τῆς κοίλης φλεβὸς ἀφικνεῖται τὸ αἷμα κατὰ
τὸν τῆς κυήσεως καιρόν. ἀποκυηθέντων δὲ τυφλοῦται μὲν

principio tuto ac valide jam compacto fingula vaforum
genera producta in totum corpus protendere. Verum
quum foetus magis eo ufu indigeret, quem praeſtant ve-
nae, ut qui diutiſſime plantarum more regatur, princi-
pium harum mox a prima generatione fecit robuſtiſſi-
mum. Cerebro enim, et cordi, et inſtrumentis, quae
ab eis emergunt, ufus, qui a venis proficifcitur, erat
neceſſarius, quod ea fine fanguine neque generari, neque
augeri poſſint; hepati vero ac venis arteriarum quidem
ufus erat exiguus, nervorum autem nullus, antequam ef-
fent confummata. Ob eam igitur caufam natura veno-
fum genus ſtatim ab initio robuſtum effecit ac magnum,
poſt autem alia duo coepit augere. At cur pulmo
in iis, qui adhuc utero geruntur, eſt ruber, non au-
tem, ut in perfectis animalibus, fubalbus? Quia tunc nu-
tritur, quemadmodum reliqua vifcera, per vafa, unicam
tunicam et eam tenuem habentia; ad ea enim ex vena
cava fanguis pervenit, quo tempore foetus utero geſtatur;

ἡ τῶν ἀγγείων σύντρησις, ἐμπίπτει δ᾽ εἰς αὐτὰ πνεῦμα μὲν
πλεῖστον, ὀλίγιστον δ᾽ αἷμα, καὶ (535) τοῦτο ἀκριβῶς
λεπτόν. ἀλλὰ καὶ κινεῖται τηνικαῦτα διηνεκῆ κίνησιν ὁ
πνεύμων, ἀναπνέοντος τοῦ ζώου. κοπτόμενον μὲν οὖν ἀπὸ
τοῦ πνεύματος τὸ αἷμα κατὰ διττὴν κίνησιν, ἤν τε ἐκ τῶν
ἀρτηριῶν ἔχει, καὶ ἣν ἐξ ὅλου τοῦ πνεύμονος ἐπικτᾶται,
λεπτότερον ἔτι καὶ μαλακώτερον ἑαυτοῦ καὶ οἷον ἀφρῶδες
γίνεται. καὶ διὰ τοῦτο μεταπίπτει τῆς σαρκὸς τοῦ πνεύμο-
νος ἡ φύσις ἐξ ἐρυθρᾶς καὶ βαρείας καὶ πυκνῆς εἰς λευ-
κὴν καὶ κούφην καὶ ἀραιάν· ὅπερ ἔφην, οἶμαι, χρησιμώ-
τατον αὐτῷ κατὰ τὰς ἀναπνευστικὰς κινήσεις ἑπομένῳ τῷ
θώρακι· δυσκίνητος γὰρ ἂν ἦν ὑπὸ βάρους, ὁμοίαν σάρκα
τοῖς ἄλλοις σπλάγχνοις λαβών. ἄξιον οὖν ἐστι κἂν τῷδε
θαυμάζειν τὴν φύσιν, ἡνίκα μὲν ἐχρῆν αὐξάνεσθαι μόνον
τὸ σπλάγχνον, ἀκριβὲς αἷμα χορηγοῦσαν αὐτῷ, μεταπεσόν-
τος δ᾽ εἰς τὸ κινεῖσθαι, κούφην τὴν σάρκα καθάπερ τι
πτέρωμα ποιήσασαν, ὅπως ἑτοίμως ἀπὸ τοῦ θώρακος δια-
στέλλοιτό τε καὶ συστέλλοιτο. διὰ ταῦτα τοιγαροῦν ἐγένετο

in natis vero occaecatur quidem vaforum perforatio, aër
autem copiofiffimus tunc incidit, fanguis vero pauciffimus
idemque tenuiffimus; quin etiam pulmo tunc motu per-
petuo agitatur, animali nimirum refpirante; quo fit, ut
fanguis a fpiritu incifus motu duplici, altero, quem ex
arteriis habet, altero, quem ex toto pulmone acquirit,
tenuior adhuc fe ipfo et mollior ac velut fpumofus
efficiatur; ob eamque caufam fubftantia carnis pulmonis
ex rubra, gravi ac denfa in albam, levem ac raram
transfertur. Quam rem opinor me dixiffe pulmoni effe
utiliffimam, dum in motibus refpirationis thoracem fe-
quitur: aegre enim prae pondere moveretur, fi fimilem
aliis vifceribus carnem habuiffet. Aequum igitur eft hîc
quoque naturam admirari, quae, quum vifcus augeri dun-
taxat oporteret, fanguinem purum ei fuppeditabat; quum
vero ad motum fuit translatum, carnem levem inftar
alae cujusdam fecit, ut facile a thorace dilataretur ac
comprimeretur. Ob eam igitur caufam in foetibus vena

καὶ ἡ τῆς κοίλης φλεβὸς πρὸς τὴν ἀρτηρίαν την φλεβώδη
σύντρησις ἐπὶ τῶν ἔτι κυουμένων. ἅτε δ᾽, οἶμαι, τοῦ ἀγ-
γείου τούτου τῆς φλεβὸς ὑπηρετοῦντος τῷ σπλάγχῳ, θάτε-
ρον ἀναγκαῖον ἦν εἰς ἀρτηρίας χρείαν μεταπεσεῖν, καὶ διὰ
τοῦτο συνέτρησε καὶ τοῦτο ἡ φύσις εἰς τὴν μεγάλην ἀρτη-
ρίαν. ἀλλ᾽ ἐνταῦθα μὲν, ἐπειδὴ διάστημά τι μεταξὺ τῶν
ἀγγείων ἦν, ἕτερον τρίτον μικρὸν ἀγγεῖον, ἄμφω συνόπτον,
ἐδημιούργησεν. ἐπὶ δὲ τῶν ὑπολοίπων τῶν δυοῖν, ἐπειδὴ
καὶ ταῦτ᾽ ἔψαυεν ἀλλήλων, οἷον ὀπήν τινα κοινὴν ἀμφοῖν
ἐποιήσατο, καί τινα κατ᾽ αὐτῆς ὑμένα δίκην ἐπιθήματος
ἐτεχνήσατο, πρὸς τὸ τοῦ πνεύμονος ἀγγεῖον ἑτοίμως ἀνακλινό-
μενον, ὅπως εἴκῃ μὲν τῇ ῥύμῃ τῆς φορᾶς τοῦ αἵματος ἐκ
τῆς κοίλης ἐπιῤῥέοντος, ἀποκωλύοι δ᾽ αὖθις εἰς αὐτὴν ἐπα-
νέρχεσθαι τὸ αἷμα. [666] ταυτὶ μὲν οὖν ἅπαντα θαυμαστὰ
τῆς φύσεως ἔργα, παντὸς δ᾽ ἐπέκεινα θαύματος ἡ μετὰ
ταῦτα σύμφυσις τοῦ προειρημένου τρήματος. καὶ γὰρ τῶν
ἄρτι γεγενημένων ζώων, ἢ πρὸ μιᾶς ἢ δυοῖν ἡμερῶν, ἐπ᾽
ἐνίων δὲ καὶ τεττάρων καὶ πέντε καὶ πλεόνων, ἔστιν ὅτε

cava in arteriam venofam eſt pertufa. Quum autem id
vas venae officium huic viſceri praeſtaret, neceſſe fuit
alterum vas in arteriae uſum transmutari; quocirca na-
tura id quoque in magnam arteriam pertudit. Verum
quum hîc vaſa inter ſe aliquantum diſtarent, aliud ter-
tium vas exiguum, quod utrumque conjungeret, effecit.
In reliquis vero duobus, quum haec quoque mutuo ſeſe
contingerent, velut foramen quoddam utrique commune
fecit; tum membranam quandam in eo inſtar operculi
eſt machinata, quae ad pulmonis vas facile reſupinaretur,
quo ſanguini a vena cava impetu affluenti cederet qui-
dem, prohiberet autem, ne ſanguis rurſum in venam
cavam reverteretur. Haec quidem omnia naturae opera
funt admiranda; ſuperat vero omnem admirationem prae-
dicti foraminis haud ita multo poſt conglutinatio. Et-
enim quamprimum animans in lucem eſt editum, aut
ante unum vel duos dies, in quibusdam vero ante qua-

Ed. Chart. IV. [666.]   Ed. Baf. I. (535.)

συμφυόμενόν ἐστιν εὑρεῖν τὸν ἐπὶ τοῦ τρήματος ὑμένα,
συμπεφυκότα δ᾽ οὐδέπω. τελειωθέντος δὲ καὶ τὴν οἰκείαν
ἀκμὴν ἀπολαβόντος τοῦ ζώου, θεασάμενος τὸ χορίον ἅπαν
ἀκριβῶς στεγανὸν, ἀπιστήσεις γεγονέναι ποτὲ τὸν χρόνον,
ἡνίκα διετέτρητο, πολὺ δὲ μᾶλλον ἐπὶ τῶν ἔτι κυουμένων
ἢ νεωστὶ γεγενημένων ἰδὼν τὸν ὑμένα, κατὰ μόνην μὲν τὴν
ῥίζαν ἐστηριγμένον, θεωρούμενον δ᾽ ἐν τῇ τῶν ἀγγείων κοι-
λότητι τὸ σύμπαν αὐτοῦ σῶμα, νομιεῖς ἀδύνατον εἶναι σύμ-
φυσιν ἀκριβῆ δέξασθαί ποτ᾽ αὐτόν. ὁπόσα γοῦν νευρώδη τ᾽
ἐστὶ καὶ λεπτὰ, κἂν ἐν τῷ παραχρῆμά τις ἐπιχειρήσῃ συμφύειν
αὐτὰ μετὰ τὴν πρώτην διαίρεσιν, οὐ τυγχάνει τοῦ σκοποῦ,
μήτι γε δὴ τελεωθέντα χρόνῳ πλέονι. καὶ μὴν ὁ ὑμὴν ἐκεῖ-
νος εἰς ἀκριβῆ σύμφυσιν ἥκει, τοῦ χρόνου προϊόντος, οὔθ᾽
ὑπὸ τοῦ νευρώδης ἢ λεπτὸς ὑπάρχειν, οὔθ᾽ ὑπὸ τοῦ κι-
νεῖσθαί τε καὶ σείεσθαι διὰ παντὸς ἐμποδιζόμενος. οὕτω
δὲ καὶ τὸ συνάπτον ἀγγεῖον τὴν μεγάλην ἀρτηρίαν τῇ κατὰ
τὸν πνεύμονα φλεβὶ, τῶν ἄλλων ἁπάντων τοῦ ζώου μορίων

tuor aut quinque vel nonnunquam plures, membranam,
quae eſt ad foramen, coalefcentem reperias, nondum
tamen coaluiſſe; quum autem animal perfectum fuerit
aetateque jam floruerit, ſi locum hunc ad unguem den-
ſatum infpexeris, negabis fuiſſe aliquando tempus, in
quo fuerit pertufus; multo autem magis in iis, quae ad-
huc utero geruntur, aut in nuper genitis, membranam
confpicatus ad folam quidem radicem firmatam, reliquum
vero totum corpus in vaſorum cavitate pendulum, exi-
ſtimabis fieri non poſſe, ut ipſa unquam perfecte coale-
ſcat. Corpora ſane nervoſa ac tenuia, etiamſi quis
repente, atque ubi primum fuerint diviſa, glutinare
aggrediatur, voti compos non fit, *neque magnopere co-
haerent*, nedum ſi jam pridem fuerint perfecta: atqui
membrana illa tempore procedente omnino coaleſcit,
non quod nervoſa ſit ac tenuis, neque quod motu per-
petuo agitetur, impedita. Pari modo id vas, quod ma-
gnam arteriam venae, quae fertur ad pulmonem, conne-

Ed. Chart. IV. [666.]   Ed. Baf. I. (535.)

αὐξανομένων, οὐ μόνον ἀναυξὲς, ἀλλὰ καὶ λεπτότερον ἀεὶ
φαίνεται γινόμενον, ὡς ἐν τῷ χρόνῳ προϊόντι παντάπασιν
ἀπομαραίνεσθαί τε καὶ ξηραίνεσθαι. τὸ μὲν οὖν τεχνικῶς
ἅπαντα τὰ τοιαῦτα διαπλάττεσθαι τὴν φύσιν ἡ καθ᾿ ἕκα-
στον αὐτῶν ἐνδείκνυται χρεία· τὴν δύναμιν δ᾿ αὐτῆς, ᾗ
πράττει ταῦτ᾿, ἐξευρεῖν μεῖζον ἢ καθ᾿ ἡμᾶς, εἰ οὐδὲ τὴν
ἀρχὴν, ὅτι δύναταί τι, πιστεύομεν, εἰ μὴ πολλάκις ἐναργῶς
θεασαίμεθα. περὶ μὲν δὴ τούτων ἤδη παύσομαι γράφων.
εἴρηται γὰρ οὐκ ὀλιγάκις κατὰ τὸν ἔμπροσθεν λόγον ὑπὲρ
αὐτῶν, ἡνίκα καὶ περὶ τῶν τοῦ πνεύμονος ὀργάνων ὁ λό-
γος ἦν.

Κεφ. ζ'. Μνημονεύσω δ᾿ ἄλλου τινὸς ἔργου τῆς φύ-
σεως, ὁμοίως μὲν θαυμαστοῦ, γινωσκομένου δ᾿ ἅπασι καὶ
πρὸ τῆς ἀνατομῆς. οὐδεὶς οὖν ἀγνοεῖ περὶ τοῦ στόματος
τῶν μητρῶν, οὔθ᾿ ὅπως ἀκριβῶς ἔσφιγκταί τε καὶ κέκλει-
σται κατὰ τὸν τῆς κυήσεως χρόνον, οὐθ᾿ ὅπως ἐπὶ πλεῖστον
ἀνοίγνυται κατὰ τὴν τοῦ τόκου προθεσμίαν. γίνεται δ᾿ ὁ
τόκος οὗτος, ἡνίκ᾿ ἂν ἤδη τὸ κυούμενον ᾖ τέλειον, ὡς διὰ

ctit, quum aliae omnes animalis partes augeantur, non modo
non augetur, verum etiam tenuius femper effici confpicitur,
adeo ut tempore procedente penitus tabefcat atque exic-
cetur.   Quod igitur haec onmia natura affabre faciat,
declarat fingulorum ufus; invenire autem ipfius faculta-
tem, qua haec efficit, humani ingenii captum fuperat,
quum homines ipfam polfe aliquid omnino certe non
credant, nifi plane faepe fuerint confpicati.   Sed de his
quidem jam finem fcribendi faciam; diximus enim de
his antea faepenumero, quum de pulmonis inftrumentis
ageremus.

Cap. VII. Aliud autem naturae opus referam, non
minus quam alia admirabile, et quod omnes vel ante
anatomen norunt; neminem enim fugit, neque quod os
matricis toto praegnationis tempore omnino eft con-
ftrictum ac claufum, neque quod plurimum patefit,
quum tempus appetit pariendi: partus autem fit, quum
foetus ita jam eft perfectus, ut per os nutriri pollit.

στόματος δύνασθαι τρέφεσθαι. κατὰ μὲν οὖν τὸν ἄλλον
ἅπαντα χρόνον οὐδὲ πυρῆνα καθεῖναι δυνατὸν εἴσω τοῦ
τῶν μητρῶν αὐχένος· ἐν δὲ ταῖς ἀποκυήσεσιν ὅλον τὸ
ζῶον ἐντεῦθεν ἐξέρχεται. ὥσπερ οὖν καὶ ὁ μικρὸν ἔμπρο-
σθεν εἰρημένος ὑμὴν ὅτι μὲν οὖν συμφύεται τοῖς ἀγγείοις,
ἐναργῶς ὁρῶμεν, ὅπως δὲ γίνεται τοῦτο, μεῖζόν ἐστιν ἀν-
θρωπίνης γνώσεως, οὕτω κἀπὶ τῶν ὑστερῶν, ὅτι μὲν οὖν
ἀνοίγνυται τὸ στόμα τοσοῦτον, ὅσον ἱκανὸν εἶναι τοῖς ἐμ-
βρύοις εὐπετῆ παρασχεῖν ἔξοδον, ἅπαντες ἴσασιν, ὅπως δὲ
γίνεται τοῦτο, πλέον τοῦ θαυμάζειν οὐδὲν ἴσμεν. ἀλλ᾽ ἡ
φύσις καὶ ταῦτα καὶ τἆλλα σύμπαντα περὶ τὴν ἀποκύησιν
τοῦ ζῶου μηχανᾶται περιττὰ σοφίσματα. καὶ γὰρ ὅπως ἐν
δέοντι σχήματι τῷ τῆς μήτρας αὐχένι πελάζοι, καὶ ὅπως
διεξέρχοιτο χωρὶς τοῦ πληγῆναί τι μέλος ἢ παραρθρῆσαι
κῶλον, οὐ σμικρὰν ἐποιήσατο πρόνοιαν, τὴν κεφαλὴν τοῦ
κυουμένου πρῶτον ἐντιθεῖσα τῷ τῆς μήτρας [667] αὐχένι,
καὶ διὰ τούτου τοῖς ἄλλοις αὐτοῦ μορίοις ὁδοποιοῦσα.
καίτοι γε εἰ πλάγιον ἢ ἐγκάρσιον ἐπὶ τὴν ἔξοδον τὸ
ἔμβρυον, ἢ ἐκπίπτοι κατὰ μῆκος μὲν, ἀλλ᾽ οὐχ ὡς νῦν,

Alio namque tempore omni ne fpecilli quidem cufpidem
in matricis collum queas immittere, in partubus ve-
ro integrum animal illinc egreditur. Quemadmodum
certe, quod paulo ante memorata membrana cum vafis
quidem coalefcit, clare videmus, qui autem id fiat, fu-
perat humanum ingenium, ita et in matricibus, quod os
quidem eousque aperitur, ut poffit foetibus facilem prae-
bere exitum, nemo ignorat, fed quo pacto id accidat,
mirari poffumus, intelligere non poffumus. At natura
tum haec, tum alia omnia in partu animalis admiranda
machinatur commenta. Etenim diligenter providit, quo
pacto foetus, qua conveniebat figura, ad collum matricis
perveniret, nec minus, quo pacto, dum ipfum pervaderet,
nullam partem fauciaret, neve artus luxaret; caput enim
foetus primum collo matricis indidit, tum per id aliis
ipfius partibus viam munivit. Atqui fi foetus obliquus
aut transverfus pararet egredi, aut fi fecundum longitu-

ἢ κατὰ τὴν κεφαλὴν οὐκ ἐνήρμοττεν, ὥσπερ καὶ γίνεταί
ποτε σπανιάκις, ἢ σκέλος ἐκπίπτοι ἢ χεὶρ πρὸ τῆς κεφα-
λῆς, χαλεπὴν τοῖς ἄλλοις μέλεσι τὴν ἔξοδον ἀπεργάζεται.
ἀλλ᾽ εἰ μὲν ἤτοι τρὶς ἢ τετράκις οὐκ ἐπιτηδείως ἐκπίπτον
ἅπαξ ἐκωλύετο, συνέβαινεν ἂν οὕτω γε τετρακοσίων ἐμβρύων,
εἰ τύχοι, τοῖς ἑκατὸν ἐμποδίζεσθαι, ἐπὶ δὲ μυριάσι παμπόλ-
λαις ἅπαξ που τουθ᾽ ὁρᾶται γινόμενον. ἀνάμνησις μὲν
ἡμῖν ἐντεῦθεν, ὧν ἀπολαύομεν ἀγαθῶν ἐκ τοῦ διαπλάττον-
τος τεχνίτου, γνῶσις δ᾽ ἐναργὴς οὐ τῆς σοφίας μόνον,
ἀλλὰ καὶ τῆς δυνάμεως αὐτοῦ. τίς γὰρ ἢ Φειδίας ἢ Πο-
λύκλειτος ἀγαθὸς οὕτω δημιουργὸς, ὡς ἐν πολλαῖς μυριάσιν
ἔργων δυσκατορθώτων ἁμαρτάνειν ἅπαξ; ἆρ᾽ οὖν ταῦτα
μόνον ἄξιον ἐπαινεῖν τὴν φύσιν, ἢ τὸ πάντων θαυμάτων
μέγιστον θαῦμα τοῦτ᾽ οὔπω λέλεκται, τὸ διδάξαι τὸ γεννώ-
μενον ἁπάντων τῶν μορίων τὰς ἐνεργείας; οὐ γὰρ στόμα
μόνον καὶ στόμαχον καὶ γαστέρα τροφῆς ὄργανα παρε-

dinem quidem, fed non, ut nunc, id eſt caput non in-
fereret, quod nonnunquam etiam, fed raro, accidit, vel
crus ante caput vel manum excrens, difficilem aliis
membris exitum efficeret.   Sed ſi ter aut quater haud
commode excidens femel impediretur, eo certe modo
accideret ex quadringentis, verbi gratia, foetibus cen-
tum impediri; fed quum in plurimis millibus femel forte
accidere id cernatur, in mentem nobis inde venire de-
bet, quae bona is artifex, qui nos conformavit, nobis ſit
largitus; tum autem agnofcere clare debemus non ejus
modo fapientiam, verum etiam potentiam.   Quis enim
Phidias aut Polycletus bonus adeo eſt artifex, ut in
multis operum factu difficilium millibus ne femel qui-
dem hallucinetur? Num igitur his duntaxat nominibus
naturam jure laudabimus, an, quod omnium eſt maxime
admirabile, nondum a nobis eſt comprehenfum, quod
fcilicet quod nafcitur animal omnium partium actiones
docuerit? Non enim os modo et ſtomachum et ventri-
culum alimenti inſtrumenta comparavit, fed animal ge-

σκεύασεν, ἀλλ᾽ εὐθὺς, ὅπως χρήσαιτο τούτοις, ἐπιστάμενον
ἐγέννησε τὸ ζῶον, αὐτοδίδακτόν τινα σοφίας δύναμιν ἐν-
θεῖσα, καθ᾽ ἣν ἕκαστον τῶν ζώων ἐπὶ τὴν οἰκείαν ἑαυτοῦ
τροφὴν ἀφικνεῖται. τὰ μὲν οὖν ἄλλα σύμπαντα καιρὸς ἕτε-
ρος ἐξηγήσεται. τῷ δ᾽ ἀνθρώπῳ τροφὴν μὲν τὸ γάλα πα-
ρεσκεύασεν, εἰς μίαν δὲ ἄμφω προθεσμίαν ἤγαγεν, ἐν μὲν
τοῖς τιτθοῖς τῆς κυησάσης τροφὴν, ἐν δὲ τοῖς μέλλουσι τρέ-
φεσθαι τὴν πρὸς τὸν τοιοῦτον χυμὸν ὁρμήν. εἰ γὰρ ἐν-
θείη τις τὴν θηλὴν τοῦ τιτθοῦ τῷ στόματι τοῦ βρέφους,
αὐτίκα μὲν σφίγγει τοῖς χείλεσιν, αὐτίκα δὲ διαστείλαν τὰς
γνάθους ἐπισπᾶται, κἄπειτα κυρτῶσαν τὴν γλῶτταν ὠθεῖ
κατὰ τῆς φάρυγγος, ὡς ἐκ πολλοῦ χρόνου μεμελετηκός. ἐν-
ταῦθα δ᾽ ὁ στόμαχος εἰς τὴν γαστέρα παραπέμπει, καὶ οὗ-
τος ὥσπερ δεδιδαγμένος· εἶθ᾽ ἡ μὲν ἀπολαύσασα τὸ πε-
ριττὸν ἀποπέμπει τοῖς ἐντέροις ταῦτα δ᾽ ἐφεξῆς ἀλλήλοις
μεταδίδωσιν ἄχρι τοῦ τελευταίου. (536) γένεσις δ᾽ ὀδόντων
τοὐντεῦθεν ἐκδέχεται τὸ βρέφος, ὡς ἂν μὴ διὰ παντὸς

neravit, quod his ſtatim ſciret uti, facultatem quandam
ſapientiae ipſam a ſeſe doctam ipſis ingenerans, qua fre-
ta animalia ad alimentum ſibi ipſis familiare accedunt.
Verum caetera animantia univerſa alius explicabit locus;
homini vero alimentum quidem lac comparavit, in unum
autem praeſinitum tempus utrumque duxit, in mammis
quidem ejus, quae peperit, alimentum, in animalibus
vero, quae ſunt nutrienda, conatum ad hujusmodi ſuc-
cum capeſſendum. Nam ſi quis papillam mammae ori
infantis indiderit, confeſtim quidem eam ſuis labiis con-
ſtringet, protinus autem buccis dilatatis ſuccum attrahet,
poſt autem curvata lingua in ſauces propellet, perinde
ac ſi id multo ante tempore didiciſſet. Inde autem ſto-
machus in ventriculum deducit, et ipſe velut edoctus;
deinde ventriculus, ubi eo eſt uſus, mittit inteſtinis, quod
ſibi eſt ſuperfluum; haec autem deinceps ſibi mutuo
diſpertiunt usque ad poſtremum. Producuntur autem
poſtea in infante dentes, ne is ſemper matri eſſet mo-

ἐνοχλοίη τῇ μητρί· καὶ σὺν αὐτοῖς ἐνέργεια μασήσεως αὐτο-
δίδακτός τις ὁμοίως ταῖς ἄλλαις ἐνεργείαις ἀφικνεῖται· καὶ
τἄλλα ἐφεξῆς ἅπαντα, περὶ ὧν ἑτέρου λόγου διέρχεσθαι.
νυνὶ δ᾽, ἐπειδή μοι τέλος ἔχει τὰ προτεθέντα πλὴν ὀλίγων
δή τινων, ἐπ᾽ ἐκεῖνα μετιέναι καιρός.

Κεφ. η΄. Ἔστι δὲ τὰ λείποντα τῇ πάσῃ πραγματείᾳ,
περί τε τῶν κινούντων μυῶν τὴν κατ᾽ ἰσχίον διάρθρωσιν,
ὑπὲρ ὧν ὅλως οὐδὲν εἶπον, ἕνα τε λόγον ἀναθεῖναι τοῖς
κοινοῖς τοῦ σώματος ὀργάνοις, ἀρτηρίᾳ καὶ νεύρῳ καὶ
φλεβί. ταυτὶ μὲν οὖν ὁ μετὰ τόδε τὸ γράμμα λόγος ις΄
ἀπὸ τῆς ἀρχῆς ἐσόμενος ἐκδέχεται, περὶ δὲ τῶν κινούντων
μυῶν τὸ κατ᾽ ἰσχίον ἄρθρον ἤδη λέγωμεν. τί τοίνυν ἐχρῆν
τοῦτο ποικίλαις μὲν ἧττον ἢ τὸ κατ᾽ ὦμον, ἀσφαλεστέραις
δ᾽ ἐκείνου κινήσεσιν ἐπιτήδειον εἶναι, κατὰ τὸ ιγ΄ εἴρηται
γράμμα. καὶ μέν γε καὶ περὶ τῶν ὀστῶν, ὁποῖα ἄττα τὴν
φύσιν ἐστὶ, καὶ ὡς ἄριστα κατεσκεύασται καὶ ταῦτα πρὸς
τὴν ἐνέργειαν, ἧς χάριν ἐγένετο, κατὰ τὸ γ΄ εἴρηται βιβλίον·

lestus; et cum dentibus mandendi actio accedit, quae
et ipsa, ut caeterae actiones, a nemine est edocta; reli-
quaque deinceps omnia accedunt, quae non est praesen-
tis instituti explicare. Nunc autem, quum id, quod nobis
propositum fuerat, paucis quibusdam exceptis, absolveri-
mus, ad ea transire tempestivum est.

Cap. VIII. Superest autem in hoc toto opere de
musculis differere, qui ischii articulationem movent, de
quibus nullum prorsus verbum feci; tum librum unum
tribuere communibus corporis instrumentis, arteriae, ner-
vo et venae. Verum haec quidem proximus liber, qui
erit decimus sextus, explicabit; de musculis vero arti-
culum ischii moventibus nunc agamus. Cur igitur eum
oportebat ad motus minus quidem varios, verum secu-
riores, quam humeri articulum, comparari, libro deci-
mo tertio indicavimus; quin et de ossibus ipsis, qualia
natura sint, tum quod optime sint ad eam actionem,
propter quam extiterunt, comparata, libro tertio verba

ἢ γὰρ τῶν πραγμάτων ὁμοιότης εἰς κοινωνίαν ἤγαγε τοὺς
λόγους αὐτῶν. ὅσον οὖν ἴδιόν ἐστι του κατ᾽ ἰσχίον ἄρθρου
μόνου, μηδενὶ κοινωνοῦν ἑτέρῳ διδασκαλίας, ἐν τῷδε ῥη-
θήσεται. [668] τὰ σκέλη τοῖς ζώοις ἡ φύσις ὄργανα βαδί-
σεως ἐδημιούργησεν, ἵππῳ μὲν, καὶ κυνὶ, καὶ ὄνῳ, καὶ βοῖ,
καὶ τοῖς τοιούτοις ἅπασι ζώοις τέτταρα, μόνοις δ᾽ ἀνθρώ-
ποις τῶν πεζῶν ζώων δύο. πιθήκῳ δ᾽ οὕτως ἔχει τὰ
σκέλη, ὡς ἀνθρώπῳ βρέφει, νυνὶ δὲ πρῶτον αὐτοῖς ἐπιχει-
ροῦντι χρῆσθαι· καὶ γὰρ δὴ καὶ τοῖς τέτταρσι κώλοις ὡς
τετράποδα βαδίζει, καὶ τοῖς προσθίοις ὥσπερ χερσὶ χρῆ-
ται. ἀλλ᾽ ἄνθρωπος μὲν αὐξηθεὶς οὐκέτ᾽ ἐνεργεῖ τοῖς προ-
σθίοις κώλοις ὡς ποσὶ, πίθηκος δ᾽ ἐπαμφοτερίζει διὰ παν-
τὸς, ἐπειδὴ πρὸς ἄμφω παρεσκεύασται, πρός τε τὸ ταχέως
ἀναῤῥιχᾶσθαι τοῖς ἕρπουσι ζώοις ὁμοίως καὶ πρὸς τὸ τρέ-
χειν σφαλερῶς οἷα παιδίον· ἀδύνατον γὰρ ἦν αὐτῷ πρὸς
ἀμφότερα καλῶς παρεσκευάσθαι. καὶ διὰ τοῦτο τοὺς τῶν
ποδῶν δακτύλους ἐπὶ πλεῖστον ἐσχισμένους ἔσχεν ἀπ᾽ ἀλλή-

fecimus; rerum enim fimilitudo nos impulit, ut commu-
niter de ipfis tractaremus; quod vero foli articulo ifchii
eft peculiare, quodque cum nullo alio doctrinam habet
communem, hoc libro commemorabimus. Natura ani-
mantibus crura attribuit ambulationis inftrumenta, equo
quidem, et cani, afino, et bovi, atque omnibus ejus ge-
neris animalibus quatuor, folis vero hominibus inter
pedeftria omnia duo fuerunt tributa. Simiae vero crura
funt ejusmodi, qualia homini funt infanti nunc primum
eis uti conanti; etenim quatuor artubus, quo modo qua-
drupeda, graditur, praeterea anterioribus tanquam ma-
nibus utitur. At ubi homo jam increvit, non amplius
anterioribus artubus utitur ut pedibus; fimia vero per-
petuo inter utraque ambigit, quod ad utrumque fit con-
ftructa, tum ut manibus obvia prehendendo non aliter
quam reptilia fcandat, tum ut infecuro veftigio currat
inftar pueri; non enim poterat ad utraque recte conftrui.
Ob eam caufam et pedum digitos plurimum a fefe di-

252 ΓΑΛΗΝΟΤ ΠΕΡΙ ΧΡΕΙΑΣ

Ed. Chart. IV. [668.]   Ed. Baf. I. (536.)
λων, καί τινας τῶν κινούντων μυῶν τὴν κατὰ τὸ γόνυ
διάρθρωσιν ἄχρι πολλοῦ τῆς κνήμης κατερχομένους. οὕτω
μὲν οὖν αὐτῷ καὶ τὸ κατ᾽ ἰσχίον ἄρθρον ἐγγὺς μὲν ἧκει
τῆς ἀνθρώπου φύσεως, οὐ μὴν ἀκριβῶς γ᾽ ἐξήκασται, καθά-
περ ἡ σύμπασα χείρ. ἀτὰρ οὖν καὶ οἱ μύες οἱ σαρκώδεις,
οἱ τὰς πυγὰ ἐργαζόμενοι, πιθήκοις μὲν ἔχουσι γελοίως,
ὥσπερ καὶ τἄλλα πάντα, μίμημα γὰρ γελοῖον ἀνθρώπου
ζῶον ἐδιδάξαμεν ὑπάρχον· ἀνθρώπῳ δὲ κάλλιστα διάκειν-
ται πρὸς εὐσχημοσύνην τε ἅμα τῶν ἀναγκαίων μορίων
ἄθλιπτόν τε καὶ ἄλυπον ἕδραν ἐν τῷ καθέζεσθαι. τούτους
οὖν μόνους πίθηκος ἔχει κολοβωτέρους, τὰ δ᾽ ἄλλα σύμ-
παντα παραπλησίως ἀνθρώπῳ διάκειται. δοκίμαζε τοιγαρ-
οὖν ἐπὶ τούτου τὸν εἰρησόμενον λόγον ὑπὲρ τῶν κινούν-
των τὸ κατ᾽ ἰσχίον ἄρθρον μυῶν. ἐπὶ τούτου γάρ τοι καὶ
οἱ πρὸ ἡμῶν ἀνατομικοὶ τὴν διδασκαλίαν ταύτην ἐποιοῦντο
τῶν μυῶν. ἀλλ᾽ ὅμως, ὥσπερ ἄλλα πάμπολλα καθ᾽ ὅλον τὸ
σῶμα παρεῖδον, οὕτω κἀνταῦθα μῦς ὅλους. ὑφ᾽ ἡμῶν δὲ

ductos habuit, et mufculos quosdam eorum, qui genu
dearticulationem movent, infra ad multam tibiam de-
fcendentes; pari modo et ifchii articulum homini habuit
propemodum confimilem, non tamen penitus eft fimilis,
quemadmodum nec tota manus. Caeterum et mufculos
carnofos, qui nates conftituunt, fimia habet ridiculos,
ut et alia omnia, imitationem enim hominis ridiculam
hoc animal effe docuimus; homo vero eosdem habet fitos
belliffime, tum ad decus partium neceffarium, tum ne
anus fedendo contunderetur, aut alioqui angeretur. Hos
igitur folos fimia habet decurtatos, reliqua vero omnia
itidem atque in homine fe habent. In hoc igitur dis-
putationem omnem, quam de mufculis ifchii articulum
moventibus fumus habituri, expende; eam enim priores
anatomici fibi proponebant, quum de his mufculis vel-
lent tradere; fed tamen, quemadmodum et alia permulta
in toto corpore non animadverterunt, ita et hic mufcu-
los integros non viderunt. Nos autem ipfam quoque

καὶ αὐτή μὲν ἰδίᾳ γέγραπται μυῶν ἀνατομή· δεδήλωται δὲ
καὶ διὰ τῶν ἀνατομικῶν ἐγχειρήσεων, ὁπόσοι τε τὸ πλῆθός
εἰσι καὶ ὁποῖοι τὴν ἰδέαν οἱ ταύτῃ μύες, εὐθὺς καὶ τὰς
αἰτίας ἡμῶν διδασκόντων, δι᾽ ἃς ἐσφάλησαν οἱ πρόσθεν
ἀμφ᾽ αὐτούς. ἐπεὶ τοίνυν ἔδει τὸ ἄφθρον τοῦτο κάμπτε-
σθαι μὲν, ἀναφερομένου τοῦ σκέλους, ἐκτείνεσθαι δὲ, κα-
ταφερομένου, κἂν τούτοις μάλιστα ἦν αὐτοῦ τὸ κῦρος τῆς
ἐνεργείας, (ἐλάττων γὰρ ἡ χρεία τῆς γε εἴσω προσαγωγῆς
ἐπὶ θάτερον σκέλος, καὶ τῆς ἐκτὸς ἀποστάσεως, ἔτι τε
μᾶλλον τῆς ἐφ᾽ ὁποτερονοῦν περιστροφῆς,) ἀποδείξαιτ᾽ ἄν
τις εὐθέως ἐν τῇ κατὰ τὸ μέγεθός τε καὶ πλῆθος διαφορᾷ
τῶν μυῶν τὴν τέχνην τῆς φύσεως, μεγίστους μὲν καὶ πλεί-
στους τοὺς ἐκτείνοντάς τε καὶ κάμπτοντας τὸ κῶλον ἐργα-
σαμένην, ἐφεξῆς δ᾽ αὐτῶν μεγέθει τε καὶ πλήθει τοὺς
ἐπὶ τὰ πλάγια κινοῦντας, εἶτα καὶ τούτων ἐλάττους, ὅσοι
περιστρέφουσι τὸ κῶλον. οὕτω μὲν εὐλόγως ἡ πρώτη δια-
φορὰ τῶν μυῶν τρίχα νενέμηται, τῇ χρείᾳ τῶν κινήσεων

musculorum anatomen seorsum conscripsimus; praeterea
in libris de anatomicis administrationibus exposuimus,
et quot numero essent, et quaenam esset horum muscu-
lorum forma; statim etiam causas subjecimus, cur in eis
priores sint lapsi.   Quum igitur articulum hunc flecti
quidem oporteret crure sublato, extendi vero eodem de-
presso, in hisque actio ejus praecipua consisteret, (usus
enim ipsius est minor, quum intro ad alterum crus ad-
ducitur, aut quum extra abducitur, et eo adhuc minor,
dum in utramvis partem circumagitur,) nemo infitiabitur,
quin naturae industria insit in horum musculorum discri-
mine, quod in magnitudine ac numero spectatur; mu-
sculos enim crus extendentes ac flectentes fecit tum ma-
ximos, tum plurimos; secundum illos magnitudine ac
numero eos fecit, qui idem crus movent ad latera, dein-
de his quoque minores eos effecit, qui crus circumagunt.
Hoc modo jure optimo prima musculorum differentia est
triplex, eamque natura motuum usu est mensa; singulas

μετρηϑεῖσα. καϑ᾽ ἑκάστων δὲ τῶν εἰρημένων τριῶν αὖϑις
εἰς δύο μέρη διαιρουμένων, ὁποίαν ὑπεροχὴν ἔχουσιν οἱ
τοῦ χρησιμωτέρου μορίου μύες, ἐξηγούμενοι. τῶν μὲν γὰρ
ἐκτεινόντων ἐλάττους οἱ κάμπτοντες ἐγένοντο καὶ μεγέϑει
καὶ ἀριϑμῷ, τῶν δ᾽ ἀπαγόντων ἐκτὸς οἱ εἴσω προσάγον-
τες, οἱ δὲ περιστρέφοντες ἐν κύκλῳ τὸν μηρὸν ὁμότιμοί
πέρ εἰσι. τὰ μὲν κεφάλαια τοῦ λόγου ταῦτα· τὰς δ᾽ ἀπο-
δείξεις αὐτῶν ἐφεξῆς διέλϑωμεν. ἐνέργεια σκελῶν, ὧν χάριν
ἐγένετο, βάδισίς τέ ἐστι καὶ δρόμος καὶ στάσις. ἀλλ᾽ ἡ
μὲν βάδισις καὶ ὁ δρόμος ἔμπαλιν ἀλλήλοις διατιϑεμένων
αὐτῶν, ἡ δὲ στάσις ὡσαύτως ἐχόντων ἐγγίνεται. [669] κατὰ
μὲν γὰρ τὴν στάσιν ἐστήρικται κατὰ τῆς γῆς ἑκάτερον
ὁμοίως τεταγμένον, ἐν δὲ τῷ βαδίζειν ἢ ϑεῖν τὸ μὲν
ἐστήρικται, τὸ δὲ μεταφέρεται, καὶ μείζων γε ὁ κάματος
τηνικαῦτα τῷ μένοντι. τὸ μὲν γὰρ μεταφέρον ἑαυτὸ μό-
νον κινεῖ, τὸ δ᾽ ἐστηριγμένον οὐχ ἑαυτὸ μόνον ἀπαρεγκλί-
τως ἐκτέτακεν, ἀλλὰ καὶ τὸ σύμπαν ὀχεῖ σῶμα, διπλοῦν

vero dictas ante tres differentias rurfus in duas partes
dividentes, quantum mufculi partis utilioris exuperent,
exponamus. Nam flectentes extendentibus tum magni-
tudine, tum numero funt minores, adducentes intro
foras abducentibus; porro, qui femur in orbem circumma-
gunt, quodam modo funt aequales. Haec quidem totius
difputationis funt capita; ipforum vero demonftrationes
deinceps perfequamur. Crurum actio, cujus caufa ex-
titerunt, eft ambulatio, curfus, et ftatio. Verum ambu-
latio quidem et curfus cruribus ipfis contrario inter fe
modo affectis, ftatio vero itidem habentibus fit; in fta-
tione enim crus utrumque ad terram eft firmatum, ac
fimiliter protenfum, in ambulatione vero aut curfu al-
terum quidem firmatum eft, alterum vero transfertur;
quo cafu magis laborat crus, quod firmum manet, eo,
quod circumfertur, quandoquidem, quod transfertur, fe
ipfum folum movet, quod vero eft firmatum, non modo
fe ipfum in nullam partem propenfum extendit, fed etiam
corpus totum vehit, onus geftans duplo majus eo, quod

βαστάζον βάρος οὗ πρότερον ἀμφοτέρων ἑστώτων ἐβύστα-
ζεν. ἀλλ᾽ ἐν μὲν τῷ μεταφέρειν τὸ σκέλος οἱ κάμπτοντες
αὐτὸ πλέον ἐνεργοῦσιν· ἑστώτων δὲ, οἱ τῆς ἐκτάσεως δη-
μιουργοὶ μύες ἰσχυρῶς ἐντεταμένοι διαμένουσιν, ὡς, εἰ γε
καὶ σμικρὸν ὀκλάσειεν, εἰς κίνδυνον ἀφίξεται καταπτώσεως
ὅλον τοῦ ζώου τὸ σῶμα. κάμπτεται μὲν οὖν κατὰ βουβῶνα
τὸ σκέλος, ἀναφερόντων ἡμῶν αὐτὸ, καὶ εἰ διαφυλάττειν
ἐθελήσαις ἐν τῷδε τῷ σχήματι τὸ κῶλον, ἐντετάσθαι χρὴ
τοὺς κάμπτοντας μῦς· ἐκτείνεται δὲ, καταφερόντων ἐπὶ τοῦ-
δαφος· ἄκραν δ᾽ ἔκτασιν ἔχει καὶ στάσιν ἐσχάτην, ἑστώ-
των. ὥστ᾽ εὐλόγως ἡ φύσις ἰσχυροῖς καὶ πολλοῖς καὶ με-
γάλοις μυσὶν ἐπέτρεψε τοὔργον τοῦτο· πρῶτον μὲν τῷ σκέ-
ποντι τὸ ἄρθρον ὅλον ἐκ τῶν ὀπίσω μερῶν, ἀνάλογον
ἔχοντι τῷ κατὰ τὴν ἐπωμίδα· δεύτερον δὲ τῷ μετ᾽ αὐτὸν,
ὃς ἐκ μὲν τῶν ἔξω μερῶν ἁπάντων ἄρχεται τοῦ τῆς λαγό-
νος ὀστοῦ, καταφύεται δ᾽ εἰς τὸ τοῦ μεγάλου τροχαντῆρος
ὑψηλότατον, ὀλίγον καὶ τοῦ πρόσω συνεπιλαμβάνων· τρίτον
δὲ τῷ μετὰ τοῦτον, ἐκ μὲν τῶν ἔξω τε καὶ κάτω μερῶν

prius, ambobus ftantibus, geftabat; fed in crure trans-
ferendo mufculi, qui ipfum flectunt, plus agunt; ftanti-
bus autem, qui extendunt, vehementer femper tenduntur,
quia, fi vel tantillum remiferint, periculum erit, ne cor-
pus totum animalis collabatur.   Flectitur igitur crus ad
inguen, quum ipfum attollimus, et fi crus in ea figura
voles continere, oportet flectentes mufculos effe tenfos;
extenditur autem, quum id ad terram deprimimus, fum-
mam autem extenfionem habet et tenfionem ultimam,
quum ftamus.   Proinde natura jure optimo validis multis
ac magnis mufculis actionem hanc commifit: primum
quidem ei, qui totum articulum ex pofterioribus partibus
tegit, qui proportione refpondet mufculo, qui eft in epo-
mide; poft autem ei, qui ipfum excipit, qui a partibus
omnibus externis ab offe ilium oritur, inferitur autem in
partem magni trochanteris altiffimam, paulum etiam a
parte anteriore complectens; tertio ei, qui poft hunc
ab externis et inferioribus offis ilium partibus emergit,

Ed. Chart. IV. [669.]   Ed. Baf. I. (536. 537.)

τοῦ τῆς λαγόνος ὀστοῦ τὴν ἔκφυσιν ἔχοντι, ἐμφυομένῳ δὲ
πρώτοις μὲν τοῖς ἐντὸς μέρεσι τοῦ μεγάλου τροχαντῆρος,
ἐφεξῆς δὲ καὶ τοῖς πρόσω περιφυομένῳ, καὶ τέταρτον πρὸς
τούτοις τῷ ἐκφυομένῳ μὲν τοῦ πλατέος ὀστοῦ, καταφυο-
μένῳ δ᾽ ἐκ τῶν ὀπίσω μερῶν ὅλων ἄχρι τῆς κορυφῆς τῷ
μεγάλῳ τροχαντῆρι. ἀλλ᾽ ὁ μὲν πρῶτος ἁπάντων εἰρημένος
ἀπαρέγκλιτον ἔκτασιν ἰσχυρὰν ἐργάζεται, διττοῖς πέρασιν ἀνα-
σπῶν τὸν μηρὸν, ὧν εἰ τὸ ἕτερον ἐντείναις μόνον, οὐκέτ᾽
ἀπαρέγκλιτον, ἀλλ᾽ ἐγκλίνουσαν εἰς τὰ πλάγια ποιεῖται τὴν
ἀνατασιν. ὁ δὲ δεύτερος ἀνατείνει τε ἅμα καὶ πρὸς τοῦτ-
τὸς ἐπισπᾶται τοῦ μηροῦ τὴν κεφαλήν. τῶν δ᾽ ὑπολοίπων
δυοῖν ἑκάτερος ἀνατείνει μέν τι βραχὺ, περιστρέφει δ᾽ ὁ
μὲν ἐκτὸς, ὁ δ᾽ ἔσω τὸν μηρὸν ὀλίγῳ τείνει μᾶλλον ἤπερ
ἀνατείνει, πολὺ δ᾽ ἧττον τῶν αὐτὸ δὴ τοῦτ᾽ ἔργον ἐχόντων
μυῶν, οὓς ὑστάτους διηγήσομαι. νυνὶ γὰρ, ὥσπερ ἀπηρξά-
μην, ἁπάντων μὲν πρώτους ἐρῶ τοὺς ἐκτείνοντας, εἶθ᾽ ἑξῆς
τοὺς κάμ(537)πτοντας, εἶτα τοὺς εἰς τὰ πλάγια κινοῦντας.
ἐπεὶ δὲ κινήσεις ἐπίμικτοι τῶν πλείστων εἰσὶ, τῆς φύσεως,

inferitur autem primis internis magni trochanteris par-
tibus, deinceps autem et partibus anterioribus circum-
haeret; quarto praeter hos ei, qui ab offe lato emergit,
inferitur autem pofterioribus omnibus partibus usque ad
fummitatem magno trochanteri. Sed primus omnium
memoratus inclinabilem extenfionem validam efficit, fe-
mur duobus finibus furfum trahens, quorum fi alterum
duntaxat extenderis, non amplius inclinabilem, fed de-
clinantem ad latera tenfionem furfum efficies; fecundus
autem mufculus attollit fimul ac femoris caput intro
trahit; reliquorum autem duorum uterque furfum qui-
dem tendit paululum, fed alter quidem femur extra
circumagit, alter autem intro paulo magis tendit, quam
furfum tendat, multo vero minus, quam mufculi, qui
hanc ipfam actionem habent, quos ultimos exponam.
Nunc enim, ut coepi, extendentes omnium primos ex-
plicabo, poft autem flectentes, poftremos eos, qui movent
ad latera. Quum autem a natura motus plurimi mixti

ὡς ἤδη πολλάκις εἴρηται, προμηθουμένης ἀεὶ δι᾽ ὀλίγων
ὀργάνων πολλὰς τοῖς ζώοις ἐνεργείας ἀπεργάζεσθαι, διὰ
τοῦτ᾽ ἐν τοῖς ἐκτείνουσι τὸ σκέλος μυσὶ καὶ τῶν ἄλλην τινὰ
πρὸς ταύτῃ κίνησιν ἐργαζομένων μνημονεύσω. τῶν γὰρ εἰ-
ρημένων τεττάρων μυῶν ὁ μὲν ἁπάντων πρῶτος, ὃν ἀνά-
λογον ἔχειν ἔφην τῷ κατὰ τὴν ἐπωμίδα, διτταῖς καταφύσε-
σιν ἐκτείνων τὸ σκέλος, εὐθεῖαν μὲν ἀκριβῶς αὐτὴν ἀμφοτέ-
ραις ἐνεργήσας ἀπεργάζεται, βραχύτατον δέ τι παρεγκλίνου-
σαν εἰς τὰ πλάγια διὰ μόνης ἑτέρας αὐτῶν. οὕτω δὲ καὶ
ὁ δεύτερος εἰρημένος ἐκτείνει τε ἅμα καὶ βραχύ τι πρὸς
τοὐντὸς ἐπισπᾶται τοῦ μηροῦ τὴν κεφαλήν. ὡσαύτως δὲ καὶ
ὁ γ᾽ καὶ ὁ δ᾽ ὀλίγιστον μὲν, ὡς ἔλεγον, ἐκτείνουσι, βραχὺ
δ᾽ αὐτοῦ τι περιστρέφουσι πλέον. [670] ἄλλος ἐπὶ τοῖσδε
ε᾽ μῦς ἐστιν μέγιστος ἁπάντων τῶν ἐν τῷ σώματι μυῶν,
περιπεφυκὼς ἔσωθέν τε κἀκ τῶν ὀπίσω μερῶν ὅλῳ τῷ
κατὰ τὸν μηρὸν ὀστῷ μέχρι γόνατος. τούτου τοῦ μυὸς αἱ
ὄπισθεν ἶνες αἱ ἐξ ἰσχίου πεφυκυῖαι στηρίζουσιν ἑδραῖον

facti ſint (ut ſaepe jam diximus) id agente, ut per pau-
ca inſtrumenta multas animalibus actiones efficeret, id-
circo inter muſculos crus extendentes eos etiam, qui
motum alium praeterea obeunt, cogar attingere. Prae-
dictorum enim quatuor muſculorum primus quidem om-
nium (quem admonui proportione reſpondere·ei, qui eſt
in epomide) quique duabus inſertionibus crus extendit,
ipſum rectum omnino efficit, quum utraque inſertione
agit, minimum autem ad latera deducit cum earum
tantum altera. Pari modo et quem ſecundum numeravi-
mus, extendit ſimul et exiguum quiddam caput femoris
intro trahit. Ad eundem modum et tertius et quartus
minimum quidem (ut dixi) extendunt, ſed aliquanto plus
circumagunt. Alius autem praeter hos eſt quintus mu-
ſculus omnium maximus qui in corpore ſunt muſculo-
rum, internis ac poſterioribus partibus toti oſſi femoris
usque ad genu circumhaerens; hujus muſculi fibrae po-
ſteriores, quae ex iſchio manant, crus firmum ſtabiliunt,

τὸ σκέλος, ἐκτείνουσαι τὴν διάρθρωσιν. ἐργάζονται δ᾽ οὐχ ἥκιστα τοῦτο καὶ διὰ τῶν κάτω μερῶν ἐκπεφυκυῖαι τοῦ τῆς ἥβης ὀστοῦ μετὰ βραχυτάτης τινὸς εἴσω ῥοπῆς. αἱ δ᾽ ὑψηλότεραι τούτων ἔσω προσάγουσι τὸν μηρὸν, ὥσπερ αἱ πασῶν ὑψηλόταται προσάγουσί τε ἅμα καὶ ἀνασπῶσιν. ἀντιτεταγμένοι δὲ τοῖς εἰρημένοις πέντε μυσὶν οἱ κάμπτοντες τὴν διάρθρωσιν ἐλάττους τούτων εἰσὶ τόν τ᾽ ἀριθμὸν καὶ τὸ μέγεθος, ὅ τ᾽ ἄνωθεν ὄρθιος, ἀπὸ διττῶν ἐκφύσεων ἑνὶ τένοντι καταφυόμενος εἰς τὴν κορυφὴν τοῦ μικροῦ τροχαντῆρος, ὅ τε σὺν αὐτῷ μὲν εἰς τὸν αὐτὸν τροχαντῆρα καταφυόμενος ἐμφύσει ταπεινοτέρᾳ. τὴν δ᾽ ἔκφυσιν ἐκ τῶν προσθίων μερῶν τοῦ τῆς ἥβης ὀστοῦ πεποιημένος μῦς ἕτερος οἷον μόριόν τι τοῦ μεγίστου παρατέταται λοξὸς, ὁμοίαν ἐνέργειαν ἔχων, καὶ δ᾽ ὁ τὴν κατὰ τὸ γόνυ διάρθρωσιν ἐκτείνων διὰ τῆς ὑπερβαινούσης τὴν μύλην ἀπονευρώσεως. ἀλλ᾽ οὗτος μὲν κατὰ συμβεβηκὸς κάμπτει τὸν μηρόν· οἱ δ᾽ ἄλλοι τρεῖς κατὰ πρώτην ἐνέργειαν, ὁ μὲν ἄνωθεν καταφερόμενος, ἐλάχιστόν τι παρεγκλίνων ἐντός· οἱ δ᾽ ἀπὸ τῶν

dearticulationem extendentes; praeſtant autem id maxime et fibrae, quae per partes inferiores ab oſſe pubis exoriuntur cum minimo quodam intro motu, quandoquidem quae his ſunt altiores, femur intro adducunt, quemadmodum quae omnium ſunt altiſſimae, adducunt antrorſum ſimul ac ſurſum trahunt. Porro qui praedictis quinque muſculis ſunt oppoſiti, ipſamque dearticulationem flectunt, illis ſunt tum numero tum magnitudine inferiores. Quorum ſupernus eſt rectus, unicoque tendone ex duplici exortu conflato in ſummitatem parvi trochanteris inferitur. Tum qui cum eo in ipſum quoque trochanterem deſcendit, inferius inferitur. Muſculus item alius ex partibus anterioribus oſſis pubis enatus, velut pars quaedam maximi, obliquus attenditur, ſimilem actionem cum eo habens. Tum quartus, qui dearticulationem, quae genu ineſt, extendit per aponeuroſin, quae patellam genu ſupergreditur. Verum hic quidem per accidens femur flectit; alii vero tres prima actione; qui ſuperne quidem defertur, paululum inclinans intro; qui vero a

προσθίων τοῦ τῆς ἥβης ὀστοῦ, πολὺ μὲν ἔσωθεν παρεγκλί-
νοντες, ὀλίγον δ᾽ ἀνασπῶντες· ὁ δὲ τέταρτος, ὃν δὴ καὶ
κατὰ συμβεβηκὸς ἔφην κάμπτειν τὸν μηρὸν, τῷ μὴ πρώτως
ἕνεκα τοῦ κατ᾽ ἰσχίον ἄρθρου γεγονέναι, πολλὴν μὲν ποιεῖ-
ται τὴν ἀνάτασίν τε καὶ κάμψιν, ὅμως δ᾽ ἀπολείπεται συ-
χνῷ τοῦ πρώτου ῥηθέντος. ἐκεῖνος μὲν γὰρ ἀπό τε τῆς
ψόας καὶ τῶν ἔνδον μερῶν τοῦ τῆς λαγόνος ὀστοῦ τὴν
ἀρχὴν ἔχων ἐπὶ τὸν μικρὸν ἀφικνεῖται τροχαντῆρα· ὁ δὲ
τὴν κατὰ τὸ γόνυ διάρθρωσιν ἐκτείνων, ἧσπερ ἕνεκα καὶ
γέγονεν, ἐπειδὴ τὴν ἔκφυσιν ἐκ τῆς ὀρθίας ῥάχεως ἔχει τοῦ
τῆς λαγόνος ὀστοῦ, διὰ τοῦτ᾽ ἐντεινόμενος ἐφ᾽ ἑαυτὸν οὐ
μόνον τὴν κνήμην ἀνασπᾷν πέφυκεν, ἀλλὰ καὶ τὸν μηρὸν
κάμπτειν, ὡς, εἴ γ᾽ ἐκ τῶν κάτω μερῶν τῆς κατὰ τὸν βου-
βῶνα διαρθρώσεως ἐξεφύετο, μόνην ἂν οὕτω γε τὴν κνήμην
ἐκίνει. ἀλλὰ γὰρ αὐτὸ τοῦτο προμηθῶς ἡ φύσις ἐποίησεν,
ἄνωθεν τῆς κατὰ τὸν βουβῶνα διαρθρώσεως ἐκφύσασα τον
μῦν τοῦτον, ἵν᾽ ἐν παρέργῳ τινὰ καὶ ἄλλην ἐργάζηται κί-
νησιν ἀναγκαίαν τῷ ζώῳ. οἱ δ᾽ ἔσωθεν προσάγοντες τὸν

partibus oſſis pubis anterioribus manant, multum quidem
intro inclinantes, parum vero ſurſum trahentes; quartus
vero (quem femur flectere per accidens monui), quod
non primo articuli iſchii cauſa extitit, magnam quidem
facit tenſionem ſurſum ac flexionem, multo tamen prae-
dicto primo minorem.   Hic enim et a lumbis et a par-
tibus oſſis ilium internis ortus pervenit ad parvum
trochantera.   Ille vero, qui genu dearticulationem ex-
tendit, cujus etiam gratia extitit, quum ex recta ſpina
oſſis ilium oriatur, idcirco ſe ipſum intendens non ti-
biam modo ſurſum trahit ſua natura, ſed etiam femur
flectit; nam ſi ex partibus inferioribus dearticulationis,
quae eſt ad inguen, productus fuiſſet, ſolam utique
ſic tibiam moviſſet.   Verum id ipſum a natura factum
fuit provide, quae a dearticulationis, quae eſt ad inguen,
parte ſuperiori muſculum hunc produxit, ut ipſe obiter
alium quendam motum obiret animali neceſſarium.   Qui

μηρὸν οἵδ᾽ εἰσί· δύο μὲν οἱ προειρημένοι ἐκ τῶν ἔμπρο-
σθεν μερῶν τοῦ τῆς ἥβης ὀστοῦ τὴν ἔκφυσιν ἔχοντες,
οὐκ ἔσω μόνον ἐπισπᾶσθαι τὸ κῶλον, ἀλλὰ καὶ κάμπτειν
μετρίως δυνάμενοι　τρίτος δὲ ἄλλος οὐ κατὰ τοῦτο τὸ μῆ-
κος, ἀλλ᾽ ἱκανῶς μακρός. ἐκφυόμενος γὰρ ἐκ τῶν ἔμπρο-
σθεν μερῶν τοῦ τῆς ἥβης ὀστοῦ παντὶ περιτέταται τῷ
κώλῳ μέχρι γόνατος, ἐπὶ τὴν ἔνδον αὐτοῦ κεφαλὴν τελευτῶν.
ἀλλὰ καὶ τοῦ μεγίστου μυὸς ἡ ἔνδον μοῖρα τὴν αὐτὴν ἐνέρ-
γειαν ἔχει.　πρὸς τούκτος δ᾽ ἀπάγουσι τὸν μηρὸν ἥ θ᾽
ἑτέρα μοῖρα τοῦ πρώτου πάντων ῥηθέντος, ὅ τ᾽ ἀπὸ τοῦ
πλατέος ὀστοῦ πεφυκὼς, ὃς καὶ περιστρέφειν αὐτὸν ἐλέχθη
βραχύ τι. κατάλοιποι δ᾽ ἄλλοι δύο μύες εἰσὶ τῶν κινούν-
των τὸν μηρὸν, ὁ μὲν ἐκ τῶν ἔνδον, ὁ δ᾽ ἐκ τῶν ἔξω με-
ρῶν τοῦ τῆς ἥβης ὀστοῦ τὴν ἔκφυσιν ἔχοντες. ἑλιττόμενοι
δ᾽ ἀμφότεροι περὶ τὸ καλούμενον ἰσχίον ἐς ταὐτὸν ἀλλή-
λοις ἀφικνοῦνται, καταφυόμενοι μιᾷ κοιλότητι διὰ τενόντων
εὐρώστων ἐν τοῖς ὀπίσω μέρεσι τοῦ μηροῦ, τεταγμένοι κατ᾽
αὐτὴν μάλιστα τὴν πρώτην ἔκφυσιν τοῦ μεγάλου τροχαν-

vero intro femur adducunt, duo funt ii, quos prius diximus
a partibus offis pubis anterioribus enafci, qui non modo
intro crus trahere, fed flectere etiam mediocriter pof-
funt.　Tertius autem alius haudquaquam longitudine
praedictis eft fimilis, fed longus eft admodum; ex parti-
bus enim offis pubis anterioribus productus toti cruri
circumtenditur usque ad genu, in caput ipfius internum
definens; quin et maximi mufculi pars interna eandem
actionem habet.　Extrorfum autem femur abducit tum
etiam pars altera ejus, qui primus omnium fuit nume-
ratus, et qui ab offe lato emergit, quem etiam ipfum
parum circumagere diximus.　Reliqui autem alii funt
duo mufculi, qui femur movent, unus quidem ex inter-
nis, alter vero ab externis offis pubis partibus emergens;
qui ambo circa ifchium nuncupatum obvoluti coalefcunt,
inferentes fefe uni cavitati per tendones robuftos, in
pofterioribus femoris partibus locati, ad ipfum potiffimum
primum magni trochanteris exortum.　Hi omnium prae-

τῆρος. οὗτοι μόνοι πάντων τῶν εἰρημένων μυῶν ἑκάτερος
ἐφ᾽ ἑαυτὸν ἕλκων ἐπιστρέφει τε καὶ περιστρέφει τὸν μηρόν.
[671] ὡς γὰρ κἂν τοῖς ἐκτείνουσι τὸ κῶλον ἐν τῷ πρώτῳ
καταλόγῳ διῆλθον, ὀλίγον τι περιστρέφοντες ἐν παρέργῳ
τοῦτο καὶ βραχέως ἐργάζονται, κατὰ πρῶτον λόγον ὑπὸ τῆς
φύσεως ἐκτάσεως ἕνεκα τοῦ κατ᾽ ἰσχίον ἄρθρου γεγονότες,
εἴρηνται μὲν πάντες οἱ κινοῦντες τὸν μηρὸν μύες, ἀνάλογον
τῇ χρείᾳ τῶν κινήσεων, ὧν ἡγεμονεύουσιν, ἀριθμόν τε καὶ
μέγεθος ἔχοντες. ἐμφαίνεται δ᾽ εὐθὺς ἅμα τοῖς εἰρημένοις
ἥ τε τῶν ἐκφύσεών τε καὶ καταφύσεων, ἔτι τε τῆς ἐν τῷ
μεταξὺ θέσεως ἑκάστου μυὸς χρεία. ἐπὶ γάρ τοι τὴν πρώτην
ἔκφυσιν ἀνασπωμένων αὐτῶν, ἀναγκαῖόν ἐστι καὶ τὸ πέρας
ἑλκόμενον ἅμα ἑαυτῷ τὸ κῶλον ἐπισπᾶσθαι, ὥστ᾽ ἀναγ-
καῖον ἐκ μὲν τῶν ἄνω μερῶν καταφέρεσθαι τὸν τὸ ἄνω κῶ-
λον ἕλκοντα, τῶν δ᾽ εἰς τὰ πλάγια κινούντων ἔσωθεν μὲν
εἶναι τὴν ἔκφυσιν, οἷς ἔσω προσάγειν ἐστὶ τοὔργον, ἔξω-
θεν δ᾽, οἷς τοὐκτός. ἀλλ᾽ ἐπεὶ καὶ περιφέρεσθαι καὶ περι-

dictorum mufculorum foli uterque verfus fe ipfum tra-
hens femur invertit ac circumagit. Nam, quemadmo-
dum in prima dinumeratione explicui, mufculi, qui
obiter paulum crus circumagunt, una cum iis, qui crus
extendunt, hoc etiam modice peragunt, quum ipfi prima
ratione a natura ad ifchii articulum extendendum effent
inftituti. Omnes quidem mufculos femur moventes re-
cenfuimus, qui numerum ac magnitudinem habent pro-
portione ufui motuum, quorum ipfi funt duces, refpon-
dentem. Statim autem cum praedictis intelligere poffu-
mus ufum exortuum et infertionum ac pofitionis inte-
rim et motus omnium mufculorum. Qua enim furfum
ad primum exortum trahuntur, finis quoque cum eis
trahatur atque adeo crus ipfum eft neceffe. Quare ex
fuperioribus quidem partibus mufculus is defcendat opor-
tet, qui crus furfum trahit; eorum vero, qui ad latera
movent, intrinfecus quidem exoriri eft neceffe eos, qui
intro crus adducunt, extrinfecus vero, qui foras. Sed
quoniam femur circumferri ac circumagi in quibusdam

στρέφεσθαι κατ᾽ ἐνίας τῶν κινήσεων ἔδει τὸν μηρὸν, ἑλίττει
κυκλοτερῶς ἡ φύσις ἤτοι γ᾽ ὅλα τὰ σώματα τῶν τοιούτων
μυῶν, ἢ μόνους τοὺς τένοντας, ὅσοι ταῦτ᾽ ἐργάζεσθαι μέλ-
λουσιν. οἱ μὲν γὰρ εὐθεῖς τῶν μυῶν ἁπλῆν κινοῦσι κίνησιν,
τὰ κῶλα πρὸς ἐκεῖνα τὰ μέρη κατ᾽ εὐθεῖαν γραμμὴν ἐπισπώ-
μενοι, πρὸς ἅπερ αὐτῶν ἀνήκουσιν αἱ κεφαλαί· οἱ δ᾽ ἤτοι
τοῖς ὅλοις ἑαυτῶν σώμασιν ἢ καὶ τοῖς τένουσιν ἑλιττόμενοι
περί τι κυκλοφορικὴν μᾶλλον, οὐκ εὐθύπορον, ἐργάζονται
τὴν κίνησιν. οὕτω γοῦν ἀναγκαῖόν ἐστι καὶ τοῖς ἐσχάτοις
εἰρημένοις δύο μυσὶν ἐμφυομένοις τῷ μεγάλῳ τροχαντῆρι,
λοξὴν, οὐκ εὐθεῖαν, ἴσχουσι τὴν ἐπὶ τὸ κινούμενον φορὰν,
ὁμοίας τῇ σφετέρᾳ θέσει κινήσεως ἐξηγεῖσθαι.

motibus oportebat, natura aut totum corpus ejusmodi
musculorum, aut solos tendones, qui actionem hanc
erant obituri, in orbem circumvolvit. Recti sane mu-
sculi motum habent simplicem, crura ad eas partes se-
cundum rectam lineam trahentes, ad quas ipsorum capita
spectant; qui vero aut totis suis corporibus, aut etiam
tendonibus circa quippiam obvolvuntur, circularem po-
tius quam rectum efficiunt motum. Ad eum certe mo-
dum necesse est ultimos quoque dictos duos musculos,
qui magno trochanteri inseruntur, quique oblique, non
recta, ad partem a se movendam feruntur, motus duces
esse suae positionis similis.

ΓΑΛΗΝΟΥ ΠΕΡΙ ΧΡΕΙΑΣ ΤΩΝ ΕΝ ΑΝΘΡΩΠΟΥ ΣΩΜΑΤΙ ΜΟΡΙΩΝ

ΛΟΓΟΣ Π.

Ed. Chart. IV. [672.]   Ed. Baf. I. (537.)

Κεφ. α΄. Περὶ τῶν κοινῶν ὀργάνων ἅπαντος τοῦ σώ-
ματος, ἀρτηρίας καὶ φλεβὸς καὶ νεύρου, λέλεκται μὲν ἤδη
καὶ πρόσθεν οὐκ ὀλιγάκις ἐν ταῖς τῶν μορίων ἐξηγήσεσιν.
ἄμεινον δ᾽ ἔδοξέ μοι, μὴ διεσπασμένως μόνον εἰρῆσθαι περὶ
αὐτῶν, ἀλλ᾽ εἰς σύνοψίν τε μίαν ἀχθῆναι τὸ σύμπαν, ὅσον
τε ἐνδεῖ προστεθῆναι. πρόδηλον δ᾽, ὅτι κἀνταῦθ᾽ ὁ λόγος
ὑποθέσεις ἕξει τὰ προαποδεδειγμένα, νεύρων μὲν ἀρχὴν εἶ-
ναι τὸν ἐγκέφαλον, ἀρτηριῶν δὲ τὴν καρδίαν, τὸ δ᾽ ἧπαρ

GALENI DE VSV PARTIVM CORPO-
RIS HVMANI

LIBER XVI.

Cap. I. De communibus totius corporis inftrumen-
tis, arteria, vena et nervo, prius quidem, dum partes
exponeremus, verba faepe fecimus. Satius vero mihi
vifum fuit non fparfim modo de ipfis difputare, fed re
omni in unam fummam collecta, quod fupereft, adjun-
gere. Perfpicuum porro eft, quod hîc quoque oratio
noftra pro hypothefi ea fumet, quae prius a nobis fue-
runt demonftrata, cerebrum fcilicet nervorum effe prin-

Ed. Chart. IV. [672. 673.]   Ed. Baf. I. (537. 538.)

τῶν φλε(538)βῶν. ἐπεὶ τοίνυν ἐχρῆν εἰς ὅλον τὸ σῶμα νεμη-
θῆναι ταῦτα, πρόσεχέ μοι τὸν νοῦν ἐπιμελῶς ἐξηγουμένῳ τὴν
δικαιοσύνην τῆς νομῆς. ἐὰν γὰρ φαίνηται τοῖς μὲν μείζω,
τοῖς δ᾽ ἐλάττω δοθῆναι ταῦτα κατὰ τὴν ἀξίαν ἑκάστου τῶν
μορίων, ἐν ἅπαντί τε τῷ σώματι τοῦθ᾽ εὑρίσκηται σωζόμενον,
ἐπαινέσομεν τὸν Ἱπποκράτην δικαίαν ὀνομάζοντα τὴν φύσιν·
ἐὰν δὲ καὶ σὺν ἀσφαλείᾳ πάσῃ θεωρῆται ταῦτα φερόμενα
πρὸς ἕκαστον μόριον, οὐ μόνον δικαίαν αὐτὴν, ἀλλὰ καὶ
τεχνικὴν καὶ σοφὴν ἀποφανούμεθα. διαφέρει μὲν οὖν οὐ-
δὲν, εἴτε ἀπ᾽ ἐγκεφάλου τις ἄρξαιτο τῆς ἐξηγήσεως, εἴτ᾽
ἀπὸ καρδίας, εἴτ᾽ ἀφ᾽ ἥπατος. οἵ τε γὰρ κοινοὶ λογισμοὶ
περὶ τῶν τριῶν ἀρχῶν ἐξ ἀνάγκης ἅμα λέγονται, τῆς τῶν
πραγμάτων φύσεως οὐδ᾽ εἰ βουληθείημεν ἑτέρως ἡμῖν
ἐπιτρεπούσης πράττειν, ὅτι θ᾽ οἱ λογισμοὶ καθ᾽ ἑκάστην
αὐτῶν ἐπὶ τοῖς κοινοῖς προειρημένοις, ὅπως ἄν τις ἐθέλῃ,
περαίνεσθαι οὐ δύνανται, πρόδηλον. [673] τίνες οὖν οἱ
περὶ τῶν τριῶν ἀρχῶν λογισμοί; ἐπειδὴ πρόκειται μὲν εἰς

cipium, cor arteriarum, jecur venarum; quae quum in
totum corpus diſtribui oporteret, attente me audias, dum
ego diſtributionis aequitatem expono. Si enim aliis qui-
dem partibus majora, aliis vero minora haec, prout
partis cujusque dignitas fert, reperiantur fuiſſe diſtributa,
idque in toto corpore ſervetur, laudabimus Hippocratem,
qui naturam juſtam appellavit; quod ſi ea quoque cum
omni ſecuritate ferri ad partes ſingulas cernantur, eam
non juſtam modo, verum etiam artificioſam ac ſapien-
tem pronunciabimus. Nihil ſane interfuerit, a cerebro
exponere incipias, an a corde, an ab hepate; facere
euim non potes, quin ea, quae dicturus es, communiter
ad tria ſimul principia pertineant; quum alioqui ipſa re-
rum natura, ne ſi aliter quidem facere velis, tibi per-
mittat, propterea quod rationes cujusque principii pe-
culiares, quas prius praeter communes memoravimus,
terminari, ut vis, nequeunt. At quaenam ſunt commu-
nes trium principiorum rationes? Poſteaquam propoſitum

ἕκαστον μόριον ἀγαγεῖν ἀρτηρίαν καὶ φλέβα καὶ νεῦ-
ρον, ἔνια δ᾽ ἀφέστηκε τῶν ἀρχῶν πόρρω, πολὺ βέλτιον ἦν
δήπου, μήτε τοσαῦτα τὸν ἀριθμὸν ἐκφύειν, ὅσα περ τὰ μό-
ρια, μήθ᾽ ὅλως πολλὰ, μέγιστον δ᾽ ἓν ὄργανον ἐξ ἑκάστης
ἀρχῆς ἐκφύσασαν οἷον πρέμνον, ἀπ᾽ ἐκείνου προϊόντος εἰς
τὰ πλησιάζοντα μόρια διανέμειν οἷον ὄζους τινάς. οὕτω γε
τοι καὶ τῶν ποτίμων ὑδάτων τὴν ἀγωγήν τε καὶ νομὴν εἰς
τὰς πόλεις οἱ περὶ ταῦτα δεινοὶ πεποίηνται, μέγιστον μὲν
ἕνα τῇ πηγῇ συνάψαντες ἀγωγὸν, ἐντεῦθεν δ᾽ ἐνίοτε μὲν
καὶ ἄλλοις τισὶ χωρίοις πρὸ τῆς πόλεως ἀπονέμοντες· εἰ
δὲ μὴ, ἀλλὰ ἐν τῇ πόλει πάσῃ, ἵν᾽ οὕτω τοῖς μέρεσιν αὐτῆς
διανέμοιεν, ὡς μηδὲν ἀπορεῖν ὕδατος. ὥσπερ δ᾽ ἐκείνων
ἀποδεχόμεθα μάλιστα τοὺς μὴ μόνον εἰς ἅπαντα τὰ μέρη
διανείμαντας τὸ ὕδωρ, ἀλλ᾽ ὅσοι πρὸς τούτῳ τὴν νομὴν
ἐποιήσαντο δικαιοτάτην, οὕτω καὶ τὴν φύσιν ἐπαινέσομεν,
εἰ πάντη δικαίαν εὕροιμεν. εἰ δὲ καὶ διττῆς οὔσης δικαιο-
σύνης, ἑτέρας μὲν ἰδιώταις γνωρίμης, ἑτέρας δὲ καὶ τεχνί-

nobis eft arteriam et venam et nervum in partes fin-
gulas ducere, nonnullaeque ipfarum longe a principiis
funt difiunctae, multo certe magis ad rem pertinuit, ne-
que tot numero producere, quot funt partes, neque om-
nino multa, fed ubi maximum unicum a quoque prin-
cipio inftrumentum velut ftipitem produxeris, tum de-
mum ab eo progrediente velut ramos quosdam in partes
propinquas difpertire. Sic certe aquas potabiles, qui
earum rerum funt periti, in urbes deducunt ac diftri-
buunt; fonti enim maximum unum aquaeductum ubi ap-
plicuerint, ab eo interdum quidem et aliis quibusdam
locis, priusquam ad urbem fit perventum, difpertiunt;
fin minus, at faltem in urbe tota fic partibus ejus dis-
tribuunt, ut nulla aquam defideret. Quemadmodum igi-
tur eos maxime laudamus, qui non modo in omnes ur-
bis partes aquam diftribuerint, fed qui praeter id ipfam
aequiffime diftribuerint, fic et naturam laudabimus, fi
eam ubique juftam invenerimus. Quod fi, cum juftitia
fit duplex, altera quidem vel idiotis cognita, altera, quae

ταῖς προσηκούσης, ἡ φύσις φαίνοιτο τὴν τεχνικωτέραν αἱρου-
μένη, πολὺ μᾶλλον ἐπαινέσομεν. μάθοις δ᾽ ἂν, εἰ βούλοιο,
τὴν τοιαύτην δικαιοσύνην, ὁποία τίς ἐστι, τοῦ θειοτάτου
Πλάτωνος ἀκούσας λέγοντος, εἰς τὸ κατὰ τὴν ἀξίαν ἴσον
ἀποβλέπειν χρῆναι τὸν ὄντως δίκαιον ἄρχοντα καὶ τεχνί-
την. οὐδὲ γὰρ οὐδὲ τὸ ὕδωρ ἐν ταῖς πόλεσιν ἴσον ὄγκῳ
καὶ σταθμῷ τοῖς χωρίοις ἅπασι νενέμηται· βαλανείῳ μέν-
τοι δημοσίῳ καί τινι θεῶν ἄλσει πλείων ἡ μοῖρα, ταῖς δ᾽
ἐν ταῖς ἀμφόδοις κρήναις καὶ τοῖς τῶν ἰδιωτῶν βαλανείοις
ἐλάττων.

Κεφ. β'. Ὥρα τοίνυν σοι σκοπεῖσθαι τὴν αὐτὴν
τέχνην τῆς νομῆς ἐν τοῖς ζώοις ὑπὸ προτέρας τῆς φύσεως
εἰργασμένην. ἀρτηρία μὲν γὰρ μία μεγίστη τῆς καρδίας ἐκ-
πέφυκεν, οἷον πρέμνον εἰς πολλοὺς κλῶνας καὶ κλάδους
ἐσχισμένον. ἑτέρα δ᾽ ἡ φλὲψ, ἣν διὰ τὸ μέγεθος ὀνο-
μάζουσι κοίλην, ἐκ τῶν κυρτῶν τοῦ ἥπατος ἄνω καὶ κάτω
φερομένη διφυεῖ τινι πρέμνῳ προσέοικεν, ἐπειδὴ καὶ τοῦ

proprie ad artifices pertinet, naturam comperiamus arti-
ficiofiorem elegiſſe, multo magis ipfam laudabimus. Quod
fi forte cupis cognofcere, qualisnam fit haec juftitia, Pla-
tonem diviniſſimum audias, dicentem, eum, qui vere
ac jufte fit imperaturus, aut qui artifex fit futurus,
oportere in aequo diftribuendo intueri cujusque meritum
ac dignitatem. Neque enim aqua ne in civitatibus qui-
dem mole ac pondere aequalis locis omnibus eft difper-
tita; balneo enim cuidam publico ac deorum luco cui-
piam pars aquae major eft tributa, fontibus vero bivio-
rum et balneis privatis minor.

Cap. II. Tempeftivum utique eft idem artificium
in diftribuendo in animalibus confideres a natura prius
ufurpatum. Siquidem arteria una maxima a corde eft
producta, velut truncus in multos palmites ac ramos
divifus; vena autem (quam propter magnitudinem cavam
appellant) ex gibbis hepatis furfum ac deorfum pro-
cedens trunco cuipiam bifido eft affimilis, propterea

σώματος ἡμῶν τὸ μὲν ὑψηλότερόν ἐστι, τὸ δὲ ταπεινότερον
ἥπατος. οὕτω δὲ καὶ τὴν ἐκ τῆς καρδίας ἐκφῦσαν ἀρτη-
ρίαν εὐθὺς ὄψει δίχα σχισθεῖσαν ἀνίσοις τμήμασι, τῷ μὲν
ἑτέρῳ τῷ μείζονι κάτω φερομένην, ἐπειδὴ καὶ τὸ σῶμα
ταύτῃ μεῖζόν ἐστι, τῷ δ᾽ ἑτέρῳ τῷ μείονι τοῖς ὑψηλοτέ-
ροις τῆς καρδίας μέρεσι διασπειρομένην. ὅμοιον δ᾽ ἔτι τοῖς
εἰρημένοις πρέμνον ἐξ ἐγκεφάλου πέφυκεν ὁ νωτιαῖος μυελός,
ἅπασι τοῖς κάτω τῆς κεφαλῆς ἐπιπέμπων νεῦρα. θαυμαστὸν
μὲν δὴ καὶ τοῦτ᾽ ἂν ἦν, εἰ μήτε φλὲψ, μήτ᾽ ἀρτηρία,
μήτε νεῦρον ἐφαίνοντο παλινδρομοῦντα πρὸς τὰς οἰκείας
ἀρχάς, ἔτι δὲ θαυμαστότερον, εἰ, παμπόλλων, ὡς εἴρηται,
καθ᾽ ἕκαστον γένος ἀπὸ τῆς ἀρχῆς εἰς τὰ πρόσω κατασχιζομέ-
νων, ὀλιγίστοις μὲν ἀγγείοις, ὀλιγίστοις δὲ καὶ νεύροις
ὑπάρχει καμπὴν ποιησαμένοις οἷόν περ δίαυλόν τινα φέρε-
σθαι, μὴ μάτην, μηδ᾽ ὡς ἔτυχεν, ἀλλὰ θαυμαστῆς ἕνεκα
χρείας. ὅταν γὰρ ἐν πολλοῖς ἕν τι ἰδίαν κεκτῆται κατα-
σκευὴν ἀπὸ τῶν ἄλλων ἕνεκα τῆς χρείας ἐξηλλαγμένον ἐναρ-

quod et corporis noſtri alia quidem pars hepate eſt al-
tior, alia vero humilior. Ad eundem modum arteriam,
quae ex corde enaſcitur, cernes protiuus imparibus ſe-
ctionibus bifariam eſſe diviſam, altera quidem *parte*
majore, quae fertur deorſum, quod ibi corpus ſit majus,
altera vero minore altioribus corde partibus diſſemina-
tam. Simile quiddam praedictis etiam a cerebro produ-
citur, ſpinalis medulla, quae partibus omnibus, quae
ſunt ſub capite, nervos immittit. Admirabile ſane et
hoc eſſet, ſi neque vena, neque arteria, neque nervus
ad propria principia recurrere cernerentur; verum adhuc
eſt admirabilius, ſi, quum plurima in ſuo quaeque genere
(uti diximus) a principio in partes ultra dividantur, pau-
ciſſima tamen vaſa pauciſſimique nervi reflexi velut re-
ciprocum ſtadium quoddam emetiantur, idque non fru-
ſtra, neque temere, ſed mirabilis cujusdam uſus gratia.
Quum enim unum aliquid propter uſum ab aliis diſere-
pantem propriam etiam praeter caetera conſtructionem

γῶς, ἐν τούτῳ σοφή τε ἅμα καὶ μνήμων ἑκάστου τῶν κατὰ
μέρος ἡ φύσις ἄκρα τε δικαιοσύνη [674] καὶ προνοίᾳ
χρωμένη κατάδηλος γίνεται. τὸ δὲ καὶ παραβλαστήματα τῷ
πρέμνῳ κατὰ μίαν μόνην τὴν τῶν νεύρων ἀρχὴν γεγονέναι
χρείας ἕνεκεν ἀναγκαίας, ἐμοὶ μὲν δοκεῖ μέγιστον καὶ τοῦτ᾽
ἐπίδειγμα τῆς κατὰ τὴν φύσιν εἶναι τέχνης. οὐ σμικρὸν δὲ
οὐδὲ τοῦτο, καίτοι πάντη τοῦ σώματος ἰόντων τῶν νεύρων,
μήτ᾽ εἰς ὀστοῦν ἐμφύεσθαί τι, μήτ᾽ εἰς χόνδρον, μήτ᾽ εἰς
σύνδεσμον, ἀλλὰ μηδ᾽ εἰς ἅπαντας τοὺς ἀδένας, ἐπειδὴ καὶ
τούτων διττή τις ὑπάρχει φύσις. ἡ μὲν γὰρ τῶν ὀστῶν οὐ-
σία πολλαχόθι μὲν οἷον στήριγμα καὶ ἕδρα· τοῖς ἄλλοις
ὑποβέβληται, πολλαχόθι δ᾽ οἷον πρόβλημά τι καὶ τεῖχος·
αὗται γὰρ δύο χρεῖαι τῶν ὀστῶν· οἱ χόνδροι δ᾽ ὑπαλείφου-
σιν αὐτῶν ἔνια μέρη λειότητος ἕνεκεν, ὡς ἐπὶ τῶν ἄρθρων·
χρῆται δ᾽ αὐτοῖς ἡ φύσις ἔστιν ὅτε καὶ ὡς μετρίως εἴκουσι
σώμασι. ταῦτ᾽ ἄρα περιττὸν ἦν τοῖς ὀστοῖς καὶ τοῖς χόνδροις
μετεῖναί τινος αἰσθήσεως ἢ καθ᾽ ὁρμὴν κινήσεως. ἀλλ᾽

eft adeptum, in eo naturae fapientia, et partium omnium
memoria, aequitas fumma, ac providentia aperte con-
fpicitur. Caeterum quod a trunco propagines quaedam
in uno folo nervorum principio propter ufum necefla-
rium extiterint, mihi quidem id quoque maximum efle
videtur artificii naturae indicium; nec minus quod,
quum in omnes corporis partes nervi ferantur, nullus
tamen neque in offa, neque in cartilagines, neque in
ligamenta, nec denique in quasvis glandulas inferatur,
nam harum quoque natura eft duplex. Offium porro
fubftantia multis quidem locis velut ftabilimentum ac
fedes aliis partibus eft fubjecta, alibi etiam paffim velut
propugnaculum quoddam ac murus; hi enim duo funt
offium ufus; cartilagines vero ipforum partes quasdam,
quo laeves fint ac politae, fubungunt, uti in articulis;
utitur autem et ipfis natura nonnunquam ceu corporibus
mediocriter cedentibus. Ob eas certe caufas fuperva-
caneum erat offibus ac cartilaginibus fenfum ullum aut
motum voluntarium tribuere; addam et ligamentis ipfis,

Ed. Chart. IV. [674.]   Ed. Baf. I. (538.)

οὐδὲ τοῖς συνδέσμοις αὐτοῖς οὐδετέρου τούτων ἐστὶ χρεία,
καθάπερ σχοινίοις συνάπτουσί τινα τῶν ἄλλων μορίων τοῖς
ὀστοῖς, καὶ ἄλλοις ταῦτα. οὐ μὴν οὐδὲ πιμελή τι προσδεῖ-
ται νεύρων, ἐλαίου δίκην τακερῶς ἐπιβεβλημένη τοῖς ὑμε-
νώδεσι καὶ νευρώδεσι τοῦ ζώου μορίοις. αὕτη δ' αὐτῆς ἥ
τε γένεσίς ἐστι καὶ ἡ χρεία, γεννωμένης μὲν ἐκ τοῦ πιμελοῦς
ἐν αἵματι, παρεγχεομένης δὲ διὰ λεπτῶν φλεβῶν, ἐπιβεβλη-
μένης δὲ τοῖς ξηροῖς καὶ λεπτοῖς σώμασιν, ἵν' ἐπιτέγγῃ διὰ
παντὸς αὐτὰ λίπει ξυμφύτῳ, ξηραινόμενα καὶ σκληρυνόμενα
διὰ ταχέων ἐν ἀσιτίαις μακραῖς καὶ πόνοις σφοδροῖς καὶ
θάλπεσιν ἰσχυροῖς. ἡ δὲ τῶν ἀδένων φύσις, ἡ μὲν οἷον
στήριγμα τῆς τῶν ἀγγείων ὑπάρχουσα σχίσεως, οὐδὲν δήπου
δεῖται πρὸς τοῦτο νεύρων, ὅτι μηδ' αἰσθήσεως ἢ κινήσεως
τῆς καθ' ὁρμήν· ἡ δ' εἰς γένεσιν ὑγρῶν χρησίμων τῷ ζώῳ
παρεσκευασμένη, καθάπερ φλέβας καὶ ἀρτηρίας αἰσθητὰς
ἐνίοτε καὶ μεγάλας, οὕτω καὶ νεῦρα ταῦτα λαμβάνουσα,
κατὰ τὸν κοινὸν λόγον ἁπάντων τῶν τοιούτων μορίων, ὧν

quibus neutrum horum erat opus, ut quae velut funiculi
aliarum partium quasdam cum offibus et offa cum aliis
colligant.   Nec vero pinguedo quoque ulla in re ner-
vos defiderat, quae inftar olei pinguis partibus animan-
tis membranofis ac nervofis eft affufa.   Porro ipfius ori-
go atque ufus hic eft.   Generatur ex fanguinis parte
pinguiore per tenues venas effufa, ficcis autem corpori-
bus ac tenuibus fubfternitur, ut ea ipfa corpora pingui
nativo humectet, quae celeriter in diuturnis inediis ac
vehementibus exercitationibus et caloribus immodicis
exiccantur atque indurefcunt.   Glandulae vero, quae
funt velut ftabilimentum divifionis vaforum, nullis fane
ad id nervis indigent, quod neque fenfum, neque motum
voluntarium ad id poftulent.   Quae vero glandulae ad
fuccos animanti utiles generandos fuerunt comparatae,
quemadmodum venas et arterias perfpicuas nonnunquam
ac magnas, ita et nervos habuerunt communi ratione
partium omnium hujusmodi, uas ego tibi jam perfequar.

Ed. Chart. IV. [674.]   Ed. Baf. I. (538. 539.)

ἤδη σοι δίειμι. πρὸς μὲν γὰρ τὴν καθ᾽ ὁρμὴν κίνησιν ἐν
τοῖς ζώοις ἡ φύσις ἓν γένος ὀργάνων κατεσκευάσατο τοὺς
ὀνομαζομένους μῦς. διὸ, καίτοι τῶν νεύρων ἁπάντων ἑκατέ-
ρας ἐχόντων τὰς δυνάμεις (λέγω δὲ αἴσθησίν τε καὶ κίνησιν),
οὐδὲν τῶν ἄλλων μορίων, ὅσα δέχεται νεῦρα, κινεῖται, ἀλλ᾽
αἰσθάνεται μόνον, οἷον τὸ δέρμα καὶ οἱ ὑμένες, καὶ οἱ χι-
τῶνες, καὶ ἡ ἀρτηρία, καὶ ἡ φλέψ, ἔντερά τε καὶ μήτρα,
καὶ κύστις, καὶ γαστὴρ, καὶ τὰ σύμπαντα σπλάγχνα, καὶ
τῶν ἀδένων τὸ ἕτερον εἶδος. ὅτι δὲ καὶ τὰ τῶν αἰσθήσεων
ὄργανα νεύρων εἰς τοῦτ᾽ ἐδεῖτο, τί δεῖ καὶ λέγειν; εἴρηται
μὲν οὖν ἤδη καὶ πρόσθεν ὑπὲρ ἁπάντων τούτων ἐν τοῖς
(539) ἰδίοις αὐτῶν λόγοις. ἀναμνῆσαι δὲ καὶ νῦν ἀναγκαῖον,
ὡς οὔτε μάτην ἐνέφυσεν οὐδενὶ τῶν μορίων ἡ φύσις νεῦρον,
ἀλλ᾽ ὅσοις αἰσθήσεως ἔδει μόνης ἢ κινήσεως τῆς καθ᾽ ὁρ-
μὴν, οὔτε τούτοις ὡς ἔτυχεν, ἀλλὰ τοῖς μὲν εἰς ἀκρίβειαν
αἰσθήσεως δεομένοις τὰ μαλακὰ, τοῖς δὲ εἰς ὁρμὴν κινή-
σεως τὰ σκληρὰ πάντα, τοῖς δὲ ἄμφω χρήζουσιν ἀμ-
φότερα, προμηθουμένης, οἶμαι, καὶ προπαρασκευαζούσης

Ad motum namque voluntarium natura in animalibus
unum genus inſtrumentorum conſtruxit, quos muſculos
appellant. Proinde, quanquam nervi omnes utrasque
habent facultates (ſenſum dico ac motum), nulla tamen
pars alia, quae nervos recipit, motu voluntario eſt prae-
dita, ſed ſentit duntaxat, quemadmodum cutis, membra-
nae, tunicae, arteria, vena, inteſtina, matrix, veſica,
ventriculus, ac viſcera omnia, et glandularum ſpecies
altera. Quod vero et ſenſuum inſtrumenta nervos ad
ſenſum flagitabant, quid opus eſt commemorare? de his
enim omnibus antea verba fecimus, quum de ipſis ſeor-
ſum ageremus. Nunc autem admonere etiam oportet,
quod natura nulli parti nervum fruſtra inſeruit, ſed iis,
quae ſenſu ſolo aut motu voluntario indigebant; neque
iis rurſum temere, ſed iis, quibus ſenſu exactiore erat
opus, nervos molles; iis vero, quae motum voluntarium
flagitabant, duros omnes; quibus autem utrisque opus
erat, nervorum genus utrumque inſeruit, natura hîc quo-

κἀνταῦθα τῆς φύσεως εἰς μὲν τὴν αἴσθησιν τὸ παθεῖν
ἑτοιμότερον, εἰς δὲ τὴν κίνησιν τὸ δρᾶσαι δυνατώτερον.
ὅσα γοῦν τῶν ὀργάνων οὐ κινεῖται μόνον ἁπλῶς καθ᾽ ὁρ-
μὴν, ἀλλὰ καὶ περιττοτέραν τὴν αἴσθησιν ἐκτήσατο τῆς κοι-
νῆς ἁπάντων μορίων τῆς ἁπτικῆς, οἷον ὀφθαλμοὶ, καὶ ὦτα,
καὶ γλῶττα, ταῦτα καὶ τὸ μαλακὸν ἔχει καὶ τὸ σκληρὸν
γένος τῶν νεύρων· καὶ καταφύεταί γε [675] τὸ μὲν μαλακὸν
ἐν αὐτοῖς εἰς τὸ τῆς αἰσθήσεως ἴδιον ὄργανον, τὸ δὲ
σκληρὸν εἰς τοὺς μῦς. ὑπάρχει δὲ καὶ γαστρὶ, καὶ ἥπατι,
καὶ τοῖς ἐντέροις ἅπασι, καὶ τοῖς σπλάγχνοις θάτερον γέ-
νος τῶν νεύρων τὸ μαλακὸν, ὥσπερ γε καὶ τῶν ὀστῶν μό-
νοις τοῖς ὀδοῦσιν, ὅτι τε γυμνοὶ προβέβληνται τοῖς ὁμι-
λοῦσι, καὶ ὅτι συναισθάνεσθαι καὶ συνδιακρίνειν τῇ
γλώττῃ τὰ γευστὰ τοῖς ἄλλοις ὁμοίως ἅπασι τοῖς κατὰ τὸ
στόμα μορίοις ἐχρῆν αὐτούς. ἐδείχθη γὰρ ἡμῖν κἂν τοῖς
πρόσθεν λόγοις αἰσθήσεως περιττοτέρας ἡ φύσις μεταδι-
δοῦσα τοῖς μέλλουσι συνεχῶς ὁμιλήσειν ἤτοι τέμνουσί τι-
σιν, ἢ θλῶσιν, ἢ διαβιβρώσκουσιν, ἢ θερμαίνουσι σφοδρῶς

que (ut arbitror) providente ac praeparante ad fenfum
quidem nervum, qui facilius pateretur, ad motum autem,
qui valentius ageret. Quae igitur inftrumenta non modo
motum habent fimpliciter voluntarium, fed fenfum etiam
obtinent communi partium omnium fenfu tactus excel-
lentiorem, ut oculi, aures et lingua, ea tum molle tum
durum nervorum genus habent; quorum molle quidem
inferitur in eis in proprium fenfus inftrumentum, du-
rum vero in mufculos. Porro genus alterum nervorum,
molle fcilicet, ventriculo ineft, hepati, inteftinis omni-
bus ac vifceribus, quemadmodum et ex offibus omnibus
folis dentibus, tum quod hi iis, quae fibi occurrunt, nu-
di fint expofiti, tum quod ipfos una cum lingua fentire
oportebat ac fapores difcernere non aliter quam cae-
teras oris partes. Demonftratum enim a nobis ante fuit,
naturam exactiorem fenfum partibus illis tribuiffe, quae
affidue erant iis occurfurae, quae incidunt, aut frangunt,
aut rodunt, aut calfaciunt vehementer, aut refrigerant,

272 ΓΑΛΗΝΟΥ ΠΕΡΙ ΧΡΕΙΑΣ

Ed. Chart. IV. [675.] Ed. Baf. I. (539.)

ἢ ψύχουσιν, ἢ ὁπωσοῦν ἑτέρως ἀλλοιοῦσιν, ἵν᾽ ὑπὸ τῆς
ὀδύνης ἀναμιμνησκόμενον τὸ ζῶον ἀρήγειν ἑαυτῷ καὶ τὸ
λυποῦν ἀποτρίβηται, πρὶν κακωθῆναι τὸ μόριον. οὕτως
οὖν καὶ τοῖς ὀδοῦσιν ἐνέφυ νεῦρα μαλακά, καὶ τῷ δέρματι
σύμπαντι τῶν καθ᾽ ἕκαστον μόριον νεύρων ἀποφυόμεναί
τινες ἶνες ἐμβάλλουσιν. οὐ γὰρ, ὥσπερ ἐφ᾽ ἕκαστον τῶν μυῶν
ἀφικνεῖται νεῦρον, οὕτω καὶ τοῦ δέρματος ἴδιον ἢ ἀφω-
ρισμένον ἐστὶν, ἀλλ᾽ ἐκ τῶν ὑποκειμένων μορίων ἶνές τινες
εἰς αὐτὸ διήκουσιν, ἅμα μὲν σύνδεσμος τοῖς ὑποκειμένοις,
ἅμα δ᾽ αἰσθήσεως ὄργανα γενησόμεναι. κοινοὶ μὲν δὴ λόγοι
περὶ πάντων τῶν νεύρων.

Κεφ. γ΄. Σοὶ δὲ καιρὸς ἂν εἴη καὶ περὶ τῶν κατὰ
μέρος ἐπελθεῖν. αὐτίκα γέ τοι πολλῆς ὑπαρχούσης διαφο-
ρᾶς ἐν τῇ φύσει καὶ τῇ θέσει καὶ ταῖς ἐνεργείαις τῶν
μορίων, ἄμεινον ἦν, ὅσα μὲν αἰσθητικώτερα τῶν ἄλλων
ἐχρῆν γεγονέναι, τούτοις ἐπιπεμφθῆναι νεῦρον ἐξ ἐγκεφάλου
μεῖζόν τε ἅμα καὶ μαλακώτερον· ὅσα·δ᾽ εἰς πολλάς τε ἅμα

aut alio quovis moao alterant, ut animal a dolore fe-
rendae fibi ipfi opis admonitum, quod fefe angit, prius
amoliatur, quam pars fit labefactata. Sic itaque et den-
tihus nervos molles inferuit, tum ad cutem totam fibrae
quaedam a fingularum partium nervis productae prorum-
punt. Non enim, quemadmodum in fingulos mufculos
aliquis nervus pervenit, ita et ipfius cutis eft proprius
aut definitus, fed ex partibus fubjectis fibrae quaedam
ad ipfam perveniunt, quae fimul ipfam cum fubjectis
partibus connectunt, fimul etiam fenfum ei fuppeditant.
Atque haec quidem de nervorum omnium diftributione
funt communia.

Cap. III. Nunc autem tempeftivum eft particularia
perfequi. Atque ut inde exordiar, quum partes inter fe
multum difcrepent natura, fitu et actionibus, fatius fuit
eis, quas aliis fenfu exactiore praeditas effe oportebat,
nervum a cerebro immitti tum majorem, tum mollio-
rem; quae vero ad multos fimul ac vehementes motus

καὶ σφοδρὰς κινήσεις παρεσκευάζετο· μεῖζον μὲν καὶ τούτοις
νεῦρον, ἀλλὰ σκληρότερον δοϑῆναι. καὶ τοίνυν φαίνεται
ταῦτ᾿ ἀκριβῶς οὕτως ἡ φύσις φυλάττουσα διὰ πάντων τῶν
μορίων, ὡς μηδαμόϑεν μήτε μικρὸν νεῦρον ἢ σκληρὸν εἰς
τὸ δεόμενον αἰσϑήσεως περιττοτέρας ἰέναι, μήτε μέγα τοῖς
οὐδὲν δεομένοις αἰσϑάνεσϑαι μᾶλλον ἢ κινεῖσϑαι σφοδρό-
τερον, ὥσπερ μηδὲ μάλακον, οἷς ἐν τῇ ῥώμῃ τῆς κινήσεως
ἡ χρεία. τηλικοῦτόν γέ τοι νεῦρον εἰς ἑκάτερον τῶν ὀφϑαλ-
μῶν ἐμπέφυκεν, ἡλίκον εἰς οὐδὲν ἄλλο τῶν μεγίστων μο-
ρίων. οὐ μὴν οὐδὲ μαλακώτερον αὐτοῦ ἀλλαχόϑι νεῦρον
ἰδεῖν ἔστιν, ἀλλ᾿ ὀφϑαλμοῖς μόνοις, καίτοι γε σμικροτάτοις,
οὖσι μορίοις, διὰ τὸ τῆς χρείας ἀξίωμα μεγίστων τε ἅμα
καὶ μαλακωτάτων ἔτυχον τῶν νεύρων. ἀκριβεστάτη γὰρ
ἁπασῶν ἐστι τῶν ἄλλων αἰσϑήσεων ἥδε, τὰ μέγιστά τε καὶ
πλεῖστα τῶν ὑπαρχόντων τοῖς σώμασι διαγινώσκουσα πόῤῥω-
ϑεν, χροιὰν καὶ μέγεϑος, καὶ σχῆμα, καὶ κίνησιν, καὶ ϑέ-
σιν, καὶ τὸ πρὸς τοὺς ὁρῶντας διάστημα. εἰ γάρ μοι νοή-
σαις ἐπὶ τῆς γῆς ἐῤῥιμμένους κέγχρους πολλούς, ἤ τι τούτων

fuerunt comparatae, majorem quidem et iis nervum, fed
tamen duriorem tribui.   Quod certe natura in partibus
omnibus ftudiofe adeo obfervavit, ut haudquaquam par-
vus aut durus nervus ad partem fenfu exactiore indi-
gentem accedat, neque magnus ad eam, quae non fenfu
magis indiget, quam motu vehementi, quemadmodum
neque mollis ad eas, quibus ufus in motus robore con-
fiftit.   Tantus certe nervus in utrumque oculum eft in-
fixus, quantus in nullam aliam partium maximarum; nec
mollem aeque alibi etiam invenias, fed foli oculi (quam-
vis partes fint minimae) propter ufus dignitatem maxi-
mos fimul ac molliffimos nervos habuerunt; nam fen-
fuum aliorum omnium hic eft certiffimus, ut qui maxi-
ma ac plurima eorum, quae corporibus infunt, eminus
difcernat, colorem, magnitudinem, figuram, motum, fi-
tum, atque intervallum inter fefe et ea, quae videt.   Si
enim animo conceperis, multa grana milii humi effe pro-

Ed. Chart. IV. [675. 676.]   Ed. Baf. I. (539.)

μικρότερον, ὧν ἀκριβῶς ἑκάστου διαγινώσκεις τὴν θέσιν μὲν
πρῶτον, εἶτα καὶ τἄλλα τὰ προειρημένα, θαυμάσειν οἶμαί
σε τήν τ᾽ ἀκρίβειαν αὐτῆς καὶ τὸ πλῆθος ὧν ὑπηρετεῖται
τοῖς ζώοις· χωρὶς γὰρ ταύτης οὐδ᾽ ἀριθμῆσαι τοὺς κέγχρους
οἷόν τέ ἐστι, μήτε διαγνῶναι τὴν χροιὰν ἢ τὴν οὐσίαν αὐ-
τῶν. αὕτη καὶ τὰ πόῤῥω διαστέλλει, τὰ μὲν, ὅτι κινεῖται,
τὰ δ᾽, ὅτι μένει, τὰ δ᾽, ὅπως ἀλλήλοις συμπλέκεται, τὰ δ᾽,
ὅπως ἀποχωρίζεται. ἐπεὶ τοίνυν ἡ μὲν αἴσθησις ἐν τῷ πά-
σχειν ἐστὶν, ἡ δὲ κίνησις, ἣ κινεῖ τὰ νεῦρα σὺν τοῖς μυσὶ,
ἐν τῷ ποιεῖν, [676] εἰκότως αὐτῷ μὲν τῷ πρώτῳ τῆς ὄψεως
ὀργάνῳ κατὰ τὸν ὀφθαλμὸν ἐνέφυ τὸ μαλακὸν νεῦρον, τοῖς
κινοῦσι δ᾽ αὐτὸν μυσὶ τὸ σκληρόν. κατὰ δὲ τὸν αὐτὸν
τρόπον καὶ τῇ γλώττῃ, μικρῷ καὶ τούτῳ μορίῳ, τὰ δύο
γένη τῶν νεύρων ἡ φύσις ἔδωκεν, τὸ μὲν μαλακὸν ὡς χυ-
μῶν αἰσθησομένῳ, τὸ σκληρὸν δ᾽ ὡς κινεῖσθαι μέλλοντι
πολλὰς καὶ ποικίλας κινήσεις. ἐφ᾽ ἑκατέραν δὲ τὴν ἀκοὴν

jecta, aut iis quidpiam exilius, ac plane horum cujusque
difcreveris primo fitum, poft et alia memorata, ipfius
fenfus perfectionem, opinor, ac eorum commodorum
multitudinem, quae ipfis animalibus praeftat, admirabere;
quod fi fenfum hunc femoveris, neque grana milii nu-
merare poteris, neque colorem aut fubftantiam ipforum
dijudicare. Hic vero et ea, quae procul funt diffita, re-
nunciat, judicatque, alia quidem moveri, alia vero loco
manere, alia vero, quo pacto inter fefe connectantur,
alia, quomodo fejungantur. Quum igitur fenfus quidem
in patiendo fit, motus autem, quo nervi movent cum
mufculis, in agendo, optimo jure ipfi quidem primo vi-
dendi inftrumento in oculo nervus mollis, moventibus
vero ipfum mufculis durus eft infertus. Ad eundem
autem modum et linguae (quae pars eft et ipfa exigua)
natura duo nervorum genera tribuit, alterum quidem
molle, quo ipfa fapores effet dijudicatura, alterum vero
durum, quo motus multos ac varios effet habitura. Por-
ro ad aurem utramque unum nervum mollem induxit,

ἤγαγε νεῦρον μαλακὸν, ἕτερα τοῖς κινεῖσθαι μέλλουσιν
ὠσὶν ἐπιπέμψασα σκληρά. μαλακῶν δὲ νεύρων ἡ ῥὶς μετέ-
σχεν, καὶ οἱ ὀδόντες, ἥ τε ὑπερῴα πᾶσα· καὶ γὰρ καὶ
ταῦτα ἐδεῖτο περιττοτέρας αἰσθήσεως. ἀλλ᾽ εἰ τοῖς κατὰ τὸν
ὀφθαλμὸν αὐτὰ παραβάλοις, ἱκανῶς σοι δόξει σκληρά τε
εἶναι καὶ μικρά. πρὸς γὰρ αὖ τοῖς εἰρημένοις ἔτι καὶ πό-
ρους αἰσθητοὺς ἔχουσι τὰ τῆς ὄψεως νεῦρα, καὶ δι᾽ ἐκείνους
ἐγένετο παχέα. θαυμάσαι δ᾽ ἀξίως οὐ δύνασαι τὴν φύσιν
ἐπὶ τῇ κατασκευῇ τῶνδε τῶν νεύρων, ἀγνοῶν, ὅπως ὁρῶμεν.
ὥστ᾽, εἰ βουληθείης ἐπὶ σχολῆς πολλῆς βασανίσαι τὰς ἀποδείξεις,
ἃς εἴπομεν ἐν ἄλλοις τέ τισι καὶ τῷ ιγ´ περὶ ἀποδείξεως,
ὑπὲρ τοῦ τὸ τῆς ὄψεως ὄργανον αὐγοειδὲς ἔχειν πνεῦμα διὰ
παντὸς ἐπιῤῥέον ἐξ ἐγκεφάλου, θαυμάσεις τῶν ὀπτικῶν
νεύρων τὴν κατασκευήν, κοίλων τἄνδον γενομένων ὑπὲρ τοῦ
δέχεσθαι τὸ πνεῦμα, μέχρι δ᾽ αὐτῆς ἀνατεινομένων τῆς κοι-
λίας τοῦ ἐγκεφάλου διὰ τὴν αὐτὴν αἰτίαν. ἔνθα γὰρ ἑκά-
τερον τῶν προσθίων κοιλιῶν τελευτᾷ πρὸς τὰ πλάγια, τῶν

aliosque duros iis auribus immifit, quae motum aliquem
erant habiturae. Mollium etiam nervorum nafus quoque
fuit particeps, et dentes ac totum palatum; nam haec
quoque fenfu exactiore indigebant; verum fi nervis opti-
cis eos contuleris, duri admodum et parvi tibi effe vi-
debuntur. Rurfum praeter ea, quae dicta funt, nervi opti-
ci meatus etiam habent fenfibiles, quae etiam caufa fuit,
cur craffi extiterint. Admirari autem fatis pro merito
naturam in horum nervorum conftructione non potes, fi,
quomodo videamus, ignoras. Proinde fi volueris per
magnum otium demonftrationes expendere, quas tum in
aliis quibusdam locis, tum libro decimotertio de demon-
ftratione fecimus, probantes, vifus inftrumentum fpiritum
habere fplendidum affidue fibi a cerebro affluentem, ner-
vorum opticorum conftructionem miraberis. Cavi enim
intus fuerunt, quo fpiritum reciperent, furfumque usque
ad cerebri ventriculum ob eandem caufam pertigerunt;
ubi enim uterque ventriculus anterior definit ad latera,

ὀπτικῶν νεύρων ἐστὶν ἡ ἔκφυσις, καὶ αὕτη γε τῶν κοιλιῶν
ἡ οἷον θαλάμη δι' ἐκεῖνα τὰ νεῦρα γέγονεν. ἠγνόηται δὲ
τοῖς ἀνατομικοῖς ἔργον τοῦτο θαυμαστὸν τῆς φύσεως, οὔτ'
ἀκολουθησάντων αὐτῶν τοῖς πέρασι τῶν κοιλιῶν, οὔτ' ἐπι-
σκεψαμένων, ὅτου χάριν οὕτω διεπλάσθησαν, οὔτε τῶν ὀπτι-
κῶν νεύρων θεασαμένων τὰς ἄνωθεν ἐκφύσεις συνημμένας
τοῖς· πέρασι τῶν κοιλιῶν. διὰ ταύτας μὲν οὖν τὰς αἰτίας
τοῖς ὀφθαλμοῖς τὰ νεῦρα κοῖλά τε ἅμα καὶ μέγιστα καὶ
μαλακώτατα γέγονεν, ἐχουσῶν καὶ τῶν ἄλλων αἰσθήσεων
καὶ μεγάλα καὶ μαλακὰ νεῦρα. τοῖς δ' εἰρημένοις ἅπασι
μορίοις ἐναντιώτατα διάκεινται κατά τε τὴν ἐνέργειαν καὶ
τὴν οὐσίαν καὶ τὴν διάθεσιν ἄκραι χεῖρες καὶ πόδες αἵ
τε γὰρ ἐνέργειαι μετὰ συντονίας καὶ σφοδρότητός εἰσιν αὐ-
τοῖς, ἥ τ' οὐσία σκληρά, καὶ ἡ θέσις ἀπωτάτω τῆς κεφα-
λῆς. διὰ τοῦτ' οὖν οὐδ' ἐξ ἐγκεφάλου τοῖς εἰρημένοις μο-
ρίοις ἐπιπέμπεται νεῦρον, ὥσπερ οὐδ' ὅλοις τοῖς κώλοις,
ἀλλ' ἐκ τοῦ νωτιαίου μυελοῦ μόνου νεῦρα σκληρὰ καὶ χεῖ-
ρες καὶ σκέλη λαμβάνουσι. εἰς τἄλλα δὲ σύμπαντα τὰ κάτω

illinc nervi optici exoriuntur, ipfeque ventriculorum
velut thalamus propter illos nervos extitit.   Quod opus
naturae admirabile anatomicis fuit incognitum, quod ipfi
fines ventriculorum non fint affecuti, neque confiderarint,
cujus rei caufa ita fint formati, neque viderint, produ-
ctiones nervorum opticorum fuperiores ventriculorum
finibus effe conjunctas.   Propter has igitur caufas ocu-
lorum nervi cavi fimul et maximi et molliffimi extite-
runt, quum alii quoque fenfus magnos et molles nervos
habeant.   Caeterum pedes ac fummae manus omnino a
praedictis difcrepant tum actione, tum fubftantia, tum
fitu; nam actiones habent robuftas ac vehementes, prae-
terea fubftantiam habent ac pofitionem a capite remo-
tiffimam.   Ob eam igitur caufam nullus a cerebro nervus
praedictis partibus immittitur, quomodo neque brachiis,
neque cruribus, fed a fpinali medulla duntaxat nervos
duros brachia et crura accipiunt; aliisque praeterea om-

Ed. Chart. IV. [676. 677.]   Ed. Baf. I. (539. 640.)

τοῦ προσώπου παρὰ τοῦ νωτιαίου χορηγεῖται νεῦρα, πλὴν
ἐντέρων καὶ σπλάγχνων, ἔτι τε πρὸς τούτοις τῶν φωνητι-
κῶν ὀργάνων, ὅτι καὶ τούτων ἔνια μὲν ἐγκεφάλῳ συνῆφθαι
πάντως ἐδεῖτο, τινὰ δ᾽, ὅτι πλησίον αὐτοῖς ἐτέτακτο ̓ μόνης
αἰσθήσεως δεόμενα, τῶν αὐτῶν νεύρων ἐκοινώνησεν. εἰς
μὲν γὰρ καρδίαν καὶ ἧπαρ ἐχρῆν ἰέναι νεῦρα, διότι συν-
ῆφθαι πάντως ἔδει τὰς ἀρχὰς τῶν διοικουσῶν τὸ ζῶον δυ-
νάμεων, ὡς ἐν τοῖς περὶ (540) τῶν Ἱπποκράτους τε καὶ
Πλάτωνος δογμάτων ἐπιδέδεικται· εἰς δὲ τὴν γαστέρα, καὶ
μάλιστα αὐτῆς τὸ στόμα, διότι περιττοτέρας ἐδείχθη καὶ
τοῦτο δεόμενον αἰσθήσεως. ἡ φωνὴ δὲ ὅτι κυριώτατον
ἁπάντων ἐστὶ τῶν ψυχικῶν ἐνεργειῶν, ἀγγέλλουσα τὰς τοῦ
λογισμοῦ νοήσεις, ἐχρῆν δήπου καὶ ταύτην δημιουργεῖσθαι
δι᾽ ὀργάνων ἐξ ἐγκεφάλου νεῦρα δεχομένων. τούτων μὲν
οὖν ἔνεκα πρώτως ἐξ ἐγκεφάλου νεῦρα πόρρω τῆς ἀρχῆς
ἀποτείνεται· [677] σὺν αὐτοῖς δ᾽, ὡς εἴρηται, σμικραί τινες
ἀποφύσεις ἐντέροις, καὶ νεφροῖς, καὶ σπληνὶ, καὶ πνεύμονι,

nibus, quae funt fub facie, nervi a fpinali medulla fug-
geruntur, praeterquam inteftinis et vifceribus, atque
etiam praeter haec vocis inftrumentis; quod horum qui-
dem nonnulla omnino cum cerebro conjuncta effe opor-
teret; alia vero, quod prope ipfum effent fita, foloque
fenfu indigerent, nervos eosdem habuerunt. Ad cor
enim et hepar nervos accedere erat neceffe, quod omnia
facultatum animal regentium principia omnino oportebat
effe conjuncta, quemadmodum in libris de placitis Hip-
pocratis et Platonis a nobis eft demonftratum. In ventri-
culum etiam et potiffimum in ejus os nervos accedere
oportuit, quod id fenfu demonftravimus exactiore indi-
gere. Porro quod vox principaliffima fit omnium animae
actionum, (nam cogitationum mentis eft nuncia,) oportuit
eam quoque fieri per inftrumenta, quae nervos a cerebro
affumerent. Ob haec igitur potiffimum nervi cerebro
longe a fuo principio protenduntur; cum eis autem (ut
dictum eft) exiguae quaedam propagines inteftinis, reni-

Ed. Chart. IV. [677.]   Ed. Baf. I. (540.)

καὶ στομάχῳ διανέμονται. περὶ μὲν οὖν τούτων ὀλίγον
ὕστερον εἰρήσεται.

Κεφ. δ΄. Ὧν δ᾽ ἕνεκα μάλιστα μορίων κατῆλθεν ἐξ
ἐγκεφάλου νεῦρα ταῦτ᾽, ἤδη λέγωμεν ἀπὸ τῶν φωνητικῶν
ἀρξάμενοι. ἔστι δὲ κἀνταῦθα λόγος ἐπὶ τοῖς ἀποδεδειγμέ-
νοις περὶ φωνῆς. ἐξ ἀρχῆς γὰρ ἐδείχθη, μηδεμίαν δύνασθαι
χρείαν μορίου γνωσθῆναι πρὸ τῆς τοῦ παντὸς ἐνεργείας
ὀργάνου. ἐπεὶ τοίνυν ὁ λάρυγξ ἐστὶ τὸ πρῶτόν τε καὶ κυ-
ριώτατον ὄργανον φωνῆς, ἐκ τριῶν μὲν συγκείμενος χόνδρων,
ἔχων δ᾽ ἐν αὐτῷ μέσῳ τὴν ἐπιγλωττίδα, καὶ μῦς εἴκοσί που
σχεδὸν ὑπηρετοῦντας εἰς τοῦτο, πάρεστί σοι σκοπεῖν, ὅπως
αὐτοῖς ἅπασιν ἡ φύσις ἔνειμεν ἐξ ἐγκεφάλου νεῦρα. τῶν
γάρ τοι μυῶν τούτων ἔνιοι μὲν ἐγκαρσίαν πως μᾶλλον,
ἔνιοι δὲ λοξὴν ἔχουσι τὴν θέσιν, ὀρθίαν δ᾽ ἄλλοι, τινὲς
δ᾽ οὐχ ὁμοίαν οὐδ᾽ οὗτοι τὸ πάμπαν ἀλλήλοις. τινὲς μὲν
γὰρ αὐτῶν ἄνωθεν ἀρχόμενοι τοῖς κάτω πέρασι κινοῦσιν
ἔνια τῶν τοῦ λάρυγγος μορίων, ἕτεροι δ᾽ ἔμπαλιν ἄρχονται

bus, fpleni, pulmoni ac ftomacho diftribuuntur.   Sed
de his quidem paulo poft tractabimus.

Cap. IV.   De iis vero partibus, quarum potiffimum
caufa nervi a cerebro defcenderunt, jam dicamus, a par-
tibus voci fervientibus aufpicati.   Verum hoc quoque
loco pro hypothefi ea fumemus, quae in libro de voce
fuerunt demonftrata.   Principio enim demonftratum fuit,
nullum partis ufum prius poffe cognofci, quam totius
inftrumenti actio fit explorata.   Quum igitur larynx fit
primum ac principaliffimum vocis inftrumentum, ex tri-
bus quidem cartilaginibus conflatum, habens autem in fe
ipfo medio epiglottidem ac mufculos circiter viginti ei
fere rei fervientes, confideres jam licet, quonam pacto
natura eis omnibus nervos a cerebro difpertierit.   Ho-
rum enim mufculorum nonnulli transverfam magis quo-
dammodo, alii obliquam habent pofitionem, alii rectam
nec ipfam omnino inter fe fimilem; nam quidam eorum
fuperne orti finibus fuis infernis partes quasdam laryn-
gis movent, alii vero contra oriuntur quidem inferne,

μὲν ἐκ τῶν κάτω, ταῖς δ᾽ ἄνω τελευταῖς ἐνεργοῦσι. δίκαιον
δ᾽ ἦν, οἶμαι, τοῖς μὲν ἄνωθεν κάτω φερομένοις ἄνωθεν
ἐκπεμφθῆναι τὸ νεῦρον, ὅσοι δὲ ἐκ τῶν κάτω μερῶν ἀνα-
φέρονται, καὶ τούτοις ἐντεῦθεν γενέσθαι τὴν τῶν νεύρων
ἀρχὴν, ὥσπερ γε καὶ τοῖς ἐγκαρσίοις ἢ λοξοῖς κατὰ τὸ
τῆς θέσεως σχῆμα καὶ τούτοις τὴν πρέπουσαν ἀρχὴν δοθῆ-
ναι τῶν νεύρων. ἄνωθεν μὲν οὖν κάτω φερομένους ἐν τοῖς
περὶ φωνῆς ἐδείξαμεν τούς τ᾽ ἐκ τοῦ ὑοειδοῦς ὀστοῦ καθή-
κοντας εἰς τὸν θυρεοειδῆ χόνδρον τούς τ᾽ ἐπὶ τὸ στέρνον
ἐξ ἀμφοῖν, κάτωθεν δ᾽ ἄνω τοὺς κινοῦντας τὸν ἀρυταινοειδῆ
χόνδρον· ὀρθίους μὲν οὖν ἀκριβῶς τέτταρας, ἐγκεκλιμένους
δ᾽ ἐπὶ τὸ λοξὸν δύο, τοὺς δὲ τὰ κάτω πέρατα συνάπτοντας
τοῦ θυρεοειδοῦς χόνδρου πρὸς τὸν ἀνώνυμον ἀτρέμα λοξοὺς
ὑπάρχειν· ἀλλὰ καὶ τοὺς τῷ στομάχῳ συνάπτοντας τὸν μέ-
γιστον τῶν τριῶν χόνδρων ἐγκαρσίας ἔχειν τὰς ἶνας ἐγκλι-
νούσας ἐπὶ τὸ λοξὸν, τὰς μὲν μᾶλλον, τὰς δ᾽ ἧττον. ἐπὶ
τούτοις μὲν οὖν ἡ φύσις (οὐδὲν γὰρ χεῖρον ἐντεῦθεν ἄρξασθαι)

fuperioribus autem finibus agunt. Aequum certe (opinor)
fuit iis, qui fuperne deorfum ferrentur, nervum fuperne
immitti, iis vero, qui ex inferioribus partibus furfum
ferrentur, indidem effe nervorum principium; quemad-
modum certe et transverfis aut obliquis fecundum po-
fitionis figuram nervorum quoque principium fibi con-
veniens dari aequum fuit. Caeterum in iis, quae de voce
fcripfimus, oftendimus, eos fuperne deorfum ferri, qui ab
offe hyoide ad cartilaginem fcutiformem perveniunt, et
eos, qui ad fternum, ab ambobus; ab infernis vero par-
tibus furfum ferri indicavimus eos, qui arytaenoidem car-
tilaginem movent; rectos itaque penitus effe quatuor, in-
clinantes autem ad obliquum duos; eos vero, qui fines
inferiores cartilaginis fcutiformis cum cartilagine, quae
nomine caret, connectunt, leniter effe obliquos; quin et
eos mufculos, qui trium cartilaginum maximam ftomacho
connectunt, transverfas habere fibras ad obliquum fpe-
ctantes, alias quidem magis, alias vero minus. His certe
natura (nihil enim vetat hinc aufpicari) a fexta conju-

Ed. Chart. IV. [677. 678.]   Ed. Baf. I. (540.)

παρὰ τῆς ἕκτης συζυγίας ἐπιπέμπει νεῦρα κατὰ διττὰς ἀπο-
φύσεις, τοῦ μὲν ἑτέρου κατὰ τὴν κορυφὴν τοῦ θυρεοειδοῦς
εἰς αὐτὸν ἔσω τὸν λάρυγγα καθήκοντος, τοῦ δ᾽ ἑτέρου πρὸς
τοὺς ἐγκαρσίους μῦς ἰόντος, ἀφ᾽ οὗ καὶ τοῖς ἐπὶ τὸ στέρνον
ἐκτεινομένοις ἐμβάλλει τὰ πέρατα. δύο μὲν αὗται συζυγίαι
νεύρων ἐγκεκλιμένων εἰς θέσιν λοξὴν, τρίτη δ᾽ ἄλλη τῶν
καθηκόντων εἰς τοὺς ἀνατείνοντας μῦς τὸν θυρεοειδῆ χόν-
δρον, ἣν ἀρχῆς ὑψηλοτέρας δεομένην οὐχ οἷόν τ᾽ ἦν ἀπὸ
τῆς ἕκτης συζυγίας ποιήσασθαι τὰ ἐπὶ τὴν γαστέρα φερό-
μενα· ἀλλ᾽ ἐξεῦρεν ἡ φύσις καὶ τούτοις ἐξ ἐγκεφάλου νεῦ-
ρον ὄρθιον, ἄνωθεν κάτω φερόμενον, ἐμφῦσαι. καὶ καθ᾽
ὅλου τοῦ λάρυγγος ἐκτείνεται ταῦτα, δύο ὄντα καθ᾽ ἑκάτερον
μέρος, ἓν ἐξ ἀριστερῶν, καὶ ἓν ἐκ δεξιῶν· καὶ μέντοι καὶ
τούτων ἡ τελευτὴ τοῖς ἐπὶ τὸ στέρνον ἀπὸ τοῦ ὑοειδοῦς
καταφερομένοις ἐμφύεται μυσίν. ἔστιν ὅτε γε μὴν ἐπεκτεί-
νεται τοῖς ταπεινοῖς, οὓς ἀπὸ τοῦ θυρεοειδοῦς ἔφην ἄρχεσθαι,
καθάπερ γε [678] καὶ τοῖς ὑψηλοτέροις ἔστιν ὅτε παρὰ

gatione nervos immittit duabus apophyfibus; quorum al-
ter quidem ad verticem cartilaginis fcutiformis intro
in ipfum laryngem pertinet, alter vero ad obliquos mu-
fculos accedit, a quo etiam ad mufculos ad fternum por-
rectos fines perrumpunt. Duae quidem hae funt con-
jugationes nervorum ad pofitionem obliquam fpectantium.
Tertia vero eft alia eorum, qui ad mufculos cartilaginem
fcutiformem furfum tollentes perveniunt; quae quum
altius principium poftularet, non potuit a fexta conjug-
gatione produci, ut quae ad ventriculum feratur; fed
natura rationem invenit, qua his quoque a cerebro ner-
vum rectum fuperne deorfum tendentem infereret. At-
que per totum laryngem hi extenduntur, utraque parte
duo, unus ad laevam, alter ad dextram; atque etiam
horum finis mufculis, qui ad fternum ab offe hyoide
deferuntur, inferitur; nonnunquam tamen et ad mufculos
humiles extenditur, quos diximus a fcutiformi oriri,
quemadmodum et altioribus aliquando a fexta conjuga-

τῆς ἕκτης συζυγίας ἐμφύεται νεῦρα. τὸ δ᾽ οὖν ἀπὸ τούτων
μόνων τῶν συζυγιῶν αὐτοὺς λαμβάνειν νεῦρα κοινὸν ἐπὶ
πάντων ζώων ἐστὶν, ἐπειδή γε ἐξ ἐγκεφάλου κατιόντων
ἔδει νεύρων αὐτοῖς, ὡς ἂν κατ᾽ ἀντίθεσιν ἔχουσιν, ὑπηρε-
τοῦσί τε τῇ φωνῇ. ταῦτα μὲν οὖν τῇ φύσει δικαίως τε
ἅμα καὶ τεχνικῶς διατέτακται. λοιπῶν δ᾽ οὐσῶν τριῶν
συζυγιῶν τῶν ἐν τῷ λάρυγγι μυῶν, ἀναγκαιοτάτων μὲν, ὡς
ἐδείξαμεν, εἰς φωνῆς γένεσιν, ὀρθίαν μέντοι τὴν θέσιν
ἐχόντων, ὡς τὰς μὲν κεφαλὰς κάτω, τὰς τελευτὰς δ᾽ αὐτῶν
ἐν τοῖς ἄνω μέρεσιν ὑπάρχειν, ἀναγκαῖον μὲν ἦν δήπου κά-
τωθεν αὐτοῖς ἐπιπέμπειν τὰ νεῦρα· κάτω δ᾽ οὐκ ἦν ἐγκέ-
φαλος, ἀλλ᾽ ἐκ νωτιαίου μυελοῦ καὶ τούτου τῶν κάτω με-
ρῶν ἐχρῆν ἀχθῆναι τὰ νεῦρα, κἂν τούτῳ τὴν δικαιοτάτην
φύσιν ἄδικα νεῖμαι κἂν τοῖς κυριωτάτοις τῆς φωνῆς ὀργά-
νοις μόνοις, μήτ᾽ ἐξ ἐγκεφάλου, μήτ᾽ ἐκ τῶν πρώτων με-
ρῶν τοῦ νωτιαίου παρασχοῦσαν νεῦρα. ἐθεασάμεθα οὖν,
πῶς ἀμφοῖν ἄκρως προὐνοήσατο, τοῦ τ᾽ ἀναγκαίου πρὸς τὴν

tione nervi inferuntur. Quod vero ab his folis conjugationibus nervos ipfi accipiunt, id omnibus animalibus eft commune, quod ipfi nervis a cerebro manantibus indigerent, ceu declivem pofitionem habentes ac voci fervientes. Haec igitur a natura jufte fimul atque artificiofe funt conftituta. Quum vero tres fuperfint in larynge mufculorum conjugationes maxime quidem neceffariorum (ut demonftravimus) ad vocis generationem, rectam autem pofitionem habentium, ut capita quidem fint inferne, fines autem ipforum fuperne: fuit fane neceffe a partibus infernis nervos ipfis immitti. Verum cerebrum non erat inferne; a fpinali igitur medulla atque hujus partibus infernis nervos derivari erat neceffe, in eoque naturam illam juftiffimam folis vocis inftrumentis vel principaliffimis iniqua tribuere, fi neque a cerebro, neque a primis fpinalis medullae partibus nervos fuppeditaret. Videamus igitur, qua ratione fumme utrique profpexerit, tum ei, quod ad actionem erat neceffi-

ἐνέργειαν, τοῦ τε μηδὲν ἀδικῆσαι τοὺς μῦς, ἀτιμοτέρων
αὐτοῖς μεταδοῦσα νεύρων. ἔγνω τοίνυν ἐξ ἐγκεφάλου μὲν
αὐτὰ κατάγειν, ὥσπερ καὶ τἄλλα τὰ προειρημένα, κατὰ τὴν
ἕκτην συζυγίαν, ἀφ᾽ ἧς ἐχρῆν καὶ καρδίᾳ καὶ γαστρὶ καὶ ἥπατι
δοθῆναι νεῦρα, δίαυλον δέ τινα τῆς φορᾶς ἐργάσασθαι, πρό-
τερον μὲν εἰς τὰς κάτω τοῦ λάρυγγος ἄγουσα, τοὐντεῦθεν
δ᾽ αὖθις ἀναφέρουσα πρὸς τοὺς κυριωτάτους ἑαυτῶν μῦς.
ἀλλ᾽ οὐχ οἷόν τ᾽ ἦν αὐτὰ παλινδρομῆσαι χωρὶς καμπῆς,
ὥστ᾽ ἀναγκαῖον ἐγένετο τῇ φύσει ζητῆσαι τοῖς νεύροις οἷον
νύσσαν τινά, περὶ ἣν ἐξελίξασα τῆς μὲν ἐπὶ κάτω φορᾶς
αὐτὰ παύσειεν, ἀγαγεῖν δ᾽ ἄρξαιτο πρὸς τὸν λάρυγγα ταύ-
την τὴν νύσσαν. ἐχρῆν δήπου στερεόν τε σῶμα εἶναι καὶ
θέσιν ἐγκαρσίαν ἢ πάντως γε πλαγίαν ἔχειν. οὐ γὰρ οἷόν
τ᾽ ἦν ἐκ κατάντους φορᾶς παλινδρομῆσαι τοῖς νεύροις ἄνευ
τοῦ περὶ τοιοῦτόν τι καμφθῆναι σῶμα. τοιοῦτον δ᾽ οὐδὲν
ἦν καθ᾽ ὅλον τὸν τράχηλον, ἀλλ᾽ εἰς τὸν θώρακα κατάγειν
ἀναγκαῖον ἐγένετο τῇ φύσει τὸ ζεῦγος τῶν νεύρων, κἀκεῖ

farium, tum ne in hos mufculos effet iniqua, nervos il-
lis tribuendo ignobiliores. Conftituit igitur eos a cere-
bro deducere (quomodo et alios, quorum ante memini-
mus) fecundum fextam conjugationem, a qua fexta opor-
tuit cordi, et ventriculo, et hepati nervos diftribui; fed
diaulum quendam curfum deductionis efficere, prius qui-
dem ad inferna laryngis deducendo, illinc autem rur-
fum ad principaliffimos ipfius mufculos reducendo. Sed
nervi recurrere fine flexione non poterant; itaque natura
fuit coacta nervis invenire velut metam quandam, circa
quam obvolutos ipfos ferri amplius deorfum prohiberet,
inciperet autem ipfos ad laryngem reducere. Hanc autem
metam oportebat utique tum corpus folidum effe, tum
pofitionem habere transverfam, aut faltem obliquam; non
enim poterant nervi ex illo declivi impetu retrocedere,
nifi circum ejusmodi corpus quoddam flexi fuiffent. Por-
ro quod ejusmodi nullum erat in toto collo, natura par
ipfum nervorum ad thoracem deducere fuit coacta, at-

ζητῆσαι τὴν καμπήν. ἔνϑα τοίνυν εὗρε πρῶτον, ἐνταῦϑα
κάμψασα διὰ τοῦ τραχήλου πάλιν ἐπανήγαγεν εἰς τὸν λά-
ρυγγα τὸ ζεῦγος τῶν νεύρων. ἀλλ᾽ οὐχ ὁμότιμόν γε τὴν
καμπὴν αὐτοῖς ἐποιήσατο, καὶ ταύτῃ γε ἂν δόξειεν ἐπιλε-
λῆσϑαι τῆς δικαιοσύνης, ὁμοτίμοις νεύροις ἄνισα νέμουσα.
τὸ μὲν γὰρ ἐπὶ πλεῖστον αὐτοῦ διὰ τοῦ ϑώρακος ἤγαγε
κάτω, τὸ δ᾽ οὐ μετὰ πολὺ πρὸς τὸν τράχηλον ἐπανήγαγε.
τίς οὖν καὶ ἡ τούτων αἰτία; οὐχ ἡ τῶν νεύρων διαφορά,
πάντῃ γὰρ ὁμότιμά ἐστιν, ἀλλ᾽ ἡ τῶν χωρίων, ἃ διεξέρχεται,
κατασκευή. κατὰ μέν γε τὴν ἀριστερὰν εὐρυχωρίαν τοῦ
ϑώρακος ἡ μεγίστη τῶν ἀρτηριῶν, ἣν οἷον πρέμνον τι τῆς
καρδίας ἔλεγον ἐκφύεσϑαι, πρῶτον μὲν ἀνίσχει λοξὴ, μετὰ
ταῦτα δ᾽ αὐτίκα σχισϑεῖσα, τῷ μὲν ἑτέρῳ μέρει τῷ μείζονι
κατὰ τῆς ῥάχεως στηρίζεται, τῷ δ᾽ ἑτέρῳ τῷ μείονι πρὸς
τὴν κλεῖν ἀναφέρεται, κἀνταῦϑα τὸ μὲν ἕτερον μέρος αὐ-
τῆς πρὸς ὠμοπλάτην καὶ τὴν χεῖρα καὶ ἀριστερὸν μέρος
τοῦ τραχήλου, ὅσα τ᾽ ἄλλα ταύτῃ τέτακται μόρια, διανέμει·
τὸ δ᾽ ἕτερον ἐπὶ τὸ στέρνον ἀνατείνασα, σχίζει πάλιν καὶ

que illic flexionem veftigare; quam ut primum reperit,
ibi par nervorum flexit, ac per collum rurfus ad laryn-
gem reduxit, fed non fimilem ipfis fecit flexionem; eo-
que modo videri poffit fuae juftitiae oblita, quae aequa-
libus nervis inaequalia tribuerit; alterum enim nervorum
longiffime per thoracem deorfum deduxit, alterum vero
haud ita multo poft ad collum reduxit. Quaenam igitur
horum etiam eft caufa? non enim nervorum eft differen-
tia, omnino enim funt fimiles, fed ipfa locorum, quae
pervadunt, conftructio. Per finiftram enim thoracis ca-
pacitatem maxima arteriarum (quam velut truncum quen-
dam diximus a corde enafci) primo quidem obliqua
emergit; poft autem protinus divifa, altera quidem parte
fui, majore fcilicet, fpinae innititur, altera vero minore
furfum ad clavem fertur; atque inde alteram quidem fui
partem in fcapulam, manum et partem colli finiftram,
et partes alias, quae illic fitum habent, diftribuit; reli-
quam vero ad fternum furfum extendens rurfus dividit,

τοῦτο δίχα τμήμασιν ἀνίσοις, τὸ μὲν ἐκ τῶν ἀριστερῶν μέ-
ρος, ὅπερ ἔλαττόν ἐστιν, ἀρτηρίαν ἐργαζομένη καρωτίδα,
τὸ δ᾽ ἐκ τῶν δεξιῶν τὸ μεῖζον ἀνατείνασα λοξὸν, ἀφ᾽ οὗ
βραχὺ προελθόντος ἀποφύσεις γίνονται πολλαί. [679] καὶ
γὰρ ἐπὶ τὰ τοῦ θώρακος ὑψηλὰ μόρια φέρεταί τις ἀρτηρία,
καὶ πρὸς τὸν δεξιὸν (541) τιτθὸν ἑτέρα διὰ τοῦ στέρνου
καταφέρεται, καὶ πρὸ αὐτῶν γε ἡ δεξιὰ καρωτὶς ἀνάντης
ἀποφύεται, κᾄπειτα τὸ λοιπὸν τῆς ἀρτηρίας λοξὸν, ὡς πρὸς
τὴν ἔκφυσιν ἀφικόμενον τῆς πρώτης πλευρᾶς, εἰς ὠμοπλά-
την καὶ χεῖρα καὶ τοῦ τραχήλου τὰ δεξιὰ μέρη διασπείρε-
ται. τοιαύτης οὖν οὔσης διαφορᾶς τῷ δεξιῷ θώρακι πρὸς
τὸν ἀριστερὸν, ἀναμνησθῶμεν, ὅτι ἅμα ταῖς ἀρτηρίαις ταῖς
καρωτίσιν ἑκάτερον τῶν ἀπὸ τῆς ς΄ συζυγίας νεύρων εἰς τὸ
κάτω παραφέρεται, στηριζόμενόν τε τῇ γειτνιάσει καὶ κοι-
νοῖς σκεπάσμασι φρουρούμενον. ἔνθα τοίνυν ἡ πρώτη γέ-
νεσις ἑκατέρων τῶν ἀρτηριῶν ἐστιν, ἣν ἀρτίως ἐδήλωσα,
πρὸς τοῦτ᾽ ἀναγκαῖον ἦν τὸ χωρίον ἑκάτερον τῶν νεύρων
ἀπενεχθῆναι, κᾄπειτ᾽ ἐντεῦθεν ἀποτεῖναί τι μόριον ἑαυτοῦ,

idque bifariam inaequalibus partibus. Quarum partem
unam, finiftram fcilicet, eandemque minorem arteriam
efficit carotida, alteram vero, majorem fcilicet, et dex-
tram attollit obliquam: a qua paulum progreffa multi
fiunt proceffus. Etenim ad altas thoracis partes fertur
quaedam arteria, alia ad dextram mammillam per fter-
num defertur, et ante has quidem dextra carotis acclivis
producitur, deinde reliqua arteriae pars obliqua verfus
primae coftae productionem accedens, ad fcapulam ac
manum et colli partes dextras difpergitur. Quum ea igi-
tur inter dextrum thoracem ac finiftrum fit differentia,
redeamus in memoriam, quod nervus uterque a fexta con-
jugatione una cum arteriis carotidibus fertur deorfum,
ipfa propinquitate ftabilitus ac communibus operimentis
munitus. Ubi igitur primum utraeque arteriae oriuntur
(quem ego locum nuper indicavi), eo utrumque nervum
deduci fuit neceffe, deinde illinc partem ipforum ali-

πρὸς τὸν λάρυγγα κομισθησόμενον. ἀλλ᾽ ἐπεὶ μεταβάλλειν
ἐνταῦθ᾽ ἀναγκαῖόν ἐστι τοῖς νεύροις ἐκ τῆς κατάντους φο-
ρᾶς ἐπὶ τὴν ἀνάντη, καμπῆς αὐτοῖς ἐξ ἀνάγκης ἐδέησε.
τίς οὖν ἑκατέρῳ τῶν νεύρων ἀρίστη καμπή; τῷ μὲν ἀρι-
στερῷ κατὰ τὴν πρώτην ἔκφυσιν τῆς καρωτίδος οὐχ οἷόν τε
καμφθῆναι· τὸ γὰρ ἐπὶ τὸ στέρνον ἀναφερόμενον τῆς μεγά-
λης ἀρτηρίας, ἧς ἡ καρωτὶς ἀπέσχισται, μικροῦ δεῖν ὄρθιον
ὑπάρχει, βραχεῖαν ἔγκλισιν ἔχον ἐπὶ τὰ δεξιὰ μέρη τοῦ
θώρακος ὅλου· τὸ δ᾽ ἕτερον τῆς ἄνω φερομένης ἀρτηρίας
ἀποβλάστημα, τὸ πρὸς τὴν ἀριστερὰν ὠμοπλάτην τε καὶ
χεῖρα φερόμενον, ὁμοίαν σχεδόν τι καὶ αὐτὸ τὴν θέσιν ἔχει,
μικροῦ γὰρ δεῖν καὶ τοῦτ᾽ ὄρθιόν ἐστιν ὅλον, ἐγκλινόμενον
ἀτρέμα πρὸς τὴν εὐώνυμον χώραν. λοιπὴ τοίνυν αὐτοῦ κα-
ταλείπεται καμπὴ τὸ στέλεχος αὐτὸ τῆς μεγίστης ἀρτηρίας,
οὗ μεγέθει μόνον, ἀλλὰ καὶ ῥώμῃ καὶ θέσει θαυμαστῶς
παρεσκευασμένον εἰς τὴν τοῦ νεύρου χρείαν. ταύτην οὖν
αὐτὴν εἵλετο καὶ ἡ φύσις, καὶ περὶ τὴν ταύτης βάσιν ἀπο-
βλάστημα τῆς ς΄ συζυγίας ἑλίξασα παλινδρομοῦν ἄνω κατὰ

quam extendi, quae ad laryngem ferretur; fed quoniam
nervos ibi a motu declivi ad acclivem transferri oporte-
bat, flecti ipfos omnino fuit neceffe. Quaenam igitur
utrique nervo fuit optima flexio? Siniſter quidem ad
primum carotidis exortum flecti non poterat, fiquidem
pars arteriae magnae, quae furfum ad fternum fertur, (a
qua carotis eſt abfciffa,) paulo minus eſt recta, nifi quod
exiguam habet ad partes dextras totius thoracis propen-
fionem. Alterum vero germen arteriae, quae furfum fer-
tur, (quod ad finiſtram fcapulam et manum fecedit,) fi-
milem fere habet et ipfum pofitionem; propemodum
enim et ipfum totum eſt rectum, in laevam partem leni-
ter propendens. Reliquum igitur eſt, ut ad truncum
ipfum maximae arteriae flectatur; quae flexio mirabiliter
ad ipfius nervi ufum eſt comparata non modo magnitu-
dine, fed etiam robore ac pofitione. Hanc igitur ipfam
natura elegit, circumque ejus bafim fextae conjugationis
propaginem involutam ac furfum recurrentem afperae

τῆς τραχείας ἀρτηρίας ἐπέθηκεν, ὥστ' ἐπὶ ταύτης ὀχούμενον ἀσφαλῶς ἀνελθεῖν ἐπὶ τὸν λάρυγγα. ἀλλ' ἐν τοῖς δεξιοῖς τοῦ θώρακος οὐκ ἦν οὐδεμία τοιαύτη καμπή. μὴ τοίνυν ζήτει τὴν οὐκ οὖσαν, μήτ' ἐγκάλει τῇ φύσει καμπὰς διαφόρους ἑκατέρῳ τῶν νεύρων εὑρούσῃ, ἀλλ' ἐκεῖνο σκόπει, τίνα βελτίονα κατὰ τὸν ἀριστερὸν θώρακα τῆς εἰρημένης καμπῆς οἷόν τ' ἦν ἐξευρεῖν. οὐ γὰρ εὑρήσεις ἑτέραν ἀμείνονα, καθάπερ οὐδ' ἐν τῷ δεξιῷ, τῆς εὑρημένης τῇ φύσει. τίς οὖν ἐστιν αὕτη; χαλεπὸν μὲν ἑρμηνεῦσαι λόγῳ τοσαύτην τέχνην· ἄπιστος γὰρ ἡ τῆς φύσεως εὐμηχανία περὶ τὴν τῆς καμπῆς εὕρεσιν, ὥστ', εἰ μή τις θεάσαιτο, τραγῳδεῖν ἂν δόξειε μᾶλλον ἢ ἀληθεύειν τὸν ἐξηγητὴν αὐτῆς· ὅμως μήν, ἐπειδὴ καὶ τἄλλα λόγῳ διῆλθον, οὐδὲ τὴν τούτου διήγησιν ὀκνητέον. ἀναμνήσθητι δέ μοι τῆς ὀλίγον ἔμπροσθεν εἰρημένης ἀρτηρίας ἐν τῷ δεξιῷ θώρακι, λοξῆς μὲν τὴν θέσιν, ἀποφυσάσης δὲ πρώτην μὲν ἀνάντη τὴν καρωτίδα, ἔπειτα τῷ λοιπῷ μέρει πρὸς τὴν πρώτην πλευρὰν ἀφικνουμένης λοξῆς,

arteriae impofuit, ut ipfi invecta tuto ad laryngem afcenderet. Verum in dextris thoracis partibus ejusmodi nulla erat flexio. Ne igitur eam quaeras, quae nusquam eft, neque naturam accufes, quod flexiones difcrepantes utrique nervorum invenerit, fed id confidera, quaenam alia flexio in finiftro thorace praedicta reperiri poterat commodior; non enim aliam reperias meliorem, quemadmodum ne in dextro quidem ea, quae a natura fuit inventa. Quaenam igitur eft ea? Verbis quidem difficile eft tantam artem interpretari; incredibilis enim eft naturae folertia in hujus flexionis inventione, ut, nifi quis eam viderit, fabulari potius, quam vera dicere eum putet, qui haec exponere aggrediatur; attamen, quoniam caetera verbis fum perfecutus, non verebor haec quoque exponere. Recordare autem mihi arteriae, quam paulo ante dixi in dextro thorace obliquam habere pofitionem, et a fefe primam carotida acclivem producere, deinde reliqua parte obliquam pervenire ad primam coftam;

Ed. Chart. IV. [679. 680.]   Ed. Baf. I. (541.)

καὶ σκέψαι, τοῦ δεξιοῦ νεύρου δι᾽ ὅλου τοῦ τραχήλου κατελ-
θόντος ἐγχρῶντος τῇ καρωτίδι μέχρι τῆς πρώτης αὐτῆς γε-
νέσεως, εἴ τινα βελτίονα χώραν ἔχεις εἰπεῖν ἧς ἡ φύσις
ἐξεῦρεν εἰς καμπὴν τῷ νεύρῳ. καθ᾽ ἃ γὰρ ἀποσχίζεται πρῶ-
τον ἡ μετὰ τὴν καρωτίδα ἀρτηρία λοξὴ, κατὰ τοῦτο μόνον,
εἰ καὶ σφαλερῶς, ἀλλ᾽ ἀναγκαῖον κάμπτειν ἦν τὸ νεῦρον.
εἰ μὲν γὰρ ἑτέρα τις ἀμείνων χώρα ταύτης ἐστὶν, ἐπ᾽ ἐκεί-
νην ἀφικέσθαι τῇ φύσει βέλτιον ἦν ἀποστάσῃ τῆσδε. νῦν
δ᾽, ἐπειδήπερ ἑτέρα μέν ἐστιν οὐδεμία, μόνη δ᾽ ἡ νῦν εἰρη-
μένη κατὰ τὸν δεξιὸν θώρακα καμπὴ, γνωρίζει μὲν αὐτῆς
τὸ σφαλερὸν ἡ φύσις, [680] καταστήσασα δ᾽ εἰς ἀναγκαίαν
χρῆσιν, ἐξ ὧν ἂν μάλιστά τις τὴν ἀσφάλειαν ἐνδεχομένην
ἐπορίσατο, ταῦτ᾽ εἰργάσατο σύμπαντα. πρῶτον μὲν γὰρ ἀπὸ
τοῦ μεγάλου νεύρου τὸ παλινδρομῆσον ἀπέσχισεν, ἔνθα
πρῶτον ἔψαυε τῆς δεξιᾶς ἀρτηρίας, εἶτ᾽ ἐπὶ τὸν νῶτον αὐ-
τῆς ἐπιθεῖσα, κατὰ ταύτην ἔκαμψε τὴν γινομένην ἐν τῇ τῆς
καρωτίδος ἀποφύσει γωνίαν. ἔξωθεν μὲν γὰρ τῆς καρωτίδος
αὐτὸ κατήγαγεν, ἑλίξασα δὲ περὶ τὴν μείζονα διὰ τῆς ἐξ

tum confidera, quum dexter nervus carotidi adhaerens per totum collum defcendat usque ad primum ipfius exortum, num locum aliquem reperire queas commodiorem eo, quem natura ad nervum hunc flectendum reperit. Ubi enim primum poft carotida arteria obliqua dividitur, ibi folum, licet periculofe, necefle tamen fuit nervum flectere. Si enim alius quispiam locus hoc fuiffet commodior, ad eum fatius fuiffet naturam, hoc relicto, accedere; nunc autem, quum nullus fit alius in dextro thorace, fed folus is, quem nunc diximus, naturam quidem non fugiebat, quam effet is periculofus, verum, cum eo effet redacta, ut omnino uti eo cogeretur, ea omnia eft molita, ex quibus potiffimum fecuritatem ipfi liceret comparare. Primum enim a magno nervo ipfum recurfurum deduxit, ubi primum obliquam arteriam attigit, deinde dorfo arteriae impofitum flexit ad eum angulum, qui fit in carotidis productione; parte enim carotidis externa eum deduxit; ubi autem circum majo-

ἀμφοῖν γινομένης γωνίας ὑπανάγειν τοὐντεῦθεν ἀπήρξατο
διὰ τῶν ἔνδον μερῶν τῆς καρωτίδος ἐπιθεῖσα τῷ δεξιῷ μέ-
ρει τῆς τραχείας ἀρτηρίας. ἀνατεινομένῳ δὲ αὐτῷ μετὰ τὴν
καμπὴν ὀρέγει τινὰ καθάπερ χεῖρα τῆς ἕκτης συζυγίας
ἀπόφυσιν, ἥτις αὐτὴ συνδέουσα πρὸς τὸ μέγα νεῦρον
ἀσφαλῆ τήν τε καμπὴν ἅμα καὶ τὴν ἐπάνοδον ἐργάζεται.
τὰ δ᾽ ἑκατέρωθεν αὐτοῦ τῆς καμπῆς ἐξ ἀριστερῶν τε καὶ
δεξιῶν μερῶν ἀποφύσεσιν ἑρματίζει τῆς ϛ´ συζυγίας αὐτῆς,
ἣν ποιεῖται πρὸς τὰ ταύτῃ χωρία. καὶ μὲν δὴ κατ᾽ αὐτὸν
τὸν λάρυγγα τοῖς παλινδρομοῦσι τούτοις νεύροις, ὑπὲρ ὧν ὁ
σύμπας μοι λόγος οὗτος ἤνυσται, γίνεταί τις ἐπιμιξία πρὸς
τὰ προειρημένα νεῦρα κατὰ τὸν ἔμπροσθεν λόγον, ἃ τῆς
ἕκτης συζυγίας ἔφην ἀποφυόμενα πρὸς τὸ βάθος ἰέναι τοῦ
λάρυγγος. εἰς ταὐτὸν γὰρ ἥκει μόρια τῶν παλινδρομούντων
ἐκείνοις, ἐπὶ πάντων μὲν ὧν οἶδα ζώων, ἀλλ᾽ ἐναργέστατά γε καὶ
τοῦτ᾽ ἐπ᾽ ἄρκτων καὶ κυνῶν καὶ βοῶν, ὅσα τ᾽ ἄλλα τοιαῦτα
θεάσασθαι πάρεστιν, ἰσχὺν καὶ ῥώμην ἀμφοτέροις τοῖς νεύροις

rem involvit, per angulum, qui ex ambobus fit, reducere
illino coepit per partes carotidis internas, quoad ipfum
dextrae parti afperae arteriae imponeret. Quum autem
poft flexionem furfum tendit, natura proceffum quendam
a fexta conjugatione inftar manus ei porrigit, quae et
ipfa cum magno nervo colligans flexionem fimul ac red-
itum ei tutum efficit. Quae vero funt ab utraque flexi-
onis ipfius nervi parte, dextra fcilicet ac finiftra, ea pro-
ceffibus a fexta conjugatione fulciuntur, quam natura ad
ea loca facit. Quin etiam et in ipfo larynge ipfis nervis
recurrentibus (de quibus fermo omnis hic eft inftitutus)
commixtio quaedam fit cum iis nervis, quorum prius
meminimus, quos a fexta conjugatione productos diximus
ad profundum laryngis progredi. Nam partes illorum
recurrentium cum illis coëunt in omnibus quidem ani-
malibus, quae mihi videre contigit; evidentiffime tamen
in urfis, et canibus, et bobus, et reliquis hujusmodi
animalibus videas, natura utrisque nervis robur ac vires

τῆς φύσεως ἐκ τῆς πρὸς ἄλληλα κοινωνίας ἐπιτεχνωμένης.
εἴρηται γὰρ ἤδη μοι καὶ πρόσθεν, ὅτι αἱ ἀποφύσεις τῶν
ἀσθενῶν σωμάτων πρὸς τὴν ἰσχὺν συμφέρει.

Κεφ. ε΄. Περὶ δὲ τῶν εἰς τὰ σπλάγχνα καὶ ἔντερα
ἀφικνουμένων εἴρηται μέν τι καὶ πρόσθεν, ὅσον δὲ ἐλλεί-
πει, προσθεῖναι χρή. ἀφικνεῖται μέν τις κἀνταῦθα τῶν ἐξ
ἐγκεφάλου μοῖρα, μικρὰ μὲν τοῖς ἄλλοις ἅπασιν, ἀξιόλογος
δ᾽ εἰς τὸ τῆς κοιλίας στόμα, διότι τοῦτο τὸ μέρος ὀρέξεως
σιτίων ὄργανον ἡ φύσις ἐποίησεν, ἐπὶ τῆς πύλης, ὡς ἄν
εἴποι τις, κείμενον ἁπάντων περὶ τὴν τῆς τροφῆς οἰκονο-
μίαν αὐτῇ παρεσκευασμένων ὀργάνων. εἰλικρινὲς οὖν αὐτὸ
καὶ ἀμιγὲς ἑτέρου νεύρου σκληροῦ κατήγαγεν ἄνωθεν, ἐν τῇ
παρόδῳ δοῦσά τι μόριον ἐξ αὐτοῦ βραχὺ στομάχῳ καὶ πνεύ-
μονι καὶ ἀρτηρίᾳ τραχείᾳ. τῆς δ᾽ αὐτῆς συζυγίας εἰλι-
κρινὲς νεῦρον ἔδωκεν ἥπατί τε καὶ καρδίᾳ διὰ τῶν ἔμπρο-
σθεν εἰρημένων μοι λόγων. εἰς δὲ τἆλλα σύμπαντα τὰ
κάτω φρενῶν ἐντὸς τοῦ περιτοναίου τῶν νεύρων τούτων

ex mutua inter fe focietate machinante. Diximus enim
antea, corporum vel imbecillium connexiones ad robur
aliquid fibi mutuo conferre.

Cap. V. De nervis vero, qui ad vifcera et in-
teftina accedunt, dictum quidem prius non nihil fuit;
quod autem deeft, id eft adjiciendum. Porro nervorum
quaedam portio a cerebro ad haec mittitur, exigua qui-
dem ad partes caeteras, magna autem ad os ventriculi,
quod natura partem hanc fecit inftrumentum appetitus
eduliorum, quae eft ad portam (ut fic dicamus) omnium
inftrumentorum, quae ad alimenti difpenfationem a na-
tura fuerunt comparata. Sincerum certe ipfum et cum
nullo alio nervo duro mixtum fuperne deduxit, in ipfo
tranfitu partem ex eo exiguam diftribuens ftomacho, pul-
moni et afperae arteriae. Ex eadem autem conjugatio-
ne fincerum nervum dedit hepati et cordi ob dictam
mihi antea rationem. Ad alia vero omnia, quae funt
fub diaphragmate intra peritonaeum, ab his quoque ner-

ἀφικνεῖται μέρος, οὐκέτ᾽ εἰλικρινὲς, ἀλλὰ τοῖς ἐκ νωτιαίου
μικτὸν, τοῖς γὰρ εἰς τὰς ῥίζας τῶν πλευρῶν παραφερομέ-
νοις νεύροις, κἀξ αὐτοῦ μὲν τοῦ κατὰ θώρακα νωτιαίου
προέρχεται, καὶ μετα τον θώρακα δέ τι δυοῖν ἢ τριῶν
σπονδύλων. ἀναμίγνυται δὲ ταῦτα προϊόντα λειψάνοις τῶν
ἐπὶ τὴν γαστέρα κατελθόντων, οἷς καὶ αὐτοῖς ἐπιμιξία τις
ἰδίᾳ γίνεται τῶν ἀπὸ τοῦ νωτιαίου νεύρων. ἐκ δὲ τῆς
μίξεως ἁπάντων σχεδὸν ἅπαντα νευροῦται τἄνδον τοῦ περι-
τοναίου, τὴν μὲν ἰσχὺν καὶ τὴν ῥώμην ἐκ τῆς ἀπὸ νωτιαίου
μίξεως λαμβανόντων, τὸ δὲ τῆς αἰσθήσεως ἀκριβὲς ὑπὲρ
τὰ ἄλλα παρὰ τῶν ἀπ᾽ ἐγκεφάλου. ἔστι δὲ δήπου καὶ ἀλλο
θαυμαστὸν ἔργον τῆς φύσεως ἠγνοημένον τοῖς ἀνατομικοῖς.
[681] ἔνθα γὰρ ἤτοι μακρὰν ὁδὸν ἄξειν μέλλει νεῦρον
μικρὸν, ἢ σφοδρᾷ κινήσει μυὸς ὑπηρετῆσον, ἐνταῦθα
διαλαμβάνει τὴν οὐσίαν αὐτοῦ σώματι παχυτέρῳ μὲν,
ὁμοίῳ δὲ τὰ ἄλλα. δόξει γάρ σοι νεῦρον ἐσφαιρωμένου
ὑπάχειν, κατὰ μὲν τὴν πρώτην φαντασίαν τῆς ὄψεως
ἐπιπεφυκός τε καὶ περιπεφυκὸς αὐτοῖς, (542) ἀνατέμνοντι

vis pars quaedam accedit non amplius fincera, fed iis
nervis, qui a fpinali medulla oriuntur, permixta (nervis
enim, qui ad radices coftarum feruntur, ab ipfa thoracis
fpinali medulla, et poft thoracem a duobus aut tribus
fpondylis aliquid accedit): qui dum progrediuntur, com-
mifcentur cum reliquiis eorum, qui ad ventrem defcen-
dunt, quibus et ipfis proprie nervi quidam a fpinali
medulla commifcentur. Ex hac mixtione omnia prope-
modum, quae funt intra peritonaeum, nervos accipiunt,
robur quidem ac vires ex fpinali medulla, fenfum vero
caeteris exactiorem ex cerebri mixtione affumentia. Eft
autem et aliud mirabile naturae opus ab anatomicis igno-
ratum. Ubi enim aut longo itinere nervum eft ductura
exiguum, aut motui mufculi vehementi miniftraturum,
ibi fubftantiam ejus corpore craffiori quidem, caetera
autem fimili intercipit. Videbitur enim tibi nervus effe
conglobatus, primo quidem afpectu ipfis adnatus ac cir-
cumhaerens; fi tamen diffecueris, apparet evidenter,

δὲ σαφῶς ὁρώμενον, ὅτι μήτ᾽ ἐπίφυσίς ἐστι μήτε πεοίφυ-
σις, ἀλλ᾽ ὁμοία τις οὐσία τῶν νεύρων συνεχής τε καὶ κατὰ
πᾶν ἡνωμένη καὶ ὁμοία παντοίως οὖσα τῷ τ᾽ εἰς αὐτὴν
ἰόντι καὶ τῷ πάλιν ἐξ αὐτῆς ἀποτεινομένῳ νεύρῳ. κατ᾽
αὐτὴν μόνην τὴν οὐσίαν ὁμοίαν οὖσαν τῷ καλουμένῳ γαγ-
γλίῳ παχύνεσθαι συμβαίνει τοῖς νεύροις, ὥστ᾽ ἐναργῶς
ὁρᾶσθαι μεῖζον τῷ κύκλῳ τὸ μετ᾽ αὐτὴν νεῦρον του πρὸ
αὐτῆς. ὄψει δ᾽ αὐτὴν καὶ κατ᾽ ἄλλα μέν τινα μέρη,
καὶ μέν τοι κἂν τοῖσδε τοῖς νεύροις τοῖς ἐξ ἐγκεφάλου
κατερχομένοις, οὐχ ἅπαξ ἢ δὶς, ἀλλ᾽ ἑξάκις ὑπάρχουσαν,
πρῶτον μὲν ἐν τῷ τραχήλῳ μικρὸν ἀνωτέρω τοῦ λάρυγγος,
δεύτερον δ᾽, ὅταν ἐμπίπτῃ τῷ θώρακι, πρὸς τὰς ῥίζας
τῶν πλευρῶν φερόμενα, καὶ τρίτον, ὅταν πρῶτον ἐξέλθῃ
τοῦ θώρακος. ἐν ἑκατέρῳ τοίνυν τῷ μέρει τοῦ ζώου, τῷ
τ᾽ ἀριστερῷ καὶ τῷ δεξιῷ, τρὶς τοιούτου σώματος ὄντος,
εἰκότως ἔφαμεν ἑξάκις ἐν αὐτοῖς εὑρίσκεσθαι. περὶ μὲν δὴ
τῶνδε τῶν νεύρων αὐτάρκως εἴρηται.

quod neque adnatus eft, neque circumhaeret, fed appa-
ret fimilis quaedam nervis fubftantia continua, ac unde-
quaque unita, ac omnino nervo fimilis, qui tum ad ip-
fam pervenit, tum rurfus ex ipfa porrigitur. Ipfa igitur
fola fubftantia (quae fimilis eft nuncupato ganglio) ner-
vos craffefcere contingit, ut manifefte nervus, qui poft
ipfam eft, in orbem major appareat eo, qui eft ante ip-
fam. Porro ipfam videbis cum aliis quibusdam partibus,
tum praecipue iis nervis, qui a cerebro defcendunt, non
femel aut bis, fed fexies inefle; primum quidem in
collo parum fupra laryngem, poft autem, cum in thora-
cem incidunt, ad radices coftarum progredientes, tertio,
quando primum e thorace exeunt. Quum igitur in utra-
que animalis parte, dextra fcilicet ac finiftra, hujusmodi
corpus ter inveniatur, non abs re diximus, fexies in ip-
fis inveniri. At de his quidem nervis abunde jam tra-
ctavimus.

292 ΓΑΛΗΝΟΥ ΠΕΡΙ ΧΡΕΙΑΣ

Ed. Chart. IV. [681.]   Ed. Baf. I. (542.)

Κεφ. ϛʹ. Τῶν δ' ἄλλων τῶν ἐξ ἐγκεφάλου μὲν ἐκ-
πεφυκότων, ἐπὶ δὲ τόν τράχηλόν τε καὶ τὰς ὠμοπλάτας
κατιόντων, ἐφεξῆς ἂν εἴη διελθεῖν τὴν νομήν. οὐδὲ γὰρ
οὐδ' ἐπὶ τούτων ἡ φύσις, ἐνὸν αὐτῇ τῷ κατὰ τράχηλον
νωτιαίῳ χρήσασθαι πρὸς τὴν τῶν ἐνταῦθα νεύρων ἁπάντων
γένεσιν, ἐπιλαθομένη δὲ τοῦ πόῤῥωθεν αὐτὰ κατάγει μά-
την, ἀλλ' εἰς ἐκείνους ἐμφύει τῶν μυῶν, ὅσοι μετέωρον
ἅμα τὴν θέσιν ἔχουσιν, ἀνασπῶσί τε τὴν ὠμοπλάτην ἐπὶ
τὴν κεφαλήν. εἰς γοῦν τοὺς πρώτους αὐτῆς εἰρημένους μῦς
τοὺς πλατεῖς, ὧν ἀρχὴ μὲν τὸ κατ' ἰνίον ὀστοῦν τῆς κεφα-
λῆς, τελευτὴ δὲ τῆς ὠμοπλάτης ἡ ῥάχις, ἀξιόλογον ἐμ-
φύεται νεῦρον ἐξ ἐγκεφάλου βλαστάνον ἅμα τοῖς ἄλλοις,
ὅσα κατὰ τὴν ἕκτην συζυγίαν ἐμφύεσθαι λέλεκται. ἀλλ'
ἐκεῖνα μὲν ἐς ταὐτὸ κάταντες φέρεται δι' ἃς ὀλίγον ἔμ-
προσθεν εἴρηκα χρείας· ἐγκλίνει δ' εἰς τὰ πλάγια μέρη
τοῦ τραχήλου, ταύτῃ μετέωρα φερόμενα μέχρι τοῦ μυός, εἰς
ὃν ἐξ ἀρχῆς ὡρμήθη. μέγιστον γὰρ οἱ μύες οἵδε κατειλήφασι
νεῦρον, οὐ διὰ τὸ μέγεθος μόνον, ἀλλὰ καὶ τὸ τῆς ἐνερ-

Cap. VI. Aliorum vero, qui ex cerebro quidem
producuntur, ad collum vero et ad fcapulas defcendunt,
diflributionem deinceps perfequamur.   Neque enim ne
hîc quidem natura ipfa, quum poffet ex fpinali medulla
colli hos nervos producere, hujus rei oblita, fruftra a
longinquo eos deducit, fed in illos mufculos inferit, qui
pofitionem fimul habent fublimem, fimul fcapulam fur-
fum ad caput trahunt.   In primos igitur memoratos fca-
pularum mufculos, et eosdem latos, qui ab occipitio
oriuntur, definunt autem in fcapularum fpinam, magnus
nervus a cerebro inferitur, emergens una cum aliis, quos
diximus ad fextam conjugationem exoriri.   Sed illi qui-
dem pariter deorfum feruntur propter ufus, quos paulo
ante memoravi; declinant autem ad latera colli ibi fubli-
mes procedentes usque ad mufculum, ad quem ab initio
contendebant.   Maximum enim nervum mufculi hi ha-
buerunt non modo propter magnitudinem, verum etiam

γείας σφοδρὸν ὅλην ἀνέλκοντες ἄνω τὴν ὠμοπλάτην. ἐφε-
ξῆς δ᾽ αὐτῶν ἀξιόλογα νεῦρα τοῖς ἀπὸ τοῦ πρώτου μὲν
ἀρχομένοις σπονδύλου, καταφυομένοις δὲ τῷ μετεώρῳ μέρει
τῆς ὠμοπλάτης, ὑπὸ τῆς φύσεως ἐδόθη. καὶ γὰρ καὶ τού-
των τῶν μυῶν ἡ κίνησις ἰσχυρά, πολλὰς δ᾽ ἀρχὰς ἐδχήκασι
νεύρων οἱ περιστρέφοντες τὴν κεφαλὴν μύες, ὧν εἰς τὸ
στέρνον καὶ τὴν κλεῖν καθήκει τὰ πέρατα, διότι καὶ ἡ κί-
νησις αὐτῶν ἐστι σύνθετος ἐξ εὐθειῶν ἐφεξῆς ἀλλήλαις
κειμένων ἐπιτελουμένη. ταῦτ᾽ ἄρα κατὰ μὲν τὴν πρώτην
ἔκφυσιν ἀπὸ τῶν εἰς τοὺς μεγάλους μῦς ἑκατέρας τῆς
ὠμοπλάτης ἰόντων νεύρων ἀποβλάστημά τι καταφύεται τοῖς
μυσὶν, ἐφεξῆς δὲ τῶν ἐν τῷ τραχήλῳ σπονδύλων, ἵν᾽ ἑκάστη
τῶν ἀρχῶν ἐφ᾽ ἑαυτὴν ἕλκουσα τὸν μῦν ποικίλην τῇ δια-
δοχῇ τὴν κίνησιν ἐργάζηται. συμβαίνει γὰρ οὕτως ἀνάγκη
τοῖς λοξὴν μὲν ἔχουσι τὴν θέσιν, ἀρχὰς δὲ κινήσεων ἐν
διαφερούσαις χώραις ἱδρυμένας. [682] κατὰ τοῦτο μὲν δὴ
τοῖς πρώτοις μέρεσι τῶνδε τῶν μυῶν ἐδόθη τι τῶν ἄνωθεν

propter actionis vehementiam, totam enim fcapulam
furfum trahunt.   Poft hos autem nervi commemorabiles
mufculis a primo quidem fpondylo ortis, in fublimem
autem fcapulae partem infertis, a natura funt dati; nam
et horum mufculorum motus eft vehemens.   Multa vero
nervorum principia ii mufculi habuerunt, qui caput cir-
cumagunt (quorum fines ad fternum et clavem perve-
niunt), quod et motus ipforum eft compofitus, fitque ex
fibris deinceps fibi mutuo incumbentibus.   Ob eam igitur
caufam ad primam quidem productionem a nervis ad
magnos mufculos utriusque fcapulae accedentibus pro-
pago quaedam mufculis inferitur; deinceps autem a colli
fpondylis; ut quodque principium ad fe ipfum trahens
mufculum motum per vices varium efficiat.   Qua ratione
accidit neceffario, ut, qui obliquam quidem habent po-
fitionem,   principia motus in diverfis locis habeant
conftituta.   Pari modo primis quidem partibus horum
mufculorum   nervorum   aliquid   fuperne   eft   datum.

294 ΓΑΛΗΝΟΥ ΠΕΡΙ ΧΡΕΙΑΣ

Ed. Chart. IV. [682.]　　　　　　　Ed. Baf. I. (542.)

νεύρων. ἀλλὰ κια τοῖς κατὰ τὰ παρίσθμια δυσὶ, καὶ τοῖς
ἐπὶ ιῶν μεγαλοφώνων ζώων, ἐπὶ τοὺς κατὰ τὴν ταπεινὴν
πλευρὰν του νοειδοῦς μυὸς, καὶ τοῖς μυσὶν, οἳ καὶ τοῖς ἄνω
μέρεσι τῶν πλευρῶν τοῦ πρώτου χόνδρου κατ᾽ ἔνια τῶν
ζώων συνάπτονται, νεῦρον ἐξ ἐγκεφάλου δέδοται, διότι φω-
νητικά. καί τις ἄλλη νεύρων λεπτῶν συζυγία πρὸς τὴν
ῥίζαν ἀφικνεῖται τῆς γλώττης, ἐν ἐκείνοις μάλιστα σαφῶς
τοῖς ζώοις, ἐν οἷς οἱ προειρημένοι μύες εἰσίν. ἐκφύεται δ᾽
αὕτη τῶν νεύρων ἡ συζυγία κατὰ τὴν ἕκτην ὀνομαζομένην
ὑπὸ Μαρίνου, πᾶσι μὲν ὑπάρχουσα τοῖς ζωοις, ὅσα παρα-
πλήσιά πως ἐστι τῷ ἀνθρώπῳ, διαφέρουσα δ᾽, ὡς εἴρηται.
τοῖς μὲν γὰρ ἤτοι μεγαλοφωνοις, ἡ πρὸς τὸ δάκνειν παρε-
σκευασμένοις διὰ τὸ μέγεθος τῶν συνημμένων μυῶν τῷ νοει-
δεῖ, πρὸς ἐκείνους μᾶλλον ἀναλίσκεται τὰ προειρημένα
νεῦρα, τοῖς δ᾽ ἄλλοις ἐπί τε την φάρυγγα καὶ τὴν ῥίζαν
τῆς γλώττης μᾶλλον ἐξικνεῖται. νεῦρον δ᾽ οὐδὲν ἄλλο κα-
τωτέρω τοῦ προσωπου κατέρχεται τῶν ἐξ ἐγκεφάλου φυομέ-

Quin et mufculis duobus, qui funt ad tonfillas, et iis, qui
animalibus magna voce praeditis infunt, qui funt ad mu-
fculos ad imam partem offis hyoidis, qui et fuperioribus
partibus laterum primae cartilaginis in quibusdam ani-
malibus funt connexi, nervus a cerebro datur, propterea
quod voci edendae ferviunt. Praeterea alia quaedam
nervorum tenuium conjugatio ad linguae radicem per-
venit in illis evidentiffime animalibus, in quibus prae-
dicti mufculi prorfus funt minimi. Nafcitur autem haec
nervorum conjugatio ad eam conjugationem, quam Ma-
rinus fextam nuncupat, quae omnibus quidem animalibus
ineft, quae homini funt quodammodo fimilia; difcrepat
autem (ut diximus) in eis, quae aut magna voce funt
praedita, aut ad mordendum funt comparata propter ma-
gnitudinem mufculorum hyoidi connexorum; in iis enim
praedicti nervi magis confumuntur, in aliis autem ad
pharyngem et linguae radicem magis perveniunt. Nul-
lus autem alius nervus eorum, qui a cerebro producun-
tur, infra faciem defcendit, fed omnes partim in mu-

νων, ἀλλ᾽ εἰς τοὺς περὶ τοῦτον μῦς ἅμα τοῖς αἰσθητικοῖς
ὀργάνοις διανέμεται πάντα. λέλεκται δ᾽ ἔμπροσθεν αὐτῶν
ἡ νομή· καὶ νῦν ἀναμιμνήσκειν μὲν αὖθις αὐτῆς περιττὸν,
ἐπὶ δὲ τὸν ἐν τῷ τραχήλῳ νωτιαῖον ἰέναι βέλτιον, ἐπιδει-
κνύντας, ὅπως κἀκ τούτου τὴν νομὴν τῶν νεύρων ἡ φύσις
ἐποιήσατο δικαιοτάτην. εὐθὺς γοῦν, ὥσπερ ἐξ ἐγκεφάλου
πολλοῖς τῶν κάτω τοῦ προσώπου μορίοις ἔνειμέ τινα νεύρου
μοῖραν, οὐ μάτην οὐδ᾽ ὡς ἔτυχεν, ἀλλὰ δι᾽ ἃς εἴρηκα
χρείας, οὕτως ἐπὶ τὴν κεφαλὴν ἐκ τραχήλου τῶν ἐκ νωτι-
αίου νεύρων ἀνάγειν οὐκ ὀκνεῖ, μεγάλην μὲν ἐπὶ τῶν ἄλλων
ζώων, οἷς ὅ τε κροταφίτης μῦς μέγιστος, ἥ τε τῶν ὤτων
φύσις εὐκίνητός τε καὶ πολυκίνητος καὶ μεγάλη, παντελῶς
δὲ σμικρὰν τοῖς ζώοις ἐκείνοις, οἷς οὐδὲν τούτων, ὥσπερ ἀν-
θρώπῳ καὶ πιθήκῳ. καὶ γὰρ ὁ κροταφίτης μῦς μικρὸς
τούτοις, καὶ ἡ τῶν ὤτων οὐσία σχεδὸν ἀκίνητος, ὅτι μὴ
παντάπασιν ἐλαχίστη τισὶν αὐτῶν ἐστι. διὰ τοῦτ᾽ οὖν καὶ
τὰ νεῦρα τούτοις τοῖς ζώοις μικρὰ πρὸς τὴν κεφαλὴν ἀνα-

fculos faciei, partim in fenfifica inftrumenta diftribuun-
tur. Caeterum, quî diftribuantur, antea diximus; proin-
de nunc rurfus ea commemorare fuerit fuperfluum, quum
ad fpinalem medullam colli tranfire melius fit, oftenden-
tes, quo pacto ex ea quoque natura nervos juftiffime dis-
tribuerit. In primis certe, quemadmodum a cerebro
multis partibus, quae funt fub facie, quandam nervi
partem diftribuit, non temere neque quovis modo, fed
propter memoratos ufus, fic ad caput ex fpinali medulla
colli nervos furfum ducere ipfam non piguit, magnos
quidem in caeteris animantibus, quibus et temporalis mu-
fculus eft maximus, atque aurium fubftantia magna eft,
facileque ac multum movetur, omnino autem exiguos iis
animalibus, quibus nihil horum ineft, ut homini et fi-
miae. Nam et mufculus temporalis his eft exiguus, et
aurium fubftantia fere immobilis, quod ipforum quibus-
dam ea fit minima. Ob hanc igitur caufam nervi his
animalibus exigui ad caput afcendunt, duo quidem ex

φέρεται, δύο μὲν ἐκ τῶν ὀπίσω μερῶν, δύο δ᾽ ἐκ τῶν πλα-
γίων, εἴς τε τὸ δέρμα διανεμόμενα καὶ τῶν ὤτων ἕκαστον.
ὥσπερ δ᾽ ὑπογραφαί τινές εἰσι μυῶν ἀμφὶ τὸ οὖς αὐτοῖς,
οὕτω καὶ νεῦρα σμικρότατα πρὸς τοῦθ᾽ ἥκει τὸ χωρίον. ἐπὶ
δέ γε τῶν εὐκίνητά τε καὶ μεγάλα κεκτημένων ὦτα καθά-
περ ἐν κύκλῳ πολλοῖς μυσὶν ἐστεφάνωται τὸ οὖς, οὕτω καὶ
νεύροις μεγάλοις εἰς αὐτοὺς διανεμουένοις. ἀποσχίζεται δὲ
ταῦτα τῆς δευτέρας τῶν ἐν τραχήλῳ συζυγίας. ἐπὶ γάρ τοι
τὰς κεφαλὰς τῶν μυῶν ἰέναι, ἅπασι τοῖς νεύροις ἀναγκαῖον
ἦν ἀνέρχεσθαι κάτωθεν. ἀλλὰ καὶ τῷ κροταφίτῃ μυῖ (καὶ
γὰρ καὶ τούτου τὴν κεφαλὴν ἐγγὺς τῶν κατ᾽ ἰνίον ἡ φύσις
ἔταξε χωρίων, ἐν οἷς ζώοις ὑπάρχει μέγιστος) εὐλόγως κἀκ
τραχήλου τις ἐμφύεται μοῖρα νεύρου διὰ τῶν κατ᾽ ἰνίον
ἀναφερομένη μερῶν. τὴν δ᾽ εἰρημένην θέσιν ἡ κεφαλὴ τοῦ
κροταφίτου μυὸς μάλιστα μὲν ἐπὶ τῶν καρχαροδόντων κα-
λουμένων ἔχει, μετὰ ταῦτα κἀπὶ τῶν μεγάλην ἐχόντων τὴν
γένυν. ἐπὶ τούτων γάρ τοι τῶν ζώων ὁ κροταφίτης μῦς μέ-

partibus posterioribus, duo autem a lateribus in cutem
distributi et aurem utramque. Porro, quemadmodum
delineamenta quaedam musculorum ipsis sunt circum au-
rem, sic et nervi minimi ad hunc locum veniunt; in iis
vero, quae mobiles valde ac magnas habent aures, quem-
admodum in orbem auris multis musculis est redimita,
ita et nervi magni in eos distribuuntur; distribuuntur
autem hi a secunda colli conjugatione. Quum enim ad
capita musculorum nervos omnes ire oporteret, necesse
fuit ipsis inferne sursum ascendere, ut in musculo tem-
porali videre est; nam hujus quoque caput natura prope
os occipitis locavit, in quibus animalibus est maximus;
jure igitur et ex collo pars quaedam nervi sursum per
occipitium praeteriens ei inferitur. Praedictam vero po-
sitionem caput temporalis musculi potissimum quidem in
animalibus, quae dentibus serratis sunt praedita, habet,
post illa autem et in iis, quae maxillam habent magnam;
in his enim animalibus temporalis musculus magnus a

γας ὑπὸ τῆς φύσεως κατεσκευάσθη, τῶν μὲν εἰς τὸ δάκνειν
εὐρώστως, τῶν δ᾽ εἰς τὸ βαστάζειν τὴν γένυν ἰσχυροῦ δεο-
μένων μυός. [683] ὁ δὲ δὴ λεπτὸς καὶ πλατὺς μῦς, ὃ
κινῶν τὴν γνάθον ἅμα τοῖς πλαγίοις μέρεσι τοῦ στόματος,
ὃν ἀποδέροντες ὁμοῦ τῷ δέρματι διέφθαρον οἱ πρὸ ἐμοῦ,
θαυμαστήν τινα τέχνην ἐνδείκνυται τῆς φύσεως. ἐπειδὴ
γὰρ αἱ μὲν ἀρχαὶ πολλαὶ τοῦ μυὸς τοῦδε, τελευτᾷ δ᾽ εἰς
τὰς γνάθους καὶ τὰ χείλη, διοῖγον εἰς τὰ πλάγια τὸ
στόμα, διὰ τοῦτο τάς τ᾽ ἶνας ἔχει πάσας ἐπὶ ταῦτα φε-
ρομένας τὰ μέρη καὶ σὺν αὐταῖς τὰ νεῦρα. ταῖς μὲν
οὖν ἀπὸ τῆς ἀκάνθης τῶν ἐν τραχήλῳ σπονδύλων ἀρχομέ-
ναις ἰσὶ συμπροέρχονται νεῦρα διὰ τοῦ τραχήλου μέχρι
τῶν ἔμπροσθεν ἐγκάρσια μέγιστά τε καὶ πλεῖστα, διότι
καὶ ὁ σύνδεσμος ὁ ὑμενώδης, ὁ τὰς ἶνας ἔχων, ἀπὸ τῆς
ἀκάνθης ἐκπέφυκεν, ἥ τε κυριωτάτη τοῦ μυὸς ἀρχὴ κατ᾽
ἐκεῖνο τὸ χωρίον ὑπάρχει. ταῖς δὲ ἀπὸ τῆς ὠμοπλάτης
καὶ κλειδὸς ἀναφερομέναις ἰσὶν ἐλάττω καὶ τὰ νεῦρά ἐστι,
κατὰ τὴν τῶν ἰνῶν φο(543)ρὰν καὶ ταῦτα συμπροερχόμενα.

natura eft comparatus, quum illa quidem ad fortiter
mordendum, haec vero ad maxillam geftandam mufcu-
lum validum flagitent. Porro mufculus tenuis ac
latus, qui buccam una cum partibus oris lateralibus mo-
vet, (quem anatomici, qui ante me fuerunt, cum cute
excoriando corrumpebant,) artem quandam naturae prae
fe fert admirabilem. Quum enim mufculi hujus princi-
pia fint multa, definat autem in buccas ac labia, os
aperiens ad latera, idcirco fibras omnes habet ad eas
partes tendentes, et cum eis nervos. Una igitur cum
fibris, quae a fpina fpondylorum colli producuntur, nervi
feruntur per collum usque ad anteriora transverfi, iidem-
que maximi ac plurimi, quoniam et ligamentum mem-
branofum, quod fibras continet, a fpina fuit productum
mufculique principium principaliffimum in eo loco eft;
fibris vero, quae a fcapulis ac clavi furfum feruntur,
nervi funt minores, qui etiam fecundum fibrarum pro-

μιᾶς δ᾽ οὔσης ἐκφύσεως ἑκατέρωθεν ἐν ἑκάστῳ τῶν κατὰ
τὸν τράχηλον σπονδύλων, καὶ ταύτης ἐγκαρσίαν ἐχούσης τὴν
ῥίζαν τοῦ νεύρου, θαυμαστὸν, ὅπως, ὅσαι μὲν ἐν τοῖς πρόσω
μέρεσι τῆς ἐκφύσεως ὑπάρχουσι τοῦ μυὸς ἶνες, εἰς ταύτας
ἐμφύεται τὰ νεῦρα, πρὸς τὴν ἄνω φορὰν ἐπιστρεφόμενα
κατά τινας καμπὰς εὐμηχάνως ὑπὸ τῆς φύσεως εὑρημένας,
τὰς μὲν περὶ μῦς τινας, ἢ ἀρτηρίας, ἢ φλέβας, ἐνίας δὲ
καὶ δι᾽ ὑμένων, οὓς αὐτὴ διατίτρησιν ὀπαῖς λεπταῖς ἴσαις
τοῖς νεύροις· ὅσαι δ᾽ αὖ λοξαὶ τῶν ἰνῶν, ἑτοιμότερον ταύ-
ταις ἐμφύει τὸ νεῦρον λοξόν. ἐπί τε τῶν ὄπισθεν μορίων
ἐκ τῆς ἀκάνθης φερομένων μεῖζον τὸ θαῦμα τῶν ἔργων τῆς
φύσεώς ἐστιν. ἔδει μὲν γὰρ καὶ ταύταις ἀπὸ τῆς ἀκάνθης
συμπροέρχεσθαι νεῦρα, καθάπερ καὶ φαίνεται. θεασάμενος
δ᾽ αὐτά τις οἰήσεται τῶν ὀστῶν αὐτῶν τῆς ἀκάνθης ἐκ-
πεφυκέναι· τὸ δ᾽ οὐχ οὕτως ἔχει. καὶ γὰρ καὶ τούτοις τοῖς
νεύροις ὁ ἐν τῷ τραχήλῳ νωτιαῖος ἀρχὴ διὰ τῶν κοινῶν ἐν
τοῖς σπονδύλοις τρημάτων, ἅπερ ἐν τοῖς πλαγίοις αὐτῶν

ceſſum procedunt.   Quum autem unica ſit utrinque in
quoque colli ſpondylo productio, eademque radicem ner-
vi habeat transverſam, incredibile eſt, quonam pacto in
omnes fibras, quae ſunt in partibus productionis muſculi
anterioribus, nervi inſerantur, ad motum ſurſum con-
verſi per flexus quosdam ingenioſe a natura inventos,
alios quidem circum muſculos quosdam, vel arterias, aut
venas, alios autem per membranas, quas ipſa foramini-
bus tenuibus pertudit, ipſis nervis aequalibus.   Quae
vero fibrae ſunt obliquae, iis nervus obliquus facilius ſe-
ſe inſerit: in eis vero, quae partibus poſterioribus, ni-
mirum ex ſpina feruntur, impenſius naturae opus mira-
bere.   Oportebat enim una etiam cum iis nervos a ſpina
procedere, quemadmodum etiam apparet; ſi quis tamen
eos viderit, exiſtimabit, ex ipſis oſſibus ſpinae emerſiſſe;
res autem non ita habet.   Nam his quoque nervis ſpi-
nalis medulla colli eſt principium, e communibusque
ſpondylorum omnium foraminibus, quae ſunt ad latera

ἐστι, τὴν πρώτην ἔκφυσιν ἔχει. αὕτη γάρ τοι μία καθ᾽
ἑκάτερον μέρος ἑκάστου σπονδύλου τοῖς ἀπὸ τοῦ νωτιαίου
νεύροις ἀρχή. διανέμει δ᾽ αὐτὰ θαυμασίως ὅπως ἡ φύσις
εὐθὺς ἀνίσχοντα παρὰ τὰς ἀποφύσεις τῶν σπονδύλων, ἔνια
μὲν ἐγκάρσια πρὸς τοὐπίσω καὶ πρόσω τοῦ τραχήλου προσά-
γουσα, τινὰ δ᾽ ἐγκλίνουσα περὶ δή τινας καμπὰς ὀρθιά τε
καὶ κατάνη καὶ λοξά. ταύτης οὖν τῆς ποικιλίας φαινομέ-
νης κατά τινας τῶν νεύρων ἐκφύσεις, ἤν γέ τις ἀκριβῶς
ἀνατέμῃ, θαυμασιώτερον ἔτι καὶ ἀπορώτερον γίνεται τὸ περὶ
τῶν ἀπὸ τῆς ἀκάνθης φερομένων νεύρων. καὶ διὰ τοῦτο
ἀγνοεῖται καὶ τοῖς ἀνατομικωτάτοις εἶναι δοκοῦσι μέγιστόν
τι καὶ τοῦτο τῶν ἔργων τῆς φύσεως. ὅπου γὰρ ὅλον οὐκ
ἴσασι τὸν μῦν τοῦτον, πολὺ μᾶλλον οὐδὲ τῶν νεύρων ἄν τι
γνοῖεν τῶν κατ᾽ αὐτόν. ἀλλ᾽ ἡ φύσις ἀποβλάστημα καθ᾽
ἑκάστην ἔκφυσιν νεύρου πάντων τῶν ἐν τραχήλῳ μετὰ τὸν
β᾽ ἐπὶ τὴν ὀπίσω χώραν ἐγκαρσίαν ἄγουσα διὰ βάθους
ἕως τῆς κατὰ τὴν ἄκανθαν ῥίζης, ἐντεῦθεν ἀνάγει μετὰ

ipforum, primum exortum habent. Hoc enim unum eſt
principium ad utramque partem cujusque ſpondyli nervis
a ſpinali medulla prognatis, quos natura mirabili quodam
artificio diſtribuit ſtatim, ut prodierunt, ad ipſas verte-
brarum apophyſes, alios quidem transverſos ad poſteriora
colli et anteriora adducens, nonnullos autem circum
flexus quosdam inclinans, rectos, ac declives, et obli-
quos.   Quum haec igitur varietas in quibusdam nervo-
rum productionibus appareat, ſi quis diligenter diſſecuerit,
quod ad nervos pertinet, qui a ſpina feruntur, admira-
bilius adhuc ac difficilius inveniet.   Proinde id quoque
maximum naturae operum etiam iis, qui videntur in
diſſecando eſſe acutiſſimi, fuit ignoratum; quum enim
omnino muſculum hunc non norint, multo magis ner-
vos, qui in ipſum inferuntur, ignorarunt.   Sed natura
propaginem a ſingulis omnium nervorum colli productio-
nibus poſt ſecundum ducens transverſam ad poſteriora
per profundum usque ad ſpinae radicem, hinc ducit ſur-

300 ΓΑΛΗΝΟΤ ΠΕΡΙ ΧΡΕΙΑΣ

Ed. Chart. IV. [683. 684.]   Ed. Baſ. I. (543.)

τῆς ἀκάνθης ἄχρι τοῦ προειρημένου συνδέσμου λεπτοῦ καὶ
πλατέος ὄντος οἷόν περ ὑμένος, εἶτ᾽ αὐτὸν τοῦτον τιτρῶσα
λεπτοτάταις ὀπαῖς ἴσαις τοῖς νεύροις, ἐπανάγει πάλιν αὐτὰ
διὰ τοῦ τραχήλου πρόσω. καὶ εἰ τοὺς μεταξὺ μῦς ἐξέλοις,
θεάσῃ μετὰ τὴν πρώτην ἔκφυσιν, ἣν ἐκ τοῦ νωτιαίου
ποιεῖται τῶν νεύρων ἕκαστον, ὀπίσω μὲν πρότερον ἐγκάρ-
σιον ἐπὶ τῶν διὰ βάθους μυῶν τοῦ τραχήλου φερόμενον,
αὖθις δ᾽ ἐπιπολῆς ὑπὸ τῷ δέρματι πρόσω παραγινόμενον
ὁμοίως ἐγκάρσιον, ἐπὶ τοῦ πλατέος ὀχούμενον συνδέσμου
[684] (τούτῳ γὰρ εἰς πάντα χρῆται) παλινδρομεῖν ἀπαρξά-
μενον. ἐν μέν γε ταῖς ὀπαῖς αὐτοῦ κάμπτεται· μετὰ ταῦτα
δ᾽ ἐπιφύεται, καὶ βαστάζεται, καὶ προσάγεται δι᾽ αὐτοῦ.
τὰ μὲν οὖν ἄλλα πάντα τοῦ πλατέος ἐκείνου καὶ λεπτοῦ
μυὸς ἑνὸς ἑκατέρωθεν ὄντος οὕτω τοῖς νεύροις διαπέ-
πλεκται· τὰ δ᾽ ἀπὸ τῆς ῥίζης τῶν ὤτων διὰ τῶν γνάθων
αὐτοῦ κατὰ τοῦ μασητῆρος ἐποχούμενα τοῖς κατὰ τὸ τυ-
φλὸν τρῆμα διεκπίπτουσι χρῆται, τὴν θέσιν ὁμοίαν ἔχουσι
ταῖς κατὰ τοῦτο τὸ μέρος ἰσὶ καὶ τὴν ἀρχὴν ἐγγυτέρω.

ſum cum ſpina usque ad praedictum ligamentum tenue
ac latum inſtar membranae; deinde ipſum pertundens
foraminibus tenuiſſimis, nervis aequalibus, rurſus nervos
per collum antrorſum reducit.   Quod ſi muſculos, qui
intercedunt, exemeris, videbis poſt primam productio-
nem, quam ex ſpinali medulla ſinguli nervi faciunt, ip-
ſos (nervos inquam) prius quidem retro transverſos per
muſculos in profundo colli ſitos penetrare, rurſus autem
in ſuperficie ſub cute antrorſum ſimiliter transverſos pro-
gredi, et ſuper latum ligamentum vehi (hoc enim liga-
mento in omnibus utuntur), et cum recurrere coeperint,
in ipſius foraminibus flecti. Poſt haec vero adhaereſcunt,
geſtantur, et per ipſum adducuntur. Reliquae ſane par-
tes omnes lati ac tenuis muſculi, qui utrinque unus eſt,
ſic nervis contexuntur; quae vero ipſius partes a radice
aurium per buccas ſuper muſculum maſſeterem vectae
nervis utuntur per foramen caecum excidentibus, poſi-
tionem habent fibris, quae ei parti inſunt, ſimilem et

τοῦτο τὸ ἔργον τε καὶ θαῦμα τῆς φύσεως ἠγνοήθη τοῖς
ἀνατομικοῖς, ὥσπερ καὶ ἄλλα πολλὰ περιττὰ μηχανήματα
περὶ τὴν κατασκευὴν τοῦ ζώου. καὶ γὰρ καὶ ὅτι τρεῖς μὲν
συζυγίαι μυῶν ἀνανεύουσιν εἰς τοὐπίσω τράχηλόν τε καὶ
κεφαλήν, ἕτεραι δὲ τέτταρες περὶ τὸ τῆς κεφαλῆς ἄρθρον
αὐτὸ κατὰ τὸν α΄ τε καὶ β΄ σπόνδυλον ἄνευ τοῦ τραχήλου
τὴν κεφαλὴν μόνην κινοῦσιν ὀπίσω, καί τινες ἄλλαι πρὸς
ἑκάτερον τῶν πλαγίων ἠγνόηνται μὲν ἰατροῖς· ἡ φύσις δ᾽
οὐδὲ τούτων οὐδὲν ἀργῶς ἐποίησεν, ὡς ἔδειξα, καὶ τῶν κι-
νούντων νεύρων ἅπαντας τοὺς εἰρημένους μῦς ἀρχὴν τὸν
νωτιαῖον ἐδημιούργησε, κατὰ τὰς κινήσεις τῶν μυῶν ἑκά-
στου νεύρου τὴν φορὰν ἐργασαμένη. τοῦτο δ᾽ οὐχ ἥκιστα
καὶ καθ᾽ ὅλον ἔπραξε τὸ ζῶον. ὡς γὰρ τοῖς ἐν τραχήλῳ
μυσὶν ἡ φορὰ τῶν νεύρων ἀπὸ τῶν κάτω μερῶν ἄνω γί-
νεται, διότι τὴν κεφαλὴν κινοῦσι πρόσω, οὕτω τοῖς ἀπά-
γουσι πρὸς τὸν νῶτον ὀπίσω τὴν ὠμοπλάτην δύο μυσὶν
ἐπὶ τῶν κατὰ τὴν ἄκανθαν μορίων ἡ τῶν νεύρων ἀρχὴ
ταχθεῖσα συμπροέρχεταί τε καὶ συγκατασχίζεται μέχρι τῆς

principium propinquius. Hoc opus ac miraculum natu-
rae anatomicis fuit incognitum, quomodo et aliae multae
eximiae machinae in animantis conftructione. Quando-
quidem et quod tres mufculorum fint conjugationes, quae
caput et collum retro attollunt; tum quod aliae quatuor
in capitis ipfius articulo ad primum et fecundum fpon-
dylum fine collo caput folum retro moveant; item quod
aliae quaedam fint ad latus utrumque, medici ignorarunt.
Natura autem (ut prius oftendi) nihil horum fruftra nec
fine caufa egit, nervisque praedictos omnes |mufculos
moventibus fpinalem medullam fecit principium, fecun-
dumque mufculorum motus nervo cuique iter comparavit,
idque maxime in toto animali ufurpavit. Quemadmodum
enim ad mufculos colli nervi ab inferioribus partibus
furfum feruntur, quod ii caput antrorfum moveant, ita
et duobus mufculis (qui retro ad dorfum totam fcapulam
abducunt) ad fpinam nervorum principium eft conftitu-
tum, progrediunturque fimul ac dividuntur usque ad

ὠμοπλάτης. ἄγει μὲν γὰρ καὶ πρὸς τούτους τοὺς μυς ἡ
φύσις τὰ νεῦρα διὰ βάθους οὐκ ὀλίγου, ταῖς κεφαλαῖς δ᾽
αὐτῶν ἐμφύουσα τὴν αὐτὴν μὲν ὁδὸν, ὑψηλοτέραν δ᾽, ἐπα-
νάγει δι᾽ ἐγκαρσίας θέσεως. οὕτω δὲ καὶ κατὰ τὸν ἐφεξῆς
αὐτοῖς μῦν τὸν μέγαν, ὃς καὶ τοῖς κάτω πέρασι τῆς ὠμο-
πλάτης ἐπιπεφυκὼς αὐτήν τε ταύτην κατασπᾷ διὰ τῶν ἐν-
θάδε λαβῶν καὶ μετὰ ταύτην τὸν βραχίονα διὰ τῆς μασχά-
λης ἀναφερόμενος, εὗροις ἂν τὰ νεῦρα πάντα διακείμενα
τῇ θέσει κατὰ τὸν αὐτὸν τρόπον ταῖς ἰσί, καὶ μάλιστά γε
ὅταν ἀνατείνηται παρὰ τὰς πλευρὰς ἐπὶ τὴν μασχάλην.
ἐὰν δ᾽ ἀποδείρας ἅπαν τὸ περὶ τὸν θώρακα δέρμα σκοπεῖν
ἐθελήσαις τῶν νεύρων τὴν φοράν, οὐχ ἁπλῆν ἢ μίαν, ἀλλ᾽
ἱκανῶς πολυειδῆ θεάσῃ. τῷ μέν γε δέρματι καὶ τοῖς ὑμέ-
σιν ἄνωθεν καταφερόμενα διασπείρεται νεῦρα, τοῖς δ᾽ ὑπο-
τεταγμένοις αὐτοῖς μυσὶ, τούτῳ τε τῷ προκειμένῳ κατὰ τὸν
λόγον, ἐκ τῶν μεγίστων ὄντι, καὶ τῷ λεπτῷ τῷ μετ᾽ αὐτοὺς,
μὴ γινωσκομένῳ μηδ᾽ αὐτῷ τοῖς ἀνατομικοῖς, οὐδὲν ἐκ τού-
των τῶν νεύρων ἀποπλανηθὲν ἐνέφυ, ἀλλ᾽ ἔστι θεάσασθαι

fcapulam. Ducit autem natura ad hos quoque mufculos
nervos per locum admodum profundum, eorum vero
capitibus ipfos inferens eadem quidem via, fed altiore
ducit furfum per transverfam pofitionem. Pari modo
autem et in mufculo magno, qui hos confequitur, qui-
que inferioribus fcapulae finibus adhaerens eam ipfam
per eas apprehenfiones, quae illic funt, trahit deorfum,
et poft ipfam brachium, furfum per axillam progrediens,
invenias nervos omnes ita fitos, quomodo et ipfas fibras,
et maxime quando fuperne tendunt ad coftas verfus
axillam. Quod fi, cute tota thoracis fublata, videre volue-
ris modum, quo nervi feruntur, non fimplicem aut uni-
cum, fed varium admodum confpicabere. In cutim li-
quidem ac membranas nervi fuperne defcendentes diffe-
minantur, mufculis vero, qui ipfis fubfunt, et illi, de quo
nunc agimus, eadem ratione, qui unus eft e maximis,
ac tenui, qui eft poft ipfos, quique nec ipfe anatomicis
eft cognitus, nihil ex his nervis propagatum inferitur,

Ed. Chart. IV. [684. 685.]   Ed. Baf. I. (543.)

παρερχόμενα μὲν ἄλληλα τὰ νεῦρα, τοῖς δ᾽ οἰκείοις ἑκατέ-
ρας διασπειρόμενα μορίοις.

Κεφ. ζ΄. Ὄψει δὲ καὶ ἄλλους μῦς πολλοὺς περὶ τὸν
θώρακα, καθάπερ ἐν τραχήλῳ, τοὺς μὲν ἄνωθεν καταφερό-
μενα δεχομένους νεῦρα, τοὺς δ᾽ ἀνάπαλιν κάτωθεν ἄνω.
πρὸς γὰρ τὰς τελευτὰς τῶν μυῶν, ἔνθα κινοῦσι τὰ μόρια,
καὶ τὰ νεῦρα φερόμενα διασπείρεται. τὸν γοῦν ἀπὸ τῶν
νόθων πλευρῶν καὶ τοῦ τιτθοῦ μῦν ἀναφερόμενον ἐπὶ
τὴν κατ᾽ ὦμον διάρθρωσιν ἐγγύτατον κείμενον ἰδεῖν ἔστι
τῷ καταφερομένῳ μὲν ἐκ τοῦ τραχήλου, καὶ τὰ πρόσω δὲ
τοῦ θώρακος διαστέλλοντι, καὶ τοῦτον αὐτὸν [685] τὸν
κατὰ σιμὰ τῶν ὠμοπλατῶν, ὥσπερ γε καὶ τῷ πρόσω λεχθέντι
τούτων ἀπὸ τοῦ στέρνου φερομένους ἐπὶ βραχίονα. τούτοις
μὲν οὖν τοῖς ἄνω φερομένοις ἔκ τε τῶν τοῦ θώρακος με-
σοπλευρίων ἔξω διεκπίπτοντι νεῦρα διανέμεται, καί τινα
κατὰ λοξὰς καμπὰς ἐκ τῶν ὑστάτων τοῦ τραχήλου πλησίον
τῶν ἀπονευρώσεων. τοῖς δ᾽ ἐκ τοῦ τραχήλου καταφερομέ-
νοις εἰς τὸν θώρακι νωτιαῖος ὁ κατὰ τράχηλον ἐπιπέμπει

ſed videre eſt, nervos prope quidem tranſire, ſed propriis
utrinque partibus diſſeminari.

Cap. VII. Videbis autem in thorace alios quoque
muſculos, et eos multos, ut in collo, alios quidem ner-
vos ſuperne deſcendentes recipere, alios autem contra
ab infernis ſurſum aſcendentes; ad fines enim usque mu-
ſculorum, ubi partes movent, nervi quoque progredientes
diſperguntur. Muſculum certe, qui a nothis coſtis et
mamma ſurſum fertur ad humeri dearticulationem, vi-
dere licet eſſe proximum ei, qui a collo defertur qui-
dem, anteriora vero thoracis dilatat, et illum ipſum, qui
eſt ad ſimas partes ſcapularum; quomodo et proximum
ei, quem primum dixi, videre eſt eos, qui a ſterno fe-
runtur ad brachium. His itaque, qui ſurſum feruntur,
ex partibus thoracis intercoſtalibus nervi extra exciden-
tes diſtribuuntur, et alii nonnulli flexibus obliquis ab
ultimis colli finibus prope aponeuroſes; qui vero a collo
deorſum ad thoracem feruntur, iis ſpinalis medulla colli

νεῦρα. περὶ δὲ τῆς ἐν αὐτοῖς τοῖς μεσοπλευρίοις μυσὶ φο-
ρᾶς τῶν νεύρων ἐπιπλέον εἰρηκὼς ἔν τε τοῖς' τῆς ἀναπνοῆς
αἰτίοις καὶ ταῖς ἀνατομικαῖς ἐγχειρήσεσιν, οὐδὲν ἔτι δέομαι
καὶ νῦν ἐξηγεῖσθαι τὴν τέχνην τῆς φύσεως, ὥσπερ γε οὐδὲ
περὶ τῆς πρὸς τὸ διάφραγμα κατὰ τὸ ιγ' εἰρημένης γράμμα.
τὸ δ᾽ οὔτ᾽ ἔμπροσθεν πω γεγραμμένον οὔθ᾽ οἷς ἄρτι διῆλ-
θον ὁμοίαν ἔχον τὴν κατασκευὴν ἀναγκαῖον ἴσως μὴ παρελ-
θεῖν. οἱ γάρ τοι κατὰ τὴν ἐπωμίδα μύες ἀνατείνουσι μὲν
ὅλον τὸν βραχίονα, δέονται δ᾽ ἰσχυροῦ νεύρου, μέγιστον
μόριον εἰς ὕψος ἀναφέροντες, καὶ χρὴ δήπου τὸ νεῦρον
ἐκεῖνο κατὰ τὴν ἄνω χώραν ἐμφύεσθαι τῷ μυΐ. πόθεν οὖν
ἀνάγωμεν αὐτῷ νεῦρον οὕτως ὑψηλόν; οὔτε γὰρ ἐκ τοῦ πε-
ριέχοντος ἡμᾶς ἀέ(544)ρος, οὔτ᾽ ἐκ τῆς κεφαλῆς διὰ τῶν
ἐπιπολῆς τοῦ τραχήλου μυῶν, σφαλερὰν ἱκανῶς ἔχον τὴν πο-
ρείαν, ἀλλ᾽ οὐδὲ τοῦ τραχήλου, λοξόν τε ἅμα καὶ διὰ τῶν
ἐπιπολῆς χωρίων ἀνάγειν οἷόν τέ ἐστιν εἰς ὑψηλὸν μῦν
ὑπὸ τῷ δέρματι κείμενον νεῦρον. ἡμεῖς μὲν οὖν, ὡς ἐοίκαμεν,

nervos immittit. Quonam autem pacto nervi ad mufcu-
los intercoftales ferantur, cum in libris et de caufis re-
fpirationis et de anatomicis adminiftrationibus copiofe
differuerim, fupervacaneum effet hîc rurfus artem natu-
rae exponere; quemadmodum et quinam ad diaphragma
ferantur, cum libro decimotertio indicaverimus. Quod
autem neque fcriptum a nobis prius fuit, neque iis, quae
nunc expofuimus, fimilem habet conftructionem, id forte
non eft praetermittendum. Mufculi itaque, qui funt ad
epomida, totum quidem brachium attollunt, nervum au-
tem validum flagitant, quum partem maximam furfum
tollant, et eam nonnunquam plurimum; quem fane ner-
vum loco mufculi editiori inferi neceffum eft. Unde
igitur ei nervum adducemus adeo altum? neque enim
ex ambiente nos aëre, neque ex capite per mufculos
colli fuperficiarios eum deducemus; iter enim haberet
periculofiffimum; fed neque ex collo obliquum fimul et
per fuperficiem nervus ad mufculum editum fub cuteque
jacentem deduci poterat. Nos itaque quum (ut videtur)

οὐδ' ἄχρι λόγου δυνάμενοι νεῦρον ἐπιτήδειον ἐξευρεῖν τῷ
κατὰ τὴν ἐπωμίδα μυῖ, τῇ φύσει δ' ἔργῳ πέπρακται ῥᾶστα
καὶ τοῦτο, κατὰ μὲν τὸν δ' καὶ ε' ἐν τῷ τραχήλῳ σπόν-
δυλον ἐκ τοῦ νωτιαίου μυελοῦ γεννησαμένη τὸ νεῦρον, ἀγα-
γούσῃ δ' ἐπὶ τὴν ἐκτός τε ἅμα καὶ ἄνω χώραν τῆς ἐπωμί-
δος οὕτω διὰ βάθους, ὡς μηδὲ φαίνεσθαι περὶ τὸν τῆς
ὠμοπλάτης αὐχένα καὶ τὴν κατ' ὦμον διάρθρωσιν. ἐν τῷ
βαθυτάτῳ τούτου ἤδη χωρίου τὴν πορείαν αὐτοῖς παρε-
σκεύασε, τὸ μὲν ἕτερον ἐπὶ τὴν ἄνω χώραν ἀγαγοῦσα τοῦ
τῆς ὠμοπλάτης αὐχένος, τὸ δ' ἕτερον ὑπ' αὐτὴν διεκβάλ-
λουσα, κἄπειτα διὰ καμπῆς ἑκάτερον εἰς τοὺς ἀνατείνοντας
τὸν βραχίονα μῦς διανείμασα. κατὰ δὲ τὴν αὐτὴν πρόνοιάν
τε καὶ τέχνην καὶ τοῖς ἄλλοις ἅπασι τοῖς κατ' ὠμοπλάτην
μυσὶν ἡ φύσις ἔνειμε νεῦρα.

Κεφ. η'. Περὶ δὲ τῶν εἰς τὰς χεῖρας ἰόντων εἴρηται
μὲν ἔμπροσθεν, ὅπως τε φύεται καὶ ὅπως ἐπιπλέκεται
λέλεκται δὲ καὶ ὅτι τὰς τοιαύτας μίξεις τῶν νεύρων ἡ φύσις
ἀσφαλείας ἕνεκα δημιουργεῖ, καὶ διὰ τοῦτο μάλιστα αὐτὰς

ne verbis quidem nervum ei mufculo, qui eft ad epo-
mida, invenire poffimus opportunum, natura id praeftitit
facillime. Ad quartum enim et quintum colli fpondylum
ex fpinali medulla nervum produxit, quem ad partem
epomidos externam fimul et fuperiorem duxit, ita pro-
fundum *utrumque,* ut ne apparerent quidem; ad cervi-
cem enim fcapulae et humeri dearticulationem per pro-
fundiffimum ejus loci iter eis munivit, alterum quidem
ad partem fuperiorem cervicis fcapulae furfum ducens,
reliquum autem fub ipfam traducens, deinde per flexum
utrumque in mufculos brachium furfum tollentes diftri-
buens. Eadem certe providentia et arte natura aliis
omnibus fcapulae mufculis nervos diftribuit.

Cap. VIII. Quoc vero ad eos attinet, qui ad ma-
nus perveniunt, dictum quidem antea nobis fuit, quo
pacto oriantur ac connectantur. Diximus etiam, quod
natura hujusmodi nervorum mixtiones fecuritatis gratia
eft molita; proinde mixtiones has in nervis potiffimum

ἐν τοῖς ἀστηρίκτοις νεύροις ἢ διὰ μακρᾶς ὁδοῦ φέρεσθαι
μέλλουσι προμηθεῖται. λέλεκται δὲ καὶ ὡς ἀσφαλέστερον
ἦν καὶ ταῖς ἀρτηρίαις, καὶ τοῖς νεύροις, καὶ ταῖς φλεψὶ
ταῖς κατασχιζομέναις εἰς τὰ κῶλα, διὰ τῆς ἔνδον ἰέναι χώ-
ρας. ὑπὲρ οὖν τῆς ἐν ὅλαις ταῖς χερσὶ φορᾶς αὐτῶν ἐπὶ
βραχὺ διελθὼν, ἐπὶ τὰ συνεχῆ τοῦ λόγου μεταβήσομαι.
κατακέκρυπται γὰρ οὕτω σοφῶς ἕκαστον τῶν ἐπ᾽ ἄκραν τὴν
χεῖρα φερομένων νεύρων, ὥστε μηδὲ γινώσκεσθαι τοῖς πολ-
λοῖς τῶν ἰατρῶν αὐτά. διὰ μὲν γὰρ τῆς ἔνδον χώρας τοῦ
βραχίονος ἐπὶ τὸν πῆχυν ἔρχεται βύθια, πλησίον ἀφικομέ-
νης τῆς κατ᾽ ἀγκῶνα διαρθρώσεως, ἀλλ᾽ ἀσάρκου καὶ ὀστώ-
δους ὅλης οὔσης, ἐκινδύνευσεν ἂν ἐπιπολῆς ὑπὸ τῷ δέρ-
ματι γυμνῷ σαρκῶν τοῖς ὀστοῖς ἐπεχομένων σφαλερωτάτῃ
χρήσασθαι [686] πορείᾳ, εἴπερ μηδὲν ἡ φύσις εὗρεν εἰς
ἀσφάλειαν σόφισμα τοιοῦτον, οἷον νῦν ἐστιν. τὸ γὰρ ἐπὶ
τοὺς μικροὺς ἀφικνούμενον δακτύλους αὐξήσασα, τὴν ἔνδον
κεφαλὴν τοῦ βραχίονος ἐν τῇ μεταξὺ χώρᾳ ταύτης τε καὶ
ἀγκῶνος ἔκρυψε, τὸ δ᾽ ἐπὶ τοὺς μεγάλους κατὰ μέσην τὴν

efficit, qui aut nulla re fulciuntur aut iter longum funt
emenfuri. Diximus praeterea, quod tutius erat arteriis,
nervis, ac venis, quae in artus diftribuerentur, per in-
terna iter facere. Ubi igitur, quo pacto nervi in totas
manus ferantur, paucis dixero, ad feriem orationis con-
tinuam revertar. Nam nervi omnes, qui ad fummam
manum feruntur, ingeniofe adeo funt abditi, ut vel me-
dicorum plerosque fugiant. Per internam enim brachii
partem ad cubitum imi accedunt, prope gibbi cubiti de-
articulationem praetereuntes; quae dearticulatio quum
tota fit excarnis atque offea, periculum erat, ne nervi
in fuperficie fub cute excarni offibus invecti itinere ute-
rentur periculofiffimo, fi nihil natura ad eorum fecurita-
tem, cujusmodi nunc eft, effet commenta. Eum enim
nervum, qui ad parvos digitos accedit, capite brachii
interno aucto, inter caput brachii et gibbum cubiti ab-
didit, eum autem, qui ad magnos fertur per mediam

διάρθρωσιν ἐν αὐτῷ τῷ βαθυτάτῳ τοῦ τῇδε χωρίου, με-
ταξὺ πήχεώς τε καὶ κερκίδος ἀκριβῶς διεξέβαλεν. εἶτ᾽ ἄμφω
καλύψασα τοῖς ἔνδον τοῦ πήχεως μυσὶ μεγίστοις οὖσιν, ἐπὶ
τὸν καρπὸν διεβίβασε, κἀνταῦθα ἤδη σχίζει, ἐξοχαῖς τῶν
ὀστῶν οἷον προβλήμασι χρωμένη, κατακρύπτουσά τε ἅμα
καὶ περὶ τὰς βάσεις αὐτῶν ἑλίττουσα τὰ νεῦρα. τρίτον δ᾽
ἄλλο νεῦρον ἐπὶ τὴν ἐκτὸς χώραν τοῦ πήχεως ἤγαγε, προ-
βλήματι χρησαμένη κἀνθάδε τῷ σαρκωδεστάτῳ μυΐ. μείζω
δ᾽ εἰκότως ἔνειμε νεῦρα τοῖς ἔνδον τῆς χειρός, ἐπειδὴ καὶ
τὰς ἐνεργείας ἁπάσας ἡ χεὶρ διὰ τούτων ποιεῖται. τὴν αὐ-
τὴν δὲ τέχνην ἐπεδείξατο κἂν τοῖς σκέλεσιν, ἐνιαχοῦ μὲν
ὀστῶν ἐξοχαῖς, ἐνιαχοῦ δὲ μεγάλοις μυσὶ κατακρύπτουσα τὰ
νεῦρα, διανέμουσά τε πλέον ἐξ αὐτῶν τοῖς ἤτοι μεγάλοις
ἢ πρὸς ἰσχυρὰς ἐνεργείας παρεσκευασμένοις, ἔλαττον δὲ τοῖς
μικροτέροις ἢ μηδεμίαν ἐνέργειαν ἐπιτελοῦσι σφοδράν.
οὗτοι μὲν οὖν οἱ κοινοὶ σκοποὶ τῆς κατασκευῆς τῶν μορίων,
οὐκ ἐν χερσὶ μόνον, ἀλλὰ καὶ καθ᾽ ὅλον τὸ ζῶον ὑπὸ τῆς
φύσεως φυλαττόμενοι. διαφέρει δ᾽ ἐν τῷδε τὰ κατὰ τὸ

dearticulationem in parte ejus loci profundiſſima, om-
nino inter cubitum et radium trajecit. Deinde utrum-
que muſculis cubiti internis, qui ſunt maximi, occultans,
ad carpum traduxit, indeque jam eos dividere incipit,
oſſium eminentiis ceu propugnaculis utens in nervis oc-
cultandis ſimul et circum eorum baſes involvendis. Ter-
tium autem alium nervum ad externam cubiti partem duxit,
muſculo carnoſiſſimo, qui illic eſt, uſa vice propugnaculi.
Majores vero nervos merito partibus manus internis diſtri-
buit, quod manus actiones omnes per eas obeat. Eadem au-
tem arte uſa eſt et in cruribus, nunc quidem oſſium eminen-
tiis, alibi autem muſculis magnis nervos occultans, plusque
ex eis diſtribuens illis partibus, quae aut magnae ſunt, aut
ad vehementes actiones ſunt comparatae, minus vero iis,
quae minores ſunt, vel nullam actionem vehementem
obeunt. Hi quidem communes ſunt ſcopi conſtructionis
muſculorum, quos natura non in manibus modo, vel
cruribus, ſed etiam in toto animali ſervavit. Differunt

σκέλος τῶν κατὰ χεῖρας νεύρων φορᾶς ἕνεκα, περὶ ἧς νῦν
διέρχομαι, τῷ πάντα μὲν τὰ ἐπὶ τῶν χειρῶν νεῦρα διὰ
τῶν ἔνδον τοῦ βραχίονος χωρεῖν, οὐ μὴν ἐπὶ τὸ σκέλος
πάντη. πλὴν γὰρ ἐλαχίστων τινῶν, ὑπὲρ ὧν ὀλίγον ὕστερον
ἐρῶ, σύμπαντα διὰ τῶν ὀπίσω μερῶν τοῦ μηροῦ καταφέρε-
ται, καὶ τοῦτ' ἐξ ἀνάγκης ἠκολούθησε τῇ διαφορᾷ τοῦ κατ'
ὦμόν τε καὶ κατ' ἰσχίον ἄρθρου. τὸ μὲν γὰρ κατ' ὦμον
ἀφέστηκε τῶν κατὰ τράχηλον σπονδύλων, ὅθεν ἡ τῶν νεύ-
ρων ἔκφυσις· τὸ δὲ κατ' ἰσχίον ἔζευκται τοῖς κατ' ὀσφύν
τε ἅμα καὶ τὸ καλούμενον ἱερὸν ὀστοῦν, ἐξ ὧν ἀθροιζό-
μενα τὰ νεῦρα, καθ' ὃν ἐν ταῖς ἀνατομικαῖς ἐγχειρήσεσιν
εἴρηται τρόπον, ἐπὶ τὰ σκέλη καταβαίνει. μηδεμιᾶς οὖν
οὔσης μεταξὺ χώρας τοιαύτης, οἷα κατὰ τὰς μασχάλας ἐπὶ
τῶν χειρῶν ἐστιν, ἀναγκαῖον ἐγένετο τῇ φύσει τῶν πλαγίων
μερῶν ἑκάστου τῶν σπονδύλων ἐκφερόμενα τὰ νεῦρα διὰ
τῶν ὀπίσω τοῦ μηροῦ χωρίων ἐπὶ τὰ σκέλη καταφέρειν.
ἐχούσης δ' ἐνταῦθα μεγίστους μῦς, ὑφ' οἷς κρύψειεν αὐτὰ
πρὶν ἐπὶ τὸ σκέλος ἀγαγεῖν, θαυμαστῶς ὅπως κὰνθάδε

tamen nervi manus a nervis crurum itineris, quo fe-
runtur, ratione (de quo nunc ago) in eo, quod nervi
omnes ad manus per internum brachium accedunt; non
tamen in crure omnino fic habet, quandoquidem praeter
pauciffimos quosdam (de quibus paulo poft dicam) om-
nes per partes femoris pofteriores deorfum feruntur. Id
quod neceffario differentiam articuli humeri cum arti-
culo ifchii eft fecutum : fiquidem humeri articulus a colli
vertebris (unde nervi producuntur) eft diffitus, ifchii vero
articulus cum lumbi vertebris fimul eft conjunctus et
cum offe, quod facrum nuncupant, ex quibus collecti
nervi (quomodo in libris de anatomicis adminiftrationibus
diximus) ad crura defcendunt. Quum igitur nullus effet
locus medius ejusmodi, qualis ad alas eft in manibus,
natura fuit coacta ex lateribus cujusque fpondyli nervos
productos per pofteriores femoris partes deorfum ad
crura ducere. Quo loco quum maximos mufculos ha-
beret, fub quibus eos occultare poffet prius, quam ad crus

μεταξὺ τῆς τε τοῦ μηροῦ κεφαλῆς καὶ τοῦ πλατέος ὀστοῦ
διακομίζει τὰ νεῦρα, κατακρύψασα μὲν καὶ τούτοις τοῖς
ὀστοῖς αὐτὰ, κατακρύψασα δὲ καὶ τῷ καλύπτοντι τὴν
διάρθρωσιν ὄπισθεν μυΐ καὶ θέσιν καὶ χρείαν ὁμοίαν
ἔχοντι τῷ κατὰ τὴν ἐπωμίδα. τοὐντεῦθεν δ᾽ ἀσφαλῶς ἤδη
διὰ τῶν βαθυτάτων τοῦ μηροῦ μέχρι τῆς ἰγνύος ἤγαγεν
ἀπονέμουσα κατὰ τὴν ἀξίαν ἑκάστῳ τῶν ἐν μηρῷ μυῶν
νεῦρον. ἀπὸ δὲ τῆς ἰγνύος διὰ τῆς γαστροκνημίας, ὅλης
σαρκώδους οὔσης, τὰ μὲν εἰς τὴν ἐκτὸς χώραν τῆς κνήμης,
τὰ δ᾽ εἰς τὴν ἐντὸς ἤγαγε, τὰ δὲ καὶ διὰ μέσης αὐτῆς κα-
τήνεγκε τοῖς ταύτῃ διανέμουσα μυσί. τὰ μὲν οὖν ἔσω τῆς
γαστροκνημίας ἐνεχθέντα παρὰ τὸν ἀστράγαλόν τε καὶ τὴν
κνήμην κατακρύψασα πρὸς τὸ κάτω τοῦ ποδὸς ἤγαγε· τὰ
δ᾽ ἔξω, καὶ ταῦτα παρὰ τὸν ἀστράγαλόν τε καὶ τὴν περό-
νην, ἐπὶ τὰ πρόσω τε ἅμα καὶ ἄνω τοῦ ποδός. εἰ δὲ βου-
ληθείης ἀκριβῶς κατασκέψασθαι τὸ λεγόμενον ἐπ᾽ αὐτῆς
τῆς ἀνατομῆς, ἡ διὰ τῆς ὄψεως θέα μᾶλλόν σε πείσει καὶ
θαυμάζειν ἀναγκάσει τὰ τῆς φύσεως ἔργα. διὰ τί γὰρ

deduceret, incredibile eſt, qua arte hîc quoque inter ca-
put femoris et os latum nervos traducit, ipſos quidem
occultans his oſſibus, occultans autem et muſculo, qui
parte poſteriori dearticulationem operit, quique uſum
et ſitum ei habet ſimilem, qui eſt ad epomida; inde au-
tem tuto jam per profundiſſimum femur usque ad po-
plitem duxit, diſtribuens cuique muſculorum femoris
nervum, prout eorum ratio fert. A poplite vero per ſu-
ram, quae tota eſt carnoſa, alios quidem in externam
tibiam, alios autem in internam duxit, alios per mediam
ipſam deduxit, muſculis, qui illic ſunt, diſtribuens. Eos
igitur, qui per internam ſuram feruntur, ad talum ac
tibiam occultans, ad inferiorem pedis partem duxit; il-
los vero, qui per externam ſuram, ad talum et fibulam
abdens, ad anteriora ſimul et ſuperiora pedis deduxit.
Quod ſi voles diligenter quod dico in ipſa diſſectione
conſiderare, ipſe rerum aſpectus magis tibi perſuadebit
naturaeque opera coget admirari.   Videbis enim, cur

οὐδαμόθι, κἂν ἅπαξ ἀποπλανηθῇ νεῦρον, ἢ ταῖς τῆς κνή-
μης [687] ἢ ταῖς τῆς περόνης ὀφρύσιν ἐπανῆλθεν, ἢ
κατὰ τῆς κυρτότητος ἀστραγάλου καὶ πτέρνης ἠνέχθη, ἀλλ᾽
ἀεὶ παρά τε τοὺς ἄμβωνας τῶν ὀστῶν κατακρυπτόμενον καὶ
περὶ τὰς τῶν αὐχένων ἑλισσόμενον βάσεις ἀσφαλῆ ποιεῖται
τὴν πορείαν; οὐδὲν οὖν οὔτε κατ᾽ ἀγκῶνα διὰ τὸ γυμνὸν
εἶναι σαρκῶν ἰδεῖν ἔστι νεῦρον ἐκκείμενον, οὔτε κατὰ γόνυ
καὶ τῆς κνήμης τὰ πρόσω, πανταχόθεν δ᾽ ἐν βάθει μεταξὺ
προβλημάτων ὀστῶν, ἢ χόνδρων, ἢ συνδέσμων, ἢ σαρκῶν.
ἅπερ εἰ καθ᾽ ἕκαστον νεῦρον ἐξηγοίμην, ἐπὶ τὰ κατὰ μέρος
ἄγων τὸν λόγον, εἰς μῆκος ἄμετρον ἐκταθῆναι κινδυνεύσει
τὸ γράμμα. διὰ κεφαλαίων οὖν ἀρκείτω τὰ λεγόμενα, καὶ
μάλισθ᾽ ὅτι κατὰ τὰς ἀνατομικὰς ἐγχειρήσεις τὴν ἑκάστου
τῶν εἰρημένων ἐξηγοῦμαι κατασκευήν, ἐφ᾽ ἃς οὐ μόνον οὐ
κωλύω τὸν ἀληθείας ἐραστὴν ἰόντα καθ᾽ ἕκαστον μῦν καὶ
νεῦρον ἐξετάζειν τὸν λόγον, ἀλλὰ καὶ παρακαλῶ· μᾶλλον
γὰρ ἂν οὕτως ὑπὸ τῶν εἰρημένων πεισθείη.

nnsquam ne femel quidem nervus aberrans aut tibiae
aut fibulae fupercilia afcendat, aut per tali devexitatem
et fibulae iter faciat, fed perpetuo fub offium labris ce-
letur, et circum cervicum bafes involutus tuto itinere
feratur. Nullum igitur nervum neque ad curvaturam
cubiti, propterea quod ea eft excarnis, invenias expo-
fitum, neque ad genu et tibiam anteriorem, fed ubique
in profundo inter offium propugnacula, aut cartilaginum,
aut ligamentorum, aut carnium. Quae fi in fingulis ner-
vis ad particularia converfus exponere aggrediar, peri-
culum erit, ne liber hic in immenfam prolixitatem ex-
cedat. Sufficiat igitur haec fummatim dixiffe, praefertim
quum in libris de anatomicis adminiftrationibus cujusque
memoratorum conftructionem exponam. Quos libros non
modo non impedio quo minus quis veritatis amator
evolvat, et quae de quoque mufculo ac nervo diximus,
excutiat, fed etiam ut id faciat moneo; eo enim modo
magis ab iis, quae jam diximus, perfuadeatur.

Κεφ. θ'. Νυνὶ δ' ἐπὶ τὰ λεῖπον ἤδη τοῦ λόγου με-
τιέναι καιρός. ἐπειδὴ γὰρ οἱ τῶν τῆς ἥβης ὀστῶν ἐκφυό-
μενοι μύες ἔχρῃζον νεύρων, ἀναγκαῖον ἦν ἐνεχθῆναί τινα
καὶ διὰ τῶν ἔνδον μερῶν· ἅπαντα μὲν γὰρ ἀδύνατον, ὡς
ὀλίγον ἔμπροσθεν εἴρηται, διά τε τὴν χώραν τῆς τῶν νεύ-
ρων ἐκφύσεως ἔξω ῥέπουσαν, ἔτι δὲ μᾶλλον τοῦδε καὶ διὰ
στενοχωρίαν. ἐν γὰρ τῷ μεταξὺ τῆς κεφαλῆς τοῦ μηροῦ
καὶ τῶν τῆς ἥβης ὀστῶν τοῖς ἄνωθεν καταφερομένοις νεύ-
ροις ἀνάγκη γενέσθαι τὴν ὁδοιπορίαν. ταύτην δὲ τὴν χώ-
ραν ἕτερα μόρια κατείληφεν (545) ἀλλαχόθι μετατεθῆναι
μὴ δυνάμενα. καὶ γὰρ καὶ τὴν ἀρτηρίαν καὶ τὴν φλέβα,
τῶν κατ' ὀσφὺν ἀγγείων ἀπεσχισμένων τῶν μεγάλων, ἀδύ-
νατόν ἐστιν ἑτέραν ὁδὸν ἐπὶ τὰ σκέλη τραπέσθαι, καὶ ὅτι
εἰς τὸν μικρὸν τροχαντῆρα μῦς ἐμφυόμενος ὁ κάμπτων τὴν
διάρθρωσιν, ἔτι τε πρὸς τούτοις ἐπὶ τῶν ἀῤῥένων ὁ καθή-
κων ἐκ περιτοναίου πόρος ἅμα τοῖς ἑαυτοῦ περιεχομένοις
ἀγγείοις ἀναγκαιοτάτην ἔχουσι διὰ τοῦδε τοῦ χωρίου τὴν
πορείαν. ἐπεὶ τοίνυν ἀδύνατον μὲν ἦν ἅπαντα διὰ τῆς
χώρας ταύτης ἐπὶ τὰ σκέλη κατέρχεσθαι τὰ νεῦρα, χρεία

Cap. IX. Nunc autem ad id, quod fupereft, tranfire
eft tempeftivum. Quum enim mufculi, qui ex offibus
pubis emergunt, nervis indigeant, neceffe fuit quosdam
adduci per partes internas; omnes enim illac duci non
poterant (ut paulo ante diximus) propter fitum loci, un-
de nervi oriuntur, qui extra fpectat, multo magis pro-
pter anguftias; oportebat enim nervos, qui fuperne de-
orfum feruntur, iter facere inter caput femoris et offa
pubis. Verum locum hunc partes aliae occupant, quae
transferri alio non poterant. Nam neque venae, neque
arteriae a magnis vafis quae funt ad lumbum derivatis
licebat alia via ad crura divertere; praeterea mufculum,
qui in parvum trochantera inferitur, quique dearticula-
tionem flectit, ad hoc meatum peritonaei in mafculis,
qui fimul cum contentis in ipfo vafis defcendit, omnino
neceffe eft iter hàc facere. Quum igitur nervi omnes
hac ad crura defcendere non poffent, ufus autem ipfo-

Ed. Chart. IV. [687.]   Ed. Baf. I. (545.)

δ' ἦν αὐτῶν ἀναγκαία τοῖς εἰρημένοις μυσὶν, ὅσον ἐκείνοις
μόνοις ἐστὶν αὔταρκες, ἐπὶ τὰς κεφαλὰς αὐτῶν ἀφικνεῖται,
διερχόμενον τὸ μέγα τρῆμα τοῦ τῆς ἥβης ὀστοῦ συμπαρα-
φύεται δέ τι καὶ τοῖς ἀγγείοις οὐ μικρὸν νεῦρον, αὐτῶν τε
τούτων ἕνεκα καὶ τῶν χωρίων, ἃ διεξέρχεται μέχρι γόνατος,
ἀφεστῶτα πολὺ τῆς τῶν ὄπισθεν νεύρων φορᾶς. ἀπὸ τού-
του τοῦ νεύρου καὶ τὸ δέρμα σύμπαν τὸ τῇδε τὰς ἀποφύ-
σεις λαμβάνει, καθάπερ γε κἀκ τῶν κατὰ τὸ πλατὺ κα-
λούμενον ὀστοῦν τρημάτων οἵ τε μικροὶ μύες οἱ κατε
τοῦτο, καὶ τὸν ἀρχὸν, καὶ τὴν κύστιν, καὶ τὸ αἰδοῖον,
οἵ θ' ὑμένες οἱ τῇδε, καὶ κύστις, καὶ μήτρα, καὶ περίναιον.
φιλεῖ γὰρ ἀπὸ τῶν πλησίον ἡ φύσις, ἔνθα μή τις ἑτέρα
χρεία κωλύει, καὶ νεῦρα, καὶ φλέβας, καὶ ἀρτηρίας ἐπι-
πέμπειν τοῖς μέρεσιν· ὅπερ οὐχ ἥκιστα καὶ αὐτὸ θαυμάζειν
αὐτῆς προσήκει. οὔτε γὰρ, ὁπότε χρεία, πόρρωθεν ἐπάγειν
ὀκνεῖ δίκην ἀγαθοῦ δημιουργοῦ, κἀκ τῶν ἐγγύτατα διανέμει
πᾶσιν, ὅταν ἕτερον κωλύῃ μηδέν· ὁμοίως γὰρ αὐτῇ μέλει

rum praedictis musculis effet neceffarius, quantum illis
folis est fatis, ad ipforum capita accedit, magnum fo-
ramen offis pubis praeterlapfum. Fertur autem una
cum vafis nervus non parvus, tum horum ipforum gra-
tia, tum locorum, quae pervadunt usque ad genu, quae-
que a nervis per pofteriora progredientibus multum funt
diffita. Ab hoc nervo cutis tota, quae illic est, produ-
ctiones recipit; quemadmodum certe et a foraminibus,
quae funt ad os latum, quod vocant, parvi mufculi, qui
funt ad id os, tum qui ad anum, veficam, et puden-
dum; ad haec membranae, quae illic funt, et vefica, et
matrix, et perinaeum *nervos accipiunt*. Semper enim
natura folet a propinquis, ubi nullus alius ufus prohibet,
nervos, venas et arterias partibus immittere; quo etiam
nomine ipfam admirari maxime convenit; neque enim,
quum ufus poftulat a longinquo adduci, exemplo pigri
opificis ipfam piget adducere; tum etiam a propinquif-
fimis partibus omnibus diftribuit, quum aliud nihil im-
pedit; aeque enim providet, ut nihil inchoate, atque ut

τοῦ μηδὲν μήτ᾽ ἐνδεῶς ἐργάζεσθαι μήτ᾽ ἐκ περιττοῦ. τέτ-
ταρας γοῦν ἀρτηρίας καὶ φλέβας μόνας ἀφ᾽ ἑτέρων χω-
ρίων ἐφ᾽ ἑτέραν ὁδὸν μακρὰν [688] ἤγαγεν ἀναγκαιοτάτων
ἕνεκα χρειῶν, ἃς ἐξηγησάμην μὲν ἤδη καὶ διὰ τῶν ἔμ-
προσθεν ὑπομνημάτων, ἀναμνήσω δὲ καὶ νῦν ἐπ᾽ ἀρχὴν
ἀναγαγὼν τὸν λόγον.

Κεφ. ι'. Ἐπειδὴ γὰρ ἡ τῶν νεύρων ἐξήγησις αὐτάρ-
κως μοι λέλεκται, μεταβαίνειν ἤδη καιρὸς ἐπὶ τὴν τῶν ἀγ-
γείων νομὴν, καὶ πρῶτόν γε περὶ τῶν ἀρτηριῶν λεκτέον.
ἦν δή τι μέγιστον ἀγγεῖον, ὡς ἔμπροσθεν ἔφην, ἐκπεφυκὸς
τῆς ἀριστερᾶς κοιλίας τῆς καρδίας, οἷα στέλεχος νενεμημέ-
νον. τοῦτ᾽ οὖν τὸ μέγιστον αὐτίκα μετὰ τὴν ἐκ τῆς καρ-
δίας ἔκφυσιν εἰς δύο τέμνεται μέρη, καὶ τούτων τὸ μὲν
ἕτερον ἐπὶ τὴν ῥάχιν κατακάμπτεται, πᾶσι τοῖς κάτω μο-
ρίοις ἐπιπέμψον ἀρτηρίας, τὸ δ᾽ ἕτερον ἐπὶ τὴν κε-
φαλὴν ἀναφέρεται, παρέξον καὶ τοῦτο τοῖς ἄνω τῆς καρ-
δίας ἅπασιν ἀπονεμήσεις ἀγγείων. γέγονεν οὖν, ὡς ἔμπρο-
σθεν ἔλεγον, ἄνισος αὐτῶν ἡ νομὴ διὰ τὸ πλείω κάτω τῆς

nihil fuperfluum faciat.   Quatuor enim arterias et toti-
dem venas folas ab aliis locis in aliam viam longam du-
xit propter ufus fumme neceffarios; quos quidem fupe-
rioribus quoque commentariis jam expofui, referam au-
tem nunc quoque rem a principio repetens.

Cap. X. Quum enim de nervis abunde jam dixe-
rimus, tempeftivum jam eft ad vaforum diftributionem
tranfire, ac primum quidem de arteriis differere.   Eft
certe vas quoddam maximum (ut ante dixi), quod a li-
niftro cordis ventriculo velut ftipes enatum *in totum
corpus* diftribuitur.   Hoc igitur vas maximum ftatim, ut
a corde emerfit, in duas partes dividitur, quarum altera
ad fpinam deflectitur, partibus omnibus inferioribus ar-
terias immiffura; altera vero furfum ad caput fertur,
quae et ipfa omnibus, quae funt fupra cor, vaforum pro-
pagines eft praebitura.   Divifio autem ipfarum (ut fupra
monui) fuit inaequalis, quod in animali plures fub corde

καρδίας ὑπάρχειν τῷ ζώῳ μόρια τῶν ἄνω. καὶ τοσούτῳ γε
ἡ κάτω φερομένη μοῖρα τῆς ἀρτηρίας μείζων ἐστὶ τῆς ἐπὶ
τὴν σφαγὴν ἀνιούσης, ὅσον γε καὶ τὸ πλῆθος τῶν κάτω
μορίων ὑπερέχει τῶν ἄνω. ταῦτά τε οὖν εὐθέως οὐ σμικρὰ
δικαιοσύνης τε καὶ τέχνης ἔργα, καὶ τούτων ἔτι μᾶλλον,
ὅτι τε μετεώρου τῆς ἀρτηρίας ἐκφυομένης, καὶ διὰ τοῦτ'
ἀστηρίκτως μελλούσης ἄνω τε καὶ κάτω δι' ὅλου τοῦ
θώρακος φέρεσθαι, προὐνοήσατο τῆς ἀσφαλείας ἡ φύσις,
αὐτὸν μὲν ὑποθεῖσα τὸν πνεύμονα καθάπερ τι στήριγμα,
περιλαβοῦσα δ' ὑμέσιν οἷον δεσμοῖς τισι τὴν συντομωτά-
την ὁδὸν ἀγαγοῦσα, οἷον δεσμοῖς τισι τὴν συντομωτάτην
ὁδὸν ἀγαγοῦσα πρὸς ὀχυρώτατά τε ἅμα καὶ ἑδραιότατα
μόρια. τὸ μὲν γὰρ κάτω φερόμενον αὐτῆς μέρος ἐπὶ τὸ
κατ' ἀντικρὺ τῆς ἐκφύσεως ἵσταται χωρίον, οὐδαμόσε πα-
ρεγκλῖνον, ἀλλὰ τὴν εὐθυτάτην τε καὶ συντομωτάτην ὁδὸν
ἰὸν, ἐπιβαίνει τε τῷ ε' θώρακος σπονδύλῳ. θάτερον δὲ
μετὰ τὴν πρώτην ἔκφυσιν εὐθὺς οὖν ἀποπέμπει τινὰ μοῖραν
ἑαυτοῦ πρὸς τὴν ἀριστερὰν ὠμοπλάτην τε καὶ μασχάλην

quam fupra cor fint partes; atque quae pars arteriae de-
orfum fertur, tanto eft major ea, quae ad jugulum
afcendit, quanto partes inferiores numero fuperiores
excedunt. Haec certe non funt parva aequitatis et ar-
tificii opera. Quibus tamen id eft majus, quod, quum
arteria fublimis emergat, ob eamque caufam fine ftabili-
mento furfum ac deorfum per totum thoracem iter
effet factura, natura fecuritati ipfius profpexit, ipfum
quidem pulmonem velut fulcimentum quoddam ei fuppo-
nendo, deinde ipfam membranis ceu vinculis quibusdam
intercipiendo, ac per iter compendiofiffimum ad muni-
tiffimas fimul ac firmiffimas partes ducendo; nam pars
ejus, quae fertur deorfum, ad locum productioni ipfius
e directo oppofitum confiftit, nufquam declinans, fed re-
ctiffima ac compendiofiffima via progrediens quintum
thoracis fpondylum confcendit. Altera vero pars poft
primam productionem ftatim partem quandam a fefe
mittit furfum ad finiftram fcapulam et axillam, quae

Ed. Chart. IV. [688.]   Ed. Baf. I. (545.)

ἀνατεινομένην, ἥτις ἐπί τε τοῦ πνεύμονος ὀχουμένη καὶ
δι᾽ ὑμένων στηριζομένη μέχρι τῆς α´ ἀναφέρεται πλευρᾶς
ἄσχιστος· οὐ γὰρ ἀσφαλὲς ἦν σχίζειν αὐτὴν μετέωρον. ἐν-
ταῦθα οὖν ἤδη πρὸς τὰ πρῶτα μεσοπλεύρια πέμπει τι μό-
ριον ἑαυτοῦ, εἰς ὑποχόνδριόν τε καὶ τιτθὸν ἕτερον ὑποτε-
ταγμένον ἅπαντι τῷ στέρνῳ, καὶ γ´ ἐπὶ τὸν ἐν τραχήλῳ νω-
τιαῖον διεξέρχεται τὰ τῶν ϛ´ σπονδύλων τρήματα μετὰ
τοῦ καὶ τοῖς πλησιάζουσι κατὰ τὴν ὁδοιπορίαν μυσὶ πέμ-
πειν ἀποβλαστήματα. τὸ δ᾽ ὑπόλοιπον τῆς ἀρτηρίας ταύ-
της ἐπὶ τὴν ἀριστερὰν ὅλην χεῖρα καὶ τὴν ὠμοπλάτην δια-
νέμεται. τό γε μὴν ἕτερον μέρος τῆς ὅλης ἄνω φερομένης
ἀρτηρίας τὸ μεῖζον, ὅθεν καὶ τοῦτο ἀπεβλάστανεν, ἐπὶ τὴν
σφαγὴν ὄρθιον ἀναφέρεται συναπτόμενον ὅτι τάχιστα καὶ
τοῦτο τῷ κατὰ μέσον τὸ στέρνον ὀστῷ. μὴ τοίνυν τοῦτο
μόνον ἴδῃς αὐτῶν, ἀλλὰ καὶ τὸ χωρίον ἐπίσκεψαι σαφῶς,
ἔνθα πρῶτον ἐπιβαίνει τοῖς ὀστοῖς ἑκάτερον τῆς ἀρτηρίας
τὸ μέρος. ὄψει γὰρ οὐ βλάστημα μόνον, οὐδ᾽ ἕδραν ἑκα-
τέρῳ παρεσκευασμένον ὀστοῦν, ἀλλ᾽ ἔτι πρὸς τοῖσδε τῷ

pulmoni invecta et membranis fulta fertur furfum us-
que ad primam coſtam, nusquam diviſa (non enim tu-
tum erat fublimem ipſam dividere); illinc autem jam
quandam a feſe partem mittit ad ſpatia prima intercoſta-
lia; poſt autem ad hypochondrion ac mammam mittit
alteram, quae toti ſterno eſt ſubdita; tum tertiam ad
ſpinalem medullam colli, quae per ſex ſpondylorum fo-
ramina penetrat, mittitque etiam obiter muſculis propin-
quis propagines; reliquum autem hujus arteriae in totam
manum ſiniſtram et ſcapulam diſtribuitur. Altera vero
major pars totius arteriae, quae furſum fertur, unde et
haec oriebatur, furſum ad jugulum recta tendit, quae et
ipſa celerrime oſſi medio pectoris conjungitur. Ne igitur
hoc ſolum in eis inſpexeris, ſed lccum etiam ipſum ſtu-
dioſe conſidera, ubi primum utraque arteriae pars oſſibus
invehitur. Videbis enim, os non propugnaculum modo,
neque fedem utrique arteriae parti eſſe comparatum, ſed

μὲν ἑτέρῳ τῶν ἀγγείων ὑποβεβλημένον ὑμένα τε καὶ χόν-
δρον, ὃς ὑπαλείφει τὰ τῶν σπονδύλων ἔνδον, οἷον ὑποστό-
ρεσμά τι μαλθακὸν αὐτῇ παρεσκευασμένον, τῷ δ᾽ ἑτέρῳ,
τῷ πρὸς τὴν σφαγὴν ἀνιόντι, μέγιστόν τε καὶ μαλακώ-
τατον ἀδένα, δίκην στρωμνῆς κατὰ τοῦτον ὑποβεβλημένον.
[689] εἰ μὲν δὴ μηδὲν ἄλλο μήτ᾽ ἀγγεῖον ἐν θώρακι, μήτε
μόριον ἦν ἄνωθεν κάτω φερόμενον, ἢ κάτωθεν ἄνω, ὃ τῆς
αὐτῆς ἐπικουρίας ἐδεῖτο, μόνοις ἂν τοῖς μέρεσι τῆς μεγάλης
ἀρτηρίας ὀπίσω μὲν ἡ ῥάχις, ἔμπροσθεν δὲ τὸ στέρνον
ἃς εἰρήκαμεν ὑπηρεσίας τε καὶ χρείας παρεῖχεν. νυνὶ δὲ
κάτωθεν μὲν ἄνω τῆς κοίλης φλεβὸς ἀναφερομένης, ἄνωθεν
δὲ κάτω τοῦ τε στομάχου καὶ τῆς τὸν θώρακα τρεφούσης
φλεβός, οὐκ ἦν προσῆκον οὐδὲ τῆς ἐκείνων ἀσφαλείας
ὑπεριδεῖν, ἀλλὰ σκεπάσαι, καὶ συνδῆσαι, καὶ ὑποστηρίξαι,
καὶ φρουρὰν καὶ πρόβλημα ποιήσασθαι τῶν ὀστῶν αὐτοῖς
ἑκάτερον. ἀτὰρ οὖν καὶ φαίνεται ταῦθ᾽ οὕτως ἔχοντα, καὶ
μηδὲν μηδὲ τοὐλάχιστον ἐῤῥᾳθυμ:ημένον τῷ τῶν ζώων δη-

adhuc praeter haec alteri quidem vaforum membranam
ac cartilaginem fubftratam, quae partes vertebrarum in-
ternas fublinens inftar ftrati cujusdam mollis ei eft com-
parata, alteri vero, quae furfum ad jugulum afcendit,
maximam et molliffimam glandulam inftar ftrati illic
fubftravit. Quod fi nullum aliud effet vas in thorace,
nec pars, quae fuperne deorfum, aut inferne furfum fer-
retur, quaeque eodem praefidio indigeret ac providentia,
folis utique iis duabus arteriae magnae partibus retro
quidem fpina, ante vero fternum minifteria atque ufus,
quos diximus, fuggererent; nunc autem quum vena cava
inferne quidem furfum feratur, fuperne vero deorfum
ftomachus, et vena quae thoracem nutrit, non conve-
niebat eorum fecuritatem pro nihilo ducere, fed tegere,
et colligare, et fubfternere, et praefidium ac propugna-
culum utrumque os ante ipfa objicere. Quae certe ap-
paret fic habere, nihilque ne minimum quidem ab ani-
malium opifice per negligentiam fuiffe praetermiffum.

Ed. Chart. IV. [689.]   Ed. Baf. I. (545.)

μιουργῷ. πρῶτον γὰρ, ἐνὸν αὐτῷ τὸν μὲν στόμαχον τῷ
στέρνῳ συνάψαι, τὴν κοίλην δὲ φλέβα τῇ ῥάχει, τοὐναν-
τίον ἀπειργάσατο. τῷ μὲν γὰρ στομάχῳ πλησιαίτερον ἡ
ῥάχις τοῦ στέρνου, τῇ δ᾽ αὖ κοίλῃ φλεβὶ τὸ στέρνον ἐγγυ-
τέρω τῆς ῥάχεως, εἴ γε δι᾽ ὅλου μὲν ἐξ ἀρχῆς τοῦ τραχή-
λου τοῖς σπονδύλοις ἐπιβεβηκὼς ὁ στόμαχος ἐφέρετο, τὸ δ᾽
ἀπὸ τοῦ δεξιοῦ τῆς καρδίας ὠτὸς ἀναφερόμενον ἀγγεῖον, ὃ
συνεχές τέ ἐστι τῇ κοίλῃ, καὶ διὰ τοῦτο πολλοὶ τῶν ἰατρῶν
αὐτὸ κοίλην φλέβα προσαγορεύουσιν, ὃ ἐγγὺς ἦν τῷ στέρνῳ.
καὶ βέλτιον ἦν ἑκατέρῳ τὸ πλησίον ὀστοῦν πρόβλημα ..οιή-
σασθαι τοῦ πόῤῥωθεν, καὶ πρὸς τὴν ἐναντίαν ἀπαγαγεῖν
χώραν δι᾽ ὅλης τοῦ θώρακος εὐρυχωρίας αἰωρούμενον ἀγ-
γεῖον. ἔπειτα δὲ καὶ ἄλλο τι χρηστὸν ἐκ τῆς τοιαύτης θέ-
σεως ἑκατέρῳ παρεσκευάζετο τότε, τῷ μὲν στομάχῳ τὸ
κατ᾽ εὐθὺ τῆς ὑποδεξομένης αὐτὸν ἰέναι γαστρός, ἐπικεί-
μενον τῇ ῥάχει, καὶ τὸ μὴ διεκπίπτειν ἀναγκάζεσθαι μέσον
τοῦ διαφράγματος, ἤδη φθάνοντος ἀναγκαῖον ἔχειν τρῆμα,
τὴν τῆς κοίλης φλεβὸς ὁδὸν, τῇ δέ γε φλεβὶ, κατὰ τὴν

Primum enim, quum poſſet ſtomachum ſterno, venam ca-
vam ſpinae conjungere, contra fecit; ſtomacho enim
ſpina eſt propinquior ſterno, venae autem cavae ſternum
quam ſpina eſt propinquius. Si quidem ſtomachus ab
initio per totum collum ſpondylis invectus fertur; vas
vero, quod a dextra cordis auricula fertur ſurſum, ve-
naeque cavae eſt continuum (ob eamque cauſam medico-
rum plerique ipſum venam cavam appellant), prope ſter-
num eſt; et melius fuit utrique propinquum os quam
remotum facere propugnaculum, et quam in partem con-
trariam per totam thoracis capacitatem vas ſublime du-
cere. Praeterea autem aliud quoque commodum quod-
dam ex hujusmodi poſitione utrique parabatur; ſtomacho
quidem, ut recta ad ventriculum ſeſe excepturum acce-
dat ſpinae incumbens, neve cogatur per medium dia-
phragma penetrare, quod neceſſarium foramen jam prius
habebat in venae cavae tranſitu; vɪae vero cavae,

σφαγὴν ἐπειδὰν γένηται καὶ συντύχῃ τῇ ἀπὸ καρδίας ἀρ-
τηρίᾳ, τὴν οἰκείαν θέσιν ὑπάρχειν ἑτοίμην. εὐθὺς δὲ τοῦτο
καὶ τὴν τῆς ἀρτηρίας ἐφύλαιτε θέσιν, ὡς, ἐπειδὰν τοῦ τρα-
χήλου σχισθεῖσαι φέρωνται, διὰ βάθους μὲν εἶναι τὰς ἀρ-
τηρίας, ἐπικεῖσθαι δ᾽ αὐταῖς τὰς φλέβας. οὐ μόνον τοίνυν
ἐκ τοῦ τῇ ῥάχει ἐπιθεῖναι τόν τε (546) στόμαχον καὶ τὴν
ἀρτηρίαν καὶ τὴν κάτω τοῦ θώρακος τρέφουσαν φλέβα, τῷ
στέρνῳ δ᾽ ὑποτεῖναι τὴν κοίλην, ἀλλὰ καὶ τὸ μήτε κατ᾽
ἄλληλον ἐπιθεῖναι τὸν στόμαχόν τε καὶ τὴν ἀρτηρίαν καὶ
τὴν φλέβα, μήτε μὴν ἐν τῷ μέσῳ τάξαι τὸν στόμαχον, ἐν
πλαγίοις δὲ τὴν ἀρτηρίαν, ἀλλὰ τὸ ταύτην μὲν ἐπὶ τῆς
μέσης τῶν σπονδύλων ἐκτεῖναι χώρας, συμπαρατεῖναι δ᾽
αὐτῇ κατὰ τὰ πλάγια τὸν στόμαχον, ἄριστα διατέτακται
τῇ φύσει. καθ᾽ ὅσον γάρ ἐστιν ἡ ἀρτηρία τοῦ στομάχου
πρὸς τὴν ζωὴν κυριωτέρα, κατὰ τοσοῦτο καὶ τῆς ἀσφαλε-
στέρας ἔτυχεν ἕδρας. ἀπόδειξις δ᾽ οὐ σμικρὰ τοῦ λεγομέ-
νου τὸ καὶ τοὺς τοῦ τραχήλου σπονδύλους ἅπαντας καὶ
τῶν τοῦ θώρακος τοὺς πρώτους δ᾽ μέσους διεξέρχεσθαι
τὸν στόμαχον. οὔτε γάρ, ἡνίκα μόνος ἐπὶ τῶν σπονδύλων

quum ad jugulum pervenerit et arteriae a corde occur-
rerit, ut parata fit pofitio opportuna. Statim autem cum
hoc arteriae quoque fervatur pofitio, ut, quum per col-
lum divifae ferantur, arteriae quidem in profundo fint,
venae autem ipfis incumbant. Non folum igitur ex eo,
quod ftomachus fpinae fit impofitus, et arteria, et vena,
quae inferiora thoracis nutrit, fterno autem cava fubja-
ceat, fed etiam ex eo, quod non aequali inter fe ordine
ftomachus et arteria et vena fint impofita, neque certe
in medio ftomachus fit fitus, arteria autem in lateribus,
fed quod haec quidem in mediis fpondylis fit exporrecta,
fimul autem cum ea ad latera ftomachus, optime a na-
tura fuit conftitutus. Quanto enim arteria ftomacho ad
vitam eft principalior, tanto fedem tutiorem habuit; cu-
jus rei non parva eft demonftratio, quod per colli fpon-
dylos omnes, et quatuor primos, et thoracis medios
ftomachus iter faciat. Neque enim, quum folus fuper

Ed. Chart. IV. [689.]690.]   Ed. Baf. I. (546.)

ἐφέρετο, βέλτιον ἦν αὐτῷ καταλιπόντι τὴν ἀσφαλεστέραν
ὁδὸν ἑτέραν ἰέναι σφαλερωτέραν, οὔθ᾽, ὅτ᾽ ἐνέτυχεν ὀρ-
γάνῳ κυριωτέρῳ, μὴ οὐ παραχωρῆσαι τούτῳ τῆς προεδρίας.
ἡ δὲ τὰς κάτω τοῦ θώρακος ὀκτὼ πλευρὰς ἑκατέρωθεν τρέ-
φουσα φλὲψ, ὡς ἂν μικροτέρα τῆς ἀρτηρίας οὖσα, παρ᾽
αὐτὴν ἐκτέταται. ἀλλὰ περὶ μὲν ταύτης ὀλίγον ὕστερον ἐν
τῷ τῶν φλεβῶν εἰρήσεται λόγῳ, πρὸς δὲ τὴν ἀρτηρίαν αὖ-
θις ἐπάνιμεν. διερχομένη γὰρ τὰ κάτω τοῦ θώρακος ἡ με-
γίστη τῶν ἀρτηριῶν, ὑπὲρ ἧς ἐποιούμην τὸν λόγον, ἀπο-
φύσεις ἑκατέρωσε πέμπει κατὰ τὰς τῶν μεσοπλευρίων μυῶν
χώρας. καὶ γὰρ οὖν καὶ κατασχίζεται τὸ πλεῖστον αὐτῶν
εἰς τοὺς μῦς τούσδε, διεκπίπτει δ᾽ οὐκ ὀλίγον καὶ εἰς τοὺς
ἔξω τοῦ θώρακος. [690] οὔτε γὰρ ἀσφαλέστερον, οὔτε
συντομώτερον ἑτέρωθεν ἦν ἄγειν αὐτοῖς ἀρτηρίας, ὥσπερ
οὐδὲ ταῖς φρεσὶν, οὔτ᾽ ἀπ᾽ ἄλλης τινός, οὔτ᾽ ἐξ ἄλλου μέ-
ρους, ἀλλ᾽ ἀπό τε τῆς αὐτῆς ἀρτηρίας καὶ τοῦ μέρους αὐ-
τῆς ἐκείνου, καθ᾽ ὃ διεξέρχεται τὰς φρένας. οὐ μὴν οὐδὲ
γαστρὶ, καὶ σπληνὶ, καὶ ἥπατι βέλτιον ἦν ἑτέρωθεν ἀρτηρίας

fpondylos vehebatur, e re fuiffet, tutiore via relicta,
aliam periculofiorem perfequi, neque, cum inftrumento
principaliori occurrit, non ei loco primario cedere.
Porro vena ea, quae coftas thoracis octo inferiores utrin-
que alit, ceu minor arteria, juxta ea eft extenfa; ve-
rum de hac quidem paulo poft, quum de venis agemus,
tractabimus, ad arteriam vero rurfus revertemur. Quum
enim maxima arteriarum (de qua agebam) per partes
thoracis inferiores transit, utroque mittit propagines in
ea loca, in quibus mufculi funt intercoftales; etenim ab
ipfis pars maxima in hos mufculos dividitur, perlabitur
autem non exigua et in mufculos thoracis externos.
Neque enim tutius neque compendiofius erat aliunde ar-
terias ad eos duci, quemadmodum neque ad phrenas,
nec ab ulla alia arteria, nec ab alia ipfius parte, fed
ab hac arteria, quae illic eft fita, et parte ejus ea, qua
phrenas praeterlabitur. Quin etiam neque ventriculum,
nec lienem, nec hepar denique praeftiterat arterias aliunde

λαβεῖν, ἀλλὰ παρὰ μόνης ταύτης τῆς μεγίστης, ἡνίκα πρῶ-
τον ἐν τοῖς κάτω γίνεται τῶν φρενῶν. ἀπὸ δὲ τῆς αὐτῆς
χώρας τῆσδε καὶ ἡ τοῖς ἐντέροις διανεμομένη παραγίνεται,
διότι καὶ ἡ κορυφὴ τοῦ μεσεντερίου πλησίον ἐτέτακτο, καὶ
ἦν ἀναγκαῖον ἐντεῦθεν ἀρξαμένην, οὐ τὴν ἀρτηρίαν μόνην,
ἀλλὰ καὶ τὴν φλέβα καὶ τὸ νεῦρον, εἰς ἁπάσας κατασχι-
σθῆναι τῶν ἐντέρων τὰς ἕλικας. ἐφεξῆς δὲ τεταγμένων τῶν
νεφρῶν, εἰς τούτους αὖ μέγιστον ζεῦγος ἀρτηριῶν ἐμβέβλη-
κεν. ἀλλὰ περὶ μὲν τοῦ μεγέθους αὐτῶν ἐν τοῖς τῶν νε-
φρῶν εἴρηται λόγοις. διότι δ᾽ οὐκ ἐξ ἄλλου μέρους τῆς
ἀρτηρίας ἐξέφυ, ἐν τῷδε ῥηθήσεται. φαίνεται τοίνυν ἡ
φύσις αὖ τοῖς μεγίστοις τῶν ἀγγείων ὁμοίως τοῖς ἀγωγοῖς
τῶν ὑδάτων χρωμένη, καθ᾽ ἕκαστον δὲ τῶν χωρίων ὧν
διεξέρχεται ταῦτα τοῖς πλησίον ἅπασιν οἷον ὀχετούς τινας
ἢ σωλῆνας ἐπιπέμπουσα διαφόρους τῷ μεγέθει κατὰ τὴν
ἀξίαν τε καὶ χρείαν τῶν ληψομένων, ἅπαντας γοῦν ἐκ βρα-
χυτάτου διαστήματος ἐπάγουσα. κατὰ τοῦτο καὶ ἡ εἰς
τὸν δεξιὸν ἐμβάλλουσα νεφρὸν ἀπονέμησις τῆς ἀρτηρίας
ἀνωτέραν τὴν ἔκφυσιν ἔχει τῆς εἰς τὸν ἀριστερὸν ἰούσης,

recipere, quam ab hac fola maxima, quum primum ad
loca, quae funt fub phrenibus, pervenerit. Ab iisdem
autem locis arteria etiam inteftinis omnibus diftribuitur,
quod et mefenterii vertex prope erat fitus, eratque ne-
ceffe illinc primum non arteriam modo, fed venam
etiam et nervum in omnes inteftinorum flexus atque
involucra difpertiri. Deinceps autem cum renes fint fiti,
in ipfos rurfus maximum arteriarum par perrupit: fed
de magnitudine quidem earum diximus, cum de renibus
ageremus; cur autem non ex alia arteriae parte fint
productae, nunc dicemus. Natura fane videtur vafis
maximis ut aquaeductibus uti; ex omnibus enim locis,
per quae ea praetereunt, vicinis omnibus velut rivos
quosdam ac canales mittit magnitudine discrepantes pro
dignitate et ufu partium recepturarum; omnes certe
breviffimo intervallo mittit; quocirca et arteriae pars, quae
in dextrum renem prorumpit, altiorem exortum habet,

ὅτι καὶ τῶν νεφρῶν αὐτῶν ἡ θέσις ἄνισος ἦν, ὡς ἐδείχθη
πρόσθεν. οὐδὲν οὖν θαυμαστὸν, εἰ τὰς μὲν εἰς τὸν θώ-
ρακα φερομένας ἀρτηρίας ἐκ ταὐτοῦ τόπου τὴν ἔκφυσιν
ἔχειν συμβέβηκε ταῖς δεξιαῖς τὰς ἀριστερὰς, ἡ δ᾽ εἰς τὸν
δεξιὸν νεφρὸν ἀπόφυσις ὑψηλοτέρα τῆς εἰς τὸν ἀριστερὸν
ἐγένετο κατὰ τὴν θέσιν ἑκατέρου τῶν ὑποδεξομένων αὐτὰς
ὀργάνων. ἀλλ᾽ ἐκεῖνο μᾶλλον ἐπισημαίνεσθαι προσήκει, ὡς
ἐφεξῆς τῶν ἐπὶ τοὺς νεφροὺς ἰουσῶν αἱ εἰς τοὺς ὄρχεις
εἰσὶν, ἡ μὲν ἐκ τῶν ἀριστερῶν ὁρμωμένη μερῶν ἀεὶ μέν τι
πάντως ἐκ τῆς ἐπὶ τοὺς νεφροὺς ἰούσης λαμβάνουσα, ποτὲ
δὲ καὶ τούτῳ μόνῳ χρωμένη, ἡ δ᾽ ἐκ τῶν δεξιῶν ἀεὶ μὲν
ἐξ αὐτῆς τῆς μεγάλης ἀρτηρίας ὁρμωμένη, προσλαμβάνουσα
δέ ποτε καὶ τῆς ἐπὶ τὸν νεφρὸν ἰούσης. ὅτι μὲν δὴ μετα-
λαμβάνειν πως ἐχρῆν αὐτὰς ἀκαθάρτου τε καὶ ὀῤῥώδους
ὕλης, ἐν τῷ ιδ᾽ δέδεικται βιβλίῳ. τὸ δ᾽, ἐπειδὰν ἀφίκων-
ται πλησίον τῶν ὄρχεων, ἑλίττεσθαι πολυειδῶς, εἰρημένον
ἤδη καὶ τοῦτο δι᾽ ἐκείνου τοῦ γράμματος, οὐ χεῖρον ἀνα-

quam ea, quae ad finiftrum it, quod et renum ipforum
pofitio fit inaequalis, ut antea demonftravimus. Nemi-
nem igitur mirari oportet, fi arteriae finiftrae, quae ad
thoracem feruntur, ex eodem loco, quo dextrae, produ-
cantur, productio vero in dextrum renem ea altior ex-
titerit, quae fertur in finiftrum, pro utriusque inftrumen-
torum eas recepturorum pofitione; fed id potius admirari
convenit, quod arteriae, quae ad tefticulos feruntur, eas
ordine confequuntur, quae accedunt ad renes. Siquidem
quae a partibus finiftris proficifcitur, omnino aliquid
perpetuo ex ea, quae fertur ad renes, affumit, nonnun-
quam autem etiam fola utitur; quae vero a dextris pro-
ficifcitur, femper quidem ab ipfa magna arteria oritur,
interdum autem affumit etiam aliquid ab ea, quae ad
renem fertur. Quod autem eas oportebat quodammodo
affumere nonnihil materiae impurae ac ferofae, libro
decimoquarto demonftravimus. Quod vero, quum prope
tefticulos accefferint, flexu multiplici involvantur, id quo-
que, quanquam eo libro diximus, nihil tamen etiam nunc

μνῆσαι καὶ νῦν, ἵν᾽, ὅπερ ἀρτίως γέ μοι λέλεκται καὶ κα-
θόλου τῇ φύσει κατὰ πάντα τοῦ ζώου τὰ μόρια διαφυλάτ-
τεσθαι, δοκοῦν ποτε καὶ διαφθείρεσθαι, ἢν μὴ τῆς προση-
κούσης ἐξηγήσεως τύχῃ. ἅπασι γὰρ, ὡς εἴρηται, τοῖς μο-
ρίοις ἐκ βραχυτάτου διαστήματος ἡ φύσις ἀρτηρίας τε καὶ
φλέβας ἐπάγουσα μόνοις ἐξ ἁπάντων ὄρχεσί τε καὶ τιτθοῖς,
οὐκ ἐκ τῶν πλησίον ἀγγείων, ἀλλὰ πόῤῥωθεν ἤγαγεν, οὐκ
ἐπιλαθομένη τοῦ πρώτου σκοποῦ, βελτίω δ᾽ ἕτερον ἑλομένη.
γένεσις μὲν γὰρ ἐξ αἵματός ἐστιν ἀκριβῶς πεπεμμένου καὶ
γάλακτι καὶ σπέρματι. τὴν δ᾽ ἀκρίβειαν τῆς πέψεως αὐ-
τοῖς ὁ χρόνος τῆς πρὸς τὸ φέρον ἀγγεῖον ὁμιλίας προσδί-
δωσι. χρονίζει δ᾽ ἐξ ἀνάγκης ἐν τοῖς μακροτέροις, μακρό-
τερα δ᾽ ἀεὶ γίνεται τὰ πόῤῥωθεν ἥκοντα. δεόντως οὖν
ὄρχεσί τε καὶ τιτθοῖς οὐκ ἐκ τῶν πλησίον ἀγγείων, ἀλλ᾽ ἐκ
τοῦ μακροτάτου διαστήματος ἡ φύσις αἷμά τε καὶ πνεῦμα
παράγει. καὶ μὴν, εἴπερ ἀκριβεστέρας κατεργασίας χρῄζει τὸ
σπέρμα, τὸ μῆκος τοῦ διαστήματος αὐτῷ μόνον οὐκ ἤρκει,
καθάπερ τῷ γάλακτι· [691] ἢ οὕτως ἂν ἡ φύσις ἄδικος

oberit memoria repetere, ne, quod nuper a me dictum
fuit naturam generatim in omnibus animalis partibus
fervare, id, nifi ut decet exponatur, vitiari alicubi pu-
tetur. Quum enim ad omnes, ut diximus, partes natura
breviſſimo intervallo arterias et venas adducat, ad folos
omnium teſticulos et mammas non a propinquis vaſis,
fed a longinquis duxit, haudquaquam primi fcopi oblita,
fed meliorem alium fecuta. Lac enim ac femen ex
fanguine exacte cocto generantur; coctionis autem per-
fectionem tempus morae ac confuetudinis cum vafe fe-
rente ipfis tribuit; mora enim ex neceſſitate accidit in
longioribus; longiora vero femper funt, quae a longinquo
veniunt. Convenienter igitur teſticulis ac mammis na-
tura non a propinquis vaſis, fed longiſſimo intervallo
fanguinem ac fpiritum adducit. Atqui, fi femen ipfum
confici exactius oportebat, fola intervalli longitudo ipfi
non fufficiebat, quomodo lacti; alioqui natura fuiſſet in-

ἰν ἀνίσοις τε καὶ ἀνομοίοις πράγμασιν ἴσα τε καὶ ὅμοια
πάντη διανέμουσα. διὰ τοῦτ᾽ οὖν οὐ πόῤῥωθεν μόνον ἐπὶ
τοὺς ὄρχεις κατήγαγε τὰς ἀρτηρίας τε καὶ τὰς φλέβας,
ὥσπερ ἐπὶ τοὺς τιτθούς, ἀλλὰ καὶ πολυειδῶς ἑλίττει πρὸ
τῆς ἐμφύσεως, πολυχρόνιον, οἶμαι, κᾀκ τούτου τὴν πρὸς
τὸ φέρον ἀγγεῖον ὁμιλίαν ταῖς ὕλαις παρασκευάζουσα. φλέ-
βες μὲν οὖν ἐν τῷδε τῷ χωρίῳ μόνον ἑλίττονται, ἀρτηρίαι
δὲ κἀνταῦθα, αἱ μὲν ὁμοίως ταῖς φλεψὶν, ἐπὶ πλεῖστον δὲ
κατὰ τὸ δικτυοειδὲς ὀνομαζόμενον πλέγμα τῆς αὐτῆς χρείας
ἕνεκα. τρέφουσι γὰρ αὗται τὸ ψυχικὸν ἐν ἐγκεφάλῳ πνεῦ-
μα, πολὺ δή τι παραλλάττον τῇ φύσει πάντων τῶν ἄλλων
πνευμάτων, ὥστ᾽ οὐδὲν θαυμαστὸν ἐπὶ πλεῖστον προπεμπο-
μένης καὶ προκατειργασμένης καὶ πάντα τρόπον ἠλλοιω-
μένης χρῄζειν αὐτὸ τροφῆς. ἄλλας δ᾽ οὐκέτ᾽ ἂν εὕροις
οὔτ᾽ ἀρτηρίας οὔτε φλέβας ἰούσας πόῤῥωθεν εἰς οὐδὲν μό-
ριον, ἀλλ᾽ ἐκ βραχυτάτου διαστήματος πάσας ἀπὸ τῶν με-
γάλων ἀγγείων ἀποσχιζομένας. περὶ μὲν δὴ τῶν φλεβῶν ὀλίγον
ὕστερον ἐροῦμεν. ἀπὸ δὲ τῆς μεγάλης ἀρτηρίας ἐφεξῆς ταῖς

juſta, ſi inaequalibus ac diſſimilibus rebus aequalia ac ſi-
milia omnino tribuiſſet.   Ob eam igitur cauſam non a
longinquo modo venas et arterias ad teſticulos, ut ad
mammas, deduxit, ſed praeterea multipliciter eas prius,
quam inferat, involvit, diuturnam, opinor, ex eo cum
vaſe ferente conſuetudinem ipſi materiae comparans. Sed
venae quidem in hoc ſolo loco involvuntur, arteriae
vero hîc quoque, quomodo et venae, plurimum autem
in plexu, quem retiformem appellant, propter eundem
uſum; nutriunt enim hae ſpiritum animalem, qui cere-
bro continetur, qui certe multum ab aliis ſpiritibus na-
tura diſcrepat: proinde nihil mirum eſt, ſi longiſſime
deducto ac prius elaborato et omni ratione alterato in-
digeat alimento.   Alias autem haudquaquam invenias ar-
terias aut venas a longinquo ad ullam partem acceden-
tes, ſed breviſſimo intervallo omnes a magnis vaſis pro-
pagatas.   Verum de venis quidem paulo poſt diſſeremus;
a magna autem arteria aliae ſunt poſt praedictas pro-

Ed. Chart. IV. [691.]   Ed. Baf. I. (546. 547.)

εἰρημέναις εἰς τοὺς κατ᾽ ἐπιγάστριον μῦς ἀποφύσεις εἰσίν. οὐ γὰρ οὖν οὐδὲ τούτοις ἑτέρωθεν οἷόν τ᾽ ἦν ἐκ βραχυτάτου διαστήματος ἄγειν ἀγγεῖα. καὶ μέν γε καὶ παρ᾽ ὅλην τὴν ὁδὸν τῆς μεγάλης ἀρτηρίας, ἣν ἀπὸ τοῦ ε΄ σπονδύλου τοῦ θώρακος ἀρξαμένη διὰ πάσης ποιεῖται τῆς ῥάχεως, ἕτεραί τινες ἀπονεμήσεις εἰσὶν ἀγγείων σμικρῶν εἰς τὸν νωτιαῖον ἐμβάλλουσαι, δισχιδεῖς τοὐπίπαν γινόμεναι, καὶ μέρος γε αὐτῶν οὐ σμικρὸν ὀπίσω πέμπουσι τοῖς ῥαχίταις μυσί. διήκουσι δ᾽ εἴσω τῶν ὀστῶν κατὰ τὰς συμβολὰς αὐτῶν, ἵνα περ ἔσωθεν ἔξω φερεται τὰ νεῦρα, καὶ διττὴ καθ᾽ ἑκάστην συμβολήν ἐστιν ἀπόφυσις, ὅτι καὶ τρῆμα διττὸν, τὸ μὲν ἐκ τῶν δεξιῶν τῆς ῥάχεως μερῶν, τὸ δ᾽ ἐκ τῶν ἀριστερῶν. αὗται πᾶσαι πάμπολλαι συζυγίαι μικρῶν ἀρτηριῶν εἰσι καθ᾽ ὅλην τὴν ῥάχιν, ἰσάριθμοι τοῖς ἐκφυομένοις τοῦ νωτιαίου νεύροις, καὶ διήκουσιν εἴσω μετὰ τῶν φλεβῶν εἰς τὴν (547) περὶ τῷ νωτιαίῳ λεπτὴν μήνιγγα. καὶ δὴ καὶ καθ᾽ ἑκάστην ἀποβλάστησιν ἀρτηρίας ἢ οἷον στέλεχος αὐτῶν,

ductiones ad mufculos epigaſtrii, non enim ne ad hos quidem mufculos vafa aliunde breviſſimo interſtitio adduci poterant. Quin etiam et per totum iter magnae arteriae, quod a quinto thoracis fpondylo aufpicata per totam fpinam facit, aliae quaedam funt vaforum parvorum propagines in fpinalem medullam prorumpentes, binae magna ex parte divifae, partemque fui non contemnendam retro mittunt ad mufculos dorfales. Penetrant autem intra offa, qua ipfa inter fefe committuntur, quaque nervi intus foras feruntur; duplexque ad fingulas commiffiones eſt productio, quod et foramen eſt duplex, alterum quidem a dextris fpinae partibus, alterum vero a finiſtris. Hae omnino quamplurimae funt per totam fpinam exiguarum arteriarum conjugationes, numero nervos, qui ex fpinali medulla producuntur, aequantes; introque cum venis penetrat ad tenuem meningem, quae fpinalem medullam ambit. Atque etiam in unaquaque arteriae produetione ea, quae eſt velut truncus aliarum,

ἢ κατὰ μέσης τῆς ῥάχεως ἐκτεταμένη, μείων ἑαυτῆς
γίνεται, καθάπερ καὶ τῶν δένδρων τὰ πρέμνα μετὰ
τὰς τῶν κλάδων ἐκφύσεις, καὶ τῶν ποταμῶν τὰ ῥεύματα
μετὰ τὰς τῶν ὀχετῶν ἐκροάς. ὥστ᾽, εἰ παραβάλλοις αὐτῆς
τὸ μέγεθος κατὰ τὸν ε΄ τοῦ θώρακος σπόνδυλον τῷ κατὰ
τὸν ὕστατον τοῦ νωτιαίου, πολλῷ τινι δόξει σοι γε-
γονέναι μικροτέρα. καὶ μέν γε καὶ κατὰ τοῦτο τὸ χωρίον
ἅπαν ἡ κοίλη φλὲψ ἡ κατὰ ῥάχιν ὑψηλοτέρα τῆς ἀρτηρίας
ἄνωθεν κάτω φέρεται μετ᾽ αὐτῆς· φυλάττειν γὰρ ἑκατέραν
ἣν ἐξ ἀρχῆς εἶχε θέσιν, ἑτέρου γε μηδενὸς αὐτὴν ὑπαλλάτ-
τειν ἀναγκάζοντος, ὀχεῖσθαί τε προσῆκον ἦν κατὰ τοῦ πα-
χυτέρου τὸ λεπτότερον ἀγγεῖον. ἀλλ᾽ ἡνίκα διεξελθοῦσαι
τὸν νῶτον ἔμελλον εἰς τὰ σκέλη σχισθήσεσθαι, βέλτιον ἦν
ἐν ἐκείνοις, ὥσπερ καὶ καθ᾽ ὅλον τὸ ζῶον, ἐπικεῖσθαι ταῖς
ἀρτηρίαις τὰς φλέβας· καὶ μὴ τὴν θέσιν αὐτῶν ὑπαλλάξαι
ἀσφαλείας ἕνεκα προπαρασκευάζουσα τῇ διὰ τῶν σκελῶν φορᾷ.
οὐ μὴν οὐδὲ τῶν κατὰ τοῦ πλατέος ὀστοῦ κειμένων σωμάτων
ἐπελάθετο, διένειμε δὲ καὶ τούτων ἀρτηρίας καὶ φλέβας ἀνά-

quaeque in media fpina eſt porrecta, minor quam ante
efficitur; quemadmodum et trunci arborum poſt produ-
ctos ramos, et fluviorum fluxus poſt rivulorum deriva-
tiones. Quare, ſi comparaveris ejus magnitudinem, quae
eſt ad quintum thoracis fpondylum, cum magnitudine
ejusdem, quae eſt ad ultimum fpinae *fpondylum*, multo
minor tibi facta eſſe videbitur. Quin etiam, quanquam
vena cava ad fpinam altior arteria fuperne deorſum fera-
tur, hoc tamen loco arteriae fubjacet; utramque enim
oportebat eam, quam initio adepta erat, pofitionem reti-
nere, quum aliud nihil cogit ipfam immutari, ipfumque
vas tenuius craffiore invehi. Poſtea vero quam dorſum
praetergreſſae in crura eſſent dividendae, fatius fuit in
illis, ut in toto etiam animali, venas arteriis eſſe fupe-
riores, ipſarumque ſitum non commutari, quo tutior eſſet
ipſarum per crura delatio. Non tamen ne corporum
quidem, quae funt ad os latum, natura fuit immemor,
ſed iis quoque venas et arterias, prout ipſorum magnitu .

Ed. Chart. IV. [691. 692.] Ed. Baf. I. (547.)

λογον τοῖς τε μεγέθεσι καὶ ταῖς χρείαις αὐτῶν. σμικρὰ
μὲν γὰρ ἀγγεῖα τῇ κύστει, μεγάλα δὲ καὶ διττὰ ταῖς μή-
τραις ἐνέφυσεν, ὡς ἂν οὐ μόνας αὐτὰς τὰς μήτρας, ἀλλὰ
καὶ τὸ κυηθησόμενον ἐν αὐταῖς θρέψοντα. τὰ μὲν οὖν
ἀπὸ τῶν κατὰ τοὺς νεφροὺς χωρίων εἰς τοὺς [692] ὄρχεις
ἀφικνούμενα μέχρι τοῦ πυθμένος αὐτῶν διασπείρεται, τὰ δ᾽
εἴς τε τὰ κατὰ τὸν αὐχένα τῶν μητρῶν μέρη καὶ τὰ μετὰ
τοὺς ὄρχεις κάτω τῶν ἐπὶ σκέλη φερομένων ἀγγείων ἀποφύε-
ται κατὰ τὸν αὐτὸν τόπον, ὅθεν τοῖς ἄῤῥεσιν ἐπὶ τὸν
καυλὸν ἥκει, τουτέστιν ἐκ τῶν κατ᾽ ὀσφύν. ἐκ τούτων δὲ
τῶν χωρίων ἀναφέρεται πάλιν ἀγγεῖα φλεβώδη, τοῖς ἀπὸ
τῶν τιτθῶν καταφερομένοις συναπτόμενα τοῖς ἐν τῷ ιδ᾽
λόγῳ προειρημένοις ἕνεκα κοινωνίας. αὗται μὲν οὖν αἱ
φλέβες διὰ βάθους ἀλλήλαις ἀπαντῶσιν, ἕτεραι δ᾽ ἐπιπο-
λῆς ἔξωθεν ἤδη τῆς τελευτῆς τῶν καθ᾽ ὑπογάστριον μυῶν
πλησίον τοῦ βουβῶνος. ἀπὸ τῶν αὐτῶν χωρίων εἰς μὲν τὰ
περὶ τὸ αἰδοῖον ἡ μία συζυγία σμικρῶν ἀγγείων ἥκει, ταῖς
δ᾽ ἀπὸ τῶν τιτθῶν ἐπιπολῆς καταφερομέναις ἀπαντωσιν ἡ

do et ufus poftulabat, diftribuit; fi quidem veficae exi-
gua, magna vero ac duplicia matricibus vafa inferuit, ut
quae non folas ipfas matrices, fed foetum etiam in ipfis
matricibus concipiendum effent nutritura. Quae igitur a
locis renibus propinquis ad tefticulos perveniunt, usque
ad ipfarum fundum diffeminantur; quae vero tum ad
partes, quae ad collum matricum pertinent, tum ad eas,
quae funt infra poft tefticulos, perveniunt, a vafis, quae
ad crura feruntur, producuntur eodem loco, unde in
mafculis ad virgam accedunt, id eft, ex lumbis. Ex his
autem locis rurfus vafa venofa furfum feruntur, quae
propter communionem cum iis vafis conjunguntur, quae
deorfum a mammis feruntur, quorum libro decimo quarto
fecimus mentionem. Hae itaque venae in profundo fibi
occurrunt, aliae vero in fuperficie parte externa finis
mufculorum epigaftrii, prope inguen. Ab iisdem locis
una conjugatio exiguorum vaforum ad ea, quae ad pu-
dendum pertinent, accedit. Reliqua conjugatio venarum,

λοιπὴ συζυγία τῶν κοινῶν τιτθοῖς τε καὶ θώρακι πρὸς τὰ
γεννητικὰ μόρια φλεβῶν. εἴρηται δ᾽ ἐν τοῖς ἔμπροσθεν ἤδη
μοι καὶ περὶ τῆς εἰς τὰ σκέλη φορᾶς τῶν ἀγγείων, ὡς διὰ
τῆς ἀσφαλεστάτης ὁδοῦ γίνεται τοῖς ἔνδον μέρεσιν ἐπιτετα-
μένων αὐτῶν. διὰ ταύτης γὰρ φερόμενα, κατὰ μὲν τὰ
πρόσω τε κἀκτὸς μέρη τὸ σύμπαν κῶλον ἔμελλε πρόβλημα
ποιῆσαι· κατ᾽ αὐτὴν δὲ τὴν ἔνδον χώραν, δι᾽ ἧς φέρεται
εἰς τοὺς μεγίστους μῦς ἐν αὐτοῖς· ὑπὸ τούτους τε γὰρ καὶ
διὰ τούτων διεξέρχεται· κατὰ δὲ τὸν βουβῶνα καὶ μεγάλους
ἀδένας ἡ φύσις εἴς τε τὰς σχίσεις αὐτῶν ἐντίθησιν οἷον
στήριγμά τι, καὶ μέν τοι καὶ πρὸς τὰ ἔξωθεν ἐπιβάλλει
σκέπης ἕνεκα. τὰ μὲν οὖν μεγάλα τῶν ἀγγείων οὐδαμόθι
τῶν κώλων, οὔτ᾽ ἐν ποσὶν, οὔτ᾽ ἐν χερ. ἰν ἐπιπολῆς ἐστιν,
ἀλλὰ διὰ βάθους, ὡς εἴρηται, κεκρυμμένα φέρεται, κ.ὶ μᾶλ-
λον αἱ ἀρτηρίαι τῶν φλεβῶν, ὅσῳ καὶ κυριώτεραι, καὶ κιν-
δύνους μείζονας ἐξ αἱμοῤῥαγιῶν, ἢν τμηθῶσι, παρέχουσι.
τῶν μικρῶν δ᾽ ἐξ ἀνάγκης ἔνια καὶ πρὸς τὸ δέρμα διεξέρ-

quae mammis et thoraci cum partibus genitalibus funt
communes, venis, quae deorfum a mammis in fuperficie
feruntur, occurrit. Diximus autem antea de vafis, quae
ad crura feruntur, quod itinere tutiffimo per partes in-
ternas exporrecta ferantur. Hoc enim itinere progredi-
entia, parte anteriore et externa totum crus ante fe in-
ftar propugnaculi objectum erant habitura; parte vero
interna, qua feruntur, mufculos, qui illic funt maximi,
fub illos enim et per hos tranfeunt; ad inguen autem
natura magnas glandulas in ipforum divifiones velut ful-
cimentum quoddam indidit, et adverfus externas injurias
operimentum objecit. Magna igitur vafa in nulla artuum
parte, neque in pedibus, neque in manibus per fum-
mam fuperficiem apparent, fed intus in profundo (ut di-
ximus) abdita feruntur, eoque magis arteriae, quam ve-
nae, quo majoris funt momenti, periculaque majora ex
fanguinis profluvio, fi fectae fuerint, afferant. Nonnulla
vero exigua etiam ad cutim necelfario pervadunt, ali-

χεται, τροφὴν τοῖς ἐνθάδε μορίοις παρέξοντα. περὶ τῆς εἰς ἕκαστον μῦν νομῆς αὐτῶν ἐβουλόμην μὲν εἰρῆσθαί τί μοι καὶ νῦν, ἀλλ᾽ ὁρῶ πάνυ μακρὸν ἐσόμενον τὸν λόγον. ἄμεινον οὖν μοι δοκεῖ τοὺς σκοποὺς τῆς κατασκευῆς εἰρηκότι τὴν κατὰ μέρος ἐξέτασιν αὐτῶν ἐπὶ τὴν τῶν ἀνατομικῶν ἐγχειρήσεων ἀναπέμψαι πραγματείαν, ἐν ᾗ καὶ ἄλλα πολλὰ τῶν παραλελειμμένων ἐνθάδε τελέως ἐξεργασθήσεται. πάλαι μὲν γὰρ ἐπεποιήκειν αὐτὰς ἐν δυσὶν ὑπομνήμασιν, ἔοικα δὲ νῦν ἑτέραν ποιήσασθαι μακροτέραν διέξοδον, ἁπάντων τῶν κατὰ μέρος ἐχουσαν ἐξεργασίαν.

Κεφ. ια΄. Ἐπάνειμι τοίνυν ἤδη πρὸς τὴν ἑτέραν τῶν ἀρτηριῶν, ἣν ἀπὸ τῆς καρδίας ἐπὶ τὸν τράχηλόν τε καὶ τὰς ὠμοπλάτας, καὶ τὰς χεῖρας, καὶ τὸ πρόσωπον, ἅπασάν τε τὴν κεφαλὴν ἰδεῖν ἐστι διανεμομένην. αὕτη γὰρ ἐν μὲν τῷ διεξέρχεσθαι τὸν θώρακα, παραπλησίως τῇ κάτω φερομένῃ, τοῖς τε μεσοπλευρίοις μυσὶ, καὶ τῷ νωτιαίῳ, καὶ τοῖς ἐκτὸς τοῦ θώρακος ἀποφύσεις πέμπει, καὶ πρὸς ταύ-

mentum partibus, quae illic funt, praebitura. De diftributione autem ipforum in fingulos mufculos cuperem nonnihil nunc quoque attingere, fed video tractationem de iis prolixam admodum futuram. Proinde fatius mihi videtur, ubi fcopos conftructionis fuero perfecutus, ipforum particularem disquifitionem ad opus de anatomicis adminiftrationibus remittere, in quo alia etiam pleraque hîc a me omiffa perfecte abfolventur. Nam opus illud olim duobus commentariis fueram complexus, nunc autem vifum mihi fuit aliam longiorem fcribere expofitionem, quae particularem omnium contineat enarrationem.

Cap. XI. Redeo igitur jam ad alteram arteriarum, quam a corde ad collum, et fcapulas, et manus, et faciem, et totum denique caput cernas diftribui. Haec enim in ipfo per thoracem tranfitu, quomodo ea quae fertur deorfum, mufculis intercoftalibus, et fpinali medullae, et iis quae funt extra thoracem, mittit propagines; et praeter has etiam mittit eas, quae ad mammas

Ed. Chart. IV. [692. 693.]   Ed. Baf. I. (547.)

ταις γε τὰς ἐπὶ τοὺς τιτθοὺς ἰούσας, ὑπὲρ ὧν τῆς χρείας
εἴρηται πρόσθεν, ἔτι τε τὰς κατὰ τὰς ὠμοπλάτας καὶ τὰς
χεῖρας. ὅσον δ' ὑπόλοιπον ἐξ αὐτῶν ἐστιν, ἐπὶ τὴν κεφα-
λὴν ἀναφέρεται καθ' ἑκάτερον μέρος ἀρτηρία μία. τούτων
μὲν οὖν τῶν ἀγγείων ἀπονεμήσεις ἅπαντα τὰ μέρη προσώπῳ
τε καὶ τραχήλῳ διαπλέκουσιν. ἐκ δὲ τῶν ἐπὶ τὰς ὠμοπλά-
τας ἀποσχιζομένων οἱ ῥαχῖται μύες [693] ἀποφύσεις λαμ-
βάνουσιν. ἀπὸ δὲ τῶν αὐτῶν τούτων εὐθὺς ἅμα τῷ πρῶ-
τον ἀνίσχειν εἰς τὸν τράχηλον ἔξω τοῦ θώρακος ἀπο-
βλαστήματα φέρεται διὰ τῶν πλαγίων τρημάτων τῶν ἓξ
ἑκάστου σπονδύλου ἄχρι τῆς κεφαλῆς. οὐ γὰρ ἔθ' ὁμοίως
ἐπιτέταται τοῖς σπονδύλοις αὐτοῖς ἡ ἀρτηρία, καθάπερ ἐφ'
ὅλης τῆς ῥάχεως. οἱ γὰρ εἰς τὸ πρόσω κατασπῶντες τὴν
κεφαλὴν μύες ἀναγκαιοτάτην ἐνταῦθα τὴν θέσιν εἶχον,
οὐδαμόσε μετατεθῆναι δυνάμενοι. καὶ μὲν δὴ καὶ ὁ στόμα-
χος ἐπ' αὐτοῖς, ἔτι τε τούτου πρόσθεν ἡ ἀρτηρία ἡ τραχεῖα
θέσιν ἀναγκαίαν εἶχεν; ὡς ἐν τοῖς ἰδίοις ὑπὲρ αὐτῶν δέδει-
κται λόγοις. οὔκουν ὁμοίαν ποιήσασθαι τὴν εἰς τὸν νωτιαῖον

eunt, de quarum ufu antea diximus, tum autem eas, quae
et ad fcapulas et ad manus accedunt. Quod autem ex
iis eft reliquum, una fcilicet utrinque arteria fertur fur-
fum ad caput. Ab his certe vafis diftributiones omnes
faciei et colli partes contexunt. Ex eis autem, quae in
fcapulas dividuntur, mufculi fpinales propagines reci-
piunt. Ab his autem ipfis, quum primum ad collum ex-
tra thoracem emicuerint, feruntur propagines per fora-
mina cujusque fex primarum vertebrarum, quae funt ad
latera, usque ad caput. Non enim amplius itidem ar-
teria in vertebris ipfis eft exporrecta, quomodo in tota
fpina. Mufculi enim, qui antrorfum caput detrahunt,
omnino erant hoc in loco conftituendi, quum alio trans-
poni non poffent; atque etiam ftomachum in iis, et
ante ipfum afperam arteriam collocari erat neceffe, ut,
quum de ipfis feorfum ageremus, demonftravimus. Non
igitur licebat ipfam fic fimiliter in fpinalem medullam

Ed. Chart. IV. [693.]   Ed. Baf. I. (547.)

ἔμφυσιν οἷόν τ᾽ ἦν ἐνθάδε. θαυμαστόν τι δή μοι καὶ τοῦ-
το δοκεῖ γεγονέναι τῇ φύσει τοὔργον, οἷόν περ ὑπὸ τῶν
δημιουργῶν γίνεται πολλάκις, ἀναγλυψάντων τε καὶ ἀνατι-
τράντων καὶ περιξεόντων εἰς κάλλος ἢ περιττὴν ἀκρίβειαν
ἃ κατασκευάζουσιν. ἐνὸν γὰρ κἀνταῦθα τῇ φύσει ταῖς πλα-
γίαις ἀποφύσεσι τῶν σπονδύλων χρησαμένη οἷον πρόβλημά
τι περὶ ταύτας ἄχρι τῆς κεφαλῆς ἀναφέρειν τὰς εἰς τὸν
νωτιαῖον ἰέναι μελλούσας ἀρτηρίας, οὐκ ἔπραξεν οὕτως,
οὐδ᾽ ἠρκέσθη μόνη τῇ λεγομένῃ φρουρᾷ, διατρήσασα δ᾽
ἑκάστην ἀπόφυσιν εὐρύθμως τε ἅμα καὶ κυκλοτερῶς, ὁδὸν
τοῖς ἀγγείοις εἰργάσατο τὸν στοῖχον τῶν τρημάτων, ἅτε
δ᾽ ἐφεξῆς ἀλλήλαις τεταγμένων τῶν ἀποφύσεων, οὕτως μετὰ
τοὖν μέσῳ τῶν τρημάτων, καθ᾽ ὃ καὶ τοῖς ἀπὸ τοῦ νωτι-
αίου νεύροις ἀνίσχον ὑπάρχει. κατὰ γοῦν αὐτὸ καὶ τῆς
ἀρτηρίας ἀποβλάστημά τι μικρὸν εἰς τὸν νωτιαῖον ἀφικνεῖ-
ται. συνεχρήσατο γὰρ κἀνταῦθα ἡ φύσις τῷ τρήματι τοῦ
νεύρου πρὸς τὴν τῶν ἀγγείων ἔνδοθεν φοράν, οὐκ ἀρ-
τηρίαν μόνον, ἀλλὰ καὶ φλέβα σὺν αὐτῇ διαβιβάζουσα.

inferi. Id etiam naturae opus mihi videtur admirabile,
cujusmodi ab ipfis artificibus fieri faepe folet, fi quid af-
fabre fint facturi; fculpunt enim id fubinde, ac perfo-
rant, et circumradunt, quo venuftum efficiant. Quum
enim hic quoque natura poffet apophyfibus vertebrarum
lateralibus pro ipfarum propugnaculo ufa furfum ad ca-
put usque arterias, quae in fpinalem medullam iturae
erant, ducere, non ita fecit, neque folo dicto praefidio
fuit contenta, fed fingulas apophyfes perforans concinne
fimul et in orbem iter vafis ipfam foraminum feriem
munivit. Tanquam autem ferie continuata apophyfes
inter fe fint ftructae, non magnum inter foramina eft
intervallum, qua nervis, qui a fpinali medulla profici-
fcuntur, eft exortus; eâ certe ab arteria exigua quaedam
propago in fpinalem medullam accedit. Ufa eft enim
fimul hîc quoque natura foramine nervi ad vafa intro-
mittenda, non arteriam folum, fed etiam venam cum ea

τὸ δὲ δὴ πέρας ἄχρι τῶν τῆς κεφαλῆς ἀναφερομένων ἀγ-
γείων, ἐπειδὰν διεξέλθῃ τὸν πρῶτον σπόνδυλον, δίχα νε-
μηθὲν, τῷ μὲν ἑτέρῳ μέρει πρὸς τὸν ὀπίσθιον ἐγκέφαλον
ἔσω φέρεται, θατέρῳ δ᾽ εἰς τοὺς περικειμένους μῦς τῷ τῆς
κεφαλῆς ἄρθρῳ διασπείρεται, συνάπτον τοῖς πέρασι τῶν
ἀγγείων, ὅσα κατὰ τὴν λεπτὴν ἐτέτακτο μήνιγγα. τοὺς δ᾽
ἐπιπολῆς τῶν μυῶν καὶ τὸ δέρμα τῶν κατὰ τὰς ὠμοπλά-
τας ἀγγείων ἀποφύσεις διαπλέκουσιν. οὐ γάρ ἐστιν οὐδα-
μόθι τοῦ σώματος οὐδένα μῦν εὑρεῖν (548) ἀποροῦντα φλε-
βὸς καὶ ἀρτηρίας, ἀλλ᾽ εἰς ἅπαντας αὐτοὺς ἐμβάλλουσιν
ἐκ τῶν πλησίον χωρίων ἀσφαλέστατά τε καὶ διὰ βραχυτάτου
φερόμενα. καὶ γὰρ οὖν καὶ τὴν τῶν ἐπὶ τὰς χεῖρας ἰουσῶν
ἀρτηριῶν συζυγίαν οὐ γυμνὴν οὐδ᾽ ἐπιπολῆς, ἀλλ᾽ ὡς ἔνι
μάλιστα διὰ βαθυτάτου κατακρύψασα προήγαγεν ἡ φύσις,
ἐν μὲν ταῖς μασχάλαις, ἵνα σχίζονται πρῶτον εἰς τοὺς παρα-
κειμένους μῦς, ἄνωθέν τε καὶ κάτωθεν ἀδένας ἰσχυροὺς
ταῖς μὲν σχίσεσιν ἐνθεῖσα, καθάπερ τι στήριγμα, κατ᾽ αὐ-
τῶν δ᾽ ἔξωθεν ἐπιβαλοῦσα τῶν ἀγγείων οἷον ἐπίβλημα, τὸν

trajiciens. Finis autem vaforum, quae furfum usque ad
caput feruntur, poſtquam primum ſpondylum eſt egreſſus,
bifariam dividitur; altera quidem parte ad cerebrum
poſterius intro fertur, reliqua vero ad muſculos articulo
capitis circumfuſos diſſeminatur, finibus vaforum, quae
in tenui meninge funt locata, ipſum conjungens; mu-
ſculos autem, qui funt in ſuperficie et cute, vaforum
propagines, quae funt in ſcapulis, contexunt. Nusquam
enim in corpore muſculum ullum invenias, qui vena et
arteria careat, fed in omnes ipſos tutiſſime ac minimo
intervallo ex propinquis locis prorumpunt. Nam et ar-
teriarum conjugationem, quae ad manus eunt, natura
non nudam neque in ſuperficie, fed, quoad maxime li-
cuit, intus in profundiſſimo abdens antrorſum duxit, in
axillis quidem, ubi primum in propinquos muſculos divi-
duntur, ſuperne ac deorſum glandulas validas diviſioni-
bus velut fulcimentum quoddam inſerens, vaſis autem
ipſis extrinſecus quaſi operculum quoddam et propugna-

αὐτὸν τρόπον τοῖς ἐν βουβῶσι προήγαγεν, οὕτω διὰ τῶν
ἐντὸς μερῶν τοῦ βραχίονος εἰς τοὺς μῦς διανέμουσα πάν-
τας. ἐντεῦθέν τε πάλιν ἀσφαλῶς διά τε τῶν ἔνδον καὶ
τῶν μέσων τῆς κατὰ τὸν ἀγκῶνα διαρθρώσεως ἐπὶ τὸν
πῆχυν ἀγαγοῦσα πάντη διέσπειρεν, οὐδενὸς ἐπιλαθομένη
μυός, ἀλλὰ κατ᾽ ἀξίαν ἅπασι νείμασα τὸ προσῆκον ἀγγεῖον
τῷ μεγέθει· περὶ ὧν καὶ αὐτῶν, ὥσπερ καὶ περὶ τῶν ἐν
τοῖς σκέλεσιν, ἐν ταῖς ἀνατομικαῖς ἐγχειρήσεσιν ἐροῦμεν.

Κεφ. ιβ´. [694] Ἐν δὲ τῷ παρόντι λόγῳ τοῦ λοιποῦ
ζεύγους τῶν ἀρτηριῶν ἐπιμνησθήσομαι διὰ βραχέων, ὃ καλοῦ-
σιν ἐκ παλαιῶν μὲν καρωτίδας, ἀναφέρεται δ᾽ ὄρθιον ὡς ἐπὶ
τὴν κεφαλήν, ἐν τοῖς βαθυτάτοις τοῦ τραχήλου κατακεκρυμ-
μένον. ἐν αὐτῷ δὲ τῷ παρέρχεσθαι καὶ τοῖς μυσὶ τοῖς
τῇδε, καὶ τοῖς ἀδέσι, καὶ ταῖς φλεψὶν ἀμυδραί τινες ἀπο-
νεμήσεις αὐτῶν ἐκφύονται, καθάπερ γε καὶ αὐτῷ τῷ νω-
τιαίῳ, κατασχιζομένων μὲν οὐ μόνον ἀρτηριῶν, ἀλλὰ καὶ
τῶν παρακειμένων αὐτοῖς διὰ βάθους φλεβῶν, ἔνθα συμ-

culum injiciens, ut in inguinibus, ita per internum bra-
chium in mufculos omnes diftribuens deduxit. Inde
rurfus tuto per internam ac mediam gibbi cubiti dear-
ticulationem ad cubitum deducens quoquoverfus difper-
tivit, nullius oblita mufculi, fed pro cujusque dignitate
omnibus vas magnitudine conveniens diftribuens. De
quibus etiam ipfis, quemadmodum et de iis, quae cruri-
bus infunt, in libris de anatomicis adminiftrationibus
tractavimus.

　　Cap. XII. In praefenti vero pauca dicam de reli-
quo arteriarum pari, quod antiquo quidem nomine ca-
rotidas appellant. Fertur autem id rectum furfum ad
caput, in profundiffimis colli partibus abditum. In ipfo
vero transitu et mufculis, qui illic funt, et glandulis,
et venis obfcurae quaedam ab ipfis propagines inferuntur,
quemadmodum et ipfi fpinali medullae; quo loco non
modo arteriae, fed venae etiam, quae ibi in profundo
arteriis funt propinquae, ubi fexta ac feptima vertebra

βάλλουσιν ἀλλήλοις ὁ ϛ′ τε καὶ ζ′ σπόνδυλος, παραφερομένης
δὲ τῆς μὲν ἑτέρας μοίρας αὐτῶν ὀρθίας διὰ τῶν κατὰ τὰς
πλαγίας ἀποφύσεις τρημάτων ἑκάστου τῶν πρώτων ϛ′ σπον-
δύλων, ὡς ἐν ταῖς ἀνατομικαῖς ἐγχειρήσεσι λέλεκται, τῆς
δ᾽ ἑτέρας λοξῆς ἐποχουμένης μόνῳ τῷ ϛ′· διὸ καὶ μείζων
τῶν ἄλλων σπονδύλων οὗτος ἐγένετο. τῶν δ᾽ οὖν καρωτί-
δων ἀρτηριῶν ἑκατέρα δίχα σχίζεται, καὶ τὸ μὲν ὀπίσω
μᾶλλον ἔρχεται μόριον αὐτῆς, τὸ δὲ πρόσω· καὶ αὖθις
ἑκάτερον τῶνδε δίχα σχίζεται, κἄπειτα τοῦ μὲν πρόσω θά-
τερον μόριον εἴς τε τὴν γλῶτταν ἀφικνεῖται καὶ τοὺς
κάτω γένυος ἔνδοθεν μῦς, τὸ δ᾽ ἕτερον ἐπιπολῆς μὲν
μᾶλλον τοῦδε τεταγμένον, ὅμως δὲ καὶ αὐτὸ μεγάλοις ἀδέ-
σιν ἐσκεπασμένον, εἴς τε τὰ πρόσω τῶν ὤτων ἄχρι τοῦ
κροταφίτου μυὸς ἀναφέρεται, κἀνταῦθα κατασχίζεται, κἀκ
τῶν ὄπισθεν δὲ μέχρι τῆς κορυφῆς ἀνέρχεται, καὶ συνάπτει
γε ἀλλήλοις πυλλαχόθι τὰ πέρατα τῶν ἐν τοῖς ἀριστεροῖς τῆς
κεφαλῆς ἀγγείων πρὸς τὰ κατὰ θάτερον καὶ τῶν ἐντὸς
πρὸς τἀκτός. ἡ δὲ λοιπὴ μοῖρα τῆς καρωτίδος ἀρτηρίας,

inter fe committuntur, dividuntur. Nam arteriarum pars
altera recta per foramina cujusque fex primarum verte-
brarum, quae funt in apophyfibus lateralibus, fertur,
quemadmodum in libris de anatomicis adminiftrationibus
docuimus; altera vero obliqua foli fexto invehitur; id-
circo haec major aliis vertebris extitit. Cum igitur utrae-
que arteriae carotides bifariam dividantur, et altera qui-
dem pars retrorfum magis eat, altera vero antrorfum,
rurfum harum utraque bifariam dividitur. Deinde altera
pars ejus, quam antrorfum tendere diximus, ad linguam
accedit et internos maxillae inferioris mufculos; altera
vero magis quidem in fuperficie quam illa eft locata,
magis tamen et ipfa glandulis tecta furfum ad interiora
aurium usque ad temporalem mufculum fertur, ibique
dividitur, atque a pofterioribus furfum usque ad verti-
cem afcendit; quo loco vaforum fines, quae funt in fini-
ftro capite, cum eis, quae funt in dextro, et internorum
cum externis paffim committuntur. Reliqua vero arte-

ἣν ὀπίσω μᾶλλον ἔλεγον φέρεσθαι, σχίζεται μὲν καὶ ἥδε
εἰς τὰ μέγιστα μόρια δίχα, τὸ πρῶτον ἀνίσοις μέρεσιν,
ἀνέρχεται δὲ τὸ μὲν ἔλαττον ὄπισθεν μᾶλλον εἰς τὴν τῆς πα-
ρεγκεφαλίδος βάσιν, ὑποδεχομένου μεγάλου τε καὶ προμήκους
αὐτὸ τρήματος, ἐν τῷ κάτω πέρατι τῆς λαμβδοειδοῦς ῥαφῆς
ὑπάρχοντος. λοιπὸν δ᾽ ἐκ τῶν ἔμπροσθεν μορίων διὰ τοῦ
τρήματος, ὅ ἐστι κατὰ τὸ λιθοειδὲς ὀστοῦν, ἀναφέρεται
καὶ αὐτὸ πρὸς τὸ δικτυοειδὲς πλέγμα, περὶ οὗ λέλεκταί
μοι καὶ πρόσθεν, ὡς ὑπόκειται σχεδὸν ἁπάσῃ τῇ βάσει
τοῦ ἐγκεφάλου, γεννώμενον ἐκ τῶν εἰρημένων ἀρτηριῶν,
χρείαν οὐ σμικρὰν παρέχον, ἀλλ᾽, εἴπερ τι καὶ ἄλλο μόριον,
ἀξιολογωτάτην. διὰ τοῦτο καὶ ἐν πάντων ἀσφαλεστάτῳ χω-
ρίῳ κατέθηκεν ἡ φύσις αὐτό. καὶ οὐδὲν δέομαι νῦν ἐπὶ
πλέον ὑπὲρ αὐτοῦ διεξέρχεσθαι· λέλεκται γάρ μοι πρόσθεν
ἐν τῇ τῶν ἐγκεφάλου μορίων ἐξηγήσει. τοσοῦτον δ᾽ ἀρκεῖ
μόνον προσθέντι πέρας ἐπιθεῖναι τῇ παρούσῃ διηγήσει τοῦ
δικτυοειδοῦς πλέγματος. εἰς μὲν τὸν ἐγκέφαλον αὐτὸν ἀνα-
φέρεται ζεῦγος οὐ μικρὸν ἀρτηριῶν, ἐξ οὗ τό τε χοριοειδὲς

riae carotidis pars, quam retro magis ferri dicebam,
dividitur et ipfa in duas partes maximas primum parti-
bus inaequalibus; quarum minor retro magis ad bafim
cerebelli afcendit, magno ac praelongo foramine ipfam
excipiente, quod eft in fine futurae inferioris lambdoidis;
reliqua vero anterioribus partibus per foramen, quod eft
in offe petrofo, rurfum fertur et ipfa ad plexum retifor-
mem. Quem ego prius dixi toti fere bafi cerebri fub-
jacere, quique ex memoratis arteriis generatur, et ufum
praeftat infignem, fed, fi ulla alia pars, praeftantiffimum;
ob eamque caufam natura loco omnium tutiffimo ipfum
conftituit; de quo non eft cur plura verba faciam,
dictum enim mihi prius de eo abunde fuit, quum par-
tes cerebri exponerem; ubi autem id tantum adjecero,
finem praefenti plexus retiformis expofitioni imponam.
In cerebrum quidem ipfum par arteriarum haudquaquam
exiguum afcendit, ex quo plexus choroïdes, qui eft in

ἐν ταῖς κοιλίαις αὐτοῦ γεννᾶται πλέγμα, καὶ ταῖς ἐνταῦθα
φλεψὶν ἀναμιγνυμέναις τῇ λεπτῇ μήνιγγι διαπλέκεται. ἕτε-
ραι δ᾽ ὀπίσω τε καὶ πρόσω φέρονται σμικραί τινες, αἱ μὲν
εἰς τὴν παρεγκεφαλίδα καὶ ἔκφυσιν τοῦ νωτιαίου μυελοῦ,
αἱ δ᾽ εἰς τὰς χώρας τῶν ὀφθαλμῶν ἅμα τοῖς ἐπ᾽ αὐτοὺς
φερομένοις νεύροις, καὶ συνάπτει γε τὰ πέρατα τῶν μὲν
ὄπισθεν ἀγγείων τοῖς κατὰ τὰ τρήματα τῶν τοῦ τραχήλου
σπονδύλων ἀναφερομένοις, ὡς ὀλίγον ἔμπροσθεν εἴρηται,
τῶν δ᾽ εἰς τοὺς ὀφθαλμοὺς ἰόντων πρόσω κατά τε τὸ
πρόσωπον καὶ τὴν ῥῖνα. συνελόντι γὰρ εἰπεῖν, ἐν
προσώπῳ τε καὶ ὅλῃ τῇ κεφαλῇ [695] συνάπτει παμπόλλας
ἡ φύσις ἀρτηρίας μὲν ἀρτηρίαις, φλέβας δὲ φλεψίν, ἐκ
δεξιῶν εἰς ἀριστερά, καὶ ἐξ ἀριστερῶν εἰς δεξιὰ, καὶ πρό-
σθεν καὶ ὀπίσω, καὶ αὖθις ὄπισθεν καὶ πρόσω, κἂκ τῶν
ἔξωθεν μερῶν εἴσω, κἂκ τῶν ἔσωθεν ἔξω παράγουσα. καὶ
γὰρ καὶ διὰ τῶν ὀστῶν τῆς κεφαλῆς ἰδεῖν ἐστι παμπόλλας
μικρὰς οἷον ἴνάς τινας ἀπό τε τῶν ἐκ τῆς παχείας μή-
νιγγος ἔξω φερομένας, ἀπό τε τῶν ἔξωθεν εἴσω δυομένας,

ventriculis cerebri, generatur, ac venis, quae ibi funt,
permixtis tenui meningi contexitur. Aliae vero exiguae
in pofteriora et anteriora feruntur; quarum illae qui-
dem ad cerebellum et fpinalis medullae productionem
pertinent, hae vero ad oculorum fedes una cum nervis
opticis feruntur; committunturque fines vaforum pofte-
riorum iis vafis, quae furfum per foramina vertebrarum
colli feruntur, ut non ita pridem docuimus, eorum
vero, quae antrorfum ad oculos eunt, *fines cum eis com-
mittuntur,* quae funt in facie et nafo. Ut vero fumma-
tim dicam, natura in facie et toto capite arterias qui-
dem quamplurimas cum arteriis, venas autem cum venis,
tum a dextris ad finiftra, tum ex finiftris ad dextra, tum
a parte anteriore ad pofteriorem, et rurfus a pofteriore
in anteriorem, et ab externis intro, et ab internis foras
ducens committit; quandoquidem et per offa capitis inve-
nias arterias quamplurimas exiguas velut fibras quasdam
a craffa meninge extra tendentes, et ab externis intro

καὶ συναπτούσας ἀλλήλαις ἀμφοτέρας κατὰ τὰς διπλόας τῶν
ὀστῶν. ἐπιμίγνυνται δὲ καὶ ἀρτηρίαι φλεψί, καὶ φλέβες
ἀρτηρίαις, καὶ νεύροις ἀμφότερα, καὶ ταύταις τὰ νεῦρα
παρ᾽ ὅλον τοῦ ζώου τὸ σῶμα, καὶ φαίνεται τοῦτ᾽ ἐναργῶς
πολλαχόθι τοῖς ἀκριβῶς ἀνατέμνουσιν. ἡ γὰρ σμικρότης
τῶν ἀγγείων οὐκ εὐφώρατος, εἰ μὴ πάνυ τε προσέχοις τὸν
νοῦν, τρίβων τ᾽ εἴης ἀνατομῶν. καὶ μέν τοι καὶ ἡ χρεία
πρόδηλος ἀνάγκης τῆς τοιαύτης ἐπιπλοκῆς, εἴ γε καὶ τρέ-
φεσθαι, καὶ αἰσθάνεσθαι, καὶ τὴν συμμετρίαν τῆς ἐμφύ-
του θερμασίας φυλάττειν ἅπασι τοῖς τοῦ ζώου μορίοις χρη-
στόν ἐστιν. οὕτω γοῦν καὶ αἱ καθ᾽ ἕκαστον μέρος ἀρτηρίαι
καὶ φλέβες ἀναίσθητοι γίνονται παντάπασιν, εἴτε καίοις, εἴτε
τέμνοις, εἴτε καὶ θλᾶν ἐθέλοις αὐτάς, εἴγε βρόχοις διαλάβοις
τὰ κατ᾽ ἐκεῖνο τὸ μόριον νεῦρα. καὶ γὰρ αὐτὸ τοῦτο χρὴ
γινώσκειν ἁπάσαις σχεδὸν ὑπάρχον ἀρτηρίαις καὶ φλεψὶν,
ὡς, ἐπειδὰν ἢ εἰς μῦν, ἢ εἰς σπλάγχνον, ἢ εἴς τι μόριον
ἕτερον ἐμφύονται, πέμπουσί τινας ἀεὶ καὶ τοῖς περικειμένοις

fubeuntes, fibique mutno utrasque ad offium commiffuras
conjunctas. Commifcentur autem arteriae venis, et ve-
nae arteriis, et utraque haec nervis, et his ambobus
nervi in toto corpore animalis; quod multis locis clare
deprehendunt ii, qui accuratius in diffectionibus verfan-
tur, vaforum enim exiguitas non facile deprehenditur,
nifi mentem admodum intendas, in diffectionibusque fis
verfatus. Quin et totius hujus connexionis ufum effe
neceffarium eft perfpicuum, fi demum nutriri, et fentire,
et caloris nativi fymmetriam partibus omnibus animalis
confervare ex ufu eft futurum; arteriae enim et venae
partis cujusque fenfus omnino funt expertes, five illas
frangere velis, five urere, five incidere, five laqueis ex-
cipere. Hoc autem loco fcire oportet, id omnibus pro-
pemodum arteriis et venis ineffe, quod, quum in
mufculum, vel vifcus, vel omnino in partem aliquam
inferuntur, tenues quasdam propagines corporibus cir-

Ed. Chart. IV. [695.]   Ed. Baf. I. (548.)

σώμασιν ἀποβλαστήσεις λεπτάς· αἱ φλέβες μὲν καὶ πάνυ
παμπόλλας ἐνίοτε τὸν ἀριθμὸν καὶ τὸν ὄγκον τοῦ σώμα-
τος οὐκ ἀγεννεῖς, αἱ δ᾽ ἀρτηρίαι καὶ πλήθει μὲν ἐλάτ-
τους ἐκείνων ὡς τὰ πολλὰ καὶ τὸ μέγεθος ἀποδεούσας,
ὅμως δ᾽ οὖν καὶ αὗται πέμπουσιν. αἴτιον δ᾽, ὅτι τροφῆς
μὲν πάντα δεῖται τὰ μόρια, καὶ τὰ θερμὰ, καὶ τὰ ψυ-
χρὰ, καὶ τὰ σκληρὰ, καὶ τὰ μαλακά· τοῦ φυλάττεσθαι
δ᾽ ἀκριβὲς τὸ μέτρον τῆς ἐμφύτου θερμασίας οὐκέθ᾽
ὁμοίως ἅπαντα. τὰ γὰρ ψυχρὰ τῇ φυσικῇ κράσει μόρια,
ἂν εἰς ἔσχατον ἀφίκηταί ποτε ψύξεως, ὅμως ἀνέχεταί τε
καὶ ζῇ, καὶ αὖθις ἀλύπως ἀναθερμαίνεται. δέδεικται
δὲ περὶ τούτων ἁπάντων ἑτέρωθι κἂν τοῖς περὶ χρείας
ἀναπνοῆς τε καὶ σφυγμῶν, καὶ οὐ χρὴ ζητεῖν, ὡς εἴ-
ρηται κατ᾽ ἀρχὰς εὐθὺς, οὐδενὸς ἀπόδειξιν ἔργου φυ-
σικοῦ κατὰ τὴν πραγματείαν τήνδε. προηγεῖται γὰρ ἡ
γνῶσις τῶν ἐνεργειῶν τῆς τῶν χρειῶν εὑρέσεως, ὅθεν ἐπ᾽
ἐκείνῃ συμπληρωθείσῃ ταυτὶ τὰ νῦν ἐνεστῶτα γράφεται,

cumfufis femper mittant; venae quidem numero inter-
dum quamplurimas et mole corporis infignes, arteriae
autem numero quidem illis pauciores, ut plurimum au-
tem magnitudine quoque inferiores, mittunt tamen et
ipfae. Caufa vero hujus eft, quod partes omnes alimento
indigent, calidae, frigidae, durae, molles; ut autem
caloris nativi modus ad unguem confervetur, non am-
plius fimiliter omnes poftulant: nam partes, quae natu-
rali temperamento funt frigidae, etiamfi ad ultimum ali-
quando venerint frigiditatis, fuftinent tamen et vivunt,
et rurfus fine moleftia recalefcunt. Demonftravimus au-
tem haec omnia tum alibi, tum in commentariis de ufu
refpirationis et pulfuum: neque oportet in hoc opere
(quod initio ftatim diximus) alicujus actionis naturalis
demonftrationem requirere, nam actionum cognitio ufus
inventionem praecedit; proinde poft illas plane cognitas
haec a nobis fcribuntur, in quibus explicandis pro hy-

338 ΓΑΛΗΝΟΥ ΠΕΡΙ ΧΡΕΙΑΣ

Ed. Chart. IV. [695. 696.]   Ed. Baf. I. (548. 549.)

χρώμενα μὲν ὑποθέσεσιν ἐκείναις, μαρτυροῦντα δ᾽ ἐν μέρει
καὶ αὐτὰ τοῖς ὀρθῶς ἀποδεδειγμένοις.

Κεφ. ιγ´. Εὑρήσεις οὖν φλέβας μέν τινας (549) ἀρ-
τηριῶν χωρίς, ἀρτηρίαν δ᾽ οὐδεμίαν ἄνευ τῆς συζύγου αὐτῇ
φλεβός. ἀκούειν δὲ χρὴ νῦν σύζυγον ἀρτηρίαν, οὐ τὴν
ψαύουσαν, ἢ δι᾽ ὑμένων συναπτομένην, (ὑπάρχει μὲν γὰρ
καὶ τοῦτο ταῖς πλείσταις,) ἀλλὰ τὴν ἕνεκα τῆς αὐτῆς χρείας
γεγενημένην· ἴδε δὲ σαφέστερον ὃ λέγω κατ᾽ αὐτὴν τοῦ λόγου
τὴν διέξοδον. ὥσπερ γὰρ ἡ ἐκ τῆς ἀριστερᾶς κοιλίας τῆς
καρδίας ἀρτηρία φυομένη πρέμνον τι τῶν καθ᾽ ὅλον ἐστὶ
τὸ ζῶον ἀρτηριῶν, (ἅπασαι γοῦν ἀρτηρίαι ὡς ἐδείχθησαν
ἀπ᾽ ἐκείνης πεφυκυῖαι,) τὸν αὐτὸν τρόπον ἀπὸ τῆς κοί-
λης φλεβὸς αἱ καθ᾽ ὅλον τὸ ζῶον ἀποπεφύκασι φλέβες,
[696] οἷον κλάδοι τινὲς ὡς ἀπὸ στελεχῶν· ταῖς δ᾽ οἷον ῥί-
ζαις τῶν ἀρτηριῶν ταῖς εἰς τὸν πνεύμονα κατασχιζομέναις
ἐκ τῆς καρδίας ἀνάλογον αὖ πάλιν αἱ κατὰ τὴν γαστέρα τε
καὶ τὸν σπλῆνα καὶ τὸ μεσεντέριον ἔχουσι φλέβες· αὐταῖς

potheſi illis utimur; quae tamen et ipſa viciſſim con-
firmant, nos ea, quae ad actionem pertinent, recte de-
monſtraſſe.

Cap. XIII. Invenias igitur venas quasdam ſine ar-
teriis, ſed arteriam nullam ſine ſua conjuge vena. In-
telligere autem hîc oportet arteriam conjugem, non eam,
quae tangit aut quae per membranas eis eſt conjuncta,
(ineſt enim id quoque plurimis,) ſed eam, quae propter
eundem uſum exititerit. Intelliges autem planius quod
dico in ipſa ſermonis enarratione. Quemadmodum enim
arteria, quae ex ſiniſtro cordis ventriculo producitur,
truncus eſt arteriarum, quae in toto ſunt animante; om-
nes enim arteriae (ut demonſtravimus) ab ea ducunt ori-
ginem; eodem modo venae, quae in totum animantis
corpus ſunt diffuſae, a vena cava ſunt exortae, velut
rami quidam a trunco. Arteriis vero, quae a corde in
pulmones ſunt diſſiſſae, quae ſunt velut radices, propor-
tione reſpondent eae venae, quae ſunt ad ventriculum,
lienem, et meſenterium: iis autem arteriis, quae ſunt in

δὲ ταῖς κατὰ τὴν καρδίαν αἱ κατὰ τὸ ἧπαρ. καὶ μὲν δὴ
καὶ τῶν τῆς κοίλης φλεβὸς μερῶν τὸ μὲν ἐπὶ τὴν ῥάχιν
καταφερόμενον ἀνάλογόν μοι νόει τῇ μείζονι μοίρᾳ τῆς με-
γάλης ἀρτηρίας τῇ κάτω φερομένῃ, τὸ δ᾽ ἐπὶ τὰς σφαγὰς
ἀναφερόμενον τῇ μικροτέρᾳ· τὴν δ᾽ ἄλλην ἅπασαν νομὴν
τὴν ἀπὸ τῶνδε, τὴν μὲν ταῖς ἀρτηρίαις παραφυομένην
ὁμοίας ἔχεσθαι τέχνης ἧς ἐπ᾽ ἐκείνων ἐξήγημαι, τὴν δὲ
καταμόνας ποτὲ γινομένην ἐν μὲν τῷ γένει τῆς τέχνης τε
καὶ τοῦ σκοποῦ περιέχεσθαι τοῦ κατὰ τὰς ἀρτηρίας, ὑπαλ-
λάττεσθαι δὲ διά τινας ἰδίας ἐξαιρέτους χρείας, ἃς ἐγὼ νῦν
ἐξηγήσομαι.

Κεφ. ιδ΄. Διένειμε τὰς φλέβας ἡ φύσις ἑκάστου τῶν
μορίων ἄκρᾳ δικαιοσύνῃ, τοῖς μὲν ὁμογενέσι κατὰ μόνην
τὴν τοῦ γένους διαφοράν, τοῖς δ᾽ ἑτερογενέσιν ἀνάλογον τῷ
πλήθει τῆς ἀποῤῥεούσης αὐτῶν οὐσίας, δι᾽ ἥν περ καὶ τρέ-
φεσθαι δεῖται τὰ τῶν ζώων σώματα. ὡς, εἴ ͺο ͺηϊσέν ἀπέῤ-
ῥει, μηδ᾽ ἐκενοῦτο, διὰ παντὸς ὅ᾽ ἔμενεν ἡ ἕξις αὐτῶν ἡ

corde, venae, quae funt in hepate, refpondent. Atque
etiam ex venae cavae partibus, quae deorfum ad fpinam
fertur, eam mihi intellige proportione refpondere parti
magnae arteriae majori, quae fertur deorfum, eam vero,
quae furfum fertur ad jugulum, minori. Aliam vero om-
nem ab his diftributionem, eam quidem, quae fertur pe-
nes arterias, pariter divifionem habere arteriarum divi-
fioni refpondentem, quam ego in arteriis expofui eam
vero, quae feorfum aliquando eft fejuncta, in genere qui-
dem artis et fcopi contineri, qui arteriis ineft, diffidere
vero propter ufus quosdam peculiares atque eximios, quos
ego nunc perfequar.

Cap. XIV. Natura partibus omnibus venas cum
fumma aequitate diftribuit, iis quidem, quae ejusdem
funt generis, pro folo generis difcrimine, iis vero, quae
diverfi funt generis, pro copia fubftantiae, quae ab ipfis
defluit, propter quam animantium corpora alimento in-
digent; quandoquidem, fi nihil deflueret neque vacuaretur,
fed ipforum habitus idem perpetuo maneret, quid effet,

αὐτὴ, τίς μὲν ἂν ἦν τροφῆς χρεία, τίς δὲ γήρως ἢ θανάτου
φόβος; ἐπεὶ τοίνυν τρέφεσθαι δεόμεθα, διότι κενούμεθα,
τῷ πλήθει τῆς ἀπορρεούσης οὐσίας ἴσην εἶναι χρὴ τὴν τρο-
φήν. ἀπορρεῖ δὲ πλεῖστον μὲν τῶν θερμῶν καὶ μαλακῶν
σωμάτων, καὶ κινουμένων συνεχῶς ἢ σφοδρῶς, ἐλάχιστον δὲ
τῶν ψυχρῶν, καὶ σκληρῶν, καὶ μετρίαις ἐνεργείαις ὑπηρετου-
μένων. ἡ μὲν γὰρ ψύξις πυκνοῖ, καὶ συνάγει, καὶ σφίγγει τά
σώματα, καὶ κωλύει τὰς ἀπορροίας, ἡ θερμασία δ᾿ ἔμπαλιν
ἀραιοῖ, καὶ διαχεῖ, λεπτύνει τε καὶ διαφορεῖ. καὶ μὲν δὴ
τῆς οὐσίας αὐτῆς ἡ μὲν σκληροτέρα καὶ λιθώδης μόνι-
μός ἐστι καὶ δυσκίνητος· ἡ δ᾿ ὑγρὰ καὶ μαλακὴ ταχὺ μὲν
ὑπὸ τῆς θερμασίας εἰς ἀτμοὺς ἀναλύεται, ταχὺ δ᾿ ἐξα-
πόλλυταί τε καὶ διαπνεῖται. πνεύμονι μὲν οὖν ἅπανθ᾿
ὑπάρχει τὰ πρὸς τὴν κένωσιν ἕτοιμα, μαλακώτατός τε
γάρ ἐστι καὶ θερμότατος, ἐν κινήσει τε διηνεκεῖ. τοῖς δ᾿
ὀστοῖς ὥσπερ ἐκ διαμέτρου τἀναντία, καὶ γὰρ σκληρὰ,
καὶ ψυχρὰ, καὶ τὸν πλείω τοῦ βίου χρόνον ἡσυχάζοντα.

quod alimentum appeterent, aut fenectam aut mortem
formidarent? Quum igitur nutriri corpora fit neceſſe,
quod ea vacuentur, alimentum aequale fit oportet co-
piae ejus fubftantiae, quae defluit. Defluit autem plu-
rimum quidem a calidis ac mollibus corporibus, et iis,
quae moventur aſſidue aut vehementer; minimum autem
a frigidis, et duris, et quae moderatas obeunt actiones.
Frigus enim corpora denfat, cogit, ac conftringit, pro-
hibetque fubftantiae defluvium; calor vero contra cor-
pora rarefacit, liquat, tenuat, ac digerit. Quin etiam
et quod ad fubftantiam ipfam attinet, quae durior qui-
dem eft et lapidea, permanens eft, nec facile diſſipaiur;
quae vero humida eft ac mollis, celeriter quidem a ca-
lore in halitus refolvitur, eoque cito perit atque exhalat.
Pulmoni igitur omnia infunt, quae ad celerem vacuatio-
nem pertinent, nam et molliſſimus eft et calidiſſimus,
motuque agitatur perpetuo. Oſſibus vero infunt velut ex
diametro cum eo pugnantia, etenim frigida funt, et du-
ra, bonamque totius vitae partem quiefcunt; ob eas certe

ταῦτ᾽ ἄρα μόνιμός ἐστιν αὐτῶν καὶ δύσλυτος ἡ οὐσία.
μὴ τοίνυν θαυμάζειν, εἰ τούτοις μὲν ἡ φύσις μικρὰς
ἔνειμε φλέβας, ὡς μηδὲ φαίνεσθαι σαφῶς, μηδ᾽ εἰ τὸ
ζῶον ὑπάρχει μέγα, πνεύμονι δὲ μεγίστη φλὲψ ἐκ καρ-
δίας ἐμπέφυκεν. ὥσπερ γὰρ τὰ ἄλλα δικαίως, οὕτω καὶ
τοῦτ᾽ εἰργάσατο, τοσαύτην ἑκατέροις ἐπιπέμπουσα τροφήν,
ὅσης ἐτύγχανε χρήζοντα. νυνὶ μὲν οὖν παρέβαλον ἀλλή-
λοις δύο μόρια, τὸ μὲν πλείστης, τὸ δ᾽ ἐλαχίστης τροφῆς
δεόμενον. ἐν δὲ τῷ μεταξὺ τούτων ἐστὶ τὰ ἄλλα σύμπαντα,
τὰ μὲν μᾶλλον αὐτῶν, τὰ δ᾽ ἧττον ἐκκενούμενά τε καὶ
τρέφεσθαι δεόμενα. τινὰ μὲν γὰρ, εἰ καὶ τὴν οὐσίαν ἐστὶ
σκληρότερα, ὥσπερ καὶ ἡ καρδία, διὰ τὸ πλῆθος τῆς
θερμασίας ἀναλίσκει πλείονα τροφήν· ἔνια δ᾽, εἰ καὶ μα-
λακώτερα, καθάπερ ἐγκέφαλος, ἧττον διαφορεῖται διὰ τὴν
τῆς θερμασίας ἔνδειαν. [697] ἡ μὲν οὖν μεγίστη φλὲψ
ἁπασῶν τῶν κατὰ τὸ ζῶον ἐκπέφυκε τοῦ ἥπατος ἐφ᾽
ἑκάτερα τὰ μέρη, τό τε ἄνω τοῦ σώματος ἡμῶν καὶ τὸ

caufas perdurat ipforum fubftantia, nec facile diffolvitur.
Ne igitur mireris, fi iis quidem natura exiguas adeo tri-
buit venas, ut ne clare quidem appareant, etiamfi ani-
mal magnum fuerit, pulmoni vero vena maxima a corde
eft inferta; ut enim alia jufte, ita hoc quoque fecit,
tantum utrisque mittens alimentum, quanto indigebant.
Nunc itaque duas partes inter fe comparavi, quarum al-
tera quidem plurimo, altera vero pauciffimo eget ali-
mento: in medio vero harum funt omnes aliae, quarum
aliae quidem magis, aliae vero minus vacuantur, alimen-
toque indigent. Nonnullae autem tametfi fubftantia fint
duriores, ut cor, tamen propter caloris nativi copiam
alimentum copiofius confumunt; aliae vero, quanquam
funt molliores, ut cerebrum, minus tamen ob caloris
inopiam diffolvuntur. Vena igitur omnium maxima,
quae animali infunt, ex hepate in utramque corporis
noftri partem euafcitur, fuperiorem fcilicet et inferio-

κάτω. πλησίον δὲ αὐτοῦ φλέβες εὐρεῖαι καὶ βραχεῖαι
πρὸς τοὺς νεφροὺς ἀποσχίζονται, οὐ μὰ Δία πολλῆς τρο-
φῆς δεομένους, ἀλλ᾽, ὡς ἐδείξαμεν, ἀνάλογόν εἰσιν αἱ φλέ-
βες αἵδε στομάχοις ἑλκτικοῖς ὑπηρετούμεναι τοῖς νεφροῖς
εἰς ὁλκὴν τῶν ὀῤῥωδῶν περιττωμάτων. εἶθ᾽ ἡ λοιπὴ πᾶσα
νομὴ κατά τε τὴν ῥάχιν ὅλην καὶ τὰ σκέλη παραπλη-
σίως ἔχει τῇ κατὰ τὰς ἀρτηρίας. οὐδαμόθι γὰρ ἀπολεί-
πεται φλὲψ ἀρτηρίας, ἀλλ᾽ ἔνθα ἂν ἴδῃς ἀρτηριῶδες ἀγ-
γεῖον, ἐνταῦθα ἐξ ἀνάγκης ἐστὶ καὶ φλὲψ, ὀλίγων ἀποσχι-
ζομένων εἰς τὰ περὶ τὸ δέρμα σώματα χωρὶς ἀρτηριῶν.
καὶ γίνεται τοῦτο κατὰ μὲν τὰ σκέλη καὶ τὰς χεῖρας
ἔξω τε καὶ πρόσω μᾶλλον, ὅτι ταῦτα τῶν ἔνδον ἀκυρο-
τέραν ἔχει τὴν θέσιν, ἅπασί τε τοῖς ἄλλοις μορίοις ἀνά-
λογον. ἀλλὰ καὶ ἡ εἰς τὰ ἔντερα νομὴ πᾶσα τῶν φλεβῶν,
ἣν ἀπὸ πυλῶν ἥπατος ἴσχουσιν, ἅμα ταῖς ἀρτηρίαις ἐστὶ,
καὶ ἡ εἰς ἐπίπλοον, καὶ σπλῆνα, καὶ γαστέρα, μιᾶς εἰς
ταῦτα πάντα κατασχιζομένης φλεβός, ἥτις ἀνίσχει μὲν ἐξ

rem. Prope ipſum autem venae latae ac breves ad re-
nes deciduntur, non hercule quod multo alimento ege-
ant, ſed quod (ut oſtendimus) hae venae ſint tanquam
ſtomachi attrahentes, renibusque in trahendis ſeroſis ex-
crementis inſervientes. Reliqua vero omnis earum dis-
tributio in tota ſpina et cruribus eo modo habet, quo
modo in arteriis; nusquam enim vena ab arteria relin-
quitur, ſed ubi vas arterioſum videris, ibi neceſſe eſt
venam etiam eſſe, paucis tamen venis in corpora, quae
ad cutim pertinent, ſine arteriis diviſis; id quod acci-
dit in manibus, et cruribus, et iisdem externis atque
anterioribus potiſſimum, quod partes hae poſitionem ha-
beant minus praecipuam, quam internae, quomodo et
in aliis omnibus partibus. Atque etiam diſtributio om-
nis venarum in inteſtina, quam a portis hepatis habent,
ſimul cum arteriis ſit; praeterea ea, quae ſit in omentum,
ventriculum, et lienem, in quae omnia vena unica di-

Ed. Chart IV. [697.]   Ed. Baf. I. (569.)

ἥπατος, ἀρξαμένη δὲ κατασχίζεσθαι τῶν συγκατασχισθη-
σομένων ἀρτηριῶν, ἀπὸ τῆς μεγάλης ἀποπεφυκυίας, ἐπει-
δὰν πρῶτον ἔξω τοῦ διαφράγματος γένηται. ταῦτά τε οὖν
ἅπαντα φαίνεται προνοητικῶς ἡ φύσις ἐργασαμένη, καὶ
τῷ θώρακι τὰς φλέβας ἀπὸ τῆς κοίλης ἄριστα διανεί-
μασα. καθ᾽ ὃ μὲν γὰρ ἀναφέρεται τὸ πρῶτον ἐκ τῶν
κυρτῶν τοῦ ἥπατος, εἰς τὸ διάφραγμα πέμπει μεγάλας
ἀποφύσεις· ἔνθα δ᾽ ἤδη ψαύει τῆς καρδίας, ἐνταῦθα τὴν
τὰς ὀκτὼ πλευρὰς ἑκατέρωθεν τρέφουσαν, ἣν εἴπερ θεά-
σαιο, πῶς ἐκ τῶν ὑψηλῶν οἷον κρεμαμένην διεβίβασεν
ἄχρι τῆς ῥάχεως, ἀσφαλῶς στηρίζουσα κατὰ τῶν πλησίον
σωμάτων, οἶδ᾽ ὅτι φανεῖταί σοι κἂν τούτῳ τέχνη τε καὶ
πρόνοια τῆς φύσεως οὐ μικρά. λέλεκται δ᾽ ἐν τούτοις
ἔμπροσθεν ὑπέρ τε τῶν κατὰ τὴν καρδίαν καὶ τὸν πνεύ-
μονα, καὶ ὅσα τοιαῦτα. λέλεκται δὲ καὶ περὶ τῶν ἐπὶ
τοὺς τιτθούς τε καὶ τοὺς ὄρχεις ἀγγείων ἐν τῷ κοινῷ
λόγῳ. περὶ δὲ τῶν ἀρτηριῶν καὶ φλεβῶν, ὅτι καὶ κοινὴν
ἄμφω τὴν χρείαν εἶχον, οὕτω δὲ καὶ περὶ τῶν εἰς τὰς

viditur, quae ab hepate quidem oritur, incipit autem ibi
dividi cum arteriis, quae a magna oriuntur, ubi pri-
mum diaphragma fuperavit. Haec itaque omnia videntur
a natura provide. fuiffe comparata, venaeque thoraci a
cava opportuniffime diftributae; qua enim primum fertur
furfum a gibbis hepatis, jam inde ad diaphragma ma-
gnas propagines mittit; ubi vero cor jam attingit, ibi
eam, quae octo coftas utrinque alit, emittit. Quam fi
videris, quo pacto ex alto velut fufpenfam ad fpinam
usque trajecerit, propinquis ipfam corporibus fulciens,
certo fcio, quod hîc quoque naturae artificium ac pro-
videntiam videbis non contemnendam. Diximus autem
prius in hoc opere de iis, quae cordi infunt ac pulmo-
nibus, et id genus aliis. Diximus etiam et de vafis,
quae ad mammas et teftes feruntur, dum communiter
de venis et arteriis ageremus, quod utraeque commu-
nem ufum haberent. Pari modo et cum de arteriis

χεῖρας ἀφικνουμένων φλεβῶν ἅμα ταῖς ἀρτηρίαις ὁ λόγος
κοινός. ὥσπερ γὰρ ἐν τοῖς σκέλεσιν, οὕτω κἀνταῦθα τοῖς
ἔξω τε καὶ πρόσω μέρεσι τοῦ βραχίονος ἰδίας ἡ φύσις
ἐπιπέμπει φλέβας ἐπιπολῆς χωρὶς ἀρτηριῶν, ὑπὲρ ὧν τῆς
εἰς ἕκαστον μόριον νομῆς, ἔτι καὶ τῆς δι᾽ ὅλου τοῦ κώλου
φορᾶς ἐν ταῖς ἀνατομικαῖς ἐγχειρήσεσιν ἐπηγγειλάμην ἐρεῖν.
ὥσπερ δ᾽ ἐνταῦθα μιᾷ φλεβὶ πλεονεκτεῖ τὸ κῶλον, οὕτω
καὶ κατὰ τράχηλον ἐπιπολῆς ἐστιν ἑτέρα φλὲψ σφαγῖτις
ἀζυγὴς, ἀρτηρία δὲ μία καθ᾽ ἕτερον μέρος ἀριστερόν τε
καὶ δεξιόν· διὰ βάθους δ᾽ ἅμα ταῖς ἀρτηρίαις ταῖς κα-
ρωτίσιν ὀνομαζομέναις αἱ ταύτῃ κείμεναι σφαγίτιδες ὁμοίαν
σχίσιν σχιζόμεναι, πλὴν ὅσα πρὸς μὲν τὸ δικτυοειδὲς
πλέγμα, καθάπερ ἐν τοῖς περὶ τούτων εἴρηται λόγοις,
ἀρτηρία μεγάλη τοῦ κατὰ τὸ λιθοειδὲς ὀστοῦν ἀναφέρεται
τρήματος, ἐπὶ δὲ τὸν ἐγκέφαλον, ὅσον ὑπόλοιπόν ἐστι τῶν
διὰ βάθους σφαγιτίδων, ἑτέρῳ τρήματι χρώμενον ἀναφέ-
ρεται κατὰ τὴν ϛ᾽ συζυγίαν τῶν νεύρων. εἴρηται δὲ καὶ

ageremus, de venis diximus, quae ad manus perveniunt,
quod communis utrarumque ſit ratio; ut enim in cruri-
bus, ita et hîc in externis atque anterioribus brachii
partibus natura proprias mittit venas per ſuperficiem
ſine arteriis. De quarum diſtributione in quamque par-
tem, praeterea et de tranſitu per totum brachium et
crus in libris de anatomicis adminiſtrationibus dicturum
me recepi. Quemadmodum autem hic *brachium et* crus
una vena ſuperat, ita et in collo in ſuperficie eſt altera
vena jugularis ſine conjuge; arteria vero una utraque
parte ſiniſtra et dextra. Per profundum vero una cum
arteriis, quas carotidas vocant, quae illic ſunt jugulares,
eodem modo dividuntur, niſi quod ad plexum retifor-
mem (ut, quum de his ageremus, indicavimus) arteria
magna ſertur ſurſum per foramen, quod eſt in oſſe pe-
troſo; ad cerebrum vero fertur, quod venarum jugula-
rium, quae per profundum feruntur, eſt reliquum, per
foramen aliud nervorum ſextae conjugationis. Diximus

περὶ τῶν κατ᾽ αὐτὸν τὸν ἐγκέφαλον ἀγγείων, ἡνίκ᾽ ἐξη-
γούμεθα τῶν ἐν αὐτῷ μορίων τὰς χρείας. καιρὸς οὖν ἤδη
καταπαῦσαι τὸν λόγον.

etiam de vaſis, quae ſunt in ipſo cerebro, quando partium
ipſius uſus exponeremus.   Tempus certe eſt, ut iam li-
brum hunc finiamus.

ΓΑΛΗΝΟΥ ΠΕΡΙ ΧΡΕΙΑΣ ΤΩΝ ΕΝ ΑΝΟΡΩΠΟΥ ΣΩΜΑΤΙ ΜΟΡΙΩΝ

ΛΟΓΟΣ Ρ.

Ed. Chart. IV. [698.]   Ed. Baf. I. (550.)

Χεφ. α'. Ὕστατος οὗτός μοι λόγος ἐστὶν, ὁ περὶ τῆς χρείας ἔτι τῶν ἐν ἀνθρώπου σώματι μορίων· οὐδὲν γὰρ ὑπολείπεται κατ᾽ εἶδος ἄῤῥητον. ἀλλ᾽ ἐπειδὴ τὸ χρήσιμον οὔτ᾽ ἴσον ἐν ἅπασιν, οὔτε ταὐτὸν, ἄμεινον ἂν εἴη διορίσασθαί τε ταῦτα, καὶ τὸ καθ᾽ ἕκαστον αὐτῶν ἴδιον εἰπεῖν. ἐνέργεια μὲν οὖν μορίου τῆς χρείας αὐτοῦ διαφέρει, καθότι καὶ πρόσθεν εἴρηται, τῷ τὴν μὲν ἐνέργειαν κίνησιν εἶναι

GALENI DE VSV PARTIVM CORPORIS HVMANI

LIBER XVII.

Cap. I. Ultimus mihi hic liber adhuc de ufu partium corporis humani fupereft; nihil enim relinquitur, cujus fpeciatim non meminerimus. Sed quoniam ufus in omnibus non eft aequalis, neque idem, fatius utique fuerit de his definiviffe, et quod cuique ipforum eft proprium, indicaffe. Partis igitur actio ab ejusdem ufu (ut antea diximus) differt, quod actio quidem motus quidam

ΓΑΛΗΝΟΥ ΠΕΡΙ ΧΡΕΙΑΣ ΤΩΝ ΜΟΡΙΩΝ ΛΟΓ. Ρ. 347

Ed. Chart. IV. [698.]　　　　　　Ed. Baf. I. (550.)

δραστικὴν, τὴν δὲ χρείαν ταὐτὸν τῇ πρὸς τῶν πολλῶν εὐ-
χρηστίᾳ καλουμένῃ. δραστικὴν δ᾽ εἶπον εἶναι κίνησιν τὴν
ἐνέργειαν, ἐπειδὴ πολλαὶ τῶν κινήσεων γίνονται κατὰ πάϑος,
ἃς δὴ καὶ παϑητικὰς ὀνομάζουσιν, ὅσαι κινούντων ἑτέρων
ἐγγίνονταί τισιν. οὕτω γὰρ καὶ τῶν ἐν τοῖς κώλοις ὀστῶν
ἐστί τις κίνησις ὑπὸ τῶν ἐν αὐτοῖς μυῶν γινομένη, ποτὲ
μὲν ἔξω, ποτὲ δ᾽ ἔσω κινούντων τὰ κατὰ τὰς διαρϑρώσεις
ὀστᾶ. πρὸς μὲν οὖν τὸ πρῶτον κινοῦν, ὅπερ ἐστὶ τὸ ἡγε-
μονικὸν, ὀργάνου λόγον οἱ μύες ἔχουσι, πρὸς δὲ τὸ κι-
νούμενον ὀστοῦν ὑφ᾽ ἑαυτῶν καὶ τοῦτον μὲν, ἀλλὰ καὶ
τὸν τοῦ δημιουργοῦ. πρώτη μὲν οὖν ἡ χρεία τοῖς ζώοις ἡ
ἐκ τῶν ἐνεργειῶν ἐστι, δευτέρα δ᾽ ἡ ἐκ τῶν μορίων. οὐ
γὰρ δι᾽ αὐτὸ τῶν μορίων οὐδὲν ἔχειν βουλόμεϑα. περιττὸν
γὰρ ἂν οὕτως ἦν, εἰ ἐνεργείας ἠρημώϑη, ὡς ἀποκόπτεσϑαι
μᾶλλον ἢ ποϑεῖσϑαι· καὶ εἴπερ ἦν τι τοιοῦτον ἐν ζώου
σώματι μόριον, οὐκ ἂν ἁπάντων ἐλέγομεν εἶναί τινα
χρείαν. ἐπεὶ δ᾽ οὔτ᾽ ἐν ἀνϑρώπῳ τι τοιοῦτόν ἐστιν, οὔτ᾽

est activus, usus vero nihil aliud est quam quod vulgo
appellatur utilitas seu ad utendum aptitudo quaedam.
Porro actionem motum esse dixi activum, quod plerique
motus fiant patiendo, quos sane passivos etiam nuncu-
pant, qui tum partibus quibusdam accidunt, quum ab
aliis moventur. Is enim motus inest ossibus, quae in
brachiis et cruribus sunt, fitque a musculis, qui ipsis in-
sunt, nunc quidem extra, nunc autem intra ad dearti-
culationes ossa moventibus. Quod si ipsum primum mo-
vens (quod est princeps animae facultas) respexeris, mu-
sculi rationem instrumenti habebunt, sin id os, quod
ab ipsis movetur, et hanc et efficientis *habebunt rationem.*
Primus itaque usus animalibus ab actionibus accedit, se-
cundus a partibus; nullam enim partem propter se ip-
sam habere cupimus; supervacanea enim ita esset, si
actione esset orbata, et abscindenda potius, quam optan-
da. Praeterea, si qua esset in corpore animalis pars ejus-
modi, haudquaquam diceremus, ejus aliquem esse usum;
quum autem neque in homine ulla sit ejusmodi, neque

348 ΓΑΛΗΝΟΤ ΠΕΡΙ ΧΡΕΙΑΣ

Ed. Chart. IV. [698. 699.] Ed. Baf. I. (550.)

ἐν ἄλλῳ. ζώῳ, διὰ τοῦτο τεχνικὴν τὴν φύσιν εἶναί φαμεν.
[699] ἔγωγ᾽ οὖν, ὅπερ ἔπαθον, ὅτε πρῶτον ἐθεασάμην ἐλέ-
φαντα, διηγήσομαι, τοῖς μὲν ἑωρακόσι τὸ ζῷον ἑτοίμως
νοηθησόμενον, ὅσοι δ᾽ οὐκ εἶδον, εἰ προσέχοιεν τὸν νοῦν
τοῖς λεχθησομένοις, οὐ πάνυ χαλεπῶς. ὑπάρχει γὰρ τούτῳ
τῷ ζώῳ κατ᾽ ἐκεῖνον τὸν τόπον, ἔνθα τοῖς ἄλλοις ἡ ῥὶς
ἐστιν, ἀπηρτημένον τι στενὸν καὶ μακρὸν μόριον, ὡς ἐξι-
κνεῖσθαι πρὸς τὴν γῆν. τοῦτ᾽ ἐμοὶ θεασαμένῳ τὸ πρῶτον
ἔδοξεν εἶναι περιττόν τε καὶ ἄχρηστον. ἐπεὶ δ᾽ ἐνεργοῦν
αὐτῷ τὸ ζῶον εἶδον ὥσπερ χειρὶ, τότ᾽ οὐκ ἄχρηστον ἐφάνη,
συναφθείσης τῷ τῆς ἐνεργείας χρησίμῳ τῆς χρείας τοῦ μο-
ρίου· διὰ μέσου γὰρ τοῦ κατὰ τὴν ἐνέργειαν χρησίμου τὸ
τοῦ μορίου χρήσιμον φαίνεται. ὁ γοῦν ἐλέφας ἐκείνῳ τῷ
μορίῳ κατὰ τὸ πέρας ἅπαντα μεταχειρίζεται, περιπτυσσο-
μένῳ τοῖς λαμβανομένοις ἄχρι τῶν σμικροτάτων νομισμάτων,
ἃ καὶ τοῖς ἐπικαθεζομένοις αὐτῷ δίδωσιν, ἀνατείνων τὴν
προνομαίαν ἐπ᾽ αὐτούς, οὕτω γὰρ ὀνομάζουσι τὸ προκείμε-

in alio animali, idcirco naturam praedicamus eſſe arti-
ficioſam. Equidem, quod mihi accidit, quum primum ele-
phanta ſum conſpicatus, referam; quod facile intelligent,
qui id animal ſunt conſpicati; qui autem non viderunt,
non magno negotio intelligent, ſi modo mentem iis, quae
dicturus ſum, attenderint. Habet enim hoc animal, quo
loco aliis eſt naſus, partem quandam pendentem angu-
ſtam ac longam adeo, ut ad terram pertingat; quam
quum primum ſum conſpicatus, ſupervacaneam atque
inutilem eſſe putavi; quum autem animal ipſum uti ea
pro manu animadverti, tunc non amplius ipſam judicavi
eſſe inutilem, quod uſus hujus partis cum actione utili
eſſet conjunctus; quandoquidem partis uſus ita demum
apparet, ſi actionem habeat utilem. Elephas igitur
extremo hujus partis ſic omnia tractat, atque ita rebus
apprehendendis applicat, ut ne minima quidem numis-
mata ipſum effugiant, quae etiam, ſublata pronomaea
ſeu proboſcide (ſic enim partem eam vocant, de qua

νον ἐν τῷ λόγῳ μόριον. ὥσπερ οὖν, εἰ μηδὲν ἐχρῆτο τῷ
μορίῳ τούτῳ τὸ ζῶον, αὐτό τ᾽ ἂν ἦν περιττὸν, ἥ τε
διαπλάσασα φύσις οὐ πάντη τεχνική, οὕτω νῦν, ἐπειδὴ
χρησιμωτάτας ἐνεργείας ἐνεργεῖ δι᾽ αὐτοῦ, χρήσιμον μὲν
αὐτὸ, τεχνικὴν δ᾽ ἐνδείκνυται τὴν φύσιν. ὕστερον δὲ καὶ
ὡς τέτρηται κατὰ τὸ πέρας, ἰδὼν ἐπιμαθών τε, διὰ τῶν
τρημάτων τούτων, οἷα μυκτήρων, ἀναπνεῖν τὸ ζῶον, ἔγνων
δηλονότι καὶ κατὰ τοῦτο χρήσιμον ὑπάρχειν τὸ μόριον.
ἐπειδὴ δὲ καὶ τεθνεῶτος ἐλέφαντος ἀνέτεμον ἄχρι τῆς ῥίζης
τοῦ μορίου τοὺς ἐκ τῶν τρημάτων ἀνατεινομένους πόρους,
εὗρόν θ᾽ ὁμοίως τοῖς ἐν ἡμῖν διττὴν τελευτὴν ἔχοντας, μίαν
μὲν εἰς αὐτὸν ἀνήκουσαν τὸν ἐγκέφαλον, ἑτέραν δὲ εἰς τὸ
στόμα συντετρημένην, ἔτι καὶ μᾶλλον ἐθαύμασα τῆς φύ-
σεως τὴν τέχνην. ἐπεὶ δὲ προσεπυθόμην, ὅτι κἀπειδὰν
διὰ ποταμοῦ βαθέος ἢ λίμνης ὁδοιπορῇ τὸ ζῶον, ὡς ἤδη
κατακρύπτεσθαι πᾶν αὐτῆς τὸ σῶμα, τὴν προνομαίαν ταύ-
την ἀνατεῖνον εἰς ὕψος ἀναπνεῖ διὰ ταύτης, ἔγνων οὐ

nunc agimus) rectori, qui fibi infidet, tradit. Quemad-
modum igitur, fi animal parte hac non uteretur, ipfa
effet fuperflua, et natura, quae ipfam conformaffet, non
ubique effet artificiofa, ita, quum actiones per eam obeat
utiliffimas, ipfa quidem eft utilis, naturam autem often-
dit effe artificiofam. Poftea vero, quum ipfam animad-
vertiffem in fine effe perforatam, intellexiffemque prae-
terea, animal ipfum per foramina illa velut per nares
refpirare, cognovi fane, eum quoque ufum animali par-
tem hanc praeftare. Poftquam autem mortuo elephante
usque ad radicem partis ipfius diffecans meatus, qui a
foraminibus furfum feruntur, reperi non aliter quam in
nobis exitum habere duplicem, unum quidem, qui ad
ipfum cerebrum perveniebat, alterum autem in os per-
foratum, impenfius adhuc naturae artem fum admiratus.
Ubi autem etiam didici, ipfum animal, quum fluvium
aut lacum profundum trajicit, ut totum ipfius corpus
demergatur. per fublatam in altum hanc probofcidem re-
fpirare, naturae providentiam intellexi non in eo dun-

Ed. Chart. IV. [699.]   Ed. Baf. I. (550.)

μόνον τῷ κατασκευάζειν ἅπαντα καλῶς τὰ μόρια τοῦ ζώου
προνοητικὴν τὴν φύσιν, ἀλλὰ καὶ τῷ διδάσκειν αὐτὰ τὴν
χρῆσιν αὐτῶν, ὅπερ ἐδείχθη μοι κατὰ τὴν ἀρχὴν ὅλης τῆς
πραγματείας. εἰς μὲν δὴ τὸ γνῶναι τῆς φύσεως τὴν τέχνην
αὔταρκές ἐστιν ἔξωθεν θεάσασθαι τὸ πᾶν σῶμα τοῦ ζώου,
τάς τ᾽ ἐνεργείας ἑκάστου μορίου κατασκέψασθαι, τοῖς γε
δὴ δικαίως ἐπισκοπεῖσθαί τε καὶ κρίνειν αὐτὰ προῃρημένοις,
οὐχ ὡς ἐχθροῖς τῆς φύσεως ἐπηρεάζειν. ἐπεὶ δ᾽ ἔφθασαν
ἔνιοι στοιχεῖα τῶν σωμάτων ὑποθέσθαι τὰ τοιαῦτα ταῖς
οὐσίαις, ὡς συναφθῆναι μὴ δύνασθαι τέχνῃ φύσεως, ἠναγ-
κάσθησαν αὐτῇ πολεμεῖν. ὅτι δ᾽ οὐ δύναται συναφθῆναι,
μαθεῖν ἐστιν ἐνθένδε. τὸ διαπλάττειν μέλλον ὁτιοῦν τεχνι-
κῶς ἤτοι γ᾽ ἔξωθεν αὐτοῦ ψαύειν, ἢ δι᾽ ὅλου τοῦ δια-
πλαττομένου διεληλυθέναι χρή. ἀλλ᾽ οὔτ᾽ ἔξωθέν τι
ψαυόντων ἀτόμων ἢ ἀμερίστων σωμάτων, ἅπερ ἔνιοι τί-
θενται στοιχεῖα, διαπλάττειν αὐτοῖς πεφυκέναι φασὶν οὐδ᾽
αὐτοί, οὔτε δι᾽ ὅλου ἐκτετάσθαι. λείπεται οὖν, ὡς
ἔτυχεν ἀλλήλοις περιπλεκόμενα τὴν τῶν αἰσθητῶν σωμάτων

taxat, quod partes omnes ipſius animalis pulchre conſtru-
xerit, ſed quod ipſum etiam eis uti docuerit, quemad-
modum initio totius operis demonſtravimus.   Porro ad
artem naturae cognoſcendam abunde fuerit totum corpus
animalis extrinſecus inſpexiſſe, ac cujusque partis actio-
nes conſideraſſe, iis ſaltem, qui ita ſeſe compararunt, vt
eas juſte conſiderent ac dijudicent, non autem ut ini-
mici naturam calumnientur; quandoquidem qui corpo-
rum elementa talia ſubſtantia initio poſuerunt, ut ars
naturae conjungi nequeat, bellum adverſus eam coacti
ſunt ſuſcipere.   Quod autem conjungi nequeat, hinc di-
ſcas licet.   Quod aliquid artificioſe eſt formaturum, aut
extrinſecus tangat id, quod formatur, aut totum ipſum
pervadat eſt neceſſe.   At cum inſecabilia vel individua
corpora, quae nonnulli ſtatuunt elementa, quicquam aut
extrinſecus tangendo, aut per totum ſe intus inferendo,
ne ipſi quidem dicant conformandi vim habere; relin-
quitur ipſa fortuito concurſu inter ſe cohaerentia cor-

ἐργάσασθαι σύστασιν. ὡς ἔτυχε δὲ περιπλεκόμενα, σπανίως μέν ποτε χρήσιμον ἐργάζεται τὸ δημιούργημα, πολλάκις δ᾽ ἄχρηστόν τε καὶ μάταιον. αὕτη τοιγαροῦν αἰτία τοῦ μὴ βούλεσθαι τὴν φύσιν εἶναι τεχνικὴν ἐκείνους τοὺς ἄνδρας, ὅσοι τὰ πρῶτα σώματα τοιαῦτα εἶναί φασιν, οἷά περ οἱ τὰς ἀτόμους εἰσάγοντες λέγουσιν. [700] ὁρωμένων γὰρ ἐναργῶς ἁπάντων τῶν ζώων εὐθὺς ἔξωθεν οὐδὲν ἄχρηστον ἐχόντων μόριον, ἐπιχειροῦσι καὶ μὴν ἑνὸς εὐπορῆσαί τινος εἰς ἀντιλογίαν, ἤτοι γ᾽ εὐθὺς, ἢ ἐξ ἀνατομῶν φαινομένου τοιούτου. κατὰ τοῦτο τοιγαροῦν καὶ ἡμῖν ἀναγκαίαν εἰργάσαντο τὴν ἁπάντων ἐξήγησιν, ὥστε καὶ μέχρι τῶν οὐδὲν ἐχόντων χρήσιμον εἰς θεραπείαν ἢ πρόγνωσιν ἢ διάγνωσιν παθῶν ἐκτείνεσθαι τὸν λόγον, ὥσπερ ὅταν ἐπισκοπώμεθα, τίνες τέ εἰσι καὶ πόσοι μύες οἱ τὴν γλῶτταν κινοῦντες. ἀλλ᾽ ἐκεῖνό γε θαυμάσαι τῶν ἀνδρῶν ἐστιν, ὅσοι τὴν φύσιν ἄτεχνον εἶναι λέγουσιν, εἰ τοὺς μὲν πλάστας ἐπαινοῦσιν, ὅταν ἴσα τὰ δεξιὰ τοῖς ἀριστεροῖς ἀκριβῶς

pora fenſibilia conſtituere. At quae ita temere cohaerent, raro quidem opificium utile efficiunt, contra autem faepenumero inutile ac vanum. Ea certe eſt cauſa, quae eos viros, qui prima corpora ejusmodi eſſe adſtruunt, cujus generis funt, qui atomos introducunt, perpulit, ut naturam negarint eſſe artificiofam. Quum enim ſtatim extrinfecus videamus aperte, nullum animal ullam partem habere inutilem, attamen conantur hi aliquam ad contradicendum arripere, quae prima facie aut in diſſectione talis appareat. Ea fane ratione partes omnes explicandi neceſſitatem nobis impofuerunt, ut ad ea etiam defcendere fimus coacti, quae nihil habent momenti aut ad curationem, aut ad praenotionem, aut ad dignotionem morborum; ut quum confideramus, qui mufculi et quot linguam moveant. At eo certe nomine mihi fubit viros illos admirari, qui naturam ajunt arte carere, fi ſtatuarios quidem laudant, quum partes dextras finiſtris aequales omnino fecerint, naturam autem

Ed. Chart. IV. [700.]   Ed. Baf. I. (550.)

ἐργάσωνται, τὴν φύσιν δ᾽ οὐκ ἐπαινοῦσι πρὸς τῇ τῶν
μορίων ἰσότητι καὶ τὰς ἐνεργείας παρασχοῦσαν, ἔτι τε πρὸς
τούτῳ τὴν χρῆσιν αὐτῶν εὐθὺς ἐξ ἀρχῆς ἅμα τῷ γεννη-
θῆναι διδαξαμένην τὸ ζῶον. ἢ Πολύκλειτον μὲν δίκαιόν
ἐστι θαυμάζειν ἐπὶ τῇ τῶν μορίων ἀναλογίᾳ τοῦ καλου-
μένου κανόνος ἀνδριάντος, τὴν φύσιν δ᾽ οὐκ ἐπαινεῖν μό-
νον, ἀλλὰ καὶ τέχνης ἁπάσης ἀποστερεῖν χρή, τὴν ἀναλο-
γίαν τῶν μορίων οὐκ ἔξωθεν ὡς οἱ πλάσται μόνον, ἀλλὰ
καὶ διὰ βάθους ἐπιδειξαμένην; ἢ οὐ καὶ ὁ Πολύκλειτος
αὐτὸς ἐκείνης ἐστὶ μιμητής, ἐν οἷς γε ἠδυνήθη γενέσθαι
μιμητής; ἠδυνήθη δ᾽ ἐν τοῖς ἔξωθεν μόνοις, ὧν ἐπέσκε-
πται τὴν τέχνην, ἀπ᾽ αὐτῶν τῶν προχειροτάτων ἀρξάμενος,
οἷόν περ καὶ ἡ χείρ ἐστιν ὄργανον ἰδιαίτατον· ἀνθρώπου,
δακτύλους μὲν ἔχον πέντε, τελευτῶντας εἰς ὄνυχας πλατεῖς,
ἄρθρα δὲ καθ᾽ ἕκαστον τρία, καὶ κινήσεις ὁπόσας τε καὶ
ποίας ἐν τῷ πρώτῳ λόγῳ διῆλθον, εἰς ἄκραν ἥκοντα τέχνην
ἅπαντα. καί τοι καὶ χωρὶς τούτων ἡ ἰσότης αὐτὴ θαυμαστῆς

non laudant, quae praeter partium aequalitatem actio-
nes etiam exhibuit, ac praeterea ftatim, ut animal fuit
genitum, ufum earum ipfum edocuit. An Polycletum
quidem jure admirabimur propter partium ftatuae (quae
regula fuit appellata) convenientiam ac proportionem,
naturam autem non modo non laudabimus, fed omni
etiam arte privabimus, quae partium proportionem non
folum extrinfecus more ftatuariorum, fed in profundo
etiam fervavit? Nonne et Poïcletus ipfe naturae eft
imitator, in quibus faltem eam potuit imitari? potuit
autem in folis externis partibus, in quibus artem con-
fideravit, ab iis, quae maxime funt in promptu, aufpica-
tus, quarum manus una eft, inftrumentum homini ma-
xime proprium, quinque habens digitos in latos ungues
definentes, in quoque ipforum tres articulos, ac motus,
quot et quales libro primo expofui; quae omnia plena
funt fummi artificii. Atqui, ut haec omittam, ipfa ae-
quabilitas artem prae fe fert admirabilem, quam ftatuarii

Ed. Chart. IV. [700.]   Ed. Baf. I. (550. 551.)

τέχνης ἐστὶν ἐνδεικτική. μετὰ γοῦν ὀργάνων παμπόλλων οἱ
τοὺς ἀνδριάντας ἐργαζόμενοι τὴν ἰσότητα μόγις αὐτῶν δια-
φυλάττουσι. καὶ οὔπω σοι λέγω τὴν ἀναλογίαν τοῦ καθ᾽
ἕκαστον (551) μόριον μεγέθους, οἷον τῆς χειρὸς αὐτῆς, ἣν
ὅτι μὲν ἀντιληπτικὸν ὄργανον ἐποίησεν ἡ φύσις, ὥσπερ τὸ
σκέλος βαδιστικὸν, ἐν τῷ α΄ δέδεικται λόγῳ· θέασαι δ᾽,
ὅπως ἄκρα συμμετρίᾳ κέχρηται περὶ τὸ μέγεθος αὐτῆς.
ἐπειδὴ γὰρ ἐξῆπται τῆς ὠμοπλάτης τὸ κῶλον τοῦτο, δύσφο-
ρόν τ᾽ ἂν ἦν δηλονότι καὶ πρὸς τὰς ἐνεργείας ἀνεπιτή-
δειον, εἰ μέχρι τῶν ποδῶν ἐξετέτατο, καὶ πολὺ μᾶλλον, εἰ
κατὰ τῆς γῆς ἐπεσύρετο μεθιέμενον, ὥσπερ καὶ πρὸς τὸ
πόῤῥωθέν τι λαμβάνειν εἰς τοσοῦτον ἐπιτηδειότερον, εἰς
ὅσον μακρότερον, ἡ δὲ μικρὰ χεὶρ ὅσον εὐφορωτάτη, το-
σοῦτον χείρων ἐστὶν εἰς τὰς τῶν πόῤῥωθεν ἀντιλαβάς, ἡ δ᾽
εἰς ταύτας χρησίμη δύσφορος ἔμελλεν ἔσεσθαι, μέχρι το-
τούτου τὸ μέγεθος αὐτῆς ηὔξησεν, ὡς μηδέπω δύσφορον
ὑπάρχειν. ἀνδρὶ μὲν οὖν ἀληθῶς ἐξετάζοντι τὰ τῆς φύσεως
ἔργα καὶ χεὶρ ἀρκεῖ μόνη θεωρηθεῖσα πρὸ τῆς ἀνατομῆς.

multis freti inftrumentis aegre tamen affequuntur. Omit-
to magnitudinis in partibus omnibus proportionem, ut
in manu ipfa, quam libro primo oftendimus a natura
factam fuiffe ad apprehenfionem, quo modo crus ad am-
bulationem. Confidera autem, quo pacto natura in ma-
gnitudine ipfius fumma fymmetria eft ufa. Quum enim
membrum hoc a fcapulis pendeat, grave omnino ac ge-
ftatu difficile atque ad actiones ineptum fuiffet, fi ad
pedes usque extenfum effet; ac multo id magis, fi ad
terram demiffum traheretur, tametfi ad aliquid accipien-
dum, quod effet remotius, tanto magis effet idoneum,
quanto longius. Quia vero parva quidem manus, quanto
levior eft ac portatu facilior, tanto deterior eft ad ea,
quae longe funt diffita, apprehendenda, quae vero ad ea
apprehendenda eft utilis, ea gravis ac geftatu difficilis erat
futura, magnitudinem ejus eousque auxit, quatenus ge-
ftatu difficilis non fit. Ei igitur, qui naturae opera vere
examinat, vel manus fola ante anatomen vifa fufficiat;

ὅστις δ᾽, ὡς ἔφην, ἐχθρὸς τῇ φύσει, κἂν τὴν ἔνδον αὐτῆς
θεάσηται τέχνην, ἣν ἐν τοῖς πρώτοις δύο γράμμασιν ἐξηγη-
σάμην, ἀγρυπνεῖ ζητῶν, ὅπως ἐπηρεάσῃ τι τῶν ὀφθέντων.
οὕτω δὲ καὶ κατὰ τὰ σκέλη τήν τε τοῦ μεγέθους συμμετρίαν
καὶ τῶν κινήσεων ἑκάστης τὴν χρείαν ἀληθῶς ἐξετάσας τις
οὐκ ἐπαινέσει μόνον, ἀλλὰ καὶ θαυμάσει τῆς φύσεως τὴν
τέχνην. ἐὰν γοῦν ἐπινοήσῃς τινὸς ἀνθρώπου τῆς προσηκού-
σης ἀναλογίας ἡμίσεα τὰ σκέλη, συνήσεις, οἶμαι, πρῶτον μὲν,
ὅπως αὐτῷ δύσφορόν τε ἔσται καὶ βαρὺ τὸ ὑπερκείμενον
σῶμα, [701] δεύτερον δὲ, ὅπως βαδίζειν ἐπιχειροῦντι σφα-
λερόν, καὶ τρίτον, ὅπως ἀδύνατον θεῖν. οὕτω δὲ καὶ μηροῦ
πρὸς κνήμην καὶ κνήμης πρὸς πόδα τὴν ἀναλογίαν σκοπού-
μενος ἄκραν τινὰ τέχνην ἐξευρήσεις τῆς φύσεως, ὥσπερ γε
καὶ τῶν κατ᾽ αὐτὸν πάλιν τὸν πόδα μορίων ἢ τὴν ἄκραν
χεῖρα· καὶ γὰρ οὖν καὶ τὰ ταύτης μόρια θαυμαστῶς πως ἀλ-
λήλοις ὁμολογεῖ, καθάπερ γε καὶ βραχίονος πρὸς πῆχυν, καὶ

qui vero naturae eſt (ut dixi) inimicus, etiamſi artem,
quae intus in ipſa manu eſt abdita, fuerit conſpicatus
(quam nos primis duobus libris expoſuimus), ea tamen,
quae ipſe viderit, magno ſtudio ac ſolicitudine revolvit,
quaerens aliquid, quod queat calumniari. Ad eundem
autem modum et in cruribus ſi quis magnitudinis ſym-
metriam ac motus cujusque uſum vere examinarit, non-
ne artem naturae non laudabit modo, ſed etiam admira-
bitur? Si enim animo finxeris hominem aliquem crura
habere parte dimidia duntaxat proportione decenti con-
ſtructa, intelliges (opinor) primum quidem, corpus, quod
ſuperjacet, quam grave ipſi erit ac geſtatu difficile; ſe-
cundo, quam periculoſa eidem erit ambulatio; poſtremo,
quam erit ad curſum impeditus. Ad eundem modum et
femoris ad tibiam et tibiae ad pedem proportionem
conſiderans ſummam quandam naturae artem invenies;
quemadmodum rurſum et partium, quae tum pedi ipſi,
tum ſummae manui inſunt, nam hujus quoque partes
mirabiliter inter ſe conſentiunt, quo modo certe et bra-
chii partibus ad cubitum, et cubiti ad ſummam manum,

Ed. Chart. IV. [701.]   Ed. Baf. I. (551.)

τούτου πρὸς ἄκραν χεῖρα, καὶ τῶν κἀκείνης μορίων πρὸς
ἄλληλα θαυμαστή τίς ἐστιν ἀναλογία. καὶ ταῦτα μὲν
πάντα τὴν τέχνην ἐνδείκνυται τοῦ δημιουργοῦ. καὶ τῶν
δακτύλων δὲ μόνων ἡ ἀναλογία τῷ γε μὴ δυσμενεῖ τῇ φύ-
σει τὴν αὐτὴν ἱκανὴ τέχνην ἐνδείξασθαι. διὰ τί γὰρ οὐδεὶς
ἄνθρωπος οὐδέποτε τριπλασίους ἔσχε τὸ μέγεθος, ἢ νῦν
εἰσι, τοὺς δακτύλους; ἢ διὰ τί πάλιν οὐδ᾽ οὕτως μικροὺς,
ἡλίκη καθ᾽ ἕκαστον αὐτῶν ἐστιν ἡ πρώτη φάλαγξ; ἐγὼ μὲν
γὰρ φημι, διότι τὴν χρείαν αὐτῶν διέφθειρε τὰ τηλικαῦτα
μεγέθη. σὺ δ᾽, ὦ γενναιότατε κατήγορε τῶν ἔργων τῆς φύ-
σεως, οὐδὲν μὲν τούτων βλέπεις, ὅτι δ᾽ ἐν μυρίοις μυριά-
κις ἀνθρώποις ἅπαξ πού τινα ἐποίησεν ἓξ δακτύλους ἔχοντα,
τοῦτο μόνον ὁρᾷς. εἰ δὲ Πολύκλειτος ἔς τι μικρὸν οὕτως
ἥμαρτεν ἐν χιλίοις ἀνδριάσιν, οὔτ᾽ ἂν αὐτὸς ἐμέμψω, καὶ τοὺς
ἐγκαλοῦντας ἀγνώμονας ἐκάλεις. ἀντίστρεψον οὖν αὐτό, καὶ
σκέψαι, τί ποτ᾽ ἂν εἴποις, εἰ κατὰ μὲν τοὺς χιλίους ἥμαρτεν
ἡ φύσις, ἐν ἑνὶ δὲ μόνῳ κατώρθωσεν. ἆρ᾽ οὐκ ἂν τύχης

et hujus etiam partibus inter fe incredibilis quaedam eſt
proportio.   Atque haec omnia artem opificis oſtentant.
Quin et digitorum duntaxat proportio ei certe, qui na-
turae inimicus non fuerit, eandem artem oſtenderit.   Cur
enim nemo adhuc digitos triplo majores, quam nunc ſunt,
aut cur rurſus eosdem non aeque parvos habuit, ut cu-
jusque eſt ipſorum primum internodium? Ad quod equi-
dem reſpondeo, quod magnitudines ejusmodi uſum ip-
ſorum vitiarent.   Tu autem, operum naturae generoſiſſime
calumniator, nihil horum conſideras, ſed, ſi ex centenis
millibus millium hominum uni aliquando digitos ſex
procrearit, id ſolum conſideras.   At, ſi Polycletus exi-
guum quiddam ipſe in mille ſtatuis peccaſſet, haudqua-
quam ipſe eum accuſares, et, ſi quis ei id objiceret, ma-
lignum eum eſſe diceres.   Id igitur ipſum converte, ac
conſidera, quid tandem dicas, ſi in mille quidem homini-
bus natura peccaſſet, in uno vero ſolo recte egiſſet, non-
ne, quod rite ceſſiſſet, fortunae diceres, non artis, opus

ἔφασκες, οὐ τέχνης ἔργον εἶναι τὸ κατορθούμενον; εἰ δ᾽
ἐν μυρίοις, ἔτι δὴ μᾶλλον; ἀλλά νῦν, ὅτ᾽ οὐκ ἐν χιλίοις ἢ
μυρίοις ἀνθρώποις, ἐν μυριάκις δὲ μυρίοις ὁρῶμέν τι διη-
μαρτημένον, εἰς τύχην ἀναφέρειν τολμᾷς τὰ κατωρθωμένα,
θαυμαστῇ τινι δικαιοσύνῃ περὶ τὴν φύσιν χρώμενος. ἆρά
γε, κἂν εἰ τραγῳδῶν ἢ κωμῳδῶν ἀγῶνι παρεγένου, τὸν ἐν
τοῖς μυρίοις ἕν ἁμαρτόντα διέβαλεν ἂν ὡς ἄτεχνον, ἐπῄνεις
δ᾽ ὡς τεχνίτην τὸν ἓν κατορθώσαντα; λῆρος μακρὸς
ταῦτα, καὶ φανερῶς ἀνθρώπων ἔργα, διασώζειν αἰσχρῶς
ἐπιχειρούντων, ἃ κακῶς ἐξ ἀρχῆς ἔθεντο στοιχεῖα. ταῦτα
γὰρ ὁρῶντες ἀναιρούμενα, συγχωρηθείσης εἶναι τεχνικῆς
τῆς φύσεως, ἀναισχυντεῖν ἀναγκάζονται. καίτοι γ᾽, ὡς ἔφην,
οὐδὲν ἔδει πάντ᾽ ἐπισκέπτεσθαι τὰ μόρια τοῦ σώματος ἀνα-
τέμνοντα· τῶν γὰρ ἔξωθεν ὁτιοῦν ὀφθὲν ἱκανὸν ἐνδείξα-
σθαι τὴν τέχνην τοῦ δημιουργήσαντος αὐτό. οὐκ ἄρα μὲν
δεῖ λέγειν ὀφρύων ἢ ὤτων ἰσότητά τε καὶ χρείαν, ἢ βλε-

eſſe? qnod ſi in decies mille, id multo magis dicas:
nunc autem, quum non in mille neque in decies mille
hominibus, ſed ne in centenis quidem millibus millium
quidquam videamus ab ea ſuiſſe peccatum, quae ipſa re-
cte egit, ad fortunam audes referre, mirabili certe aequi-
tate in naturam utereris. Quod ſi tragoedorum aut
comoedorum certamini interceſſes, eumne, qui aliis
decem millibus praeclare geſtis in uno lapſus eſſet, ut
imperitum damnabis, laudabis autem eum ut peritum,
qui ſemel recte ſe geſſerit? Deliramenta haec plane ſunt,
hominumque officia, qui elementa, quae initio male po-
ſuerunt, tueri turpiter conantur; quae cum videant labe-
factari, ſi natura concedatur eſſe artificioſa, ejusmodi
impudenter effutire coguntur. Quanquam, ut dixi, ni-
hil opus erat omnes corporis partes per anatomen crue-
re, nam una quaevis extrinſecus conſpecta ſatis eſſe
poterat ad artem ejus, qui ipſum condidit, oſtentandam.
Nec certe attinet aurium aut ſuperciliorum aequalitatem
ac uſum commemorare, aut palpebrarum, vel ciliorum,

Ed. Chart. IV. [701.]   Ed. Baf. I. (551.)

φάρων, ἢ βλεφαρίδων, ἢ κόρης πρὸς κόρην, ἢ τινος τῶν
τοιούτων, ὅσα θαυμαστὴν ἐνδείκνυται σοφίαν τε ἅμα καὶ
δύναμιν τῆς φύσεως, ὅπου καὶ τουτὶ τὸ ἐπιτυχὸν, ὃ κα-
λοῦμεν δέρμα, τὴν τέχνην αὐτῆς ἱκανὸν ἐνδείξασθαι. εἰ
γοῦν ἀφῃρημένον αὐτὸ θεάσαιτό τις, ἐν μὲν τοῖς πλείστοις
μέρεσιν ἑαυτοῦ συνεχὲς, ἐν ὀλίγοις δέ τισιν ἔχον τρήματα
ἐπισκέψεται, πότερον εἰκῇ τέτρηται, κατ᾽ ἐκεῖνα μηδενὸς
μήτ᾽ εἰσιόντος εἰς τὸ σῶμα, μήτ᾽ ἐξιόντος ὠφελίμως, ἢ
πάντων ἐστὶν ἀξιόλογος ἡ χρεία. τὸ μὲν γάρ τοι τῶν τρη-
μάτων ἕνεκα σιτίων τε καὶ ποτῶν, ἔτι τε τοῦ πέριξ ἀέρος
εἰσόδου γέγονε, τὸ δ᾽ ἕνεκα τῶν ὑγρῶν ἢ ξηρῶν περιτ-
τωμάτων ἐξόδου. συντέτρηται δ᾽ εἰς μὲν τὸ πρότερον ἥ
διὰ τῶν μυκτήρων ὁδὸς τοῦ πνεύματος, εἰς δὲ τὸ δεύτερον
ἡ τοῦ σπέρματος ἔκκρισις. ἀνήκουσι δὲ διὰ τῶν μυκτήρων
καὶ πρὸς αὐτὸν ἄνω τὸν ἐγκέφαλον ἕτεροι πόροι τῆς τῶν
περιττωμάτων ἕνεκα ἐκροῆς. ἀλλαχόθι δὲ τέτρηται τὸ
σῶμα χάριν τοῦ δύνασθαι τὸ ζῶον ἀκούειν δι᾽ αὐτῶν,

vel pupillae, aut cujusvis ejusdem generis, quae vim
naturae incredibilem ac fapientiam declarant, cum fatis
id, quod in promptu eft, quodque cutim appellamus,
artem ipfius poffit oftendere. Si quis enim ipfam per fe
confiderarit, videritque in multis quidem partibus eam
fibi ipfi effe continuam, in paucis autem quibusdam fo-
ramina habere, confiderabit omnino, utrum partibus il-
lis temere fit perforata, nulla re per ea foramina in
corpus ingrediente utiliter, aut ex eodem exeunte, an
omnium utilitas fit maxima. Nam aliud quidem horum
foraminum, quo cibis ac potibus et praeterea aëri nobis
circumfufo effet ingreffus, extitit, aliud vero, quo hu-
midis ac ficcis excrementis effet exitus. Atque in pri-
mum quidem perforata eft fpiritus via, quae eft per nares,
in fecundum vero feminis exitus. Excernendorum au-
tem excrementorum caufa alii meatus furfum ad cere-
brum per nares perveniunt: alibi corpus foraminibus
pertufum reperias, ut per ea animal poffit audire: alio

Ed. Chart. IV. [702.]　　　　　　　　Ed. Baf. I. (551.)

[702] ἑτέρωθεν δ᾽ ἔσχισται τοῦ βλέπειν ἕνεκεν. ἀλλαχόθι
δ᾽ οὐδὲν οὐδαμῶς μάταιον τρῆμά ἐστιν, ὥσπερ οὐδὲ τρι-
χῶν ἀναγκαία γένεσις, ἢ παντελὴς ἀπώλεια, πλὴν καθ᾽ ἃ
μάλιστα ἐχρῆν, ὡς ἐδείξαμεν· ἐν κεφαλῇ μὲν, ὀφρύσι τε καὶ
βλεφάροις ἡ γένεσις, ἀπώλεια δ᾽ ἐν τοῖς ἔνδον τῆς χειρὸς
καὶ κάτω τοῦ ποδός. οὐ μὴν οὐδὲ μῦς ἐστι συμφυὴς τῷ
δέρματι μάτην, ἀλλ᾽ ἐν οἷς ἐστι μορίοις, ἕνεκα χρείας
ἀναγκαίας, ὡς ἐδείχθη. τίς οὖν οὕτως ἔμπληκτος ἐχθρός
ἐστι καὶ πολέμιος τοῖς ἔργοις τῆς φύσεως, ὃς οὐκ ἐκ τοῦ
δέρματος εὐθέως ἁπάντων καὶ πρώτων συνῆκε τῆς τέχνης
τοῦ δημιουργοῦ; τίς δ᾽ οὐκ ἂν εὐθὺς ἐνεθυμήθη νοῦν
τινα δύναμιν ἔχοντα θαυμαστὴν ἐπιβάντα τῆς γῆς ἐκτε-
τᾰτάσθαι κατὰ πάντα τὰ μόρια; πανταχόθεν γοῦν ὁρᾶται
γινόμενα ζῶα θαυμαστὴν ἅπαντα κατασκευὴν ἔχοντα. καί-
τοι τί ἂν εἴη τῶν τοῦ κόσμου μορίων ἀτιμότερον τῶν περὶ
τὴν γῆν; ἀλλ᾽ ὅμως ἐνταῦθα φαίνεται νοῦς τις ἀφικνού-
μενος ἐκ τῶν ἄνω σωμάτων, ἃ καὶ θεασαμένῳ τινὶ

loco videndi gratia eſt ſciſſum: nusquam foramen eſt
ſupervacaneum.　Quemadmodum etiam et pilorum gene-
ratio eſt neceſſaria; et ubi opus eſt, eorundem privatio
eſt commoda: generatio quidem (ut maxime demonſtra-
vimus) in capite, ſuperciliis ac palpebris, privatio vero
in partibus manuum internis ac pedum infernis.　Nec
vero muſculus usquam cum cute ſruſtra coalefcit, ſed
quibus in partibus id accidit, ob uſum neceſſarium (ut
demonſtravimus) contingit.　Quis igitur adeo eſt demens
aut operum naturae inimicus, qui non ex cute ſtatim
et iis, quae primum occurrunt, artem opificis intelligat?
Quis non ſtatim animo concepit, mentem quandam eſſe,
quae vim habeat admirabilem, quaeque terras omnes
pervadens in omnes ejus partes extendatur? Ubique
certe animalia procreari videas, quae conſtructionem
habent admirabilem.　Quanquam quaenam univerſi pars
terra ignobilior? attamen mens quaedam cernitur etiam
ad ipſam a ſuperioribus perveniſſe corporibus: quae ſi

Ed. Chart. IV. [702.]   Ed. Baf. I. (551.)

παραχρῆμα θαυμάζειν ἐπέρχεται τὸ κάλλος τῆς οὐσίας,
ἡλίου πρῶτον καὶ μάλιστα, μετ᾽ αὐτὸν δὲ σελήνης, εἶτα
τῶν ἀστέρων, ἐν οἷς εἰκός, ὅσῳ πέρ ἐστι καὶ ἡ τοῦ σώμα-
τος οὐσία καθαρωτέρα, τοσούτῳ καὶ τὸν νοῦν ἐνοικεῖν
πολὺ τοῦ κατὰ τὰ γήϊνα σώματα βελτίω τε καὶ ἀκριβέστε-
ρον. ὅπου γὰρ ἐν ἰλύϊ καὶ βορβόρῳ, καὶ τέλμασι, καὶ
φυτοῖς, καὶ καρποῖς σηπομένοις, ὅμως ἐγγίνεται ζῶα θαυ-
μαστὴν ἔχοντα τὴν ἔνδειξιν τοῦ κατασκευάσῃντος δημιουρ-
γοῦ, τί χρὴ νομίζειν ἐπὶ τῶν ἄνω σωμάτων; ἰδεῖν δὲ ἔστι
νῦν φύσιν λογικὴν καὶ κατ᾽ αὐτοὺς τοὺς ἀνθρώπους ἐν-
νοήσαντα, Πλάτωνα, καὶ Ἀριστοτέλη, καὶ Ἵππαρχον, καὶ
Ἀρχιμήδην, καὶ πολλοὺς τοιούτους. ὁπότ᾽ οὖν ἐν βορβόρῳ
τοσούτῳ (τί γὰρ ἂν ἄλλο τις εἴποι τὸ συγκείμενον ἐκ σαρ-
κὸς, αἵματός τε καὶ φλέγματος, καὶ χολῆς ξανθῆς καὶ
μελαίνης;) ἐπιγίνεται νοῦς περιττός, πόσην τινὰ χρὴ νομί-
ζειν αὐτοῦ τὴν ὑπεροχὴν εἶναι καθ᾽ ἥλιον, ἢ σελήνην, ἤ
τινα τῶν ἀστέρων; ἐμοὶ μὲν γὰρ ταῦτα ἐννοοῦντι καὶ δι᾽

quis contemplatus fuerit, ftatim fubftantiae pulchritudi-
nem admirabitur, primum ac maxime folis, poft ipfum
lunae, deinde fiderum; in quibus par eft, quanto cor-
poris fubftantia eis eft purior, tanto etiam mentem inha-
bitare meliorem ac perfectiorem ea, quae in corporibus
terreftribus habitet. Quum enim in limo, in colluvie,
in paludibus, in plantis, fructibusque putrentibus ani-
malia tamen gignantur mirificam habentia indicationem
ejus mentis, quae ipfa condidit, quid de corporibus fu-
perioribus eft putandum? Licet autem nunc ipfam per-
fpicias naturam rationalem vel ex ipfis hominibus, fi
Platonem, Ariftotelem, Hipparchum, Archimedem, ac
complures hujuscemodi alios contempleris. Quum igitur
in tanta colluvie (quo enim alio nomine quis appellet
id, quod ex carne, fanguine, pituita, ac bile utraque
eft conflatum?) mens adveniat adeo eximia, quantam
putandum eft effe ejus excellentiam in fole, luna aliis-
que fideribus? Mihi quidem, dum haec mente revolvo,

Ed. Chart. IV. [702.]   Ed. Baf. I. (551. 552.)

αὐτοῦ τοῦ περιέχοντος ἡμᾶς ἀέρος οὐκ ὀλίγος τις ἐκτε-
τάσθαι δοκεῖ νοῦς. οὐ γὰρ δὴ αὐτὸς τῆς μὲν αὐγῆς τῆς
ἡλιακῆς μεταλαμβάνειν (552) πέφυκεν, οὐχὶ δὲ καὶ τῆς
δυνάμεως αὐτῆς. οἶδ᾽, ὅτι καὶ σοὶ δόξει ταῦτα τὴν ἐν
τοῖς ζώοις τέχνην ἀκριβῶς τε καὶ δικαίως ἐπισκεψαμένῳ,
πλὴν εἰ, καθάπερ εἶπον, ἀντέπεσέ τις δόξα περὶ τῶν στοι-
χείων τοῦ παντὸς, ἣν ἔθεντο προπετῶς. ὡς, ὅστις γε ἐλευ-
θέρᾳ γνώμῃ σκοπεῖται τὰ πράγματα, θεασάμενος ἐν το-
σούτῳ βορβόρῳ σαρκῶν τε καὶ χυμῶν ὅμως ἐνοικοῦντα νοῦν,
ἰδὼν δὲ καὶ ζώου κατασκευὴν ὅτου δὴ, (πάντα γὰρ ἔνδειξιν
ἔχει σοφοῦ δημιουργοῦ,) τὴν ὑπεροχὴν ἐννοήσει τοῦ κατὰ
τὸν οὐρανὸν νοῦ· καὶ τὸ δοκοῦν αὐτῷ σμικρὸν εἶναι πρό-
τερον, ἡ περὶ χρείας μορίων πραγματεία θεολογίας ἀκριβοῦς
ἀληθῶς ἀρχὴ καταστήσεται, πολὺ μείζονός τε καὶ πολὺ
τιμιωτέρου πράγματος ὅλης τῆς ἰατρικῆς. οὔκουν ἰατρῷ
μόνον ἡ περὶ χρείας μορίων ἐστὶ πραγματεία χρησίμη,
πολὺ δὲ μᾶλλον ἰατροῦ φιλοσόφῳ, τῆς ὅλης φύσεως ἐπιστή-

non exigua quaedam mens ejusmodi per ipfum etiam
aërem nos ambientem videtur effe extenfa; fieri enim
non poteft, cum lucis ipfius folis fit particeps, ut non
etiam vim ab ipfo affumat. Nec dubito, quin mihi fis
in his omnibus fubfcripturus, fi modo artificium, quod
animalibus ineft, diligenter ac jufte examinaris, nifi
(quemadmodum dixi) aliqua de ipfius univerfi elementis
opinio, quam temere quidam pofuerunt, inhaeferit. Nam
fi quis nulli fectae addictus, fed libera fententia rerum
confiderationem inierit, confpicatus, in tanta carnium ac
fuccorum colluvie mentem tamen habitare, confpicatus
item et cujusvis animalis conftructionem, (omnia enim
declarant opificis fapientiam,) mentis, quae caelo ineft,
excellentiam intelliget: tum opus de partium utilitate,
quod prius exiguum fibi effe videbatur, perfectiffimae
theologiae verum principium conftituet; quae theologia
multo eft major atque praeftantior tota medicina. Non
igitur foli medico opus de ufu partium eft utile, fed
multo certe magis medico philofopho, qui totius naturae

μὴν κτήσασθαι σπεύδοντι, καὶ κατὰ ταύτην χρὴ τελεῖσθαι
τὴν τελετήν. ἅπαντες γὰρ, ὡς οἶμαι, καὶ κατ᾽ ἔθνος,
καὶ κατ᾽ ἀριθμὸν ἄνθρωποι, ὅσοι τιμῶσι θεοὺς, οὐδὲν
ὅμοιον ἔχουσιν Ἐλευσινίοις τε καὶ Σαμοθρακίοις ὀργίοις.
ἀμυδρὰ μὲν γὰρ ἐκεῖνα πρὸς ἔνδειξιν ὧν σπεύδει διδάσκειν·
[703] ἐναργῆ δὲ τὰ τῆς φύσεώς ἐστι κατὰ πάντα τὰ ζῶα.
μὴ γὰρ δὴ κατ᾽ ἄνθρωπον ὑπολάβῃς μόνον εἶναι τοσαύτην
τέχνην, ὅσην ὁ πρόσθεν ἐξηγήσατο λόγος, ἀλλ᾽ ὅ τι περ
ἂν ἐθέλῃς ἕτερον ζῶον ἴσην ἐνδείξεταί σοι σοφίαν τε ἅμα
καὶ τέχνην τοῦ δημιουργοῦ· καὶ ὅσῳ γ᾽ ἂν ᾖ μικρότερον,
τοσούτῳ μεῖζον παρέξει τὸ θαῦμα, καθάπερ ὅσα διασημαί-
νουσιν ἐν μικραῖς οὐσίαις οἱ δημιουργοί. τοιοῦτοι νῦν τινές
εἰσι, καὶ ὧν ἔναγχος εἷς τις ἐν δακτυλίῳ Φαέθοντα διέ-
γλυψεν ἐπὶ τεττάρων ἵππων ὀχούμενον, ὧν ἑκάστου καὶ
χαλινοὶ, καὶ στόματα, καὶ οἱ πρόσθιοι τῶν ὀδόντων καὶ
ποδῶν ἐμοὶ μὲν οὐδ᾽ ἑωρῶντο τὴν ἀρχὴν ὑπὸ σμικρότη-
τος, εἰ μὴ περιστρέψαιμι τὸ θέαμα πρὸς αὐγὴν λαμπράν.
οὔκουν οὐδ᾽ ἐνταῦθα ἑωρᾶντό μοι πάντα τὰ μόρια, καθάπερ

fcientiam ftudeat fibi comparare; eumque oportet his fa-
cris initiari. Arbitror enim, nullam gentem, neque ho-
minum focietatem, apud quos ulla deorum eft religio,
quidquam habere facris Eleufiniis aut Samothraciis fimile:
ea tamen obfcure docent, quae profitentur; naturae vero
opera omnibus animantibus funt perfpicua. Neque enim
exiftimes, in folo homine tantam ineffe artem, quantam
fermo fuperior explicuit, fed quodcunque aliud animal
diffecare velis, parem in eo artem opificis ac fapientiam
reperies; et quanto ipfum minus fuerit, tanto majorem
tibi admirationem excitabit. Quod declarant opifices,
quum in corporibus parvis aliquid infculpunt: cujus ge-
neris eft, quod nuper quidam in annulo Phaëthonta qua-
tuor equis invectum fculpfit. Omnes enim equi frenum,
os, et dentes anteriores habebant: quae equidem princi-
pio prae exiguitate non videbam prius, quam fpectacu-
lum hoc incredibile ad claram lucem convertiffem: non
tamen ne fic quidem partes omnes mihi apparebant, quo

οὐδ᾽ ἄλλοις πολλοῖς. εἰ δέ τις ἠδυνήθη τι θεάσασθαί
ποτε σαφῶς αὐτῶν, εἰς ἄκραν εὐρυθμίαν ἥκειν ὁμολογείτω·
καὶ γὰρ οὖν καὶ οἱ πόδες οἱ ις᾽ τῶν δ᾽ ἵππων μυρίοις μὲν
ὑφ᾽ ἡμῶν ἠριθμοῦντο, θαυμαστῶς δὲ ἑκάστῳ διηρθρωμένα
τὰ μόρια τοῖς ὁρᾷν αὐτὰ δυναμένοις ἐφαίνετο. καίτοι καὶ
τούτων αὐτῶν οὐδὲν ψύλλης σκέλους ἀκριβεστέραν εἶχεν
ἐργασίαν, πρὸς τῷ καὶ δι᾽ ὅλου τοῦ σκέλους τῆς ψύλλης
διήκειν τὴν τέχνην ζῶντός τε αὐτοῦ καὶ τρεφομένου καὶ
αὐξανομένου. ἀλλὰ τοσαύτη τις ἔοικεν ἥ τε σοφία καὶ ἡ
δύναμις εἶναι τῆς δημιουργούσης τὴν ψύλλαν τέχνης, ὥστ᾽
ἀμογητὶ διαπλάττειν τε καὶ αὐξάνειν καὶ τρέφειν αὐτήν.
ὁπότ᾽ οὖν περὶ τὰ τυχόντα τῶν ζῴων τοσαύτη φαίνεται
τέχνη κατὰ τὸ πάρεργον, ὡς ἂν εἰκάσαι τις, γινόμενα τῷ
δημιουργῷ, πηλίκην αὐτοῦ τήν τε σοφίαν χρὴ νομίζειν εἶ-
ναι καὶ τὴν δύναμιν ἐν τοῖς ἀξιολόγοις;

Κεφ. β᾽. Ἓν μὲν δὴ τοῦτο μέγιστον κέρδος ἐκ τῆσδε
τῆς πραγματείας οὐχ ὡς ἰατροῖς ἡμῖν ἐστιν, ἀλλ᾽ ὅπερ
τοῦδε βέλτιον, ὡς δεομένοις ἐπίστασθαί τι περὶ χρείας

modo nec aliis plerisque.   Quod fi quis aliquando ipfas
videre plane potuit, eas incredibili artificio effe concin-
natas affirmabat: nam et pedes fedecim quatuor equorum
numerabamus, quorum qui partes omnes oculis difcerne-
bant, mirabiliter articulatas effe afferebant.   Quanquam
horum quicquam opus crure pulicis praeftantius non
habebant: nam praeterquam quod ars toti cruri pulicis
ineft, dum ipfa vivit, alitur atque augetur, major adhuc
alia quaedam effe videtur artis ejus, qui pulicem con-
didit, vis atque fapientia, quod ipfam nullo labore for-
met, nutriat et augeat.   Quum igitur ars tanta in tam
abjectis animalibus appareat, quae dixerit aliquis acce-
fionis vice ab opifice fuiffe facta, quantam ejus vim ac
fapientiam in praeftantioribus ineffe putabimus?

Cap. II. Unum igitur ac maximum hoc nobis acce-
dit ex hoc opere commodum, non tanquam medicis, fed
(quod eo eft praeftantius) tanquam fcire aliquid cupien-

Ed. Chart. IV. [7o3.]   Ed. Baf. I. (55a.)

δυνάμεως, ἥν ἔνιοι τῶν φιλοσόφων οὐδ᾽ εἶναί φασιν ὅλως,
μήτι γε δὴ προνοεῖσθαι τῶν ζώων. ἄλλο δὲ καὶ β᾽ εἰς
διάγνωσιν τῶν πεπονθότων μορίων ἐν τῷ βάθει τοῦ σώμα-
τος, ὅτῳπερ καὶ ἡ τῆς ἐνεργείας γνῶσίς ἐστιν ὠφέλιμος.
ὡς γὰρ ὁ γινώσκων, ὅτι τὸ μὲν βαδίζειν σκελῶν ἐστιν ἔρ-
γον, ἡ δὲ τῶν σιτίων πέψις γαστρός, ἐπὶ μὲν τοῦ μὴ δυ-
ναμένου βαδίζειν εὐθὺς οἶδεν, ὅτι τῶν σκελῶν μόριόν τε
πέπονθεν, ἐπὶ δὲ τοῦ μὴ πέπτοντος ἢ κακῶς πέπτοντος,
ὅτι γαστρός, οὕτως ὁ γινώσκων, ὅτι τὸ λογιζόμενόν ἐστιν
ἐν ἐγκεφάλῳ, παραφροσύνας καὶ φρενίτιδας, καὶ ληθάργους,
καὶ μανίας, καὶ μελαγχολίας ἐγκεφάλου πάσχοντος ἤτοι
κατὰ πρῶτον λόγον ἢ κατὰ συμπάθειαν εἴσεται γίνεσθαι.
καθάπερ οὖν ἐπὶ τῶν ἐνεργειῶν, οὕτω κἀπὶ τῶν χρειῶν
ἔχει. τὸ γάρ τοι βαδίζειν ὥσπερ διὰ τὰ νεῦρα καὶ μῦς
ἀπόλλυται τοὺς κατὰ σκέλη πάσχοντας, οὕτω καὶ διὰ τὶ τῶν
ὀστῶν καταγνυμένων, ἢ τῆς οἰκείας διαρθρώσεως ἐξισταμέ-
νων. εἰ δ᾽, ὅτι τὸ στηρίζεσθαι τοῖς σκέλεσι γίνεται δι᾽

tibus de vi ipfius utilitatis: quam philofophorum nonnulli
omnino effe negant, tantum abeft, ut animalibus profpi-
cere fateantur.   Secunda autem utilitas elt ad affectus
partium, quae intus in profundo corpore delitefcunt,
cognofcendos: quam ad rem actionis cognitio magnum
habet momentum.   Quemadmodum enim, qui jam explo-
ratum habet, quod crurum quidem actio eft ambulatio,
ventriculi autem ciborum concoctio, fi quem viderit, qui
ambulare non poffit, ftatim judicat partem cruris aliquam
effe affectam, in eo autem, qui aut non concoquit, aut
male concoquit, ventriculi, ita, qui novit facultatem
animae ratiocinatricem effe in cerebro, deliria, phreniti-
das, lethargos, manias, melancholias intelliget accidere,
quum cerebrum aut prima ratione aut per confenfum
afficitur.   Quemadmodum igitur in actionibus, fic et in
utilitatibus res fe habet.   Ut enim ambulatio tollitur, fi
nervi ac mufculi, qui cruribus infunt, fuerint affecti, ita
tolletur, fi os aliquod fuerit fractum, aut fuo articulo
dimotum. Si vero nefcimus, quod per offa cruribus in-

ὀστῶν, ἠγνοοῦμεν, οὐδ᾽ ἂν ὅτι πασχόντων αὐτῶν βλάπτεται
τὸ ζῶον, ἔγνωμεν. οὕτω μὲν εἰς τὸ διαγνῶναι μόριον πε-
πονθὸς ἡ τῶν χρειῶν γνῶσις ὑπάρχει χρήσιμος οὐδὲν ἧτ-
τον τῆς τῶν ἐνεργειῶν. [704] ὡσαύτως δ᾽ ἔχει καὶ περὶ
τῆς εἰς τὸ μέλλον προγνώσεως. ὥσπερ γὰρ εἰς τὸ βαδίζειν
ἡ τῶν ἐν τοῖς σκέλεσιν ὀστῶν οὐσία χρήσιμός ἐστιν, οὕτως
ὅσα πάθη κατὰ ταῦτα γίνεται τῶν ἀνιάτων, ὥσπερ ἐπὶ τῶν
μεθ᾽ ἕλκους ἐξαρθρησάντων, ἐνδείξεται τὴν εἰς τὸν μέλ-
λοντα χρόνον ἀνίατον βλάβην τοῦ γε βαδίζειν, ἀλλὰ κἂν
χωρὶς ἕλκους ἀνίατον ἐξάρθρημα μείνῃ, καθάπερ ἐπὶ τῶν
κατ᾽ ἰσχίον γίνεται, πρὸς τῷ χωλείαν τοῦ σκέλους προδη-
λῶσαι γενησομένην. ἐξ ἀνάγκης ἄρα καὶ τὸν τρόπον αὐ-
τῆς ἐνδείξεται τοιοῦτον ἐσόμενον, οἷον Ἱπποκράτης ἔγραψεν
ἐν τῷ περὶ ἄρθρων βιβλίῳ. τρίτη πρὸς τοῖς εἰρημένοις
χρεία τῆς πραγματείας ταύτης ἐστὶ πρὸς τοὺς σοφιστὰς,
ὅσοι τάς τε κρίσεις ἡμῖν οὐ συγχωροῦσιν ὑπὸ τῆς φύσεως
γίνεσθαι, τήν τ᾽ εἰς τὰ ζῶα πρόνοιαν αὐτῆς ἀφαιροῦνται.
προβάλλοντες γὰρ οὗτοι πολλάκις ὧν ἀγνοοῦσιν αὐτοὶ μορίων

nitamur, haudquaquam fcire poffimus, quod offibus laefis
animal laedatur.   Eoque modo fit, ut ad cognofcendum,
quaenam pars fit affecta, non minus conferat utilitatem,
quam actionum cognitio.   Eadem eft ratio et de futuro-
rum praenotione.   Quemadmodum enim ad ambulatio-
nem offium, quae cruribus infunt, fanitas eft utilis, fic
qui affectus iis incidunt incurabiles, (ut in iis luxationi-
bus, quae cum ulcere accidunt,) fignificabunt ambulationis
noxam in futurum tempus infanabilem.   Quin et fi fine
ulcere luxatio maneat infanabilis, (quod accidit in coxen-
dicum luxationibus,) praeterquam quod futuram neceffario
cruris claudicationem ante fignificabit, modum etiam ip-
fius talem fore indicabit,   cujusmodi Hippocrates in libro
de articulis fcriptum reliquit.   Tertia praeter praedictas
utilitas hujus operis eft adverfus fophiftas, qui nobis non
concedunt, crifes morborum a natura fieri, quique ipfam
ullam animantium habere providentiam pernegant.   Quum
enim partium utilitates fibi ignotas nobis proponunt,

Ed. Chart. IV. [704.]   Ed. Baf. I. (552.)

τὰς χρείας ὥσπερ οὐκ οὔσας, ἀναιρεῖν ἐν τῷδε δοκοῦσιν
τὴν τέχνην τῆς φύσεως· ἔπειτα καταγελῶσιν Ἱπποκράτους,
ὅσα κριτικῶς ἡ φύσις εἴωθεν ἐργάζεσθαι, ταῦτ᾽ ἀξιοῦντος
μιμεῖσθαι. διὰ τοῦτ᾽ οὖν ἀναγκαζόμεθα καὶ ἡμεῖς ἁπάν-
των ἐπισκοπεῖσθαι τὰς χρείας τῶν μορίων, εἰ καὶ μηδὲν εἰς
διάγνωσιν πάθους ἢ πρόγνωσιν τῶν ἐσομένων συντελεῖ.
μέγιστα δ᾽ ἰατρὸς ἐκ τῆς πραγματείας τῆσδε καὶ πρὸς τὰς
ἰάσεις ὀνήσεται, καθάπερ γε κἀκ τῆς περὶ τῶν ἐνεργειῶν.
ἐν γὰρ τῷ τέμνειν τέ τινα μόρια καὶ περιτέμνειν ἢ ἐκ-
κόπτειν, ἤτοι διεφθαρμένα πως, ἢ διὰ βελῶν ἢ διὰ σκο-
λόπων ἐξαίρεσιν, ἐπιστάμενος τῶν μορίων τὴν χρείαν εἴσε-
ται, τίνα μὲν ἀφειδῶς τέμνειν χρὴ, τίνων δὲ φείδεσθαι.

Κεφ. γ΄. Ταῦτα τοσαῦτα καὶ τηλικαῦτα χρηστὰ τῆς
δεικνυμένης ἡμῖν πραγματείας ὁ λόγος οὗτος ὥσπερ ἀγα-
θός τις ἐπῳδὸς ἐξηγεῖται. λέγω δ᾽ ἐπῳδὸν, οὐ τὸν ἐπῳ-
δαῖς χρώμενον· ἀλλὰ μὲν γὰρ, ὡς ὁ παρὰ τοῖς μελικοῖς

in eo fperant fe artem naturae labefacturos, Hippocra-
temque irrident, quod nobis naturam imitari in iis,
quae ipfa per crifim facere confueverit, praecipiat. Ob
eam fane caufam cogimur et ipfi partium omnium uſuε
examinare, quae etiamſi nihil ad affectuum dignotionem
aut futurorum praenotionem conferant, fructum tamen
ex hoc opere medicus etiam ad curationes maximum
percipiet, quemadmodum et ex eo opere, in quo de
actionibus difputatur. Nam in partibus quibusdam cae-
dendis, aut circumcidendis, aut abfcindendis, nempe
quando corruptae quodam modo fuerint, aut in eximen-
dis fagittis vel jaculis infixis, fi fingularum partium uti-
litatem probe calluerit, praefcribet, quasnam audacter et
fecure, aut quas timide ac caute incidere oporteat.

Cap. III. Haec tota ac tanta hujus, quod ad finem
perduximus operis commoda liber ifte velut bonus qui-
dam ἐπῳδὸς explicat. Dico autem nunc ἐπῳδὸν non
eum, qui ἐπῳδαῖς, id eft incantationibus, utitur, fed,
quemadmodum apud poëtas μελικούς (quos nonnulli ly-

ποιηταῖς, οὓς ἔνιοι λυρικοὺς ὀνομάζουσιν, ὥσπερ στροφή
τίς ἐστι καὶ ἀντίστροφος, οὕτω καὶ τρίτος ἐπῳδὸς, ὃν
ἑστάμενοι πρὸ τῶν βωμῶν ᾖδον, ὥς φασιν, ὑμνοῦντες τοὺς
θεούς. ἐκείνῳ τοίνυν εἰκάσας τὸν λόγον τόνδε, τὴν προση-
γορίαν αὐτοῦ μετήνεγκα.

ricos appellant) in choris eſt στροφή quaedam atque ἀν-
τίστροφος, ſic et tertius eſt ἐπῳδὸς, quo ſtantes ante de-
orum aras canebant, ut ajunt, hymnis deos celebrantes.
Illi igitur librum hunc comparans, nomen ipſi illinc tra-
ductum impoſui.

ΓΑΛΗΝΟΥ ΠΕΡΙ ΜΥΩΝ ΚΙΝΗΣΕΩΣ

ΒΙΒΛΙΟΝ Α.

Ed. Chart. V. [364.] Ed. Baf. I. (555.)

Κεφ. α′. Ὄργανα κινήσεως τῆς καθ᾽ ὁρμὴν οἱ μύες
εἰσὶν, οὕτω δή τι πολὺ πλῆθος ὄντες, ὡς οὐδ᾽ ἀριθμῆσαι
ῥᾴδιον αὐτούς. καὶ γὰρ καὶ συμφύονταί τινες ἀλλήλοις, ὡς
δοκεῖν εἷς εἶναι, καί τις εἷς ὢν εἰς πολλοὺς τελευτήσας τέ-
νοντας οὐχ εἷς ἔτι μόνος, ἀλλ᾽ ὅσοι περ οἱ τένοντες εἶναι
δοκεῖ. διὰ τοῦτ᾽ οὖν καὶ ὅτι πολυειδεῖς εἰσι τοῖς σχήμασιν,
εἰς ἀνόμοιά τε καταφύονται μόρια, δυσφώρατον ἔχουσι τὸν
τῆς κινήσεως τρόπον. εἴη δ᾽ ἂν οὐ μικρὸν οὐδὲ τὸ κατὰ
διαφέροντας τόπους καὶ πολλάκις ἐναντίους ἐμφύεσθαι τοῖς

GALENI DE MOTV MVSCVLORVM

LIBER I.

Cap. I. Inftrumenta motus voluntarii mufculi funt,
quorum fane adeo ingens multitudo eft, ut ne numerare
quidem eos facile fit. Nam et natura ita quidam coale-
fcunt inter fefe, ut videantur unus effe, et quum unus
aliquis in multos definit tendones, non unus amplius
folus, fed tot, quot funt tendones, effe videntur. Idcirco,
et quia multiplici funt figura, et in diffimiles inferuntur
partes, modum motus difficulter comprehenfibilem habent.
Erit autem ne id quidem parvum, videlicet ipfos mu-
fculos innafci partibus, quae moventur, in diverfa loca

368 ΓΑΛΗΝΟΥ ΠΕΡΙ ΜΥΩΝ ΚΙΝΗΣΕΩΣ

Ed. Chart. V. [364. 365.]　　　　　　Ed. Baf. I. (553.)

κινουμένοις μορίοις αὐτούς. οἱ μὲν γὰρ ἄνωθεν, οἱ δὲ κά-
τωθεν, οἱ δ᾽ ἐκ τοῦ πρόσθεν, ἢ ὄπισθεν, ἢ ἔνθεν ἢ
ἔνθεν ἐμβάλλουσιν. ἀλλὰ καὶ τμηθεὶς ἅπας μῦς ἐγκάρσιος
μὴ πάνυ λεπτῇ μηδ᾽ ἐπιπολῆς τῇ τομῇ βλάπτει μέν τινα
πάντως τῶν τοῦ μορίου κινήσεων, εἰς ὃ κατεφύετο. τῷ δ᾽
εἶναι πολυειδεῖς τὰς βλάβας καὶ ταύτῃ δυσφώρατος αὐτῶν
ὁ τῆς κινήσεως τρόπος. αὐτίκα τῶν κατὰ σκέλη μυῶν
ἄλλοτ᾽ ἄλλου τμηθέντος, ἢ κάμπτειν, ἢ ἐκτείνειν, ἢ ἐπαί-
ρειν, ἢ καθιέναι, ἢ ἐπιστρέφειν ἀδυνατοῦσι τὸ κῶλον. τὰ
δ᾽ αὐτὰ καὶ φλεγμοναὶ, καὶ σκίῤῥοι, καὶ σήψεις, καὶ
θλάσεις αὐτῶν, καὶ σκληρότητες οὐλῶν ἐργάζονται κατά
τε τὰ σκέλη καὶ τὰς χεῖρας οὐχ ἥκιστα. καὶ γὰρ τῶν ἐν
αὐταῖς μυῶν πασχόντων, τινὲς μὲν ἐπαίρειν, ἢ ἐκτείνειν,
ἢ κάμπτειν, ἢ καθιέναι τὰς χεῖρας οὐκ ἔτι δύνανται, τινὲς
δ᾽ ἑκατέρωσε περιάγειν, ἢ ἐπιστρέφειν ὑπίσω. [365] τὰ δ᾽
αὐτὰ καὶ τῶν τενόντων πασχόντων γίνεται. καλοῦσι δ᾽ αὐ-
τοὺς ἀπονευρώσεις μυῶν οἱ νεώτεροι, ὅτι, οἶμαι, τοὺς μῦς

et faepenumero contraria: alii enim deorfum, alii fur-
fum, nonnulli ex anteriori parte, vel pofteriori, aut
hinc, aut illinc inferuntur.　　Quin etiam omnis mufculus
fectus per transverfum non valde tenui neque fuperficiali
fectione nocet quidem omnino quibusdam motibus par-
tis, in quam inferebatur.　　Sed quia multiplicia funt no-
cumenta, et hoc etiam pacto modus ipforum motus dif-
ficulter comprehendi poteft.　　Siquidem mufculi, qui in
cruribus funt, quum alius alias fciffus fuerit, vel flectere,
vel extendere, vel extollere, vel demittere, vel conver-
tere membrum ftatim nequeunt.　　Eadem et phlegmone,
et fcirrhi, et putredines, et contufiones eorum, et duri-
ties cicatricum efficiunt, et in cruribus, et in manibus
maxime: etenim ex mufculis manuum patientibus quidam
tollere, vel extendere, vel flectere, vel demittere eas
non amplius poffunt; quidam vero in utramque partem
circumducere, vel convertere retro.　　Eadem tendonibus
patientibus fiunt.　　Vocant autem eos recentiores aponeu-
rofes mufculorum, quoniam, ut puto, mufculos in eos

Ed. Chart. V. [365.]   Ed. Baf. I. (553.)

εἰς αὐτοὺς ὁρῶσι τελευτῶντας. μικτὴ δέ τις ἡ φύσις αὐ-
τῶν ἐστι, καὶ μέση συνδέσμου τε καὶ νεύρου. σύνδεσμος
γάρ ἐστιν, ὁ γοῦν ἰδίως, οὐ κοινῶς ὀνομαζόμενος, σῶμα νευ-
ρῶδες, ἐξ ὀστοῦ μὲν ὁρμώμενον πάντως, διαπεφυκὸς δὲ ἢ
εἰς ὀστοῦν, ἢ εἰς μῦν. καὶ δῆλον, ὡς ἀπὸ τῆς χρείας αὐτῷ
τοὔνομα. νεῦρον δὲ καὶ τόνος ἐξ ἐγκεφάλου ἢ νωτιαίου
φύεται. κέκληται δ᾽ ἀπ᾽ αὐτῶν τῶν ἐνεργειῶν δυοῖν ὀνό-
μασιν ἓν ὄργανον, ὅτι νεύειν καὶ τείνειν πέφυκεν. ἡ δ᾽
οὐσία τοῦ σώματος αὐτῶν, ὡς εἰ νοήσαις πεπιλημένον τε
καὶ πεπυκνωμένον καὶ διὰ τοῦτο σκληρότερον γεγονότα τὸν
ἐγκέφαλον. ἔστι δὲ καὶ τὸ τοῦ νωτιαίου σῶμα παραπλήσιον
ἐγκεφάλῳ πεπιλημένῳ τε καὶ διὰ τοῦτο σκληρῷ γεγονότι.
καὶ γὰρ καὶ αὐτοῦ τοῦ ἐγκεφάλου τὸ ὀπίσω μέρος τὸ τῷ
νωτιαίῳ συνεχὲς σκληρότερον τοῦ πρόσω, καὶ, ὅσα τῶν
νεύρων ἐστὶ μαλακώτερα, ταῦτα οὐδὲν δόξει σοι νωτιαίου
διαφέρειν. οὐ μὴν ὅ γ᾽ ἐν τοῖς ἄλλοις ὀστοῖς μυελὸς τοιοῦ-
τος, ἀλλ᾽ ὑγρὸς καὶ ῥυτὸς ὀλίγου δεῖν· μάλιστα δ᾽ ἂν αὐτοῦ

vident finire. Mixta autem quaedam eorum natura eſt,
et media inter ligamentum et nervum; ligamentum enim,
proprie, non communiter, appellatum, eſt corpus nervo-
ſum, ex oſſe quidem omnino ortum habens, inſertum
autem in os, aut in muſculum; conſtat etiam, nomen
ei ab uſu eſſe inditum; nervus autem et tonus ex ce-
rebro aut ſpinae medulla oriuntur; nuncupatur autem
ab ipſis actionibus unum inſtrumentum duobus nomini-
bus, eo quod nutare ſeu flectere et tendere natum
eſt. Subſtantia vero corporis eorum ea eſt, ac ſi intel-
ligas ſtipatum et denſatum ideoque duriuſculum factum
cerebrum. Eſt etiam et ſpinalis medullae corpus ſimile
cerebro compacto, et ob id duro facto; nam et ipſius
cerebri poſterior pars, quae medullae ſpinali continuatur,
durior eſt anteriori; et quicunque nervorum molliores
funt, hi nihil a medulla ſpinae differre tibi videbun-
tur. Medulla tamen, quae in aliis oſſibus eſt, non talis
viſitur, ſed humida et propemodum fluxilis; maxime

τὸ μαλακὸν εἰκάσαις πιμελῇ. οὐκοῦν οὐδ᾽ ἐκφυόμενον εὑ-
ρήσεις τοῦ μυελοῦ τούτου νεῦρον οὐδὲν, οὔτ᾽ οὖν μαλακὸν
οὔτε σκληρόν. ἀλλ᾽ οὐδὲ τοῖς ἐγκεφάλου τε καὶ νωτιαίου
σκεπάσμασιν ἐσκέπασται, οὐδ᾽ ἀρτηρίαι καὶ φλέβες δια-
πλέκουσιν αὐτὸν, ὥστε κατ᾽ οὐδὲν ἐγκεφάλῳ καὶ νωτιαίῳ
προσέοικεν, οὐδ᾽ ἐστὶν αὐτῷ κοινωνία πρὸς μῦς οὐδεμία.
πρὸς ἐγκέφαλον δὲ καὶ νωτιαῖον ἅπασι μυσὶν οὐ σμικρὰ
κοινωνία· δέονται γὰρ ἢ παρ᾽ ἐγκεφάλου νεῦρον, ἢ παρὰ
νωτιαίου λαβεῖν. καὶ τοῦτο τὸ νεῦρον ἰδέσθαι μὲν μικρὸν,
οὐ μὴν τὴν δύναμιν μικρόν· ἐπιγνώσῃ δὲ τοῖς παθήμασι·
καὶ γὰρ καὶ τεμνόμενον, καὶ θλιβόμενον, καὶ θλώμενον,
καὶ βρόχῳ διαλαμβανόμενον, καὶ σκιῤῥούμενον, καὶ σηπό-
μενον, ἀφαιρεῖται τοῦ μυὸς ἅπασαν κίνησίν τε καὶ αἴσθη-
σιν, ἀλλὰ καὶ φλεγμαίνοντος ἐσπάσθησάν τε καὶ παρέπαι-
σαν οὐκ ὀλίγοι. καί τινες τῶν οὕτως ἐχόντων ἰατροῦ σο-
φωτέρου τυχόντες τεμόντος τὸ νεῦρον αὐτίκα μὲν ἐπαύσαντο
τοῦ σπᾶσθαί τε καὶ παραπαίειν· ὕστερον δὲ τὸν μῦν, εἰς

vero ipfius mollem fubftantiam affimilare pinguedini
poffes; quapropter nec exoriri ex hac medulla nervum
aliquem invenies, neque mollem, neque durum; quin
nec cerebri et medullae fpinalis tegumentis operta eft,
nec praeterea arteriae atque venae intexunt eam; itaque
nullo pacto cerebro et medullae fpinali fimilis eft, nec
ipfi ulla communicatio cum mufculis. Sed cum cerebro
et medulla fpinae omnibus mufculis non parva commu-
nicatio eft; nam aut a cerebro, aut a medulla fpinae
nervum accipiant neceffe eft, qui vifu quidem parvus,
fed facultate minime parvus. Cognofces autem ex affe-
ctibus; nam incifus, oppreffus, contufus, laqueo interce-
ptus, fcirrhis affectus et corruptus aufert mufculo om-
nem motum et fenfum. Quin et nervo inflammato non
pauci convulfione correpti funt et mente alienati; quo-
rum quidam fic affecti, quum fapientiorem medicum na-
cti effent, nervo incifo ftatim convulfione et mentis
alienatione liberati funt, fed poftea mufculum, in quem

ὃν ἐνέβαλε τὸ νεῦρον, ἀναίσθητόν τε καὶ ἀχρεῖον εἰς τὰς
κινήσεις ἔσχον. οὕτως ἄρα μεγάλη τις δύναμις ἐν τοῖς νεύ-
ροις ἐστὶν, ἄνωθεν ἀπὸ τῆς μεγάλης ἀρχῆς ἐπιῤῥέουσα· οὐ
γὰρ δὴ ἐξ αὐτῶν γε οὐδὲ σύμφυτον αὐτὴν ἔχει. γνοίης δ᾽
ἂν τῷδε μάλιστα, εἰ τέμῃς τῶν νεύρων· τούτων ὁτιοῦν ἢ
τὸν νωτιαῖον αὐτόν. ὅσον μὲν γὰρ ἀνωτέρω τῆς τομῆς
συνεχὲς ἐγκεφάλῳ, τοῦτο μὲν ἔτι διασώσει τὰς τῆς ἀρχῆς
δυνάμεις, τὸ κατωτέρω δὲ πᾶν οὔτ᾽ αἴσθησιν οὔτε κίνη-
σιν οὐδενὶ χορηγεῖν δυνήσεται. λόγον οὖν ὀχετῶν ἔχοντα
τὰ νεῦρα καθάπερ ἔκ τινος πηγῆς τοῦ ἐγκεφάλου τοῖς μυσὶ
παράγονται τὰς δυνάμεις. ἐπειδὰν πρῶτον δ᾽ αὐτοῖς ὁμιλήσῃ,
σχίζεται πολυειδῶς ἄλλην ἐπ᾽ ἄλλῃ σχίσιν, καὶ τέλος εἰς
λεπτὰς καὶ ὑμενώδεις ἶνας ὅλα λυθέντα πᾶν οὕτω τὸ τοῦ
μυὸς σῶμα διαπλέκει. οἱ δ᾽ αὖ σύνδεσμοι, καθ᾽ οὓς τοῖς
ὀστοῖς οἱ μύες συνδοῦνται καὶ συμφύονται, τούς θ᾽ ὑμένας
τοὺς ἀμφ᾽ αὐτοὺς γεννῶσι, καί τινας εἴσω διαφύσεις εἰς αὐ-
τὴν τὴν σάρκα τῶν μυῶν πέμπουσιν, ἣν ὥσπερ τινὰ χώραν

nervus infertus erat, infenſilem atque inutilem ad mo-
tum habuerunt.   Adeo certe magna quaedam vis eſt in
nervis, ſuperne a magno principio affluens; non enim
ex ſe ipſis eam   neque connatam habent.   Cognoſcere
etiam potes hinc maxime, ſi incideris quemcunque iſto-
rum nervorum, aut ſpinalem ipſam medullam; quantum
enim ſuperius eſt incifione, continuum cerebro, id qui-
dem adhuc conſervabit principii facultates; omne autem,
quod inferius eſt, neque ſenſum, neque motum ulli
praebere poterit.   Nervi itaque rivorum in morem a
cerebro ceu ex quodam fonte deducunt muſculis facul-
tates, quos quum primum attigerint, ſcinduntur multi-
pliciter in aliam ſubinde atque aliam ſectionem, ταn-
demque in tenues et membraneas fibras toti ſoluti totum
ſic muſculi corpus intertexunt.   Ligamenta vero, per
quae muſculi oſſibus colligantur et coaleſcunt, et mem-
branas circa ipſos gignunt, et quasdam intro propagines
in ipſam carnem muſcnlorum mittunt; quam veluti quen-

μοι νόει πολλοῖς ὀχετοῖς ἀρδευομένην, ἑνὶ μὲν τῷ πρόσθεν
εἰρημένῳ τῷ νεύρῳ, δύο δ᾽ ἄλλοις, τῷ μὲν αἵματος θερ-
μοῦ καὶ λεπτοῦ καὶ ἀτμώδους, τῷ δὲ ψυχροτέρου τε καὶ
παχυτέρου. [366] καλεῖται δ᾽ αὐτῶν τὸ μὲν ἀρτηρία, τὸ
δὲ φλέψ. οὗτοι μὲν οὖν οἱ ὀχετοὶ τὴν ἀρχὴν ἀπὸ καρδίας
καὶ ἥπατος ἔχοντες, τὸ σῶμα τῶν μυῶν ἄρδουσι, καὶ διὰ
τούτους οὐκέτι χώρα τις ἁπλῶς, ἀλλ᾽ οἷον φυτὸν ὁ μῦς γί-
νεται, διὰ δὲ τὸν τρίτον ὀχετὸν τὸν ἀπὸ τῆς μεγάλης ἀρ-
χῆς οὐ φυτὸν, ἀλλ᾽ ἤδη κρεῖττον φυτοῦ, προσλαβὼν αἴ-
σθησίν τε καὶ κίνησιν τὴν καθ᾽ ὁρμήν, οἷς τὸ ζῶον τοῦ μὴ
ζώου διαφέρει. διὰ ταύτας οὖν τὰς δυνάμεις ὄργανον ψυ-
χικὸν ὁ μῦς ἐγένετο, καθάπερ δι᾽ ἀρτηρίαν καὶ φλέβα φυ-
σικόν. καὶ γὰρ οὖν καὶ τῶν κινήσεων αἱ μὲν ἀρτηρίας τε
καὶ φλεβὸς φυσικαί τε καὶ χωρὶς ὁρμῆς, αἱ δὲ τῶν μυῶν
ψυχικαί τε καὶ μεθ᾽ ὁρμῆς. εἴτε δὲ μετὰ προαιρέσεως λέ-
γοις τὰς τῶν μυῶν γίνεσθαι κινήσεις, ἢ ἑκουσίως, ἢ μετὰ
βουλήσεως, οὐδὲν διοίσει. ἑνὸς γὰρ ἐν ἅπασι τούτοις ἐστο-

dam locum intellige multis rivis irriguum, uno quidem
praedicto nervo, duobus vero aliis, altero fanguinis ca-
lidi et tenuis et vaporofi, altero frigidioris et craffio-
ris; vocatur autem ipforum alter arteria, alter vena.
Ifti igitur rivi principium a corde et hepate habentes
corpus mufculorum irrigant, quorum gratia non amplius
locus quidam nomine abfoluto, fed jam quafi planta
mufculus fit: jam vero propter tertium rivum, qui a
principio magno deducitur, non planta, fed quoddam
praeftantius planta redditur, affumpto fenfu et motu
voluntario, quibus animal a non animali differt. Propter
has igitur facultates inftrumentum animale mufculus fa-
ctus eft, quemadmodum propter arteriam et venam na-
turale: etenim motus, qui ex arteria et vena procedunt,
naturales funt et voluntatis expertes, qui autem a mu-
fculis, animales et voluntarii. Sive autem confulto di-
cas mufculorum fieri motus, five fpontaneos, aut cum
voluntate, nihil refert: unum enim in omnibus his con-

χάσθαι χρή, τοῦ διορίσασθαι τὴν κίνησιν αὐτῶν ἀπὸ τῆς
τῶν ἀρτηριῶν τε καὶ φλεβῶν κινήσεως· ὥστ᾽, εἰ καὶ μὴ ἱκα-
νός εἴης ἐν ὀνόμασιν ἐνδείξασθαι τὴν διαφοράν, αὐτάρκως
ὃ βούλῃ δηλώσεις. τί δή ποτε δ᾽ οὐκ αἰσθήσεως ὄργανον
εἴπομεν εἶναι τὸν μῦν, ἀλλὰ κινήσεως μόνης, καίτοι γ᾽
ἀμφοτέρων ὁμοίως αὐτῷ μέτεστι; ἢ ὅτι κίνησις μὲν οὐκ ἂν
γένοιτο τοῖς ζώοις οὐδεμία καθ᾽ ὁρμὴν ἄνευ τῶν μυῶν,
ὥστ᾽ ἴδιον αὐτῆς ὄργανον ὁ μῦς, αἴσθησις δὲ ὑπάρχει τοῖς
αἰσθητικοῖς μορίοις ἅπασι καὶ χωρὶς μυῶν; ὅ τι γὰρ ἂν
αὐτῶν μετάσχῃ νεύρου, τοῦτο πάντως αἰσθάνεται. τί μὲν
οὖν ὁ μῦς ἐστιν, εἴρηται σαφῶς, ὅτι τῆς κινήσεως καθ᾽ ὁρ-
μὴν ὄργανον· εἴρηται δὲ καὶ ὅθεν ἡ ἀρχὴ τῆς κινήσεως
αὐτῷ, καὶ δι᾽ ὧν, ὡς ἀπ᾽ ἐγκεφάλου τε καὶ διὰ νεύρων·
εἴρηται δὲ καὶ ὅπως εἰς αὐτὸν ταῦτα σχίζεται, καὶ ὅπως οἱ
σύνδεσμοι.

Κεφ. β΄. Λείποι δ᾽ ἂν ἔτι περὶ τῆς τῶν τενόντων
φύσεως εἰπεῖν πρὸς τὸ μηδὲν ἀσαφὲς ὑπολείπεσθαι τοῖς

jectari oportet, quomodo videlicet difcernas motum ip-
forum a motu arteriarum et venarum. Itaque, etiamſi
nequeas in nominibus oftendere doctrinam, abunde fatis,
quod vis, fignificabis. Cur igitur non fenfus inftrumen-
tum effe mufculum diximus, fed motus duntaxat, quan-
quam plane utriusque fimiliter ipfe fit particeps? an quia
motus quidem nullus utique fieri poffet animalibus volun-
tarius absque mufculis? Quare proprium ipfius inftru-
mentum mufculus eft. Senfus autem ineft omnibus fen-
filibus partibus etiam fine mufculis; quaecunque enim
ipfarum particeps fit nervi, ea omnino fentit. Quid igi-
tur fit mufculus, clare dictum eft, nempe motus volun-
tarii inftrumentum. Dictum eft etiam, unde principium
motus fit ipfi et per quae; puta a cerebro et per ner-
vos. Dictum praeterea et quemadmodum in ipfum hi
diftribuantur, et quemadmodum ligamenta.

Cap. II. Reliquum autem adhuc eft de natura ten-
donum dicere, quo nihil obfcurum relinquatur fermoni-

ἐξῆς λόγοις. ὅτι μὲν οὖν οἷον μικτή τις ἡ φύσις ἐστὶ τῶν
τενόντων ἔκ τε τῶν συνδέσμων (554) καὶ τῶν νεύρων,
εἴρηται μὲν οὖν καὶ τοῦτο πρόσθεν, ἀλλ᾽ ὁ λογισμὸς αὐτοῦ
παραλέλειπται, νῦν δὲ προσκείσεται. σκληρότερός ἐστιν ὁ
τένων νεύρου τοσοῦτον, ὅσον συνδέσμου μαλακώτερος, ἀλλὰ
καὶ τὸν ὄγκον τοῦ σώματος τηλικοῦτος, οἷος ἐξ ἀμφοῖν μά-
λιστα γεγονέναι, καὶ σύνδεσμος μὲν ἅπας ἀναίσθητος, νεῦ-
ρον δὲ ἅπαν αἰσθητικόν. ὁ δὲ τένων οὔτ᾽ ἀναίσθητος,
ὅτι καὶ νεύρου μετέσχεν, οὔθ᾽ οὕτως αἰσθητικός, ὡς τὸ
νεῦρον, οὐ γάρ ἐστι νεῦρον μόνον. εἰς ὅσον οὖν μέτεστιν
αὐτῷ συνδέσμου φύσεως, εἰς τοσοῦτον ἤμβλυνται τὸ τῆς αἰ-
σθήσεως ἀκριβές. ἀλλὰ κἀκ τοῦ φύεσθαι μὲν ἐκ τῆς τε-
λευτῆς τοῦ μυὸς τὸν τένοντα, καταφύεσθαι δὲ εἰς τὴν κε-
φαλὴν αὐτοῦ τό τε νεῦρον καὶ τοὺς συνδέσμους, εἶτ᾽ εἰς
ὅλον διασπείρεσθαι τὸν μῦν, εὔλογον ἐξ ἀμφοῖν γεγονέναι
τὸν τένοντα. σαφέστερον δ᾽ ἂν μάθοις αὐτὸ διὰ τῆς ἀνα-
τομῆς. ἐναργῶς γὰρ ὄψει τὴν μὲν ἀρχὴν, ἣν καλοῦσι κε-
φαλὴν μυὸς, νευρωδεστέραν, τὰ δὲ μέσα σαρκωδέστερα, ἵνα

bus, qui deinceps fequuntur. Quod igitur mixta quae-
dam natura tendonum fit ex ligamentis et nervis, di-
ctum quidem et hoc ante; fed ratiocinatio ejus omiffa
eft, nunc vero adjungetur. Tendo tanto durior eft ner-
vo, quanto ligamento mollior; quin et mole corporis
talis, ut qui ex ambobus maxime factus fit. Et liga-
mentum quidem omne infenfile; nervus autem omnis
fenfu praeditus; tendo vero neque infenfilis, quia etiam
nervi eft particeps, nec ita fenfilis, ut nervus, non enim
nervus eft tantum. Quatenus igitur particeps eft liga-
menti naturae, eatenus hebetatur acrimonia fenfus.
Quin etiam, quia nafcitur quidem tendo ex fine mufculi,
inferuntur autem in caput ipfius et nervus et ligamenta,
deinde in totum mufculum difperguntur, rationabile eft
ex ambobus tendonem effe factum. Clarius autem id
fcire poffis per diffectionem. Evidenter enim videbis
principium quidem, quod vocant caput mufculi, magis
nervofum, media vero carnofiora, ubi ventres (ut vocant)

Ed. Chart. V. [366. 367.]   Ed. Baf. I. (554.)

περ αἵ καλούμεναι κοιλίαι τῶν μυῶν εἰσιν. ἐντεῦθεν δ᾽
αὖθις ἀεὶ καὶ μᾶλλον ἔτι νευρωδέστερος γίνεται κατὰ τὴν
αὐτὴν τῇ πρόσθεν ἀναλογίαν. καὶ τέλος εἰς τοσοῦτον μᾶλ-
λον νευρῶδες φαίνεται τὸ κάτω πέρας, εἰς ὅσον περ καὶ
κατὰ τὴν κεφαλήν. τὸ δὲ νεῦρον τὸ καθῆκον εἰς αὐτὸν
[367] κατὰ μὲν τὴν πρώτην ἔμφυσιν εἰς ὀλίγας νενέμηται
μοίρας· ἐκείνων δ᾽ αὖθις εἰς ἑτέρας τεμνομένων, καὶ τού-
των τεμνομένων αὖθις εἰς ἄλλας, καὶ μέχρι τοσούτου τῆς
σχίσεως προϊούσης, ὥστ᾽ εἰς ὑμενώδεις καὶ πάνυ λεπτὰς
ἵνας τελευτῆσαι, καὶ πάλιν ἐκ τούτων τῶν μορίων συνιόν-
των πρὸς ἄλληλα καὶ ποιούντων νεῦρα, μείζονα μὲν τὸν
ὄγκον τῶν ἔμπροσθεν, ἐλάττονα δὲ τὸ πλῆθος, ἐν τῇ τε-
λευτῇ τοῦ μυὸς ἴσα τὸν ἀριθμὸν καὶ τὸ μέγεθος ταῦτα
τοῖς κατὰ τὴν πρώτην ἀρχὴν γίνεται. ἐπεὶ δ᾽ αὖθις ὁ τέ-
νων φύεται πολὺ μείζων τοῦ καθήκοντος εἰς τὸν μῦν νεύ-
ρου, δῆλον οὖν, ὡς οὐκ ἐκ τοῦ νεύρου μόνον ἐγένετο,
ἀλλά τι καὶ τῶν συνδέσμων τῆς φύσεως προσέλαβε, καὶ οὐκ
ὀλίγον γε τοῦτο. πολλαχόθι μὲν γὰρ ἑξαπλάσιος, πολλαχόθι
δὲ καὶ δεκαπλάσιος τῷ πάχει τοῦ νεύρου φαίνεται. καὶ

musculorum funt, inde rurfus eadem, qua prius, pro-
portione multo femper nervofior efficitur; tandem eo
magis nervofus apparet finis inferior, quo etiam apparet
in capite. Nervus autem perveniens ad ipfum in pri-
ma quidem infertione in pauciores diftribuitur portiones;
illis rurfus in alias fciffis, hisque iterum fectis in alias,
eo usque tandem fciffura procedit, ut in membraneas
et valde tenues fibras definat; rurfus hae particulae in-
vicem coëunt, ac nervos mole quidem prioribus majores,
caeterum numero pauciores generant; qui in fine mu-
fculi et numero et magnitudine pares iis, qui initio
primo locantur, evadunt. Quoniam vero rurfus tendo
nafcitur multo major nervo, qui in mufculum defcendit,
manifeftum eft, quod non folum ex nervo factus eft,
verum etiam aliquid ex natura ligamentorum affumpfit,
nec fane hoc modicum; multis enim locis fexcupla, mul-
tis etiam decupla craffitudine nervum fuperat. Et me-

προσηκόντως ἄρα τοιοῦτός τε καὶ τηλικοῦτος ἐγένετο, μέλ-
λων γε καὶ τὴν τοῦ νεύρου καὶ τὴν τοῦ συνδέσμου χρείαν
παρέξειν. συνδεῖ μὲν γὰρ τὸν μῦν τοῖς ὑποκειμένος ὀστοῖς,
εἰς ἃ καταφύεται, καὶ ταύτῃ μὲν οὐδὲν διαφέρει συνδέσμου
αἰσθάνεται δὲ καὶ κινεῖται, καὶ ταύτῃ πάλιν νεύρου μετέ-
χει. μείζων δὲ ἐγένετο τοῦ νεύρου, μέλλων γε κινήσειν αὐ-
τὸς τὸ ὀστοῦν. καταφύεται γὰρ ὡς τὸ πολὺ πᾶς τένων
εἰς ὀστοῦ μὲν πέρας παρηλειμμένον χόνδρῳ, οὐ μὴν τὸ τυ-
χόν γε τούτου πέρας, οὐδ᾽ ὡς ἔτυχεν αὐτός, ἀλλ᾽ αὐτὸς μὲν
πλατυνθείς, ἐλίττεται περὶ τοῦ ὀστοῦ τὸ ἄνω, ὃ καλεῖται
κεφαλή. οὕτως γὰρ ἔμελλεν ὑπὸ τοῦ μυὸς ἑλκόμενος ὁ τένων
αὐτὸς συμφυὲς ὂν αὐτῷ τὸ ὑποκείμενον ὀστοῦν συνεφέλ-
κεσθαι. δεσμοῦ μὲν γὰρ ἀσφαλοῦς τινος ἔδει τῷ μυῒ
πρὸς τὸ κινηθησόμενον ὀστοῦν ὑφ᾽ ἑαυτοῦ, καὶ οὐδὲν ἦν
ἐπιτηδειότερον συνδέσμου εἰς τοῦτο. τὸ δὲ νεῦρον τὸ ἀπ᾽
ἐγκεφάλου, ὁδός τις ὂν δυνάμεως κινητικῆς, ἕνεκα τοῦ με-
ταδοῦναι ταύτης συμπαρεξετάθη τε καὶ συνανεμίχθη τῷ
συνδέσμῳ, καὶ οὕτως ἐξ ἀμφοῖν ὁ τένων ἐγένετο.

rito fane tantus et talis factus eſt, ut qui et ligamenti
et nervi uſum exhibiturus erat; alligat enim muſculum
ſubjectis oſſibus, in quae inſeritur, et hac quidem ratione
nihil differt a ligamento; ſentit autem et movetur, qua
ratione nervi eſt particeps. Major autem factus eſt nervo,
quippe qui os moturus ſit; inſeritur enim ut plurimum
omnis tendo in oſſis terminum, cartilagine illitum. Sed
non eſt hic terminus quilibet, nec ipſe tendo quivis;
verum ipſe quidem dilatatus involvitur circa ſuperiorem
partem oſſis, quae vocatur caput: ſic enim, quum ipſe
trahitur a muſculo, erat contracturus os ſubjectum, con-
natum ſibi; vinculo enim tuto quodam erat opus muſcu-
lo cum oſſe a ſe movendo, nec erat aliud ad hoc aptius
ligamento; nervus autem, qui a cerebro procedit, via
quaedam exiſtens facultatis motricis, ut eam communem
faciat, ſimul extenſus eſt et commixtus ligamento; et
ita tendo factus eſt ex utrisque.

Κεφ. γ'. Ἅπας μὲν οὖν τένων εἰς ὀστοῦν καταφύεται
τοὐπίπαν, οὐ μὴν ἅπας γε μῦς εἰς τένοντα τελευτᾷ. τῶν
γ᾽ οὖν τὴν γλῶτταν κινούντων μυῶν οὐδενὶ τένων φύεται,
οὐδὲ γὰρ ἐδεῖτο κινεῖν οὐδὲν ὀστοῦν ἡ γλῶττα, μέλλουσά
γε καὶ φωνὴν διαρθρώσειν, καὶ χυμοὺς διακρίνειν, καὶ τῇ
μασσήσει τε καὶ τῇ καταπόσει συνεργήσειν. εἰ δέ τῳ δοκεῖ
καὶ ἡ καρδία παραπλησίως ἔχειν, οὐκ ἀκριβῶς οὗτος κατε-
σκέψατο σῶμα μυὸς, ἢ πάντως ἂν ἔγνω πολὺ διαφέρουσαν
αὐτὴν καὶ πάχει, καὶ διαπλάσει, καὶ πλοκῇ, καὶ σκληρό-
τητι μυός. καὶ μὲν δὴ καὶ τοῖς ἔργοις οὐδὲν ἐοίκασιν. ἡ
μὲν γὰρ ἐν τῇ διπλῇ καὶ συνθέτῳ κινήσει διὰ παντὸς ἐκ
διαστολῆς καὶ συστολῆς συγκειμένη, μηδὲν τῆς ὁρμῆς τοῦ
ζώου πρὸς τὸ γενέσθαι δεομένη· τοῖς μυσὶ δ᾽ οὔθ᾽ αἱ κι-
νήσεις ὅμοιαι, καὶ χωρὶς ὁρμῆς οὐκ ἂν γένοιντο. σύνδεσμοι
μὲν γάρ τινές εἰσιν ἐν τῇ κοιλίᾳ τῆς καρδίας, ἀκριβῶς
ἐοικότες τένουσιν, ὑπὲρ ὧν τῆς χρείας ἑτέρωθι λέγομεν.
ἀκουέτω δὲ νῦν τοὔνομα κατὰ τὸ κοινὸν τοῦ συνδέσμου

Cap. III. Omnis igitur tendo in os omnino inferi-
tur; non tamen omnis mufculus in tendonem definit.
In nullo enim mufculorum moventium linguam nafcitur
tendo; nullum enim os lingua erat motura, fed vocem
editura articulatam, et fapores dijudicatura, et maftica-
tioni atque deglutitioni adjumento futura. Quod fi cui
videtur cor fimiliter habere, hic non diligenter confide-
ravit mufculi corpus: alioquin cognofceret, ipfum a mu-
fculo multum differre et craffitudine, et conformatione,
et contextu, duritieque; quin etiam et operibus nequa-
quam conveniunt, hoc enim ad duplicem et compofi-
tum motum, qui perpetuo ex diaftole et fyftole con-
fiftit, faciendum minime indiget voluntate animalis,
mufculis vero neque motus fimiles funt, citraque vo-
luntatem nunquam fieri poffent. Sunt enim quaedam
ligamenta in ventriculis cordis, ad unguem fimilia ten-
donibus, de quorum ufu alibi dicemus; intelligatur au-
tem nunc nomen ligamenti fecundùm communem figni-

Ed. Chart. V. [367. 368.]   Ed. Baf. I. (554.)

σημαινόμενον. ἀλλὰ τά γε χείλη τοῦ στόματος, ἀκριβεῖ
συγκράσει δέρματος καὶ μυὸς γεγονότα, χωρὶς ὀστοῦ κινεῖται.
ὡσαύτως δὲ καὶ οἱ ὀφθαλμοὶ κινοῦνται μὲν καθ᾽ ὁρμὴν
καὶ αὐτοὶ ὑπὸ μυῶν, οὐδὲν δ᾽ αὐτοῖς ὀστοῦν συγκινεῖται.
[368] καὶ μὴν καὶ τὸ δέρμα τὸ κατὰ τὸ μέτωπόν τε καὶ τὰς
ὀφρῦς καὶ τὰ πλεῖστα μέρη τοῦ προσώπου τῶν ὀστῶν ἀτρε-
μούντων κινεῖται καθ᾽ ὁρμήν. τοσόνδε μέντοι τὸ διαφέρον
ἐστὶ τῷ δέρματι τούτῳ καὶ τοῖς ὀφθαλμοῖς καὶ τοῖς χείλεσιν,
ὅτι τῷ μὲν ἀντὶ τούτου ὑποτέτακται μυώδης φύσις λεπτή, τοὺς
δ᾽ ὀφθαλμοὺς μᾶλλον οἱ μύες κινοῦσιν, ἡ δὲ τῶν χειλῶν
φύσις δέρματος κραθέντος μυῒ γίνεται. εἰ δὲ καὶ ὁ στόμα-
χος τῆς γαστρὸς, ὃν οἰσοφάγον ἐκάλουν οἱ παλαιοὶ, αὐτός
τε μῦς ἐστι καὶ τὰ τοῦ μυὸς ἔργα τοῖς ζώοις ὑπηρετεῖ,
εἴη ἂν καὶ οὗτος ὁ μῦς οὔτε εἰς τένοντα τελευτῶν, οὔτε
ὀστοῦν συγκινῶν. ὁ μέντοι κατὰ τὸν τράχηλον τῆς τὸ οὖ-
ρον ὑποδεχομένης κύστεως τήν τε οὐσίαν τοῦ σώματος ἀκρι-
βῶς ἔοικε μυῒ, καὶ τοὖργον αὐτῷ μυὸς, ὥσπερ οὖν καὶ τὸ
κατὰ τὴν ἕδραν, εἴτ᾽ οὖν ἕνα μόνον ἐκεῖνον τὸν μῦν, εἴτε

ficatum. At labra oris exacta plane compactione cutis
et mufculi facta absque offe moventur. Similiter et ipfi
oculi motum habent voluntarium a mufculis; nullum au-
tem os cum eis movetur. Praeterea et cutis, quae in
fronte et fuperciliis eft, tum plurimae partes faciei,
offibus quiefcentibus, motu moventur voluntario. Ea ta-
men differentia eft inter hanc cutem et oculos et labra,
quod illi quidem pro mufculo fubjecta eft natura mufcu-
lofa tenuis, oculos autem magis mufculi movent, labro-
rum vero natura cute admixta mufculo fit. Quod fi
etiam ftomachus ventriculi, quem oefophagum vocabant
veteres, mufculus eft et ipfe, et mufculi officia animali-
bus miniftrat, erit utique et hic mufculus neque in
tendonem definens, neque os fimul movens. At qui in
cervice veficae fufcipientis urinam eft, et fubftantia cor-
poris omnino mufculo fimilis eft et actione; quemad-
modum fane et qui in fede, five illum unum folum

πλείους συμφυεῖς χρὴ νομίζειν. κινεῖται δ᾽ οὐδ᾽ ὑπὸ τού-
των οὐδὲν ὀστοῦν, ὥσπερ οὐδ᾽ ὑπὸ τῶν εἰς τοὺς ὄρχεις
καὶ τὸ αἰδοῖον καθηκόντων. ἐν κεφαλαίῳ δὲ κατὰ πάντων
τῶν μυῶν λεκτέον, ὅτι κινήσεως τῆς καθ᾽ ὁρμὴν ὄντες ὄρ-
γανα ποτὲ μὲν ἑαυτοὺς μόνους κινοῦσι συστέλλοντες. ὡς
οἱ τῆς ἕδρας τε καὶ τῆς κύστεως, ποτὲ δὲ καὶ τὸ δέρμα
πρὸς τὴν ἑαυτῶν ἀρχὴν ἑλκόμενοι συνεπισπῶνται, καθάπερ
οἱ κατὰ τὰ χείλη καὶ τὸ μέτωπον, καὶ ὅλως οἱ κατὰ τὸ
πρόσωπον. ἐκ τούτων μὲν οὖν οὐδεὶς ἀποφύεται τένων·
οἱ δ᾽ ἄλλοι πάντες μύες, ὅσοι μὲν ὀστᾶ κινοῦσιν, εἰς τέ-
νοντας τελευτῶσι τοὐπίπαν, ἢ μείζους, ἢ ἐλάττους, ὅσοι
δ᾽ ἄλλο τι τούτων, τοῖς μέν εἰσι τένοντες, τοῖς δ᾽ οὔ. κι-
νοῦσι δὲ ἄλλο τι καὶ οὐκ ὀστοῦν οἵ τε τῶν ὀφθαλμῶν,
καὶ οἱ τῆς γλώττης, καὶ οἱ τῶν ὄρχεών τε καὶ τοῦ αἰδοίου,
καὶ οἱ τῆς φάρυγγος, καὶ οἱ κατὰ τὸν λάρυγγα μάλιστα·
καλεῖται δ᾽ οὕτω τὸ ἄνω πέρας τῆς τραχείας ἀρτηρίας,
ὅπερ καὶ κεφαλὴν ὀνομάζουσι βρόγχου τε καὶ φάρυγγος. οἱ
μὲν οὖν τῶν ὀφθαλμῶν ὑμενώδεσι μὲν, ἀλλὰ ἰσχυραῖς

musculum, five plures unitos exiſtimare oportet; movetur
autem ab his os nullum, quemadmodum ne ab illis qui-
dem, qui in teſtes et penem defcendunt. In fumma de
omnibus mufculis dicendum, quod motus voluntarii funt
inſtrumenta, tum quandoque fe ipfos duntaxat movent
contracti, ut mufculi fedis et veficae, quandoque vero
et cutem, ad principium fuum dum trahuntur, fimul at-
trahunt, velut ii, qui in labris et fronte, et omnino in
facie funt; ab his itaque nullus nafcitur tendo. Cae-
teri omnes mufculi, quicunque offa movent, in tendo-
nes omnino vel majores vel minores terminantur; qui vero
aliud quidpiam quam os movent, horum quibusdam funt ten-
dones, quibusdam vero non. Movent autem aliud quiddam,
non os, mufculi oculorum, linguae, teſtium et penis, item
et pharyngis, tum qui maxime funt laryngis; vocatur ita
fuperior terminus afperae arteriae, quod et caput appel-
lant bronchi et larynga. Mufculi igitur oculorum mem-

ἀπονευρώσεσιν, εἰς τὸν σκληρὸν καὶ νευρώδη χιτῶνα τον
περικείμενον τῷ ῥαγοειδεῖ καθήκουσιν. οἱ δὲ τοῦ αἰδοίου
τε καὶ τῶν ὄρχεων, οὐδεμίαν ἀπονεύρωσιν ποιησάμενοι, τοῖς
σαρκώδεσι σφῶν αὐτῶν μορίοις ἐμφύονται. τῶν δὲ κατὰ
τὴν φάρυγγα καὶ τὸν λάρυγγα μυῶν τοῖς μὲν ἀμυδραί τι-
νες ἀπονευρώσεις, τοῖς δὲ οὐδ᾽ ὅλως εἰσί. κινήσεως δὲ τρό-
πος ἄλλος ἄλλοθι φαίνεται. κατὰ μέν γε τὴν γλῶτταν οὐκ
ἔστιν ἥντινα κίνησιν οὐκ ἂν ἴδοις· ἄνω τε γὰρ καὶ κάτω,
καὶ πρόσω, καὶ ὀπίσω, καὶ τῇδε κἀκεῖσε φαίνεται περιφε-
ρομένη, καὶ τὰ μὲν οἷον ἀνακλωμένη τε καὶ ἀναπτυσσομένη,
τὰ δὲ καὶ κυκλοτερῶς πάντη περιφερομένη. κατὰ δὲ τοὺς
ὀφθαλμοὺς τέτταρες (555) μέν εἰσιν εὐθεῖαι κινήσεις ἄνω
καὶ κάτω, καὶ εἰς δεξιὰ, καὶ ἀριστερὰ, δύο δ᾽ ἄλλαι περι-
στρεφομένων ἐν κύκλῳ. δύο δὲ τῶν κατὰ τοὺς κροτάφους
μυῶν· ἐρειδόντων μὲν γὰρ ἀλλήλοις τοὺς ὀδόντας τείνον-
ταί τε καὶ κυρτοῦνται, κεχηνότων δὲ χαλῶνται καὶ προστέλ-
λονται. καὶ μὴν καὶ ἡ τοῦ κατὰ τὸν βραχίονα μυὸς τοῦ
μεγάλου κίνησις ἱκανῶς ἐπιφανής, ἐν μὲν τῷ κάμπτειν κατ᾽

braneis quidem, fed validis aponeurofibus in duram et
nervofam tunicam adjacentem rhagoidi perveniunt. Penis
autem et teftium, nulla aponeurofi facta, carneis ipfo-
rum partibus innafcuntur. Porro mufculorum, qui in
pharynge et larynge funt, quibusdam obfcurae quaedam
aponeurofes, quibusdam omnino non funt. Motus autem
modus alius alibi exiftit. In lingua quidem motum omnem
videre poffis: furfum enim et deorfum, ante et retro,
finiftrorfum et dextrorfum apparet circumferri, et par-
tim quidem quafi replicata et explicata, partim vero
etiam circulariter undique circumducta. Sed in oculis
quatuor quidem funt recti motus, furfum et deorfum,
dextrorfum et finiftrorfum, duo autem alii circulares.
Duo etiam mufculorum circa tempora; firmantibus enim
dentes invicem tenduntur atque curvantur, hiantibus
vero laxantur et porriguntur. Quin etiam motus magni
mufculi in brachio fatis perfpicuus, dum flectendo cu-

Ed. Chart. V. [368. 369.] Ed. Baf. I. (555.)

ἀγκῶνα κυρτουμένου τε καὶ εἰς ἑαυτὸν συνιόντος, ἐν δὲ
ταῖς ἐκτάσεσι χαλωμένου τε καὶ προστελλομένου. τὰς δ᾽
αὐτὰς κινήσεις ὁ τοῦ πήχεως μῦς ὁ μέγας ἐναργῶς ἐντὸς
ἔχει φαινομένας, ἐν μὲν τῷ κατακάμπτειν τοὺς δακτύλους
κυρτούμενός τε καὶ συντεινόμενος, ἐκτεινόντων δὲ καὶ αὐτὸς
ἐκτεινόμενός τε καὶ χαλώμενος καὶ προστελλόμενος. οὕτως
δὲ καὶ οἱ ἄλλοι μύες ὀλίγου δεῖν ἅπαντες οἱ κατὰ τα
κῶλα διττὰς ἔχοντες φανοῦνται κινήσεις, εἰ γυμνώσεις αὐ-
τοὺς τοῦ δέρματος· οἱ μὲν γὰρ εἰρημένοι καὶ χωρὶς τοῦ
γυμνῶσαι διὰ μέγεθος. ἐν τοῖς ἰσχνοῖς γὰρ καὶ μυώδεσι
σώμασιν [369] οἱ πλεῖστοι τῶν μυῶν ἐναργῶς φαίνονται
κινούμενοι, πρὶν γυμνωθῆναι τοῦ δέρματος. ἰδίαν δέ τινα
κίνησιν, ὅτι καὶ τὸ σχῆμα διάφορον, ὁ κατὰ τὴν ἕδραν
ἐκτήσατο μῦς τοῖς συσπαστοῖς βαλαντίοις ἀνάλογον. ἀτὰρ
οὖν καὶ τὸ διάφραγμα τοιούτῳ τινὶ προσέοικε, πλὴν ὅτι
μὴ διατέτρηται. τούτου μὲν οὖν τὴν κίνησιν ἐναργῶς κα-
τόψει, διελὼν μὲν τὸ περιτόναιον, παραστείλας δὲ τὰ
ὑποκείμενα σπλάγχνα. τῶν δ᾽ ἄλλων τῶν κατά τε τὸν

bitum curvatur et in fe ipfum coit; in extenfionibus au-
tem laxatur et exporrigitur. Eosdem motus et mufcu-
lus magnus interna parte cubiti evidenter habet apparen-
tes; in flectendis quidem digitis curvatur contrahiturque,
extendentibus vero ipfe quoque extenditur et laxatur
et porrigitur. Sic etiam et alii mufculi pene omnes, qui
in artubus funt, duplices motus videbuntur habere, fi
eos denudaveris cute; namque praedicti etiam non de-
nudati apparent propter magnitudinem. In macilentis
autem et mufculofis corporibus complurium mufculo-
rum motus evidenter apparent prius, quam cutis adima-
tur. Sed mufculus, qui in fede eft, proprium quendam
motum, quoniam et figuram diverfam, poffedit, contractis
crumenis fimilem. Caeterum feptum transverfum fimile
eft tali cuipiam rei, nifi quod non perforatum eft. Hujus
igitur motum evidenter videbis, divifo quidem peritonaeo,
diftractis autem fubjectis vifceribus; aliorum autem mufcu-

Ed. Chart. V. [369.]   Baf. Ed. I. (555.)

θώρακα καὶ τὸ σύμπαν ἐπιγάστριον μυῶν ἀρκεῖ τὸ δέρμα
μόνον ἀφελεῖν. συμβέβηκε δ᾽ αὐτοῖς κατ᾽ ἐπιγάστριον ἐναν-
τίον παρὰ τοὺς ἐν τοῖς κώλοις τε καὶ κατὰ τὸ πρόσωπον
μῦς. ἐκεῖνοι μὲν γὰρ, ἡνίκα ἐκτείνονταί τε καὶ πρὸς τὴν
ἀρχὴν ἀνασπῶνται, κυρτοῦνται· οὗτοι δὲ τεινόμενοι μὲν
προστέλλονται, κυρτοῦνται δὲ χαλώμενοι.

Κεφ. δ᾽. Πότερον οὖν (τοῦτο γὰρ ἐξ ἀρχῆς προὔ-
κειτο σκοπεῖσθαι) τοσοῦτοι τρόποι κινήσεως ὑπάρχουσι τοῖς
μυσὶν, ὅσοι περ καὶ φαίνονται κατά τε τὰς διαιρέσεις καὶ
πρὶν γυμνῶσαι τὰ μόρια, ἢ πολὺ μὲν ἐλάττους εἰσὶ, φαίνον-
ται δὲ πολλοί; τά τε γὰρ ἄλλα καὶ τὸ μὴ μίαν πᾶσι τοῖς
μυσὶν ὑπάρχειν κίνησιν ἄτοπον, ὥσπερ εἰ καὶ τῶν ἀρτηριῶν
ἄλλην ἄλλης κίνησιν ἔφασκέ τις ὑπάρχειν· ἀεὶ γὰρ φαίνε-
ται διὰ τῶν ὁμοίων ὀργάνων ὁμοίως ἐνεργεῖν ἡ ᾽φύσις. τὸ
μὲν οὖν ἐξ ὑπάρχειν κινήσεις ἅπασι τοῖς μυσὶν, ὅπερ ἤδη
τινὲς ἔφασαν, ἐναργῶς ἐξελέγχεται. τῶν γὰρ κατὰ τὰς χεῖ-
ρας καὶ τὰ σκέλη μυῶν οὐδεὶς ἐκτάσεως καὶ συστολῆς

lorum, qui in thorace et toto abdomine funt, fufficit
cutem tantum auferre. Accidit autem illis, qui funt in
abdomine, contrarium ac iis, qui in artubus et facie lo-
cum obtinent; hi enim, cum tenduntur et ad princi-
pium retrahuntur, curvantur; illi autem, dum tendun-
tur, exporriguntur, curvantur vero, dum laxantur.

Cap. IV. Utrum igitur (id enim a principio pro-
pofitum erat confiderare) tot modi motus infunt mufculis,
quot etiam apparent et in diffectionibus, et prius quam
denudes partes, an multo quidem pauciores funt, appa-
rent autem multi? Nam, ut alia omittam, abfurdum vi-
detur non unum motum mufculis omnibus ineffe, tan-
quam fi et arteriarum alium alius motum quispiam
exiftere dicat; femper enim natura videtur per fimilia
inftrumenta fimiliter operari. Quocirca fex ineffe motus
omnibus mufculis (quod jam quidam dixerunt) evidenter
redarguitur; nullus enim mufculorum, qui in cruribus
et manibus funt, habet tertium quendam motum diver-

Ed. Chart. V. [369.]   Ed. Baf. I. (555.)

τρίτην τινὰ ἴσχει κίνησιν ἑτέραν, ὥσπερ οὐδ᾽ οἱ κροταφῖται
μύες· ἐναργῶς γὰρ καὶ τούτων ἑκατέρῳ δύο κινήσεις εἰσίν.
εἰ δὲ τὸ κῶλον ὅλον εἰς ἓξ τόπους μεταφέρουσιν οἱ μύες,
οὐδὲν τοῦτό γε ἀπόρημα πρὸς τὸ μὴ οὐ καθ᾽ ἕκαστον αὐ-
τῶν διττὴν εἶναι τὴν κίνησιν. εἰ μὲν γὰρ εἷς μῦς ἐκίνει τὸ
κῶλον ὅλον, ἀναγκαῖον ἂν ἦν, ὅσαι περ αἱ τοῦ κώλου, το-
σαύτας εἶναι καὶ τὰς τοῦ μυὸς κινήσεις. ἐπεὶ δ᾽ οὐ μόνον
ἕξ, ἀλλὰ καὶ πολὺ πλείους εἰσὶν ἑκάστῳ τῶν κώλων οἱ
μύες, οὐδὲν δή που θαυμαστὸν, ἄλλην ὑπ᾽ ἄλλου τῷ
κώλῳ γίνεσθαι κίνησιν. ἀλλ᾽ οἶμαι τὴν γλῶτταν ἐξαπατῆ-
σαι τοὺς τὰ τοιαῦτα ἀποφηναμένους, οἰηθέντας ἕνα μῦν
αὐτὴν ὑπάρχειν. καὶ εἰ ὄντως εἷς ἦν μῦς, ἐναργῶς ἂν ἀπε-
δείκνυτο, πολλὰς εἶναι κινήσεις ἑνὸς μυός· νῦν δὲ, οὐ γάρ
ἐστιν εἷς, ἀλλὰ πολλοὶ κινοῦσι μύες αὐτὴν, τοὐναντίον οἶ-
μαι περανθήσεσθαι τὸ μὴ πολλὰς ἑκάστου μυὸς εἶναι τὰς
κινήσεις. ἢ μάταιον ἂν εἴη τὸ πλῆθος αὐτῶν, εἰ δι᾽ ἑνὸς
ἁπάσας ἀποτελεῖσθαι δυνατὸν ἦν. ἀλλ᾽ ἑκάτερος, φασὶ, τῶν

fum ab extenfione et contractione, quemadmodum nec
temporales mufculi, evidenter enim et horum utrique
duo funt motus. Si autem totum membrum in fex loca
mufculi transferunt, nullum hinc fane dubium, quin per
fingulos eorum duplex fit motus. Si enim unus mufcu-
lus totum membrum moveret, neceffe effet, quot fint
membri, tot effe et mufculi motus; quoniam vero non
folum fex, fed et multo plures in unoquoque membro
mufculi funt, nihil profecto mirum alium ab alio mu-
fculo ipfi membro fieri motum. Sed puto, linguam eos
decepiffe, qui ejusmodi dixerunt, ratos unum mufculum
ipfam exiftere. Quod fi vere unus mufculus effet, evi-
denter utique demonftraretur, unius mufculi multos effe
motus; nunc autem (non enim unus eft, fed multi mu-
fculi ipfam movent,) contrarium puto conclufum iri, vi-
delicet non multos uniuscujusque mufculi effe motus;
alioqui fruftra effet eorum multitudo, fi per unum omnes
effici poffibile effet. At uterque oculorum, ajunt, qua-

Ed. Chart. V. [369. 370.]   Ed. Baf. I. (555.)

ὀφθαλμῶν τέτταρας εὐθείας κινεῖται κινήσεις. ὀρθῶς, ὦ
τᾶν. καὶ γὰρ καὶ μύες εὐθεῖς τέτταρες· ἦν δ᾽ ἂν εἷς καθ᾽
ἑκάτερον, εἰ πάσας κινεῖν ἐπεφύκει. ὡς οὖν, εἴπερ ἦν εἷς,
ἐπεραίνετο τέτταρας εἶναι τὰς κινήσεις, οὕτως, ἐπειδὴ το-
σοῦτοι τὸν ἀριθμόν εἰσιν, ὅσαι περ αἱ κινήσεις, ὑφ᾽ ἑνὸς
ἑκάστου αὐτῶν μίαν· γίνεσθαι περανθήσεται, καθάπερ καὶ
τῶν περιστρεφόντων αὐτὸν ἑκατέρου μίαν. καὶ μὴν καὶ
πρὸς ὑμῶν αὐτῶν, φασὶν, ὡμολόγηται, κἂν εἰ μὴ πλείους,
δύο γοῦν καθ᾽ ἕκαστον μυῶν φαίνεσθαι κινήσεις. πῶς οὖν
ὁ λόγος μίαν εἶναι βούλεται; ἔστι δὲ τοῦτο οὐδὲν ἄτοπον.
ἢ μὲν γὰρ ὡς ἐνέργεια κίνησις μία καθ᾽ ἕκαστον, ἢ
δ᾽ ἐναντία κατὰ συμβεβηκός. [370] ἐνεργεῖ μὲν γὰρ ἕλ-
κων ἐφ᾽ ἑαυτὸν τὸ κινούμενον μόριον, οὐκ ἐνεργεῖ δ᾽, ὅταν
εἰς τὸν ἐναντίον τύπον ὑπ᾽ ἄλλου μυὸς ἀπάγηται. καὶ διὰ
τοῦτ᾽ οὐδὲν τῶν κινουμένων μορίων ἑνὶ κέχρηται μυΐ, ἀλλ᾽
εἰ μὲν ἄνωθέν τις ἐμφύοιτο, πάντως ἄλλος ἀντεμφύεται κά-
τωθεν, εἰ δ᾽ ἐκ τῶν δεξιῶν, πάντως ἄλλος ἐκ τῶν ἀριστε-
ρῶν. ἕκαστον γὰρ τῶν κινουμένων μορίων, οἷον ὑφ᾽ ἡνίων

tuor rectos obtinet motus.   Recte, o viri: etenim et
mufculi recti quatuor; effet autem unus in utroque, fi
omnes movere idoneus effet.   Ut igitur, fi unus effet,
concluderetur, quatuor effe motus, fic, quoniam tot nu-
mero funt, quot motus, ab unoquoque ipforum unum
fieri concludetur, quemadmodum et eorum, qui circum-
vertunt ipfum, utriusque unum.   Atqui apud vos ipfos,
inquiunt, in confeffo eft, etfi non plures, duos faltem
per fingulos mufculos motus fieri: quomodo igitur ratio
unum effe vult?   Eft autem hoc nihil abfurdum; motus
enim, ut actio, unus in fingulis, contrarius vero per ac-
cidens; fiquidem operatur trahens ad fe ipfum partem,
quae movetur, non operatur autem, quum in contrarium
locum ab alio mufculo abducitur.   Ideoque nulla pars,
quae movetur, uno utitur mufculo; fed, fi quidem defu-
per aliquis innafcatur, omnino alius parte inferna contra
innafcitur, et fi ex dextris, omnino alius ex finiftris.
Unaquaeque enim partium, quae moventur a mufculis,

τινῶν τῶν μυῶν εἰς τἀναντία διειλημμένον, ἐναλλὰξ ἔχει
τὸν μὲν ἐκτεινόμενον αὐτῶν, τὸν δὲ χαλώμενον. ὁ μὲν οὖν
ἐκταθεὶς ἕλκει πρὸς ἑαυτὸν, ὁ δὲ χαλασθεὶς ἕλκεται σὺν
τῷ μορίῳ. καὶ διὰ τοῦτο κινοῦνται μὲν κατ᾽ ἀμφοτέρας τὰς
κινήσεις ἀμφότεροι, τὸ δ᾽ ἐνεργεῖν τείνεσθαι τὸν κινού-
μενόν ἐστιν, οὐχ ἕπεσθαι, ἕπεται δὲ, ὅταν αὐτὸς ἀργῶν
ὥσπερ καὶ ἄλλο τι τῶν τοῦ κώλου μορίων μεταφέρηται. ἆρ᾽
οὖν ἤδη τολμῶμεν ἀποφαίνεσθαι μὲν, μίαν ἁπάντων μυῶν
ξύμφυτον κίνησιν εἶναι, ἢ μηδέπω, πρὶν ἂν ἡμῖν ὁμολο-
γήσῃ πάντα τὰ κατ᾽ αὐτοὺς φαινόμενα; ἐμοὶ μὲν οὖν τοῦτο
μακρῷ δοκεῖ βέλτιον ὑπάρχειν. τίνα τοίνυν τὰ κατ᾽ αὐτοὺς
φαινόμενα, λέγωμεν ἑξῆς μηδὲν παραλιπόντες. ἓν μὲν δὴ
καὶ πρῶτον, οὗ μέρος εἴρηταί πως ἤδη κατ᾽ ἀρχὰς, ὅτι,
διατεμνομένων αὐτῶν ὅλων ἐγκαρσίων, ἀπόλλυται τελέως κί-
νησίς τις ἐν τοῖς ὑποτεταγμένοις μορίοις, ἐντεμνομένων δὲ
παραβλάπτεται. τὸ δὲ τῆς βλάβης ποσὸν τῷ ποσῷ τῆς το-
μῆς ἕπεται, μᾶλλον μὲν ἀπολλυμένης τῆς κινήσεως ἐν ταῖς
μείζοσι διαιρέσεσιν, ἧττον δὲ ἐπ᾽ ἐλάττοσι. τὰ δ᾽ αὐτὰ

veluti a quibusdam habenis in contrarium diftracta, vi-
ciffim habet alterum ipfum intenfum, alterum laxatum.
Intenfus igitur trahit ad fe, laxatus autem trahitur cum
parte, et propter hoc moventur ambo in utroque motu.
Agere autem eft eum, qui movet, intendi, non fequi;
fequitur, quum ipfe otiofus transfertur, ficut quaevis alia
membri pars. Nunquid igitur audemus dicere, unum
omnium mufculorum connatum effe motum, an non
prius, quam nobis omnia, quae in ipfis apparent, con-
feffa fuerint? mihi id longe melius effe videtur. Quae
igitur funt, quae in ipfis apparent, deinceps dicamus
nihil omittentes. Unum itaque et primum (cujus pars
jam in principio quodammodo dicta eft), quod abfciffis
quidem ipfis totis per transverfum motus penitus perit
in fubjectis partibus, incifis autem laeditur; laefionis au-
tem quantitas quantitatem fectionis fequitur, magis qui-
dem pereunte motu in majoribus divifionibus, minus au-
tem in minoribus. Haec eadem de tendonibus quoque

Ed. Chart. V. [370.]   Ed. Baf. I. (555.)

νόμιζέ μοι πάντα καὶ ἐπὶ τῶν τενόντων εἰρῆσθαι. καὶ γὰρ
οὖν καὶ τούτους εἰ μὲν ὅλους διατέμοις, παραλύσεις τῆς
κινήσεως τῶν μορίων, εἰ δὲ ἐντέμοις, παραβλάψεις τοσοῦ-
τον, ὅσον ἐνέτεμες. εἰ μὲν οὖν ἅπασα κίνησις ἀπόλοιτο
τοῦ μέρους, ἑνὸς τμηθέντος μυός, ἐπεραίνετ᾽ ἂν, οἶμαι,
πασῶν τῶν κινήσεων ἐξηγεῖσθαι τὸν ἕνα τοῦτον μῦν· εἰ δ᾽
αὖθις μία μόνη κίνησις ἀπόλοιτο, ἑνὸς τμηθέντος μυός,
ἐπεραίνετ᾽ ἂν, οἶμαι, ταύτης μιᾶς μόνης, ἧς ἦν ὁ τμηθεὶς
ἡγεμών. ἐπεὶ δὲ οὔτε μίαν μόνην οὔτε πάσας ἀπόλλυσθαι
συμβέβηκεν, ἀλλὰ πάντως δύο, περαίνεσθαι δόξειεν ἂν ὑφ᾽
ἑνὸς μυὸς γίνεσθαι κινήσεις δύο. ἀλλ᾽ ἐπεὶ καὶ ὁ ἐκ τῶν
ἐναντίων μερῶν τεταγμένος μῦς ἢ τένων τμηθεὶς τὰς αὐ-
τὰς δύο κινήσεις ἀπόλλυσιν, αὖθις αὖ κἀκεῖνον ἴσως κατὰ
τὸν αὐτὸν λόγον κύριον ἐροῦμεν τῶν αὐτῶν δυεῖν κινήσεων,
ὧν καὶ ἐπιτροπεύουσιν ἢ βλάπτουσιν ὁμοίως. ὥστε, κἂν εἰς
ὁστισοῦν τῶν μυῶν ἀπόλλυται, τὴν τῶν ἐναντίων κίνησιν συνα-
πόλλυσθαι. ποιεῖν δὲ οὐχ ὁμοίως πεφύκασιν, ἀλλ᾽ ἑκάτερος
τὴν ἑτέραν μόνην. ἀνάγκη γὰρ τούτων θάτερον ἀληθὲς

mihi dicta effe puta: etenim et hos fi quidem totos ab-
fcideris, diffolves motus partium, fi vero incideris, tan-
tum laedes, quantum incidifti. Si itaque motus omnis
periret partis uno incifo mufculo, concluderetur utique,
omnium motuum hunc unum mufculum ducem effe; fi
vero rurfus unus duntaxat motus periret uno incifo mu-
fculo, concluderetur, opinor, hujus folius ducem effe,
qui effet incifus; fed quia neque unum folum, neque om-
nes perire accidit, fed omnino duos, concludi videbitur
utique, ab uno mufculo duos fieri motus. Sed quia et
mufculus ex contrariis partibus locatus aut tendo fectus
eosdem duos motus amittit, rurfus utique et illum fore
fecundum eandem rationem dominum eorumdem duorum
motuum dicemus, quos tuetur aut laedit pari modo.
Quare, etiamfi unus quivis mufculorum pereat, contra-
riorum motio fimplex peribit; facere autem non fimiliter
ambo nati funt, fed uterque alteram folum; namque ne-
ceffe eft horum alterum verum effe; utrum autem fit,

ὑπάρχειν, ὁπότερον δὲ, πειρατέον ἀποδεῖξαι, πρότερόν γε
σαφέστερον εἰπόντας, ὅτι τῶν διαδεχομένων ἀλλήλας κινή-
σεων ἀνάγκη τῆς ἑτέρας ἀπολλυμένης καὶ τὴν λοιπὴν
συναπόλλυσθαι. ἔστω γὰρ ἀπολωλέναι τὴν ἐκτείνειν πεφυ-
κυῖαν τὸ μόριον κίνησιν. οὐκοῦν καμφθήσεται μὲν τὴν πρώ-
την, μενεῖ δὲ ἐν τούτῳ διὰ παντὸς, ἐκταθῆναι μὲν οὐκ ἔτι
δυνά(556)μενον, ὅτι τῆς ἐκτεινούσης ἐστέρηται κινήσεως,
ὅτι δὲ ἐκταθῆναι μηκέτι δύναται, διὰ τοῦτο οὐδὲ ἔτι καμ-
φθῆναι, κάμπτεται γὰρ τὸ φθάνον ἐκτετάσθαι. κατὰ ταὐτὰ
δὲ καὶ τὴν κάμπτειν πεφυκυῖαν τὸ μόριον κίνησιν εἴπερ
ἀπολέσθαι συμβῇ, ἐκταθήσεται μὲν τήν γε πρώτην, ἀκί-
νητον δὲ τοῦ λοιποῦ γενήσεται, μηκέτι δυνηθὲν ἐλθεῖν
ἐπὶ τὴν κάμψιν, ἧς προηγουμένης ἕπεται τὸ ἐκτείνεσθαι.
τοῦτο μὲν δὴ παντὸς ἀληθὲς μᾶλλον εἶναι φαίνεται, τὸ
συναπόλλυσθαι τὰς διαδεχομένας ἀλλήλας ἐναντίας κινήσεις.
[371] καὶ διὰ τοῦτο ὀρθῶς ἔχει ζητῆσαι, πότερον δύο κι-
νήσεις ὑπ᾽ ἀμφοτέρων γίνονται μυῶν, ἢ μία μὲν ὑφ᾽ ἑκατέ-
ρου, συναπόλλυται δ᾽ ἡ λοιπὴ τῇ ἑτέρᾳ.

conabimur oftendere, quum prius clarius dixerimus, quod
motuum, qui fibi invicem fuccedunt, necefſe eſt, altero
pereunte, et reliquum fimul perire. Finge enim, eum
motum periiſſe, qui natus eſt partem extendere; igitur
flectetur quidem primum, manebit autem in hoc ſtatu
femper, quod non amplius extendi poſſit, quae motu ex-
tenforio privata eſt; quia autem extendi non amplius
poteſt, idcirco nec flecti quidem; flectitur enim, quae
antea extenfa fuit. Similiter motum, qui natus eſt fle-
ctere partem, fi accidat perire, extendetur quidem ea
primum, fed immobilis in poſterum fiet, quum non am-
plius ad flexionem venire potuerit; qua praecedente ex-
tenfio fequitur. Id igitur omnium eſt veriſſimum, vide-
licet motus contrarios fibi invicem fuccedentes fimul cor-
rumpi. Quamobrem recte fe habet quaeſtio, utrum duo
motus ab utrisque mufculis fiant, an unus quidem ab
utroque, tum ne fimul reliquus cum altero pereat.

Κεφ. ε΄. Πῶς οὖν τοῦτο διορισθήσεται; τοῖς δια-
φόροις συμπτώμασιν. ὡς γὰρ τὰ κοινὰ κοινοῦ τινος ἦν,
ὅσον ἐφ᾽ ἑαυτοῖς, ἐνδεικτικὰ, καὶ διὰ τοῦτο ἄδηλον ἐγένετο
τὸ καθ᾽ ἑκάτερον ἴδιον, οὕτω τὰ διαφέροντα τήν τε ἔνδειξιν
ἰδίαν ἑκατέρου τῶν μυῶν τῆς ἐνεργείας ποιήσεται, καὶ δῆ-
λον τἀληθές. ἴδια δ᾽ ἐφ᾽ ἑκατέρου τῶν μυῶν τάδε γί-
νεται. τοῦ μὲν ἐντὸς διακοπέντος, ἐκταθὲν τὸ μέρος ἐν
τούτῳ τῷ σχήματι διὰ παντὸς μένει, τοῦ δ᾽ ἐκτὸς, καμφθὲν
οὐκέτ᾽ ἐκτείνεται. καὶ εἰ λαβόμενος ταῖς χερσὶ σαυτοῦ
κάμπτοις τὸ ἐκτεταμένον, ἢ ἐκτείνοις τὸ κεκαμμένον, ἑκά-
τερον μὲν αὐτῶν ῥᾳδίως ἐργάσῃ, ἐαθὲν δὲ παραχρῆμα τὸ
μόριον εἰς τὴν ἐξ ἀρχῆς κατάστασιν ἀχθήσεται. τί τοίνυν
ἐκ τούτων ἀποδείκνυται; τὸ κάμπτεσθαι μὲν ὑπὸ τῶν ἐν-
τὸς μιῶν, ἐκτείνεσθαι δὲ ὑπὸ τῶν ἐκτός. καὶ διὰ τοῦτο,
εἰ μὲν ὁ ἐκτὸς τρωθεὶς ἀπολέσειε τὴν ἐνέργειαν, ὁ δ᾽ ἐντὸς
ἐνεργῶν ἔτι μένοι, κάμπτεται τὸ μόριον, ὡς ἂν τοῦ κάμ-
πτειν αὐτὸ πεφυκότος ἀβλαβοῦς ὑπάρχοντος· εἰ δ᾽ ὁ ἐντὸς

Cap. V. Quo igitur pacto id diſtinguetur? diverſis
ſymptomatibus. Ut enim communia ſunt demonſtrativa
alicujus communis, quantum eſt in ipſis, ideoque incer-
tum erat, quod proprium erat in utroque, ſic quae di-
verſa ſunt, et demonſtrationem propriam utriusque mu-
ſculorum actionis, et veritatem manifeſtam facient. At
propria in utroque muſculorum haec inſunt. Eo quidem,
qui intus eſt, abſciſſo, extenſa pars in hac figura perpe-
tuo manet, eo autem, qui foris, flexa non amplius exten-
ditur. Quod ſi tuis manibus capiens flectas extenſam,
vel extendas inflexam, utrumque quidem ipſorum facile
efficies, dimiſſa autem pars ſtatim in priſtinum ſtatum
reſtituetur. Quid igitur ex his demonſtratur? Nempe
flexionem venire a muſculis, qui intus ſunt, extenſionem
autem ab iis, qui foris ſunt. Quapropter, ſi externus vul-
neratus amiſerit actionem, internus vero maneat adhuc
agens, flectitur pars, tanquam is, qui natus eſt ipſam
flectere, illaeſus exiſtat; ſi vero, qui intus eſt, abſcinda-

διακοπείη, τὸ ἔμπαλιν γίνεται· ἐκτείνεται μὲν τὸ κῶλον,
κάμπτεται δ᾽ οὐκέτι. διὰ τί δ᾽ ἐν ἑκατέρῳ τῷ σχήματι
καταμένει τὸ μόριον ἀκίνητον; ἢ ὅτι ἀπόλλυσθαι συμβέ-
βηκε τὰς διαδεχομένας ἀλλήλας κινήσεις; ὅ τε γὰρ κάμπτειν
πεφυκὼς μῦς, ὑγιὴς μὲν ὢν, τὸ μὲν πρῶτον ἔκαμψε, δεύτε-
ρον δὲ καὶ τρίτον οὐκέτι κάμπτειν δύναται, μὴ παραλαβὼν
αὖθις ἐκτεινόμενον τὸ κῶλον· τοῦ γὰρ ἐκτεταμένου ἡ
κάμψις· ὅ τ᾽ ἐκτείνειν πεφυκὼς κατὰ τὸν αὐτὸν λόγον
ἅπαξ μὲν ἐκτείνει, δεύτερον δὲ ἢ τρίτον οὐκέτι δυνήσεται,
μὴ παραλαβὼν αὖθις κεκαμμένον τὸ μόριον· τοῦ γὰρ κε-
καμμένου ἡ ἔκτασις. εἰ δὲ σὺ τηνικαῦτα τὴν ἀπολωλυῖαν
τοῦ τετρωμένου μυὸς ἐνέργειαν μιμησάμενος ἐκτείναις ταῖς
σαυτοῦ χερσὶ τὸ κεκαμμένον, ὄψει σωζομένην τὴν κάμπτειν
αὐτὸ πεφυκυῖαν κίνησιν. οὐδὲ γὰρ ἔτι σου δεηθὲν αὐτό-
ματον καμφθήσεται ὑπὸ τοῦ κατὰ τὰ ἔνδον μέρη τεταγμέ-
νου μυὸς ἐνεργοῦντος ἑλκόμενον. οὐ μὴν ἐκταθήσεταί γε
οὐδέποθ᾽ ὑπ᾽ οὐδενός μυὸς, ἀλλ᾽ ἀεὶ σοῦ πρὸς τοῦτο δεη-
θήσεται· καθάπερ, εἰ τὸν ἐντὸς τρώσεις, ἐκταθήσεται μὲν
ἀεὶ χωρὶς σοῦ τὸ μόριον, οὐ μὴν καμφθήσεταί γε ὑπ᾽

tur, contrarium fit: extenditur quidem membrum, fed
non amplius flectitur. Cur autem in utraque figura per-
manet pars immobilis? an quia motus invicem fuccedeu-
tes corrumpi accidit? Nam mufculus flectere natus, fi
fanus fit, primum quidem flectit, fecundo autem et ter-
tio non amplius flectere poteft, nifi parte rurfus extenfa;
extenfae enim flexio eft. Qui natus eft extendere, ea-
dem ratione femel quidem extendit, fecundo autem vel
tertio non amplius poterit, nifi pars denuo flectatur; fle-
xae enim extenfio eft. Quod fi tu tunc amiffam vulnerati
mufculi actionem imitatus extendas tuis manibus flexam,
videbis, falvum effe motum ei flectendae idoneum; nihil
enim tua opera indigens fua fponte flectetur, a mufculo
intus conftituto operante tracta; non tamen unquam ab
ullo mufculo extendetur, fed femper tua opera ad hoc
indigebit; veluti, fi eum, qui intus eft, vulneraveris, ex-
tendetur quidem femper pars absque tua opera, non ta-

Ed. Chart. V. [371. 372.]   Ed. Baf. I. (556.)

οὐδενὸς μυὸς, ἀλλ᾽ εἰς τοῦτο τῆς παρὰ σοῦ δεηθήσεται κι-
νήσεως. δῆλον οὖν ἐκ τῶν εἰρημένων, ὡς τὸ μὲν κάμπτειν
τῶν ἐντὸς ἔργον ἐστὶ μυῶν, τὸ δὲ ἐκτείνειν τῶν ἐκτός. οὐκ
ἄδηλον δ᾽, ὅτι τὸ μὲν τείνεσθαί τε καὶ εἰς ἑαυτοὺς συνέλκε-
σθαι σύμφυτος ἐνέργεια τοῖς μυσὶ, τὸ δ᾽ ἐκτείνεσθαι καὶ
χαλᾶσθαι τῶν ἀντιτεταγμένων ἐνταθέντων τε καὶ πρὸς ἑαυτοὺς
ἑλκυσάντων γίνεται. μάθοις δ᾽ ἂν αὐτὸ καὶ δι᾽ ἑτέρων φαι-
νομένων οὐκ ὀλίγων, οἷα ἔμαθες, καὶ τοῦδε πρώτου. τῶν
ὀρνιθείων μεταχειρισάμενος σκελῶν, ἀφῃρημένων δηλονότι
τοῦ ζώου, τείνειν τοῖς σαυτοῦ δακτύλοις ἐπιχείρει τοὺς ἐν
αὐτῷ τένοντας, πρότερον μὲν τοὺς ἐντὸς, ἔπειτα δὲ καὶ
τοὺς ἐκτός. ὄψει γὰρ ἐπὶ μὲν τοῖς καμπτόμενον τὸ κῶλον,
ἐπὶ δὲ τοῖς ἐκτεινόμενον. ἀλλὰ καὶ εἰ προσκείμενον ὅλῳ
τᾷ σώματι τὸ σκέλος ἐπὶ τεθνεῶτος τούτου τοῦ ζώου
λάβαν ἑκατέρους τῶν τενόντων ἢ τῶν μυῶν ἐθέλοις τεί-
νειν, [372] ἐν μέρει καὶ οὕτως ἂν ἴδοις ἐπὶ μὲν τοῖς ἐν-
τὸς καμπτόμενον τὸ κῶλον, ἐπὶ δὲ τοῖς ἐκτὸς ἐκτεινόμενον.
ἀλλὰ καὶ εἰ μῦν ὅλον ἐγκάρσιον ἐθέλοις διατεμεῖν εἶτ᾽ ἐπὶ

men flectetur ab ullo mufculo, fed praeterea motum abs
te requiret. Manifeftum igitur ex dictis, quod flectere
quidem officium eft mufculorum internorum, extendere
autem externorum. Perfpicuum autem eft, quod tenfio
et in fe ipfos contractio infita mufculis eft actio, exten-
fio autem et laxatio oppofitorum intenforum et ad fe
ipfos trahentium. Difcas autem id ex aliis apparentibus
non paucis, ut ex hoc primo didicifti. Avicularum crura
ab animali exempta tractans extendere tuis digitis ten-
dones, qui in ipfis funt, conare, prius quidem internos,
deinde externos; cernes enim, illis tractis flecti mem-
brum, tractis vero his extendi. Quin etiam, fi crure ad-
huc toti corpori adhaerente capto ejusdem mortui ani-
malis utrumque tendonem aut mufculum velis viciffim
extendere, etiam hoc pacto cernas per internos quidem
membrum flecti, per externos vero extendi. Praeterea,
fi totum mufculum per transverfum abfcindere velis five

τεθνεῶτος, εἴτε καὶ ζῶντος ἔτι τοῦ ζώου, τῶν μερῶν αὐτοῦ
τὸ μὲν ἄνω, τὸ δὲ κάτω φερόμενον ἐναργῶς ὄψει πρὸς τὸ
ἴδιον πέρας ἑκάτερον ἑλκόμενον. καὶ τοῦτο, καθ᾽ ὁτιοῦν ἂν
μέρος τὸν μῦν ὅλον ἐγκάρσιον διατέμῃς, ἐναργῶς ὄψει γι-
γνόμενον. ᾧ δῆλον, ὅτι πᾶν μόριον αὐτοῦ σύμφυτον ἔχει
τὴν κίνησιν τὴν εἰς ἑαυτὸ σύνοδον. καὶ γὰρ οὖν καὶ εἰ τὴν
ἄνωθεν ἀρχὴν μόνην ἀποτέμοις τοῦ μυός, ὅλος ἐπὶ τὸ πέ-
ρας ἐνεχθήσεται, καὶ εἰ τὴν κάτω τελευτὴν, ἐπὶ τὴν κε-
φαλὴν ἀνασπασθήσεται, καὶ εἰ ἑκατέρωθεν ἀποτέμοις αὐ-
τὸν, οἷον σφαιρούμενον ὄψει καὶ συντρέχοντα πρὸς τὸ
μέσον ἐξ ἀμφοῖν τῶν περάτων. οἶδα μὲν οὖν, ὅτι καθ᾽
ἕκαστον τῶν εἰρημένων ἱκανῶς ἀποδείκνυται τὸ προκεί-
μενον.

Κεφ. ς´. Ἀλλὰ καὶ διὰ τοὺς ἔργον πεποιημένους
ἰατρούς τε καὶ φιλοσόφους περὶ ἅπασαν ἀπορεῖν ἐνεργείας
εὕρεσιν οὐ ταῦτα μόνον, ἀλλὰ καὶ τὰ μετὰ ταῦτα λεχθη-
σόμενα σύμπαντά προσκείσεται. σκιῤῥωθέντος δὴ μυὸς ἢ
τένοντος οὑτινοσοῦν τῶν μὲν ἐντὸς τοῦ κώλου τεταγμένων,

in animali mortuo, five adhuc vivente, partem ejus
aliam furfum, aliam deorfum ferri evidenter videbis, ad
fuum terminum utramque tractam; idque, fi quavis in
parte totum mufculum per transverfum abfcideris, fieri
evidenter videbis; quo manifeftum eft, quod omnis ejus
pars connatum habet motum, in fe ipfam fcilicet coitio-
nem. Etenim et fi principium fupernum folum abfci-
deris mufculi, totus ad caudam feretur; fi finem inferio-
rem, ad caput retrahetur; fi utrinque abfcideris, eum
quafi conglobatum videbis et concurrentem ad medium
ex utrisque finibus. Scio ergo, quod per unumquodque
dictorum fatis demonftratur, quod erat propofitum.

Cap. VI. Verum et propter medicos et philofophos,
qui de omni actionis inventione dubitare contendunt,
non folum haec, verum etiam quae poftea dicenda funt
omnia adjungentur. Scirrho enim genito in mufculo,
ant quocunque tendone, eorum quidem, qui parte mem-

392 *ΓΑΛΗΝΟΥ ΠΕΡΙ ΜΥΩΝ ΚΙΝΗΣΕΩΣ*

Ed. Chart. V. [372.]   Ed. Baf. I. (556.)

καμφθὲν τὸ μέρος οὐκ ἔτι ἐκτείνεται, τῶν δὲ ἐκτὸς, ἐκτα-
θὲν οὐκ ἔτι κάμπτεται, ἔμπαλιν ἢ κατὰ τὰς τρώσεις εἶχεν.
ἐπὶ μὲν γὰρ ἐκείνων εἰς τἀναντία τοῦ τρωθέντος ἀνεσπᾶτο
τὸ μέρος, ἐνταῦθα δὲ ἐπ᾽ αὐτὸ τὸ πεπονθὸς ἕλκεται.
φαίνεται δὲ δὴ καὶ τοῦτο μὲν οὐχ ὅτι μαχόμενον τοῖς ἔμ-
προσθεν, ἀλλὰ καὶ μεγάλως μαρτυροῦν. τὰ γὰρ σκιῤῥωθὲν
ἅπαν ὑπὸ τοῦ παρὰ φύσιν ὄγκου τείνεται. τοῦτ᾽ οὖν αὐτῷ
πρὸς τοῦ παθήματος φαίνεται γινόμενον, ὅπερ ἐῤῥωμένῳ
πρὸς τῆς ὁρμῆς, πλὴν ὅτι πρὸς τῆς ὁρμῆς μὲν ἑκούσιος ἡ
κίνησις, πρὸς δὲ τοῦ παθήματος ἀκούσιος. οὐκοῦν οὐδ᾽
ὑπὸ τῶν σῶν χειρῶν οὐδὲν τῶν οὕτω πεπονθότων ἀντι-
σπασθῆναι πρὸς τἀναντία δύναται, καθάπερ ἐπὶ τῶν τρώ-
σεων εἶχεν· ἀντιτείνει γὰρ ὁ σκίῤῥος, ἀντὶ δεσμοῦ τῷ μυΐ
γιγνόμενος. ὡς, εἴπερ ἦν δυνατὸν ὑπὸ τῶν ἡμετέρων χειρῶν
εἰς τὸν ἀντικείμενον τόπον ἀχθῆναι τὸ μόριον, οὐδὲν ἂν
ἐκάλυεν αὐτὸ καὶ πρὸς τῶν ἀντιτεταγμένων ἀπάγεσθαι
μυῶν, ὡς κινεῖσθαί γε κἀκείνοις τὴν κατὰ φύσιν κίνησιν

bri interna conſtituti ſunt, pars flexa non amplius exten-
ditur, eorum vero, qui foris ſunt, extenſa non amplius
flectitur, contrario modo, quam in vulneribus ſe habebat;
in illis enim in contrariam partem vulneratae pars re-
trahebatur, hîc autem ad ipſam paſſam trahitur. Videtur
autem et hoc non modo non repugnare iis, quae antea
dicta ſunt, verum etiam mirifice atteſtari. Omne enim,
quod ſcirrhum contraxerit, a tumore praeter naturam
tenditur. Hoc certe ipſi a morbo accidere videtur, quod
bene valenti ab impetu voluntario, niſi quod ab hoc
motus eſt ſpontaneus, ab illo vero non ſpontaneus. Qua-
re ne tuis quidem manibus ullum eorum, quae ita affe-
cta ſunt, ad contraria retrahere queas, quemadmodum
in vulneribus fieri ſolebat; contra enim tendit ſcirrhus,
vice ligamenti muſculo factus. Quare, ſi poſſibile eſſet
manibus noſtris in oppoſitum locum duci partem, nihil
utique prohiberet eam et a muſculis oppoſitis abduci,
utpote qui et ipſi naturalem motum obire poſſint.

ἱκανοῖς. ἅπερ δ᾽ ἐπὶ τῶν σκίῤῥων, ταῦτα κἀπὶ τῶν φλεγμο-
νῶν ὁρᾶται γιγνόμενα. καὶ γὰρ καὶ μύες καὶ τένοντες
φλεγμήναντες πολλάκις, ἐφ᾽ ἑαυτοὺς τείναντες τὸ κῶλον,
ἀκίνητον εἰργάσαντο. καὶ σκληρότης δ᾽ οὐλῶν οὐδὲν ἧττον
τῶν προκειμένων παθῶν πολλάκις ἐπέθησεν αὐτό. φαίνεται
γοῦν ταῦτ᾽ αὐτῷ συμβαίνειν ἅπαντα, καὶ τούτων οὐδὲν ἧτ-
τον τὰ λεχθησόμενα, μετὰ τοῦ καὶ πολλὰς ἄλλας ἀπορίας
διαλύεσθαι. θαυμαστὸν γὰρ ἐδόκει καὶ σχεδὸν ἀδύνατον,
ἕνα τρόπον κινήσεως ἐχόντων ἁπάντων τῶν μυῶν, ἓν κῶ-
λον, τὴν χεῖρα, ποτὲ μὲν ἐκτείνεσθαι, ποτὲ δὲ κάμπτεσθαι,
ποτὲ δ᾽ ἑκατέρωσε περιάγεσθαι, καὶ ποτὲ μὲν ἀνατείνε-
σθαι, ποτὲ δὲ κάτω καθίεσθαι, ποτὲ δ᾽ εἰς τοὐπίσω
πρὸς τὴν ῥάχιν ἐπιστρέφεσθαι. ἀλλ᾽ οὐκέτι θαυμαστὸν
οὐδὲν τῶν τοιούτων φαίνεται, γνόντων ἡμῶν, τὸ μὲν
ἀνατείνεσθαι καὶ καθίεσθαι τὴν χεῖρα τοῦ κατὰ τὸν
ὦμον ἄρθρου καὶ τῶν κινούντων αὐτὸν μυῶν ἐνέργειαν
εἶναι, τὸ δ᾽ ἐκτείνεσθαι καὶ κάμπτεσθαι τοῦ κατ᾽ ἀγ-
κῶνα πήχεως, τὸ δ᾽ ἐπὶ τὸ πρηνὲς ἢ τὸ ὕπτιον στρέ-

Quae autem in ſcirrhis, eadem in phlegmone fieri cernun-
tur. Nam et muſculi et tendones phlegmonen patientes,
membro ad ſe ipſos tracto, ſaepe motu ipſum privarunt.
Item durities cicatricum nihilominus, quam praepoſiti
affectus, frequenter ipſum impedivit. Videntur certe et
haec omnia ipſis accidere, et his non minus ea, quae
dicentur, ſimulque multae aliae ambiguitates ſolvuntur.
Mirum enim videbatur et fere impoſſibile, quum unum mo-
dum motus omnes muſculi habeant, unum membrum, nem-
pe manum, aliquando extendi, aliquando vero flecti, inter-
dum in utramque partem circumduci, et modo ſurſum tendi,
modo deorſum dimitti, et interim retro ad ſpinam verti.
Verum non amplius mirum aliquid hujuscemodi videbi-
tur, quum nobis exploratum jam ſit, tendi quidem ſur-
ſum et demitti manum, articuli, qui in humero eſt, et
muſculorum ipſum moventium actionem eſſe, extendi
autem et flecti, brachii ad ulnam, volvi ad pronum

Ed. Chart. V. [373.]   Ed. Baf. I. (556. 557.)

[373]φεσθαι τοῦ βραχίονος πρὸς τὴν κερκίδα. τὸ δὲ
(557) τῆς ῥάχεως ἅπτεσθαι καὶ ἡ κατὰ τὴν τοιαύτην ἐνέρ-
γειαν κίνησις τῆς χειρὸς ὑπὸ τῶν τεττάρων ἄρθρων ὁμοῦ
κινουμένων γίνεται, οὕτω καθιεμένου μὲν τοῦ βραχίονος,
καμπτομένου δὲ τοῦ πήχεως, περιαγομένης δὲ τῆς κερκίδος
ἐπὶ τὸ πρηνὲς, ἐπιστρεφομένου δὲ τοῦ καρποῦ πάλιν. ἀλλὰ
πᾶσαί γε διὰ μυῶν ἐνεργούντων γίνονται, καὶ οὐ νῦν καιρὸς
λέγειν, ὑπὸ τίνος τίς. ἔν τε γὰρ τῇ τῶν μυῶν ἀνατομῇ,
κἂν τῇ περὶ τῆς χρείας μορίων, ἔτι δὲ ταῖς ἀνατομικαῖς
ἐγχειρήσεσι λεχθήσεται τό τε πλῆθος ἁπάντων καὶ ἡ δι᾽
ἕκαστον αὐτῶν τοῖς μορίοις ὑπάρχουσα κίνησις. ὅπερ δ᾽ εἰς
τὰ προκείμενα συντελεῖ, τοῦθ᾽ ὑπέμνησεν ὁ λόγος, τὸ μη-
δὲν θαυμάζειν, πῶς εἷς τρόπος κινήσεως τοῖς μυσὶν ὑπάρ-
χων οὕτω πολυειδῶς σχηματίζει τὰ κῶλα. τῷ γὰρ ἕκαστον
ἐφ᾽ ἑαυτὸν ἕλκειν τὸ μέρος, εἰς ὃ καταφύεται, ὁ μὲν ἐκ
τῶν δεξιῶν ἐπὶ τὰ ἀριστερὰ περιάγειν, ὁ δὲ ἐκ τῶν ἀριστε-
ρῶν ἐπὶ τἀναντία δυνήσεται. οὕτω δὲ καὶ κάμπτει μὲν
ἕτερος, ἐκτείνει δὲ ἄλλος. ὅταν δὲ καὶ πολλοὶ μύες

aut fupinum, brachii ad radium.   Quod autem fpinam
tangat, et motus manus in tali actione a quatuor ar-
ticulis fimul motis fit, hoc modo, demiffo quidem bra-
chio, flexa autem ulna, circumducto vero radio in pro-
num, converfo autem carpo.   Verum omnes fane per
mufculos agentes fiunt: atque inpraefentiarum non eft
dicendi tempus, a quo quis fiat; nam et in diffectio-
ne mufculorum, et in tractatione de ufu partium,
item in anatomicis adminiſtrationibus dicetur tum nu-
merus omnium, tum motus partium, qui a fingulis ipfis
fit.   Quod autem ad propofitum confert, id hic tractatus
repetit, nihil mirum effe, quomodo, quum unus modus
fit motus ipfis mufculis, adeo varie membra figuret.
Nam quod unusquisque trahit ad fe ipfum partem, in
quam inferitur, alter ex dextris ad finiftra circumagere,
alter ex finiftris ad contraria poterit; fie et alius flectit,
alius extendit.   Quid igitur mirum eft, quum multi mu-

κατὰ πολλὰ τῶν ἄρθρων ἐνεργῶσιν ἅμα, τί θαυμαστόν
ἐστι, καὶ διὰ τοῦτο πολλὴν ποικιλίαν γίνεσθαι τῶν ἐν
τοῖς κώλοις σχημάτων; οἱ γὰρ, οἶμαι, εἰς τὴν κεφαλὴν
τοῦ βραχίονος ἐμβάλλοντες ἀνατείνουσιν αὐτὸν, τὸν πῆχυν
δὲ ἐκτείνουσιν οἱ κατὰ τὸν πῆχυν, ἐκτὸς εἰς αὐτὸν τελευ-
τῶντες τὸν ἀγκῶνα, τὴν κερκίδα δὲ ἐπὶ τὸ πρηνὲς οἱ
κατὰ τὸν πῆχυν ἐντὸς οἷον λοξὴν περιάγουσι, τὸν καρ-
πὸν δ᾽ ἐκτείνουσιν οἱ κατὰ τὸν πῆχυν, εἰς αὐτὸν ἐκτὸς τε-
λευτῶντες. ἕκαστος δὲ τῶν δακτύλων ὑπὸ τῶν ἐντὸς τε-
νόντων κάμπτεται. εἰ δ᾽ ἕκαστος τῶν δακτύλων καμφθείη,
τὸ σχῆμα τῆς χειρὸς γένοιτ᾽ ἂν μάλιστα τοῖς ἐν παγκρατίῳ
προτετακόσιν αὐτὴν ὅμοιον. εἰ δὲ ὁ μὲν βραχίων ἀνατα-
θείη συμμέτρως, ὁ δὲ πῆχυς ἀκριβῶς ἐκτιθείη ἐπὶ τὸ
ὕπτιον, τὴν κερκίδα δὲ οἱ κατὰ τὸν πῆχυν ἐκτὸς τεταγμένοι
μύες ἀνακλάσωσιν, ὁ δὲ καρπὸς ἅμα τοῖς δακτύλοις ἐκτα-
θείη, τὸ σχῆμα τῆς ὅλης χειρὸς οἷον τοῖς ἐκτείνουσιν αὐ-
τὴν ἕνεκα τοῦ δέξασθαί τι γένοιτ᾽ ἄν. τοιούτου δ᾽ ὄντος
αὐτοῦ, τὰ μὲν ἄλλα φυλάξας, μόνον δὲ ὑπαλλάξας τὸ
ὕπτιον, καὶ καταστήσας ἐν τῷ μέσῳ τοῦτ᾽ ἀκριβῶς ὑπτίου

fculi per multos articulos fimul agant, admodum variam
membrorum effe figuram? Nam qui in caput brachii in-
feruntur, furfum tendunt ipfum; cubiti os vero exten-
dunt, qui in cubito funt foris in ipfum ancona finientes;
radium vero ad pronum, qui intus in cubito funt, quafi
obliquum circumducunt; carpum extendunt, qui in cu-
bito funt, in ipfum extrinfecus definentes; porro unus-
quisque digitorum ab internis tendonibus flectitur. Quod
fi digiti omnes fint flexi, tota figura manus iis, qui in
pancratio ipfam protulerint, fimilis potiffimum fiat. Si
autem brachium quidem furfum tenfum fuerit mediocriter,
cubitus vero exacte ad fupinum fit extenfus, radium vero
mufculi in cubito foris conftituti reflectant, et carpus
una cum digitis extenfus fit, figura totius manus fimilis
extendentibus eam caufa recipiendi aliquid fiet. Quod
quum ita habeat, fi caeteris fervatis folum fupinum fub-
mutes, conftituasque medium inter exacte fupinum et

καὶ τοῦ πρανοῦς, τὸ σύμπαν εἶδος τῆς χειρὸς ἐργάσῃ τοιοῦ-
τον, οἷον μάλιστα γίνεται τοῖς τοξεύουσιν, ἐπὴν τὸν ἰὸν
βάλωσιν, ὥς φησιν Ἱπποκράτης. οὕτω δὲ καὶ καθ᾽ ἕκαστον
τῶν ἄλλων τῆς ὅλης χειρὸς σχημάτων οὐ χαλεπὸν ἐξευρεῖν
ἑκάστου τῶν ἄρθρων τὴν κατάστασιν, εἰ μόνον ἐκείνου μνη-
μονεύοις, ὅτι τεινόμενος ἕκαστος τῶν μυῶν ἐφ᾽ ἑαυτὸν
ἕλκει τὸ μόριον, εἰς ὃ καταφύεται. πάντα γὰρ οὕτως εὑ-
ρήσεις τὰ τῆς χειρὸς ἔργα, παλαιόντων, καὶ τοξευόντων,
καὶ τεκταινομένων, καὶ πᾶν ὁτιοῦν ἄλλο πραττόντων, ὑπὸ
τῶν κατ᾽ αὐτὴν μυῶν ἐπιτελούμενα. τοῦτο μὲν οὖν ἤδη
μοι δοκεῖ σαφὲς ὑπάρχειν, καὶ μηκέτι λόγου πλείους δεῖ-
σθαι.

Κεφ. ζ΄. Ὃ δ᾽ οὔτ᾽ εἴρηταί πω, καὶ διὰ τοῦτ᾽ ἀσαφές
ἐστιν ἔτι, λεκτέον ἐφεξῆς, τὸ μήτε πᾶσαν κίνησιν τῆς χει-
ρὸς ἐνεργείᾳ γίνεσθαι μυῶν, μήτε πᾶσαν ἀκινησίαν ἡσυ-
χίᾳ. καὶ γὰρ κίνησίν τινα δυνατὸν εὑρεῖν, ἀργούντων ἁπάν-
των τῶν κατ᾽ αὐτὴν μυῶν, καί τιν᾽ ἡσυ[374]χίαν, ἐνερ-
γούντων πάνυ πολλῶν. λεγέσθω δὲ πρότερον ὑπὲρ τῆς

pronum, totam formam manus talem efficies, qualis ma-
xime fit jaculantibus, quum telum jecerint, ut inquit
Hippocrates. Sic quoque et in fingulis figuris totius ma-
nus non difficile eſt invenire fingulorum articulorum con-
ſtitutionem, modo illius memineris, quod unusquisque
muſculorum, dum tenditur, ad fe ipfum trahit partem,
in quam inferitur. Hoc enim pacto omnia manus opera
luctantibus, fagittas evibrantibus, fabricantibus, et quod-
cunque aliud agentibus invenies a muſculis, qui in ipfa
funt, perfici. Hoc igitur jam mihi videtur clarum effe,
nec pluribus verbis indigere.

Cap. VII. Quod autem nondum dictum eſt, et id-
circo obfcurum adhuc eſt, dicendum deinceps, videlicet
neque omnem manus motum actione fieri muſculorum,
neque omnem immobilitatem quiete. Nam et motum
aliquem poſſibile eſt invenire omnibus muſculis, qui in
ea funt, ceffantibus ab actione, et quandam quietem
quam plurimis agentibus. Dicatur autem prius de motu.

κινήσεως. ἵνα δὲ ἦ σαφὴς ὁ λόγος, ἀναμνησθῶμεν πρῶτον
μὲν ἐπὶ τοῦ παντὸς σώματος δυεῖν οὖν τούτοιν κινήσεων,
ἀλλήλαις μὲν παρακειμένων, οὐχ ὁμοίως δὲ γινομένων κα-
λεῖται δ᾽ αὐτῶν ἡ μὲν κατάκλισις, ἡ δὲ κατάπτωσις. καὶ
γίνεται δηλονότι καθ᾽ ὁρμὴν μὲν τὸ κατακλίνεσθαι, τὸ κα-
ταπίπτειν δ᾽ ἀκουσίως. τὸ μὲν οὖν κατακλίνεσθαι μυῶν
ἐνεργείᾳ συντελεῖται, καὶ διὰ τοῦτο ἔργον ἑκούσιόν ἐστι τοῦ
ζώου· τὸ δὲ καταπίπτειν οὔτ᾽ ἔργον, ἀλλ᾽ ἀκούσιον πά-
θημα, καὶ μυὸς οὐδενὸς ἐνεργοῦντος δεῖται, μόνον γὰρ
ἀρκεῖ πάντας ἐκλῦσαι τοὺς μῦς τῆς τάσεως, ἐπιτρέψαντος
τῷ βάθει τοῦ σώματος, ᾗ ῥέπει, φέρεσθαι. ταύτῃ μὲν τὸ
καταπίπτειν τοῦ κατακλίνεσθαι διήνεγκε, ταύτῃ δὲ καὶ τὸ
καταφέρεσθαι τὴν χεῖρα τοῦ καθίεσθαι. καταφέρεται μὲν
γὰρ, ἁπάντων ἀργούντων τῶν ἐν αὐτῇ μυῶν, ὑπὸ τοῦ συμ-
φύτου τοῖς σώμασι βάρους κατασπωμένη· καθίεται δὲ, τῶν
κατὰ μασχάλην μυῶν πρὸς ἑαυτοὺς ἑλκόντων τὸν βραχίονα.
τρίτη τοίνυν αὕτη κίνησις εὑρέθη τῶν μυῶν παρὰ τὰς δύο
τὰς ἔμπροσθεν εἰρημένας. ἐκείνων γὰρ ἡ μὲν ἑτέρα, καθ᾽

Sed ut clarior fermo fit, recordemur primum in omni
corpore horum duorum motuum, qui quidem inter fo
funt affines, fed non fimiliter fiunt; vocatur autem alter
ipforum reclinatio, alter decidentia; et reclinare quidem
fit voluntarie, decidere autem non fponte; reclinare igi-
tur mufculorum actione perficitur, et ideo opus eft fpon-
taneum animalis; decidere autem non eft opus, fed affe-
ctus praeter voluntatem, et mufculo nullo agente indiget:
fufficit enim folum omnes mufculos a tenfione quiefcere
permittentes gravitati corporis, quo vergat, ferri. Hac
quidem ratione decidere et reclinare differunt; eadem-
que et deorfum ferri manum et demitti. Deorfum
enim fertur, ceffantibus mufculis omnibus, qui in ea funt,
et corporibus ab innata gravitate deorfum tractis; demit-
titur autem, mufculis, qui in ala funt, ad fe ipfos tra-
hentibus brachium. Tertius igitur hic motus inventus
eft mufculorum praeter duos antea dictos; illorum enim

ἣν ἐνεργοῦσιν, εἰς ἑαυτοὺς ἦν σύνοδος, ἡ δ᾽ ἑτέρα, καθ᾽
ἣν ἀργοῦσιν, ὑπὸ τῶν ἀντικειμένων ἐκτεινόμενοι μυῶν, οὐκ
ἦν μὲν αὐτοῖς σύμφυτος, κατὰ δέ τι συμβεβηκὸς ἐγένετο.
ἡ δὲ νῦν προτεθεῖσα κατ᾽ οὐδὲν ἐκείναις ἔοικεν· οὔτε γὰρ
συστέλλεται κατ᾽ αὐτὴν οὔτ᾽ ἐκτείνεται μῦς οὐδείς. τί γὰρ
οὖν οὐδὲ κινεῖται τὸ παράπαν; καὶ μὴν οὐκ ἐνδέχεται, τοῦ
κώλου παντὸς κάτω φερομένου, μόρια ὄντα τοῦ κώλου τὸν
μῦν ἀκίνητον μένειν. ἀλλὰ κινεῖται μὲν, οὐ μὴν ἐκτείνεταί
γε οὐδὲ συστέλλεται τηνικαῦτα. τίς οὖν ὁ τρόπος αὐτῷ
τῆς κινήσεως; οἷος καὶ τοῖς ὀστοῖς δηλονότι· οὐδὲ γὰρ
ταῦτ᾽ ἐκτεινόμενα καὶ συστελλόμενα συμπεριφέρεται τοῖς
κώλοις, ἀλλ᾽ ὥσπερ εἰ καὶ τῶν ἀψύχων τι σωμάτων προς-
δήσας αὐτοῖς ἔτυχες. ἐπεὶ τοίνυν τῶν κινήσεων ἡ μὲν σύν-
τασις ἐνέργεια τοῦ μυός ἐστιν, ὡς ἂν ὀργάνου ψυχῆς, ἡ
δ᾽ ἔκτασις ὡς ὀργάνου μὲν, οὐ μὴν ἐνέργειά γε, ἀλλ᾽
ἁπλῶς κίνησις, ἡ δὲ νῦν προτεθεῖσα τρίτη κίνησις οὐδ᾽
ὡς ζῶσιν ὑπάρχει τοῖς μυσὶν, ἀλλ᾽ ὡς τοῖς ἀψύχοις τε καὶ

alter, fecundum quem agunt, in fe ipfos erat contractio,
alter vero, fecundum quem ceffant, dum ab oppofitis
mufculis extenduntur, non erat quidem ipfis infitus, fed
fecundum aliquod accidens factus erat; at qui nunc in-
ventus eft, nulla in re illis fimilis eft, neque enim in
ipfo contrahitur neque extenditur ullus mufculus. Nun-
quid igitur nec penitus movetur? atqui fieri non poteft,
ut, quum totum membrum deorfum feratur, mufculus, qui
eft pars membri, immobilis maneat; quare movetur quidem
tunc, non tamen extenditur, neque contrahitur. Quis
igitur modus ipfi motus? qualis videlicet et offibus, neque
enim haec extenfa et contracta fimul circumferuntur
cum membris, fed ita moventur, ac fi aliquod inanime
corpus ipfis alligares. Quoniam igitur ex motibus con-
tractio quidem mufculi eft tanquam inftrumenti animae
actio, extenfio autem tanquam inftrumenti quidem, non
tamen actio, fed fimpliciter motus, qui modo propofitus
eft tertius motus neque ut viventibus quidem mufculis
ineft omnino, fed ut inanimatis ac penitus ex fe ipfis

Ed. Chart. V. [374.]   Ed Baf. I. (557.)

τελέως ἐξ ἑαυτῶν ἀκινήτοις, ἐπὶ τὴν λοιπὴν καὶ τετάρτην
μεταβάντες κίνησιν, ἐπισκεψόμεθα καὶ τὸν ταύτης τρόπον·
ἀντίστροφός τις γὰρ ἔοικεν ὑπάρχειν τῇ τρίτῃ. κατὰ μὲν
γὰρ τὸν τρίτον τρόπον τῆς κινήσεως ἀργεῖν οἱ μύες ἀπε-
δείχθησαν, καίτοι κινούμενοι· κατὰ δὲ τὸν τέταρτον ἐνερ-
γεῖν ἀποδειχθήσονται, καίτοι μηδαμῶς κινεῖσθαι φαινόμενοι.
ἐννοήσωμεν γὰρ ἀνατεταμένην τὴν χεῖρα, κᾆπειτ᾽ ἐν τούτῳ
τῷ σχήματι φυλαττομένην, εἶτ᾽ ἐρώμεθα ἑξῆς ἡμᾶς αὐτούς,
τί δή ποτ᾽ οὐ καταφέρεται τῷ βάρει ῥέπουσα, κᾆπειτ᾽ ἀπο-
κρινώμεθα, διότι τῶν ἀνατεινόντων αὐτὴν μυῶν ἡ τάσις
διαμένει. πρὶν οὖν ταύτης ἐκλυθῆναι τελέως, οὐχ οἷόν τε
μετακινηθῆναι τῇ χειρί. παυσαμένων μέντοι τῆς τάσεως,
εἰ μὲν μηδεὶς ἄλλος ταθείη μῦς, ἀλλ᾽ ἀργοὶ μένοιεν ἅπαν-
τες, ᾗ τὸ βάρος αὐτὴν ἄγει, ταύτῃ κατενεχθήσεται· εἰ δέ
τις ἄλλος ταθείη μῦς, ἵνα περ ἐκεῖνος ἕλκῃ, ταύτῃ κινη-
θήσεται. δῆλον οὖν, ὡς ἐν τῷ τεταμένην φυλάττειν τὴν
χεῖρα τῶν εἰς τοῦτο αὐτὴν καταστησάντων μυῶν ἡ τάσις
διασώζεται. ἆρ᾽ οὖν ἐνεργεῖν μὲν καὶ τείνεσθαι, κινεῖσθαι

immobilibus. Ad reliquum et quartum motum trans-
greſſi conſideremus etiam modum ipſius, qui oppoſitus
quodam modo tertio eſſe videtur. Tertio enim modo
motus muſculi demonſtrati ſunt quieſcere, quamvis mo-
veantur; quarto autem demonſtrabuntur agere, quamvis
moveri nequaquam videantur. Fingamus enim, manum
furſum tenſam eſſe, et deinde in hac figura ſervari; poſt
interrogemus iterum nos ipſos, cur jam non deorſum
feratur gravitate vergens; ac deinde reſpondeamus, quod
muſculorum elevantium ipſam tenſio permanet; prius
igitur quam haec exolvatur perfecte, non eſt poſſibile
manum transmoveri; ceſſantibus tamen a tenſione, ſi
nullus alius muſculus tendatur, ſed omnes quieſcant, quo
gravitas eam ducit, eo deferetur, ſi autem aliquis alius
muſculus tenſus ſit, quo ille trahet, illuc movebitur. Mani-
feſtum igitur, quod, dum manus tenſa ſervatur, tenſio
muſculorum, qui ipſam conſtituerunt, in eo ſtatu con-
ſervatur. Nunquid igitur dicendum eſt, eos agere qui-

Ed. Chart. V. [374. 375.]   Ed. Baf. I. (557. 558.)

δ᾽ αὐτοὺς οὐ λεκτέον; καὶ μὴν, εἰ τοῦτ᾽ εὐλαβησόμεθα λέ-
γειν, οὐδ᾽ ἐνεργεῖν αὐτοὺς ῥητέον. ἄτοπον γὰρ ὅτι μὲν
ἐνεργοῦσιν ὁμολογεῖν κατὰ τὴν σύμφυτόν τε καὶ οἰκειοτάτην
ἐνέργειαν, [375] ὅτι δὲ κινοῦνται, οὐκέθ᾽ ὁμολογεῖν. καὶ
μὴν οὐ φαίνονται κινούμενοι. τί γὰρ καὶ οὐ χρὴ τὰ ἐναν-
τία τιθέναι, κἂν ὅτι μάλιστα χαλεπὴ καὶ δυσδιαίρετος
αὐτῶν ἡ μάχη γίνηται; εἰ μὲν γὰρ ἀπορίας ἐρῶντες ἐπε-
χειροῦμεν εἰς τἀναντία, κακῶς ἂν ἐδρῶμεν· ἐπεὶ δὲ οὐ
τῶν, ἵνα μηδὲν εὑρεθῇ, διὰ τοῦτο ἀπορίας ἐσμὲν κινούν-
των, ἀλλὰ τῶν, ἵν᾽ ἀκριβῶς εὑρεθῇ, διὰ τοῦτο πανταχόσε
περισκεπτομένων, ἑτοίμως χρὴ πᾶν τὸ ἀντιπίπτον εἰς τὸ
μέσον ἐκφέρειν μηδὲν ὑποστελλο(558)μένους. διότι μὲν γὰρ
ἐνεργοῦσιν οἱ μύες, διὰ τοῦτ᾽ αὐτοὺς κινεῖσθαι λέγομεν·
διότι δ᾽ οὔθ᾽ ὅλον τὸ κῶλον, οὗ μέρος εἰσὶν, οὔτ᾽ αὐτοὶ
κατὰ μόνας φαίνονται κινούμενοι, διὰ τοῦτ᾽ αὐτοὺς πάλιν
οὐ τολμῶμεν ὁμολογεῖν κινεῖσθαι. τίνα οὖν ἄν τις λύσιν
ἐφεύροι τῆς ἀπορίας; πότερον ἣν οἱ τὰς τονικὰς καλουμένας

dem et tendi, fed non moveri? Atqui, fi hoc verebimur
dicere, non agere quidem eos dicendum; abfurdum enim
eſt fateri, eos agere fecundum innatam et maxime pro-
priam actionem, moveri autem eos negare. Atqui non
apparent moveri. Cur igitur non oportet etiam contraria
ponere, etiamfi quam maxime ardua et diſtinctu diffi-
cilis eorum fit pugna? Si enim argumentandi cupidi in
contraria argueremus, male faceremus; quum autem non
fimus de numero eorum, qui ideo movent dubitationes,
ut nihil inveniatur, fed de iis potius, qui undique dili-
genter idcirco confiderant, ut exacte inveniatur, oportet
alacriter omne, quod in controverfiam venit, in medium
proferre nihil formidantes. Quia namque mufculi agunt,
ideo eos moveri dicimus; quia vero nec totum membrum,
cujus pars funt, neque ipfi fingillatim apparent moveri,
propter hoc rurfus non audemus fateri, eos moveri.
Quam igitur quispiam folutionem dubitationis inveniat?
utrum eam, quam afferunt, qui fupponunt motus tonicos

ὑποϑέμενοι κινήσεις, ἤ τινα ἑτέραν βελτίονα, ἢ μηδὲ περὶ
τούτου προπετῶς ἀποφαινόμεϑα, πρὶν ἀκριβῶς διασκέψα-
σϑαι, τί ποτε καὶ λέγουσιν· ἐμοὶ μὲν πολὺ τοῦτο δοκεῖ
βέλτιον εἶναι.

Κεφ. η΄. Καὶ δὴ ποιῶμεν οὕτως, καὶ πρῶτον μὲν,
ὥσπερ ἐκεῖνοι διδάσκουσιν, ὁ λόγος προΐτω. νοήσωμεν, ἕλκε-
σϑαί τι σῶμα τῶν ἀψύχων, οἷον ξύλον ἢ λίϑον, ὑπό του,
αὖϑις δ᾽ αὖ νοήσωμεν, ὑφ᾽ ἑτέρου τινὸς ἐπὶ τἀναντία ταὐτὸ
τοῦτο πάλιν ἀντισπᾶσϑαι, κρατεῖν μέντοι τῇ ῥώμῃ τὴν
προτέραν ὁλκὴν, καὶ διὰ τοῦϑ᾽ ἕπεσϑαι μὲν ἐκείνῃ τὸ
σῶμα, πολὺ δ᾽ ἧττον, ἢ εἰ πρὸς μηδενὸς ἀνϑείλκετο.
τρίτην δὴ κατάστασιν τῷ τοιούτῳ σώματι προσφέρωμεν, ὅταν
ἰσοσϑενῶς εἰς τἀναντία τείνηται. οὐκοῦν ἡ μὲν πρώτη κα-
τάστασις ἐκίνησεν αὐτὸ μίαν κίνησιν, ὅσην ἡ τοῦ κινοῦντος
ἰσχὺς ἠδύνατο, καὶ εἰς τοσαύτην ἠνάγκασε προελϑεῖν διά-
στασιν, εἰς ὅσην οἷόν τ᾽ ἦν ἄγειν τὸ κινοῦν. ἡ δὲ δευτέρα
τοσοῦτον ἐλάττονα τῆς πρόσϑεν τὴν διάστασιν ἀπέδειξεν,
ὅσον ϑάτερον τῶν κινούντων εἰς τὸ ἐναντίον ἀπέσπασε

appellatos, an aliquam aliam meliorem? An ne de hoc
quidem temere pronunciemus prius, quam accurate con-
fideraverimus, quidnam tandem dicant? mihi multo qui-
dem melius hoc videtur effe.

Cap. VIII. Atque jam ita agamus, et primum (ut
certe illi docent) fic fermo procedat. Intelligamus, trahi
aliquod corpus inanimatum, ut puta lapidem aut li-
gnum, ab aliquo; rurfus confideremus, ab altero quodam
ad contraria hoc idem iterum retrahi, vincere tamen
robore priorem tractum, et propter hoc fequi illum cor-
pus, multo autem minus, quam fi a nullo in contrarium
traheretur; tertiam autem conftitutionem ιujuscemodi
corpori afferamus, quando videlicet aequis viribus iu
contraria tenditur. Non igitur prima quidem conftitutio
movit ipfum uno motu, quanto vires moventis poterant,
et in tantam coëgit diftantiam progredi, in quantam id,
quod movet, potuit ducere; fecunda autem tanto mino-
rem diftantiam priore effecit, quanto alterum moventium

τὸ κινούμενον. ἡ δὲ τρίτη κατάστασις, ὅσον ἡ ἑτέρα τῶν
κινήσεων εἷλκε πρόσω, τοσοῦτον ἀντισπώσης εἰς τοὐπίσω
τῆς ἑτέρας, ἐν ταὐτῷ τόπῳ τὸ σῶμα μένειν ἠνάγκασεν, οὐχ
ὡς τὸ παντελῶς ἀκίνητον· μένει γὰρ καὶ τοῦτ᾽ ἐν ταὐτῷ
διὰ παντός, ἀλλ᾽ οὐχ ὁμοίως ἐκείνῳ· τὸ μὲν γὰρ, ὅτι μηδ᾽
ὅλως κινεῖται, τὸ δὲ, ὅτι διττῶς, ὥσπερ καὶ ὁ πρὸς ῥοῦν
ποταμῶν νήχων ἐναντίως. καὶ γὰρ οὗτος, ἐὰν ἰσοσθενὴς
ᾖ τῇ τοῦ ῥοῦ σφοδρότητι, κατὰ τὸν αὐτὸν ἀεὶ διαμένει
τόπον, οὐχ ὡς μηδ᾽ ὅλως κινούμενος, ἀλλ᾽ ὅτι πρόσω το-
σοῦτον ὑπὸ τῆς οἰκείας διαφέρεται κινήσεως, ὅσον ὑπὸ
τῆς ἔξωθεν ὀπίσω φέρεται. οὐδὲν δὲ χεῖρον οὕτω ἀσαφὲς
πρᾶγμα διὰ πλειόνων ἐξετάζεσθαι παραδειγμάτων. ἔστω τις
ὑψηλὸς ὄρνις ἐν ταὐτῷ τόπῳ φαινόμενος μένειν. πότερον
ἀκίνητον εἶναι τοῦτον λεκτέον, ὥσπερ εἰ καὶ κρεμάμενος ἄνω-
θεν ἔτυχεν, ἢ κινεῖσθαι τὴν ἐπὶ τὰ ἄνω κίνησιν εἰς το-
σοῦτον, εἰς ὅσον ἤγαγεν αὐτὸν κάτω τὸ τοῦ σώματος βάρος;
ἐμοὶ μὲν τοῦτο ἀληθέστερον εἶναι δοκεῖ. στερήσας γοῦν
αὐτὸν τῆς ψυχῆς, ἢ τοῦ τῶν μυῶν τόνου, ταχέως ἐπὶ τὴν

in contrarium attraxit id, quod movetur; tertia conftitutio,
quantum alter motuum trahebat prorfum, tantum alter
retrahens retrorfum in eodem loco corpus manere coëgit,
non ut penitus immobile. Manet enim et hoc in eodem
perpetuo, fed non fimiliter illi; hoc, quia nequaquam
movetur; illud, quia dupliciter, velut qui adverfus curfum
fluvii natat. Hic enim, fi viribus aequalis fit vehemen-
tiae curfus, in eodem femper permanet loco, non tan-
quam is, qui nullo pacto movetur, fed prorfum proprio
motu fertur tantum, quantum externo retrorfum rapitur.
Nihil autem obfuerit rem ita obfcuram pluribus exemplis
explicari. Sit aliqua avis in fublimi, quae in eodem
loco manere videatur; utrum dicendum eft, hanc immo-
bilem effe, ceu fi fufpenfa fuperne fuerit, an moveri ad
fuperiora tantum, quantum gravitas corporis eam deor-
fum duxerit? Mihi fane hoc verius effe videtur; nam fi
ipfam privaveris anima, vel vigore mufculorum, celeri-

BIBΛION Δ. 4o3

Ed. Chart. V. [375. 376.]   Ed. Baſ. I. (558.)

γῆν ὄψει καταφερόμενον· ᾧ δῆλον, ὅτι τὴν σύμφυτον τῷ
τοῦ σώματος βάρει κάτω ῥοπὴν εἰς ἴσον ἀντεσήκου τῇ
κατὰ τὸν τῆς ψυχῆς τόνον ἄνω φορᾷ. πότερον οὖν ἐν
[376] ταῖς τοιαύταις ἁπάσαις καταστάσεσι ποτὲ μὲν κάτω,
ποτὲ δὲ ἄνω τὸ σῶμα φέρεται τἀναντία πάσχον ἐν μέρει,
διὰ δὲ τὸ ταχείας τε καὶ ὀξυῤῥόπους γίνεσθαι τὰς μεταβο-
λὰς καὶ κατὰ βραχυτάτων διαστημάτων φέρεσθαι τὰς κι-
νήσεις ἐν ταὐτῷ φαίνεται τόπῳ μένειν, ἢ ὄντως ἕνα διὰ
παντὸς τοῦ χρόνου κατέχει τόπον, οὐ τοῦ παρόντος καιροῦ
διελθεῖν· ἐν γὰρ τοῖς φυσικοῖς περὶ κινήσεως λόγοις τὰ
τοιαῦτα ἐρευνᾶσθαι δικαιότερον ἀλλ᾽ ἀρκεῖ πρός γε τὰ
παρόντα τοῦτο ἐξευρῆσθαι, τὸ γίγνεσθαί τι καὶ τοιοῦτον
εἶδος ἐνεργείας, ὃ καλεῖν μὲν εἴτε τονικὸν, εἴτ᾽ ἄλλως, ὡς
ἂν ἐθέλῃς, οὐ διοίσει. γινώσκειν δ᾽, οἷόν ἐστι, κάλλιον
ὑπὲρ τοῦ μὴ δοκεῖν ἀργοὺς εἶναι τοὺς μῦς, ἀνατεταμένης
τῆς χειρός. τέτταρες οὖν αἱ πᾶσαι διαφοραὶ τῶν κατὰ τοὺς
μῦς εἰσι κινήσεων. ἢ γὰρ συστέλλονται, ἢ ἐπεκτείνονται,
ἢ μεταφέρονται, ἢ τεταμένοι μένουσιν ἔστι δὲ τοῦ αὐτοῦ

ter ad terram deferri cernes: quo manifeſtum, connatam
lationem gravitati corporis deorſum aequalem ad ſupe-
riora lationi vigore animi eſſe. Utrum igitur in omni-
bus hujusmodi conſtitutionibus alias deorſum, alias ſur-
ſum corpus feratur contraria viciſſim patiens, quod au-
tem celeres et momentaneae ſiunt mutationes et motus
in breviſſimis ſpatiis ferantur, in eodem loco manere
videatur, an vere unum locum perpetuo obtineat, non
eſt praeſentis temporis differere, nam in naturalibus de
motu diſputationibus ejusmodi ſcrutari eſt aequius, ſed
ſufficit in praeſenti hoc inventum eſſe, quod ea actionis
ſpecies fiat, quam ſive tonicam ſive aliter appellare
velis, nihil intererit; quam cognoſcere, cujusmodi ſit, eſt
ſatius, ne muſculi videantur eſſe otioſi, quum manus
furſum eſt tenſa. Quatuor igitur omnino doctrinae mo-
tuum ſunt in muſculis; nam aut contrahuntur, aut ex-
tenduntur, aut transferuntur, aut tenſi manent: eſt au-

γένους ἡ τετάρτη διαφορὰ τῇ πρώτῃ, ἀμφότεραι γὰρ ἐνέρ-
γειαι μυός. ἐπεὶ δὲ τὸν νεκρὸν μῦν, ᾧ μηκέτι μέτεστι τοῦ
ψυχικοῦ τόνου, διατεμόντες ἐγκάρσιον ὅλον, ἐπὶ τὰ πέρατα
συνελκόμενον ὁρῶμεν, δόξειεν ἂν οὐκ ἀλόγως ἔργον τῆς τοῦ
σώματος αὐτοῦ κατασκευῆς τοῦθ᾽ ὑπάρχειν. καὶ μὴν εἰ τὸ
σῶμα τοῦ μυὸς εἰς αὐτὸ συνέλκεσθαι πέφυκε, τίς ἔτι χρεία
τῆς ψυχικῆς δυνάμεως κινούσης αὐτόν, εἰ μή τι πρὸς τὸ
παραχωρεῖν ἀλλήλοις τῶν κινήσεων τοὺς μῦς ἢ παρὰ τῆς
ψυχῆς δύναμις χρήσιμος; εἰ γὰρ, ὃ ποιεῖν ἑκάτερος ἐπεφύ-
κει, τοῦτ᾽ ἔδρα διὰ παντός, οὐδὲν ἂν ἐκώλυε παθήματι
τῷ καλουμένῳ τετάνῳ συνέχεσθαι τὸ σῶμα. τί γὰρ ἄλλο
ἐστὶ τέτανος, ἢ ὅταν εἰς τἀναντία πρὸς τῶν ἀντιτεταγμένων
μυῶν ἀκουσίως ἀντισπᾶται τὰ μόρια; τοῦ δὲ μὴ γίνεσθαι
τοῦτο τὴν τῆς ψυχῆς ἴσως ἄν τις αἰτιάσαιτο δύναμιν, καὶ
φαίη κελεῦσαι τοῖς μυσὶν ἄγειν σχολήν, ὅταν τοὺς ἀντικει-
μένους αὐτῷ δέῃ κινεῖσθαι. ἀλλ᾽ εἰ τοῦθ᾽ ὁμολογήσαιμεν,
πρῶτον μὲν τἀναντία τοῖς πρόσθεν ἐροῦμεν· οὐ γὰρ ἔτι
τὸ κινεῖσθαι τοῖς μυσὶ παρὰ τοῦ ψυχικοῦ τόνου δώσομεν,

tem ejusdem generis quarta doctrina cum prima, ambae
enim actiones mufculi funt. Quum autem mufculum
mortuum, qui non eſt amplius particeps animalis vigoris,
totum incidentes per transverſum, ad ſuos fines contrahi
conſpiciamus, videbitur utique non immerito hoc eſſe
officium conſtitutionis corporis ipſius. Atqui ſi corpus
mufculi in ſe ipſum contrahi natum eſt, quis uſus adhuc
erit animalis facultatis ipſum moventis, niſi ad hoc, ut
mufculi mutuo motibus cedant? Nam ſi, quod uterque
facere natus erat, id ageret perpetuo, nihil certe prohi-
beret corpus obnoxium ſemper eſſe affectui, qui tetanus
nuncupatur; quid enim aliud tetanus eſt, quam quum
partes invitae in contraria retrahuntur a mufculis oppo-
ſitis? Ut autem id non fiat, aliquis forte facultatem ani-
mae cauſetur, dicatque, jubere ipſam mufculis otium age-
re, cum oppoſitos ipſis moveri oporteat. Verum ſi id
fatebimur, primum quidem contraria iis, quae antea di-
cta funt, dicemus: non enim amplius mufculos moveri

ἀλλὰ τὸ μὴ κινεῖσθαι, πολλά τε τῶν φαινομένων κατ᾽ αὐ-
τοὺς ἕξομεν ἐναντιούμενα, καὶ πρῶτόν γε καὶ μέγιστον
τὸ, τοῦ καθήκοντος εἰς τὸν ἐντὸς μῦν νεύρου τμηθέντος,
ἐκτεινόμενον αὐτίκα τὸν μῦν ἐκεῖνον ὁρᾶσθαι καὶ διὰ παν-
τὸς ἐν τούτῳ μένοντα. χρὴ γὰρ, εἴπερ ἡ μὲν συστολὴ σύμ-
φυτος αὐτοῦ τῷ σώματι, τὸ δὲ ἐκτείνεσθαι τῆς ψυχῆς
κελευούσης ἐγίνετο, τὴν ἔκτασιν ἀπόλλυσθαι μᾶλλον, ἢ τὴν
συστολὴν, ἡνίκα πρὸς τὴν ἀρχὴν κοινωνίας ἀπέσχισται μῦν
τμηθέντα. νυνὶ δ᾽ ἔμπαλιν ἔχει, συστέλλεται μὲν, οὗ τὸ
νεῦρον ἄτμητον, ὁ δ᾽ ἐναντίως ἐκτείνεται. ἐχρῆν δὲ οὐ
μόνον τοῦ τμηθέντος τὸ νεῦρον ἀπόλλυσθαι τὴν ἔκτασιν,
ἀλλὰ καὶ τοῦ μὴ τμηθέντος ἄμφω διασώζεσθαι, τήν τ᾽ ἔκτα-
σιν καὶ τὴν συστολὴν, εἴ πέρ γε τὸ μὲν ἐκτείνεσθαι παρὰ
τοῦ νεύρου, τὸ δὲ συστέλλεσθαι παρ᾽ ἑαυτῶν ἔχουσιν οἱ
μύες. τίνα οὖν καὶ ταύτης τῆς ἀπορίας ἕξομεν λύσιν; ἐξ
αὐτῆς τῶν πραγμάτων τῆς διαφορᾶς χρὴ κἀνταῦθα τὸ διά-
φορον εὑρεῖν τῆς τε τοῦ σώματος τῶν μυῶν κινήσεως καὶ

ab animali vigore, fed potius non moveri concedemus;
tum multa, quae in ipfis apparent, habebimus fibi ipfis
adverfantia. Primum fane et maximum, quod nervo
perveniente ad mufculum, qui intus eft, abfciffo ftatim
mufculus ille extenfus videtur, ac femper in extenfione
manere. Oportet enim, fi modo contractio quidem con-
nata eft ejus corpori, extenfio autem anima jubente fie-
bat, extenfionem perire potius, quam contractionem,
quando is, cui nervus abfciffus eft, mufculus a commu-
nione cum principio eft fejunctus: nunc vero contrario
modo fe habet, contrahitur fiquidem ille, cui non eft
abfciffus nervus, qui autem illi eft contrarius, extendi-
tur. Oportebat autem non folum ejus, cui nervus ab-
fciffus eft, extenfionem perire, fed et ejus, cui non eft
abfciffus, ambo confervari, et extenfionem et contra-
ctionem, fi modo extendi quidem a nervo, contrahi ve-
ro a fe ipfis mufculi habent. Quomodo igitur et hujus
dubitationis folutionem habebimus? Ex ipfa rerum di-
verfitate oportet et hîc difcrimen invenire et motus

τῆς χρωμένης αὐτῶν δυνάμεως. τίς οὖν ἡ διαφορά; τμηθέν-
τος τοῦ ἔξω μυὸς, ἢ τένοντος, κάμπτεσθαι παραχρῆμα τὸ
μόριον, κἂν μὴ προαιρώμεθα κάμπτειν αὐτὸ ὑπό τινος
καμφθέν. οὐδὲ γὰρ τοῦτο χρὴ παραδραμεῖν, ὑπὸ τοῦ σώ-
ματος αὐτοῦ δηλονότι τῶν ἐντὸς μυῶν εἰς ἑαυτοὺς πεφυκό-
των συντρέχειν. εἰ γὰρ οὐ τῆς ἡμετέρας ὁρμῆς ἡ κάμψις
τοῦ μορίου, πῶς ἂν ὑπὸ τῆς ψυχικῆς γίνεσθαι λέγοιτ᾽ ὂν
δυνάμεως; ἵν᾽ οὖν γνῷς, τίς ἐστιν ἡ τῆς δυνάμεως ἴδιος
κίνησις, [377] κάμπτειν ἐπὶ πλέον τὸν ἄνθρωπον πειρᾶσθαι
κέλευσον τὸ κεκοιλωμένον μόριον· ὄψει γὰρ ἐναργῶς αὐτὸ
καμπτόμενον. αὖθις οὖν ἐκλῦσαι τὴν τοῦ κάμπτειν ὁρμὴν
κέλευσον· ὄψει γὰρ αὐτὸ πάλιν ἐκτεινόμενον μέχρι τοῦ τὴν
πρότερον ἀπολαβεῖν καμπήν, εἰς ἣν ἠνέχθη χωρὶς ὁρμῆς.
ἐκ γὰρ τούτων τῶν φαινομένων ἐναργῶς ἔστι μαθεῖν, ὡς
εἰς ἀκριβῆ καὶ τελείαν καμπὴν οὐκ ἄν ποτε ἀφίκοιτ᾽ ἐξ
αὐτοῦ σῶμα τοῦ μυὸς, μὴ βοηθούμενον ὑπὸ τῆς ψυχικῆς
δινάμεως. μάτην οὖν, φήσει τις ἴσως, τὸ φύσιν ἔχον συ-
στέλλεσθαι τὸ σῶμα τῶν μυῶν ἐγένετο ἀπὸ τῆς ψυχῆς τε-

corporis mufculorum, et facultatis, quae ipfis vtitur.
Quod igitur eft difcrimen? Abfciffo mufculo externo aut
tendone ftatim partem flecti, tametfi flectere ipfam no-
limus.   At a quo flectitur? (neque enim id praeterire
oportet) ab ipfo fcilicet mufculorum internorum corpore
in fe ipfum natura confidente. Quod fi flexio partis non
eft voluntatis noftrae, quonam pacto fieri dicatur ab ani-
mali facultate? Ut igitur difcas, quis fit facultatis pro-
prius motus, jubeto hominem conari partem laefam im-
penfius flectere: videbis fane evidenter ipfam flecti. Rur-
fus jubeto exolvere voluntarium motum flectendi: videbis
certe iterum eam extendi, quousque primam flexionem
refumat, ad quam deducta eft absque voluntario conatu.
Ex his enim, quae apparent, evidenter intelligi poteft,
quod in exactam et perfectam flexionem nunquam cor-
pus mufculi ex fe ipfo pervenire poffet, nifi ab animali
facultate adjuvaretur. Fruftra igitur, forte quifpiam dicet,
corpus mufculorum eâ natura, ut contrahi poffit, factum

λεώτερον αὐτὸ καὶ κάλλιον ἐργαζομένης. ὁ δὴ τοῦτ᾽ ἐρῶν
εἰς τίς ἐστι τῶν τῆς ἀπορίας τε καὶ ἀοριστίας, ὡς αὐτοὶ
καλοῦσιν, ἐραστῶν· ὃν ἡδέως ἂν ἐροίμην, εἰ τὸ πεφυκὸς
ἐκτείνεσθαι μόριον ἐπιτηδειότατον ὄργανον ἡγεῖται τῆς
συνάγειν ἔργον ἐχούσης δυνάμεως, ἢ τὸ ἐναντίον. ἐγὼ μὲν
γὰρ οὐδ᾽ ἐπινοῶ εὑρεῖν, πῶς ἀφυέστερον εἰς κίνησιν ὄργα-
νον ἄν τις κατεσκεύασεν, ἢ εἰ πρὸς τἀναντία (559) ῥέπον
αὐτὸ τῆς τοῦ κινοῦντος ὁρμῆς ἐποίησεν. εἰ δὲ τοῦτ᾽ ἀφυὲς,
τοὐναντίον ἅπαν τὸ νεῦρον ἐξ ἑαυτοῦ, πρὸς ὃ τὸ κινῆσον
βούλεται, εὐφυέστατον. τῆς οὖν ψυχικῆς δυνάμεως ἕλκειν
ἐπὶ τὴν ἰδίαν ἀρχὴν τὸν μῦν σπευδούσης, ἡ κατασκευὴ
πρὸς τοῦτ᾽ ἐπιτήδειος αὐτῷ γέγονε. τοῦτο μὲν τοιοῦτόν
ἐστιν.

Κεφ. θʹ. Ἐκεῖνο δ᾽ ἄν τις εὐλογώτερον ζητήσειέ τε
καὶ ἀπορήσειε, τί δή ποθ᾽ ὅλως ἰδίαν ἔφαμεν εἶναι κίνησιν
τῷ σώματι τοῦ μυὸς ἐσχάτην τὴν συστολὴν, εἴ γε καὶ
μετὰ τὴν τελείαν ἔκτασιν συστέλλεται, καὶ μετὰ τὴν τελείαν

effe, quum ab anima id ipfum perfectius ac melius
efficiat. Sed qui hoc dicet, unus ex iis eft, qui de
nullo pronunciare, fed de omnibus dubitare, ut ipfi lo-
quuntur, folent; quem libenter percunctarer, an partem,
quae nata eft extendi, putet aptiffimum inftrumentum
potentiae, cujus officium eft cogere, an contra. Equi-
dem ne excogitare quidem poffum, quonam pacto quis
inftrumentum ineptius ad motum conftruxiffet, quam fi
ipfum ad contraria voluntati moventis vergens feciffet;
quod fi hoc eft ineptum, contrarium profecto eft aptiffi-
mum omne quod ex fe ipfo inclinat, quo moturum velit.
Quum igitur facultas animalis feftinet mufculum ad pro-
prium principium trahere, ftructura ad hoc apta ipfi fuit.
Hoc quidem tale eft.

Cap. IX. Illud vero quis juftius quaerat dubitet-
que, curnam omnino proprium motum dixerimus effe
corpori mufculi extremam contractionem, quum et poft
perfectam extenfionem contrahatur, et poft extremam

Ed. Chart. V. [377.]   Ed. Baf. I. (559.)

συστολὴν ἐκτείνεται. ἡ γὰρ οὐδετέραν αὐτῷ κίνησιν οἰ-
κείαν εἶναι λεκτέον, ἀλλὰ κατά τι σύμπτωμα γίνεσθαι,
ἢ ἀμφοτέρας ὁμοίως οἰκείας ὑπάρχειν ἡγητέον. ἢ ὅτι πλεῖ-
στον μὲν ἀποχωρεῖ τῆς τελείας ἐκτάσεως, ὀλίγον δὲ τῆς
τελείας συστολῆς, διὰ τοῦτο οἰκειοτέραν αὐτοῦ τὴν συστο-
λὴν ἡγητέον; ὄντων γὰρ δυοῖν ὑπερβολικῶν, ὡς ἂν εἴποι
τις, σχημάτων, ἄκρας ἐκτάσεως καὶ τελείας συστολῆς, εἰ
μηδὲν μᾶλλον οἰκεῖον ἦν τῷ σώματι τοῦ μυὸς τὸ συστέλλε-
σθαι τοῦ ἐκτείνεσθαι, τὸ μέσον ἀκριβῶς ἀμφοῖν ἂν ἐλάμβανε
σχῆμα καὶ διὰ παντὸς εἰς τοῦτ᾽ ἤρχετ᾽ ἂν ἀφεθείς· νυνὶ
δ᾽ οὐ φαίνεται, προσέρχεται γὰρ ἐγγύτερον τῆς τελείας τοῦ
κώλου κάμψεως, ἤπερ τῆς ἐκτάσεως. ἀλλὰ κἂν τοῦτο δοθῇ
τε καὶ ῥηθῇ, ὥσπερ οὖν δίκαιον δίδοσθαι τοῦτο καὶ λέγε-
σθαι, (φαίνεται γὰρ οὕτως ἔχον,) ἔτι μοι δοκεῖ σκεπτέον εἶ-
ναι, τί δή ποτε, τῆς ἐσχάτης καμπῆς τῷ κώλῳ γινομένης
καθ᾽ ὁρμὴν, ἐπειδὰν ἐκλύσωμεν ταύτην, ὀλίγον ἀποχω-
ρῶν ὁ μῦς φαίνεται καὶ πρὸς βραχύ πως ἐκτεινόμενος·
ἐχρῆν γὰρ μηδ᾽ ὅλως, εἴπερ ἡ τοῦ σώματος αὐτοῦ φύσις

contractionem extendatur. Aut enim neutrum ipfi motum
proprium effe dicendum, fed cafu aliquo fieri, aut utros-
que fimiliter proprios effe exiftimandum eft.   An, quod
plurimum quidem recedit a perfecta extenfione, parum
vero a perfecta contractione, idcirco magis propria ei
contractio putanda eft? Quum enim duo fint (ut fic
dixerit aliquis) in figuris exceffus, videlicet fumma ex-
tenfio et perfecta contractio; fi non magis proprium
effet corpori mufculi contrahi, quam extendi, mediam
amborum figuram exacte fumeret, femperque ad eam di-
miffus tenderet; nunc vero non apparet, accedit enim
propius ad perfectam membri flexionem quam exten-
fionem.   Verum fi hoc concedatur ac dicatur, ut fane
aequum eft concedi et dici, (apparet enim ita habere,)
adhuc videtur mihi confiderandum effe, cur, extrema
flexione membri voluntaria facta, quum ipfam folveri-
mus, parum difcedere mufculus appareat, paulatimque
quodammodo extendi; id enim haudquaquam erat neceffe,

ἐπὶ τὸ συστέλλεσθαι ῥέπει. τίνων ουν εἰς τοῦτο λογισμῶν
εὐπορήσομεν, ἐν μέσῳ κείσθω σκοπεῖν τῆς ἀληθείας ἐρα-
σταῖς, ἵν᾽, εἰ μὲν ἀποδεικνύντες ὀρθῶς καὶ μηδαμῶς σφαλ-
λόμενοι φαίνοιντο, πᾶν ἤδη τὸ προτεθὲν εὑρῆσθαι λέγωμεν·
εἰ δὲ μὴ, ἀλλὰ τῶν γε πλείστων, τῶν μὲν εὑρημένων ἤδη,
τῶν δ᾽ ἐμμελῶς ἠπορημένων, ἄλλος τις καὶ ἄλλος τὸ λεῖ-
πον ἐξεύρῃ. ἵνα δὲ ὁ μέλλων λόγος ᾖ μοι σαφής, δέομαί
τινος εἰκόνος, ἣν οὐ μόνον σοι νοῆσαι δυνατὸν, [378] ἀλλὰ
καὶ κατασκευάσαι βουληθέντι. δύο γὰρ ὀστᾶ λαβὼν οἵου
βούλῃ ζώου κατ᾽ ἄρθρον ἀλλήλοις συμβάλλοντα, δύο σει-
ρὰς ἐκ νεύρων πλειόνων πλεξάμενος, ἤτοι κατακόλλησον
ἀκριβῶς, πρὸς οἷς ἂν ἐγὼ κελεύσω μέρεσι τῶν ὀστῶν, ἢ
πρόσδησον· κελεύω δὲ κολλᾷν ἢ προσδεῖν, ἵνα περ οἱ
μύες τοῖς ὀστοῖς ἐνεφύοντο. διττοῦ δὲ ὄντος τρόπου τῆς
ἐμφύσεως ἅπασι τοῖς μυσὶν, οὐδὲν χεῖρον ἑκάτερον αὐτῶν
μιμήσασθαι διὰ τῆς εἰκόνος. ἐγχειρητέον οὖν σαφῶς ἑρμη-
νεῦσαι τὸν διττὸν τοῦτον τρόπον· οὐδὲ γὰρ ὀρθῶς ἄν τις

fiquidem natura ipſius corporis ad contractionem vergit.
Quas vero ad hoc rationes adducere poſſimus, in medio
ponatur conſiderandum veritatis amatoribus; ut, ſi quidem
recte demonſtraverimus, neque ipſi falli appareant, to-
tum jam propoſitum inventum eſſe dicamus; ſin id mi-
nus, ſaltem, quum plurima quidem partim jam invene-
rimus, partim vero alia diligenter ſimus perſcrutati,
alius quis et alius, quod deeſt, inveniat. Ut autem
futurus ſermo ſit dilucidus, aliqua ſimilitudine eſt opus,
quam non modo intelligere potes, verum etiam, ſi vis,
comparare. Duo enim oſſa capiens cujusvis animalis, ad
articulum inter ſe conjuncta, duas catenas ex pluribus
nervis connectens, aut conglutinato accurate, in quibus
ego partibus oſſium juſſero, aut alligato. Jubeo autem
conglutinare vel alligare, quo loco muſculi oſſibus in-
ferebantur. Quum autem ſit duplex modus inſertionis
omnibus muſculis, nihil obeſt, quominus utrumque ip-
ſorum per ſimilitudinem imitemur. Conandum eſt igitur
olare interpretari duplicem hunc modum; non enim re-

αὐτὸν μιμήσαιτο, μὴ ἀκριβῶς ἐκμαθών. ἀρχὴ δ᾽ ἂν ἥδε
γίγνοιτο τῷ λόγῳ δικαιοτάτη. τῶν συμβαλλόντων ἀλλήλοις
ὀστῶν, ἵν᾽ ἄρθρον γένηται, τὸ μὲν ἕτερον αὐτῶν ἐστι τὸ
κινούμενον, θάτερον δὲ οἷον ἕδρα τις ὑπερήρεισται τῷ κι-
νουμένῳ, καθάπερ ὁρᾷς τοὺς τῶν θυρῶν στρόφιγγας ἔχον-
τας. ὥστ᾽ ἐξ ἀνάγκης τῷ μένοντι μὲν ἡ κοιλότης, τῷ κινου-
μένῳ δ᾽ ἡ κυρτότης ὑπῆρξε. καλεῖται δ᾽ ἡ μὲν κοιλότης
κοτύλη τε καὶ γλήνη, ἡ δ᾽ αὖ κυρτότης κεφαλή τε καὶ
κόνδυλος. τοσοῦτον δ᾽ ἡ κοτύλη τῆς γλήνης βαθυτέρα,
ὅσον ἡ κεφαλὴ τοῦ κονδύλου προμηκεστέρα· ἑκάτερον γὰρ
ἑκατέρῳ καθάπερ στρόφιγγι χώραν ἐπιτηδείαν ἡ φύσις πα-
ρεσκεύασεν. ἐπειδὴ δὲ οὕτω καλῶς εἶχε τὰ κινηθησόμενα,
πολὺ κάλλιον αὐτοῖς ἔτι καὶ τεχνικώτερον συνῆψε τὰ κινή-
σοντα. τὰ γὰρ τῶν κινήσεων ὄργανα, τοὺς μῦς, ἐξέφυσε
μὲν τῶν ὑπερκειμένων ὀστῶν, ἐν οἷς αἱ κοτύλαι, κατέφυσε
δὲ εἰς τὰς κεφαλὰς τῶν ὑποκειμένων, ἅπερ ἔμελλε κινεῖ-
σθαι· καὶ διὰ τούτων ἐκτεινομένων ἀνασπωμένων τῶν κε-

cte quis ipfum imitetur, nifi exacte noverit. Principium
autem hoc orationi juftiffimum fuerit.　　Quum offa invi-
cem coëant, ut articulus fiat, alterum quidem ipforum
eft, quod movetur, alterum vero veluti fedes quaedam
ei, quod movetur, eft fubfirmatum; quomodo cernis
oftiorum cardines fe habere.　　Quare necelfario manenti
quidem cavitas, ei vero, quod movetur, devexitas adeft.
Vocatur autem cavitas et cotyle et praeterea glene, de-
vexitas vero caput et condylus.　　Tanto autem cotyle,
quam glene, eft profundior, quanto caput condylo eft
longius; utrumque enim utrique, velut cardini, locum
aptum natura comparavit.　　Quum vero hoc modo bene
haberent, quae movenda erant, multo adhuc aptius
atque artificiofius eis conjunxit, quae motura erant. Nam
mufculos, inftrumenta motuum, produxit quidem ex fu-
perjacentibus offibus, in quibus funt cotylae, inferuit
autem in capita fubjacentium, quae erant movenda; et
per hos intenfos capitibus furfum tractis, fimul cum eis

φαλῶν, συνανασπᾶται πᾶν τὸ κῶλον. ἐπεὶ δὲ ὁ μὲν αὐτῶν
μεῖζον, ὁ δὲ ἔλαττον ὀστοῦν ἔμελλε κινήσειν, ἀνάλογον
τοῖς ὄγκοις τῶν κινηθησομένων ὀστῶν τὸ μέγεθος τῶν κι-
νησόντων ἐδημιούργησε μυῶν, ὥστε εὐλόγως οἱ μὲν ἐξ αὐ-
τῶν τῶν κεφαλῶν ἢ κονδύλων τῶν ὑπερκειμένων ὀστῶν ἐξέ-
φυσαν, οἱ δὲ μικρὸν τούτων κατωτέρω, πλησίον τῆς κοτύ-
λης ἢ γλήνης, οὐ πάνυ τι· μικροὶ γὰρ ἂν οὕτω παντά-
πασιν ἐγένοντο καὶ ἀδύνατοι κινεῖν τὸ ὑποκείμενον ὀστοῦν.
αὕτη μὲν ἡ φύσις τῶν τ' ἀλλήλοις συντατιομένων ὀστῶν
κατ' ἄρθρα καὶ τῶν κινούντων αὐτὰ μυῶν. μιμήσαιο δ'
ἂν αὐτὴν ὀρθῶς, εἰ τὴν σειρὰν ἐξάψας θατέρου τῶν ὀστῶν
καθ' ὃ μέρος ὁ μῦς ἐξεφύετο, καθάψεις αὐτῆς τὸ λοιπὸν
πέρας εἰς τὴν κεφαλὴν θατέρου τῶν ὀστῶν, ἵνα περ ὁ μῦς
κατεφύετο, δυοῖν τούτοιν στοχαζόμενος, ἑτέρου μὲν, τοῦ
τὸ πάχος τῆς σειρᾶς ἱκανὸν εἶναι κινεῖν καὶ ὀχεῖν τὸ ὑπο-
τεταγμένον ὀστοῦν, ἑτέρου δὲ, τοῦ κατὰ τὰς ὑπερβολὰς τῶν
σχημάτων μηδ' ὅλως τετάσθαι τὴν σειρὰν, ἀλλ' οὕτως ἔχειν,
ὡς εἰ καὶ κατὰ τῆς γῆς ἔῤῥιπτο μηδενὸς ἐξημμένη. δύο οὖν

totum membrum furfum trahitur. Quum autem alter
ipforum majus, alter vero minus os erat moturus, ma-
gnitudinem mufculorum, qui moturi funt, creavit pro-
portione parem moli movendorum offium. Quare alii
quidem jure ex ipfis capitibus aut condylis fuperjacen-
tium offium funt exorti, alii vero paulo his inferius
juxta cotylem aut glenen, fed non multum; parvi fiqui-
dem hoc pacto penitus fuiffent, nec potuiffent movere
fubjectum os. Haec quidem natura eft offium conjuncto-
rum inter fefe articulis et mufculorum ipfa moventium.
Imitari autem eam recte poffis, fi catenam ex altero of-
fium appendens ea parte, qua mufculus enafcebatur, ap-
plices ejus alium finem in caput alterius offium, quo mu-
fculus inferebatur, duo haec obfervans, nempe ut craf-
fities catenae fatis fit movendo ac vehendo offi fubjecto,
tum ne in exceffibus figurarum catena fit tenfa, fed ita
fe habeat, quafi humi jaceret a nullo appenfa. Sint igi-

ἔστωσαν αἱ σειραὶ τὰς χώρας τῶν ἀντιτεταγμένων μυῶν,
τῶν ἐκτείνειν καὶ κάμπτειν τὸ κῶλον πεφυκότων, κατειληφυῖαι,
τηνικαῦθ᾽ ἑκατέρας παντελῶς ἐλευθερουμένης τῆς ἐντάσεως,
ἡνίκα ἔσχατον ἔχει τὸ κῶλον σχῆμα, ἡ μὲν ἐκτὸς, ὅταν
ἀκριβῶς ἐκτεταμένον ᾖ, ἡ δ᾽ ἐντὸς, ἐπειδὰν κεκαμμένον.
τούτων ὧδε κατασκευασθέντων, πρόδηλον, ὅτι τῶν σειρῶν
ἑκατέρα πρὸς μὲν τῶν ἡμετέρων ἑλκομένη χειρῶν εἰς ἐσχά-
την ἔκτασιν ἢ καμπὴν ἄγει τὴν τῶν ὀστῶν σύνταξιν, αὗται
δὲ καθ᾽ ἑαυτὰς ἀφεθεῖσαι, μέσον σχῆμα τῆς τῶν ὀστῶν
συνθέσεως ἐνεργήσασαι, τοῦ λοιποῦ μένουσιν ἡσυχάζουσαι.
προσέχειν δὲ δεῖ τὸν νοῦν μὴ παρέργως αὐτῷ τῷ σχήματι·
τὸ μέσον γὰρ ἀκριβῶς τοῦτό ἐστιν ἐσχάτης ἐκτάσεως καὶ
συστολῆς. εἰ μέντοι τὴν ἑτέραν τῶν σειρῶν ἐπιτέμοις μὲν
κατά τι, μὴ διατέμοις δ᾽ ὅλην, βραχὺ παντελῶς ἐπὶ θά-
τερα τοῦ μέσου σχήματος μεταστήσεις τῶν ὀστῶν τὴν σύν-
ταξιν [379] εἰ δὲ καὶ διατέμοις ἅπασαν, ἐπὶ πλέον μὲν,
οὐ μὴν ὥστ᾽ εἰς ἔσχατον ἐλθεῖν σχῆμα. τὰ γὰρ δὴ ἔσχατα
σχήματα μετὰ τοῦ ταῖς χερσὶν ἐπὶ τὴν ἰδίαν ἀρχὴν ἕλκειν

fur duae catenae, quae loca occuparunt oppositorum mu-
fculorum, qui extendere et flectere membrum nati funt,
utraque tunc penitus liberata a tenfione, quando mem-
brum extremam habet figuram, altera quidem externa,
cum exacte eft extenfum, altera autem interna, cum
flexum. His ita ftructis, manifeftum, quod catenarum
utraque a manibus noftris tracta in extremam extenfio-
nem aut flexionem ducit offium conftructionem; ipfae
vero per fe ipfas dimiffae, mediam figuram compofitionis
offium ubi effecerint, poftea quiefcunt. Adhibere autem
mentem oportet praecipue huic ipfi figurae; media enim
exacte haec eft inter extenfionem et contractionem. Si
tamen alteram catenarum incideris quidem in aliquo,
non autem abfcideris totam, parum omnino ad alteram
partem mediae figurae transferes offium conftructionem:
quod fi penitus abfcideris, impenfius, non tamen ita, ut
ad ultimam veniat figuram; extremae namque figurae
non aliter fieri videntur, nifi quum catenas manibus tra-

τὰς σειρὰς ουκ ἄλλως φαίνεται γιγνόμενα. τὰ δ᾽ αὐτὰ
ταῦτα συμπτώματα κἀπὶ τῶν μυῶν ἐναργῶς ὁρᾶται, ἀνά-
λογον μὲν ἔχοντος τῇ σειρᾷ τοῦ μυὸς, τῇ κινούσῃ δ᾽ αὐτὴν
χειρὶ τῆς ψυχῆς. οὔτε γὰρ ἄνευ τῆς χειρὸς οὐδετέρα τῶν
σειρῶν εἰς ἔσχατον σχῆμα τὴν τῶν ὀστῶν ἀγαγεῖν δύναται
σύνταξιν, οὔτ᾽ ἄνευ τῆς ψυχικῆς ὁρμῆς, οὐδέτερος τῶν μυῶν
οὔτ᾽ ἐσχάτην καμπὴν οὔτ᾽ ἔκτασιν ἄκραν ἐργάσασθαι τοῦ
μορίου. στερήσας δὲ τοὺς μὲν μῦς τῆς ψυχικῆς ὁρμῆς,
τὰς δὲ σειρὰς τῆς χειρὸς, τὸ μέσον ὄψει σχῆμα τῶν ὀστῶν
πρὸς ἄλληλα γιγνόμενον. εἰ δὲ τέμοις τὸν ἐκτὸς μῦν,
καμπτόμενον ἐπὶ πλέον τοῦ μέσου σχήματος ὄψει τὸ κῶλον,
ὥσπερ εἰ τὴν ἐκτὸς σειρὰν ἔτεμες. οὕτω δὲ καὶ, εἰ τὸν ἐν-
τὸς μῦν τέμοις, ἐκτεινόμενον ἐπὶ πλέον τοῦ μέσου θεάσῃ
τὸ μόριον. τίνες οὖν αἰτίαι καὶ τούτων καὶ τῶν ὕλλων
ἁπάντων τῶν κατὰ τοὺς μῦς παθημάτων; ἀρχὴ μὲν ἁπα-
σῶν μία τὸ τοὺς μῦς τελείαν ἔχειν συστολὴν ἐν τοῖς ὑπερ-
βολικοῖς σχήμασιν, ὥσπερ ἐπὶ τῶν σειρῶν εἶχεν· αἱ δ᾽ ἄλλαι

has ad proprium principium. Eadem haec accidere et
in mufculis evidenter cernuntur, quippe quum mufculus
catenae proportione refpondeat, anima vero manui mo-
venti ipfam; neutra enim catenarum absque manu ad
extremam figuram conftructionem offium deducere poteft,
neque ullus mufculorum absque animali impetu extre-
mam flexionem aut fummam extenfionem partis efficere;
privatis autem mufculis quidem animali impetu, catenis
vero manu, mediam videbis figuram offium inter fe mu-
tuo fieri. Quod fi incideris mufculum externum, flecti
membrum ultra mediam figuram videbis, quemadmodum
fi catenam externam incidiffes: pari modo, fi mufculum
internum incideris, extendi partem plus medio videbis.
Quaenam igitur caufae funt tum horum tum aliorum
omnium affectuum, qui mufculis accidunt? Principium
quidem omnium unum eft, videlicet mufculos perfectam
habere contractionem in excedentibus figuris, quemad-
modum in catenis habebat; reliquae autem omnes hauc

Ed. Chart. V. [379.]　　　　　　　　Ed. Baf. I. (559, 560.)

πᾶσαι ταύτῃ ἀκόλουθοι. τὴν ουν ἀρχὴν αὐτόθεν ἀπο-
δείξομεν. οὐ γὰρ ἐξ ὑποθέσεώς τινος ἡμῖν ἀδήλου ληπτέον
αὐτὴν, ἀλλ᾽ ἔκ τινος ἐναργῶς φαινομένου κατὰ τοὺς μῦς
ἅπαντας συμπτώματος. τίνος τούτου; τοῦ μικρῷ πρόσθεν
εἰρημένου, τοῦ συστέλλεσθαι τὸν μῦν εἰς τοσοῦτον, ὅταν
ὁ τένων ἀποτμηθῇ τοῦ κώλου τῆς κε(560)φαλῆς, εἰς ὅσον,
ὅταν ὑπὸ τῆς προαιρέσεως κινούμενος εἰς τὴν ἐσχάτην καμ-
πὴν ἀγάγῃ τὸ κῶλον. ἐνδείκνυται γὰρ ἐναργῶς τὸ τοιοῦτον
φαινόμενον εἰς ἐσχάτην πεφυκότα συστολὴν ἔρχεσθαι τὸν
μῦν, ὅσον ἐπὶ τῇ κατασκευῇ τοῦ σώματος. ὅταν γὰρ ἀφαι-
ρεθῇ τῆς πρὸς τὸ ἀντιτεῖνον ὀστοῦν συνεχείας, τόθ᾽ οἷον
ἐκ δεσμοῦ λυθεὶς καὶ τελέως ἐλεύθερος γενόμενος ἐνε-
δείξατο τὴν ἑαυτοῦ φύσιν· ἕως δὲ ὑπὸ τοῦ κατ᾽ ἀντικρὺ
τεταγμένου μυὸς ἀνεσπᾶτο τὸ μόριον, ἔχοντος δηλονότι κἀ-
κείνου τὴν αὐτὴν φύσιν, ὡς δὴ σπεύδειν ἐπὶ τὴν ἐσχάτην
συστολὴν, τὸ ἴσον ὁ ἕτερος μῦς ὑπὸ θατέρου τῆς εἰς
ἑαυτὸν ἀπεστερεῖτο συνόδου, καὶ οὕτω συνέβαινε τῶν

confequuntur.　Principium autem hinc pariter oftende-
mus, non enim ex hypothefi quadam nobis incerta fu-
mendum eft ipfum, fed ex quodam fymptomate, quod
evidenter apparet in omnibus mufculis.　Quidnam au-
tem eft id? cujus certe ante meminimus, quod mufculus
tantum contrahitur, quum tendo abfciffus a membri ca-
pite fuerit, quantum motu voluntario incitatus in ex-
tremam flexionem duxerit membrum; oftenditur enim
manifefte hujusmodi apparere, mufculum fuapte natura
in extremam contractionem progredi, quantum in ftru-
ctura corporis eft pofitum.　Quum enim folutus fuerit
continuitate, quam habet cum offe obnitente, tunc, quafi
vinculis folutus et perfecte liber factus, fuam ipfius na-
turam oftendit, quamdiu vero a mufculo ex oppofito
conftituto pars retrahitur, qui et ipfe eandem naturam
habet, ut ftatim ad extremam contractionem feftinet, al-
ter mufculus ab altero aequaliter privatur coitu in fe

ἀντιτεταγμένων ἐν τοῖς κώλοις μυῶν ἑκάτερον τὸ τῆς συστο-
λῆς ἥμισυ βλάπτεσθαι. τῷ γὰρ πεφυκέναι μὲν ἀμφοτέρους
εἰς ἐσχάτην ἀεὶ συστολὴν ἐπείγεσθαι, προσδεδέσθαι δ᾽ ἐκ
τῶν ἀντικειμένων μερῶν ἑνὸς ὀστοῦ κεφαλῆς, πάντως ἀναγ-
καῖον ἦν ἰσοσθενέσι κινήσεσι διειλημμένον τὸ κῶλον ἕπε-
σθαι μηδετέρᾳ. τὸ μηδετέρᾳ δ᾽ ἕπεσθαι ταὐτὸν ἦν τῷ
μέσον ἔχειν σχῆμα τῶν ἐσχάτων. ἐκείνων γὰρ ἑκάτερον ἐγί-
νετο, τῆς ἑτέρας αὐτῶν κρατούσης· ἡ μὲν ἔκτασις, τῆς ἐκ-
τός, ἡ δὲ κάμψις, τῆς ἐντός. ἰσοσθενὴς μὲν οὖν ἡ τοῦ
σώματος αὐτῶν τῶν μυῶν γίνεται κίνησις, ὅταν μηδετέρᾳ
σύμμαχον ἔχῃ τὸν ψυχικὸν τόνον· ἀνισοσθενὴς δὲ, ὅταν
ἡ ἑτέρα μόνη κρατῇ. ὥστε ἀναγκαῖον νικᾶν ἐκείνου τοῦ μυὸς
τὴν συστολήν, ὁπότερος ἂν ὑπὸ ψυχικῆς βοηθῆται δυνά-
μεως. τριῶν μὲν δὴ φαινομένων αἰτίας εὑρήκαμεν, ἀπὸ
μιᾶς ἀρχῆς ὁρμηθέντες, ἣν οὐδ᾽ αὐτὴν ἐξ ὑποθέσεως ἡμε-
τέρας, ἀλλ᾽ ἐξ ἐναργοῦς ἐλάβομεν φαινομένου. διὰ γὰρ τὸ
φαίνεσθαι τὴν ἐσχάτην συστολὴν λαμβάνοντας τοὺς μῦς,

ipfum; atque ita accidit oppofitorum in membris mufcu-
lorum utrumque in dimidio contractionis laedi. Porro,
quod uterquo quidem fua natura in extremam contractio-
nem femper feftinet, alligati autem fint e partibus oppo-
fitis capiti unius offis, omnino necefle eft membrum ae-
quipollentibus motibus interceptum neutrum fequi. Neu-
trum autem fequi idem eft, ac fi mediam haberet figu-
ram extremorum; illorum enim utrumque fiebat, altero
ipforum praevalente; extenfio quidem, externo, flexio
vero, interno. Aequipollens igitur motus ipfius corporis
mufculorum fit, quando neuter tonum animalem habet
auxiliarem, non aequipollens vero, quum alter folus
dominatur. Quare neeefle eft vincat contractio illius
mufculi, qui ab animali facultate adjuvetur. Trium igi-
tur apparentium caufas invenimus, ab uno principio pro-
fecti, quod ne ipfum quidem ex hypothefi noftra, fed
ex evidenter apparentibus fumpfimus. Quod enim mu-
fculi videntur accipere extremam contraetionem, quum

ὅταν ἀπολυθῶσι τοῦ πρὸς τὰς κεφαλὰς τῶν κώλων δεσμοῦ,
δῆλον ἡμῖν ἐγένετο πεφυκέναι μὲν αὐτοὺς, ὅσον ἐπὶ τῇ κα-
τασκευῇ, συστέλλεσθαι τελέως, δι᾽ ἄλλο δέ τι [380] κωλύε-
σθαι. τί δ᾽ ἦν τὸ κωλῦον ζητοῦντες, προσεχῶς μὲν τὸν
δεσμὸν εὕρομεν. οὐ γὰρ ἀποκοπέντος εἰς ἔσχατον συνεστέλ-
λοντο, τοῦτο τοῦ μὴ συστέλλεσθαι πρότερον αἴτιον ἐτιθέ-
μεθα. τὸν δεσμὸν δ᾽ οὐχ ἁπλῶς, ὅτι δεσμός ἐστι, διὰ
τοῦτο κωλύονθ᾽ εὕρομεν συστέλλεσθαι τοὺς μῦς, ἀλλ᾽ ὅτι
καταφύεται εἰς ὀστοῦ κεφαλὴν εἰς τἀναντία μέρη τεινομέ-
νην. καὶ διὰ τοῦτο εὐπορήσαμεν αἰτίας δευτέρου φαινομένου,
τοῦ τὸ μέσον σχῆμα λαμβάνειν τὰ κῶλα, μηδετέρου τῶν
μυῶν ὑπὸ τῆς ψυχικῆς δυνάμεως κινουμένου. τρίτον δ᾽
ἦν ἐπὶ τούτοις φαινόμενον τὸ κάμπτεσθαι καὶ συστέλ-
λεσθαι ἢ ἐκτείνεσθαι τηνικαῦτα τὸ κῶλον, ὅταν τὸν
μῦν τὸν ἕτερον μόνον ἡ προαίρεσις κινῇ· νικᾶσθαι
γὰρ ἐν τούτῳ τὸν ἕτερον καὶ συνεκτείνεσθαι βιαίως
ἀναγκάζεσθαι τῷ σύμπαντι κώλῳ. φέρε δὴ πρὸς τούτοις

ſoluti fuerint vinculo, quo ad capita membrorum ſunt
alligati, palam nobis factum eſt, eos ſua natura quidem,
quantum ad ſtructuram eorum pertinet, perfecte contrahi,
ſed propter aliud quiddam impediri: quid autem eſſet,
quod impediret, quaerentes, proximam cauſam vinculum
invenimus; quo enim abſciſſo in extremum contraheban-
tur, hanc cauſam priorem, cur non contraherentur, po-
ſuimus. Vinculum autem non ſimpliciter, quia vinculum
eſt, idcirco prohibere invenimus, quo minus muſculi
contraherentur, ſed quia inſeritur iu caput oſſis, quod in
contrarias partes tenditur, eoque aſſecuti ſumus cauſam
ejus, quod ſecundo loco apparet, videlicet quod mem-
bra mediam figuram accipiunt, quum neuter muſculorum
ab animali facultate movetur. Tertium erat ad haec ap-
parens, videlicet flecti et contrahi aut extendi tunc
membrum, quum alterum duntaxat muſculum voluntas
movet; vinci enim interim alterum atque violenter cogi,
ut ſimul cum toto membro extendatur. Age igitur prae-

Ed. Chart. V. [380.]   Ed. Baf. I. (560.)

καὶ τῶν ἄλλων ἁπάντων φαινομένων εἴποιμεν τὰς αἰτίας,
ἵν᾽, εἰ μὲν ὁμολογοῖεν ἀλλήλαις, πιστεύωμεν καὶ διὰ τοῦτο
τοῖς ὑπὲρ αὐτῶν λογισμοῖς, εἰ δέ πη καὶ διαφέροιντο κἂν
καθ᾽ ἕν ὁτιουν, πάντας ὁμοίως ὑποπτεύοιμεν. ἔστω δὴ
πρὸς τοῖς εἰρημένοις πρῶτον μὲν τόδε τὸ ,φαινόμενον.
τμηθέντος μὲν τοῦ ἔξω μυός, ἐπέκεινα μὲν τοῦ μέσου σχή-
ματος κάμπτεται τὸ κῶλον, οὐ μὴν εἰς ἐσχατόν γε. καίτοι
τύχ᾽ ἂν ἴσως δόξειεν εὔλογον εἶναι, μηκέτι ἀντισπῶντος εἰς
τἀναντία τὸν ἐντὸς μῦν μηδενός, εἰς ἐσχάτην ἰέναι δεῖν
αὐτὸν συστολήν. ἀλλ᾽ ὁ γινώσκων οὕτως ἐπιλέλησται τοῦ
κατὰ κῶλον βάρους ἀντιβαίνοντος τῇ παντελεῖ τοῦ μυὸς
συστολῇ. καὶ γὰρ ἐπὶ τῆς διὰ τῶν σειρῶν εἰκόνος ὁμοίως
ἐμφαίνεται γινόμενον. οὐδὲ γὰρ, ἐκείνων τῆς ἐκτὸς τμηθεί-
σης, εἰς ἐσχάτην ἠδύνατο ἐλθεῖν ἡ λοιπὴ συστολήν, πρὶν
ἀποτμηθῆναι τὸ κινούμενον ὑπ᾽ αὐτῆς ὀστοῦν· ἕως δ᾽ ἦν
συνεχές, ἀντέσπα πρὸς ἑαυτὸ τὴν σειράν. οὐκοῦν κἀπειδὰν
τὸν ἐντὸς μῦν διατέμῃ τις, ἐν τῷ μεταξὺ τοῦ μέσου σχή-

ter haec et aliorum omnium, quae apparent, caufas
recenfeamus, ut, fi fibi ipfi confentaneae fuerint, cre-
damus ob id rationibus, quae de ipfis afferuntur, ficubi
vero diffideant vel in uno quovis, omnes fimiliter
fufpectas habeamus. Sit itaque praeter dicta primum
quidem hoc evidens. Abfciffo namque externo mufculo,
ultra quidem mediam figuram deflectitur membrum, non
tamen ad extremam; quanquam forte videbitur aequum
effe, quum nullus amplius retrahat in contraria mufcu-
lum internum, oportere eum in extremam venire con-
tractionem. Sed qui ita fentit, oblitus eft gravitatis, quae
membro ineft; quae perfectae contractioni mufculi refiftit.
Nam et in fimilitudine, quam fecimus per catenas, fimi-
liter apparet accidere; neque enim, illarum abfciffa ex-
terna, reliqua contractio in extremum poterat venire
prius, quam abfcinderetur os, quod ab ipfa movetur;
quamdiu autem continuum erat, retrahebat ad fe ipfum
catenam. Igitur quum etiam mufculum internum quis
totum fecuerit, membrum confiftit in eo fitu, qui eft in-

ματος; καὶ τῆς ἐσχάτης ἐκτάσεως τὸ κῶλον καθίσταται·
τελέως γὰρ ἐκτείνειν αὐτὸ χωρὶς τῆς ψυχικῆς ὁρμῆς ἀδύνα-
τος ὁ ἐκτὸς μῦς. ὥστε καὶ ταῦτα τὰ φαινόμενα τοῖς τ᾽ ἔμ-
προσθεν εἰρημένοις καὶ ἀλλήλοις ὁμολογεῖ.

Κεφ. ί. Ἔτι δὲ ὅσα περὶ πάντων τῶν κατὰ τὰ μόρια
σχημάτων Ἱπποκράτει γέγραπται πάλαι, καὶ νῦν οὕτως
ἔχειν φαίνεται. ἆρ᾽ οὖν θαυμαστῶς ὁμολογεῖ καὶ ταῦτα;
πρῶτον μὲν, ὅτι κάμψαντες τελέως ὁτιοῦν μόριον ἢ ἐκτεί-
ναντες ἐσχάτως ὀδυνώμεθα· δεύτερον δὲ, ὅτι τὸ μέσον τού-
των σχῆμα τὸ ἀνωδυνώτατόν ἐστι· τρίτον δ᾽, ὅτι μεταβο-
λῆς ταχείας ἐπὶ τοῖς ἐσχάτοις σχήμασιν ὀρεγόμεθα· τέταρ-
τον δὲ, ὅτι μέχρι πλείστου τὸ μέσον σχῆμα φυλάττομεν,
οὐδεμιᾶς ἐπιθυμοῦντες μεταβολῆς· πέμπτον δὲ, ὅτι καὶ
τοῦτό ποτε μεταβάλλειν ἐπιθυμοῦμεν· ἕκτον δὲ, ὅτι πᾶν
σχῆμα δύσφορον τοῖς ἐσχάτως ἀσθενέσιν. αἱ μὲν γὰρ ὑπερ-
βολαὶ τῶν σχημάτων εὐλόγως ὀδυνηραὶ, τοῦ μὲν ἑτέρου
τῶν μυῶν ἐνεργοῦντος, τοῦ δ᾽ ἑτέρου παρὰ φύσιν ἐκτεινο-
μένου. τὸ μέσον δὲ τούτων σχῆμα, καὶ τῆς ἐνεργείας καὶ

ter mediam figuram et extremam extenſionem; muſculus
eniin externus non poteſt penitus extendere ipſum abs-
que animali impetu. Quare et haec apparentia iis, quae
antea dicta ſunt, et ſibi invicem ſunt conſentanea.

Cap. X. Praeterea, quae ab Hippocrate ſcripta
ſunt olim de omnibus figuris, quae in partibus ſunt,
nunc quoque ita ſe habere videntur. Nonne mirifice
haec concordant? primum quidem, quod flectentes peni-
tus quamcunque partem aut extendentes ſumme dole-
mus; ſecundum vero, quod media iſtarum figura minime
dolorem affert; tertium, quod mutationem celerem in ex-
tremis figuris appetimus; quartum, quod diutiſſime me-
diam figuram ſervamus, nullam cupientes mutationem;
quintum, quod hanc quoque mutare aliquando deſidera-
mus; ſextum, quod omnis figura moleſta eſt ſumme im-
becillis. Nam figurarum exceſſus merito dolorem affe-
runt, nempe cum alter muſculorum agat, alter praeter
naturam extendatur; media vero iſtorum figura, et ab

Ed. Chart. V. [580. 381.]　　　　　Ed. Baſ. I. (560.)

τῆς ἀμέτρου τάσεως ἀμφοτέρους ἀναπαῦον, εἰκότως ἥδιστον.
ὥστε καὶ τῆς μεταβολῆς τῶν μὲν ὀδυνηρῶν σχημάτων τα-
χείας δεόμεθα, τῆς δ᾽ ἀνωδύνου [381] βραδείας. διὰ τί
δ᾽ ὅλως μεταβάλλειν αὐτὸ δεόμεθα, καίτοι γε ἀνώδυνον ὄν;
ὅτι κᾂν τούτῳ τάσιν τινὰ ὑπομένουσιν οἱ μύες, ἀλλ᾽ ἧττον
μὲν, ἢ ἐν τοῖς ἄλλοις ἅπασιν, ἀνώδυνον δ᾽ οὖν αὐτὸ λέγο-
μεν, οὐχ ὡς οὐδ᾽ ὅλως ὀδύνης μετέχον, ἀλλ᾽ ὡς ἐλαχίστης
τε ταύτης καὶ σχεδὸν ἀναισθήτου διὰ βραχύτητα, καὶ τότ᾽
αὐτὸ μεταβάλλειν ἐπιθυμοῦμεν, ὅταν ἀθροισθεῖσα κατὰ
βραχὺ γένηταί ποτε αἰσθητή. τοῦ δ᾽, ὅτι κᾂν τούτῳ τῷ
σχήματι τάσιν τινὰ ἔχουσιν οἱ μύες, εἰ μεμνήμεθα τῶν ἔμ-
προσθεν λόγων, οὐκέτ᾽ ἀποδείξεως χρήζομεν. τείνεσθαι γὰρ
ἔφαμεν αὐτοὺς πρὸς τῶν κώλων, εἰς ἃ καταφύονται, καὶ διὰ
τοῦτο ἐλευθερωθέντας ἐκείνης τῆς τάσεως ἐν τῷ τμηθῆναι
τὸν τένοντα τὴν κατὰ φύσιν συστολὴν ἑτοίμως ἀπολαμβά-
νειν. οὐδέποτ᾽ οὖν ἔξω τάσεως οὐδεὶς μῦς, οὐδ᾽ ὅτε ἐν
τοῖς μέσοις σχήμασιν, ἀλλὰ τῷ ταύτης μὲν καταφρονεῖν ὡς

actione et a nimia tenſione utrosque inhibens, merito
eſt jucundiſſima. Quare et mutationem figurarum qui-
dem, quae dolorem afferunt, celerem optamus, ejus vero,
quae dolore caret, tardam. At cur omnino ipſam mu-
tare deſideramus, quamvis ſine dolore ſit? quia in hac
etiam figura tenſionem quandam muſculi ſuſtinent, mi-
norem tamen, quam in omnibus aliis; eam autem dolore
carere dicimus, non quia nullius penitus doloris ſit par-
ticeps, ſed quia minimi, et ejus ferme inſenſibilis pro-
pter paucitatem; atque ipſam mutari tum cupimus, dum
paulatim congeſtus ſit ſenſilis. Quod autem et in hac
figura tenſionem quandam muſculi habeant, ſi eorum me-
minimus, quae antea diximus, non amplius demonſtra-
tione egemus. Tendi enim eos diximus a membris, in
quae inferuntur, ob eamque cauſam liberatos ab illa ten-
ſione, quum tendo eſt ſectus, contractionem ſecundum
naturam prompte reſumere. Nunquam igitur ullus mu-
ſculus ſine tenſione eſt, ne quum in mediis quidem fi-
guris conſiſtit; ſed quod hanc quidem ut exiguam con-

βραχείας, τὰς δ' ἄλλας ὡς σφοδρὰς καὶ βιαίους μὴ φέρειν,
τοῦτο μὲν αἱρούμεθα, τὰ δ' ἄλλα φεύγομεν. ὅταν δ'
ἀσθενεῖς ἐσχάτως γενηθῶμεν, ὥσπερ ἐν στομαχικαῖς καὶ
καρδιακαῖς συγκοπαῖς, τότ' οὐδὲ τὴν βραχεῖαν φέροντες τά-
σιν οὐδὲ τοῦ μέσου σχήματος ἀνεχόμεθα, καὶ διὰ τοῦτο,
καίτοι ἀδύνατοι πρὸς τὰς κινήσεις ὄντες, ὅμως ἄλλοτ' ἄλλη
διαρρίπτομεν τὰ μόρια, ποθοῦντες μέν τινος ἀνωδύνου σχή-
ματος ἐπιτυχεῖν, οὐδὲν δὲ τελέως τοιοῦτον εὑρεῖν δυνάμενοι.
ὡς οὖν, ἄν τις ἡμῶν ἀνάγκην εἶχεν ἐξημμένον τοῦ τραχήλου
λίθον τινὰ μὴ μέγαν περιφέρειν, ἐρρωμένος μὲν ὢν ἀλύπως
ἔφερεν, ἄρρωστος δὲ γενόμενος εὐθὺς ἂν ὡς ἄχθος ἀπο-
θέσθαι προυθυμεῖτο, κατὰ ταὐτὰ καὶ τῶν μυῶν ἕκαστος,
οἷόν τινα λίθον βαστάζων τὸ ἐξημμένον ὀστοῦν, ἔστ' ἂν
μὲν ἐρρωμένος ᾖ, καταφρονεῖ, μηδ' αἰσθανόμενος τὰ πελλὰ
μηδ' ἐπὶ βραχὺ τοῦ βάρους, ὅταν δ' ἀρρωστήσῃ, τηνι-
καῦτ' αἰσθάνεται καὶ δυσφορεῖ, καὶ οἷόν τι ἀποσείσασθαι
ἄχθος ἐπιθυμῶν ἄλλοτ' ἄλλου σχήματος ὀρέγεται. πάντ'
οὖν πᾶσιν ὁμολογεῖν φαίνεται τὰ κατὰ τοὺς μῦς συμπτώ-

temnimus, alias vero ut vehementes ac violentas non
ferimus, hanc quidem eligimus, illas vero fugimus. Quum
autem imbecilli fumme fuerimus, ut in ftomachicis et
cardiacis fyncopis, tunc nec brevem tenfionem ferimus,
neque mediam figuram toleramus; quo fit, ut, quamvis
impotentes fimus ad motus, tamen alias alio projicia-
mus partes, aliquam quidem confequi figuram dolore
carentem optantes, fed nihil tale prorfus invenire po-
tentes. Ut igitur, fiquis noftrum cogatur lapidem aliquem
non magnum ex collo fufpenfum circumferre, robuftus
quidem absque moleftia ferat, imbecillus autem redditus
ftatim tanquam onus deponere defideret, eodem modo
et mufculorum quisque quafi quendam lapidem geftans
appenfum os, donec quidem validus eft, contemnit, ple-
rumque ne tantillum quidem gravitatem ejus fentiens,
quum autem imbecillus fuerit, tunc fentit et aegre fert,
et quafi quoddam onus excutere cupiens alias aliam fi-
guram appetit. Omnia igitur, quae mufculis accidunt,

ματα καὶ τῆς κοινῆς αρχῆς ἔχεσθαι πάντα, καθ᾽ ἣν ἀπε-
δείχθησαν ἐξ ἑαυτῶν μὲν εἰς ἐσχάτην ἀεὶ συστολὴν ἐπειγό-
μενοι, μὴ δυνάμενοι δὲ ταύτης τυχεῖν, ὅτι τοὺς ἀντιτε-
ταγμένους ἀντισπῶντας ἔχουσι καὶ τὸ τῶν ὀστῶν βάρος
ἐξημμένον.

omnibus convenire videntur, et communi principio om-
nia haerere, quo demonſtrati ſunt ex ſe quidem ipſis
feſtinare ſemper in extremam contractionem, ſed non
poſſe hano confequi, quod tum oppoſitos in contraria
trahentes habeant, tum gravitatem oſſium annexam.

ΓΑΛΗΝΟΤ ΠΕΡΙ ΜΤΩΝ ΚΙΝΗΣΕΩΣ

ΒΙΒΛΙΟΝ Β.

Ed. Chart. V. [382.]   Ed. Baf. I. (561.)

Κεφ. α'. Ἐπεὶ δὲ τὰ πρῶθ᾽ ἡμῖν καὶ οἷον στοιχεῖα
τῆς τῶν μυῶν κινήσεως ἀποδέδεικται, προσθῶμεν αὐτοῖς
ἤδη τὰ λείποντα, ὥστε μηδὲν ἔτ᾽ ἐνδεῖν, ἀλλ᾽ ἱκανὸν γενέ-
σθαι τὸν ἅπαντα ταῦτα ἀναλεξάμενον ἀκριβῶς πᾶν, ὅ τι ἂν
περὶ μυὸς προβληθῇ, ῥᾳδίως ἐξευρίσκειν. ἀρξώμεθα οὖν
αὖθις ἀπὸ τῶν κατὰ τὰ μόρια σχημάτων, εἰς ἅπερ ἐτελεύ-
τησεν ὁ πρότερος λόγος. καὶ πρῶτόν γε τὸ μέσον σχῆμα
προχειρισάμενοι λέγωμεν, ὡς ἐν τούτῳ διττὴν ἀνάγκη κα-
τάστασιν ὑπάρχειν τοῖς μυσίν, ἑτέραν μὲν τὴν ἔμπροσθεν

GALENI DE MOTV MVSCVLORVM

LIBER II.

Cap. I. Quum autem prima nobis ac veluti ele-
menta mufculorum motus demonftrata fint, addamus ip-
fis jam quae defunt, ut nihil amplius defideretur, fed
poffit, qui haec omnia accurate legerit, facile omne, quod
de mufculo propofitum fuerit, invenire. Rurfus igitur
incipiamus a figuris, quae in partibus funt, in quibus
fuperior liber defiit. Ac primum quidem mediam figu-
ram proponentes dicamus, quod in hac neceffe eft du-
plicem conftitutionem ineffe mufculis, alteram quidem

εἰρημένην, ᾗ μηδέτερος τῶν ἀντιτεταγμένων ἐνεργεῖ μυῶν,
ἑτέραν δὲ τὴν νῦν ῥηθησομένην, καθ᾽ ἣν ὁμοίως ἐνεργοῦσιν
ἀμφότεροι. ὑπάρχει δ᾽ ἡ μὲν προτέρα τοῖς ἐλινύουσιν, ὡς
Ἱπποκράτης ὠνόμασεν, ἡ λοιπὴ δὲ, ὅταν μήτ᾽ ἐκτείνειν,
μήτε κάμπτειν τὸ κῶλον ἐπιτρέπωμέν τινι, μηδ᾽ εἰ πάνυ
σφόδρα βιάζοιτο. γίγνεται δ᾽ αὕτη, τῶν ἀντιτεταγμένων
μυῶν τὴν τονικὴν καλουμένην ἐχόντων ἐνέργειαν. οὕτω δὲ,
κἂν εἰ τοῦ μέσου σχήματος ἑκατέρωθεν καταστήσεις τὸ κῶ-
λον, ὁμοίως ἀμφοτέροις ἐνεργεῖν δυνήσῃ τοῖς μυσίν. ὅταν
δ᾽ εἴς τι τῶν ὑπερβολικῶν σχημάτων ἀγάγῃς αὐτὸ, οἱ ἕτε-
ροι μύες ἱκανοὶ εἰς τὴν τοιαύτην ἐνέργειαν. οὐκ ἄδηλον δ᾽
οὐδ᾽ ὅτι καθ᾽ ἕκαστον τῶν εἰρημένων σχημάτων ποτὲ μὲν
μᾶλλον, ποτὲ δ᾽ ἧττον τὴν τονικὴν ἐνέργειαν ἐνεργήσουσιν
οἱ μύες, καὶ [383] ὡς τὸ μετὰ τοιαύτης ἐνεργείας μέσον
σχῆμα τῶν ὑπερβολικῶν οὐδετέρου λείπεται. μὴ τοίνυν
ἁπλῶς τὸ μέσον ἀνώδυνον εἶναι λέγωμεν, ἀλλὰ τὸ ἐν τῷ
ἐλινύειν. τὸ γὰρ μετὰ τῆς ἑκατέρων τῶν μυῶν τάσεως μέσον

antea dictam, qua neuter oppositorum musculorum agit,
alteram vero, quae nunc dicetur, in qua similiter utri-
que agunt. Exillit autem prior quidem quiescentibus,
ut Hippocrates nominabat, reliqua vero, quum neque
extendere neque flectere membrum alicui permittimus,
ne si maximam quidem vim afferat: fit autem haec, op-
positis musculis actionem tonicam nuncupatam habentibus.
Sic autem, etsi prope mediam figuram utrinque mem-
brum constitueris, aeque utrisque musculis agere poteris;
quum autem ad aliquam earum, quae excedunt, figura-
rum duxeris ipsum, caeteri musculi satis esse possunt
actioni ejusmodi. Non obscurum autem est ne id qui-
dem, quod in singulis dictis figuris alias magis, alias mi-
nus tonicam actionem musculi obeunt; tum quod me-
dia figura cum tali actione neutra earum, quae excedunt,
est inferior. Ne igitur mediam figuram simpliciter carere
dolore dicamus, sed quae in quiete sit; media namque
figura cum intensione utrorumque musculorum, aeque ac

σχῆμα τοῖς ἐσχάτοις ὁμοίως ὀδυνηρόν. ἐπεὶ δὲ ἐν αὐτῷ
τῷ ἐλινύειν μέσον σχῆμα τὸ μὲν ἁπλῶς ἐστι, τὸ δ᾽ οὐχ
ἁπλῶς, ἁπλῶς μὲν τὸ πάντων τῶν ὑπερβολικῶν τοῦ κώλου
σχημάτων μέσον, οὐχ ἁπλῶς δὲ τὸ τῆς ἑτέρας ἀντιθέσεως
μόνης, τὸ μὲν ἁπλῶς μέσον ἀκάματον ἂν, ὡς Ἱπποκράτης
ἐκάλεσεν, εἴη μόνον, οὐ μὴν τῶν γε ἄλλων οὐδὲν ἀκριβῶς
ἀκάματον. ἀπόδειξις δὲ τοῦ λεγομένου γένοιτ᾽ ἂν σαφὴς,
διελομένων πρότερον ἡμῶν τό θ᾽ ἁπλῶς μέσον σχῆμα καὶ
τὰ μὴ τοιαῦτα. γενήσεται δ᾽ ὁ λόγος, ἵν᾽ ἦ σαφὴς, ἐπὶ
χειρὸς, ὡς ἐπὶ παραδείγματος. ὄντων οὖν ἐν αὐτῇ σχημά-
των ἐσχάτων τεττάρων, πρηνοῦς, ὑπτίου, τοῦ κατ᾽ ἔκτα-
σιν ἄκραν, τοῦ κατὰ κάμψιν, τὸ μὲν ἁπλῶς μέσον
ἁπάντων ἐστὶ τούτων μέσον, τὸ δ᾽ οὐχ ἁπλῶς μέσον
ὁποτερασοῦν τῶν ἀντιθέσεων. ἄλλο μὲν γὰρ ἐκτάσεως
ἄκρας καὶ καμπῆς, ἄλλο δὲ ὑπτίου καὶ πρηνοῦς τὸ
μέσον. ὕπτιον μὲν οὖν ἐστι σχῆμα χειρὸς, ὅταν τὸ
κοῖλον μὲν αὐτῆς μέρος ἄνωθεν ἦ, τὸ δὲ κυρτὸν κάτωθεν·

extremae, dolorem affert. Quum vero in ipfa quiete
media figura partim fimpliciter fit, partim non fimplici-
ter, fimpliciter quidem media omnium membri earum
excedunt figurarum; non fimpliciter autem, quae alterius
oppofitionis folius eft. Quae quidem fimpliciter media
eft, fine defatigatione, ut Hippocrates appellavit, dun-
taxat fuerit; nulla tamen aliarum exacte eft fine defati-
gatione. Demonftratio autem ejus, quod dicitur, fieri
poffit manifefta, quum prius nos ftatuerimus, et quae
fimpliciter fit media figura, et quae non fit ejusmodi.
Fiet autem fermo, quo clarior fit, in manu tanquam
exemplo. Quum igitur in ea extremae figurae quatuor
fint, prona, fupina, fumma extenfio, ac flexio fumma,
quae quidem fimpliciter media eft, omnium iftarum eft
media; quae autem non fimpliciter media eft, unius eft
media utriusvis oppofitionum; alia enim eft extenfionis
extremae et flexionis, alia vero fupinae et pronae
media eft. Figura igitur fupina manus eft, quum con-
cava quidem ejus pars furfum eft, devexa autem deor-

πρηνὲς δὲ τὸ ἐναντίον τούτῳ· μέσον δ' ἀμφοῖν, ὅταν
ἔσωθεν μὲν ᾖ τὸ κοῖλον, ἐξωθεν δὲ τὸ κυρτὸν, ὑποκεί-
μενος δ' ὁ μὲν μικρὸς δάκτυλος τοῖς ἄλλοις, τὸ δὲ τοῦ
πήχεως ὀστοῦν τῷ τῆς κερκίδος. τοῦτ' οὖν τὸ μέσον σχῆμα
δύναται μὲν ἐκτεταμένης τελέως τῆς χειρὸς, δύναται δὲ καὶ
κεκαμμένης γίγνεσθαι, ὥσπερ οὖν καὶ τὸ τῆς ἑτέρας ἀντι-
θέσεως μέσον σχῆμα δύναται μὲν ὑπτίας τῆς χειρὸς, δύ-
ναται δὲ καὶ πρηνοῦς οὔσης ὑπάρχειν. ὅρος δὲ ἐκείνου τοῦ
σχήματός ἐστιν ὁ πῆχυς ὀρθὴν ἐργαζόμενος γωνίαν πρὸς
βραχίονα, καὶ διὰ τοῦτο καὶ αὐτὸ καλοῦσιν ἐγγώνιον. τὸ
τοίνυν ἁπλῶς μέσον ἐκ τῆς ἀμφοτέρων τῶν εἰρημένων μέ-
σων σχημάτων συνόδου γίνεται· τὰ δ' ἄλλα μέσα τέτταρα
μὲν ἔσται τὰ σύμπαντα, γενήσεται δ' αὐτῶν οὐδὲν ἁπλῶς
ὅλου τοῦ κώλου μέσον, ἀλλὰ μιᾶς ἀντιθέσεως μόνης· ἢ γὰρ
ἐκτάσεως καὶ συστολῆς μόνον ἔσται μέσον, ἢ ὑπτίου τε
καὶ πρηνοῦς. ἐπεὶ δὲ ἑκάτερον αὐτῶν διττὸν γίνεται ζευ-
γνύμενον ἐν μέρει ταῖς ἐκ τῆς λοιπῆς ἀντιθέσεως ὑπερβο-
λαῖς, ἀναγκαῖον οὕτω τὰ πάντα γίνεσθαι τέτταρα. καθ'

fum; prona vero huic contraria; media autem ambarum,
quum intrinfecus quidem fit concavum, extrinfecus au-
tem devexum, quumque fubjectus quidem eft parvus di-
gitus aliis, os vero cubiti offi radii. Haec certe media
figura poteft quidem extenfa perfecte manu, poteft etiam
flexa conflare; quemadmodum fane et alterius oppofitio-
nis media figura poteft quidem conflare, quum fupina eft
manus, poteft etiam, quum eft prona; terminus autem
illius figurae eft ulna rectum angulum faciens ad bra-
chium, et propter hoc ipfam appellant angularem. Me-
dia itaque fimpliciter ex concurfu ambarum dictarum
mediarum figurarum fit; aliae vero mediae quatuor qui-
dem erunt univerfae, fed nulla ipfarum fimpliciter me-
dia totius membri erit, fed unius duntaxat oppofitionis;
aut enim extenfionis et contractionis folum erit media,
aut fupinae et pronae. At quoniam utraque ipfarum
duplex fit juncta viciffim exceffibus reliquae oppofitionis,
fic neceffe eft quatuor omnino fiant. In unaquaque au-

Ed. Chart. V. [383. 384.]   Ed. Baf. I. (561.)

ἕκαστον δ᾽ αὐτῶν τὸ μέν τι κοινόν ἐστιν ἁπάντων, τὸ δ᾽
ἴδιον ἑκάστου κοινὸν μὲν τὸ πάντως ἐνεργεῖν ἕν γέ τι γέ-
νος μυῶν, τὰ δ᾽ ἄλλα τρία τείνεσθαι μὲν κατὰ συμβεβη-
κός, ἐνεργεῖν δὲ μή· τὸ δ᾽ ἴδιον ἑκάστου, τοῦ μὲν ἐγγω-
νίου τε καὶ πρηνοῦς, ἐνεργεῖν μὲν τοὺς ἐπιστρέφοντας ἔσω
τὸ τῆς κερκίδος ὀστοῦν, τοὺς δ᾽ ἄλλους πάντας ἀργοῦντας
τείνεσθαι, τοῦ δ᾽ ἐγγωνίου μὲν, ὑπτίου δὲ, τοὺς μὲν ἔξω
περιάγοντας ἐνεργεῖν, τοὺς δὲ ἄλλους ἀργοῦντας τείνεσθαι·
κατὰ ταῦτὰ δὲ κᾂν τῷ μέσῳ πρηνοῦς τε καὶ ὑπτίου μετὰ
μὲν ἄκρας ἐκτάσεως τοὺς ἐκτείνοντας μόνους ἐνεργεῖν μετὰ
δὲ κάμψεως τοὺς κάμπτοντας μόνον, τῶν ἄλλων ἁπάντων
ἀργούντων μὲν, τεινομένων δέ.

Κεφ. β'. [384] Δεῖται δ᾽ ὁ λόγος, ἵν᾽ ᾖ σαφὴς,
ἐγνῶσθαι πρότερον, ὑπὸ τίνων τε μυῶν καὶ τίνα τρόπον
ἐχόντων καὶ ποῖον ἄρθρον κινούντων αἱ τέτταρες αὖται
τῆς χειρὸς ἐπιτελοῦνται κινήσεις. ἔστιν οὖν βραχίων μό-
ριον τῆς ὅλης χειρὸς τὸ μέγιστον. ὅροι δ᾽ αὐτοῦ, κάτωθεν

tem ipfarum aliud quidem commune eft omnium, aliud
vero proprium cujusque. Commune quidem, quod om-
nino unum aliquod genus mufculorum agit, reliqua vero
tria tenduntur quidem per accidens, non autem agunt.
Proprium vero cujusque, angularis quidem et pronae
eft, ut agant quidem ii mufculi, qui intro convertunt os
radii, alii autem omnes quiefcentes tendantur; caeterum
angularis quidem, fed fupinae eft proprium, ut, qui ex-
ra circumducunt, agant, reliqui vero quiefcentes tendan-
ur; eodem autem modo et in media inter pronam et
fupinam, cum fumma quidem extenfione foli extenden-
tes ut agant, eft proprium, cum flexione vero foli fle-
ctentes, cum caeteri omnes otiofi quidem fint, fed ten-
dantur.

Cap. II. Ut autem perfpecta claraque fit oratio,
fcire prius oportet, a quibus mufculis, et quomodo fe
habentibus, et qualem articulum moventibus, quatuor
ifti manus motus perficiantur. Eft igitur brachium pars
totius manus maxima; termini autem ipfius inferne qui-

μὲν τὸ κατὰ τὸν ἀγκῶνα ἄρθρον· ἀγκῶνα δὲ καλοῦμεν, ᾧ
ποτιστηριζόμεθα, φησὶν Ἱπποκράτης· ἄνωθεν δ᾽ αὖ πάλιν
τὸ κατ᾽ ὦμον. ἕτερον δὲ μόριον τῆς ὅλης χειρὸς οὐ σμι-
κρότατον ἐφεξῆς τοῦ βραχίονος ὁ πῆχυς καλούμενός. ὁρίζε-
ται δὲ, καθ᾽ ὃ μὲν τῷ βραχίονι συνεχής ἐστιν, ὑπὸ τοῦ κατὰ
τὸν ἀγκῶνα ἄρθρου, καθ᾽ ὃ δὲ τῷ καρπῷ, πρὸς τούτου
πάλιν. ἐν μὲν οὖν τῷ βραχίονι μέγα καὶ περιφερὲς ἓν
ὀστοῦν ἐστιν, ὀνομαζόμενον ὡσαύτως τῷ μορίῳ. κατὰ δὲ
τὸν πῆχυν δυοῖν ὀστῶν ὄντων, τὸ μὲν ὁμώνυμόν ἐστι τῷ
παντὶ μορίῳ, τὸ δ᾽ ἕτερον κερκὶς ὀνομάζεται. διαρθροῦται
δὲ ἄμφω πρὸς τὸ τοῦ βραχίονος πέρας τὸ κάτω, πῆχυς μὲν,
ἵνα περ ἡ μέση τῶν κονδύλων τοῦ βραχίονός ἐστι χώρα,
κερκὶς δὲ τὸν ἔξω κόνδυλον τοῦ βραχίονος αὐτοῦ περιβέβη-
κεν εἰς γλήνην τελευτῶσα· καὶ δῆτα περὶ τοῦτον οἷον
ἄξονά τινα στρεφομένη τὰς τῆς χειρὸς ἐπιστροφὰς οἰακί-
ζει. εἴσω μὲν αὐτῆς περιαγομένης τὸ πρηνὲς σχῆμα τῆς
χειρός, ἔξω δὲ τὸ ὕπτιον ἕπεται. τὸ δ᾽ ἐκτείνειν καὶ
κάμπτειν τὴν χεῖρα τῆς τοῦ πήχεως πρὸς τὸν βραχίονα

dem articulus, qui in flexu cubiti eft, (cubitum autem
vocamus, cui innitimur, ut inquit Hippocrates,) fuperne
autem rurfus humeri articulus. Altera autem pars totius
manus oblonga nec minima poft brachium eft, quam ul-
nam appellant; terminatur autem et finitur, qua brachio
quidem continua eft, per articulum, qui in flexu cubiti
eft, qua autem carpo, convertitur rurfus per ipfum. In
brachio fane unum os apparet magnum, nec non rotun-
dum, nominatum eodem nomine, quo pars. In ulna
vero quum duo fint offa, alterum quidem ejusdem nomi-
nis eft cum tota parte, alterum radius appellatur; dear-
ticulantur autem ambo ad brachii oram inferiorem, ulna
quidem, ubi medius locus condylorum brachii eft, radius
vero externum brachii ipfius condylum amplectitur in
glenen definens, atque circum ipfum veluti axem quen-
dam dum vertitur, manus converfiones regit; intro qui-
dem dum circumagit, prona figura manus, extra vero,
fupina fequitur; extendere autem et flectere manum

διαρθρώσεως ἔργον ἐστίν. ἀκρίβεια δὲ συνθέσεως ὀστῶν
οὐκ οἶδ᾽ εἴ τινι τῶν ἄλλων ἄρθρων ὑπάρχει τοσαύτη. τοῦ
μὲν γὰρ βραχίονος τὸ κάτω πέρας πλατυνθὲν ὁρίζεται κον-
δύλοις, ὁ δ᾽ αὖ πῆχυς, ἀποφύσεις δύο καμπύλας ποιησά-
μενος ἀντιτεταγμένας ἀλλήλαις καὶ μέσην αὐτῶν κοιλότητα
τῷ σίγμα γράμματι παραπλησίαν ἐργασάμενος, ταύτῃ τῇ
κοιλότητι περιλαμβάνει τὴν μέσην τῶν κονδύλων τοῦ βρα-
χίονος χώραν, ἐοικυῖαν ἀκριβῶς ταῖς κατὰ τὰς τροχιλίας
καλουμένας. περιφερομένης οὖν τῆς κοιλότητος τοῦ πήχεως
περὶ τὴν κυρτότητα τοῦ βραχίονος, ἐκτείνεσθαί τε καὶ κάμ-
πτεσθαι τῷ παντὶ κώλῳ συμβαίνει. τοῦ δὲ μηδ᾽ ἑτέρωσε
προχωρεῖν, ἀλλ᾽ ἀεὶ μένειν ἀκριβῆ τὴν διάρθρωσιν αἱ τῆς
μέσης κοιλότητος ὀφρύες αἴτιαι, σφίγγουσαι τὰς ἀποφύσεις
τοῦ πήχεως. ὅταν μὲν οὖν ἡ πρόσθιος ἀπόφυσις τῆς κι-
νήσεως ἐξηγῆται, κάμπτεται τὸ κῶλον, ἐκτείνεται δὲ, ὅταν
ἡ ὄπισθεν. ὅρος δὲ τῆς μὲν καμπῆς τὴν πρόσθεν ἀπό-
φυσιν ἑδρασθῆναι πρὸς τῷ τοῦ βραχίονος ὀστῷ, τῆς δ᾽ ἐκ-
τάσεως τὴν ὀπίσθιον. ἐπεὶ δὲ καὶ τὸ τοῦ βραχίονος ὀστοῦν

dearticulationis ulnae ad brachium eſt actio. Exacta
autem adeo oſſium compoſitio neſcio ſi cui aliorum
articulorum tanta inſit: brachii enim ora inferior dilatata
nodis circumſcribitur, ulna vero contra proceſſus duos
flexus faciens ſibi invicem oppoſitos mediamque ipſorum
cavitatem C litterae ſimilem efficiens hac cavitate am-
plectitur medium locum condylorum brachii, ſimilem ad
unguem nuncupatis trochlearum rotulis. Quum igitur
cavitas ulnae circumfertur circa devexitatem brachii, ex-
tendi atque flecti accidit toti membro. Ut autem in
neutram partem inclinet, ſed ſemper exacta dearticulatio
maneat, ſupercilia mediae cavitatis cauſae ſunt, coarctan-
tia ulnae apophyſes. Quum igitur anterior apophyſis
motus dux eſt, flectitur membrum, extenditur autem,
quum poſterior; terminus vero flexionis quidem, ut an-
teriorem apophyſim affirmet ad os brachii, extenſionis
vero, ut poſteriorem. Quum vero et brachii os curvum

Ed. Chart. V. [384. 385.]   Ed. Baf. I. (561. 562.)

κυρτὸν ἦν, καὶ τοῦ πήχεως τῶν ἀποφύσεων ἑκατέρα προμή-
κης, καὶ διὰ τοῦτο κίνδυνος ἦν, θᾶττον, ἢ δεῖ, συμβαλλόν-
των ἀλλήλοις τῶν ὀστῶν, κωλυ(562)θῆναι τὴν τοῦ κώλου
κίνησιν, ἐξέγλυψεν ἡ φύσις ἑκατέρωθεν τὸ τοῦ βραχίονος
ὀστοῦν, εἰς τοσοῦτον ἐγκαταβαινόντων ταῖς κοιλότησιν αὐτοῦ
τῶν κορωνῶν τοῦ πήχεως, εἰς ὅσον ἐσχάτην ἔκτασίν τε καὶ
καμπὴν ἡ χεὶρ ἔξειν ἔμελλεν. ἐπεὶ δὲ μεῖζον ἦν τὸ ὄπισθεν
κορωνὸν τοῦ πήχεως, πολὺ βαθυτέραν τὴν ταύτῃ κοιλότητα
τοῦ βραχίονος ἐποίησεν, ὥστε διὰ τὸ ταύτῃ βάθος λεπτὸν
ἱκανῶς γενέσθαι τὸ τοῦ βραχίονος ὀστοῦν, ὅσον ἐστὶ μεταξὺ
τῶν κοιλοτήτων. οὐ μὴν διέτρησέ γε αὐτὸ, καίτοι λεπτὸν
ὂν, ἵνα μὴ χαλαρὸν πάντῃ καὶ ἀστήρικτον ᾖ τὸ ἄρθρον,
μήτε τῶν μυῶν αἱ κινήσεις ἄμετροι. εἰ δέ γε διετρήθη,
κάμπτειν μὲν ἂν εἰς τοὐπίσω τὴν χεῖρα δυνατὸν ἦν, ὅσα
δὲ ἐκτεταμένης αὐτῆς [385] ἑδραίως ἐνεργοῦμεν, ταῦτά τε
σύμπαντα χεῖρον ἂν ἐγίνετο μακρῷ, καὶ τῶν μυῶν ἀμφο-
τέρων αἱ τάσεις ἤστην ἂν ὀδυνηραὶ κομιδῇ, τῶν μὲν
ὄπισθεν ὑπὸ τῆς ψυχικῆς δυνάμεως τεινομένων, ὡς δια-
σπασθῆναι πλέον, ἢ πεφύκασι συστέλλεσθαι, τῶν δ᾽

fit, et ulnae apophyfeon utraque oblonga, et ob hoc
periculum effet, citius, quam oporteat, offibus invicem
congredientibus, ne membri motus prohiberetur, ex-
fculpfit natura utrinque brachii os, in cujus cavitates
tantum ulnae coronae fefe demittunt, quatenus extremam
extenfionem et flexionem manus effet habitura. Quum
autem major effet pofterior ulnae corone, multo profun-
diorem eo loco cavitatem brachii fecit, ut propter pro-
funditatem hoc loco tenue admodum os brachii fit, quod
eft inter cavitates; non tamen perforavit ipfum, quam-
vis tenue effet, ne laxus undique minusque firmus effet
articulus, neque mufculorum motus nimii. Si vero per-
foratum fuiffet, flectere quidem retro manum liceret,
quae autem extenfa ipfa firmiter agimus, haec omnia
longe pejus fierent, et utrorumque mufculorum tenfiones
effent utique cum magno dolore, quum pofteriores qui-
dem ab animali facultate plus tendantur, quam fint nati

ἔμπροσθεν εἰς τοσοῦτον ἐκτεινομενων, ὡς κινδυνεῦσαι δια-
σπασθῆναι. τοιαύτη μὲν ἡ τῆς φύσεως τέχνη περὶ τὴν τῆς
διαρθρώσεως ἀκρίβειαν.

Κεφ. γ´. Οἷα δέ τις ἦν τῶν κινούντων αὐτὴν μυῶν
θέσις, ὧν ἕνεκα καὶ τῆς διαρθρώσεως ἐμνημονεύσαμεν, ἑξῆς
λεγέσθω. δύο μὲν ἐν τοῖς πρόσω τοῦ βραχίονος, δύο δ᾽ ἐν
τοῖς ὄπισθεν πεφύκασιν, ἰσχυραῖς ἀπονευρώσεσιν ἐμφυόμενοι
τῷ πήχει. ἄρχονται δὲ οἱ μὲν μείζους αὐτῶν ἀπὸ τῆς κε-
φαλῆς τοῦ βραχίονος, οἱ δ᾽ ἐλάττους πολὺ κατωτέρω, καὶ
φέρονται πάντες οἱ τέτταρες εὐθὺ τοῦ πήχεως, ἐμφύονταί
τε κατὰ τοῦτον αὐτὸν μάλιστα τὸν τόπον, ὅθεν ἄρχεται
ῥύεσθαι τὰ κορωνά. τὸ μὲν οὖν ὀπίσω μέρος αὐτός ὁ
ἀγκών ἐστιν, ὃν οἱ Ἀθηναῖοι μὲν ὠλέκρανον, οἱ Δωριεῖς
δὲ κύβιτον ὀνομάζουσι, τὸ πρόσω δ᾽, ὥσπερ εἴρηται,
καθ᾽ ὃ τῆς ἔμπροσθέν ἐστι κορώνης ἡ ἔκφυσις. ὑπὸ τούτων
μὲν οὖν τῶν μυῶν, ὀπίσω τε καὶ πρόσω βραχίονος τὸν πῆ-
χυν ἐπισπωμένων, ἔκτασίς τε καὶ κάμψις γίνεται. τέτταρες
δ᾽ ἄλλοι τὰς μὲν ἀρχὰς ἔχουσιν ἐκ τοῦ πήχεως ἑκατέρωθεν

contrahi, anteriores vero eousque extendantur, ut peri-
culum ſit eos divelli. Talis profecto ars naturae ad de-
articulationem exactam eſt.

Cap. III. Qualis autem ſitus muſculorum ipſam mo-
ventium ſit, (quorum cauſa et dearticulationis mentio-
nem fecimus,) deinceps dicatur. Duo quidem in parti-
bus anterioribus brachii, duo vero in poſterioribus orti
ſunt, validis aponeuroſibus ulnae inſerti. Incipiunt au-
tem majores quidem eorum a capite brachii, minores
vero multo inferius, ferunturque omnes quatuor recta
ad ulnam, et inſeruntur in hunc ipſum maxime locum,
unde oriri incipiunt coronae. Poſterior ſane pars ipſe
ancon eſt, quem Athenienſes quidem olecranum, Dores
vero cubitum nuncupant. Anterior vero, ut dictum eſt,
qua anterioris corones exortus eſt. Ab his igitur mu-
ſculis parte anteriore brachii et poſteriore ſitis ulnam
attrahentibus extenſio et flexio ſit. Quatuor autem alii
principia quidem habent ex ulna ex utraque parte cur-

τῆς εἰς τὸν ἀγκῶνα κυρτότητος, δύο μὲν ἔξωθεν, δύο δ᾿
ἔσωθεν. ἅπαντες δ᾿ ὄντες λοξοὶ τῷ τῆς κερκίδος ὀστῷ
καταφύονται, κατὰ μὲν τὸ κάτω πέρας αὐτῆς, ἵνα περ ἡ
πρὸς τὸν καρπὸν διάρθρωσις, οἱ μεγάλοι, κατὰ δὲ τὸ μέ-
σον οἱ μικροί. τεινόμενοι δὲ καὶ οὗτοι πρὸς τὰς ἀρχὰς
συνεπισπῶνται τὴν κερκίδα, καὶ διὰ ταύτης ὅλην τὴν χεῖρα
πρανῆ μὲν οἱ ἐντὸς, ὑπτίαν δ᾿ οἱ ἐκτὸς ἐργάζονται. οὕτως
οὖν ἐχούσης τῆς φύσεως τῶν κινούντων τὰς κατὰ τὸν ἀγκῶνα
διαρθρώσεις μυῶν, ἀποδείξωμεν ἤδη τὸ προκείμενον, ὡς ἐν
ταῖς τέτταρσι διαφοραῖς τῶν οὐχ ἁπλῶς μέσων σχημάτων
ἕν μὲν ἑκάστοτε γένος ἐνεργεῖ μυῶν, τὸ δ᾿ ἄλλο πᾶν ἀργεῖ
μὲν, ἐκτείνεται δέ. πρῶτον οὖν προχειρισώμεθα τὸ καὶ
τότε πρῶτον ῥηθὲν, ὅπερ ἐγγώνιόν τε καὶ πρανὲς ἐκαλού-
μεν· ἐν ᾧ περὶ μὲν τῶν τὴν κερκίδα κινούντων μυῶν οὐ-
δὲν δεῖ λόγου πλείονος, ὡς οἱ μὲν ἐντὸς ἐνεργοῦσιν, οἱ δ᾿
ἐκτὸς ἀργοῦντες ἐκταθήσονται, περὶ δὲ τῶν τὸν πῆχυν κι-
νούντων μυῶν ἀνάγκη πλείονος δεηθῆναι λόγου. κατὰ μὲν

vitatis ad gibberum, duo quidem extrinfecus, duo vero
intrinfecus. Omnes autem quum fint obliqui, offi radii
inferuntur, ad finem quidem ipfius inferiorem (ubi de-
articulatio eft ad carpum) magni, in medio vero parvi;
qui etiam ipfi, dum tenduntur, ad principia fimul attra-
hunt radium, et per hunc totam manum pronam qui-
dem interni, fupinam externi efficiunt. Quum igitur fio
habeat natura mufculorum moventium dearticulationes,
quae in gibbero funt, demonftremus jam propofitum,
quod in quatuor differentiis figurarum non fimpliciter
mediarum unum quidem genus mufculorum femper agit,
omne autem aliud quiefcit quidem ab actione, verum ex-
tenditur. Primum igitur proponamus eam, quae etiam
tunc primum dicta eft, quam angularem et pronam
vocabamus; in qua de mufculis quidem moventibus ra-
dium non eft opus longiori fermone, quod videlicet, qui
qnidem intus funt, operantur, qui autem foris, otiofi ex-
tenduntur; fed de mufculis ulnam moventibus verbis

γὰρ τὴν πρόχειρον φαντασίαν δόξουσιν ἔχειν τὴν μέσην
κατάστασιν ἀκριβῶς, ὅτι καὶ τὸ μέσον σχῆμα τὸ ἐγγώνιον,
οὐ μὴν τό γ᾽ ἀληθὲς οὕτως ἔχει. εἰ μὲν γὰρ, ὥσπερ ἐγγώ-
νιον, οὕτω καὶ μέσον ὑπτίας καὶ πρανοῦς ἡ σύμπασα χεὶρ
εἶχε σχῆμα, τότ᾽ ἂν ὄντως ἡ μέση κατάστασις αὐτοῖς ὑπῆρ-
χεν· ἐπεὶ δ᾽ οὐκ ἔχει, τοσοῦτον ἀνάγκη διαστρέφεσθαι καὶ
τούτους τοὺς μῦς καὶ τοὺς ἄλλους ἅπαντας, ὅσον ἐξίστα-
ται τοῦ κατὰ φύσιν σχήματος ἡ σύμπασα χείρ. ὅσον δ᾽ οἱ
μύες διαστρέφονται, εἰς τοσοῦτον, οἶμαι, περὶ τὰς κυρτότη-
τας τῶν ὀστῶν οἷον κλώμενοί τε καὶ καμπτόμενοι τείνον-
ταί τε καὶ πονοῦσι. τὸ μὲν γὰρ ἁπλῶς μέσον σχῆμα, πρὸς
τῷ μηδένα μῦν ἔχειν μήτ᾽ ἐνεργοῦντα μήτε κινούμενον
βιαίως, οὐδὲ διαστρέφει τι τῶν κατὰ τὸ κῶλον· ὅθεν αὐτῷ
καὶ τοῦθ᾽ ὡς μέγιστον τῶν ἄλλων ἐμαρτύρησεν Ἱπποκράτης·
[386] τὰ δ᾽ ἄλλα πάντα, τὰ μὲν μᾶλλον, τὰ δ᾽ ἧττον
διεστραμμένους ἔχει καὶ τοὺς μῦς ἅπαντας, καὶ τοὺς τέ-
νοντας, καὶ τὰ νεῦρα, καὶ πρὸς τούτοις ἔτι τὰς φλέβας
καὶ τὰς ἀρτηρίας. ἅπαντα γὰρ ταῦτα, τὰ μὲν ἔξωθεν τῶν

pluribus eſt opus, nam prima imaginatione videbuntur
habere exacte mediam conſtitutionem, quod et angularis
media eſt figura, non tamen res ita habet. Si enim, ut
angularem, ita etiam figuram mediam inter ſupinam et
pronam tota manus haberet, tunc vere media conſtitutio
adeſſet ipſis; ſed quoniam ejusmodi non habet, neceſſe
eſt, et hos muſculos, et alios omnes inverti, quantum
tota manus diſcedit a figura ſecundum naturam; quantum
autem muſculi diſtorquentur, tantum, puto, circa devexi-
tates oſſium quaſi fracti et flexi tenduntur et laborant.
Nam media ſimpliciter figura, praeterquam quod nullum
muſculum habeat neque agentem, neque qui violenter
moveatur, ne aliud quidem eorum, quae in membris
ſunt, diſtorquet; unde ipſi et hoc tanquam praeter cae-
tera maximum atteſtatus eſt Hippocrates; caeterae vero
omnes, aliae magis, aliae minus, inverſos habent et
muſculos omnes, et tendones, et nervos, et ad haec
etiam venas et arterias; omnia enim haec partim extra

Ed. Chart. V. [386.]   Ed. Baf. I. (562.)

κώλων, τὰ δ᾽ ἔσωϑεν πέφυκεν. ὡς οὖν πέφυκεν, οὕτως
ἔχοντα ταῦτα φυλάττει τὸ μέσον ὑπτίου καὶ πρηνοῦς
σχῆμα. τούτων δ᾽ ἑκάτερον ἱκανῶς ἅπαντα διαστρέφει. τὸ
μὲν γὰρ πρηνὲς, ὑπὲρ οὗ πρώτου πρόκειται λέγειν, τῶν
ἐκτὸς τοῦ πήχεως μυῶν τῶν ὑπτίαν, ὅταν ἐνεργῶσιν, ἐργα-
ζομένων αὐτὴν τοσαύτην ποιεῖται τὴν διαστροφὴν, ὥστε τὰς
μὲν κεφαλὰς αὐτῶν ἔξωϑεν εἶναι τοῦ κώλου, τὰς δὲ κοιλίας
ὀνομαζομένας ἄνωϑεν, τὰς δ᾽ ἐμφύσεις ἐντός. εἰ δὲ καὶ
βιαιότερον ἔτι περιστρέφοις τὴν χεῖρα, τὸν ἕτερον αὐτῶν
μῦν τὸν μείζονα τὸν εἰς τὴν τελευτὴν τῆς κερκίδος ἐμφυό-
μενον οὕτως ὄψει κεκαμμένον περὶ τὸ κῶλον, ὥστε τῶν
μερῶν αὐτοῦ τὰ μὲν ἐκτὸς, τὰ δ᾽ ἐντὸς, τὰ δ᾽ ἄνωϑεν, τὰ
δ᾽ ἐν τοῖς κάτω φαίνεσϑαι τὴν μὲν κεφαλὴν ἐκτὸς, τὴν δὲ
κοιλίαν ὀνομαζομένην ἄνωϑεν, τὸ δ᾽ ἐπέκεινα ταύτης ἐν-
τὸς, κάτωϑεν δὲ τὴν ἔμφυσιν. οὕτως ἄρα βιαίως κέκλα-
σταί τε καὶ κέκαμπται. οἱ δ᾽ ἄλλοι μύες οἱ κατὰ τὸν βρα-
χίονα, δι᾽ ὧν ἐκτείνειν καὶ κάμπτειν τὴν χεῖρα δυνάμεϑα,
πολὺ μὲν ἧττον τούτων τε καὶ τῶν ἄλλων τῶν κατὰ τὸν

membra, partim intrinfecus exiftunt. Ut igitur nata
funt, ita fe habentia haec fervant figuram mediam inter
fupinam et pronam. Harum autem utraque admodum
omnia contorquet; prona namque (de qua primum pro-
pofitum eft dicere), quae fit fupina, dum mufculi ulnae
externi agunt, tantam facit tenfionem, ut ipforum qui-
dem capita extra membrum fint, ventres autem nomi-
nati fuperne, infertiones vero intus. Quod fi violentius
adhuc manum circumvertas, alterum eorum mufculum
majorem, qui in finem radii inferitur, adeo videbis flu-
xum effe circum membrum, ut ejus partium aliae foris,
aliae intus, aliae fuperne, aliae deorfum appareant, ca-
put qnidem extra, venter autem nominatus fuperne,
quod autem ultra hunc eft, intus, inferius vero infertio;
adeo violenter fractus eft et flexus. Alii vero mufculi,
qui in brachio funt, per quos extendere aut flectere
manum poffumus, multo quidem minus his caeterisque,
qui in ulna funt, habent tamen aliquid et ipfi contor-

πῆχυν, ἀπολαύουσι δ᾽ οὖν τι κἀυτοὶ τῆς διαστροφῆς. τὰ
δ᾽ αὐτὰ κἂν τοῖς ὑπτίοις σχήμασι γίγνεται. καὶ γὰρ οὖν
κἂν τούτοις οἱ μὲν ἐν τῷ πήχει μύες ἐς ἔσχατον πονοῦσιν,
οἱ δ᾽ ἐν τῷ βραχίονι συμπονοῦσιν   ὅταν δὲ τὸ μέσον
ὑπτίου καὶ πρηνοῦς ἐργασάμενοι σχῆμα τελέως ἐκτείνωμεν
ἢ κάμπτωμεν τὴν χεῖρα, τότε πονοῦσι μὲν ἱκανῶς οἱ κατὰ
τὸν βραχίονα μύες, συμπονοῦσι δ᾽ αὐτοῖς οἱ κατὰ τὸν πῆ-
χυν. μόνον οὖν σχημάτων τὸ μέσον ἁπλῶς, ᾧ μηδὲν ὑπερ-
βολῆς μέτεστι κατὰ μηδετέραν ἀντίθεσιν, ἀνώδυνον ἀκρι-
βῶς ἐστι·   τὰ δ᾽ ἄλλα πάντα τὰ τέτταρα, τὰ μὲν ἧττον,
τὰ δὲ μᾶλλον, ἅπαντα δ᾽ οὖν ὀδυνηρά. καθ᾽ ἕκαστον δ᾽
αὐτῶν πάλιν, εἰς ὅσον ἀποχωρῶν τῆς ἐσχάτης καταστάσεως
ἄγεις ἐπὶ τὴν μέσην τὸ κῶλον, εἰς τοσοῦτον ἧττον ὀδυνηρὸν
ἐργάσῃ τὸ σχῆμα, τελέως δὲ ἀνώδυνον οὐδὲν, πρὶν ἐπὶ τὸ
μέσον ἀκριβῶς ἐλθεῖν. ὥστε ἐκ τῶν εἰρημένων καὶ τοῦτ᾽
ἤδη πρόδηλον, ὡς ἐν τῷ μέσῳ τούτῳ σχήματι μόνῳ πάντων
σχημάτων ὑπάρχει τελέως ἀναπαύειν τοὺς μύας ἅπαντας,

fionis.   Eadem et in fupinis figuris fiunt: etenim et in
his mufculi quidem, qui in ulna funt, fumme laborant,
qui autem in brachio funt, fimul laborant; fed quum
mediam inter fupinam et pronam efficientes figuram
perfecte extendimus aut flectimus manum, tunc laborant
quidem valde mufculi, qui in brachio funt, fimul autem
cum ipfis laborant, qui in ulna funt. Sola igitur figura-
rum fimpliciter media, cui nullius exceffus participatio
eft in neutra oppofitione, exacte caret dolore, caeterae
vero omnes quatuor partim minus, partim vero magis,
omnes tamen funt dolorificae. Unamquamque autem
ipfarum, quantum difcedens ab extrema conftitutione du-
cis membrum ad mediam, tanto minus dolorificam effi-
cies figuram. Omnino autem nulla doloris erit expers
prius, quam ad mediam plane accefferit. Quare ex di-
ctis et hoc jam manifeftum eft, quod huic mediae figu-
rae foli omnium figurarum ineft mufculos omnes perfecte
quiefcentes praebere, aliae autem omnes partim minus,

τὰ δ' ἄλλα πάντα, τὰ μὲν ἧττον, τὰ δὲ μᾶλλον, ἕν γέ τι
γένος ἐνεργοῦν ἔχει μυῶν.

Κεφ. δ'. Οὐκοῦν οὐδ' οἱ κοιμώμενοι πάντες ἀργοὺς
παντάπασιν ἔχουσιν ἅπαντας τοὺς μῦς, ἀλλ' ὅσοι διὰ μέ-
θην, ἢ κάματον, ἢ ἀῤῥωστίαν δυνάμεως ἅπαντα τοῦ σώ-
ματος τὰ μόρια τελέως ἐκλύσαντες, εἰς τὸ μέσον αὐτὰ σχῆμα
τοῖς μυσὶν ἀγαγεῖν ἐπέτρεψαν, οὗτοι μόνοι τελέως ἡσυχά-
ζοντας ἔχουσι τοὺς μῦς. οὐ μὴν οὐδ' ἐν τοῖς ἐσχάτοις σχή-
μασιν οὐδὲν μόριον ἔχειν οὐδεὶς δύναται κοιμώμενος· ἰσχυ-
ρᾶς γὰρ σφόδρα καὶ συντόνου τῆς τῶν μυῶν ἐνεργείας εἰς
τὰ τοιαῦτα χρήζομεν. ὅσα δὲ ἐν τῷ μεταξὺ τῶν ἐσχάτων τε
καὶ τοῦ μέσου σχήματος, ἐν τούτοις τοὐπίπαν ὑπνοῦμεν.
ἐν (563) ᾧ γὰρ ἂν τῶν τοιούτων καταστήσας τὸ κῶλον τοῖς
τονικῶς ἐνεργοῦσιν ἀμφ' αὐτὸ μυσὶν ἐπιτρέψῃς τὴν φυ-
λακὴν τοῦ σχήματος, ὧδε φυλάττουσιν, [387] ὥστε καὶ
καθήμενοι πολλάκις ἐκοιμήθησάν τινες, καὶ περιπατοῦντες
ἔνιοι. καὶ τοῦτο ἐγὼ μὲν ἀκούων ἔμπροσθεν οὐκ ἐπί-
στευον· ὡς δὲ, δεῆσάν ποτε δι' ὅλης νυκτὸς ὁδοιπορῆσαι,

partim vero magis, unum certe aliquod genus mufcu-
lorum agens habent.

Cap. IV. Non igitur ne dormientes quidem omnes
penitus otiofos mufculos habent; fed quicunque propter
ebrietatem, aut defatigationem, aut infirmitatem virium,
omnes corporis partes omnino exolventes, in mediam
eas figuram mufculis reducere permiferunt, hi tantum
perfecte mufculos quiefcentes habent. Non tamen in ex-
tremis figuris ullam partem quivis poteft habere, dum
dormit; valida enim et vehementer intenfa actione mu-
fculorum ad hujusmodi indigemus. Quaecunque autem
in medio funt inter extremas et mediam figuram, in his
ut plurimum fomnum capimus; in quacunque enim ta-
lium conftituens membrum mufculis circa ipfum tonice
agentibus cuftodiam figurae commiferis, fic fervant, adeo
ut fedentes faepe quidem dormiverint, et nonnulli deam-
bulantes. Et hoc equidem audiens antea non credebam;
quum autem fuit opus aliquando per totam noctem iter

τῇ πείρᾳ τἀληθὲς ἔμαθον, ἠναγκάσθην πιστεύειν. σχεδόν
γάρ τι στάδιον ὅλον διῆλθον κοιμώμενός τε καὶ ὄναρ θεω-
ρῶν, καὶ οὐ πρότερον ἐπηγέρθην, πρὶν προσπταῖσαι λίθῳ.
καὶ τοῦτ᾽ ἔστιν ἄρα τὸ μέχρι πλείονος οὐκ ἐπιτρέπον ὁδοιπο-
ρεῖν τοῖς ὑπνώττουσι, τὸ μὴ δύνασθαι λείας ἀκριβῶς ἐπι-
τυχεῖν τῆς ὁδοῦ. τοῦτο μὲν δὴ τοῖς πειραθεῖσι μόναις πι-
στόν, τὰ δ᾽ ἄλλα πᾶσιν ἐναργῶς ὁσημέραι φαίνεται, τὰ
κατὰ τοὺς ἐν τῷ καθῆσθαι κοιμωμένους. καὶ αὐτῶν δὲ
τῶν κατακεκλιμένων ὀλίγοι παντελῶς τὸ μέσον ἀκριβῶς
σχῆμα καθ᾽ ἕκαστον τῶν μορίων ἔχουσιν. ὅσοι δ᾽ ἐν ταῖς
χερσί τι φυλάττουσιν, οὗτοι μὲν καὶ πάνυ τὴν τονικὴν
ἐνέργειαν ἐπιδείκνυνται· μένουσι γὰρ ἀκριβῶς αὐτῶν οἱ
δάκτυλοι κεκαμμένοι περὶ σμικρὸν πολλάκις σῶμα, χρυσίον,
ἢ λίθον, ἢ νόμισμά τι. τὸ δὲ τῆς κάτω γένυος ἆρ᾽ οὐ
καὶ αὐτὸ πρόδηλον; οὐ γὰρ ἀφίσταται τῆς ἄνω, πλὴν εἰ
μεθύων τις, ἢ πάνυ ῥᾴθυμος, ἢ κεκμηκὼς ἐσχάτως κοι-
μῶτο. καὶ αὐτὸ δὲ τὸ ῥέγχειν διὰ τὰ τοιαῦτα φιλεῖ γίγνε-
σθαι, χαλασθείσης μὲν τῆς κάτω γένυος, ὑπτίου δὲ κατα-

facere, experientia rem ipfam edoctus, coactus fum cre-
dere; ferme enim ftadium integrum dormiendo et fom-
nia videndo peregi, nec prius excitatus fum, quam in
lapidem impegerim; et id eft profecto, quod non per-
mittit dormientibus iter facere longum, quia non poffunt
exacte laevem viam nancifci. Id igitur folis expertis
credibile eft. Caetera autem omnibus evidenter quotidie
apparent, quae in iis, qui dormiunt fedendo, accidunt.
Et ipforum quoque difcumbentium pauci omnino exactam
figuram in unaquaque parte habent. Qui autem in ma-
nibus aliquid fervant, hi quidem et valde tonicam
actionem oftendunt, manent enim eorum digiti exacte
flexi circa parvum faepe corpus, aurum, aut lapidem,
aut aliquem nummum. Quod autem inferiori maxillae
accidit, nonne et id manifeftum eft? non enim difcedit
a fuperiore, nifi fi ebrius aliquis, aut valde ignavus, aut
fumme defeffus dormiat. Et ipfe quoque ftertor propter
hujusmodi fieri folet, relaxata quidem inferiore maxilla,

κειμένου τἀνθρώπου. καὶ γὰρ οὖν καὶ αὐτὸ τοῦτο τὸ ὕπτιον
κατακεῖσθαι σημεῖόν ἐστιν ἐκλύσεως. ταῦτ᾽ ἄρα καὶ Ἱππο-
κράτης ἄμφω μέμφεται, τό θ᾽ ὕπτιον κατακεῖσθαι καὶ τὸ
χάσκειν κοιμώμενον, τὰς δ᾽ ἐπὶ θάτερον τῶν πλευρῶν κα-
τακλίσεις ἐπαινεῖ. γνοίης δ᾽ ἂν μάλιστα, πόση τις ἐνέρ-
γεια ταῖς τοιαύταις κατακλίσεσιν ὑπάρχει, νεκρὸν ἀνθρώπου
σῶμα κατακλίνας οὕτως· οὐδὲ γὰρ τὸν ἀκαρῆ μένει χρόνον,
ἀλλὰ καὶ ὕπτιον ἢ πρηνὲς αὐτίκα γενήσεται, καθ᾽ ὅ τι ἂν
τύχῃ τῷ βάρει ῥέψαν. οὐκοῦν καὶ τὸ ὕπτιον κατακεῖσθαι,
καὶ τὸ χάσκειν οὐκ ἄνευ τοῦ ῥέγχειν, ἢ ἐκλύσεως, ἢ μέθης,
ἢ ῥᾳθυμίας σημεῖα. διὰ τοῦτο πάλιν ὁ Ἱπποκράτης,
ἅπαντα τὰ μόρια κελεύων ἐν τοῖς ἀνωδύνοις σχήμασιν ἐξαρ-
θρήσαντά τε καὶ συντριβέντα χειρουργεῖν, Ἐπὶ τῆς κάτω
γένυος, φησὶν, ὅσον μετρίως χάσκοντος τοῦ ἀνθρώπου. οἷον
γὰρ ἐπὶ χειρὸς σχῆμα τὸ ἐγγώνιον, τοιοῦτον ἐπὶ τῆς κάτω
γένυος τὸ μετρίως χάσκειν· τοῦτο γὰρ τῶν ἐσχάτων τὸ μέ-
σον· ἔσχατα μὲν οὖν ἐστι τῆς κάτω γένυος σχήματα τό τε
μέγιστον χαινόντων γιγνόμενον καὶ τοὺς ὀδόντας ἐρειδόν-

---

fupino autem jacente homine: etenim et id ipfum, vide-
licet fupinum jacere, fignum eft refolutionis; ob eamque
caufam utique et Hippocrates utrumque damnat, et fu-
pinum jacere, et hiare dormientem, decubitus autem in
alterum laterum laudat. Cognofcere autem maxime pof-
fes, quanta actio hujuscemodi decubitibus infit, fi corpus
hominis mortuum fic inclinaveris; non enim ne mini-
mo quidem tempore manebit, fed fupinum aut pronum
ftatim fiet, quocunque gravitate verget. Itaque et fupi-
num jacere et hiare non absque actione ftertendi aut
exolutionis, aut ebrietatis, aut ignaviae funt figna. Ideo
rurfus Hippocrates, quum omnes partes jubeat luxatas
et contritas in figuris dolore carentibus chirurgia per-
tractare, Cujusmodi, inquit, in inferiori maxilla hominis
mediocriter hiantis; qualis enim in manu angularis eft
figura, talis eft in inferiori maxilla mediocris hiatus,
haec enim eft extremarum media. Extremae igitur in-
ferioris maxillae figurae funt, tum quae maxime hianti-
bus, tum quae dentes invicem firmantibus fit; quarum

των ολλήλοις. ὧν τὸ μὲν ὑπὸ τῶν κατὰ τὸν ἀνθερεῶνα
καὶ τὸν τράχηλον μυῶν ἑλκόντων τὸ κάτω, θάτερον δ' ὑπό
τε τῶν ἔνδον τῆς γένυος, τῶν ἐκ τῆς ὑπερῴας φυομένων,
καὶ τῶν κροταφιτῶν καλουμένων ἀποτελεῖται, εἰ μή τι
ἄρα καὶ οἱ μασσητῆρες καλούμενοι μύες οἱ κατὰ τὰ πλά-
για τῆς κάτω γνάθου συνεπιλαμβάνονται τοῦ ἔργου· τοῦτο
μὲν γὰρ ἑτέρωθι διαιρήσομεν. ἀλλὰ τό γε μετρίως χάσκειν
μέσον τῶν σχημάτων γίνεται, πάντων τῶν εἰρημένων ἀργούν-
των μυῶν. ἀτὰρ οὖν καὶ τοῖς ἀποθνήσκουσιν αὐτομάτως
εἰς τοῦθ' ἡ γένυς ἔρχεται κατὰ λόγον· ἅπαντες γὰρ αὐτοῖς
οἱ μύες τῆς ἐνεργείας στερίσκονται. δῆλον οὖν, ὡς ἐν τῷ
κοιμᾶσθαι μὴ κεχηνότας διασώζεται τῶν ἀνασπώντων τὴν
γένυν μυῶν ἡ ἐνέργεια. πολλοὶ δ' ἀνατεταμένας ἢ κε-
καμμένας ἀκριβῶς· τὰς χεῖρας ἔχοντες καὶ τὰ σκέλη
κοιμῶνται, σώζοντες κἂν τούτοις τὴν τονικὴν ἐνέργειαν.
μακρολογῶ δ' ἴσως, ἐνὸν ὑπομνῆσαι τὰ προχειρότατα.
τίς γὰρ ἀντιλέξει τὸ μὴ οὐχ ἡμέτερον ἔργον ὑπάρχειν
τὰ διὰ μυῶν φρουρεῖσθαι τὰς τῶν περιττωμάτων ἐκροάς;

illa quidem a mufculis, qui in mento et collo funt, de-
orfum trahentibus, altera autem ab iis, qui intra ma-
xillam ex palato oriuntur, et iis, qui temporales vocan-
tur, perficitur; nifi forte et mufculi mafticatorii nun-
cupati, qui funt ad latera inferioris maxillae, actionem
adjuvant; hoc enim alibi difcutiemus. Verum mediocri-
ter hiando media figura fit, omnibus dictis mufculis
quiefcentibus. Caeterum et morientibus fponte fua ad
hanc maxilla inferior merito accedit; omnes enim mu-
fculi actione privantur. Manifeftum igitur, quod, dum
dormiunt non aperto ore, actio mufculorum retrahentium
maxillam confervatur; multi vero extenfas aut flexas
ad unguem manus habentes vel etiam crura dormiunt,
fervantes etiam in his actionem tonicam. Sed forte lon-
gior fum, quum liceat in memoriam reducere, quae ma-
xime in promptu funt. Quis enim noftrum officium effe
negabit fcilicet effluxiones fuperfluitatum per mufculos

Ed. Chart. V. [587. 588.] Ed. Baf. I. (563.)

ἐφεστήκασι γὰρ ἐπὶ τοῖς πέρασι τῶν κατ᾿ αὐτὰς ὀχετῶν
οἷον ἐπὶ πύλαις τισὶ φρουροὶ μύες εὔρωστοι, [388] μηδὲν
ἐπιτρέποντες ἔξω φέρεσθαι, πρὶν κελεῦσαι τὸν λογισμόν.
ἀλλὰ καὶ τούτους ἐπὶ τῶν κοιμωμένων ὁρῶμεν τὸ σφέτερον
ἔργον ἀμέμπτως ἐκτελοῦντας· καὶ τὸ μεθεῖναί τι τῶν πε-
ριττωμάτων ἀκουσίως ἢ παραλυθέντων γίνεται τῶν μυῶν
τούτων, ἢ τοῦ λογισμοῦ κακοπραγοῦντος, ὡς ἐν φρενίτισιν,
ἢ καὶ τοῦ λογισμοῦ καὶ τῶν μυῶν βαρυνομένων, ὡς ἐν
μέθαις· δεῖ γὰρ ἤτοι τὸν λογισμὸν μὴ προστατεῖν, ἢ τοὺς
μῦς ἐνεργεῖν μὴ δύνασθαι, ἢ ἀμφοτέρους ἅμα βεβλάφθαι.
προπετὴς οὖν ἀπόφασίς ἐστιν, ἠρεμεῖν τοῖς κοιμωμένοις τὴν
ψυχὴν, πλὴν εἰ τὴν ἠρεμίαν οὐ τὴν τελέαν ἡσυχίαν, ἀλλ᾿
οἷον παῦλάν τινα τῆς συντονίας λέγοιεν. εἰ γὰρ τοῦτο, κα-
λῶς τε λέγουσι, καὶ ὁμολογοῦμεν αὐτοῖς. οὐ γὰρ ἀναίσθη-
τοι παντάπασίν εἰσιν οἱ ὑπνώττοντες, ἀλλὰ δυσαίσθητοι.
ἢ διὰ τί καλεσάντων ὑπακούουσι, καὶ φωτὸς εἰσκομισθέν-
τος ἐξανίστανται, καὶ ἁψαμένων αἰσθάνονται; εἰ δέ μοι
τὸν μεθύοντα λέγεις, καὶ μηδ᾿ ὅπου γῆς ἐστιν εἰδότα,

cuftodiri? Meatuum enim excretoriorum finibus ceu por-
tis quibusdam cuftodes praefunt mufculi praevalidi, nihil
permittentes extra ferri prius, quam ratio juflerit; quin
et hos in dormientibus videmus fuum officium absque
vitio perficere. Et emittere aliquid fuperfluitatum invite,
aut refolutis mufculis fit, aut ratione depravata, ut in
phreniticis, aut etiam ratione et mufculis gravatis, ut
in ebrietatibus; oportet enim aut rationem non praeeffe,
aut mufculos agere non poffe, aut utraque fimul effe
laefa. Temeraria igitur fententia eft, quae afferit, ani-
mam dormientium quiefcere, nifi ceffationem hanc non
perfectam quietem, fed quafi intermiffionem quandam
vigoris dicant; nam fi hoc dicant, bene dicunt, ipfisque
affentimur; non enim fenfus expertes penitus funt dor-
mientes, fed difficulter fentientes; cur enim vocantes
fubaudiunt, et lumine importato exurgunt, et tangentes
fentiunt? Quod fi mihi ebrium dicas, nec, ubi terrarum

καὶ τὸν ὑπὸ ῥαϑυμίας Ἐπιμενίδου βαϑύτερον κοιμώμενον,
οὗτοι καὶ πρὶν κοιμᾶσϑαι πλησίον ἀναισϑησίας ἦσαν, καὶ
μᾶλλον ἂν ἐπιτρέψαιο φυλακὴν οὑτινοσοῦν ἀνδρὶ δραστηρίῳ
κοιμωμένῳ, ἢ τοῖς τοιούτοις ἐγρηγορόσιν. ἀλλ᾽ ὅμως καὶ
οὗτοι διασώζουσι πολλὰς τῶν ψυχικῶν ἐνεργειῶν.

Κεφ. ε΄. Οὐκ οὖν πιστὸς ὁ λόγος ὁ τὰς τοῖς κοιμω-
μένοις τε καὶ κεκαρωμένοις γινομένας ἐνεργείας φυσικὰς ἁπά-
σας εἶναι λέγων· οὐ γὰρ ἀληϑὲς ἐν τῷ καϑόλου τὸ τοι-
οῦτο. τί γὰρ, ὅτι μεταφέρουσι καὶ κινοῦσι παντοίως
τὰ κῶλα; τί δ᾽, ὅτι φϑέγγονται κοιμώμενοι; μὴ καὶ ταῦτα
φύσεως ἔργα φήσουσιν; ἀλλ᾽ οὐ παρακολουϑοῦμεν αὐτοῖς
τῇ διανοίᾳ γιγνομένοις, ἐρεῖ τις ἴσως. οὐδὲ γὰρ τῇ τῶν
βλεφάρων κινήσει διὰ παντός, οὐδ᾽, ὅταν δημηγορῇς, ἢ
ῥητορεύῃς, ἢ διαλέγῃ, προσέχεις τῇ διανοίᾳ ταῖς τῶν μορίων
ἁπάντων κινήσεσιν, οὐδ᾽, ὅταν Ἀϑήναζε βαδίζῃς ἐκ Πει-
ραιῶς, πάσαις ταῖς ἐπὶ μέρος ἐνεργείαις τῶν σκελῶν. οἱ μέν
γε φροντισταὶ πολλάκις ἔλαϑον αὑτοὺς τὴν ὁδὸν διανύσαν-

fit, scientem, et eum, qui prae ignavia Epimenide pro-
fundius dormiat, isti et prius, quam dormirent, prope
sensus expertes erant; et magis utique custodiam cujus-
cunque rei permitteres viro frugi et strenuo dormienti,
quam hujuscemodi vigilantibus; verumtamen et isti con-
servant multas actiones animales.

Cap. V. Non igitur probabilis est oratio, quae as-
serit, actiones, quae fiunt dormientibus et profundiori
somno oppressis, omnes naturales esse: non enim in uni-
versum verum est hoc. Nonne transferunt et movent
varie membra? nonne etiam dormientes loquuntur? an
et haec naturae opera dicent? At (dicet fortasse quis-
piam) non assequimur mente ea fieri. Neque sane pal-
pebrarum motui semper, neque, quum concionem habes,
aut oras, aut disputas, adhibes mentem omnium partium
motibus, neque, quum Athenas adis ex Piraeeo, omnibus
particularibus crurum actionibus; nam cogitabundi sae-
pius imprudenter peregerunt iter, aut etiam praeterierunt

τες καὶ παρελθόντες τὸ χωρίον, ἐφ' ὃ τὴν ἀρχὴν ὥρμησαν.
ἆρ' οὖν τὸ βαδίζειν οὔτε ψυχῆς ἔργον οὔτε καθ' ὁρμὴν
γίνεται; ὁμοίως γὰρ ἡμᾶς ἔοικεν ἥ τε νῦν διαλανθάνειν βά-
δισις, ἥ τ' ἐν τοῖς ὕπνοις, κίνησις μὲν τῶν κινουμένων μο-
ρίων, ἐνέργεια δὲ τονικὴ τῶν μὴ κινουμένων. ὥσθ', ἣν ἂν
αἰτίαν ἐπὶ τῶν ἐγρηγορότων εἴπῃς τοῦ μὴ παρακολουθεῖν
πολλάκις ταῖς κατὰ μέρος ἐνεργείαις, ταύτην ἐπὶ τοὺς κοι-
μωμένους τε καὶ κεκαρωμένους μεταφέρειν, καὶ μηκέτι θαυ-
μάζειν, πῶς πολλὰ τῶν καθ' ὁρμὴν ἔργων καὶ τούτοις γί-
νεται. τὸ δ' ἀποροῦντα τῆς αἰτίας ἑτοίμως ἀποφαίνεσθαι,
μηδὲν τῶν τοιούτων ἔργων γίγνεσθαι καθ' ὁρμὴν, ὅρα μὴ
προπετὲς ᾖ. εἰ μὲν οὖν μηδενὶ κριτηρίῳ σαφεστέρῳ τὰ τοιαῦτα
κρίνεσθαι δύναται, πότερα προαιρέσεως ἢ φύσεώς ἐστιν ἔργα,
τί ἄλλο ἢ τὸ μηδὲν δεῖν ὑπὲρ αὐτῶν ἀποφαίνεσθαι περαίνε-
ται; καὶ δίκαιον ἀπορητικοὺς γίνεσθαι μᾶλλον ἐπί γε τῶν
τοιούτων, ἢ προπετῶς δογματίζειν. εἰ δ' ἔχομεν ἐναργέστατον
κριτήριον τῶν καθ' ὁρμὴν ἔργων, ὥσπερ οὖν ἔχομεν, ἀποφαι-
νώμεθα θαῤῥοῦντες, οὐ μόνον ἕκαστον τῶν εἰρημένων, ἀλλὰ καὶ

locum, ad quem principio proficifcebantur. Utrum igitur
ambulatio neque animae actio eft, neque motu volun-
tario fit? aeque enim nos et ambulatio praefens videtur
latere, et quae in fomnis accidit, motus quidem partium,
quae moventur, actio autem tonica earum, quae non
moventur. Quare, quam caufam in vigilantibus dixeris,
quod faepe non animadvertunt figillatim actiones, hanc
etiam et ad dormientes et gravius oppreffos transferre
licet, nec amplius admirari, cur multa opera voluntario
et his fiant; fed caufa ignorantiae prompte pronunciare,
nullum talium operum voluntario fieri, vide ne temera-
rium fit. Quod fi nullo certiore judicio hujuscemodi
judicari queant, utrum voluntatis, an naturae fint actio-
nes, quid aliud concluditur, quam nihil oportere de
his pronunciare? atque aequum potius eft de hujusmodi
dubitare, quam temere decernere. Sed fi habemus evi-
dentiffimum judicium de voluntariis actionibus, ficut certe
babemus, pronunciemus confidenter, non folum quodque

τὴν ἀναπνοὴν αὐτὴν γίνεσθαι καθ᾽ ὁρμὴν, ἄχρι γ᾽ ἂν ὑπο-
πίπτειν καὶ αὐτὴ φαίνηται τῷ κρι[389]τηρίῳ. τί τοίνυν
ἐστὶν, ᾧ κρίνομεν τὰ καθ᾽ ὁρμὴν ἔργα; πολλά σοι νομίζω
δώσειν, οὐχ ἓν κριτήριον, ἅπαντα ἀλλήλοις ὁμολογοῦντα.
καὶ γὰρ εἰ τὰ γινόμενα παῦσαι προελόμενος δύναιο, καὶ εἰ
μὴ γινόμενα ποιῆσαι, καθ᾽ ὁρμήν ἐστιν. εἰ τοίνυν πρὸς
τούτοις καὶ τοῦ θᾶττον ἢ βραδύτερον αὐτὰ γίνεσθαι,
(564) καὶ τοῦ πυκνοτέρου ἢ ἀραιοτέρου ἐξουσίαν ἔχοις, ἆρ᾽
οὐ παντοίως φανερὸν δουλεῦσαι τοὔργον τῇ προαιρέσει;
ἀρτηρίας μὲν οὖν κίνησιν καὶ καρδίας οὔτε παύειν, οὔτ᾽
ἐπεγείρειν, οὔτε πυκνοτέραν, οὔτ᾽ ἀραιοτεραν, οὔτε θάττονα
ποιῆσαι ἡ προαίρεσις δύναται. διὰ τοῦτο οὐδὲ ψυχῆς ἔργα
τά γε τοιαῦτα εἶναί φασιν, ἀλλὰ φύσεως ὑπάρχειν. τὴν δὲ
τῶν σκελῶν κίνησιν εἰς πάντα ταῦτα ὁ λογισμὸς ῥυθμίζει.
καὶ γὰρ καὶ καταπαύειν γιγνομένην, καὶ πάλιν ἐπεγείρειν
ἠρεμοῦσαν, καὶ θάττονα, καὶ βραδυτέραν, καὶ ἀραιοτέραν,
καὶ πυκνοτέραν ἐργάζεσθαι δύναται. τὰ δ᾽ αὐτὰ ταῦτα
καὶ περὶ τὴν τῆς ἀναπνοῆς γίνεται κίνησιν, ἐνέργειαν μὲν

dictorum, verum etiam refpirationem ipfam motu volun-
tario fieri, nimirum quum et ipfa fubjici judicio videa-
tur, Quid igitur eft, quo judicamus opera voluntaria?
Multa tibi confido, non unum judicium me daturum,
omniaque fibi invicem confentanea. Etenim fi, quae
fiunt, fedare potes, quum vis, et quae non fiunt, facere,
id eft motus voluntarius. Si praeterea citius aut tardius,
crebrius aut rarius ea faciendi poteftatem habes, nonne
omnibus modis manifeftum eft, actiones eas parere volun-
tati? Arteriae certe motum et cordis neque cohibere,
neque excitare, neque crebriorem, neque rariorem, ne-
que tardiorem, neque velociorem voluntas facere poteft;
idcirco ne animae quidem opera hujuscemodi effe dicunt,
fed naturae. Motum autem crurum in his omnibus ratio
regit; nam et fedare, dum fit, et rurfus excitare quie-
fcentem, et velociorem et tardiorem, et rariorem ac
frequentiorem efficere poteft. Haec eadem et refpiratio-
nis motu fiunt, quae actio quidem eft diaphragmatis et

ουσαν τῶν φρενῶν καὶ τῶν τοῦ θώρακος μυῶν, ὡς ἐν τοῖς
περὶ τῶν τῆς ἀναπνοῆς αἰτίων ἀποδείκνυται, ψυχῆς δὲ ἔρ-
γον, οὐ φύσεως, ὑπάρχουσαν, εἴπερ τὸ κινεῖν τοὺς μῦς ψυ-
χῆς ἔργον ἐστίν. οὐ δίκαιον δ᾽, ἐν οἷς ἀπορ... αἰτίας,
ἀφίστασθαι τῶν ἐναργῶς γιγνωσκομένων. ἐναργῶς μὲν οὖν
γιγνώσκεται τὰ κριτήρια τῶν κατὰ προαίρεσιν ἐνεργειῶν·
ἀπορῶμεν δὲ αἰτίας, ἐν οἷς οὐ παρακολουθοῦμεν τοῖς κατὰ
μέρος ἔργοις. ὁ μὲν οὖν τοῖς ἐναργέσιν ἀπιστῶν ἀναίσθη-
τος, ὁ δ᾽ ὑπὲρ τῶν ἀπόρων ἑτοίμως ἀποφαινόμενος προ-
πετὴς, ὁ δὲ διὰ τὴν ἐν τούτοις ἀσάφειαν ὑποπτεύων καὶ
τὰ σαφῆ τῶν τῆς ἀπορίας ἐραστῶν ἐστιν, ὁ δ᾽ οὐ μόνον
ὑποπτεύων, ἀλλὰ καὶ ἀνατρέπειν ἀξιῶν τὰ σαφῆ διὰ τὸ
τῶν ἀπόρων ἀσαφὲς ἀβέλτερος ἐσχάτως. μὴ τοίνυν ἡμεῖς
ἑκόντες μήτ᾽ ἀναίσθηται γιγνώμεθα, μήτ᾽ ἀπορίας ζηλω-
ταὶ, μήτ᾽ ἀβέλτεροι, μήτ᾽ ἄλλο μηδὲν τῶν τοιούτων, ἀλλ᾽,
ὕπερ ὀρθῶς τε ἔχει καὶ μετρίοις ἀνθρώποις προσήκει, τὸ
μὲν ἐναργὲς ἑτοίμως λαμβάνωμεν, τὸ δ᾽ ἄπορον κατὰ

musculorum thoracis, ut in iis, quae de caulis respiratio-
nis scripsimus, demonstratur; animae autem, non naturae,
est opus, siquidem movere musculos animae officium est.
Non est autem aequum, in quibus caufam non reperi-
mus, in ipsis discedere ab iis, quae evidenter apparent;
evidentia certe sunt judicia actionum voluntariarum; cau-
fam autem non reperimus in iis, quorum particulares
actiones non assequimur. Qui igitur evidentibus fidem
abrogat, sensus est expers; qui vero de dubiis prompte
pronuntiat, temerarius est; qui autem propter obscuri-
tatem, quae his inest, ea, quae etiam clara sunt, habet
suspecta, de numero eorum est, qui dubitationibus oble-
ctantur; porro qui non modo suspecta habet, verum
etiam, quae clara sunt, propter obscuritatem dubiorum
studet evertere, extreme fatuus est. Ne igitur sponte
sensum nobis ipsi adimamus, neque dubitationis aemuli,
aut fatui, aut aliud ejusmodi quidvis simus; sed, quod
tum rectum est, tum modestis hominibus convenit, quod
quidem evidens est, prompte accipiamus, quod autem est

Ed. Chart. V. [389.]   Ed. Baf. I. (564.)

σχολὴν ζητῶμεν. ἐναργὲς μὲν οὖν τὸ τῆς ἀναπνοῆς δεσπό-
ζειν τὴν προαίρεσιν, ἄπορον δὲ τὸ, διὰ τίνα αἰτίαν οὐ
παρακολουθοῦμεν τῇ διανοίᾳ πολλαῖς τῶν καθ᾽ ὁρμὴν ἐνερ-
γειῶν. θέντες οὖν ἤδη τὸ ἐναργὲς, ἐπὶ τὴν τῆς αἰτίας ζή-
τησιν μεταβῶμεν, μηκέτ᾽ ἐν αὐτῇ πάντως διατεινόμενοι,
μηδὲ τὴν ἀλήθειαν φάσκοντες εὑρηκέναι πω, κἂν ὅτι μά-
λιστα τῶν ἔμπροσθεν εἰρημένων ᾖ πιθανωτέρα. καίτοι οὐδὲ
εὕρηκέ τις, ὡς ἐγὼ νομίζω, τὴν αἰτίαν, ἀλλὰ τὴν ζήτησιν
μόνον τῆς ἀπορίας γράφοντες, ἣν ἐγὼ νῦν δὴ πέπαυμαι λέ-
γων, αἰτίαν ᾠήθησαν εὑρηκέναι. χρὴ μὲν οὖν ἀποδέχεσθαι
κἀκείνους, εἴθ᾽ εὗρον, εἴθ᾽ εὑρεῖν ἔσπευσαν, χρὴ δὲ μηδ᾽
αὐτοὺς ὀκνεῖν ἐξευρίσκειν τὰ λείποντα.

Κεφ. ς. Τοῦ δὲ εὑρεῖν αὐτὰ τήνδε τὴν ἀρχὴν ποιη-
σόμεθα, τὸ πολλοὺς ἀνθρώπους ἐνίοτε πράξεις τινὰς πρά-
ξαντας ὀλίγον ὕστερον ἐπιλελῆσθαι τελέως αὐτῶν, οἷον
ὅσοι διὰ φόβον ἢ μέθην ἤ τι τοιοῦτον ἕτερον οὐδὲν ὧν
ἐν ἐκείναις ταῖς καταστάσεσιν ὄντες ἔπραξαν ἔτι γινώσκουσιν.

dubium, per otium quaeramus. Evidens igitur eſt volun-
tatem reſpirationi dominari; dubium vero, quam ob cau-
ſam plerasque actionum voluntariarum mente non aſſe-
quamur. Eo itaque ſuppoſito, quod eſt evidens, ad ve-
ſtigandam cauſam tranſeamus, non contendentes omnino
quicquam in ea, nec aſſerentes adhuc nos inveniſſe ve-
ram cauſam, tametſi ea dictis antea longe eſt probabilior.
Caeterum (ut ego arbitror) nemo adhuc cauſam dixit,
ſed dubitatione ſola (cujus jam mentionem feci) adſcripta
cauſam ſe putaverunt inveniſſe. Quorum ſane inſtitutum
eſt laudandum, ſive invenerint, ſive invenire ſtuduerint,
ſed nos ipſos quoque non decet pigros eſſe ad invenien-
dum ea, quae reſtant.

Cap. VI. Principium autem inveniendi ea hoc fa-
ciemus, multos videlicet homines interdum actiones quas-
dam egiſſe, quarum paulo poſt penitus ſunt obliti, ut,
qui per metum, aut ebrietatem, aut aliquid aliud
generis ejusdem egerunt, nihil amplius eorum, quae
egerint, dum in illis conſtitutionibus erant, recordantur.

αἴτιον δέ μοι δοκεῖν ἐστι τὸ μὴ προσεκτικῶς παντὶ τῷ νῷ
περὶ τὰς πράξεις αὐτοὺς ἐσχηκέναι. τὸ γάρ τοι φαντασιού-
μενον τῆς ψυχῆς, ὅ τι ποτ᾽ [390] ἂν ᾖ, ταὐτὸ τοῦτο καὶ
μνημονεύειν ἔοικεν. ἂν μὲν οὖν ἐναργεῖς τοὺς τόπους τῶν
πραγμάτων ἐν ταῖς φαντασίαις λάβῃ, διασώζει μέχρι παντός,
καὶ τοῦτο μὲν τὸ μνημονεύειν ἐστίν· ἂν δ᾽ ἀμυδρῶς καὶ
παντάπασιν ἐπιπολῆς, οὐ διασώζει, καὶ τοῦτ᾽ ἔστι τὸ ἐπιλε-
λῆσθαι. καὶ διὰ τοῦτ᾽ ἐν θυμοῖς, καὶ φροντίσι, καὶ μέθαις,
καὶ φρενίτισι, καὶ φόβοις, καὶ ὅλως τοῖς ἰσχυροῖς τῆς ψυχῆς
παθήμασιν οὐδενὸς ὧν ἂν πράξωσιν εἰς ὕστερον ἔτι μέμνην-
ται. τί δή ποτε οὖν θαυμαστόν, κἂν τοῖς ὕπνοις, ἀμυδρῶς
ἐνεργούσης τῆς ψυχῆς, ἀμυδρὰς καὶ τὰς φαντασίας γίνεσθαι,
καὶ διὰ τοῦτ᾽ οὐδὲ μονίμους; τί δὲ θαυμαστόν, εἰ καὶ
κατὰ τὰς ἐγρηγόρσεις, ἢ φροντίζοντός τι τοῦ λογισμοῦ, καὶ
παντὸς ὀλίγου δεῖν περὶ τὸ φρόντισμα τεταμένου, παντελῶς
μικρά τις αὐτοῦ μοῖρα περὶ τὴν βάδισιν ἔχουσα τὸν τῆς
πράξεως τύπον ἀμυδρῶς ἀπομάττεται, καὶ διὰ τοῦτ᾽ ἐπιλα-
θομένη παραχρῆμα, μηδ᾽ εἰ καθ᾽ ὁρμὴν ἐπράχθη τοὐργον

Caufa autem, ut mihi videtur, eft, quod non intenti actio-
nibus tota mente fuerint. Pars enim animae imaginatrix,
quaecunque ea fit, haec eadem et recordari videtur; fi
itaque infignes impreffiones rerum in imaginationibus ac-
ceperit, confervat perpetuo, atque id quidem eft memo-
ria tenere; fin vero obfcuras et penitus fuperficiarias,
non confervat, et hoc eft oblivifci; et ob hanc caufam
in ira, curis, ebrietatibus, timoribus, phrenitidibus, et
omnino in vehementibus animi affectibus nullius eorum,
quae egerint, in pofterum amplius meminerunt. Quid
igitur mirum eft in fomnis etiam, obfcure agente anima,
obfcuras etiam imaginationes fieri, ideoque nec ftabiles?
quid etiam mirum, fi in vigiliis, ratione quidem aliquid
meditante, et tota fere circa curam intenta, parva quae-
dam ejus admodum pars circa ambulationem occupata
impreffionem actionis fac⁺ obfcuram, et idcirco ftatim
oblita, ne quidem num fpontaneo motu opus factum fit,

ἔτι μέμνηται; ὡς γὰρ, εἰ μηδ᾽ ὅλως ἐμνημονεύομεν, οὐκ ἂν
οἷοί τ᾽ ἦμεν ὑπὲρ οὐδενὸς διασκέψασθαι τῶν γεγονότων,
οὕτως ἐν οἷς μὴ μνημονεύομεν οὐκ ἴσμεν, ὁποῖά ποτ᾽ ἦν.
φυλάττεσθαι γὰρ αὐτὰ τῇ μνήμῃ χρὴ πρότερον, ἵν᾽, ὁποῖ᾽
ἄττα τὴν φύσιν ἐστὶν, ἑξῆς ἐπισκεπτώμεθα. θαυμαστὸν
οὖν οὐδὲν ἐμοὶ γοῦν φαίνεται τὸ τῆς ὁρμῆς ἐνεργούσης περὶ
τὴν ἀναπνοὴν ἐν τοῖς ὕπνοις, ἐπειδὰν ἐξαναστῶμεν, οὐκ ἔχειν
ἡμᾶς εἰπεῖν, εἰ κατὰ προαίρεσιν ἀναπνέομεν, ἀλλ᾽ ὅμοιον τῷ καὶ
τοὺς πόδας καὶ τὰς χεῖρας ἐν τοῖς ὕπνοις κινήσαντι καὶ
φθεγξαμένῳ τι, κἄπειτα ἐπιλελησμένῳ, ἄνευ προαιρέσεως λέ-
γειν γίνεσθαι τήν τε τῶν κώλων κίνησιν καὶ τὴν φωνήν. καὶ
γὰρ δὴ καὶ οἱ παραπαίοντες λαλοῦσί τε καὶ βαδίζουσι, καὶ
πάσας τὰς καθ᾽ ὁρμὴν κινοῦνται κινήσεις· ἀλλ᾽ οὐδ᾽ οὗτοι
παυσάμενοι τῆς παρανοίας ὧν ἔπραξαν ἔτι μέμνηνται.
τρισκαίδεκα γοῦν ἡμέραις οἶδά τινα παραπαίσαντα τόνδε τὸν
τρόπον. ᾤετο μὲν Ἀθήνῃσιν, οὐκ ἐν Ῥώμῃ, κατακεῖσθαι.
συνεχῶς δὲ τὸν συνήθη παῖδα καλῶν, ἐκέλευέν οἱ τὰ πρὸς

amplius meminit? Ut enim, fi nullo pacto recordaremur,
non utique poffemus de ulla re praeterita confiderare,
fic, in quibus non meminimus, nefcimus, qualianam ef-
fent; confervari enim ea prius memoria oportet, ut, qua-
lianam fint natura, deinde confideremus. Nihil igitur
mirum mihi certe videtur, fi, motu voluntario refpiratio-
nem in fomnis agente, poftquam expergefacti fuerimus,
non poffimus dicere, an fecundum voluntatem refpire-
mus; fed fimile profecto accidit, quod illi, qui et pedes
et manus in fomnis moverit, et aliquid fit loquutus, poft-
ea illorum oblitus, dicat fieri absque voluntate et
membrorum motum et vocem. Nam et qui mente er-
rant, loquuntur, et vadunt, et omnes motus voluntarios
obeunt, fed ne hi quidem, quum ad ingenium redierint,
amplius meminerunt, quae egerint. Novi enim quendam
per tredecim dies deliraffe hoc pacto: putabat quidem, fe
Athenis, non Romae, jacere; crebro autem familiarem
puerum vocans, jubebat fibi, quae ad gymnafium pertine-

τὸ γυμνάσιον ἐπιτήδεια κομίζειν, καὶ μικρὸν διαλιπών, Ὦ
οὗτος, ἔφη, πρὸς τὸν Πτολεμαῖον λέγω· βούλομαι γὰρ ἐν
αὐτῷ διὰ μακροῦ λούσασθαι. καί που καὶ ἀνεπήδα μεταξὺ,
καὶ ἀμφιεσάμενος ἂν εὐθὺς τῆς αὐλείου θύρας ἵετο. καὶ
κατεχόντων δὲ τῶν ἔνδον καὶ κωλυόντων ἐξιέναι, διὰ τί
κωλύετε, πρὸς αὐτῶν ἀνεπυνθάνετο. οἱ δὲ (οὐδὲ γὰρ ἦν
ἕτερον λέγειν, ἢ αὐτὰ τἀληθῆ) πεπυρέχθαι τε ἂν ἔφασαν
αὐτὸν, καὶ πυρέττειν ἔτι. ὁ δὲ καὶ πρὸς ταῦτα πάνυ
κοσμίως ἀπεκρίνατο. γινώσκειν γὰρ καὶ αὐτὸς ἔλεγεν, ὡς
ἔτι λείψανον αὐτῷ πυρετοῦ, παντελῶς δ᾽ εἶναι μικρὸν τοῦτο,
καὶ μηδὲν ὕποπτον βαλανείῳ βλαβῆναι· γεγονέναι γὰρ ὅλον
αὐτῷ τὸν παρόντα πυρετὸν ἐξ ὁδοιπορίας. Ἢ οἱ μνημο-
νεύεις, ἐπιστραφεὶς ἔλεγε πρὸς τὸν παῖδα, ὡς συντόνως
ὡδοιπορήσαμεν χθὲς ἀπὸ Μεγάρων Ἀθήναζε; τοιαῦτα λέ-
γων καὶ τοιαῦτα ποιῶν, αἱμορραγίας διὰ ῥινῶν ἀθρόας
αὐτῷ γενομένης, καὶ μετ᾽ αὐτὴν ἱδρῶτος, ὑγίαινε μέν αὐ-
τίκα μάλα, τῶν δ᾽ ἔμπροσθεν οὐδενὸς ἔτ᾽ ἐμέμνητο.
πότερον οὖν (τοῦτο γάρ ἐστιν, ὃ ἐξ ἀρχῆς προὐθέμεθα

bant, afferri, et pauca intermiſſione facta, Heus (inquit)
ad Ptolemaeum dico, decrevi in gymnaſio diu lavari; ac
nonnunquam etiam exiliebat interea, atque indutus ibat
recta ad ollimn aulae, ac quum retinerent eum, qui in-
tus erant, exireque prohiberent, cur prohiberetur, ab eis
percontabatur; hi vero (nihil enim licebat aliud dicere
quam ea, quae erant vera) febricitaſſe eum dicebant, et
adhuc febricitare; ipſe autem et ad haec valde modeſte
reſpondebat; ſcire enim et ipſe dicebat, quod adhuc
reliquiae ſibi febris reſtabant, ſed eas penitus eſſe exi-
guas, nec metuendum, ne a balneo laederetur, ortam
enim ſibi totam praeſentem febrem ex itinere. An non
recordaris, converſus ad puerum dicebat, quod laborioſe
heri iter fecimus a Megaris Athenas? Talia quum diceret
ac faceret, fluxu ſanguinis per nares repente copioſo ſibi
facto, et poſt ipſum ſudore, ſtatim quidem convaluit, ſed
eorum, quae ante ſibi acciderant, nullius amplius recor-
dabatur. Utrum igitur (hoc enim eſt, quod a principio

Ed. Chart. V. [390. 391.]   Ed. Baf. I. (564.)

δεῖξαι) τὸ διαναστῆναι, καὶ περιφθέγξασθαι, καὶ ἀποπα-
τῆσαι, καὶ οὐρῆσαι, (ταῦτα γὰρ ἅπαντα ἐν πάσαις ἔπραττεν
ἐκείναις ταῖς ἡμέραις ὁ ἄνθρωπος,) οὐκ ἔστι τῶν κατὰ
προαίρεσιν ἔργων, ἢ τοῦτο μὲν ἄτοπον, (εἰ γὰρ μὴ ταῦτα
κατὰ προαίρεσιν, οὐδ᾽ ἄλλο οὐδέν,) οὐκ ἐμέμνητο δ᾽ αὐτῶν,
ὥσπερ οὐδὲ τῶν ἐν ταῖς μέθαις πραχθέντων οἱ νήψαντες
ἔτι μέμνηνται; [391] τί δὴ θαυμαστὸν οὕτως ἔχειν καὶ ἐπὶ
τῆς ἀναπνοῆς, γίνεσθαι μὲν αὐτὴν κατὰ προαίρεσιν, ἀλλὰ
ποτὲ μὲν προσεχόντων τὸν νοῦν ἐπιμελέστερον, ποτὲ δὲ ἀρ-
γότερόν τε καὶ ῥᾳθυμότερον, διὰ τοῦτο μεμνῆσθαι μὲν
ἡμᾶς τῶν μετὰ τοῦ προσέχειν τὸν νοῦν γιγνομένων ἐνεργειῶν,
ἐπιλανθάνεσθαι δὲ τῶν ἑτέρως; ἐπεὶ δ᾽, οὗ περ ἂν ἐπιλα-
θώμεθα τελέως, τοῦτ᾽ οὐδὲ πεπράχθαι ποτὲ νομίζομεν,
ἀκόλουθόν ἐστι, μηδ᾽ εἰ μετὰ προαιρέσεως πραχθῇ μνημο-
νεύειν. ὅτι δ᾽ ὅλον ὑπὸ ψυχῆς γίγνεται καθ᾽ ὁρμὴν τὸ τῆς
ἀναπνοῆς ἔργον, ἔδειξεν οἰκέτης βάρβαρος, ὅς, ἐπειδὴ
θυμωθεὶς εἵλετο τεθνάναι, καταβαλὼν ἑαυτὸν ἐπὶ γῆς

propofuimus oftendere,) furrexiffe, et locutum fuiffe, et
alvum exoneraffe, et minxiffe, (haec enim omnia in om-
nibus illis diebus homo faciebat,) non fint actiones vo-
luntariae, an id quidem abfurdum, (nam fi hae non funt
voluntariae, ne ulla alia quidem erit,) non autem eo-
rum recordabatur, quemadmodum ne fobrii quidem eo-
rum, quae ebrii fecerunt, amplius meminerunt? Quid
igitur mirum ita fe habere et in refpiratione, ut fiat
quidem ipfa ex voluntate, fed quum alias quidem dili-
gentius adhibeamus mentem, alias vero negligentius fe-
gniusque, idcirco recordemur quidem actionum, quibus
mentem adhibuimus, oblivifcamur autem eorum, quae fe-
cus fe habent? Quoniam vero, cujus rei penitus obliti
fuerimus, hanc ne actam quidem aliquando fuiffe puta-
mus, confequens eft, ut, an cum voluntate acta fit, ne
quidem recordemur. Quod autem totum opus refpiratio-
nis voluntate et fponte ab anima fiat, declaravit fervus
barbarus, qui, quum vehementi ira concitatus mortem fibi

καὶ τὴν ἀναπνοὴν ἐπισχων, μέχρι πολλοῦ μὲν ἀκίνητος ἦν,
ὕστερον δὲ βραχὺ κυλινδηθεὶς, οὕτως ἀπέ(565)θανεν. εἰ
δὲ καὶ μὴ δυνατὸν ἦν μέχρι παντὸς ἐπισχεῖν τὴν ἀναπνοὴν,
οὐκ ἂν οὐδὲ διὰ τοῦτό τις ἀπέγνω τοῦ μὴ κατὰ προαίρε-
σιν αὐτὴν γίγνεσθαι. φαίνεται γὰρ τῶν καθ᾽ ὁρμὴν ἔργων
τὰ μὲν ἐλεύθερα πάντα, τὰ δὲ τοῖς τοῦ σώματος παθήμασι
δουλεύοντα. τὰ μὲν οὖν πρότερα διὰ παντὸς ἀκωλύτως
ὑφ᾽ ἡμῶν γίγνεται, τὰ δεύτερα δ᾽ οὐ διὰ παντὸς, ἀλλ᾽ ἐν
χρόνῳ τινὶ καὶ μετὰ μέτρου. τὸ μὲν γὰρ βαδίσαι πρός
τινα καὶ διαλεχθῆναι καὶ λαβεῖν τι καὶ δέξασθαι τε-
λέως ἐλεύθερα· τὸ δ᾽ ἀποπατῆσαι καὶ οὐρῆσαι τῶν τοῦ
σώματος παθημάτων ἐστὶν ἰάματα. καὶ τοίνυν ἐσιώπησαν
μέν τινες ἐνιαυτὸν ὅλον, ἢ πλέονα χρόνον, οὕτω προελόμε-
νοι· ἀποπάτημα δ᾽ ἢ οὖρον ἐπισχεῖν οὐχ ὅπως ἔτεσιν,
ἀλλ᾽ οὐδὲ μησὶν, οὐδ᾽ ἡμέραις ὀλίγαις οὐδεὶς δύναται.
οὕτω γὰρ ἐπείγει καὶ ἀνιᾷ πολλάκις, ἢ τῷ πλήθει βα-
ρύνοντα, ἢ τῇ δριμύτητι δάκνοντα, ὥστ᾽ οὐδ᾽ εἰς τὸν

confcifcere decreviffet, proftratus humi, refpirationeque
cohibita, longo quidem tempore immobilis erat, poftea
vero paulum volutatus, hoc pacto mortuus eft. Quod fi
non liceret usquequaque refpirationem cohibere, ne id-
circo quidem aliquis negaret, quin ipfa fecundum volun-
tatem fieret. Apparent enim eorum operum, quae motu
voluntario fiunt, alia quidem libera effe, alia vero affe-
ctibus corporis fervire. Priora itaque perpetuo absque
impedimento a nobis fiunt, pofteriora vero non perpetuo,
fed in tempore quodam et cum menfura; nam ire ad
aliquem et alloqui et capere aliquid et recipere ab-
folute libera funt; dejicere vero et mingere corporis
affectuum funt remedia. Atqui nonnulli tacuerunt qui-
dem annum integrum, et eo amplius, idque fponte fua,
dejectionem vero vel urinam retinere non modo annis,
fed ne menfibus quidem, quinimo nec diebus paucis
nemo potuit, adeo enim urgent ac faepe angunt, vel
multitudine gravantia, vel acrimonia mordentia, ut qui-

εἰθισμένον τύπον ἐξαρκέσαι τινὲς ἀπελθεῖν ἠδυνήθησαν.
ὅμοιον δὲ τούτοις ἐστὶ καὶ τὸ τῆς ἀναπνοῆς, καὶ πολὺ
μᾶλλον ἐπεῖγον, καὶ συντομωτέραν ἔχον τὴν χρείαν. καὶ γὰρ
ἀποθανεῖν κίνδυνος μὴ ἀναπνεύσαντα, καὶ ἀνιαρὸν ἐσχά-
τως τὸ ἀποπνίγεσθαι. θαυμαστὸν οὐδὲν οὖν, εἰ τελέως αὐ-
τὴν ἐπισχεῖν χαλεπόν. οὔτε γὰρ ἀποθνήσκειν ἔτοιμοι πάν-
τες, οὐδ᾽ ἂν μυρίοις συνέχωνται κακοῖς, οὔτ᾽, ἂν ἐπὶ τοῦθ᾽
ὁρμήσωσιν, ἀνιαρῶς ἐξιέναι βούλονται. μὴ τοίνυν τις ἐκ
τοῦ σιωπᾶν μὲν ἡμᾶς προελομένους ἕως παντὸς δύνασθαι,
τὴν δ᾽ ἀναπνοὴν ἀδυνατεῖν ἐπισχεῖν, προαιρέσεως μὲν ἔργον
εἶναι τὴν φωνὴν, ἀπροαίρετον δὲ καὶ φυσικὸν τὴν ἀναπνοὴν
νομιζέτω. τοῦτο μὲν δή μοι δοκῶ σαφῶς ἀποδεδεῖχθαι.

Κεφ. ζ΄. Τὸ δὲ λεῖπον τῷ παντὶ λόγῳ περὶ τῶν μέ-
σων σχημάτων ἑξῆς προσθεῖναι δίκαιον. ἃς γὰρ ἐπὶ τῶν
χειρῶν τὸ καλούμενον ἐγγώνιον, μέσον ἀκριβῶς ἄκρας ἐκτά-
σεως καὶ καμπῆς ὂν, ἀνωδυνώτατόν ἐστιν, οὕτω δόξειεν
ἂν ἔχειν κἀπὶ τῶν σκελῶν, οὐ μὴν ἔχει γ᾽ οὕτως, ἀλλ᾽ ἐν

dam ne in locum quidem confuetum abire valuerint. Si-
mile igitur et his eſt et reſpirationis opus, imo multo
magis urget ac celeriorem neceſſitatem habet; etenim
periculum eſt, ne quis moriatur, niſi reſpiraverit, atque
extreme moleſtum eſt fuffocari. Nihil igitur mirum, ſi
penitus retinere ipſam arduum ſit; neque enim omnes
ad moriendum funt proclives, etiamſi inſinitis malis con-
flictentur, neque, qui eo progrediuntur, abire e vita fum-
mo cum dolore volunt. Neque igitur quiſpiam eo, quod
tacere quidem, ſi velimus, usquequaque poſſumus, reſpi-
rationem vero retinere non poſſumus, idcirco volunta-
rium quidem opus eſſe vocem, minime autem, fed natu-
rale quiddam, reſpirationem exiſtimet. Hoc certe ar-
bitror clare demonſtratum fuiſſe.

Cap. VII. Quod autem reliquum eſt, toti fermoni
de mediis figuris deinceps addere aequum eſt. Ut enim
in manibus, quod appellatur angulare, quod exacte me-
dium fummae extenſionis et flexionis eſt, omnis prorſus
doloris eſt expers, ſic videri poſſet et in cruribus fe

τῷ μεταξὺ τοῦ μέσου σχήματος καὶ τῆς ἄκρας εκτάσεως
τὸ ἐν τούτοις ἀνώδυνον. αἴτιον δὲ τὸ ἔθος, τὰ πολλὰ γὰρ
ἐκτεταμέροις τοῖς σκέλεσι χρώμεθα. καὶ γὰρ τούτου χάριν
ἐγένετο, τοῦ πᾶν ὀχεῖσθαι τὸ σῶμα πρὸς αὐτῶν ἑστώτων τε
ἡμῶν καὶ βαδιζόντων. καὶ πρὶν δ᾽ ἐνεργεῖν δι᾽ αὐτῶν, ἐν
τοῖς σπαργάνοις ἐκτεταμένα διεπλάσθη. ταῦτ᾽ ἄρα κἂν τοῖς
ὕπνοις καὶ ἄλλως κατακειμένοις ἐκτέταται μᾶλλον, ἢ κέ-
καμπται. ἀλλὰ καὶ πονοῦμεν πολὺ μᾶλλον [392] ἐν ταῖς
ἐσχάταις κάμψεσιν, ἢ ταῖς ἐκτάσεσιν. οἱ πολλοὶ δὲ οὐδὲ
ἄγειν ὅλως εἰς ἐσχάτην καμπὴν δυνάμεθα τὸ σκέλος, μὴ ταῖς
χερσὶ συνεργήσαντες, ἀλλ᾽ οἷον χωλὸν εἰς ταύτην τὴν ἐνέρ-
γειαν ἔχομεν ὑπὸ ἀηθείας, καὶ μόνοις γε ῥᾳδίως κάμπτεται
τοῖς ὀρχηστικοῖς ἢ παλαιστικοῖς, οἷς περ καὶ μόνοις ειθισται
τελέως κάμπτεσθαι. τοσοῦτον οὖν τοῦ μέσου σχήματος ἐπὶ
τὴν ἔκτασιν προέβη τὸ τελέως ἀνώδυνον, ὅσον ὑπὸ τοῦ πο-
λυχρονίου τῶν κώλων ἔθους ἠναγκάσθη. ταῦτ᾽ οὖν τὰ δύο
σκοπῶν ἐφ᾽ ἁπάντων τῶν ἄρθρων, τήν τε φύσιν καὶ τὸ

habere; non tamen ita eft, fed quod in his dolore caret,
confiftit inter mediam figuram et extenfionem extre-
mam. Caufa autem confuetudo eft; plurimum enim ex-
tenfis cruribus utimur, hujus enim gratia facta funt, ut
totum corpus ab his fuftineretur, ftantibus et ambulan-
tibus nobis; et prius etiam, quam ipfis utamur, in fafciis
extenfa formata funt, ideoque et in fomnis, et alioqui
difcumbentibus, extenfa magis, quam flexa funt. Quin-
etiam multo magis laboramus in extremis flexionibus,
quam extenfionibus: multi autem deducere omnino ad
extremam flexionem crus non poffumus fine manuum
opera, fed veluti mutilum ad eam actionem prae info-
lentia habemus; folisque faltatoribus et luctatoribus fa-
cile flectitur, quibus etiam folis perfecte flecti folitum
eft. Tantum igitur a media figura ad extenfionem pro-
greffum eft, quod perfecte caret dolore, quantum a diu-
turna confuetudine membrorum eft coactum. Haec igitur
duo confiderans in omnibus articulis, naturam videlicet

ἔθος, ἐξευρήσεις οὕτως τὸ μέσον τε καὶ ἀνώδυνον. ἔοικε δ᾽ ἐς ταὐτὸ συμβαίνειν πανταχῇ τὸ μὲν ἔθος τῇ φύσει, καὶ καλῶς εἴρηται φύσις ἐπίκτητος, τὸ δ᾽ ἀνώδυνον σχῆμα τῷ μέσῳ. καὶ γὰρ ἐπὶ τῶν σκελῶν ταὐτὸν τὸ ἀνώδυνον καὶ μέσον, ἄν γε τὸ μέσον τῶν ὑπαρχουσῶν τοῖς κώλοις κινή- σεων, καὶ μὴ τελέας ἐκτάσεως καὶ καμπῆς μέσον ποιήσῃς. εὑρήσεις γὰρ, ὅσον ἀπολειπόμεθα τοῦ κάμπτειν ἐσχάτως, τοσοῦτον ἀποχωροῦν τὸ ἀνώδυνον σχῆμα πρὸς τὴν ἔκτασιν. ἐν τῷ καθόλου τοίνυν ἐφ᾽ ἁπάντων τῶν ἄρθρων τὰς ἐσχάτας κινήσεις ἐπισκεψάμενος ἐξευρήσεις τὸ μέσον τε καὶ ἀνώδυ- νον σχῆμα. ὡς γὰρ ἐπὶ τοῦ κατ᾽ ὀλέκρανον ἄρθρου τὸ κα- λούμενον ἀγκώνιον, ἐπὶ δὲ τοῦ κατὰ γόνυ τὸ πλησιαίτερον τῆς ἐκτάσεως, οὕτως ἐπὶ τῆς ῥάχεως τὸ πλησιαίτερον τῆς καμπῆς, ἐπὶ δὲ τοῦ κατὰ καρπὸν ἄρθρου τὸ ἀκριβῶς εὐθύ. τὴν μὲν γὰρ ῥάχιν ἐπιπλέον κυρτὴν ἢ καμπύλην δυνάμεθα ποιεῖν, τὸ κάρη δ᾽ ἀνακάμπτομεν καὶ κάμπτομεν ἴσως πρὸς ἑκάτερον μέρος τοῦ εὐθέος. κατὰ λόγον οὖν τοῦτο μὲν τὸ

et confuetudinem, invenies medium et dolore carens. Videtur autem in idem convenire ubique confuetudo qui- dem cum natura, unde pulchre dictum eft, ipfam effe naturam acquifititiam; figura vero dolore carens cum medio; etenim in cruribus idem eft, quod eft fine dolore et medium, fiquidem medium motuum, qui infunt mem- bris, neque perfectae extenfionis et flexionis medium feceris; invenies enim, quantum abfumus a flexione ex- trema, tantum difcedere figuram dolore carentem ad ex- tenfionem. In univerfum igitur in omnibus articulis ex- tremos motus confiderans invenies mediam figuram et doloris expertem. Ut enim in articulo ad cubitum ea, quae vocatur angularis, in articulo vero ad genu, quae propior eft extenfioni, fic in fpina ea, quae propior eft flexioni, in articulo vero ad carpum, quae exquifite re- cta eft; fpinam enim plus curvam aut flexam facere poffumus, brachiale autem reflectimus et flectimus aeque ad utramque partem recti. Jure igitur, quae quidem

ἀκριβῶς εὐθὺ, μέσον ἀκριβῶς ὑπάρχον τῶν ἐσχάτων κινή-
σεων, ἀνωδυνώτατόν ἐστι. τῇ ῥάχει δ᾽ οὐκέτι τὸ εὐθὺ μέ-
σον, ἀλλὰ τὸ κυρτὸν ἐπ᾽ ὀλίγον· ἐπλεονέκτει γὰρ ἡ εἰς
τοῦτο κίνησις. ὅθεν ὀρθοὶ μᾶλλον πονοῦμεν τοῖς κατὰ ῥά-
χιν μορίοις, ἢ καθεζόμενοί τε καὶ κατακείμενοι· δεῖται γὰρ
ἑστώτων μὲν τετάσθαι, κατακειμένων δὲ καὶ καθεζομένων
οὐδὲν κωλύει κεκυρτῶσθαι. ταῦτ᾽ ἐφ᾽ ἁπάντων τῶν ἄρθρων
διασκεψάμενος εὑρήσεις ὁμολογοῦντα πάντα τὸν λόγον ἑαυτῷ.
καὶ γὰρ, ὅσοι μύες χωρὶς ἄρθρων εἰσὶν, κἂν τούτοις ἡ μέση
κατάστασις ἀνώδυνος, ὥσπερ ἐφ᾽ ἕδρας ἔχει καὶ κύστεως
καὶ γλώττης. τό τε γὰρ εἰς ἔσχατον σφίγγειν τὴν ἕδραν
καὶ τὸ διοίγειν ἐπὶ μέγιστον ὀδυνηρὰ, τό τ᾽ ἐκτείνειν ἐπὶ
μήκιστον τὴν γλῶτταν ἢ κάμπτειν ἢ ὁπωσοῦν ἄλλως ἀμέ-
τρως περιάγειν. ῥᾷστον οὖν καὶ τούτοις ἐξευρίσκειν τὸ μέ-
σον ὑπερβολῶν, ὅπερ καὶ ἀνώδυνόν ἐστι. καὶ πάντες ἄν-
θρωποι, παρ᾽ ὃν ἀναπαύονται χρόνον τῶν κατὰ τὸν βίον
ἐνεργειῶν, τὸ μέσον τε καὶ ἀνώδυνον ἐν ἅπασι τοῖς μορίοις

exacte recta (quae media omnino eſt extremorum mo-
tuum), absque ullo dolore penitus eſt. Sed ſpinae recta
haud media eſt, ſed aliquantum curva, plus enim habet
motus ad hanc; quapropter recti magis laboramus parti-
culis ſpinae, quam ſedentes, aut jacentes, opus eſt enim
ſtantibus quidem tenſam eſſe, jacentibus vero atque ſeden-
tibus nihil prohibet curvatam eſſe. Haec in omnibus
articulis diligenter conſiderans invenies omnem rationem
ſibi ipſi conſentaneam. Etenim quicunque muſculi ſine
articulis ſunt, etiam in his media conſtitutio absque do-
lore eſt, ſicuti in ano ſe habet, veſica et lingua, nam et
ſumme conſtringere anum et maxime dilatare dolorem
inducunt, item extendere quam longiſſime linguam, vel
flectere, vel quomodocunque aliter praeter modum cir-
cumducere, haud absque dolore fiunt. Facillimum igitur
in his invenire medium exceſſuum, quode tiam ſine dolore
eſt. Atque omnes homines, quo tempore ceſſant ab
actionibus vitae neceſſariis, mediam figuram et dolore

ἴσχουσι σχῆμα, οὕτως ὑπὸ τῆς δικαίας φύσεως ἀναγκαζό-
μενοι, φησὶν Ἱπποκράτης. ἐν μὲν δὴ τῇ γλώττῃ κατὰ συ-
ζυγίαν ἅπαντες οἱ μύες πεφύκασιν ἄνωθέν τε καὶ κάτωθεν,
κἀκ τῶν δεξιῶν, κἀκ τῶν ἀριστερῶν, ὥστ᾽ οὐδὲν θαυμαστὸν
εἰς τὰς ἐναντίας ἀπάγεσθαι τὸ μόριον κινήσεις ὑπὸ τῶν ἀν-
τιτεταγμένων. ἐπὶ δὲ τοῦ κατὰ τὴν ἕδραν μυὸς, καὶ τοῦ
κατὰ τὴν κύστιν, καὶ τοῦ κατὰ τὰς φρένας, (εἷς γάρ ἐστι
καθ᾽ ἕκαστον τούτων κυκλοτερὴς, οὐδενὸς ἀντιτεταγμένου
μυὸς,) ὅθεν εἰς τὰς ἐναντίας ἄγεται τὰ μόρια κινήσεις,
οὐκέθ᾽ ὁμοίως εὔπορον, οὐδὲ ἐκ τοῦ προχείρου δῆλον, ἀλλ᾽
ᾧδε σκόπει.

Κεφ. ή. [393] Τοῦ μὲν κατὰ τὴν κύστιν τε καὶ τὴν
ἕδραν μυὸς ἔργον ἐστὶν, οὐ τὸ ἀποκρίνειν τὰ περιττώματα
τῆς τροφῆς, ἀλλὰ τὸ κατέχειν. ἐσφάλησαν δ᾽ εὐθὺς ἐν
αὐτῷ τούτῳ πολλοὶ, νομίζοντες ἐκκρίσεως ἕνεκα περιττωμά-
των τοὺς μῦς τούτους γεγονέναι, μηδ᾽ ὅτι παραλυθέντων
αὐτῶν ἐκκρίνεται μὲν, ἀλλ᾽ ἀκουσίως, νοῆσαι δυνηθέντες.
ἀτὰρ καὶ διὰ μοχθηρὰν χειρουργίαν, ἐκτμηθέντος πολλάκις

carentem in omnibus partibus habent, ita a jufta natura
coacti, ut Hippocrates ait. In lingua quidem per con-
jugationem omnes mufculi orti fuperne et inferne, et a
dextris atque finiftris: quare nihil mirum, fi in contra-
rios motus pars deducatur a mufculis oppofitis. In mu-
fculo vero, qui eft ad anum, et eo, qui eft ad veficam,
et qui in phrenibus eft, res aliter habet; unus enim eft
in fingulis his rotundus fine ullo oppofito mufculo; unde
perfpicuum eft, in contrarios deduci motus has partes
non aeque facile, neque in promptu effe, fed fic tibi
perfuade.

Cap. VIII. Mufculi quidem, qui eft ad veficam et
anum, officium eft non excernere excrementa alimenti,
fed retinere. Qua in re multi ftatim erraverunt, putan-
tes caufa excernendi excrementa mufculos hos factos effe,
neque potuerunt animadvertere, quod refolutis ipfis ex-
cernuntur quidem, verum nobis invitis; quinetiam pro-
pter malam chirurgiam, excifo faepe ultra modum ani

BIBΛION B.   **455**

Ed. Chart. V. [393.]   Ed. Baf. I. (565.)

ἀμέτρως τοῦ κατὰ τὴν ἕδραν μυὸς, ἀκουσίως ἐκρεῖ ταύτῃ
κόπρος, ὡς ἂν, οἶμαι, τῶν ἐκρεῖν κωλυόντων ὀργάνων μὴ με-
νόντων. οὐκοῦν ἁπλῶς οἰδὲ πρῶτον ἐκκρίσεως ἕνανον ὁ μῦς
οὗτος, ἀλλ᾽ ἵνα μὴ τοῦθ᾽, ὅπερ, ὅταν ἐκτμηθῇ τε καὶ παρα-
λυθῇ, γίνεται, διὰ παντὸς συμβαίνῃ τῷ ζώῳ, φύλακα τῆς
ἀκαίρου τῶν περιττωμάτων ἐξόδου τὸν μῦν τοῦτον ἡ φύσις
ἐπέστησεν, ὥστ᾽ οὐχ ὅπως οὐκ ἐνεργεῖ τι πρὸς τὴν ἔκκρισιν
αὐτός, ἀλλ᾽ οὐδ᾽ ἐπιτρέπει τοῖς ἐνεργοῦσι. τίνα τοίνυν ἐστὶ
τὰ τῆς ἐνεργείας ταύτης ὄργανα; πλείω μὲν κατὰ μέρος,
διττὰ δὲ τῷ γένει. τὰ μὲν γὰρ αὐτῶν ψυχῆς, τὰ δὲ φύσεώς
ἐστι. καὶ τοίνυν ἐνεργεῖ τὰ μὲν τῆς ψυχῆς ὄργανα καθ᾽
ὁρμὴν ἀεὶ, τὰ δὲ τῆς φύσεως χωρὶς ὁρμῆς. αἱ μὲν δὴ φρέ-
νες καὶ οἱ κατ᾽ ἐπιγάστριον ἅπαντες μύες τὰ τῆς ψυχῆς
ὄργανα· τῶν δ᾽ ἐντέρων ἁπάντων ἡ σύνταξις ἅμα τῇ γαστρὶ
τὰ τῆς φύσεως. ἀλλὰ περὶ μὲν τῆς τούτων ἐνεργείας ἐν
ἑτέροις εἴρηται· περὶ δὲ τῶν μυῶν νῦν ἐροῦμεν, ἐπειδὴ τῆς
τούτων κινήσεως ὁ παρὼν λόγος ἐξήγησίς ἐστιν. οἱ κατὰ τὸ

muſculo, nobis invitis effluit hac ſtercus, nempe (opinor)
inſtrumentis, quae effluere prohibent, non manentibus.
Non igitur ſimpliciter neque primum muſculus hic ex-
cretionis inſtrumentum eſt; ſed ne animali perpetuo id
accidat, quod, quum exciſus fuerit ac reſolutus, accidit,
hunc muſculum cuſtodem intempeſtivi exitus excremento-
rum natura praefecit; quamobrem non modo non agit
quicquam ipſe ad excretionem, ſed ne permittit quidem
agentibus. Quae igitur ſunt hujus actionis inſtrumenta?
Plura quidem particularia, ſed duplicia genere; eorum
enim alia animae, alia naturae ſunt; atque animae qui-
dem inſtrumenta motu voluntario ſemper agunt, inſtru-
menta vero naturae ſine motu voluntario. Diaphragma
quidem et omnes muſculi epigaſtrii inſtrumenta animae
ſunt, inteſtinorum autem omnium ſtructura una cum
ventriculo naturae. Verum de actione horum alibi di-
ctum eſt. De muſculis autem nunc dicemus, quoniam
praeſens ſermo ipſorum motus enarratio eſt. Muſculi

Ed. Chart. V. [3g3.]　　　　　　　Ed. Baf. I. (565. 566.)

ἐπιγάστριον μύες ἅπαντες, ὅταν ἐνεργοῦντες τείνωνται, θλί-
βουσιν εἴσω τὰ τῆς φύσεως ὄργανα. τὰ δὲ, ἢν μὲν εἴκωσιν
αἱ φρένες, εἰς τὸν ἐκείνων ἀναχωροῦντα τόπον ἐκλύει τὴν
βίαν τῶν μυῶν· ἢν δ᾽ ἀνθιστῶνται, καθάπερ ὑπὸ δυεῖν
πιεζόμενα χειρῶν, ἔξωθεν μὲν ὑπὸ τῶν (566) μυῶν, ἔσωθεν
δὲ τῶν φρενῶν, ἐκθλίβοιτ᾽ ἂν τὰ ἐν ταῖς κοιλότησιν αὐτῶν
περιεχόμενα. προστιμωρεῖ δὲ εἰς τοῦτο μεγάλως ἡ λοξότης
τῶν φρενῶν, τὸ μὲν ἕτερον τῶν περάτων πρὸς τῷ κατὰ τὸ
στέρνον χόνδρῳ πρόσω κείμενον ἐχουσῶν, τὸ δ᾽ ἕτερον ὀπίσω
κατὰ τὴν ῥάχιν τῆς ὀσφύος. τὸ μὲν ἐκθλίβεσθαι τὰ τῶν
ἐντέρων περιττώματα ὑπὸ τῶν ἑκατέρωθεν ἐνεργούντων γίνε-
ται μυῶν, ἔξωθεν μὲν τῶν κατ᾽ ἐπιγάστριον, ἔσωθεν δὲ τῶν
φρενῶν τοῦ δ᾽ ὑπιέναι κάτω τὸ θλιβόμενον ἡ λοξότης
αἰτία τοῦ διαφράγματος. ἀργεῖ δὲ ὁ κατὰ τὴν ἕδραν μῦς
τηνικαῦτα. πλεόνων δὲ ὄντων κατὰ τὴν γαστέρα μυῶν, καὶ
πάντων τεινομένων ἐν ταῖς ἀποπατήσεσι, μᾶλλον μὲν οἱ πρὸς
τοῖς ὑποχονδρίοις, ἧττον δὲ οἱ κάτω τείνονται, ἔμπαλιν ἢ
ἐν ταῖς οὐρήσεσιν ἔχει μᾶλλον γὰρ ἐπ᾽ ἐκείνων οἱ κάτω,

itaque omnes epigaftrii, quum agentes tenduntur, pre-
munt intro naturae inftrumenta; haec autem, fi diaphra-
gma ipfis cedat, in illarum locum abeuntia mufculorum
violentiam exolvunt; fi autem refiftant, tunc ceu a dua-
bus manibus preffa, extrinfecus a mufculis, intrinfecus
a diaphragmate, ea, quae continentur in cavitatibus ipfo-
rum, propelluntur. Ad hoc autem adjuvat multum dia-
phragmatis obliquitas, alterum quidem finem ad cartila-
ginem pectoris parte anteriore habens, alterum vero ad
fpinam lumborum. Quod igitur excrementa inteftinorum
exprimantur, a mufculis utrinque agentibus id accidit,
extrinfecus quidem ab iis, qui in epigaftrio funt, intrin-
fecus vero a diaphragmate; quod autem infra fubeat,
quod premitur, obliquitas fepti transverfi caufa eft; quo
tempore mufculus ani eft otiofus. Quumque plures fint
mufculi in ventre, omnesque tendantur in egerendo, ma-
gis quidem, qui in hypochondriis funt, minus vero, qui
infra, tenduntur, contra quam in mejendo habet, magis

ἧττον δὲ οἱ ὑπὸ τοῖς ὑποχονδρίοις ἐνεργοῦσι. συνεκτείνονται
δὲ ἀμφοτέροις οἱ κατὰ τὰς ἀναπνοὰς μύες, οὐκ οὐρήσεως ἢ
ἀποπατήσεως ὄργανα· τοῦτο μὲν γὰρ ἐσχάτως ἄλογον· ἀλλ'
ἐπειδὴ τῶν φρενῶν τὴν τάσιν ἴσην ἐχρῆν εἶναι τῇ τάσει τῶν
κατὰ τὴν γαστέρα μυῶν, ἣν δ' ἀδύνατον ἕνα μὲν οὔσας αὐ-
τὰς πολλοῖς καὶ μεγάλοις ἁμιλλᾶσθαι, καὶ αἴνδυνος ἐν τού-
τοις νικηθείσας εἰς τὴν εὐρυχωρίαν ἀνατραπῆναι τοῦ θώρα-
κος, διὰ [394] τοῦτο οἱ κατὰ τὰς πλευρὰς συντείνονται
μύες, σφίγγοντες πανταχόθεν αὐτόν. χαλαρὸς γὰρ ὁ θώραξ
ἑτοίμως εἴκει ταῖς φρεσὶν ὠθουμέναις, ὡς ἔνεστι γνῶναι
τείνοντας μὲν τοὺς κατὰ τὴν γαστέρα μῦς, καὶ μάλιστ' αὐ-
τῶν τοὺς κάτωθεν, ἐκλύσαντας δὲ τοῦ τόνου τοὺς κατ' αὐτὸν
ἅπαντας· ὅλη γὰρ ὀλίγου δεῖν ἡ γαστὴρ ταῖς τοιαύταις
καταστάσεσιν εἰς τὴν τοῦ θώρακος εὐρυχωρίαν ὠθεῖται σὺν
αὐταῖς ταῖς φρεσίν. ἵν' οὖν μὴ γίγνοιτο τοῦτο, καὶ ἡ τῆς
διαχωρήσεως ἐνέργεια διαφθείροιτο, πᾶς ὁ θώραξ πανταχόθεν
ἰσχυρῶς σφίγγεται. καὶ δῆλον ἐξ ἁπάντων ἤδη τῶν εἰρημένων,

enim tunc, qui inferius, minus vero, qui in hypochon-
driis, agunt. Simul autem cum ambobus extenduntur
mufculi fervientes refpirationi; non quod mictionis aut
excretionis fint inftrumenta, id enim a ratione alieniffi-
mum eft, fed quia diaphragmatis tenfionem oportebat
aequalem effe tenfioni mufculorum ventris; erat autem
impoffibile, quum ipfum unus mufculus fit, cum multis
et magnis certare, periculumque in hoc, ne victum in
amplum fpatium thoracis everteretur. Idcirco mufculi,
qui funt inter coftas, fimul tendunt, undique eum con-
ftringentes; laxus enim thorax prompte cedit diaphra-
gmati, quum pellitur, ut licet colligere, tendentes qui-
dem mufculos ventris, et maxime ipforum inferiores,
exolventes autem a vigore omnes, qui in ipfo funt. To-
tus enim ferme venter in hujusmodi conftitutionibus in
amplum thoracis fpatium pellitur una cum ipfo diaphra-
gmate. Ne igitur hoc fieret, neve egeftio ipfa labefacta-
retur, totus thorax undique valide conftringitur. Atque
ex omnibus jam dictis claram fit, quod, qui mufculi ef-

ὡς οἱ ταῖς ἐκροαῖς τῶν περιττωμάτων ἐφεστῶτες μύες εἴρ-
γειν μὲν αὐτὰ πεφύκασι, καὶ τοῦτ᾽ ἔργον αὐτῶν ἴδιον, ἐκ-
κρίνειν δ᾽ οὐ δύνανται, πλὴν εἰ κατὰ συμβεβηκὸς, ὅταν
ἐνεργοῦντες παύσωνται. ὥσπερ οὖν ἐν τοῖς ἄλλοις ἅπασι μο-
ρίοις τῶν ἐναντίων κινήσεων ἐναντίοι τινὲς ἐξηγοῦνται μύες,
οὕτως ἔχει κἀνταῦθα. τὸ μὲν γὰρ κατέχειν τὰ περιττώματα
τῆς τούτων τῶν μυῶν ἐνεργείας γίγνεται, τὸ δ᾽ ἐκκρίνεσθαι
τῆς τε τῶν κατ᾽ ἐπιγάστριον καὶ διαφράγματος.

Κεφ. θ΄. Οὗτοι μὲν ἀνάλογον ἔχουσι τοῖς ἐπὶ τῶν
ἄλλων μορίων ἀντιτεταγμένοις μυσίν. ἐπὶ δὲ τοῦ διαφράγμα-
τος οὐκ ἔθ᾽ ἁπλῶς εἰπεῖν οἷόν τε τοὺς ἀντιτεταγμένους μῦς.
ὡς μὲν γὰρ ἐκκρίσεως περιττωμάτων ὄργανον, τούς τε ἐπέ-
χοντας αὐτὰ πρώτους, καὶ μάλιστα καθ᾽ ἕτερόν τινα τρόπον
ἀντιθέσεως τοὺς κατ᾽ ἐπιγάστριον ἔχει· ὡς δ᾽ ἀναπνευστι-
κὸν, πῇ μὲν ἔχει, πῇ δ᾽ οὐδ᾽ ὅλως ἔχει. τῆς μὲν γὰρ ἐκ-
πνοῆς οὐδείς ἐστιν ὅλως δημιουργὸς μῦς, ἀλλ᾽ ἔοικε τοῦτ᾽
ἔργον τοῦ θώρακος, μᾶλλον δὲ τὸ πάθημα τῇ πρόσθεν ὑφ᾽

fluxibus excrementorum praefident, coërcere quidem ipfa
fuapte natura poffunt, idque officium ipforum eſt pro-
prium, excernere autem nequeunt, nifi fecundum acci-
dens, quum agere defierint. Ut igitur in aliis omnibus
partibus contrariorum motuum contrarii quidem mufculi
funt duces, hîc quoque fic habet; retentio enim excre-
mentorum iftorum mufculorum eſt actio, excretio autem
eorum, qui in epigaftrio funt et diaphragmate.

Cap. IX. Hi quidem proportione refpondent mu-
fculis, qui in aliis partibus funt oppofiti; fed diaphra-
gmati non licet fimpliciter dicere mufculos effe oppofitos;
quatenus enim eſt inftrumentum excernendi fuperflua,
tum cohibentes ipfa primos, tum maxime alio quodam
modo oppofitionis eos, qui in epigaftrio funt, habet; qua-
tenus autem refpirationi fervit, partim quidem habet,
partim autem nequaquam; expirationis enim nullus mu-
fculus omnino eſt opifex, fed hoc opus thoracis, ant
potius affectus hic decidentiae a nobis antea nominatae

ἡμῶν ὀνομασθείσῃ καταπτώσει. ἐκφύσησις δέ ἐστιν ἀθρόα
τοῦ πνεύματος ἔξω φορά, κατὰ τὴν τῶν μεσοπλευρίων μυῶν
ἐνέργειαν γιγνομένη. τῆς δ᾽ ἐκφυσήσεως οἱ κατὰ τὰς πλευ-
ρὰς μύες ἔνδον ἅπαντες δημιουργοί. καὶ τοῦτ᾽ αὖ πάλιν
ἔοικε τοὔργον τοῦ θώρακος τῇ πρόσθεν ὀνομασθείσῃ κα-
τακλίσει μὲν ἐπὶ τοῦ παντὸς σώματος, καταθέσει δ᾽ ἐφ᾽
ἑκάστου τῶν μορίων. ἐναντίας δ᾽ οὔσης τῇ μὲν ἐκπνοῇ τῆς
εἰσπνοῆς, τῇ δ᾽ ἐκφυσήσει τῆς σφοδρᾶς εἰσπνοῆς, (ὄνομα
γὰρ ἴδιον οὐκ ἔχει,) τὴν μὲν προτέραν ἀντίθεσιν αἱ φρένες
μόναι δημιουργοῦσι, τὴν δ᾽ ἑτέραν οἱ μεσοπλεύριοι σὺν
τοῖς ἐπὶ τὸν θώρακα καθήκουσι μυσὶν ἀπὸ τῶν ὠμοπλα-
τῶν τε καὶ τοῦ τραχήλου. δέονται δ᾽ αὐτῆς μάλιστα μὲν
αὐληταὶ, καὶ σαλπισταὶ, καὶ κήρυκες, ὅταν τὸν καλούμενον
πόδα μέλλωσιν ἐρεῖν, οὐχ ἥκιστα δὲ καὶ τοὺς ἀσκοὺς ἐμ-
φυσῶντες, ἢ τοιοῦτον ἕτερον ὄργανον, ἁπλῶς δ᾽ εἰπεῖν,
ὅσοι μέχρι πλείστου τὸν θώρακα μεταστῆσαι διαστεῖλαί τε
καὶ συστεῖλαι βούλονται. ὥστε δικαιότερον ἄν τις τοὺς ἔξω-
θεν τοῦ θώρακος μῦς τοῖς ἐν τοῖς μεσοπλευρίοις ἔνδον ἀντι-

eft fimilis. Efflatio autem eft fpiritus latio fimul ac con-
fertim ducta foras, quae per mufculorum intercoftalium
actionem fit; efflationis enim mufculi omnes, qui intus
ad coftas funt, opifices funt; et hoc rurfus opus thoracis
fimile eft prius nominatae quidem in toto corpore recli-
nationi, depofitioni vero in fingulis partibus. Quum au-
tem expirationi contraria fit infpiratio, efflationi vero
vehemens infpiratio, (nomine enim proprio caret,) prio-
rem quidem oppofitionem folum diaphragma efficit, alte-
ram vero intercoftales cum mufculis, qui ad thoracem
perveniunt e fcapulis et collo. Indigent autem ipfa
maxime quidem tibicines, et tubicines, ac praecones,
quum nuncupatum pedem funt decantaturi; praecipue
vero et qui utres inflant, vel aliud ejus generis inftru-
mentum; et ut fimpliciter dicam, qui plurimum thoracem
transmutare dilatando ac contrahendo ipfum volunt.
Quare juftius utique quifpiam mufculos thoracis externos
iis, qui coftarum parte interna funt, oppofitos effe dixe-

τετάχθαι φήσειεν ἄν, οὐ ταῖς φρεσὶν, εἴ γε δὴ μεγίστη μὲν
ἡ εἰσπνοὴ διὰ τοὺς ἐκτός, μεγίστη δὲ ἐκπνοὴ διὰ τοὺς
ἐντὸς μεσοπλευρίους γίγνεται. ἀποδείκνυται δὲ καὶ τούτων
καὶ τῶν ἐξῆς μελλόντων ῥηθήσεσθαι περὶ τῶν κατὰ τὸν
θώρακα μυῶν τὰ μὲν ἐν τοῖς περὶ τῶν τῆς ἀναπνοῆς αἰ-
τίων, τὰ δ' ἐν τοῖς περὶ φωνῆς, τὰ δ' [395] ἐν τοῖς περὶ
χρείας ἀναπνοῆς. ἀλλὰ τό γε νῦν εἶναι τὸ συνεχὲς τοῦ
λόγου περαντέον. ἴδιον γάρ τι τῷ διαφράγματι παρὰ τοὺς
ἄλλους μῦς συμβέβηκεν, ἐκ τῆς θέσεώς τε καὶ τοῦ σχήματος
προσγινόμενον, ἐπειδὰν ἐνεργοῦν παύσηται καὶ γένηται χα-
λαρώτερον, ἔστιν ὅτε μὲν ὡς ἐπὶ τὴν ῥάχιν ἀνακλίνειν τὸ
κυρτὸν, ἔστιν ὅτε δ' ὡς ἐπὶ τὴν γαστέρα, πολὺ μὲν ἑτοι-
μότερον ὡς ἐπὶ τὴν ῥάχιν. ἔστι δὲ κατὰ πάντα τὰ σχή-
ματα τἀνθρώπου, πλὴν ἑνὸς τοῦ πρηνοῦς, ἄνωθεν μὲν τὸ
διάφραγμα, κάτωθεν δ' ἐργάζεται τὴν ῥάχιν, ὥστ' εὐλόγως
ἐπὶ ταύτην ῥέπει, καὶ ὅτι βαρύνεται μὲν πρὸς τῶν ἔμπρο-
σθεν ἐπικειμένων, ἐκ δὲ τῶν ὀπίσω μερῶν τὸ μαλακώτατόν
τε καὶ κουφότατον ἁπάντων ἔχει τῶν σπλάγχνων, τὸν πνεύ-

rit, non diaphragmati, fiquidem maxima quidem infpira-
tio per externos, maxima vero expiratio per internos
intercoftales efficitur. Demonftrantur autem tum horum,
tum deinceps de mufculis thoracis dicendorum alia in
iis libris, quos de refpirationis caufis confcripfimus, alia
in iis, quos de voce prodidimus, alia in iis, quos de
refpirationis ufu fcripfimus. Verum in praefentia qui-
dem, quod fupereft, eft abfolvendum. Peculiare fane
quiddam diaphragmati praeter alios mufculos accidit tum
ex fitu, tum etiam ex figura. Quum agere defierit laxi-
usque fuerit, nunc quidem ipfius devexitas verfus fpinam
vergit, nunc vero ad ventrem; multo tamen promptius
verfus fpinam fertnr; eftque in omnibus figuris hominis
(una excepta prona) fuperius quidem diaphragma, in-
ferius vero fpina conftituitur; quare merito ad eam ver-
git, tum quod gravatur quidem ab iis, quae anteriori
parte fuperjacent, ex pofteriori vero molliffimum et
leviffimum omnium vifcerum habet, pulmonem. Verum-

μονα. ὅμως μὴν ἐκπίπτει ποτ᾽ αυτοῦ τὸ κυρτὸν τοῖς πρόσω
κατά τε τὸ πρηνὲς σχῆμα, κἀπειδὰν ἐνεργῶσι μὲν οἱ κατὰ
τὰς πλευρὰς μύες, ἀργῶσι δ᾽ οἱ κατὰ τὴν γαστέρα. καὶ δῆ-
λον ὡς ἐξαίρεσθαι συμβαίνει τηνικαῦτα τὴν κοιλίαν. ἐπιτη-
δεύουσιν αὐτὸ ποιεῖν συνεχῶς οἱ γυμναστικοὶ μετὰ τοὺς πό-
νους. ἂν δ᾽, ὥσπερ οἱ κατὰ τὰς πλευράς, οὕτως ἐνεργήσωσι
καὶ οἱ κατὰ τὴν γαστέρα, τὸ τοιοῦτον ὀνομάζουσι πνεύματος
κατάληψιν. ἀνάγκη δ᾽ ἐν τούτῳ κεκλεῖσθαι τὸ ἄνω πέρας
τοῦ λάρυγγος. εἰ γὰρ ἀνοιχθείη, τῶν εἰρημένων ἐνεργούντων
μυῶν, ἐκφύσησίς ἐστιν. εἰ δ᾽ αὖ σὺν αὐτοῖς καὶ οἱ κατὰ
τὴν φάρυγγα καὶ λάρυγγα ταθεῖεν, οὐκ ἔτ᾽ ἐκφύσησις τὸ
τοιοῦτον, ἀλλ᾽ ἤδη φωνὴ γίγνεται. διττῆς οὖν ὑπαρχούσης
τάσεως ἅπασι τοῖς μυσὶ, τῆς μὲν, ὅταν ἐνεργοῦντες εἰς ἑαυ-
τοὺς συντρέχωσι, τῆς δ᾽, ὅταν ὑπὸ τῶν μυῶν ἀντιτεταγμένων
ἐκτείνωνται, τὴν μὲν προτέραν αἱ φρένες ἐν ταῖς ἀβιάστοις
εἰσπνοαῖς ἴσχουσι, τὴν δ᾽ ἑτέραν διττῶς γιγνομένην, ὡς καὶ
πρόσθεν ἐῤῥέθη, ποτὲ μὲν τῶν κατὰ τὴν γαστέρα ἐνεργούν-
των μυῶν, ποτὲ δὲ τῶν κατὰ τὰς πλευρὰς μόνων, καὶ

tamen ipfius devexitas aliquando excidit in anteriora,
tum in figura prona, tum quum agunt quidem mufculi,
qui coftis interfunt, quiefcunt autem, qui funt in ventre;
quo manifeftum eft, quod tunc attolli ventrem contingit,
quod crebro gymnaftici poft exercitationes facere folent.
Quod fi, ut mufculi intercoftales, ita et ventris mufculi
egerint, nominant ejusmodi fpiritus cohibitionem. Ne-
ceffe autem eft interim claufam effe fuperiorem oram
laryngis; fi enim, dum praedicti mufculi agunt, pateat,
efflatio eft; fin vero una cum ipfis et mufculi, qui in
pharynge et larynge funt, tenfi fuerint, non amplius
efflatio id eft, fed jam vox efficitur. Duplex igitur quum
fit tenfio omnibus mufculis, una quidem, quum agentes
in fe ipfos coëunt, altera vero, quum a mufculis oppo-
fitis extenduntur, priorem quidem diaphragma in infpi-
rationibus non violentis habet, alteram vero, quae bi-
fariam fit, (quemadmodum et antea dictum eft,) alias
quidem mufculis ventris agentibus, alias vero interco-

τούτων ᾧδε ἐν ταῖς ἀβιάστοις ἐκπνοαῖς, ἃς δὴ καὶ μάλιστα
καλοῦμεν ἐκπνοὰς, ἀφορίζοντες αὐτὰς τῶν ἐκφυσήσεων, οὐδε-
τέραν αὐτῶν ἴσχουσιν, ἀλλ᾽ οἴαν τοῖς ἄλλοις ἅπασι τὴν ἐν
τῷ μέσῳ τῶν ἐσχάτων κινήσεων ἔφαμεν γίνεσθαι κατάστασιν,
τοιαύτην διττὴν αἱ φρένες μόνον λαμβάνουσιν, ἐπὶ μὲν τὴν
ῥάχιν ἐν τοῖς ἄλλοις σχήμασιν, ἐν δὲ τοῖς πρηνέσι μόνοις
ἐπὶ τὴν γαστέρα ῥέπουσαι. τοῖς μέντοι κατὰ τὰς πλευράς
τε καὶ τὴν γαστέρα μυσὶ κυρτοῖς μὲν εἶναι διὰ παντὸς
ὑπάρχει τοῖς τῶν ὑποκειμένων ὀργάνων ὁμοιουμένοις σχήμα-
σιν. ἀλλ᾽ ἐπειδὰν μὲν ἀργῶσιν, ἱκανῶς εἰσι τοιοῦτοι, ἐνερ-
γοῦντες δὲ προστέλλονταί τε καὶ ἧττον γίγνονται κυρτοί, τῶν
ἄλλων σχεδὸν ἁπάντων μυῶν, ὅσοι τὰ μόρια κινοῦσιν, ἔμπα-
λιν ἐχόντων·　εὐθεῖς μὲν γὰρ ἀργοῦντες, ἐνεργοῦντες δὲ γί-
νονται κυρτοί. ἢ δ᾽ αἰτία τῆς διαφορᾶς αὐτῶν οὐκ ἄδηλος.
ἐπειδὴ γὰρ ὑποβέβληται τοῖς μέν τισιν αὐτῶν σκληρὰ καὶ
ἀντίτυπος ἡ τῶν ὀστῶν οὐσία, τοῖς δ᾽ εὐρυχωρία τις εἴ-
κουσα, κατὰ λόγον οἱ μὲν ἐπὶ τοῖς ὀστοῖς πεφυκότες

ftalibus, et his etiam folis. In expirationibus autem non
violentis, quas certe vel maxime expirationes vocamus,
feparantes eas ab efflationibus, neutram ipfarum habet;
fed qualem caeteris omnibus diximus adeffe conftitutio-
nem, quae in medio extremorum motuum confiftit, ta-
lem duplicem diaphragma tantum accipit verfus fpinam
in aliis quidem figuris fpectantes, in pronis autem folis
verfus ventrem. Verum mufculi coftarum et ventris
devexi quidem perpetuo funt affimilati fubjectorum in-
ftrumentorum figuris: fed quum quiefcunt, hujusmodi
admodum funt; quum autem agunt, intro cedunt, minus-
que curvi fiunt, quum caeteri fere omnes mufculi, qui
alias partes movent, contrario modo habeant, nam quie-
fcentes quidem recti, quum vero agunt, curvi fiunt.
Caufa porro differentiae ipforum non eft obfcura. Quum
enim quibusdam ipforum dura et renitens fubftantia os-
fium fit fubjecta, quibusdam vero amplum quoddam fpa-
tium cedat, jure fit, ut mufculi quidem omnes, qui offibus

Ed. Chart. V. [595. 596.]   Ed. Baf. I. (566. 567.)

ἅπαντες, ἐν τῷ συστέλλεσθαι τοσοῦ(567)τον εἰς βάθος
τε καὶ πλάτος ἐπιδιδόντες, ὅσον ἀφαιροῦσι τοῦ μήκους, προ-
πετῆ τὸν ὄγκον ἅπαντα τοῦ σώματος ἴσχουσιν· ὅσοις δ᾽ ἐν
τῷ τείνεσθαι πρὸς τὴν ἀρχὴν τὸ μαλακὸν τῆς ἕδρας ὑπεί-
κει, τούτοις κατακρύπτεται τὸ πλέον αὐτῶν τοῦ σώματος.
οὐκοῦν ἔτι θαυμαστὸν οὐδὲν, εἰ, πάντων σχεδόν τι τῶν ἐν
τοῖς κώλοις μυῶν κυρτουμένων, ὅταν ἐνεργῶσιν, οἱ κατὰ τὸν
θώρακά τε καὶ τὸ ἐπιγάστριον μόνοι προστέλλονται· μόνοι
γὰρ εἰκούσας ἔχουσι τὰς ὑποκειμένας εὐρυχωρίας. ἀμέλει πλη-
ρωθείσης εἰς τὸ[596]σοῦτον τῆς γαστρός, ὡς τείνεσθαι μετ᾽
ὀδύνης, οὐκέτι προστέλλονται. ὃ γὰρ τοῖς ἄλλοις διὰ παν-
τὸς ὑπάρχει, τὸ τῆς ὑποκειμένης ἕδρας ἀντίτυπον, τοῦτ᾽ ἐν
τῷ πεπληρῶσθαι τὴν γαστέρα τοῖς κατ᾽ ἐπιγάστριον προσγί-
νεται. πληροῦται δὲ δηλονότι τοῖς θ᾽ ὑπερεμπλησθεῖσι,
καὶ ὑδεριῶσι, καὶ ὅσαι κύουσιν. οἷς δ᾽ ἡ γαστὴρ κενὴ, τού-
τοις, πρὶν ἐνεργεῖν, κυρτοὶ παραπλησίως τοῖς ὑποκειμένοις
ὀργάνοις οἱ μύες, παρὰ γὰρ τὰς ἐκείνων ἐκτείνονται κυρτό-
τητας, ἐνεργοῦντες δὲ προστέλλονται, πιέζονται γὰρ ῥαδίως

incumbunt, dum contrahuntur, tantum in profundita-
tem et latitudinem augefcentes, quantum de longitu-
dine deperditur, eminentiorem omnem corporis molem
habeant; quibus vero, dum tenduntur verfus principium,
mollities fedis cedit, his major pars corporis occultatur.
Non igitur mirum eft, fi, quum omnes fere mufculi, qui
in membris funt, dum agunt, devexi fiant, foli, qui in
thorace atque epigaftrio infunt, intro compellantur; foli
enim fubjecta fpatia laxa cedentiaque habent. Ventre
certe eo usque repleto, ut cum dolore diftendatur, non
amplius intro cedunt; quod enim aliis perpetuo ineft, re-
nitentia videlicet fubjectae fedis, id, dum repletus eft
venter, mufculis epigaftrii accidit, repletur videlicet
et iis, qui fupra modum funt repleti, et aqua intercute
laborantibus, et iis, quae utero gerunt. Quibus vero ven-
ter eft vacuus, his mufculi prius, quam agant, funt curvi,
quomodo fubjecta inftrumenta, ad illorum enim curvita-
tes extenduntur; quum vero agunt, intro cedunt, pre-

Ed. Chart. V. [396.]   Ed. Baf. I. (567.)

τὰς ὑποκειμένας κοιλότητας. καὶ τοίνυν καὶ οἱ κατὰ τὸν
θώρακα μύες, ἐν ταῖς μεταξὺ χώραις τῶν ὀστῶν πεφυκότες,
πρὶν μὲν ἐνεργεῖν, ὅμοιον ταῖς ὅλαις πλευραῖς ἔχουσι σχῆμα,
κυρτοὶ μὲν ἔξωθεν, κοῖλοι δ᾽ ἔνδοθεν ὑπάρχοντες   ὅταν δὲ
ἐνεργῶσι, θλίβοντες πρῶτον μὲν καὶ μάλιστα τὸν ὑποκείμε-
νον αὐτοῖς ὑμένα, τὸν ὑπεζωκότα καλούμενον, δι᾽ αὐτοῦ
δὲ καὶ τὸν πνεύμονα, μαλακὸν καὶ χαῦνον ὑπάρχοντα, το-
σοῦτον εἴσω χωροῦσιν, ὅσον εἴκουσαν ἔχουσι τὴν οὐσίαν τῶν
ὑποκειμένων ὀργάνων. ταῦτ᾽ ἐν τῷ καθόλου τις ἐγνωκὼς
περὶ μυῶν κινήσεως, ἅπαντα τὰ κατὰ μέρος ἐξευρίσκειν
δυνήσεται.

munt enim facile fubjectas cavitates.   Quin et mufculi,
qui in thorace funt in locis inter offa mediis, prius qui-
dem, quam agant, figuram fimilem totis coftis habent,
curvi quidem extrinfecus, cavi vero intrinfecus; quum
autem agunt, prementes primum quidem et maxime
membranam ipfis fubjectam, fuccingentem nuncupatam,
per ipfam vero et pulmonem, qui mollis eft et laxus,
tantum intro cedunt, quantum fubftantiam fubjectorum
inftrumentorum cedentem habent.   Haec quum in uni-
verfum quis de mufculorum motu tenuerit, particularia
omnia invenire poterit.

ΓΑΛΗΝΟΥ ΠΕΡΙ ΤΩΝ ΤΗΣ ΑΝΑΠΝΟΗΣ ΑΙΤΙΩΝ.

Ed. Chart. V. [427.]   Ed. Baſ. III. (165.)

Τὰ τῆς ἀναπνοῆς αἴτια ὁ προκείμενος ἀποδεῖξαι
λόγος ἐπαγγέλλεται. οὔτε γὰρ βεβαιώσασθαι τὴν ὑπό-
θεσιν τῆς ἀναπνοῆς, οὔτε παραποδιζομένην ἢ καὶ τέ-
λεον εἰργομένην ἐπανορθώσασθαι δυνατὸν τὰς αἰτίας
αὐτῆς ἀγνοοῦντα. ὁ γὰρ τὸ ποιοῦν φωράσας πρὸς ἀλή-
θειαν, οὗτος εἰδήσει μόνος καὶ τῆς βλάβης τὴν διαφορὰν,
καὶ τῆς ἰάσεως τὸν τρόπον. ὄντων δὲ τριῶν κατὰ γένος,
ὡς τύπῳ φάναι, τῶν αἰτίων τῆς ἀναπνοῆς, δυνάμεως προαι-
ρετικῆς, ὀργάνων τῶν ὑπηρετουμένων τῇ προαιρέσει, κἀπὶ

GALENI DE CAVSIS RESPIRATIO-
NIS LIBER.

Reſpirationis cauſas praeſens hic ſermo demonſtrare
conſtituit; neque enim reſpirationis hypotheſim confir-
mare, neque eam impeditam aut omnino praecluſam
emendare poteſt, qui cauſas ejus ignorat. Qui enim
cauſam efficientem re vera deprehenderit, is de-
mum ſolus tum laeſionis differentiam, tum curandi mo-
dum cognoſcet. Caeterum, ut rem rudi modo adumbre-
mus, quum tres ſint in genere reſpirationis cauſae, fa-
cultas voluntaria, inſtrumenta voluntati ſubſervientia, et

τούτοις τῆς χρείας, δι᾽ ἣν καὶ τῶν προκειμένων αἰτίων
δεόμεθα, ἡ μὲν χρεία τὸ κυριώτατόν ἐστι τῶν τῆς ἀνα-
πνοῆς αἰτίων, τηροῦσα μὲν τὴν συμμετρίαν τῆς ἐμφύτου
θερμασίας, τρέφουσα δὲ τὴν οὐσίαν τοῦ ψυχικοῦ πνεύματος·
ἡ προαίρεσις δὲ διατάττει καὶ οἷον ῥυθμίζει τὰς ἀναπνευ-
στικὰς ἐνεργείας· τό γε μὴν τῶν ὀργάνων εἶδος πολυσχιδὲς
καὶ πολύτροπόν τι καθέστηκε. τὰ μὲν γὰρ τῇ παρακο-
μιδῇ τοῦ πνεύματος ἀνάκειται· τὰ δ᾽ ὑποδέχεται τὸν ἀέρα·
τὰ δὲ τούτων ἐστὶ κινητικὰ τῶν κινούντων. ἀρχὴ μὲν οὖν
διὰ τοῦ στόματος καὶ τῶν ῥινῶν ἑλκόμενος ἀὴρ, ὕλη τυγ-
χάνων τῆς κατὰ τὴν ἀναπνοὴν χρείας, διχῇ μεριζόμενος,
θατέρῳ μὲν, τῷ μείονι, διὰ τῶν ῥινῶν εἰς τὸν ἐγκέφαλον
φερόμενος, θατέρῳ δὲ, τῷ πλείονι, διὰ τῆς τραχείας ἀρτη-
ρίας εἰς τὸν πνεύμονα κομιζόμενος. αὐτή γε μὴν ἡ ἀρτηρία,
ὄργανον οὖσα φωνῆς, ὁδός ἐστιν ἀναπνοῆς. ὁ δὲ. πνεύμων
οἷα βαθὺς γαστὴρ ὑπόκειται τῷ πνεύματι. τούτου δὲ τὰς
διαστολάς τε καὶ συστολὰς ὁ θώραξ οἰακίζει, μυσὶ κινούμε-
νος, ὀστοῖς τε διαρθρούμενος. καὶ μὴν καὶ τὸ διάφραγμα·

ad haec ufus ipfe, ob quem etiam prioribus caufis opus
habemus, ufus fane principem inter refpirationis caufas
locum obtinet, utpote qui innati caloris commoderatio-
nem confervat, et animalis fpiritus fubftantiam nutrit.
Voluntas vero difponit et velut ad rhythmum coaptat
fpirabiles actiones. Verum inftrumentorum fpecies mul-
tifida ac multiformis exiftit. Quaedam enim ad vectio-
nem fpiritus deftinata funt; quaedam aërem fufcipiunt;
quaedam vero ex eis ea, quae moventur, movent. Prin-
cipium itaque eft aër, qui per os et nares trahitur, ma-
teria exiftens utilitatis refpirandi, bifariam partitus; et
altera quidem minore fui parte per nares ad cerebrum
defertur, altera vero majore per afperam arteriam in
pulmonem devehitur. Atqui ipfa arteria organum vocis,
via eft refpirationis. Pulmo vero, velut ventriculus pro-
fundus, fpiritui deftinatus eft. Ejus autem dilatationem
et contractionem thorax gubernat, qui mufculis movetur,
et offibus dearticulatur. Quin et ipfum feptum transver-

Ed. Chart. V. [427. 428.]　　　　　Ed. Baf. III. (165. 166.)

καὶ γὰρ δὴ καὶ αὐτὸ τοῦτο ἦν ὄργανον ἀναπνοῆς· κυκλοτε-
ρὲς δέ ἐστι, καὶ νευρῶδες μὲν περὶ τὸ κέντρον ἑαυτοῦ, σαρ-
κῶδες δὲ τὰ πέριξ. οὕτω δὲ καὶ οἱ κατὰ τὰς πλευρὰς μύες,
οἱ μὲν ἐν ταῖς μέσαις χώραις αὐτοῦ [428] δύο καὶ εἴκοσιν
τυγχάνουσιν, καὶ δύο μὲν οἱ τῶν πρώτων πλευρῶν, ἰσά-
ριθμοι δὲ τούτων οἱ τῶν ἐσχάτων δύο· καὶ πρὸς τούτοις
οἱ καθήκοντες ἐκ τοῦ τραχήλου τρεῖς· εἶθ᾽ οἱ παρατεταμέ-
νοι τοῖς ῥαχίταις ἑπτά· σὺν αὐτοῖς δὲ οἱ κατ᾽ ἐπιγάστριον
ὀκτώ. τοσοῦτοι μὲν οἱ ὑπηρετοῦντες μύες τῇ ἀναπνοῇ. ἐνέρ-
γειαι δὲ καθ᾽ ἕκαστον τούτων, τῶν μὲν τῶν φρενῶν, ἀβίαστον
ἐργάζεσθαι τὴν ἀναπνοήν, τῶν δὲ κατὰ τὰς πλευράς, δια-
στέλλειν τε καὶ συστέλλειν ἀκριβῶς τὸν θώρακα. διπλῶν δὲ
ὄντων αὐτῶν, οἱ μὲν ἐκτὸς τὴν ἐκπνοήν, οἱ δ᾽ ἐντὸς
τὴν εἰσπνοὴν ἀποτελοῦσιν. καὶ τῶν μὲν πρώ(166)των δυοῖν
ἐνέργεια μέν ἐστι διαστέλλειν μόνον τὸ ἄνω τοῦ θώρακος
μέρος, τῶν δ᾽ ἐσχάτων συστέλλειν μόνον τὸ κάτω μέρος.
οἱ δ᾽ ἐκ τῶν τραχήλων καθήκοντες ἀνασπῶσί τε ἅμα καὶ
διαστέλλουσι τὰ τοῦ θώρακος ὑψηλὰ μόρια. τῶν δὲ ὀρθίων

fum refpirationis organum eft. Rotundius autem eft, et
in centro fuo nervofum, circumcirca vero carnofum; fic-
ut etiam circa coftas mufculi, qui quidem in mediis
ipforum regionibus exiftunt, duo et viginti numerantur;
duo quidem primarum coftarum, totidem etiam extrema-
rum, et praeter hos tres ex collo utrinque provenientes,
deinde hi feptem, qui juxta fpinam porrecti, et cum
ipfis, qui circa abdomen confiftunt, octo. Atque tot fane
funt mufculi refpirationi fubfervientes. Actiones autem
figillatim, fepti quidem transverfi, ut refpirationem li-
beram faciat, eorum vero, qui circa coftas funt, ut tho-
racem exacte dilatent et contrahant. Qui quum dupli-
ces fint, externi expirationem, interni infpirationem per-
ficiunt. Et primorum quidem duorum actio eft, ut fu-
pernam tantum thoracis partem dilatent, extremorum
vero, ut infernam ejus partem contrahant. Qui vero ex
collo deveniunt, retrahunt fimul et dilatant altas tho-
racis partes. Ex rectis vero circa collum mufculis hi,

τῶν κατὰ τὸν τράχηλον οἱ μὲν πρὸς τὰς κλεῖς ἀνατεινόμε-
νοι προστέλλουσι τὰ ταύτῃ πέρατα τῶν χόνδρων, ὥσπερ
καὶ οἱ παρατεταμένοι ταῖς ῥαχίτισι ῥίζαις τῶν πλευρῶν. οἱ
δὲ κατ᾽ ἐπιγάστριον, ἕδρα τῶν φρενῶν ὄντες, τῇ τοῦ θώ-
ρακος βοηθοῦσι συστολῇ. διττῶν τοίνυν ὑσῶν κατὰ γένος τῶν
ἀναπνοῶν, ἀβιάστου τε καὶ βιαίας, εἶθ᾽ ἑκατέρας αὐτῶν ἐχού-
σης οἰκεῖα μόρια β᾽, τήν τε εἰσπνοὴν καὶ τὴν ἐκπνοήν, τέτταρα
τὰ σύμπαντα μόρια γίγνεται τῆς ἀναπνοῆς. καθ᾽ ἕκαστον δὲ
τῶν τεττάρων ἰδία τις φύσις ὀργάνων ἐστὶ, ἀβιάστου μὲν
εἰσπνοῆς τὸ διάφραγμα, βιαίας δὲ ἥ τε κατὰ τὰ σιμὰ τῶν
ὠμοπλατῶν, ἥ τ᾽ ἐντὸς τῶν μεσοπλευρίων μοῖρα· ὡσαύτως
δὲ καὶ τῆς ἐκπνοῆς, ἀβιάστου μὲν οἱ κατ᾽ ἐπιγάστριον
μύες, βιαίας δὲ τῶν μεσοπλευρίων ἡ ἐκτὸς μοῖρα. τὰ μὲν
δὴ κατὰ τοὺς μῦς ὧδ᾽ ἔχει. τῶν δὲ νεύρων τὰ μὲν εἰς τὸ
διάφραγμα καθήκοντα, ἐκ τῆς μεταξὺ τετάρτου τε καὶ πέμ-
πτου τῶν ἐν τῷ τραχήλῳ σπονδύλων διαρθρώσεως ὁρμη-
θέντα, δύο ὄντα, εἰς αὐτὸ τὸ νευρῶδες αὐτοῦ μέρος κατα-

qui ad claviculas extenduntnr, fines cartilaginum, quae
iftie funt, contrahunt, quemadmodum etiam hi, qui ad
coſtarum in ſpina radices porriguntur. Qui demum circa
abdomen ſunt muſculi, ſepti transverſi ſedes exiſtentes,
thoracis contractionem juvant. Quum itaque duo genera
reſpirationum ſint, libera et violenta, habeatque utraque
ipſarum proprias partes duas, inſpirationem videlicet et
expirationem; fit, ut in totum quatuor ſint reſpirationis
partes. Caeterum in ſingulis his quatuor partibus pro-
pria quaedam inſtrumentorum natura eſt: liberae quidem
inſpirationis ſeptum transverſum, violentae vero tum
muſculus in ſimis ſcapularum ſitus, tum interna inter-
coſtalium pars; ſimiliter autem et expirationis liberae
quidem muſculi circa abdomen, violentar vero externa
intercoſtalium pars. Atque hoc quidem modo muſculo-
rum res ſe habet. Porro nervi duo, qui ad ſeptum per-
tingunt, ex dearticulatione inter quartam et quintam
colli vertebram progreſſi, in ipſam nervoſam ſepti par-

Ed. Chart. V. [428.] Ed. Baf. III. (166.)

φύεται· τὰ δ᾽ εἰς τοὺς μεσοπλευρίους μῦς ἐκ τῆς ῥάχεως
διασπειρόμενα εἰς τὸ στέρνον φέρονται, οὔτ᾽ οὖν ὀρθὰ κατὰ
τοῦ ζώου μῆκος ἐκτεινόμενα, οὔτ᾽ ἐγκάρσια ὁμοίως τοῖς
μυσὶν, ἀλλὰ λοξὰ φερόμενα, κεφαλὴν μὲν ἔχοντα τὸν ταύτῃ
σπόνδυλον, τελευτὴν δὲ τὸ στέρνον. καὶ μὴν καὶ τὰ εἰς
τοὺς ἄλλους μῦς τοὺς τῆς ἀναπνοῆς δημιουργοὺς φερόμενα
σχεδὸν ἅπαντα ἐκ τοῦ ῥαχίτου μυελοῦ βεβλάστηκε. τοιού-
των οὖν καὶ τοσούτων ὑπαρχόντων τῶν τῆς ἀναπνοῆς αἰ-
τίων, εὔδηλον τῷ γε μὴ παντάπασιν ἀνοήτῳ, τίνι διενήνο-
χεν ἕκαστον αὐτῶν. ἡ μὲν γὰρ προαίρεσις ἔοικε τῷ κινοῦντι
τὰς ἡνίας καὶ τοὺς ἵππους ἀναβάτῃ· ταῖς δ᾽ ἡνίαις τὰ
νεῦρα ἐοίκασι, καθάπερ καὶ ἵπποις οἱ μύες· οὕτω δὲ καὶ
ἡ χρεία τὸ ἔσχατον ὀρεκτὸν καθέστηκε τῆς ἀναπνοῆς, ὥσπερ
ἡ νίκη τῆς ἡνιοχικῆς.

tem fe inferunt; qui vero in mufculos intercoftales ex
fpina difperguntur, ad fternum deferuntur, non utique
recti fecundum longitudinem animantis extenti, neque,
velut mufculi, obliqui, fed transverfim feruntur, caput
habentes vertebram, finem vero fternum. Quin et qui
in alios mufculos refpirationis opifices feruntur nervi,
fere omnes ex fpinali medulla nafcuntur. Quare, quum
tales et tot exiftant refpirationis caufae, manifeftum vel
penitus rudi exiftimo, qua in re fingulae inter fe diftent.
Voluntas equidem fimilis eft equiti, qui habenarum motu
equos impellit. Habenis autem fimiles funt nervi, quem-
admodum equis mufculi. Sic vero et ufus extremum re-
fpirationis votum eft, quemadmodum victoria artis au-
rigandi.

ΓΑΛΗΝΟΥ ΠΕΡΙ ΧΡΕΙΑΣ ΑΝΑΠΝΟΗΣ ΒΙΒΛΙΟΝ.

Ed. Chart. V. [413.]   Ed. Baf. III. (159.)

Κεφ. α'. Τίς ἡ τῆς ἀναπνοῆς χρεία; ὅτι γὰρ οὐχ ἡ τυχοῦσα, φανερὸν ἐκ τοῦ μηδὲ βραχύτατον ἡμᾶς χρόνον ἀρκεῖν δύνασθαι, ἀπολλυμένης αὐτῆς. ᾧ καὶ δῆλον, ὅτι πρὸς οὐδεμίαν τῶν κατὰ μέρος ἐνεργειῶν, ἀλλ᾽ εἰς αὐτὴν τὴν ζωὴν διαφέρει· ὥσπερ γὰρ, ὅσα γέγονε πρὸς τὸ βαδίζειν, τούτων στερηθέντες εἰς τὸ βαδίζειν βλαπτόμεθα, καὶ ὅσα πρὸς τὸ βλέπειν χρήσιμα, τούτων στερηθέντες οὐ βλέπομεν, οὕτως, ὅσα πρὸς τὸ ζῆν ἀναγκαῖα, τούτων

GALENI DE VSV RESPIRATIONIS LIBER.

Cap. I. Quisnam eſt uſus reſpirationis? quod enim non *vulgaris* ea fit, hinc apparet, quod ne momentum quidem temporis ea deperdita ſufficere poſſimus; ex quo manifeſtum eſt, ad nullam particularem actionem, ſed ad ipſam vitam eam pertinere. Quemadmodum enim, ſi iis, quae ad ambulandi munus comparata ſunt, privati fuerimus, ambulandi damnum percipimus, et ſi iis, quae ad videndum utilia ſunt, privati fuerimus, non videmus, ita etiam, ſi iis, quae ad vitam neceſſaria ſunt,

Ed. Chart. V. [413. 414.]   Ed. Baf. III. (159.)

στερηθέντες ἀποθνήσκομεν. τί ποτε οὖν τηλικοῦτόν ἐστι
τὸ παρὰ τῆς ἀναπνοῆς ἡμῖν χρηστόν; ἆρά γε τῆς ψυχῆς
αὐτῆς ἐστι γένεσις, ὡς Ἀσκληπιάδης φησίν; ἢ γένεσις μὲν
οὐχί, ῥῶσις δέ τις, ὡς τοῦ Νικάρχου Πραξαγόρας; ἢ τῆς
ἐμφύτου θερμασίας ἀνάψυξίς τις, ὡς Φιλιστίων τε καὶ Διο-
κλῆς ἔλεγον; ἢ καὶ θρέψις καὶ ἔμψυξις, ὡς Ἱπποκράτης;
ἢ τούτων μὲν οὐδὲν, ἐπιπληρώσεως δὲ ἕνεκεν ἀρτηριῶν
ἀναπνέομεν, ὡς Ἐρασίστρατος οἴεται; σχεδὸν γὰρ τοσαῦται
γεγόνασιν αἱρέσεις περὶ χρείας ἀναπνοῆς, εἰ καί τινες τῶν
εἰρημένων δοκοῦσιν μὴ διαφέρειν, ὥσπερ ἥ τε τῶν λεγόντων
ῥώννυσθαι τὴν ἔμφυτον θερμασίαν ὑπὸ τῆς ἀναπνοῆς, καὶ
ἡ τῶν ῥιπίζεσθαι. διαφέρουσι γὰρ οὐδὲν αὗται τῆς λεγού-
σης ἐμψύχεσθαι· πλὴν οὐ τὴν λέξιν χρὴ, ἀλλὰ τὴν διά-
νοιαν σκοπεῖν, ἥτις ἐν ἁπά[414]σαις ἐστὶ μία. τὴν γὰρ
ψῦξιν οὐκ αὐτὴν δήπου δι' αὐτὴν, ὥσπερ οὐδὲ τὴν ῥίπι-
σιν, ἢ τὴν ῥῶσιν, ἀλλ' ὅτι φυλάττουσι τὴν ἔμφυτον θερ-
μότητα, διὰ τοῦτο εἶναί φασι χρησίμους. καὶ εἰ τοῦτό ἐστι

privemur, morimur.   Quod eft igitur illud tam ingens a
refpiratione nobis commodum? Num animae ipfius ge-
neratio eft, ut Afclepiades ait? An generatio quidem
non eft, verum corroboratio quaedam, ut Nicarchi Pra-
xagoras? An innati caloris refrigeratio quaedam, ut Phi-
liftion et Diocles dicebant? An et nutritio et refrige-
ratio, ut Hippocrates? Aut horum quidem nihil eft, ve-
rum arteriarum expletionis gratia refpiramus, velut Era-
fiftratus putat? Tot enim ferme extiterunt fectae de ufu
refpirationis, etiamfi aliquae ex relatis non videantur
differre, velut eorum, qui dicunt, innatum calorem cor-
roborari a refpiratione, et qui dicunt, eundem ventilari:
nihil enim diverfum dicunt hi ab iis, qui refrigerari tra-
dunt.   Atqui dictionem non adeo, fed fententiam fpe-
ctare oportet, quae fane in omnibus una exiftit; refri-
gerationem enim ipfam non propter fe ipfam, veluti ne-
que ventilationem aut corroborationem, commodas per-
hibent, fed quod infitum calorem confervant.   Atque fi

τὸ κοινὸν ταῖς τρισὶ δόξαις, ἡ φυλακὴ τῆς ἐμφύτου θερμα-
σίας, χαλεπὸς ὁ περὶ πασῶν αὐτῶν γίνεται λόγος καὶ δυς-
διαίρετος, ὅτι ψυχῆς οὐσίαν οὐκ ἴσμεν. εἴπερ οὖν ἐνέργεια
μὲν ψυχῆς ἡ ζωὴ, μεγάλα δ᾽ αὐτὴ φαίνεται πρὸς τῆς ἀνα-
πνοῆς ὠφελεῖσθαι, μέχρι πόσου τὸν τρόπον τῆς ὠφελείας
ἀγνοεῖν εἰκός ἐστιν ἡμᾶς; μέχρις ἂν, οἶμαι, τὴν οὐσίαν τῆς
ψυχῆς ἀγνοῶμεν. ἀλλ᾽ ὅμως τολμητέον τε καὶ ζητητέον τὸ
ἀληθές. εἰ γὰρ καὶ μὴ τύχωμεν αὐτοῦ, πάντως δήπου
πλησιέστερον, ἢ νῦν ἐσμεν, ἀφιξόμεθα. καὶ πρῶτόν γε δύο
κεφάλαια πασῶν τῶν εἰρημένων αἱρέσεων ποιησάμενοι, πό-
τερον αὐτῶν ἀληθέστερόν ἐστιν, εὑρεῖν πειραθῶμεν. ἐοί-
κασι γὰρ αἱ μὲν εἰς τὴν οὐσίαν ἀποβλέπειν τοῦ εἰσπνεο-
μένου ἀέρος, αἱ δὲ εἰς τὴν ποιότητα. τὸ μὲν οὖν γεννᾶ-
σθαι λέγειν τὴν ψυχὴν, καὶ τὸ τρέφεσθαι, καὶ τὸ τὰς
ἀρτηρίας ἐπιπληροῦσθαι, τὴν οὐσίαν ἐστὶ μόνον αἰτιωμένων,
τὸ δὲ ῥιπίζεσθαι, καὶ ῥώννυσθαι, καὶ ψύχεσθαι, τὴν
ποιότητα· καθ᾽ ὃν, οἶμαι, λόγον καὶ σιτίον ὁ μὲν ὡς

hoc tres hae opiniones habeant commune, nempe infiti
caloris confervationem, difficilis plane de omnibus ipfis
tractatio oboritur, et quae aegre difcerni poffit, propterea
quod animae fubftantiam ignoramus. Si quidem igitur
actio animae eft vita, atque ipfa a refpiratione magno-
pere juvari videtur, quamdiu utilitatis modum ignorare
nos verifimile eft? Quousque fane animae fubftantiam
ignoraverimus, ut ego plane opinor. Attamen audendum
eft et veritas inveftiganda; quam etiamfi non affequa-
mur, omnino tamen propius, quam nunc fumus, ad eam
perveniemus. Et primum utique omnibus fupra relatis
fententiis in duo capita coactis, utrum tandem ipforum
verius fit, invenire conabimur; videntur enim aliae qui-
dem ex eis ad aëris, qui infpiratur, fubftantiam refpi-
cere, aliae vero ad qualitatem. Qui igitur animam ge-
nerari dicunt, et nutriri, et arterias expleri, fubftantiam
folum caufantur: qui vero ventilari, et roborari, ac re-
frigerari, qualitatem. Juxta quam rationem etiam, qui

γλυκὺ προσφερόμενος, ἢ αὐστηρὸν, ἢ θερμὸν, ἢ ψυχρὸν,
τὴν ποιότητα μόνον, ὁ δ᾽ ὡς τρέφον, εἰς τὴν οὐσίαν ἀπο-
βλέπων αἴρεται. τοῦτ᾽ οὖν πρῶτον διορισόμεθα, πότερον
αὐτῆς τῆς οὐσίας χρήζομεν τοῦ κατὰ τὴν εἰσπνοὴν ἐρχομένου
ἀέρος, ἢ τῆς ποιότητος, ἢ ἀμφοτέρων.

Κεφ. β΄. Ἐπεὶ τοίνυν εἰσπνεύσαντες μὲν τῆς μὲν
οὐσίας εὐποροῦμεν, πνιγόμεθα δὲ οὐδὲν ἧττον, ἢ εἰ μηδό-
λως εἰσεπνεύσαμεν, ἐμφαίνεσθαι δοκεῖ τὸ μὴ δεῖσθαι τῆς
οὐσίας. ἀλλὰ πρὸς τοῦθ᾽ ὁ Ἐρασίστρατός φησιν, ὅτι μηδ᾽
ἕλκειν δύναται τὸν ἐκ τοῦ πνεύμονος ἀέρα κατὰ τὴν τῆς
ἀναπνοῆς ἐπίσχεσιν ἡ καρδία· φυλάττεσθαι γὰρ τῶν ἀνα-
πνευστικῶν ὀργάνων τὸν ἴσον ὄγκον τῆς διαστάσεως ἐν
ταῖς τοιαύταις καταστάσεσιν. εἴπερ οὖν εἵλκυσέ τι μέρος
ἀέρος ἡ καρδία, κενὸς ἂν ὁ τοῦ καταληφθέντος ἐγένετο τό-
πος. τοῦτο δὲ ἐγένετο ἀδύνατον. ἵν᾽ οὖν μὴ γένηται ἀδύ-
νατον, οὐδὲ μεταλήψεσθαί φησι τὴν ἀρχήν. δεῖ γὰρ, ἵνα
τι μεταληφθῇ, μὴ μόνον εἶναι τὸ ἕλξον, ἀλλὰ καὶ τὸ με-

cibum ut dulcem, aut aufterum, aut calidum, aut frigi-
dum exhibet, qualitatem folam refpicit, qui vero ut nu-
trientem, is fubftantiae refpectu eum offert. Hoc igitur
primum determinabimus. utrum fubftantia aëris, qui per
infpirationem advenit, indigeamus, an qualitate, an
utrisque.

Cap. II. Quandoquidem igitur, poftquam infpirato
aëre fubftantia ejus abundamus, nihilo minus fuffocamur,
quam fi nihil omnino infpiraffemus, apparere videtur,
fubftantia ejus nobis non opus effe. Verum ad hoc Era-
fiftratus inquit, quod neque cor ipfum aërem ex pulmone
trahere poteft, fi refpiratio cohibeatur; in hujusmodi
enim conftitutionibus aequalem organorum refpirationis
molem fecundum dimenfionem fervari. Si igitur aliquam
aëris partem attraheret cor, vacuus relinqueretur attra-
cti locus, id quod impoffibile exiftit; ne itaque impoffi-
bile fiat, neque ab initio inquit eum tranfumi; oportet
enim, fi aliquid tranfumendum eft, non folum effe quod

Ed. Chart. V. [414. 415.]   Ed. Baf. III. (159. 160.)

ταδιδοῦν· οὐ μεταδίδωσιν δὲ ὁ θώραξ, τὸν ἴσον ὄγκον τῆς
διαστάσεως φυλάττων, οὐδ᾽ (160) οὖν οὐδ᾽ ἡ καρδία δύ-
ναται μεταλαμβάνειν, ἀλλ᾽ ἐπιχειρεῖ μὲν, ὡς ἔμπροσθεν,
ἀνύει δ᾽ οὐδὲν, κἀντεῦθεν τὸ πνίγεσθαι. ἐπεὶ τοίνυν, ἵν᾽
ἑλκύσῃ τι τοῦ ἀέρος ἡ καρδία, συγχωρεῖν χρὴ τὸν θώ-
ρακα, συγχωρεῖ δ᾽, ἡνίκα μεταβάλλῃ τὴν διάστασιν, μετα-
βάλλει δ᾽ εἰσπνεόντων ἢ ἐκπνεόντων, τηνικαῦτα ἡ καρδία
μεταλήψεται. ταυτὶ μὲν ὁ Ἐρασίστρατος. οἱ δ᾽ ἀντιλέγον-
τες αὐτῷ πρῶτα μὲν οὐδ᾽ ἀποδεῖξαί που, μηδ᾽ ὅλως πα-
ρεσπάρθαι τοῖς σώμασί που κενὸν, ἀλλ᾽ ὅτι μὴ ἀθρόον,
ὑπομιμνήσκουσιν· ἔπειτα δὲ, εἰ καὶ τοῦτο συγχωρηθείη, τὸ
μηδ᾽ ὅλως ἐν τῷ κόσμῳ μηδαμοῦ παραπεπλέχθαι κενὸν, ἀλλά
τοί γ᾽ οὐκ ἀδύνατον εἶναί φασι, τὴν αὐτὴν οὐσίαν, χεομένην τε
καὶ πάντη τεινομένην, μείζονα τοῦ πρόσθεν τόπον ἐπι[415]λαμ-
βάνειν· καὶ τρίτον, ὅτι τοῖς ἐναργέσιν ὁ λόγος αὐτοῦ μάχεται.
βλέπομεν γὰρ, ὡς ἕλκει κατὰ τὰς ἐπισχέσεις τῆς ἀναπνοῆς ἡ
καρδία τὸν ἐκ τοῦ πνεύμονος ἀέρα. τοῦτο δ᾽ ἕπεται τῷ δια-

trahat, fed et quod tribuat; non tribuit autem thorax
aequalem dimenfionis molem fervans; neque igitur cor
ipfum tranfumere poteft, fed conatur quidem, ut antea,
perficit autem nihil, atque inde confeauitur fuffocatio.
Quandoquidem igitur, ut ex aëre quid attrahat cor, tho-
racem id permittere neceffe eft, permittit autem, quum
dimenfionem transmutat, transmutat autem infpirantibus
nobis aut expirantibus, tunc fane cor tranfumet.   At-
que haec quidem Erafiftratus. Caeterum, qui ei contra-
dicunt, primum quidem, quod neque demonftraverit ali-
cubi, quod vacuum omnino non fit in corporibus difper-
fum, fed quod non fit acervatim difperfum, commemo-
rant. Poftea vero, etiamfi hoc concedatur, quod neque
in mundo usquam vacuum fit admixtum, attamen non
impoffibile effe ajunt, eandem fubftantiam fufam et pe-
nitus tenfam majorem, quam antea, locum occupare.
Et tertium, quod cum evidentibus fermo ipfius pugnet:
videmus etenim, cor in refpirationis cohibitione aërem
ex pulmone attrahere, id quod ad cordis diftenfionem

στέλλεσθαι τὴν καρδίαν. οὐδὲ γὰρ ἐνδέχεται κατ᾽ αὐτὸν, δια-
στέλλεσθαι μὲν, μηδὲν δ᾽ ἕλκειν· κενὸς γὰρ ἂν οὕτω γένοιτο τό-
πος. εἰ δ᾽ οὐ διαστέλλεται, δῆλον ὡς οὐδὲ κινεῖται. ἀλλὰ μὴν
φαίνεται κινουμένη· τὸ ἐναντίον ἄρα τοῦ πρώτο ὑπεραίνεται,
τὸ τὴν καρδίαν ἕλκειν ἐν ταῖς ἐπισχέσεσιν τῆς ἀναπνοῆς
τὸν ἀέρα. πρὸς δὲ ταῦθ᾽ οἱ Ἐρασιστράτειοι πάλιν ἀμφισβη-
τοῦσι περὶ τε χύσεως καὶ συστολῆς τὰ ἐναντία σκευάζειν
πειρώμενοι καὶ περὶ τῆς κενοῦ παραπλοκῆς, καὶ ὡς ἡ
μὲν καρδία παρὰ μὲν τοῦ πνεύμονος οὐδὲν ἕλκει τηνικαῦ-
τα, παρὰ μέντοι τῆς μεγάλης ἀρτηρίας, ἢ πρόσθεν ἐχορή-
γει. τινὲς δὲ οὐδὲ διαστέλλεσθαι ἢ συστέλλεσθαι λέγουσιν
αὐτήν, ἀλλ᾽ οἷον κραδαίνεσθαι. τὰ μὲν γὰρ ὑπὸ τῶν περὶ
τὸν Ἀσκληπιάδην εἰρημένα κάλλιον εἶναί μοι δοκεῖ παραλι-
πεῖν, ἄτοπά τε φανερῶς ὄντα καὶ τῶν προσηκόντων ἐλέγχων
ὑπὸ Ἀσκληπιάδου τετυχηκότα. διττὴν οὖν ἀνάγκη πρός γε
τούτους γενέσθαι τὴν ἀντιλογίαν, πρὸς μὲν τοὺς παρὰ τῆς
ἀρτηρίας ἕλκεσθαι τὸν ἀέρα λέγοντας, ἀντιλέγοντας τὴν
διὰ τῶν ὑμένων ἐπίφυσιν κωλύουσαν, ὡς αὐτὸς ὁ Ἐρασί-

confequitur; neque enim poffibile eft ex Erafiftrati fen-
tentia diftendi et nihil attrahere, vacuus namque fic
fieret locus; fi vero non diftenditur, manifeftum eft, quod
neque movetur: atqui apparet ipfum moveri, contrarium
itaque primi confequitur, nimirum cor in refpirationis
cohibitione aërem attrahere. Ad haec vero Erafiftrati
feclatores rurfus tum de fufione fimulque contractione
contendunt, omnino contraria ftatuere conantes, tum de
vacui complexu, tum quod cor a pulmone quidem tum
nihil trahat, verum a magna arteria, cui prius ipfum
fuppeditabat: quidam vero neque diftendi neque con-
trahi cor dicunt, fed veluti concuti. Porro, quae ab
Afclepiadis feclatoribus dicta funt, vifa funt mihi merito
relinquenda effe, utpote manifefte abfurda et juftas re-
prehenfiones ab ipfo Afclepiade adepta. Duplex igitur
neceffario adverfum illos fit contradictio, ut contra eos
quidem, qui ab arteria aërem attrahi afferunt, membra-
nas agnatas id impedire (quemadmodum ipfe Erafiftratus

476 ΓΑΛΗΝΟΤ ΠΕΡΙ ΧΡΕΙΑΣ ΑΝΑΠΝ. ΒΙΒΛ.

Ed. Chart. V. [415.]   Ed. Baf. III. (160.)

στρατος εἴρηκε, πρὸς δὲ τοὺς κραδαίνεσθαι μόνον, ὅτι παρὰ
τὸ φαινόμενον λέγουσι· φαίνεται γὰρ ἐν μέρει διαστελλομένη
τε καὶ συστελλομένη· κοινὴν δ᾽ αὖ πρὸς ἀμφοτέρους, τὴν πασῶν
τῶν ἀρτηριῶν κίνησιν ὁμοίως γινομένην κατά τε τὴν ἀναπνοὴν
καὶ τὴν ἐπίσχεσιν. ἡ μὲν οὖν περὶ χύσεως οὐσίας ζήτησις
εἰς τὸ ἀπέραντον μῆκος λόγου ἑκατέροις ἐκπίπτει. πρὸς δὲ
τὸ μὴ δύνασθαι παρὰ τῆς μεγάλης ἀρτηρίας ἑλκύσαι τι τὴν
καρδίαν διὰ τὴν τῶν ὑμένων ἐπίφυσιν ἀπολογούμενοι
φασὶ, περὶ τῆς κατὰ φύσιν οἰκονομίας ταῦτα εἰρηκέναι τὸν
Ἐρασίστρατον, οὐ περὶ τῆς βιαίου καὶ παρὰ φύσιν. ἐπειδὴ
γὰρ ἀναγκαῖόν ἐστι διαστελλομένην ἑλκύσαι τὴν καρδίαν,
ὅταν μὲν ἐκ τοῦ πνεύμονος ἕλκειν ἔχῃ, παρὰ τῆς μεγά-
λης ἀρτηρίας μὴ λαμβάνεσθαι, κωλυόντων τῶν ὑμένων·
ὅταν δ᾽ ἀπορῇ τῆς ἐκ τοῦ πνεύμονος χορηγίας, τηνικαῦτα
ἐκ τῆς μεγάλης ἀρτηρίας ἀντισπᾶν, βιαζομένην τοὺς ὑμένας.
περὶ δὲ τῆς τῶν ἀρτηριῶν κινήσεως, ὁμοίως ἔν τε ταῖς
ἀναπνοαῖς καὶ ταῖς ἐπισχέσεσι γιγνομένης, οὐ φασι χρῆναι

inquit) dicamus; contra eos vero, qui concuti folum cor
perhibent, praeter id, quod evidentius eft, loqui indi-
cemus; apparet enim, quod partim diftendatur, ac par-
tim contrahatur: pariter autem utrisque dicamus, om-
nium arteriarum motum aequaliter fieri tum circa re-
fpirationem, tum juxta ejusdem cohibitionem. Quaeftio
igitur de fufione fubftantiae in infinitam fermonis lon-
gitudinem apud utrosque evagatur. Ad hoc vero, quod
a magna arteria cor aërem trahere non poteft propter
agnatas membranas, refpondentes inquiunt, Erafiftratum
de naturali adminiftratione haec dixiffe, non de violenta
atque ea, quae fit praeter naturam. Quum enim neceffa-
rium fit cor diftenfum attrahere, tunc ex pulmone qui-
dem id facere, quum habeat, quod inde trahat; minime
vero a magna arteria accipere, quum membranae id fieri
prohibeant: quum vero deftituitur pulmone nihil fuppe-
ditantc, tunc fane ex magna arteria ipfum revellere,
membranis violenter praebere coactis. Caeterum de mo-
tu arteriarum, quod tum circa refpirationem, tum juxta
ejusdem cohibitionem fimiliter fiat, nihil miri effe ajunt

θαυμάζειν οἱ Ἐρασιστράτειοι, τοσοῦτον γὰρ μόνον παραλ-
λάττειν αὐτὴν τῆς ἐν τῷ κατὰ φύσιν διοικήσεως, ὅτι μὴ
παρὰ τοῦ πνεύμονος, ἀλλὰ παρὰ τῆς μεγάλης ἀρτηρίας ἡ
καρδία τὴν ὁλκὴν τοῦ πνεύματος ποιησαμένη πάλιν εἰς
ἐκείνην πέμπει καὶ δι᾽ αὐτό γέ φασι πνίγεσθαι τὸ ζῶον,
ὅτι τῆς παρὰ τοῦ πνεύμονος ἐστέρηται χορηγίας. τὰ μὲν δὴ
πρὸς ἑκατέρων ἀντιλεγόμενα τοιαῦτα τετύχηκεν ὄντα, καὶ
πρὸς τούτοις ἔτι τὸ μήπω μὲν εἰρημένον, νῦν δὲ ἰδίᾳ καὶ
χωρὶς τῶν ἄλλων εἰρησόμενον, ὅτι μοι δοκεῖ περαίνειν
ἐναργέστατον μόνον. ἐν μὲν γὰρ δὴ ταῖς ἐπισχέσεσι τῆς
ἀναπνοῆς τί τὸ κωλῦόν ἐστιν ἕλκειν μὲν τὴν καρδίαν ἐκ
τοῦ πνεύμονος ἀέρα, συστέλλεσθαι δὲ τὸν θώρακα, πεφυκό-
τα γε τοῦτο πάσχειν; εἰ μὲν γὰρ μήτε διαστῆναι, μήτε
συνιζῆσαι δυνάμενον ὄργανον ἦν, ἴσως ἀν τινα νοῦν εἶχε τὸ
πρὸς Ἐρασιστράτου λεγόμενον. ἐπειδὴ δὲ κατ᾽ αὐτὸν ἐκεῖνον
συστέλλεσθαι δύναται, τί κωλύει καὶ νῦν εἰς τοσοῦτον
συνιζάνειν αὐτὸν, εἰς ὅσον ὑπὸ τῆς καρδίας ἐκκενοῦται;
[416] τά τε γὰρ ἄλλα καὶ διὰ μυῶν ὑπὸ τῆς τοῦ ζώου

Erafiftrati fectatores; in tantum enim eum folummodo
difcrepare a naturali difpenfatione, quod non a pulmone,
fed a magna arteria cor fpiritum trahens eundem rur-
fus ad illam remittit; atque ob hoc ipfum animal fuffo-
cari inquiunt, quod pulmonis influxu fit privatum. At-
que haec funt, quae ab utrisque contradicuntur. His
accedit amplius, quod nondum eft relatum, jam vero
privatim et feorfum ab aliis dicetur, quod mihi valde
efficax, utpote evidentiffimum exiftens, videtur, quid fit
tandem, quod circa refpirationis cohibitionem prohibeat
cor aërem ex pulmone trahere, contrahi vero thoracem,
hoc ipfum pati a natura aptum. Si enim inftrumentum
effet, quod neque diftendi, neque confidere poffet, for-
taffis fenfum aliquem haberet, quod ab Erafiftrato dici-
tur; quando vero juxta illius ipfius traditionem contrahi
poteft, quid prohibet etiam nunc in tantum confidere
ipfum, in quantum a corde evacuatur? Praeter alia enim

Ed. Chart. V. [416.]　　　　　　　　Ed. Baf. III. (160.)

προαιρέσεως κινεῖσθαί φησιν ὁ Ἐρασίστρατος τὸν θώρακα,
κἂν ὁτιονῦν χαλεπὸν θλίψῃ πανταχόθεν αὐτὸν τοῖς μυσὶ,
μετὰ τοῦ κωλῦσαι τὴν ἄνωθεν κένωσιν, ὅπερ ἐν ταῖς κα-
λουμέναις τοῦ πνεύματος καταλήψεσι κἂν ταῖς ἀποπατήσεσι
γίνεται. πανταχόθεν γὰρ ἐν ταῖς τοιαύταις ἐνεργείαις
θλίβομέν τε τὸν θώρακα καὶ συστέλλομεν, βιαίως κλείσαν-
τες τὸν ἄνω πόρον τῆς τραχείας ἀρτηρίας, ὡς μηδὲν δι᾽
αὐτῆς κενοῦσθαι. ὡς, εἴγε μὴ μόνον θλίψαιμεν, ἀλλὰ καὶ
τοῦτον ἀνοίξαιμεν, λάβρος ἐκτὸς ὁ ἀὴρ μετά τινος φέρεται
ψόφου, καὶ καλεῖται τὸ τοιοῦτον ἐκφύσησίς τις, ἀπὸ τῆς
ἀψόφου μόνον ἐκπνοῆς διαφέρουσα πλήθει καὶ τάχει
κενώσεως. ἵνα γὰρ εἰσπνευσθεὶς ἀὴρ ἀθρόως αὖθις ἀν-
τεκπνευσθῇ, τάσεως πολλῆς πανταχόθεν ἐδέησε τῷ θώρακι.
τὸ μὲν δὴ τῆς τάσεως κοινὸν τρισὶν ἐνεργείαις, τὸ δὲ
ἠνεῷχθαι τὸν ἄνω πόρον ἴδιον τῆς ἐκφυσήσεως. οὐδὲν μὲν
οὖν χαλεπὸν, οὐδ᾽ ὅταν ἐπέχωμεν τὴν ἀναπνοήν, θλίβειν
πανταχόθεν τὸν θώρακα, κλείσαντας τὸν ἄνω πόρον· οὕτως

et per musculos pro animantis voluntate moveri thoracem
Erasistratus ait. Et in hoc nihil difficultatis est, si ipse
thorax undequaque a musculis comprimatur, simulque
etiam evacuatio, quae superne fit, cohibeatur: id quod
in spiritus detentionibus et egestionibus contingit, unde-
quaque enim ejusmodi actionibus thoracem premimus et
contrahimus, superiorem asperae arteriae meatum vi
claudentes, ut ne quid per ipsam evacuetur. Quod si
non solum non premamus, sed et ipsum meatum aperia-
mus, plurimus aër cum quodam strepitu foras fertur, at-
que appellatur hujusmodi res efflatus quidam ab expira-
tione, quae citra strepitum fit, copia et velocitate motus
tantummodo differens; etenim ut inspiratus aër acerva-
tim rursus respiraretur, multa undequaque tensione tho-
raci opus fuit. At vero tensio ipsa tribus actibus com-
munis existit; apertio vero superni meatus propria est
ipsi efflatui. Itaque nihil difficultatis est, etiam quum re-
spirationem cohibemus, undequaque premere thoracem,
ae supernum claudere meatum; ita enim nedum non

γὰρ οὐχ ὅπως ἀντιπράττειν, ἀλλὰ καὶ συνεργεῖν ἑλκούσῃ
τῇ καρδίᾳ δυνήσεται. καὶ φανερῶς ἐξελήλεγκται ψεῦδος ὂν
τὸ πρὸς Ἐρασιστράτου λεγόμενον, ὡς οὐχ οἷόν τέ ἐστι τὴν
καρδίαν μεταλαβεῖν ἐκ πνεύμονος ἀέρα κατὰ τὰς ἐπισχέσεις
τῆς ἀναπνοῆς. ἔστι γὰρ ἑκάστῳ τὴν πεῖραν ἐφ᾽ ἑαυτοῦ
λαβεῖν, μυριάκις εἰσπνεύσαντα πλεῖστον θλίβειν πανταχό-
θεν τὸν θώρακα καὶ μηδὲν ἀντεκπνέοντα. φανήσεται γὰρ
σφύζουσα μὲν ἐν τούτῳ ἡ καρδία, πνιγόμενος δ᾽ ὁ ἄνθρω-
πος, καὶ τοσοῦτόν γε μᾶλλον καὶ θᾶττον πνιγόμενος, ὅσον
πλεῖον εἰσέπνευσεν. ὅπερ καὶ αὐτὸ μετρίως ἐνδείκνυται, μὴ
τῆς οὐσίας, ἀλλὰ τῆς ποιότητος τοῦ πνεύματος δεῖσθαι τὴν
καρδίαν. εἰ γὰρ ἡ καρδία τῆς οὐσίας ἐδεῖτο, μειζόνως ἂν
ἐκ τῆς ἀπορίας αὐτῆς, ἤπερ ἐκ τῆς αὐτῆς εὐπορίας, αἱ βλά-
βαι συνέπιπτον. οὐ μὴν φαίνεταί γε τοῦτο γιγνόμενον, ἀλλ᾽,
ὅταν εὐπορῇ πλείστου πνεύματος, ἀνιᾶται τηνικαῦτα μά-
λιστα. τρίτον ἐπὶ τούτοις οὐ τὸ τυχὸν γνώρισμα τὸ τὴν
ἴασιν τοῖς οὕτω πνιγομένοις ἐκπνοὴν εἶναι. χρῆν δὲ μᾶλ-
λον εἰσπνοὴν εἶναι, εἰ δι᾽ ἔνδειαν οὐσίας ἀέρος ἐπνιγόμεθα.

obſiſtere, imo operationem trahentis cordis coadiuvare
poterit. Et aperte coarguitur falſum eſſe, quod Eraſiſtra-
tus dixit, quod impoſſibile ſit cor ex pulmone aërem
tranſumere circa reſpirationis cohibitionem. Licet enim
unicuique experimentum a ſe ipſo accipere ita, ut ſex-
centies inſpirationem faciat, plurimumque undequaque
thoracem premat, et nihil rurſus expiret; apparebit enim
nihilominus in ipſo cor quidem pulſare, ſuffocari autem
hominem, atque ideo magis ac citius, quo plus inſpira-
vit; quod ipſum etiam mediocriter indicat, non ſubſtantia,
ſed qualitate ſpiritus cor opus habere. Si namque cor
ſubſtantia opus haberet, magis utique ex penuria ipſius,
quam ex abundantia nocumenta acciderent; atqui hoc
fieri non conſpicitur, ſed, quum maxime ſpiritu redundat,
tunc praecipue affligitur. Tertium inſuper non vulgare
ſignum eſt, quod, qui hoc modo ſuffocantur, per expira-
tionem ſanantur; oportebat autem magis inſpirationem
eſſe, quod ſanaret, ſi ob penuriam ſubſtantiae aëris ſuf-

480 ΓΑΛΗΝΟΥ ΠΕΡΙ ΧΡΕΙΑΣ ΑΝΑΠΝ. ΒΙΒΛ.

Ed. Chart. V. [416.]   Ed. Baf. III. (160. 161.)

τρία δὴ ταῦτα φανερῶς καταβάλλει τὸν Ἐρασιστράτου λό-
γον, ἓν μὲν δὴ καὶ πρῶτον, τὸ δύνασθαι τὴν καρδίαν ἕλκειν
ἀέρα κατὰ τὰς τῆς ἀναπνοῆς ἐπισχέσεις, οὐδὲν γὰρ ἐφάνη
πρὸς τοῦτο ἀντιπράττων ὁ θώραξ, ἕτερον δὲ δεύτερον, τὸ
τηνικαῦτα πνίγεσθαι μᾶλλον, ἡνίκα εἰσπνεύσωμεν πλέον,
καὶ τρίτον, τὸ μηδ᾽ εἰ πάνυ σφόδρα θλίβομεν τὸν θώρακα
πανταχόθεν ἐν ταῖς ἐπισχέσεσι τῆς (161) ἀναπνοῆς, δα-
πανᾶσθαι τὸν ἀέρα πρὸς τῆς καρδίας, ἀλλ᾽ ὀρέγεσθαι τὸ
ζῶον ἐκπνεῦσαι, καὶ τοῦτ᾽ εἶναι τὸ τῆς πνίξεως ἄκος. ἐκ
τούτων μὲν δὴ φανερῶς περαίνεται τὸ μὴ δι᾽ ἔνδειαν οὐσίας
ἀέρος, ἀλλὰ δι᾽ ἄλλο τι πνίγεσθαι τὰ ζῶα. πρὸς δὲ τὰς
ὑπολοίπους τῶν εἰρημένων ἀμφισβητήσεων αὖθις μεταβάν-
τες, ἐπισκεψώμεθα πρότερον, οἳ λέγουσιν ἀληθέστερα. καὶ
πρώτην γε πάλιν ἐξ αὐτῶν μεταχειρισόμεθα τὴν περὶ τῆς
κινήσεως τῶν ἀρτηριῶν. οἱ γάρ τοι τοῖς Ἐρασιστρατείοις
ἀμφισβητοῦντες ἀλλοιοῦσθαί φασ χρῆναι τὴν κίνησιν τῶν
ἀρτηριῶν παρὰ τὸν τῆς ἐπισχέσεως καιρόν, ἄν τε κραδαίνε-
σθαι τὴν καρδίαν μόνον, ἄν τε καὶ καταστέλλεσθαι ὑποθη-

focaremur. Tria fane haec manifefte confutant Erafiftrati
fermonem; unum quidem ac primum, quod cor aërem
trahere poteft circa refpirationis cohibitiones, nihil enim
in hoc obftare vifus eft thorax; alterum autem fecundum,
quod tunc magis fuffocamur, quum plus infpiravimus; et
tertium, quod neque tametfi valde vehementer thoracem
undequaque comprimimus circa refpirationis cohibitiones,
aër a corde confumitur, fed expetit animal expirare, id
enim eft fuffocationis medela.   Ex his quidem perfpicue
confequitur, non ob inopiam fubftantiae aëris, fed pro-
pter aliud quippiam animalia fuffocari.   Porro ad reli-
quas ex praedictis ambiguitatibus rurfus transgredientes
confiderabimus prius, qui dicant veriora: ac primum
fane eam tractabimus, quae eft de motu arteriarum.
Equidem ii, qui contra Erafiftrateos ambigunt, motum
arteriarum mutari oportere ajunt circa cohibitionis tem-
pus, five concuti folum, five etiam contrahi cor fuppo-

ται. κραδαινομένης μὲν γὰρ, παντάπασιν ἀκινήτους χρὴ
ἐγγίνεσθαι, μηδὲν λαμβανούσας παρ᾽ αὐτῆς, διαστελλομέ-
νης δὲ καὶ συστελλομένης, διπλοῦν φαίνεσθαι δεῖ τὸν σφυ-
γμόν. ἐν μὲν γὰρ δὴ τῷ κατὰ φύσιν ἔχειν τὸ ζῶον συ-
στελλομένη μὲν [417] τὸ πνεῦμα ταῖς ἀρτηρίαις ἔπεμπεν,
αἱ δὲ πληρούμεναι διεστέλλοντο· διαστελλομένη δὲ ἤδ᾽
εἷλκεν ἐκ τοῦ πνεύματος, αἱ δὲ τηνικαῦτα κενούμεναι
συνεστέλλοντο. κατὰ δὲ τὸν ἐπισχέσεως καιρὸν, ἐπειδὴ δια-
στελλομένη παρὰ τῶν ἀρτηριῶν ἕλκει, παντί που δῆλον, ὅτι
παλινδρομήσει τὸ δι᾽ αὐτῶν πρότερον, ἐκ τῆς καρδίας
ἐνηνεγμένον πνεῦμα. καὶ οὕτως, εἰ μὲν ἴσον εἴη τῷ πρόσθεν,
ἴσην καὶ ποιήσεται τὴν διαστολὴν ἀρτηριῶν, εἰ δὲ μεῖον,
ἐλάττονα πάντως ἢ πρόσθεν ποιήσεται διαστολὴν, καὶ αὐ-
τὴν δηλονότι κατὰ τὸν καιρὸν ἐκεῖνον ποιήσεται, καθ᾽ ὃν
συνεστέλλετο πρότερον. τοῦτο δὲ οὐδέν ἐστιν ἄλλο, ἢ δι-
πλασιασθῆναι τὰς κινήσεις τῶν ἀρτηριῶν. οὐ μὴν φαίνεται
οὕτως γινόμενον· ᾧ δῆλον, ὅτι ψευδεῖς αἱ ὑποθέσεις εἰσίν.
ἔτι δὲ καὶ τοῦτο ἐπανερωτῶσιν, εἰ μηδὲν ἐκ τῶν ἀρτηριῶν

namus: fi enim concutitur, omnino immobiles fieri opor-
tet, quum nihil ab ipfo accipiant; fi vero diftendatur
ac contrahatur, duplum apparere oportet pulfum.   Cum
enim naturali modo habebat animal, ubi contrahebatur
cor, fpiritum in arterias mittebat, hae vero ubi imple-
bantur, diftendebantur; ubi vero diftendebatur cor, ex
pulmone attrahebat, hae vero tunc, dum vacuantur, con-
trahuntur. At vero circa cohibitionis tempus, ubi diften-
ditur, ab arteriis trahit, atque omnibus fane manifeftum
eft, quod recurret fpiritus, qui prius per ipfas ex corde
fuit delatus; atque ita, fi par fuerit priori, parem etiam
faciet diftentionem arteriarum, fi vero paucior, minorem
omnino faciet, quam antea, diftentionem, atque ipfam
nimirum circa id tempus faciet, quo prius contrahehan-
tur; id vero nihil aliud eft, quam duplicari motus arte-
riarum.   Atque hoc ita fieri non apparet: quare mani-
feftum eft falfas effe fuppofitiones. Amplius autem et
hoc interrogant, an nihil ex arteriis evacuetur circa co-

κενοῦται περὶ τὸν τῆς ἐπισχέσεως καιρόν. ἔμπροσθεν μὲν
γὰρ, ἡνίκα ἔπνει κατὰ φύσιν τὸ ζῶον, αὐτὸς ὁ Ἐρασίστρα-
τος οἴεται πᾶν ἐκκενοῦσθαι τὸ παρὰ τῆς καρδίας ἐκπεμ-
πόμενον αὐταῖς. δῆλον ὡς ἐκτὸς τοῦ σώματος ἐκρίνετο, ἢ
πως ἄλλως ἐκενοῦτο. νυνὶ δὲ τί ποτε φήσουσιν; ἆρα δι-
εξέρχεσθαι μὲν οὕτως ὠκέως αὐτὸν διὰ τῶν ἀρτηριῶν, ὥσπερ
καὶ πρόσθεν, οὐ μὴν ἐκκενοῦσθαι τὸ βραχύτατον αὐτοῦ;
καὶ πῶς ἐνδέχεται; ἀλλὰ κενοῦσθαι μὲν, οὐ μὴν ἕλκεσθαι
αὖθις ἐκ τοῦ περιέχοντος, ὅταν ἡ καρδία παρὰ τῶν ἀρτη-
ριῶν ἀνέλκῃ διαστελλομένη; οὐδὲ τοῦτο εἰπεῖν ἐγχωρεῖ. καὶ
μὴν, εἴπερ ὅλως ἐστὶν ἀδύνατον ἐν τῷ διαστέλλεσθαι τὴν
καρδίαν ἕλκεσθαί τι παρὰ τῶν ἀρτηριῶν ἔξωθεν, ἐκ τοῦ
περιττοῦ θώραξ καὶ πνεύμων ἐγένετο. οὐδὲ γὰρ τοῦτο ἔστιν
εἰπεῖν, ὡς ἔλαττον ἂν εἷλκεν ἐκ τῶν ἀρτηριῶν, ἢ τοῦ πνεύ-
μονος, ὅπου, τῶν ὑμένων ἐπικειμένων, ἕλκειν οὐδὲν ἧττον
δύναται. δηλοῦνται δὲ ταῦτ᾽ ἐκ τοῦ μεγέθους τῶν σφυγμῶν.
παντί που δῆλον, ὡς πολὺ μᾶλλον εἷλκεν ἄν, εἰ μηδ᾽ ἐπε-

hibitionis tempus. Antea equidem, cum fecundum natu-
ram animal fpirabat, ipfe Erafiftratus omne id evacuari
opinatur, quod ad ipfas a corde eft demiffum; manifeftum
eft autem, quod extra corpus excernebatur, vel quomodo-
cunque aliter evacuabatur. Nunc autem quid tandem
dicent? num pertranfire quidem ita velociter ipfum per
arterias, velut etiam antea, non tamen vel minimum
ejus evacuari? Et quo modo poffibile eft fimul quidem
evacuari, non tamen rurfus attrahi ex ambiente, quando
cor ab arteriis attrahit, ubi diftenditur? Neque vero hoc
ipfum dicere licet. Atqui, fi omnino poffibile eft, quum
cor diftenditur, attrahi quicquam ab arteriis extrorfum,
ex fuperfluo thorax et pulmo funt facti: neque enim
hoc dici poteft, quod minus traheret ex arteriis, quam
ex pulmone, quando incumbentibus etiam membranis ni-
hil minus trahere poteft. Manifefta autem fiunt ex pul-
fuum magnitudine; atque unicuique patet, quod multo
magis traheret, fi non in magnae arteriae ofculo mem-

Ed. Chart. V. [417.]   Ed. Baf. III. (161.)

φύκεισαν ὑμένες ἐν τῷ στόματι τῆς μεγάλης ἀρτηρίας. τὸ
δ᾿ ὅλον, εἰ μήθ᾿ ἡ καρδία μήτε τις τῶν κατὰ μέρος ἀρτη-
ριῶν ἀποροίη πνεύματος, ἐν ταῖς τῆς ἀναπνοῆς ἐπισχέσεσιν,
ὡς δηλοῦσιν αὐτῶν αἱ διαστολαὶ, τὸν ἴσον ὄγκον τὸν πρό-
σθεν διασώζουσαι, τὸ πνίγεσθαι δὲ δέχεται σαφῶς, δηλοῦν,
ὡς οὐχὶ τῆς οὐσίας αὐτῆς τοῦ ἀέρος ἔνδεια πνίγει τὰ ζῶα.
δήλη μὲν ἤδη καὶ ἡ Ἀσκληπιάδειος ἐξηλεγμένη δόξα μετὰ
τῆς Ἐρασιστράτου. δήλη τε καὶ ἡ Πραξαγόρου, καὶ Φιλο-
τίμου, καὶ εἴ τις ἕτερος ἕνεκα θρέψεως μόνης τοῦ ψυχικοῦ
πνεύματος ἀναπνεῖν ἡμᾶς φησι. πρόσκειται δ᾿ ἐν τῷ λόγῳ
τὸ, μόνης, εὐλόγως. οὐδὲ γὰρ, ὡς μὴ ἐνδέχεται τρέφεσθαι
τὸ ψυχικὸν πνεῦμα πρὸς τῆς ἀναπνοῆς, ἀπέδειξεν ὁ λόγος,
ἀλλ᾿ ὡς τὸ πνίγεσθαι τοῖς ζώοις, ἐπεχομένης τῆς ἀναπνοῆς,
οὐ διὰ τὴν ἀτροφίαν τοῦ ψυχικοῦ πνεύματος γίνεται. πά-
ρεστι γὰρ αὐτοῖς δαψιλὲς ἐν τῷ πνεύμονι τὸ πνεῦμα, καὶ
ἄλλως χρόνου μικροτέρου δεῖται τὸ δι᾿ ἔνδειαν τοῦ τρέ-
φοντος πνεύματος ἀπόλλυσθαι μέλλον. Ἀσκληπιάδη δὲ

branae innatae effent. In univerfum autem, fi neque
cor, neque ulla aliqua arteria fpiritu in refpirationis
cohibitione caret, id quod ex ipforum diftentionibus,
quae eandem, ut prius, molem confervant, fit mani-
feftum, fuffocatio tamen excipit evidenter, palam fit,
quod non inopia fubftantiae ipfius aëris animalia fuffo-
cet. Patetque jam etiam Afclepiadis opinionem una cum
Erafiftrati effe confutatam; fimiliter item Praxagorae et
Philotimi, et fi quis alius nutricationis folius ipfius
animalis fpiritus gratia nos refpirare dixit. Caeterum
rationabiliter et ex praemeditato in fermone adjectum
eft, folius. Neque enim, quod impoffibile fit nutriri ani-
malem fpiritum a refpiratione, indicat hic fermo, fed
quod fuffocatio refpiratione cohibita, non propter nutri-
menti animalis fpiritus defectum, ipfis animalibus con-
tingat; adeft enim ipfis plurimus in palmone fpiritus,
atque alias longius tempus requiritur ad hoc, ut animal
propter nutrientis fpiritus inopiam pereat. At vero cum

Ed. Chart. V. [417. 418.]   Ed. Baf. III. (161.)

οὐδὲ ταῦτα μόνον, ἀλλὰ καὶ τὰ δι᾽ ἑτέρων ἡμῖν εἰρημένα
πρὸς τοὺς περὶ ψυχῆς αὐτοῦ λόγους μάχεται. δείκνυται γὰρ
ἐν ἐκείνοις, ὡς ἡ τῆς ψυχῆς οὐσία, κἂν μὴ μία ᾖ, διὰ παν-
τὸς τοῦ βίου μέχρι χρόνου συχνοῦ διαμένει· κατὰ δὲ τὸν
Ἀσκληπιάδην οὐδὲ ἀριθμῆσαι δυνατὸν, ὅσας ἔχει. κἂν μὲν
γὰρ ὀλίγον πρόσθεν οὖσα νῦν οἴχεται τελέως, ἄλλη δ᾽
ἔστιν ἡ νῦν οὖσα, μικρὸν δ᾽ ὕστερον οἰχήσεται μὲν αὕτη,
γενήσεται δ᾽ ἑτέρα. ὃ ὡς ἔστιν ἀδύνατον καὶ ἄτοπον, δι᾽
ἐκείνων ἀποδέδεικται.

Κεφ. γ΄. [418] Εἰ τοίνυν ἤτοι τῆς οὐσίας αὐτῆς τοῦ
ἀέρος ἢ ἧστινος οὖν ἐνδείᾳ ποιότητος ἀποθνήσκει τὰ ζῶα πνι-
γόμενα, δέδεικται θάτερον ἀδύνατον. ἀπολείπεται θάτερον,
ἐνδείᾳ ποιότητός τινος ἐν ταῖς ἐπισχέσεσι τῆς ἀναπνοῆς
πνίγεσθαι τὰ ζῶα. τί γοῦν ἐστιν αὕτη, σκεπτέον. ἐπεὶ
τοίνυν, ὅταν ἐν τοῖς κατὰ τὴν καρδίαν καὶ τὸν θώρακα
τόποις ἀθροισθῇ θερμασία πλείων τῆς κατὰ φύσιν, ὡς ἐν
τοῖς καυσώδεσι πᾶσι συμπίπτει νοσήμασιν, εὐθὺς καὶ πλέον

Afclepiadae de anima fermonibus non tantum haec, fed
alia etiam alibi a nobis dicta pugnant: demonftratum
enim illis eft, quod animae fubftantia, etiam fi una fit,
per omnem tamen vitam ad multum tempus duret. At
juxta Afclepiadem neque numerare poffibile eft, quot
fubftantias habeat, fiquidem fane, quae paulo ante erat,
nunc penitus periit, alia autem nunc eft, paulo poft et
ipfa interitura, generabitur vero rurfus altera; quod im-
poffibile et abfurdum effe, illic clare a me eft demonftratum.

Cap. III. Ad quaeftionem igitur, an ipfius aëris
fubftantiae, an alicujus qualitatis inopia animalia, quae
fuffocantur, moriantur, jam refponfum, ac evidenter in-
dicatum eft, alterum impoffibile effe; relinquitur itaque
alterum, nimirum ob penuriam qualitatis alicujus anima-
lia in refpirationis cohibitione fuffocari. Quae fit igitur
ifta qualitas, inquirendum venit. Quandoquidem igitur,
ut amplior, quam fecundum naturam, caliditas in locis
circa cor et thoracem fuerit congefta, (quemadmodum
in aeftuofis omnibus contingit morbis,) ftatim et amplius

τοῦ συνήθους ἀναπνεῖν ὀρεγόμεθα, δόξειεν ἂν ἐμψύξεως
ἔνεκα ἡ ἀναπνοὴ γενέσθαι. ἀλλὰ πάλιν εἰ κατεψυγμένων
τῶν αὐτῶν τούτων ὀργάνων, ὡς ἔν τε τοῖς βουλίμοις καλου-
μένοις, κᾆπειδάν τις ἰσχυρῷ ὁμιλήσῃ κρύει, μὴ ὅτι ψύχει
τὴν ἐν ἡμῖν θερμασίαν, ἀλλὰ καὶ θερμαίνει, δι᾽ ὀλίγου
δεῖν ἅπασαν ἐψυγμένην, ὅμως εἰσπνέειν ὀρεγόμεθα, δόξει
ἐναντιοῦσθαι, τὴν ἀναπνοὴν ἐμψύξεως ἔνεκα γίνεσθαι. καὶ
τοί τινες ἀντιλαμβανόμενοι δεῖσθαι ἀεὶ φασιν ἐμψύξεως
τὴν ἐν τοῖς ζῴοις θερμασίαν, ἀλλ᾽, ὅταν μὲν αὐξηθῇ,
πλείονος, ἐλάττονος δὲ, ὅταν ἀρρωστοτέρα γένηται. καὶ
τὰς τοιαύτας διαθέσεις, οὐ γὰρ οὕτως ἐναντιοῦσθαι τῷ
δόγματί φασιν, ἀλλὰ καὶ μαρτυρεῖν οἴονται. χαλεπὸν τοί-
νυν αὐτὸ τοῦτο πρότερον γίγνεται καὶ δυσδιαίτητον, ὅταν
ἀπὸ τῶν αὐτῶν φαινομένων ὑπεναντίας ἐνδείξεις ἔχωνται.
μεταστῆναι γὰρ οὐδετέρους οἴονται, τοὺς μὲν, ὡς ἐμψυξίς
ἐστιν ἡ χρεία τῆς ἀναπνοῆς, εἰ, θερμαινομένων τῶν ἀνα-

folito refpirare appetimus, videri poffit utique refrigera-
tionis gratia refpiratio fieri. Verum rurfus, fi perfri-
geratis iisdem organis (quemadmodum in dicto bulimo,
et ubi quis in magno frigore fit verfatus, contingit) non
folum non refrigerare eam, quae in nobis eft, calidita-
tem oportet, fed etiam calefacere, ut quae parum abeft,
quin penitus fit perfrigerata, et tamen refpirare appeti-
mus, videtur fane contrarium effe ei videlicet, quod re-
fpiratio refrigerationis gratia fiat. At vero aliqui contra
inftantes refrigeratione femper opus habere ajunt infitam
animantibus caliditatem, verum, quum aucta ea fit, am-
pliore, pauciore vero, cum debilior fit facta; atque ejus-
modi affectiones non folum non contrarias huic dogmati
effe ajunt, verum et teftimonium praebere opinantur.
Arduum igitur hoc primum eft et difficile judicatu,
quum ab iisdem apparentibus fubcontrarias indicationes
habeant. Neutros enim poffibile eft a fententia fua avo-
care; illos quidem, quod refrigeratio eft utilitas refpira-
tionis, fiquidem, calefactis refpirandi organis, magis con-
fueto refpirare appetimus, refrigeratis vero, vice verfa

πνευστικῶν ὀργάνων, ἔλαττον ἀναπνέομεν· τοῖς δ᾽ οὐδαμῶς,
ὅσον ἐπὶ τούτοις, ἐμψύχεσθαι δεόμεθα. λέγοντος γοῦν,
φασὶν, Ἱπποκράτους ἐν προγνωστικῷ, Ψυχρὸν δ᾽ ἐκπνεόμε-
νον ἔκ τε τῶν ῥινῶν καὶ τοῦ στόματος ὀλέθριον κάρτα
ἤδη γίγνεται, τὴν τοιαύτην τις ἐννοησάτω διάθεσιν, οἵα
τίς ποτέ ἐστιν· εὑρήσει γὰρ, οἶμαι, κατεψυγμένων ἱκανῶς
τῶν ἀναπνευστικῶν ὀργάνων, γινομένην αὐτήν. ἐχρῆν οὖν,
φασὶ, μηδ᾽ ὅλως ἀναπνεῖν τοὺς οὕτω διακειμένους, ὡς ἂν τὸ
τῆς ἐμψύξεως δεόμενον οὐκ ἔχοντας. ὡς γὰρ, εἰ μηδὲν ὅλως
εὐθὺς ἐξ ἀρχῆς ἐγένετό τι τὸ δεόμενον· ἐμψύξεως, οὐκ ἂν
ἦν οὐδεμία χρεία τῆς ἀναπνοῆς, οὕτως, εἰ πρόσθεν ἦν, οἴ-
χεται δὲ νῦν, οὐ δεησόμεθα. πρὸς δὴ ταῦτα, φασὶν, ἡ
διὰ τῆς ἀναπνοῆς κίνησις ἐξάπτει ῥιπίζουσα. τὸ δὲ ὅτι
μὴ ταὐτόν ἐστι τῷ πρόσθεν, οὐ μακροῦ μοι δοκεῖ δεῖσθαι
λόγου. πρόσθεν μὲν γὰρ ἔλεγον ἐμψύχεσθαι, νῦν δὲ ἐξά-
πτεσθαι. ἐναντίον δὲ δήπου τὸ ἐμψύχεσθαι τῷ ἐξάπτε-
σθαι. τὸ μὲν γὰρ σβέννυσι, τὸ δὲ ἐξάπτει τὴν θερμό-

minus infpiramus; hos autem, quod nequaquam horum
gratia refrigeratione opus habemus. Quum dicit igitur
Hippocrates (inquiunt) in libro praenotionum, *Spiritus*
frigidus ex naribus atque ore exhalans perniciofus jam
valde exiftit, ejusmodi affectionem animo concipere quis
poteft, qualis aliquando contingit: reperiet autem (ut
opinor) talem, ubi multum perfrigerata funt refpirationis
organa, factam. Oportebat igitur (inquiunt) neque in
totum refpirare hoc modo affectos, utpote qui, quod re-
frigeratione indiget, non habeant. Quemadmodum enim,
fi neque omnino a principio ftatim quicquam factum fuif-
fet, quod refrigeratione indigeret, nulla fuiffet refpirandi
utilitas, ita etiam, fi prius erat, nunc vero periit, non
indigebimus. Ad haec porro inquiunt, quod motus per
refpirationem ventilando accendat. Id ipfum vero non
idem effe cum priori, non longa differtatione mihi egere
videtur: prius enim dicebant refrigerari, nunc vero ac-
cendi; contraria autem utique funt refrigerari et accendi;
alterum enim extingnit, alterum accendit caliditatem; et

τητα, καὶ τὸ μὲν, ἵνα μὴ καυθῇ τὸ δεχόμενον αὐτὴν σῶμα,
τὸ δὲ, ἵνα μὴ καταψυχθῇ, γίνεται, πλὴν εἰ κατὰ συμβε-
βηκὸς καὶ τὸ ψυχρὸν ἐξάπτειν λέγοιεν. οὕτως δ᾽ οὐ τὴν
χρείαν τῆς ἀναπνοῆς, ἀλλὰ τὴν ποιητικὴν αἰτίαν εἴρηκεν,
ἔστι γοῦν ἄμεινον, ἐπὶ τὸ κοινὸν τῶν τοιούτων αἱρέσεων
μεταβάντας ἐκεῖνο πρότερον διασκέψασθαι. κινδυνεύουσι
γὰρ ἅπαντες, ὅσοι περὶ τῆς ἐμφύτου θερμασίας παρήκασί
τι, τὴν μὲν σωτηρίαν αὐτῆς ὀνειρώττειν, οὐ δύνασθαι δὲ
ἀκριβῶς καὶ διηρθρωμένως ἐξηγήσασθαι τὸ σφέτερον νόημα,
καὶ διὰ τοῦτο, οἶμαι, οἱ μὲν ἔμψυξιν, οἱ δὲ ῥίπισιν,
οἱ δὲ (162) ῥῶσιν γράφουσι. [419] μάλιστα δὲ αὐτοὺς
οἶμαι προτρέπειν τὰ περὶ τὰς φλόγας φαινόμενα. ταύτας
γὰρ ἐναργῶς ὁρῶμεν οὕτως ταχέως ἀπολλυμένας, ὅταν ἀπο-
στερηθῶσιν ἀέρος, ὥσπερ τὰ ζῶα, καθάπερ δηλοῦσιν αἱ
τῶν ἰατρῶν σικύαι, καὶ πάνθ᾽ ὅσα στενὰ καὶ κοῖλα περι-
τιθέμενα, τῆς διαπνοῆς αὐτὰ εἴρξαντα, ῥᾳδίως κατασβεν-
νύουσιν. ἂν τοίνυν εὑρεθῇ, τί ποτε φλόγες ἐν ταῖς τοιαύ-
ταις διαθέσεσι πάσχουσαι σβέννυνται, τάχα ἂν εὑρεθείη,

alteri, ut ne uratur, quod ipfum fufcipit corpus, contin-
git, alterum, ne perfrigefcat idem, facil; nifi fane per
accidens frigidum accendere dicant; ita vero non refpi-
rationis utilitatem, fed efficientem caufam dicerent. Prae-
ftat igitur ad id, quod commune habent hae fectae, trans-
ire, atque illud prius perfcrutari. Periculum enim eft
omnes, quicunque de infito calore aliquid dixerunt, de
ipfo confervando fomniare, non poffe autem exacte et
articulate fententiam fuam exprimere; atque ob id, opi-
nor, alii refrigerationem, alii ventilationem, alii corro-
borationem fcribunt. Maxime vero puto ipfos ad haec
impelli per ea, quae circa flammas apparent; has enim
manifefte videmus ita cito perire, quum aëre privatae
fuerint, veluti animantia; quemadmodum indicant medi-
cinales cucurbitae, et omnia, quae angufta et cava cir-
cumpofita ac perfpirationem prohibentia facile ipfas ex-
tinguunt. Si itaque repertum fit, quid tandem flammae
in hujusmodi difpofitionibus patientes extinguantur, forte

τί ποτέ ἐστιν, ὃ παρὰ τῆς ἀναπνοῆς ἀπολαύει χρηστὸν ἢ
ἐν τοῖς ζώοις θερμασία. πρὸς δὴ τὴν εὕρεσιν αὐτῶν πάν-
τας ἐπέλθωμεν τοὺς τρόπους, καθ᾽ οὓς αἱ φλόγες ὁρῶνται
σβεννύμεναί τε καὶ αὐξανόμεναι. οὐ γὰρ μόνον εἰ περιθείη
τις τίτανον αὐταῖς, ἀλλὰ καὶ τοῖς βαλανείοις τε καὶ τοῖς
ἡλίοις τοῖς διακαέσι, καὶ τοῖς ψύχεσι τοῖς ὑπερβάλλουσι,
καὶ σφοδρῶς ῥιπιζόμεναι, καὶ πλήθεσιν ὕλης ἐπ᾽ αὐτῶν σω-
ρευθείσης, καὶ τοὐναντίον ἐνδείᾳ τροφῆς ὁρῶνται σβεννύ-
μεναι, ῥωννύμεναι δὲ καὶ αὐξανόμεναι πρός τε τοῦ μετρίου
ψυχροῦ, κἂν εἰ μετρίως ῥιπίσῃς, καὶ τροφῆς εὐποροῦσαι
συμμέτρου. ἐπὶ τοίνυν τούτοις ἔτι κἀκεῖνο προσκείσθω, τὸ
φαίνεσθαι πάσας τὰς φλόγας διττὴν κίνησιν κινουμένας, ἑτέ-
ραν μὲν ἀπὸ τῆς ὕλης, ὅθεν ἐξάπτονται, μάλιστα μὲν ἄνω
φερομένας ἤδη καὶ πάντη σκιδναμένας, ἑτέραν δὲ ἐναν-
τίαν ταύτῃ πρὸς τὴν ἀρχὴν ἑαυτῶν καὶ οἷον ῥίζας συστελ-
λομένας τε καὶ συνιζούσας. καὶ γὰρ, εἰ λαμπάδος μεγίστης
τὸ ἄνω πέρας ἐξάψαις, ἐπὶ τὸ κάτω ταχέως ἀφίξεται τὸ
πῦρ   κἂν εἰ τὴν λυχνιαίαν φλόγα σβέσας τῷ πέρατι τῆς

etiam inveniri poſſit, quidnam ſit, quo ut utili a reſ-
ſpiratione calor animantibus inſitus fruatur. Ad ipſius
autem inventionem omnes modos percurremus, per quos
flammae videntur extingui et augeri. Non ſolum enim
ſi calcem quis ipſis circumponat, ſed et balneis, et ſolis
ardoribus, et excellentibus frigoribus, et vehementer ven-
tilatae, et multitudine materiae ſuper ipſas coacervatae,
et contra inopia alimenti videntur extingui. Augentur
autem ac roborantur e moderato frigore, et ſi moderate
ventiles, et commoderato abundent alimento. Practer haec
vero etiam illud inſuper addatur, quod omnes flammae
duplici motu moveri videntur, altero a materia, ex qua
accenduntur, per quem maxime ſurſum feruntur, et unde-
quaque diſperguntur, altero vero huic contrario ad ſui
ipſarum principium ac velut radicem vergente, per quem
conſidunt et contrahuntur. Etenim, ſi facis maximae
ſupernam extremitatem accenderis, conſeſtim ad infernam
perveniet ignis; et ſi, poſtquam lucernae flammam ex-

ἄνω φερομένης αἰθαλώδους λιγνύος προσενέγκαις ἕτερον
πῦρ, εἶτ᾽ αὖ καιομένην ὄψει τοῦ λύχνου τὴν θρυαλλίδα,
οὐδενὸς τῶν τοιούτων γίγνεσθαι δυναμένου, εἰ μόνον τὸ
πῦρ ἔσχε τὴν ἐπὶ τὰ ἄνω κίνησιν. ἐπὶ δὴ τούτοις ἅπασι
τοῖς φαινομένοις τῷ λόγῳ σκεψώμεθα πρῶτον μὲν τὸ
πάντων ὕστατον ῥηθὲν, τὸ διττὸν τῆς κινήσεως, ὑπὸ τίνος
ἀνάγκης γίνεται, μετὰ δὲ τοῦτο καὶ τῶν ἄλλων ἕκαστον.
ἐπεὶ τοίνυν ἅπασα φλὸξ ὠκυτάτην ἔχει τὴν διαφθορὰν, ἀεὶ
γὰρ εἰς τὸ περιέχον σκίδναται, διὰ τοῦτο ἀναγκαῖον αὐτῇ
καὶ τὴν γένεσιν ταχίστην ὑπάρχειν, ἄλλως γὰρ οὐκ ἂν οὐδ᾽
ἐπ᾽ ἐλάχιστον διήρκεσεν. ἀλλ᾽ ἔστιν ἑκάστη φλογὶ γένεσις ἐκ
τῆς ὑποκειμένης ὕλης ἐξάπτεσθαι. εἰκότως ἄρα κίνησιν οὐ
τὴν ἔξω μόνον τῆς ἰδίας ἀρχῆς, ἀλλὰ καὶ τὴν ἐναντίαν αὐτῇ
τὴν εἴσω σύμφυτον ἔχει. καὶ τοίνυν καὶ φθείρεσθαι πᾶσαν
φλόγα ἀναγκαῖόν ἐστι τῆς ὕλης στερηθεῖσαν, ἢ τῶν κινή-
σεων τῆς ἑτέρας. καθόλου γὰρ εἰπεῖν, ὡς πολλάκις ἐν ἑτέ-

tinxeris, ad extremum favillofae fuliginis furfum vergen-
tis alium ignem admoveris, jam rurfus ardentem lucernae
funiculum videbis, quum nihil tale fieri poffit, fi ignis
motum furfum tantum haberet. Ultra haec vero omnia
evidenter apparentia etiam ratione perfcrutabimur pri-
mum quidem, quod poftremum omnium relatum eft, a
qua neceffitate duplex motus fiat, poftea vero alia fingula
deinceps. Quandoquidem igitur omnis flamma velociffi-
mam habet corruptionem, femper enim in ambientem
difpergitur, ob id neceffarium eft etiam generationem
eius volociffimam effe, alias enim neque minimo momen-
to duraret: atqui generatio uniuscuiusque flammae eft, ex
fubiecta materia accendi. Merito igitur non folum extra
a proprio principio, fed et contrarium ipfi in proprium
principium vergentem motum fibi a natura infitum habet.
Itaque et corrumpi omnem flammam neceffarium eft, fi
aut materia, aut altero motu fit privata. Ut enim in
univerfum dicam (velut faepe etiam in aliis locis demon-

490 ΓΑΛΗΝΟΥ ΠΕΡΙ ΧΡΕΙΑΣ ΑΝΑΠΝ. ΒΙΒΔ.

Ed. Chart. V. [419. 420.]　　　　　Ed. Baf. III. (161.)

ροις δέδεικται, τῶν δεχομένων ἀλλήλας κινήσεων μὲν ἐναν-
τίων, τὴν ἑτέραν χωρὶς τῆς ἑτέρας οὐ διασώζεσθαι. ταῦτ᾽
ἄρα συμμέτρως ψυχροῦ τοῦ περιέχοντος ἀέρος δεῖται πᾶσα
φλόξ. ὁ μὲν γὰρ ὑπερβαλλόντως ἔκθερμας τὴν ἔξω κίνη-
σιν αὐτῆς ἀμέτρως ἐργαζόμενος, ὁ δὲ ψυχρὸς τὴν ἔσωθεν
σβέννυσιν. ἀμφότεροι τοίνυν ῥιπιζόμενοι ἀσυμμέτρως ἀνα-
στέλλουσι τὴν φλόγα πρὸς τὴν ὕλην, ὥσπερ καὶ τὸ ψυχρόν·
τὸ δὲ ὑπερβαλλόντως κινεῖσθαι σκεδάννυσιν, ὥσπερ καὶ
τὸ θερμόν. τῶν δὲ τὴν ἔξω κίνησιν ἄμετρον ἐργαζομένων
ἐστὶ καὶ σικύα καὶ πᾶν, ὅ τί περ ἂν τῶν ὑπὸ τῆς ἐντὸς
φλογὸς ἀέρα διακεκαυμένων εἴρξηται πρὸς τὴν ἔξω τοῦ πυ-
ρὸς τῶν ψυχρῶν ὁμιλίαν ἰέναι. ἡ δὲ συμμετρία σωτηρία
τῆς πάσης φλογός ἐστιν. οὕτως οὖν οὐκ ἀπεικὸς ἔχειν
κἀπὶ τῆς ἐν τοῖς ζώοις θερμασίας. ὕλην μὲν, ὅθεν ἀνα-
πτεται, τὸ αἷμα, σύμφυτον δὲ ἔχουσα κινήσεως ἀρχὴν ἐφ᾽
ἑκάτερα, τῆς ἑτέρας στερηθεῖσα, καὶ τῆς λοιπῆς ἐξ ἀνάγκης
στερίσκεται· [420] καὶ διὰ τοῦτ᾽ αὐτό, ἐάν τε ἀναπνοῆς

ſtratum eſt), ex motibus contrariis, quorum alter alterum
mutuo excipit et confequitur, alterum fine altero con-
fervari impoſſibile eſt. Ob id igitur moderate frigido
ambiente aëre omnis flamma opus habet; qui enim ex-
cellenter calidus eſt, motum alterum ipſius immodice
extra extendendo, frigidus vero alterum immoderate intra
protundendo extinguit uterque. Nam immodice ventilari
flammam ad materiam reprimit, velut etiam frigidus
ambiens facit; ſupra modum vero moveri flammam
diſpergit, velut etiam calidus facit. Caeterum ex iis,
quae motum immodice intra cohibent, eſt et cucurbita,
et quicquid aërem eorum, quae ab interna flamma com-
buſta funt, prohibet ab externi frigoris contactu: at vero
commoderatio omnium confervatrix eſt flammarum.
Eodem igitur modo non diſſimile eſt contingere et circa
inſitum animantibus calorem, utpote qui materiam, unde
accenditur, ſanguinem habet, a natura item inſitum prin-
cipium motus in utramque partem, ita ut altero priva-
tus etiam reliquo ex neceſſitate privetur: et ob id ipſum,

εἴρξῃς, ἐάν θ᾽ αἵματος, εὐθέως διαφθείρεται. καὶ γὰρ
καὶ τὴν τοῦ λύχνου φλόγα ἅμα ἀφαιρήσεις καταπνίξας ἢ
παντάπασιν ἐλαίου στερήσας. ἀνάλογον οὖν τίθεσο τῇ μὲν
θρυαλλίδι τὴν καρδίαν, τῷ δὲ ἐλαίῳ τὸ αἱματῶδες, τῷ
δὲ ὀργάνῳ τὸν πνεύμονα. περίκειται γὰρ δή τοι ἔξωθεν
τῇ καρδίᾳ δίκην σικύας. ἀλλὰ, παρ᾽ ὃν μὲν ἀναπνεῖ τὸ
ζῶον χρόνον, εἰκάσαις ἂν αὐτόν, οἶμαι, τετρημένῃ σικύᾳ,
κατὰ δὲ τὸν τῆς ἐπισχέσεως καιρὸν ἀτρήτῳ τε καὶ παντα-
χόθεν στεγούσῃ. ὡς οὖν ἡ μὲν τετρημένη σικύα σβεννύειν
οὐ δύναται τὴν ἐντὸς φλόγα διὰ τοῦ τρήματος ἀναπνέουσαν,
ἡ δὲ τοὐναντίον παραχρῆμα σβέννυσι καταπνίγουσα, τὸν
αὐτὸν ὁ πνεύμων τρόπον ὁ μὲν στεγανός, οἷος ὁ κατὰ
τὰς ἐπισχέσεις, σβέννυσι, ὁ τετρημένος δέ, οἷος ὁ κατὰ
τὰς ἀναπνοάς, διασώζει τὴν ἔμφυτον θερμότητα. ἐγὼ δὲ
καὶ κάμινον ἰδὼν σβεννυμένην ὑπὸ τοῦ μὴ διαπνεῖσθαι,
κἄπειτα αὐτὴν παρανοιχθεῖσαν πολὺ μὲν αἰθαλῶδες ἐκ-
πνεύσασαν, πολὺ δ᾽ ἔξωθεν εἰσπνεύσασαν τὸν ἀέρα καθα-
ρόν, ἐπ᾽ ἀμφοτέροις ἀναλάμψαι, οὐ μικρὰν τῆς ἐκπνοῆς

five a refpiratione prohibeas, five fanguine, ftatim cor-
rumpitur, nam et lucernae flammam tolles fuffocando,
aut omnino oleo privando. Simile itaque ponito cor
funiculo, oleo fanguinem, organo pulmonem; circumfitus
namque eft forinfecus cordi ad cucurbitae fimilitudinem.
Verum, quo tempore refpirat animal, affimilaveris ipfum
potius cucurbitae perforatae, ubi vero refpiratio cohibe-
tur, imperforatae et undequaque cónclufae. Quemadmo-
dum itaque cucurbita perforata flammam inter fe extin-
guere non poteft per foramen refpirantem, quae vero
contra conclufa eft, e veftigio fuffocando eam extinguit,
ad eundem modum pulmo conftrictus, velut in refpira-
tione cohibita eft, extinguit, perforatus et rarus, qualis
circa refpirationem eft, infitum calorem confervat. Ego
vero etiam quum fornacem viderem ob id, quod refpi-
rationem non haberet, extingui, et poftea ipfam aperiri,
atque tum multam fuliginem expirare, tum multum
purum aërem externum infpirare, atque utroque facto

492 ΓΑΛΗΝΟΥ ΠΕΡΙ ΧΡΕΙΑΣ ΑΝΑΠΝ. ΒΙΒΛ.

Ed. Chart. V. [420.]   Ed. Baf. III. (162.)

ἐλογισάμην εἶναι τὴν χρείαν εἰς τὸ κενοῦν τὴν οἷον λιγνὺν
τοῦ αἵματος. αἴθαλος γὰρ καὶ καπνὸς καὶ λιγνὺς καὶ πᾶν
τὸ τοιοῦτον περίττωμα τῆς καιομένης ὕλης οὐδὲν ἧττον
ὕδατος ἀποσβέννυσθαι πέφυκε τὸ πῦρ. ἐξ ἁπάντων οὖν
τούτων ἔστιν ἀποδέξασθαι τῶν λεγόντων, τῆς ἐμφύτου θερ-
μασίας ἕνεκεν ἀναπνεῖν τὰ ζῶα. καὶ γὰρ τὸ ῥιπίζεσθαι
συμμέτρως χρήσιμον, καὶ τὸ μετρίως ψύχεσθαι. ἄμφω γὰρ
ταῦτα φαίνεται ῥωννύντα τὴν εἴσω θερμασίαν, κίνησίν τε
ἀναγκαῖον ἔχειν κάτω τὸ καπνῶδες, ὡς ἂν εἴποι τις, ἐκκε-
νοῦν τῆς τοῦ αἵματος συγκαύσεως. ταῦτ᾽ ἐπιστημονικὴν μὲν
οὐκ ἔχει τὴν πίστιν, οὐδ᾽ ἀναγκαίαν τὴν ἀπόδειξιν, οἵαν
ἐν τοῖς ἄλλοις ἀεὶ μεταχειρίζεσθαι σπεύδομεν, οὐ μὴν ἐστέ-
ρηται τοῦ πιθανοῦ. τὸ γὰρ τάχος τῆς ἀπωλείας τοῦ ζῴου
τοιαύτην ἐπιζητεῖ τὴν αἰτίαν τῆς τροφῆς, ἣν οἱ θρέψεως
ἕνεκα ψυχῆς ἀναπνεῖν ἡμᾶς λέγοντες αἰτιῶνται χρόνου μα-
κροτέρου δεῖν, γενέσεως δὲ τῆς ψυχῆς Ἀσκληπιάδης φησὶν,

flammam fplendorem recipere, non parvam effe ratioci-
natus fum expirationis utilitatem ad hoc, ut id, quod
veluti fuligo fanguinis eft, evacuetur. Favilla enim et
fumus et fuligo et omnis huiusmodi uftae materiac
fuperfluitas nihilo minus, quam aqua, ignem extinguere
confuevit. Quare ex omnibus potiffimum recipiendi funt,
qui dicunt, infiti caloris gratia animalia refpirare. Nam
et moderate ventilari utile eft, et mediocriter refrigerari.
Ambo enim haec internam caliditatem videntur corrobo-
rare; neceffariumque eft motum habere ad fuliginofum,
ut ita loquar, extra evacuandum, quod a fanguinis
aduftione redundat. Haec quidem fcientificam perfuafio-
nem non habent, neque neceffariam demonftrationem,
qualem in aliis femper adducere in ufu haberemus; non
tamen fide omnino carent; velocitas enim interitus ani-
malis talem caufam defiderat; quum alimentum quidem,
quod ii, qui nutritionis ipfius animae gratia refpirare
nos dicunt, caufantur, longiore tempore opus habeat;
generatio vero animae, quam Afclepiades caufam tradidit,

Ed. Chart. V. [420.]　　　　　　　　Ed. Baf. III. (162.)

ὁμολογουμένης μὲν τῷ τάχει, μαχομένης δὲ ἄλλοις μυρίοις, καὶ τοῖς κατ᾽ ἀρχὰς εἰρημένοις ἐν τῷδε τῷ λόγῳ, κοινῇ πρὸς ἁπάσας τὰς αἱρέσεις, ὅσαι δι᾽ ἔνδειαν ἀέρος ἀπόλλυσθαι τὰ ζῶα νομίζουσι στερηθέντα τῆς ἀναπνοῆς. εἰ τοίνυν τὸ τάχος τῆς ἀπωλείας τοῦ ζῴου διὰ μὲν ἀτροφίαν τῆς ψυχῆς οὐσίας οὐκ ἐγχωρεῖ γίγνεσθαι, διὰ δὲ τὴν γένεσιν ἐγχωρεῖ μέν, ἀλλ᾽ ἐπὶ ψευδέσι ταῖς ὑποσχέσεσιν, ἡ δὲ τῆς ἐμφύτου θερμασίας ἀπώλεια μηδὲν ἔχει τῶν φαινομένων ἐναντιούμενον, εὐλογώτερον ἐκείνου προέσθαι.

Κεφ. δ᾽. Πᾶσαν τοίνυν αὐτὴν ἀναλαβόντες βασανίσωμεν, ἐπεὶ τῶν ἄλλων ἀληθεστέρα φαίνεται. οὐκοῦν ἔκ τε τοῦ ῥιπίζεσθαι τὴν ἀρχὴν τῆς ἐμφύτου θερμασίας, κἀκ τοῦ συμμέτρως ἐμψύχεσθαι, κἀκ τοῦ τὸ οἷον καπνῶδες αὐτῆς ἅπαν ἀπορρεῖν, ἐν ἀθροίζεται κεφάλαιον, ἡ σωτηρία τῆς κατὰ φύσιν θερμασίας. εἰς ταύτας οὖν τὰς ἀρχὰς ἴδωμεν εἰ δυνατὸν ἀναγαγεῖν τὰ κατὰ μέρος ἅπαντα. καὶ πρότερον προχειρισθήτω τὸ κατὰ τὰ

confentiat quidem velocitati, pugnet vero cum aliis infinitis, et cum iis, quae in principio dicta funt huius tractationis, et generatim cum omnibus fectis, quae ob inopiam aëris perire animalia putant refpiratione privata. Si igitur velocitas interitus animalis propter alimenti fubftantiae ipfius animae defectum fieri non poteft, propter generationem autem ipfius fieri poffibile eft, fed per falfas hypothefes, innati vero caloris perditio nihil habeat, quod ei opponere fe videatur, rationi utique magis confentaneum eft, ut aliis dimiffis hanc recipiamus.

Cap. IV. Rurfus igitur eam repetentes omnem explorabimus, quandoquidem aliis verior apparet. Itaque ex ventilatione principii ipfius infiti caloris, et ex moderata refrigeratione, et ex ejus, quod in ipfo velut fumofum eft, in totum defluxione, fumma colligitur una, confervatio videlicet caloris naturalis. In haec igitur principia videamus an poffibile fit omnia reducere particularia; ac primum in manus fumamus id, quod circa bal-

Ed. Chart. V. [420. 421.]   Ed. Baf. III. (162. 163.)

βαλανεῖα συμβαῖνον, ἐν οἷς ἐπὶ πλέον διατρίψαντες
ἐκλυόμεθα, τελευτῶντες δὲ καὶ ἀποθνήσκομεν. [421] εἰ
γὰρ, διότι θερμὸν· ἀναπνέομεν, ἐχρῆν, φασὶ, καὶ τοὺς
ὑπὲρ λέβητος ὕδατος θερμοῦ στάντας, εἶτα ἀναπνέ-
οντας τὸν ἀναφερόμενον ἀτμὸν, ὁμοίως ἀδικεῖσθαι· οὐ μὴν
φαίνεσθαι ἀδικουμένους· ᾧ δῆλον, ὅτι μὴ διὰ τὴν ἀναπνεο-
μένην θερμασίαν, ἀλλὰ διὰ τὴν ἐξ ὅλου τοῦ σώματος κένω-
σιν τοῦ πνεύματος ἐν τοῖς βαλανείοις ἐκλυόμεθα. πῶς οὖν
καὶ ταύτην τὴν ἀμφισβήτησιν διαλύσομεν; ἢν τὸ μὲν συν-
ημμένον ἀληθὲς εἶναι φήσωμεν, ὅτι δεῖ πνίγεσθαι τοὺς
τὸν ἐκ λέβητος ἀτμὸν εἰσπνέοντας, εἴπερ ὅλως ἐμψύξεως
ἕνεκεν ἀναπνεύ(163)σαιεν, οὐ μὴν τήν γε πρόσληψιν αὐτῶν.
ἀλλὰ μὴν οὐ πνίγονται· πνίγονται γὰρ οὐδὲν ἧττον τῶν ἐν
τοῖς βαλανείοις οἱ τὸν ἐκ λεβήτων ἀτμὸν ἀναπνέοντες. εἰ
δὲ καὶ μὴ πνιγόμεθα, θαυμαστὸν οὐδὲν ἂν ἦν ἴσως· ἡ γὰρ
καθ᾽ ὅλον τὸ σῶμα διαπνοὴ κατὰ τὰ βαλανεῖα τῇ διὰ
τοῦ στόματος ὁμοίως βέβλαπται. οὐκ ἔστι δὲ ταὐτὸν τὸ

nea contingere videmus, in quibus diutius verfantes ex-
olvimur, ac tandem etiam morimur. Si enim propterea,
quod calidum refpirando attrahimus, id contingit, opor-
tebat, inquiunt, etiam eos, qui fuper lebetem aquae ca-
lidae confiftunt, deinde progredientem inde vaporem re-
fpirando hauriunt, eandem iniuriam perpeti; et tamen hi
minime videntur laedi. Ex quo confpicuum eft, quod
non propter caliditatem refpirando attractam, fed propter
fpiritus ex toto corpore evacuationem in balneis exolvamur.
Quomodo igitur et hanc ambiguitatem diffolvemus? Si
utique hoc coniunctum verum effe dicemus, quod fuffoca-
ri eos, qui ex lebete vaporem infpirant, oporteat, fiqui-
dem omnino refrigerationis gratia refpirarint; non tamen
hoc eorum affumptum concedamus fcilicet. Atqui non
fuffocantur; fuffocantur enim non minus, qui ex lebete
vaporem refpirando hauriunt, quam qui in balneis. Si vero
etiam non fuffocarentur, nihil fortaffis miri effet; per-
fpiratio namque per univerfum corpus fimiliter, ut ea,
quae per os fit, in balneis offenditur. Non funt autem eadem

κατὰ τὸ στόμα μόνον ἀναπνεῖν τινα κακῶς τῷ κατὰ τοῦτο
καὶ καθ᾽ ὅλον τὸ σῶμα. μεγίστη δ᾽ ἀπόδειξις ἐπὶ πολλῶν
ἀῤῥώστων γίγνεται, δι᾽ ὅλης μὲν ἡμέρας ἱδρούντων κρισίμως,
πολλῷ μᾶλλον ἢ ἐν τοῖς βαλανείοις, οὐ μὴν ἐκλυομένων
ὁμοίως ἐκείνοις, οὐδὲ πνιγομένων ὅλως, ἔστ᾽ ἂν ἀναπνέωσι
τὸν ἔξωθεν ἀέρα τὸν ψυχρόν. εἰ δὲ καὶ συνείρξας αὐτοὺς
ἱματίοις τι θερμὸν ἀναπνεῖν ἀναγκάσαις, ἀποπνίξαις αὐτί-
κα. τοὺς μέντοι κατεψυγμένους καὶ ῥιγοῦντας οὕτως συν-
είρξας οὐχ ὅπως οὐκ ἀποπνίξῃ, ἀλλ᾽ οὐδ᾽ ἀδικήσεις οὐδὲν,
ἄχρις ἂν ἐκθερμανθέντες τύχωσι· τηνικαῦτα δ᾽ οὐκέθ᾽
ὑπομένουσιν, ὡς μὴ σύνηθες. ἐξ ὧν ἁπάντων δῆλον, ὡς
οὐ διὰ τὸ κενούμενον ἐξ ὅλου τοῦ σώματος ἐν τοῖς βαλα-
νείοις πνεῦμα καταλυόμεθά τε καὶ τελευτῶμεν τὸν βίον,
ἀλλὰ διὰ τὴν θερμασίαν. θαυμάσαι δὲ ἔστιν οὐ τῶν ἄλλων
τοσοῦτον Ἐρασίστρατον, τῶν τοιούτων φαινομένων κατα-
τολμῶντα καταψεύσασθαι, ὃν οὐκ εἰκὸς ἄπειρον εἶναι τῆς
διὰ τοῦ πίθου πυρίας τῶν ὑδερικῶν, εὐδοκιμησάσης οὐχ
ἥκιστα τῶν ἄλλων παλαιῶν παρὰ Χρυσίππῳ τῷ Κνιδίῳ.

per os tantum male refpirare et tum per os tum per totum
corpus idem facere. Eius rei potiſſima demonſtratio in multis
aegris contingit, qui per totum diem ʾiudicatorie exudant,
atque id multo magis, quam qui in balneis, non tamen
exolvuntur fimiliter, ut illi, neque omnino fuffocantur, quo-
usque externum frigidum aërem fpirando attraxerint.
Quod fi ipfos palliis contectos calidum aliquid refpirando
haurire coëgeris, confeſtim fuffocaris; atqui, fi perfrige-
ratos et rigentes ita contegas, non folum non fuffoces,
fed neque omnino laedas, donec fuerint excalfacti, nam
tunc non amplius fuſtinent, veluti non confuetum. Ex
quibus omnibus confpicuum eſt, quod non ob evacuatum
ex toto corpore in balneis fpiritum exolvamur ac vitam
finiamus, fed propter caliditatem. Admirari porro fubit
non tam alios, quam Erafiſtratum, qui tam evidenter ap-
parentia vanitatis coarguere audet, quem non verifimile
eſt inexpertum eſſe doliaris vaporarii hydropicorum,
quod non minus ab aliis veteribus quam a Chryfippo

κενοῦνται γὰρ οὗτοι τὸ πᾶν σῶμα πολὺ θᾶττόν τε καὶ
μᾶλλον, ἢ ἐν τοῖς βαλανείοις, οὐ μὴν πνίγονταί γε διὰ
τὸ ψυχρὸν εἰσπνεῖν ἀέρα. τούτου δ᾽ ἄν τις αὐτοὺς στερή-
σειεν, ἀποθνήσκουσιν ἐν τάχει. πῶς οὖν, φασὶν, ἔν τε τοῖς
βαρυόδμοις βαράθροις, καὶ τοῖς νεωστὶ κεχρισμένοις οἴκοις
τιτάνῳ, καὶ πρὸς τῆς τῶν ἐσβεσμένων ἀνθράκων ὀσμῆς
πνιγόμεθα; κατὰ μὲν τὸν Ἐρασίστρατον, ὅτι λεπτὸς ὢν ἐν
ταῖς τοιαύταις καταστάσεσιν ὁ ἀὴρ οὐ στέγεται πρὸς τῶν
ἀρτηριῶν, ἀλλ᾽ ἐκκενοῦται ῥᾳδίως, καὶ ἐνδείᾳ πνεύματος
ἀπόλλυται τὸ ζῶον. ἡμεῖς δέ φαμεν, ὅτι οὐδὲν ἐξετέλεσεν,
ὡς Ἐρασιστράτου δείξαντος, ἢ λεπτὸν ἐν τοῖς τοιούτοις τὸν
ἀέρα γιγνόμενον, ἢ μὴ στεγόμενον τοῖς ζώων σώμασιν, ἢ
μὴ τῆς ἀληθοῦς αἰτίας ἑτέρας οὔσης, ἢ χαλεπῆς ὑπαρχούσης
εὑρεθῆναι. μακρότερα μὲν οὖν ἀναγκαζόμεθα λέγειν πρὸς
τὰ εἰρημένα, χρὴ δὲ, ὅσον οἷόν τε, πειρᾶσθαι τεμεῖν αὐτὰ
συντομώτερον. εἰ δ᾽ οὐδὲν ἔχω φάναι, τὰς πολλὰς ἀντιλο-
γίας περικόψας, τοῦ φαίνεσθαι τὰς κινήσεις τῶν ἀρτηριῶν

Cnidio eſt laudatum.   Evacuantur enim hi toto corpore
multo citius et amplius, quam in balneis; non tamen ſuf-
focantur, propterea quod frigidum aërem inſpirant, quo
ſi quis ipſos privet, brevi moriuntur.   Quomodo igitur,
inquiunt, in graueolentibus ſpecubus, et recens calce ob-
litis domibus, et ab extinctarum prunarum foetore ſuffo-
camur? Iuxta Eraſiſtratum quidem, quia tenuis in eius-
modi conſtitutionibus exiſtens aër ab arteriis non reci-
pitur, nec continetur, ſed facile evacuatur, et ob ino-
piam ſpiritus animal perit.   Nos autem dicimus, quod
nihil fuerit, utpote quum Eraſiſtratus nihil tale demon-
ſtraverit, quod aut tenuem in talibus redderet aërem, aut
ut ne ab animantium corporibus recipi ac contineri poſ-
ſet: niſi forte vera cauſa alia ſit, aut difficilis extet in-
ventu.   Ad praedicta igitur longius ſermonem extendere
cogimur; conabor tamen pro viribus in compendium
omnia contrahere; ſi vero nihil habeam, quod dicam,
reciſis multis contradictionibus id apparere affero. motus
videlicet arteriarum in eiusmodi diſpoſitionibus neque

Ed. Chart. V. [421. 422.]   Ed. Baf. III. (163.)

ἐν ταῖς τοιαύταις διαθέσεσι μηδὲν ἀπολειπομένας μεγέθει
τε καὶ χρόνῳ τῶν ἔμπροσθεν, ὡς ἂν πλήρεις οὔσας δηλον-
ότι τοῦ δι' αὐτῶν φερομένου πνεύματος. ἐχρῆν δ' αὐτὰς
μὴ ὅτι θᾶττον ἢ μικρότερον φαίνεσθαι σφυζομένας, ἀλλ'
ἀσφύκτους γίνεσθαι παντάπασιν, ὡς ἐστερημένας τελέως
τοῦ πληροῦντος αὐτῶν τὰς κοιλίας ἀέρος. ἀλλ' εἰ τὴν
Ἐρασιστράτου, φασὶ, διαβάλλεις αἰτίαν, εἰπέ. λέξω δὲ,
ἐὰν πρότερον ὑμεῖς εἴπητέ μοι, διὰ ποίαν αἰτίαν θαλάττιοι
ζωγρεῖς νάρκης ἁψάμενοι ναρκῶσι. [422] εἰ δὲ οὐδὲν
λέγειν ἔχετε, τοῦτο ὅμως ἡμῖν εἰπεῖν συγχωρήσετε, τὸ τὴν
δύναμιν εἶναι τοῦ ζώου ναρκωτικὴν τῶν ἁψαμένων οὕτως
ἰσχυρὰν, ὥστε καὶ διὰ τοῦ πεπηγότος αὐτοῦ τριόδοντος
εἰς τὰς χεῖρας τῶν ἁλιέων ῥᾳδίως ἀνατρέχειν τὸ πάθος.
οὐκοῦν συγχωρήσετε, εἶναί τινας ἰχθύων ποιότητας καὶ δυ-
νάμεις, ὧν αἱ μὲν νάρκην, αἱ δὲ κάρον, αἱ δὲ ψύξιν,
αἱ δὲ σῆψιν, αἱ δὲ ἄλλό τι φέρουσι κακὸν, ἀέρος δὲ
οὐδεμίαν συγχωρήσετε εἶναι τοιαύτην δύναμιν; ἀλλ' οὐκ

magnitudine neque tempore prioribus inferiores eſſe, ut-
pote quae plenae ſpiritu, qui per ipſas fertur, exiſtant;
oportebat autem in eis non ſolum velociorem aut mino-
rem pulſum apparere, ſed eas etiam omnino pulſu pri-
vari, utpote aëre ipſarum ventriculos opplente penitus
privatas. At vero, ſi Eraſiſtrati (inquiunt) cauſam reji-
cis, alteram nobis profer. Proferam autem, ſi prius
vos dixeritis mihi, ob quam cauſam marini piſcatores ex
torpedinis contactu torporem incurrant. Si vero nihil
habetis, quod dicatis, hoc tamen nobis referre permitta-
tis, nempe vim eſſe hujus animantis ſtupefactoriam eo-
rum, quae contingunt, adeo fortem, ut etiam per infi-
xum ipſi tridentem ad manus piſcatorum perfacile vitium
accurrat. Itaque concedetis, piſcium quasdam eſſe quali-
tates ac vires, quarum aliae torporem, aliae altiorem
ſoporem, aliae frigiditatem, aliae putrefactionem, aliae
aliud quoddam malum inferant, aëris autem nullam ta-
lem vim eſſe permittetis? Verum non habemus (aiunt)

498 ΓΑΛΗΝΟΥ ΠΕΡΙ ΧΡΕΙΑΣ ΑΝΑΠΝ. ΒΙΒΛ.

Ed. Chart. V. [422.]   Ed. Baf. III. (163.)
ἔχομεν, φασὶν, ἐναργῶς δεῖξαι, τίς ἡ ποιότης αὕτη, καὶ τίς
ἡ δύναμις αὕτη. τί οὖν τοῦτο πρὸς τὰ παρόντα; διὰ γὰρ
τῶν ἀδήλων οὔτε ἀνατρέπεσθαί τι δίκαιον οὔτε κατασκευ-
άσασθαι. μεταβαίνωμεν οὖν ἀπὸ τῶν τοιούτων ἐπὶ τὸ κα-
τασκευάζειν ἐναργῶς, ὁποτέραν οὖν τῶν αἱρέσεων ἀνατρέπειν
δυνάμεθα. τὰ μὲν οὖν ἐξ ἀνάγκης ἀνατρέποντα τὴν Ἐρα-
σιστράτειον δόξαν εὐθὺς κατ᾽ ἀρχὰς ἡμῖν ἐρῥήθη. τὰ δὲ
τὴν ἡμετέραν κατασκευάζοντα, τοιαῦτα μὲν οὖν ὡς οὐχ εὕ-
ρομεν, ὡς ἐξ ἀνάγκης περαίνειν, ἁπάντων μέντοι τῶν
ἄλλων πιθανώτατον, πρὸς τὸ μηδὲ ἀνατρέπεσθαι πρός τινος
τῶν φαινομένων ταύτην τὴν δόξαν. ὥστε τὴν μὲν Ἐρα-
σιστράτου περὶ χρείας ἀναπνοῆς ὑπόληψιν ἤδη καταλιπεῖν
δίκαιον, ἐπειδὴ κἂν τοῖς περὶ σφυγμῶν λόγοις ἐξελέγχεται
πολυειδῶς σφαλλομένη. αὐτοὺς δὲ διὰ βραχέων ἐπιδραμεῖν
τῶν ἄλλων φαινομένων τὰς αἰτίας, εἰς τὴν προκειμένην
ἀναφέροντας ὑπόθεσιν, ὥσπερ κατά γε τὴν γυμνασίαν μεῖ-
ζόν τε καὶ πυκνότερον ἡμᾶς ἀναπνεῖν. οὐ γὰρ ἀπεικὸς
οὐδὲ τοῦτο γίνεσθαι διὰ τὴν, τοῖς σφοδρῶς κινουμένοις

evidentem demonftrationem, quaenam qualitas haec fit,
et quae tandem vis. Quid igitur hoc ad praefentia? per
obfcura enim nihil rite neque evertitur, neque confir-
matur. Transeamus itaque a talibus ad confirmationem
evidentem, utram tandem fectam evertere queamus. Quae
quidem igitur neceffario Erafiftrati opinionem evertunt,
ftatim a principio nobis relata funt; quae vero noftram
confirmant, talia quidem non invenimus, ut neceffario
concludant, attamen omnium aliorum maxime credibilia
funt, fupra hoc, quod a nullo penitus eorum, quae pa-
lam apparent, haec opinio noftra evertatur. Quare Era-
fiftrati de refpirationis utilitate opinionem hic iam relin-
quere juftum eft, quandoquidem et in libris de pulfibus
multipliciter erroris eft convicta; ipfi vero etiam reliquo-
rum apparentium caufas ad praefentem fuppofitionem
conducentes brevibus percurremus. Velut eft, quod in
exercitationibus amplius et frequentius refpiramus; ne-
que enim diffimile vero eft, etiam ob calorem ex vehe-

αὐξανομένην θερμασίαν. ὅτι γὰρ οὐδ᾽ ἐνταῦθα διὰ τὴν τῶν
ἀρτηριῶν ἐπιπλήρωσιν, ἐναργές ἐστιν ἐκ τοῦ γίνεσθαι μὲν
ἐξ ἀρχῆς εὐθὺς πολλάκις σφοδρῶς, οὐ μὴν ἀλλοιοῦσθαι τὴν
ἀναπνοήν, πρὶν ἱκανῶς θερμανθῆναι· ἐκθερμανθέντων δὲ,
κἂν ἐπαυσάμεθα κινούμενοι, μέχρι ᾽πολλοῦ διασωζομένην
ὁρᾶσθαι τὴν αὐτὴν ἰδέαν τῆς ἀναπνοῆς. ἀλλὰ κἂν τοῖς
καυσώδεσι πυρετοῖς ὁμοίως ἀναπνεῖν ὀρεγόμεθα διὰ τὴν
αὐτὴν αἰτίαν· ὅπου γὰρ ἂν ᾖ μέγιστον τὸ τῆς χρείας δεό-
μενον, ἐνταῦθα οὐκ ἀπεικὸς ἱκανῶς αὐξάνεσθαι καὶ τὴν
χρείαν αὐτήν. ἡ μὲν γὰρ μείζων φλὸξ μείζονος ἀέρος, ἡ δὲ
ἐλάττων ἐλάττονος δεῖται· πᾶσα οὖν δεῖται δι᾽ ἣν ἔμπροσθεν
εἴπομεν ἀνάγκην. οὐκ οὖν ἔτι θαυμαστόν, εἰ κατεψυγμένοι
τὰ περὶ τὴν καρδίαν καὶ τὸν πνεύμονα τὸν ἔξωθεν ἀέρα
ποθοῦσί τε καὶ δέονται διὰ τῆς εἰσπνοῆς ἐπισπᾶσθαι. ἐπι-
σπᾶται μὲν γὰρ, ἀλλ᾽ ὀλίγον καὶ διὰ καιροῦ πολλοῦ· με-
γάλως γὰρ καὶ πυκνῶς οὐκ ἐγχωρεῖ ῥιπίζειν τὴν βραχεῖαν
θερμασίαν. διὰ τί τοίνυν οἱ μὲν παῖδες πλεῖόν τε καὶ

menti motu auctum fieri; quod enim neque hic propter
arteriarum expletionem refpiramus, manifeftum eſt ex eo,
quod a principio ſtatim ſaepe vehementer contingat, non
tamen refpiratio mutetur prius, quam multum calefia-
mus; ubi vero excalfacti fumus, etiamſi ad multum tem-
pus a motu quiefcimus, tamen eandem refpirationis ſpe-
ciem confervari videmus. Quin et in aefluoſis febribns
fimililiter refpirare appetimus ob eandem caufam. Ubi
enim maximum fuerit, quod utilitate indigebit, hic etiam
non abfonum eſt ipfam utilitatem multum augeri, major
namque flamma ampliori aëre, minor pauciore opus ha-
bet. Omnis vero flamma ipfo indiget ob eam, quam
prius dixi, neceffitatem. Nequaquam igitur mirum eſt,
ſi loci circa cor et pulmonem perfrigerati externum
aërem defiderant, indigentque ejus per infpirationem at-
tractione; attrahunt enim, fed parum et per multum
tempus, valde namque et crebro non expedit parvam
caliditatem ventilare. Propter quid igitur pueri quidem

πυκνότερον, οἱ δὲ ἀκμάζοντες ἔλαττόν τε καὶ ἀραιότερον
ἀναπνέουσιν; ἤ, ὅτι τὰ αὐξανόμενα πλεῖστον ἔχει τὸ ἔμφυ-
τον θερμὸν, ἕπεται ἐξ ἀνάγκης πλήθει θερμασίας μέγεθός
τε καὶ πυκνότης ἀναπνοῆς; εἰ δὲ καὶ τρέφεται τὸ ψυχικὸν
πνεῦμα πρὸς τῆς ἀναπνοῆς, καὶ διὰ τοῦτο ἀναπνέουσι πλεῖ-
στόν τε καὶ πυκνότατον οἱ παῖδες, ἐπεὶ καὶ τροφῆς πλείο-
νος, ὡς ἂν αὐξανόμενοι, δέονται. εἰ δὲ τὸ λιγνυῶδες ἀπο-
χεῖται πλεῖστον ἐν ταῖς ἀναπνοαῖς, καὶ διὰ τοῦτο ἀναπνέουσι
πλεῖστόν τε καὶ πυκνότατον. ἔνθα γὰρ ἡ τῆς τροφῆς ἐργα-
σία πλείων, ἐκεῖ καὶ τὸ περίττωμα πλέον. οἷς δ᾽ οἱ νεα-
νίσκοι θερμότεροι τῶν παίδων εἶναι δοκοῦσιν, οὗτοι τὴν
μὲν προειρημένην αἰτίαν οὐ προσοίσονται. περὶ μέντοι τῶν
γερόντων οὐδεὶς ἀμφισβητεῖ, τὸ μὴ οὐκ εἶναι πολὺ ψυχρο-
τέρους αὐτοὺς τῶν παίδων καὶ νεανίσκων. [423] ὁμολογεῖ
δὲ τῇ ψύξει καὶ ἡ τῆς ἀναπνοῆς ἰδέα, μικροτέρα τε ἅμα
καὶ ἀραιοτέρα γιγνομένη. παραπλήσια δὲ τοῖς ἐπὶ τῶν ἡλι-
κιῶν φαινομένοις ἐν ὥραις καὶ χώραις καὶ φύσεσι συμ-

plus et frequentius, puberes vero minus et rarius re-
fpirant? Num quod, qui crefcunt, plurimum habent in-
fiti caloris, necelfario autem fequitur ad multitudinem
caloris magnitudo et frequentia refpirationis? Si vero
animalis fpiritus a refpiratione etiam nutritur, etiam
ob id plurimum et frequentiffime pueri refpirant, quod
nutrimento ampliore, ut qui crefcant, opus habent. Si
vero etiam fuliginofum plurimum in refpiratione diffun-
ditur, etiam ob id plurimum et frequentiffime refpirant;
ubi enim amplius alimentum conficitur, ibi etiam am-
plius excrementum. Quibus itaque pueri calidiores ado-
lefcentibus elfe videntur, hi talem referent caufam cre-
brioris ipforum refpirationis. Quibus autem adolefcentes
calidiores pueris videntur, hi praedictam caufam non ad-
mittent. Atqui de fenibus nemo dubitat, quin fint mul-
to tum pueris tum adolefcentibus frigidiores; teftimo-
nium autem frigiditati praebet ipfa refpirationis fpecies,
quae in eis minor fit et rarior. Confimilia porro iis,
quae in aetatibus apparent, in temporibus et regionibus

Ed. Chart. V. [423.]   Ed. Baf. III. (163. 164.)

βέβηκε. καὶ ὁμολογεῖ γὰρ ἀεὶ τοῖς μὲν θερμοῖς ἡ μείζων τε καὶ πυκνοτέρα, τοῖς δὲ ψυχροῖς ἡ ἐλάττων τε καὶ ἀραιοτέρα. μικρόν τε καὶ πυκνὸν ἀναπνέουσιν οἵ τε ἐδηδοκότες καὶ οἱ πεπωκότες στενοχωρίᾳ τοῦ διαφράγματος. οὕτω δὲ καὶ αἱ κύουσαι, κἂν τοῖς ἰδέροις τε καὶ ταῖς φλεγμοναῖς τοῦ ἥπατος καὶ τῆς γαστρὸς καὶ τοῦ σπληνὸς ὁμοίως ἀναπνέουσι διὰ τὴν αὐτὴν αἰτίαν. ἀλλὰ (164) περὶ μὲν τῆς οἰκείας τούτων ἀναπνοῆς ἐν τοῖς περὶ δυσπνοίας εἰρήσεται. νῦν δὲ ἀρκεῖ καὶ ταῦτα αὖθις ἐνδείξειν τὸ πάνθ᾽ ὁμολογεῖν τὰ φαινόμενα τῷ προειρημένῳ δόγματι περὶ χρείας ἀναπνοῆς.

Κεφ. ε΄. Ἴδωμεν δ᾽ ἐφεξῆς, εἰ δύναται τρέφεσθαι τὸ ψυχικὸν πνεῦμα πρὸς τῆς ἀναπνοῆς. εἴπωμεν δὲ πρότερον, πῶς καλοῦμέν τι ψυχικὸν πνεῦμα, ἀγνοεῖν ὁμολογοῦντες οὐσίαν ψυχῆς. ἐπεὶ τοίνυν αἱ κατὰ τὸν ἐγκέφαλον κοιλίαι τοῦ πνεύματος, ἐπειδὰν τρωθῇ, εὐθὺς ἀκινήτους τε καὶ ἀναισθητοῦντας ἡμᾶς ἐργάζονται, χρὴ τοῦτο τὸ πνεῦμα

ac naturis contingunt. Teſtimoniumque praebet calidis ſemper reſpiratio major et denſior, frigidis minor et rarior. Parum etiam et frequenter reſpirant, qui cibum acceperunt ac biberunt, ob ſepti transverſi coarctationem. Sic et praegnantes: in aqua etiam inter cutem, et in hepatis inflammationibus, ventriculique ac ſplenis conſimiliter reſpirant propter eandem cauſam. Caeterum de propria horum reſpiratione in libris de ſpirandi difficultate dicetur. Nunc ſatis eſt, ut hoc rurſus demonſtretur, nempe omnia manifeſte apparentia praedicto dogmati noſtro, de uſu videlicet reſpirationis, teſtimonium praebere.

Cap. V. Videamus autem deinceps, an animalis ſpiritus a reſpiratione nutriri poſſit. Dicamus autem prius, quomodo quid animalem ſpiritum vocemus, quum ſubſtantiam animae nos ignorare ſimus confeſſi. Quoniam igitur ventriculi ſpiritus in cerebro, quum vulnerantur, ſtatim immobiles ac ſenſus expertes nos reddunt, oportet utique omnino hunc ſpiritum aut ipſam animae

πάντως ήτοι τὴν οὐσίαν αὐτὴν εἶναι τῆς ψυχῆς, ἢ τὸ πρῶ-
τόν γε αὐτῆς ὄργανον. εἴρηται δὲ ἑτέρωθι περὶ αὐτῶν δι᾽
πλειόνων ἀκριβέστερον, ἐν οἷς καὶ τοῦτ᾽ εὐθὺς εἴρηται, ὡς
ἀναγκαῖόν ἐστι τοῦτο τὸ πνεῦμα τρέφεσθαι. πόθεν οὖν,
φασὶν, ἄλλοθεν ἕξει τὴν τροφὴν, εἰ μὴ παρὰ τοῦ διὰ τῆς
εἰσπνοῆς ἑλκομένου; καίτοι κᾀκ τῆς τοῦ αἵματος ἀναθυ-
μιάσεως οὐκ ἀπεικὸς αὐτὸ τρέφεσθαι, καθάπερ καὶ πολ-
λοῖς τῶν ἐλλογίμων ἰατρῶν τε καὶ φιλοσόφων ἔδοξεν. ἀλλ᾽
οὐδ᾽ ἐκ τῆς εἰσπνοῆς ὁμοίως οἱ περὶ τὸν Ἐρασίστρατον
τοῖς περὶ τὸν Ἱπποκράτην τρέφεσθαί φασι τὸ ψυχικὸν
πνεῦμα. τοῖς μὲν γὰρ ἐκ τῆς καρδίας διὰ τῶν ἀρτηριῶν
ἐπὶ τὰς μήνιγγας, τοῖς δὲ εὐθὺς διὰ τῶν ῥινῶν εἰς τὰς
κατὰ τὸν ἐγκέφαλον κοιλίας ἔρχεσθαι τὸ πνεῦμα δοκεῖ.
τὴν μὲν Ἐρασιστράτου περὶ τούτων δόξαν κᾀνταῦθα κα-
ταλίπωμεν, ἐξελεγχομένην πολυειδῶς περὶ τῶν ἐν σφυγμοῖς
αἰτιῶν. ἐπὶ δὲ τὴν ἀληθῆ μεταβάντες, τὴν καὶ ταῖς ἀρτη-
ρίαις αἷμα μεταδιδοῦσαν, ἐπισκεψώμεθα τουτὶ τὸ φαινόμε-
νον, οὗ πολλάκις ἐπειράθημεν. ἐν γὰρ τῷ βρόχοις διαλαμ-

fubſtantiam eſſe, aut primum utique ipſius organum.
Dictum vero alibi de ipſis fuſius et diligentius, ubi etiam
hoc ſtatim dictum eſt, quod neceſſarium eſt hunc ſpiritum
nutriri. Unde igitur (inquiunt) aliunde alimentum habe-
bit, quam ab aëre per inſpirationem attracto? Atqui ex
ſanguinis exhalatione haud incongruum eſt ipſum nutriri,
quemadmodum multis celebribus tum medicis tum phi-
loſophis eſt viſum. Verum qui Eraſiſtratum ſectantur,
non eodem modo, quo qui Hippocratem, ex inſpiratione
animalem ſpiritum nutriri tradunt. Illis enim ex corde
per arterias ad cerebri membranas, his vero ſtatim per
nares in cerebri ventriculos pervenire ſpiritus videtur.
Eraſiſtrati quidem de his opinionem etiam hic relinque-
mus, multiformiter a nobis in libris de pulſuum cauſis
convictam. Ad veram autem transgredientes conſidera-
bimus hoc, quod palam apparet, cujus jam ſaepe experi-
mentum fecimus. Quum enim arteriae colli laqueis con-

βάνεσθαι τὰς κατὰ τὸν τράχηλον ἀρτηρίας οὐδὲν πάσχει
τὸ ζῶον οὔτ᾽ εὐθὺς οὔθ᾽ ὕστερον, ὡς ἡμεῖς ἐνίοτε πειρώ-
μενοι ἐν βρόχοις αὐτὰς διελαμβάνομεν. ὅλην δὲ ἡμέραν
τὸ ζῶον εἰσπνέον τε καὶ ἐκπνέον καὶ κινούμενον ἀκωλύ-
τως ἰδόντες, νυκτὸς ἤδη βαθείας ἐσφάξαμεν, οὐκέθ᾽ ἡγού-
μενοι τὴν ἐπὶ πλέον πεῖραν πίστιν ὑπάρχειν· δύνασθαι
γὰρ ἐν τοσούτῳ χρόνῳ διὰ τοὺς περικειμένους βρόχους
συμπαθῆσαί τι τῶν κυριωτάτων μορίων. ἐθαυμάζομεν οὖν,
τὰς ἐκ τῶν κυριωτάτων τῶν ζωτικῶν ὀργάνων, τῶν τῆς καρ-
δίας, εἰς τὰ κυριώτατα τῶν ψυχικῶν, τὸν ἐγκέφαλον, τε-
ταμένας ἀρτηρίας οὕτως ἄλυπον τῷ παντὶ βίῳ τὴν βλά-
βην ἐχούσας εὑρίσκοντες. ἀλλὰ περὶ μὲν τούτων κἂν τῷ
περὶ χρείας σφυγμῶν ἐπιπλέον ζητήσομεν. ὅπερ δ᾽ ἐξ
αὐτῶν ἐστιν εἰς τὰ παρόντα χρήσιμον, οὗ χάριν [424] ἐμνη-
μόνευσα τῶν καρωτίδων ἀρτηριῶν, τοῦτ᾽ αὖθις λεγέσθω,
τοῦ μὴ πάνυ τι δεῖσθαι τοῦ παρὰ τῆς καρδίας πνεύματος
τὸν ἐγκέφαλον. ἀπολείπεται γοῦν, ἤτοι τὴν ἀναθυμίασιν

ftringuntur, nihil patitur animal neque ftatim neque
poftea, quemadmodum nos aliquando experiundi gratia
illas laqueis conftrinximus, atque totum diem animal
infpirare et expirare ac moveri citra impedimentum
vifum ad profundam jam noctem mactavimus, ut qui
putaremus, tam diutinam experientiam non amplius fide-
lem ac tutam effe; poffe enim in tanto temporis fpatio,
quo laquei circumnexi fuerant, aliquod ex principalibus
membris per confenfum laefum effe. Admirabamur igitur,
quum reperiremus arterias ex principaliffimis vitalibus
organis, ipfo videlicet corde, ad principaliffima animalia
organa, ipfum videlicet cerebrum, protenfas ita citra
omnem vitae offenfam iniuriam eam tolerantes. Sed de
his etiam in libro de ufu pulfuum amplius quaeremus.
Quod vero ex eis ad praefens utile exiftit, cujusque
gratia carotidum arteriarum circa collum mentionem feci,
id ipfum rurfus dicetur, nempe, quod cerebrum fpiritu a
corde allato non valde habet opus. Reliquum eft igitur,

αὐτῷ τὴν ᾽ἐκ τοῦ αἵματος ἱκανὴν ὑπάρχειν, ἢ τὴν διὰ
τῶν ῥινῶν εἰσπνοήν. ἀλλ᾽ οὐδὲ τὴν ἀναθυμίασιν εἰκὸς
γίνεσθαι δαψιλῆ, βρόχῳ διαλειφθεισῶν τῶν ἀρτηριῶν.
δείκνυται δὲ τοῦτο ἐν τῷ περὶ χρείας σφυγμῶν. ἀναγκαῖον
οὖν ἐκ τῆς διὰ τῶν ῥινῶν ἐστιν ὡς τὴν πλείστην εἶναι
τροφὴν τῷ ψυχικῷ πνεύματι. τοῦτ᾽ ἔστι τὸ παρ᾽ Ἱπποκρά-
τους λεγόμενον· Ἀρχὴ τροφῆς πνεύματος στόμα, ῥῖνες,
βρόγχος, πνεύμων, καὶ ἡ ἄλλη ἀναπνοή. ἐξ ἁπάντων γὰρ
τούτων τρέφεται, μηδαμῇ παρεμποδιζόμενον· εἰ δὲ καὶ πα-
ρεμποδίζοιτο καθ᾽ ἓν ὁτιοῦν αὐτῶν, ἀλλ᾽ ἔτι διά γε τῶν
λοιπῶν ὑπηρετεῖται. μαθεῖν δὲ ἐναργῶς ἔστιν ἐξ οὗ μέλ-
λομεν εἰπεῖν φαινομένου περὶ τῆς οἰκείας πνεύμονος εἰς
τὰς καθ᾽ ὅλον ἀρτηρίας μεταλήψεως τοῦ πνεύματος, ὡς
ἤτοι βραχὺ ἔτι παντελῶς, ἢ οὐδ᾽ ὅλως γίγνεται. περιτι-
θέντες γὰρ παιδὸς τῷ στόματι καὶ ταῖς ῥισὶ μεγάλην κύ-
στιν βοείαν, ἤ τι τοιοῦτον ἕτερον ἀγγεῖον, ὡς μηδαμῇ πα-
ραπνεῖσθαι μηδὲν τῆς ἀναπνοῆς δι᾽ ὅλης ἡμέρας, εἴδομεν

aut exhalationem ex fanguine ipfi fufficientem effe aut
per nares infpirationem. Atqui nec exhalationem largam
contingere verifimile eft, fi arteriae laqueo funt conftri-
ctae; quod ipfum etiam in libro de ufu pulfuum demon-
ftratur. Neceffarium igitur eft ex infpiratione per nares
potiffimam alimenti partem animali fpiritui accedere. At-
que hoc eft, quod ab Hippocrate dicitur: Principium
alimenti fpiritus os, nares, arteria afpera, pulmo, et
alia refpiratio. Ex omnibus enim his nutritur nullate-
nus impeditus. Si vero etiam impediatur unum quod-
cumque tandem ex ipfis, attamen per reliqua alimentum
ei fuggeritur. Difcere autem ex apparenti, de quo di-
cturi fumus, evidenter licet de fpiritus ex pulmone in
arterias totius corporis tranfumptione, quod aut modice
omnino, aut neque omnino contingit. Quum enim ali-
quando ad os ac nares pueri magnam veficam bubulam,
aut aliud quoddam vafculum, ut nulla parte quicquam
ex refpiratione per totum diem praeterfpiraret, appofuif-

ἀκωλύτως πνέοντα αὐτόν. ἐξ οὗ δῆλον, ὡς ἤτοι μικρὸν
παντελῶς ἢ οὐδ᾽ ὅλως αἱ κατὰ τὸ ζῶον ἀρτηρίαι ἔχουσι
τῶν ἔξωθεν ποιοτήτων ἀνάγκην, καὶ μάλιστα τῆς θερμό-
τητος. τὸ μὲν γὰρ ψυχρότερον οὐχ ὁμοίως εὔπορον ἅπαντι.
χρὴ δ᾽ ἑτοίμως ἰέναι διὰ πάντων τῶν ὀργάνων τὸ τῆς ψυ-
χῆς πνεῦμα. τὸ δ᾽ αὖ θερμότερον ἅπαντι μὲν πόριμον,
ἀλλὰ πρῶτον μὲν κατακαίει τε καὶ συντήκει τὸ σῶμα, τε-
λευταῖον δὲ καὶ αὐτὸ συναπόλλυται καὶ ἀποσβέννυται.
καὶ ἐν μὲν ταῖς ἀποπληξίαις ψυχρότερον, ἐν δὲ τοῖς πυ-
ρετοῖς θερμότερον τοῦ μέτρου γιγνόμενον, ἐν μὲν ταῖς
ἀποπληξίαις ἴσχεται τοῦ πάντη ῥᾳδίως εἰσιέναι, καὶ διὰ
τοῦτο εἰς ἀκινησίαν τελευτᾷ τὸ πάθος· ἐν δὲ τοῖς πυρε-
τοῖς εὔπορον μέν τοι πάντη, κατακαίειν δὴ, καθάπερ πῦρ,
ἀλλὰ μήτε τρέφειν μήτε αὐξάνειν τὰ σώματα δύναται.
μὴ τοίνυν εἶναι μικρὰν νομίζωμεν τὴν χρείαν τοῖς ζώοις
τῆς συμμέτρου θερμασίας, ἀλλ᾽ ἐν τοῖς ἀναγκαιοτάτοις,
μάλιστα μὲν οὖν τῷ πνεύματι τῷ ψυχικῷ καὶ τοῖς κυ-
ριωτάτοις ὀργάνοις, ἤδη δὲ καὶ καθ᾽ ὅλον τὸ σῶμα.

femus, vidimus citra obſtaculum puerum ſpirantem: ex
quo manifeſtum eſt, quod parum aut penitus nihil ar-
teriae animalis extrinſecarum qualitatum neceſſitate ur-
gentur, et maxime caloris. Etenim frigidior ſpiritus non
ſimiliter penitus pertranſire poteſt. Oportet autem prom-
pte per omnia organa animae ſpiritum tranſire. At ve-
ro calidior penitus quidem penetrat, verum primum et
exurit, et colliquat corpus, poſtremum vero etiam ipſe
extinguitur et perit. Et in apoplexiis quidem frigidior
eſt, in febribus vero calidior moderato redditur. In
apoplexiis itaque retinetur, ut non facile penitus per-
tranſire poſſit, et ob id ſane in motus privationem deſi-
nit affectus. In febribus vero penetrare quidem penitus
poteſt, verum exurere ad ſimilitudinem ignis, non vero
nutrire aut augere corpora valet. Ne igitur parvam eſſe
putemus animalibus moderati caloris utilitatem, verum
maxime neceſſariam, praeſertim ſpiritui animali et
principaliſſimis organis, iam vero et univerſo corpori.

εἰκότως ἄρα τὴν ἀρχὴν τῆς φυσικῆς θερμασίας, τὴν καρ-
δίαν, εἰς τοσοῦτον ἀναπνοῆς χρήζουσαν ἔχομεν, εἰς ὅσον
περ καὶ συμμέτρου θερμασίας αὐτοὶ χρήζομεν. ἐδείχθη
γὰρ ἀδύνατος ἡ σωτηρία τῆς θερμασίας χωρὶς τῆς ἀνα-
πνοῆς. ἔκπνουν μὲν δὴ καὶ εἴσπνουν ἐστὶ ὅλον τὸ σῶμα,
κατὰ τὸν Ἱπποκράτους λόγον, ἀλλὰ καὶ πρὸς ἡμῶν ἑτέ-
ρωθι δέδεικται. σύμμετρος δὲ ἀναπνοὴ τοῖς μὲν ἄλλοις
ἅπασι μορίοις ἡ διὰ τῶν ἀρτηριῶν ἐστιν· ἐγκεφάλου δὲ
καὶ καρδίας δύο ἐξαίρετα πρόσκειται τῆς ἀναπνοῆς ὄργανα,
τῷ μὲν ῥῖνες, τῷ δὲ πνεύμων. ὅπως δὲ ὁ πνεύμων κι-
νοῖτο, θώρακος ἐδεήθη. καὶ δι' αὐτὸ ὡς μὲν τῇ καρδίᾳ
συνημμένος ὁ πνεύμων τὸ πρῶτόν ἐστι πνευστικὸν ὄργανον,
ὡς δὲ ὑπὸ τοῦ θώρακος κινούμενος τὸ δεύτερον. εἰ δὲ
τῆς τοῦ αἵματος ἀναθυμιάσεως εἰς θρέψιν χρήζει τὸ ψυ-
χικὸν πνεῦμα, πιθανὸν γὰρ καὶ τοῦτο, μεγίστην ἂν ἔχοι
καὶ ταύτην τῆς συμμέτρου θερμασίας τὴν χρείαν τὰ ζῶα.
τὸ μὲν γὰρ ψυχρὸν αἷμα πῶς ἂν εἰς ἀτμοὺς λύοιτο; ἀμέ-
τρως δὲ θερμὸν εὐσκέδαστον μὲν εἰς ἀτμούς, ἀλλ' εἰς θο-

Jure igitur principium naturalis caloris, ipfum videlicet
cor, refpiratione tantum egens habemus, quantum etiam ipfi
moderato calore indigemus. Demonftratum enim eft, im-
poffibile effe falvum effe calorem citra refpirationem. In-
fpirabile namque et expirabile eft totum corpus iuxta Hip-
pocratis fententiam; verum et nos alibi dempnftravimus.
Moderata autem refpiratio omnibus aliis partibus per ar-
terias contingit. Cerebro vero et cordi duo praecipua
adjacent refpirationis organa, illi nares, huic pulmo. Cae-
terum ut pulmo moveretur, thorace opus habuit; et pro
pterea ut cordi quidem copulatus pulmo primum refpi-
rani organum exiftit, ut vero a thorace movetur, fecun-
dum. Si vero et fanguinis halitu ad nutritionem ani-
malis fpiritus indiget, (credibile enim et hoc ipfum eft,)
maximam habuerint fane animalia et hanc a moderato
calore utilitatem. Etenim frigidus fanguis quomodo in
halitum folveretur? Immodice vero calidus facile quidem

λερούς τούτους καὶ καπνώδεις. οὐ μὴν τοιούτῳ γε εἶναι
πρέπει τῷ ψυχικῷ [425] πνεύματι, ἀλλ᾽, εἴπερ τῳ ἄλλῳ,
καθαρωτάτῳ τε καὶ χρηστοτάτῳ. ταῦτ᾽ ἄρα τὸ μελαγχολι-
κὸν αἷμα καὶ τὸ πικρόχολον εἰς ἀτμοὺς μοχθηροὺς λυό-
μενον, τὸ μὲν εἰς μελαγχολίαν, τὸ δὲ εἰς φρενῖτιν ἄγει.
διὰ τοῦτο δὲ κἂν τοῖς καυσώδεσι πυρετοῖς ἑτοίμως παρα-
φρονοῦσιν. εἰ γὰρ χρηστὸν ᾖ τηνικαῦτα τὸ αἷμα, διὰ γοῦν
τὸ πλῆθος τῆς θερμασίας ἀτμίζει καπνωδῶς. εἴη δ᾽ ἂν
καὶ τοῦτο τῆς κατὰ φύσιν θερμασίας ὄφελος οὐ σμικρὸν,
ἀτμίζειν σύμμετρόν τε καὶ καθαρὸν καὶ χρηστόν. οὐ μὴν
οὐδὲ ταῖς οἰκείαις κατασκευαῖς δεῖσθαι ὅτῳ τῶν μορίων
ὑπόθοιτό τις, οὐδὲ οὕτως εἰς τὴν φυλακὴν τῆς κατασκευῆς
ὠφελεῖ μικρὸν ἡ σύμμετρος θερμασία. ξηρὸν μὲν γὰρ ἀμέ-
τρως ἢ ὑγρὸν οὐκ ἂν ἐν ἀκαρεῖ χρόνῳ γίγνοιτο τῶν μορίων
οὐδέν· ψυχρὸν δ᾽ ἐσχάτως ἢ θερμὸν δύναιτ᾽ ἂν ἐμφανῶς
γενέσθαι. καὶ μὴν ἰδίᾳ ἑκάστου τῶν μορίων οὐσία ψυχροῦ
καὶ θερμοῦ καὶ ξηροῦ καὶ ὑγροῦ ποιά τις κρᾶσίς ἐστιν.
ὥστε καὶ διαφθείρεσθαι ταύτην ὑπ᾽ οὐδενὸς οὕτω ταχέως

in vapores difpergi poteft, verum turbidos et fumofos;
talem vero minime effe convenit fpiritum animalem, fed,
ut fi quem alium, puriffimum et optimum. Ob id igitur,
ubi fanguis melancholicus et biliofus in vitiofos vapores
folvuntur, alter ad melancholiam, alter ad phrenitin
perducit; proptereaque in aeftuofis etiam febribus facile
delirant. Nam tametfi bonus tum fit fanguis, ob multi-
tudinem tamen caloris fumofos vapores emittit. Fuerit-
que et hoc non exiguum a naturali calore emolumentum,
ut videlicet exhalatio moderata, pura et bona fiat. At
vero, fi quis unamquamque partem ex propriis conftitu-
tionibus agere fupponat, neque fic parum profuerit mo-
deratus calor ad conftitutionis confervationem. Siccum
equidem aut humidum immodice nullum membrum in
pauco tempore fieri poterit, frigidum autem extreme
aut calidum manifefte fieri poffit: atqui uniufcujusque
membri fubftantia frigidi et calidi et ficci et humidi
quaedam temperies exiftit, ut eam a nulla alia re ita cito

εἰκός, ὡς ὑπὸ τῆς κατὰ τὴν θερμασίαν ἀμετρίας. εἰ δὲ
καὶ τοῦτο, καὶ τὴν ἐνέργειαν ὑπ᾽ οὐδενὸς ἑτοιμότερον ἐγχω-
ρεῖ βλαβῆναι. τῶν μὲν οὖν ἄλλων (165) ὀργάνων αἱ βλά-
βαι τῶν ἐνεργειῶν μικραί· τῶν δ᾽ εἰς αὐτὴν τὴν ζωὴν
διαφερόντων μεγάλαι· τῶν δ᾽ οὐ μόνον εἰς ζωὴν αὐτὴν
διαφερόντων, ἀλλὰ καὶ πρὸς τὰ ἄλλα λόγον ἀρχῆς ἐχόντων
μέγισται. τοιαῦτα δ᾽ ἐστὶν ἐγκέφαλος καὶ καρδία. ὥσθ᾽ ἡ
τούτων τῆς κατασκευῆς βλάβη παραχρῆμα βλάψει τὴν ζωήν.
ἀλλ᾽ οὐδὲν ὑπαλλάττειν αὐτὴν οἷόν τέ ἐστιν ἑτοιμότερον
ἀμέτρου θερμασίας. ὥστε ἄμφω δέδεικται διὰ τοῦ λόγου,
τό τε χρήσιμον τῆς συμμέτρου θερμασίας καὶ τὸ ἐν τῇ
ἀναπνοῇ εἰς αὐτήν. ἀναγκαῖον οὖν ἤδη, μὴ πιθανὸν μό-
νον, ἀλλὰ καὶ τὸ ἀληθὲς εὑρηκέναι, ἑτοίμως μὲν ἀποφαί-
νεσθαι. καὶ χρείαν εἶναι τῆς ἀναπνοῆς λέγομεν ἐμφύτου
θερμασίας ἀναπνοήν. ἔνεστι δ᾽, εἰ καὶ τὴν οὐσίαν τῆς ψυ-
χῆς ἀγνοοῦμεν, ἀλλ᾽ ἐκ διαιρέσεως οὐδὲν ἧττον λογίσα-
σθαι λήμματα τῶν ἀποδείξεων, τοῖς ἐναργῶς γινωσκομένοις

corrumpi poſſe veriſimile ſit, velut a calore immoderato.
Quod ſi ita habet, etiam actionem membrorum a nullo
promptius laedi evidens exiſtit.   In aliis quidem igitur
organis actionum laeſio parvi momenti eſt; in his vero,
quae ad vitam pertinent, magni reſert; in his poſtre-
mum, quae non ſolum ad vitam conducunt, ſed etiam ad
alia rationem principii habent, maximi; talia autem ſunt
cerebrum et cor; quare eorum conſtitutionis laeſio e veſti-
gio vitae damnum infert. Atqui ipſam conſtitutionem nihil
promptius immutare valet, quam calor immoderatus. Ita-
que ambo hoc ſermone demonſtrata ſunt, tum utilitas com-
moderati caloris, tum utilitas, quae ipſi per reſpirationem
accedit. Neceſſarium igitur jam, non credibile ſolum, ſed
et verum nos inveniſſe, perſpicue omnibus apparet. Et
ſummatim ſane dicimus utilitatem reſpirationis eſſe innati
caloris conſervationem. Licet autem, quamvis animae ſub-
ſtantiam ignoremus, attamen ex diviſione nihilominus ra-
tiocinari, iis, quae evidenter apparent, in demonſtrationis

Ed. Chart. V. [425.]   Ed. Baf. III. (165.)

χρησαμένους, ὧν καὶ τοῦτό ἐστι, τὸ περιεχόμενον ἐν ταῖς
κατὰ τὸν ἐγκέφαλον κοιλίαις πνεῦμα δυοῖν θάτερον ἀναγ-
καῖον εἶναι, ἤτοι τὴν οὐσίαν τῆς ψυχῆς ἢ τὸ πρῶτον
αὐτῆς ὄργανον. ἀλλ᾽ εἰ πρῶτον, ὁ ἐγκέφαλος ἐν ἑαυτῷ τὴν
οὐσίαν τῆς ψυχῆς ἔχει, ἀναγκαῖόν ἐστι, καὶ ταύτην ἔμφυτον
εἶναι θερμασίαν, ἢ τὸ πνεῦμα, ἢ τὸ σύμπαν αὐτῆς τῆς
κατασκευῆς εἶδος, ἢ παρ᾽ αὐτὴν εἴτις δύναμις ἀσώματος.
ἀλλ᾽ ἀναγκαῖον τοῦτο πρῶτον, εἰς τὰς κινήσεις ὄργανον ἕν
τι τῶν εἰρημένων ἔχειν, αὐτὴν μὲν ἀπαθῆ παντελῶς ὑπάρ-
χουσαν, ἐν δὲ τοῖς θανάτοις, τῶν πρώτων αὐτῶν ὀργάνων
πασχόντων, λυομένην. ὥστε ἐξ ἀνάγκης ἤτοι τῆς κατα-
σκευῆς τοῦ ἐγκεφάλου βλαπτομένης, ἢ ὁμοῦ τοῦ κατὰ αὐτὸν
πνεύματος, ἢ τῆς θερμασίας μόνης, ὁ θάνατός ἐστι τοῖς
ζώοις. ἀλλ᾽ οὔτε τὴν κατασκευὴν ἐν τάχει βλαβῆναι δυνα-
τὸν ἑτέρως ἀλλ᾽ ἢ διὰ τὴν τῆς θερμασίας ἀμετρίαν, ὡς
ἐδείξαμεν, οὔτ᾽ αὐτὴν πολὺ μᾶλλον τὴν θερμασίαν, ἀλλ᾽ οὐ
διὰ τὸ λοιπὸν ἔτι καὶ τρίτον, ἔχειν τὸ πνεῦμα δύναται

ufum aſſumptis, ex quorum numero et hoc eſt, ſpiritum,
qui in ventriculis cerebri continetur, alterum ex duobus
eſſe neceſſarium eſt, aut animae ipſus ſubſtantiam, aut pri-
mum ejus organum. Sed ſi primum, cerebrum in ſe ipſo
animae ſubſtantiam habere neceſſarium eſt, et hanc inſi-
tum eſſe calorem, aut ſpiritum, aut totam ipſius conſti-
tutionis ſpeciem, aut ſi qua alia praeter ipſam incorporea
facultas exiſlit. Caeterum neceſſarium eſt hoc primum,
unum quoddam organum ex praedictis habere ad motum
ſubſerviens, quum ipſa omnino pati non poſſit, et mortis
tempore inſtante per primorum ipſius organorum laeſio-
nem ſolvatur. Quare ſive conſtitutio cerebri offendatur,
ſive ſimul qui in eo eſt ſpiritus, ſive calor ſolus, mors
ex neceſſitate animalibus contingit. Atqui nec conſtitu-
tio brevi aliter offendi poteſt, quam per calorem im-
moderatum, quemadmodum eſt demonſtratum; nec ipſa
etiam hic amplius adhuc calor; ſed neque quod reſtat
adhuc tertium, ſpiritus videlicet ipſe, occaſionem aliquam

Ed. Chart. V. [425. 426.]   Ed. Baf. III. (165.)

πρόφασιν ἑτέρας φθορᾶς ἐξαιφνιδίου παρὰ τὰς ἔμπροσθεν
εἰρημένας, τήν τε τῆς οὐσίας ὅλης αὐτῶν κένωσιν καὶ
τὴν τῆς θερμασίας ἀμετρίαν. [426] ἀλλ᾽ ἐν ταῖς τῆς ἀνα-
πνοῆς ἐπισχέσεσιν οὐκ ἔχομεν αἰτίας εἰρῆσθαι τὴν κένωσιν
ὅλης τῆς οὐσίας, ὡς ἐπὶ τῶν εἰς τὰς κοιλίας τρώσεων.
ἀπολείπεται, ὅτι διὰ θερμασίας ἀμετρίαν ἀποθνήσκομεν.
αὕτη μὲν οὖν ἡ μεγίστη χρεία τῆς ἀναπνοῆς· δευτέρα δὲ
θρέψις τοῦ ψυχικοῦ πνεύματος. γίνεται δὲ ἡ μὲν προτέρα
δι᾽ ἀμφοτέρων τῆς ἀναπνοῆς τῶν μερῶν, εἰσπνοῆς τε καὶ ἐκ-
πνοῆς, τῆς μὲν οὖν ἀναψυχούσης τε καὶ ῥιπιζούσης, τῆς
δὲ τὸ αἰθαλῶδες ἀποχεούσης· ἡ δευτέρα δὲ διὰ τῆς εἰς-
πνοῆς μόνης. ὅτι μὲν οὖν εἰς τὴν καρδίαν ἕλκεταί τις
ἀέρος μοῖρα κατὰ τὰς διαστολὰς αὐτῆς, ἀναπληροῦσα τὴν
γενομένην κένωσιν, τὸ μέγεθος αὐτό γε τῆς διαστάσεως
ἱκανὸν ἐνδείξασθαι. ὅτι δὲ καὶ εἰς τὸν ἐγκέφαλον εἰς-
πνεῖται, δι᾽ ἑτέρας ἐπιδέδεικται πραγματείας, ἐν ᾗ περὶ
τῶν Ἱπποκράτους καὶ Πλάτωνος δογμάτων διαλεγόμεθα.

habere poteſt alterius repentinae corruptionis praeter eas,
quae antea ſunt relatae, nimirum ſubſtantiae ipſius totius
evacuationem et immoderatum calorem. At vero in re-
ſpirationis cohibitionibus cauſam aſſignare non poſſumus
ipſam vacuationem totius ſubſtantiae, quemadmodum in
vulneribus ventriculis cerebri inflictis habemus. Relin-
quitur igitur, quod ob immoderatum calorem vita exce-
dimus. Atque haec quidem maxima eſt reſpirationis uti-
litas. Secunda vero eſt animalis ſpiritus nutritio. Prior
equidem per utrasque reſpirationis partes contingit, in-
ſpirationem videlicet et expirationem, altera nimirum
refrigerante et ventilante, altera fuliginoſum diffundente;
ſecunda vero per inſpirationem ſolum accidit. Quod igi-
tur aliqua aëris pars circa diſtentionem cordis in ipſum
cor attrahitur, ut expleat factam evacuationem, id ipſum
magnitudo diſtentionis ipſius ſufficienter indicat. Quod
vero etiam ad cerebrum inſpiratur, in alio opere eſt de-
monſtratum, in quo de Hippoeratis et Platonis dogma-

διὰ τί δὲ, τῆς καρδίας εἰς ἑαυτήν τι παρὰ τοῦ πνεύμονος
ἑλκούσης ἀέρος ἐπιπεμπούσης τε ταῖς πλησίον ἀρτηρίαις,
ὅμως γε ὁ ἐκπνεόμενος οὐδὲν ἐλάττων φαίνεται τοῦ κατὰ
τὴν εἰσπνοὴν ἐλχθέντος, εἰρήσεται μὲν καὶ δι' ἑτέρων ἐπὶ
πλέον, ἀποχρήσει δὲ καὶ νῦν εἰπεῖν τόδε μόνον, ὡς
ἀτμός τις ἐκπνεῖται τοὐπίπαν ἴσος τῷ πλήθει τῆς με-
ταληφθείσης μοίρας τοῦ πνεύματος εἴς τε τὴν καρδίαν καὶ
τὰς ἀρτηρίας. αἵτινες δ' εἰσὶ καὶ διαθέσεις τοῦ σώματος,
ἐν αἷς ἤτοι βραχεῖ πλείων ὁ ἀτμὸς τοῦ μεταληφθέντος
ἀέρος, ἢ ἐλάττων, ἢ ἴσος, ἐν τοῖς περὶ δυσπνοίας εἰρήσεται.
ἀρκεῖν μέν μοι δοκεῖ ταῦτα περὶ χρείας ἀναπνοῆς. ὅσα δὲ
ὑπὲρ αὐτῆς τισιν εἰρήσεται μοχθηρῶς, ῥᾷστα φωραθῆναι
δύναιτ' ἂν μὴ παρέργως ἕκαστον τῶν ἐνταυθοῖ γεγραμμένων
ἐκλεξαμένοις.

tibus difputamus. Porro, quum cor a pulmone aërem ad
fe partim attrahat, partimque vicinis arteriis transmittat,
quam ob caufam tamen aër, qui expiratur, nihilo pau-
cior appareat, quam is, qui per infpirationem attractus
eft, dicetur quidem alio loco diffufius; nunc autem hoc
folum dicere fufficiet, quod vapor quidam omnino expi-
ratur par copia portioni fpiritus in cor et arterias
tranfumptae. Qui vero fint corporis affectus, in quibus
paulo amplior, quam tranfumptus eft, aut paucior, aut
par expiratur, in libris de difficultate fpirationis dicetur.
Atque haec fane mihi de refpirationis utilitate fufficere
videntur. Quae vero de ipfa ab aliquibus vitiofe dicta
funt, facile deprehendere poterunt, qui fingula, quae hic
tradita funt, non obiter nec tanquam aliud agentes per-
legerint.

ΓΑΛΗΝΟΥ ΠΕΡΙ ΣΠΕΡΜΑΤΟΣ

ΒΙΒΛΙΟΝ Α.

Ed. Chart. III. [185.]   Ed. Baf. I. (226.)

Κεφ. α'. Τίς ἡ χρεία καὶ τίς ἡ δύναμίς ἐστι τοῦ
σπέρματος; ἆρά γε λόγον ἔχει δυοῖν ἀρχαῖν, ὑλικῆς τε καὶ
δραστικῆς, ὡς Ἱπποκράτης ὑπελάμβανεν; ἢ τῆς ἑτέρας μό-
νης, τῆς ποιητικῆς, ὡς Ἀριστοτέλης οἴεται, ἀρχὴν μὲν κι-
νήσεως ὑπ' αὐτοῦ γίνεσθαι τῷ καταμηνίῳ νομίζων, οὐ μὴν
ἐξ αὐτοῦ διαπλάττεσθαι τὸ ζῶον συγχωρῶν; ἄξιον οὖν ἐπι-
σκέψασθαι καὶ διακρῖναι τηλικούτων ἀνδρῶν διαφωνίαν, οὐ
πιθανοῖς ἐπιτρέψαντες λόγοις, οἷς οἱ πλεῖστοι τῶν ἰατρῶν

GALENI DE SEMINE

LIBER I.

Cap. I. Quis ufus et quae facultas eft feminis?
Num duorum principiorum materialis et efficientis ratio-
nem habet, quemadmodum Hippocrates arbitratus eft?
an alterius tantum, efficientis, ut autumat Ariftoteles, qui
principium quidem motus ab ipfo manare in menftruum
exiftimat, non tamen ex eo animal formari concedit?
Aequum igitur eft tantorum virorum diffenfionem con-
fiderare ac dijudicare, *eamque* non probabilibus rationi-
bus, quibus plurimi tum medici, tum philofophi dele-

τε καὶ φιλοσόφων χαίρουσιν, ἀλλ᾽ ἐξ ἐναργῶν τε καὶ δι᾽
ἐναργῶν ἀποδεικνύντες. ἐπεὶ δὲ ἐκ τῆς περὶ ἑκάστου τῶν
ζητουμένων ἐμπειρίας οἴεται χρῆναι καὶ Ἀριστοτέλης εἰς
τὰς ἀποδείξεις λαμβάνεσθαι τὰ λήμματα, πρῶτον τοῦτο
ἐπισκεψώμεθα ἀκριβῶς, πότερον ἔνδον μένει τὸ σπέρμα ταῖς
μελλούσαις κυΐσκειν, ἢ καὶ συνεκκρίνεται.

Κεφ. β΄. Τριττὴν δ᾽ ἐγχωρεῖ ποιήσασθαι τὴν ἐπί-
σκεψιν, ἐναργεστάτην μὲν, ἣν πολλάκις κἀγὼ ἐποιησάμην,
ἵππους τε καὶ κύνας, καὶ ὄνους, καὶ βοῦς, αἶγάς τε καὶ
πρόβατα παραφυλάξας, εἰ κατέχει τὸ σπέρμα ποτὲ μετὰ τὴν
ὀχείαν, ἢ ἐκκρίνει διὰ παντός. εὐθέως μὲν οὖν μοι καὶ
κατὰ τὰς ἀρχὰς παρὰ τῶν τὰ τοιαῦτα δεινῶν ἐλέχθη,
[186] φασκόντων ἀκριβῶς τετηρηκέναι, τηνικαῦτα κατέχε-
σθαι τὸ σπέρμα τοῖς θήλεσι ζώοις, ὅταν κυΐσκειν μέλλοιεν.
ἀλλ᾽ εἴ τις καταγνῷ μου τόδε, ὁμολογῶ τὸ πάθος τοὐ-
μὸν, ὃ παρ᾽ ὅλον ἐμαυτοῦ τὸν βίον ἔπαθον, οὐδενὶ πι-
στεύσας τῶν διηγουμενων τὰ τοιαῦτα, πρὶν πειραθῆναι καὶ
αὐτός, ὧν δυνατὸν ἦν εἰς πεῖραν ἐλθεῖν με. οὔκουν οὐδὲ

ctantur, committere, fed et ex evidentibus et per evi-
dentia demonftrare. Quum autem ab experientia fingulo-
rum, quae in quaeftionem cadunt, etiam Ariftoteli videan-
tur fumendae effe ad demonftrationem fumptiones, id pri-
mum accurate perpendamus, utrum concepturis intus
maneat femen, an etiam fimul excernatur.

Cap. II. Triplicem autem obfervationem facere licet;
priorem quidem evidentiffimam, quam ego ac multoties
feci, quum equos, canes, afinos, vaccas, capras et oves
obfervavi, an aliquando poft coitum femen retineant, vel
femper excernant. Quamprimum itaque mihi ac per initia
ab ejusmodi rerum peritis divulgatum eft, qui afferebant
fe diligenter obfervaffe, tum femen a foeminis animan-
tibus contineri, quum concepturae fint. At meam affectio-
nem, qua toto vitae meae curfu affectus fum, fi ea mihi
arguatur, fateor, eorum talia narrantium nemini me fidem
adhibuiffe, priusquam, quae mihi in experientiam venire
poterant, ea fuiffem expertus. Quocirca neque oculatis

514 ΓΑΛΗΝΟΤ ΠΕΡΙ ΣΠΕΡΜΑΤΟΣ

Ed. Chart. III. [186.] Ed. Baf. I. (226.)

περὶ τούτου τοῖς αὐτόπταις φάσκουσι γεγονέναι πολλάκις ὧν
διηγοῦνται πιστεύειν ἔμελλον μόνοις, εἰ καὶ ὅτι μάλιστα
συμφωνοῦντας ἑώρων αὐτοὺς, ἀλλὰ τῇ συνήθει χρώμενος
ἀπιστίᾳ διττὴν ἐποιησάμην τὴν βάσανον, ἑτέραν μὲν ἐπὶ
τοῖς ἐκκρίνασι τὸ σπέρμα ζῴοις, ἑτέραν δὲ ἐπὶ τοῖς κατα-
σχοῦσιν. οὔτ᾽ οὖν τῶν ἐκκρινάντων ἐκύησέ τι καὶ πάντα
ἐκύησε τὰ κατασχόντα. δευτέραν δὲ νῦν ὁδὸν εἰς τὰς γυ-
ναῖκας ἰέναι ἔγνων, πυνθανόμενος, ὅσαι μάλιστα ἐδόκουν
ἑαυταῖς παρακολουθεῖν, εἰ ὁμοίως φαίνοιτο ἐπ᾽ αὐτῶν γινό-
μενον, ὡς ἐπὶ τῶν ζῴων τῶν ἀλόγων, ἐμαυτὸν ἐπιτιμῶν ἐν
τῷδε, (τί γὰρ οὐ χρὴ τἀληθῆ λέγειν;) εἰ νομίζοιμι διαφο-
ράν τινα εἶναι κυήσεως ἐν ἀλόγῳ τε καὶ λογικῷ ζῴῳ, γνῶ-
ναι δὲ ὅμως βουλόμενος, εἰ παρακολουθοῦσι τῷ γινομένῳ.
πλέον οὖν ἐλπίδος ἐξεῦρον, ὡς μὴ μεταγνῶναι τῆς πολυ-
πραγμοσύνης. κινήσεως γάρ τινος ἔφασαν αἰσθάνεσθαι κατὰ
τὴν μήτραν, οἷον σπωμένης τε καὶ κατὰ βραχὺ συνιούσης
εἰς ἑαυτὴν, ἐπειδὰν συλλαμβάνωσι τὸ σπέρμα. καί μοι καὶ
αὐτὸ τοῦτο συλλαμβάνειν τὸ σπέρμα, ἔτι τε πρὸς αὐτῷ

hujus rei teſtibus facta multoties eſſe, quae ipſi narrant,
aſſeverantibus ſolis crediturus eram, etſi maxime confen-
tientes eos conſpiciebam, ſed conſueta uſus incredulitate
duplex feci experimentum, alterum quidem in animalibus
femen excernentibus, alterum vero in retinentibus. Ita-
que neque eorum, quae excernunt, aliquod unquam conce-
pit, et omnia conceperunt, quae retinuerunt. Alteram
vero viam mulieres adeundo novimus, ab eis ſciſcitantes,
quae maxime ſeipſas obſervare videbantur, an peraeque
in ipſis ac in brutis animantibus fieri appareat, me ipſum
in ea re increpans (cur enim vera dicere non oportet?),
ſi arbitrarer, quandam eſſe conceptionis et in bruto et
rationali animali differentiam, noſſe tamen volens, an
quod ſit aſſequerentur. Spe ſane amplius comperi, adeo
ut minime poenituerit me curioſitatis. Motum enim
quemdam ſe in utero ſentire dixerunt, veluti qui con-
vellat et in ſe paulatim contrahat, ſimul atque femen
concipiant; atque id ipſum *verbum* concipere femen, ac

τοὔνομα τοῦτο ἡ σύλληψις ἐντεῦθεν ὑπὸ τῶν γυναικῶν
ἐδόκει τεθεῖσθαι. τρίτην οὖν ὁδὸν ἔτι περιελθεῖν ἐδικαίω-
σα, (227) ὅλα τὰ συγγράμματα ἀναγινώσκων ἁπάντων τῶν
τὰ τοιαῦτα συγγραψάντων ἰατρῶν. εὕρισκον δὲ κἀκείνους λέ-
γοντας, ἔνδον μένειν τὴν γονὴν τοῦ ἀνδρὸς, εἰ μέλλοι
κυΐσκειν ἡ γυνή. τινὲς δὲ αὐτῶν, ὅσοι γε ἐπιμελέστεροι,
καὶ τὴν τῶν ὑστερῶν κίνησιν ἐγεγράφεισαν, εὐθέως προστι-
θέντες, ὅτι καὶ περιστέλλονται τῷ σπέρματι, καὶ πανταχό-
θεν αὐτὸ περιλαμβάνουσι. τοῦτο οὖν ἔγνων πάλιν χρῆναι
βασανίσαι ταῖς ἀνατομαῖς, καὶ πολλὰ λαμβάνων ἐφεξῆς
ἀνέτεμον ἐγκύμονα ζῶα. πάντων οὖν ἐφαίνοντο τοῖς ἐμ-
βρύοις αἱ μῆτραι περιεσταλμέναι διὰ παντὸς, εἴτε μεῖζον,
εἴτ᾽ ἔλασσον, εἴτε καὶ παντάπασιν ἦν μικρόν. ἐοίκασι γὰρ
οὕτως, ὥσπερ ὁ Πλάτων εἶπεν, αἱ μῆτραί τε καὶ ὑστέραι
λεγόμεναι καθάπερ τι ζῶον παιδοποιΐας ἐπιθυμητικὸν ὑπάρ-
χειν, καὶ διὰ τοῦτο ἕλκειν τε πρὸς ἑαυτὰς τὸ σπέρμα καὶ
περιπτυσσομένας κατέχειν, ὡς που καὶ αὐτὸ τοῦτο προφα-
νῶς αὐτοῖς τοῖς ἀνδράσι πολλάκις ὑπῆρξεν αἰσθέσθαι,

etiamnum ab eo deductum hoc nomen, conceptio, inde
a mulieribus impofita effe videbantur.   Tertiam igitur
obfervationis viam etiamnum percurrere aequum duxi,
omnes omnium, qui res ejusmodi confcripferunt, medico-
rum libros perlegens.   Atque illos inveni afferentes, viri
femen intus manere, fi conceptura fit mulier.   Quidam
vero ex ipfis etiam accuratiores uterorum motum fcri-
pferunt, ftatim apponentes, quod et obvolvantur femini,
et undequaque ipfum amplectantur.   Hoc itaque ftatui
rurfum experiri oportere diffectionibus, ac multa dein-
ceps cepi praegnantia animalia, quae diffecui.   Omnium
igitur uteri conceptos foetus femper complexi apparebant,
five major, five minor, five omnino pufillus exifteret.
Sic enim videntur (quemadmodum ait Plato) matrices,
qui et uteri appellantur, veluti quoddam animal prolis
fufcipiendae cupidum effe, proindeque ad fe femen attra-
here, amplecti et continere, quemadmodum et id ipfum
aperte ipfos viros multoties fenfiffe contigit, quum ipfi

δίκην σικύας ἰατρικῆς εἴσω τὸ αἰδοῖον ἐπισπωμένων αὐτῶν.
γίνεται δὲ μάλιστα τὸ τοιοῦτο, ἄρτι πεπαυμένων τῶν κατα-
μηνίων, ἡνίκα μάλιστα συλλαμβάνουσιν αἱ μῆτραι τὴν
γονήν.

Κεφ. γ΄. Ταῦτα μὲν οὖν εἴρηταί μοι διά τινας τῶν
νῦν φιλοσόφων, ὡς αὐτοὶ καλοῦσι σφᾶς αὐτοὺς Ἀριστοτελι-
κούς τε καὶ Περιπατητικούς. οὐ γὰρ δὴ ἔγωγ' ἂν προσα-
γορεύσαιμι οὕτω τοὺς ἄνδρας, ἀγνοοῦντας εἰς τοσοῦτο τὴν
Ἀριστοτέλους γνώμην, ὡς νομίζειν ἀρέσκειν αὐτῷ, τὸ τοῦ
ἄῤῥενος σπέρμα τὸ καταβαλλόμενον εἰς τὰς μήτρας τοῦ
θήλεος ἀρχὴν μὲν κινήσεων ἐντιθέναι τῷ καταμηνίῳ, μετὰ
δὲ ταῦτα ἐκκρίνεσθαι, μηδὲν μέρος γινόμενον τῆς σωματι-
κῆς οὐσίας τῶν κυϊσκομένων. ἠπά[187]τηνται δὲ ἐκ τοῦ
πρώτου τῆς περὶ τῶν ζώων γενέσεως, ὅ μοι δοκοῦσιν ἀνε-
γνωκέναι τῶν πέντε. γέγραπται γὰρ ἐν αὐτῷ τάδε· Καθά-
περ γὰρ εἴπομεν, τῆς γενέσεως ἀρχὰς ἄν τις οὐχ ἥκιστα θείη
τὸ θῆλυ καὶ τὸ ἄῤῥεν· τὸ μὲν οὖν ἄῤῥεν ὡς τῆς κινή-
σεως καὶ τῆς γενέσεως ἔχον τὴν ἀρχήν, τὸ δὲ θῆλυ

uteri cucurbitulae medicae inftar intro pudendum at-
trahunt. Id vero potiffimum fit, quum menftrua noviffi-
me ceffarunt, quo maxime tempore uteri femen con-
cipiunt.

　　Cap. III. Atque haec quidem a me dicta funt pro-
pter quosdam hujusce temporis philofophos, quod hi
feipfos vocent et Ariftotelicos et Peripateticos; neque
enim ego ita compellarim hos viros adeo fententiae Ari-
ftotelis ignorantes, ut putent, ipfi placere, mafculi femen
in uterum foeminae coniectum principium quidem mo-
tus menftruo imponere, et poftea excerni, neque ali-
quam partem corporeae fubftantiae foetus fieri. Decepti
autem funt ex primo de animalium generatione libro,
quem folum ex quinque legiffe videntur; fcripta enim funt
in eo haec: *Quemadmodum enim diximus, generationis*
principia pariter quis ftatuerit foeminam et marem;
marem quidem, ut qui motus et generationis principium

ὡς τῆς ὕλης. ταῦτα μὲν οὖν οὐ πολὺ μετὰ τὴν ἀρχήν. ἐν
δὲ τοῖς κατωτέρω τοῦ συγγράμματος ἔτι καὶ τάδε γράφει·
Ἀλλὰ συμβαίνει, ὥσπερ εὔλογον, ἐπειδὴ τὸ μὲν ἄρρεν πα-
ρέχεται τό τε εἶδος καὶ τὴν ἀρχὴν τῆς κινήσεως, τὸ δὲ
θῆλυ τὸ σῶμα καὶ τὴν ὕλην, οἷον ἐν τῇ τοῦ γάλακτος
πήξει τὸ μὲν σῶμα τὸ γάλα ἐστὶν, ὁ δὲ ὀπὸς ἢ ἡ πι-
τύα τὸ τὴν ἀρχὴν ἔχον τὴν συνιστῶσαν. ἐκ τούτων ὁρμώ-
μενοι τῶν ῥήσεων, ἔνιοι μὲν οἴονται, τῷ καταμηνίῳ τὴν
ἀρχὴν τῆς κινήσεως παρασχὸν τὸ σπέρμα καὶ πάλιν ἀντεκ-
κρίνεσθαι· τινὲς δὲ οὐ τοῦτό φασι λέγειν αὐτόν, ὅπερ
ἡμεῖς ἅπαντες οἱ κατὰ φύσιν ἀκούοντες ἐδοκοῦμεν, ἀλλ᾽
ὅτι τὸ μὲν θῆλυ τὴν ὕλην μόνην τῷ κυηθησομένῳ συμβάλ-
λεται, τὸ δ᾽ ἄρρεν καὶ ταύτην μὲν, ἀλλὰ καὶ τὸ εἶδος.
ὥστε τις αὐτῶν σφόδρα ἡμῶν κατεγέλασεν, εἰ νομίζοιμεν
πάλιν ἀντεκκρίνεσθαι τὸ σπέρμα παρὰ τοῦ θήλεος εἰς
τοὐκτός, ἢ μένον ἔνδον εἰς τὸ μηδὲν ἀναλύεσθαι. τοῦτο
γὰρ ἕπεσθαί φασιν, εἰ νομίζοιμεν τὴν σωματικὴν οὐσίαν μὴ
κεράννυσθαί τε καὶ ἀναμίγνυσθαι τῇ τοῦ κυήματος ὕλῃ.

habet, foeminam vero, ut quae materiae. Atque haec
quidem non longe poft principium funt, inferius autem
paulo in eodem libro amplius et haec fcribit: *Sed con-*
tingit, quemadmodum rationi confentaneum eft, poft-
quam mas quidem formam exhibet et principium motus,
foemina vero corpus et materiam, velut in lactis coagu-
latione corpus quidem lac eft, fuccus vero aut coagu-
lum principium habet coagmentans. Ex his verbis com-
moti aliqui principium motus femen menftruo exhibere
putant, et rurfus excerni. Quidam vero non hoc dicere
ipfum ajunt, quod nos omnes, qui phyfici appellamur,
putabamus, fed quod foemina materiam folam foetui con-
cipiendo confert, mas vero tum hanc, tum etiam for-
mam. Quare quifpiam ex eis vehementer nos deriferit,
fi putaremus, rurfus excerni femen a foemina extrorfum,
aut intus manens in nihil refolvi. Hoc enim fequi ajunt,
fi putaremus, corpoream fubftantiam non confundi ac per-

5,8 ΓΑΛΗΝΟΥ ΠΕΡΙ ΣΠΕΡΜΑΤΟΣ

Ed. Chart. III. [187.]   Ed. Baf. I. (227.)

κοινῇ μὲν οὖν ἀμφοτέροις ἐπιδείξομεν ἐκ τοῦ δευτέρου περὶ
τῆς τῶν ζώων γενέσεως τήνδε τὴν ῥῆσιν· Τούτων δ᾽ ἐχόμενόν
ἐστι, καὶ ἀπορῆσαι, καὶ εἰπεῖν, εἰ τῆς προϊεμένης εἰς τὸ θῆλυ
γονῆς μηδὲν μόριόν ἐστι τὸ εἰσελθὸν τοῦ γινομένου κυήματος,
ποῦ τρέπεται τὸ σωματῶδες αὐτό, εἴπερ ἐργάζεται τῇ δυνάμει
τῇ ἐνούσῃ ἐν αὐτῷ. εἶτ᾽ ἐφεξῆς διορισάμενος περὶ ψυχῆς
καὶ νοῦ, κατὰ τὸ τέλος τῆς ῥήσεως τάδε γράφει· Τὸ δὲ
τῆς γονῆς σῶμα, ἐν ᾧ συναπέρχεται τὸ σπέρμα τῆς ψυχικῆς
ἀρχῆς, τὸ μὲν χωριστὸν ὂν σώματος, ὅσοις ἐμπεριλαμβάνε-
ται τὸ θεῖον· τοιοῦτο δέ ἐστιν ὁ καλούμενος νοῦς· τὸ δὲ
ἀχώριστον, τὸ σπέρμα τῆς γονῆς διαλύεται, καὶ πνευματοῦ-
ται, φύσιν ἔχον ὑγρὰν καὶ ὑδατώδη. διόπερ οὐ δεῖ ζητεῖν
ἀεὶ θύραζε αὐτὸ ἐξιέναι, οὐδὲ μόριον εἶναι οἰδὲν τῆς συ-
στάσης μορφῆς, ὥσπερ οὐδὲ τὸν ὀπὸν τὸν τὸ γάλα συνι-
στῶντα· καὶ γὰρ καὶ οὗτος μεταβάλλει, καὶ μόριον οὐδέν
ἐστι τῶν συνισταμένων ὄγκων. αὕτη μὲν ἡ ῥῆσις ἀμφοτέ-
ρους διεξελέγχει μὴ γινώσκοντας τὴν Ἀριστοτέλους δόξαν,

miſceri materiae foetus. Communem igitur utrisque de-
monſtrabimus ſermonem ex ſecundo de animalium gene-
ratione, hunc videlicet: *His conſequens eſt dubitare ac
dicere, ſi nulla pars immiſſae in foeminam geniturae
naſcendum foetum ingreditur, quo vertitur corporeum
ipſius, ſiquidem per facultatem, quae in ipſo eſt, opera-
tur.* Deinde conſequenter de anima et mente diſtinctio-
nem faciens, juxta ſinem ejus dictionis haec ſcribit:
*Caeterum geniturae corpus, in quo ſimul abſcedit ſemen
principii animalis, partim quidem ſeparabile exiſtens a
corpore, quibuscunque divinum eſt implexum, tale autem
eſt quae mens appellatur, partim vero inſeparabile: ip-
ſum ſemen geniturae diſſolvitur et inflatur, naturam
habens humidam et aquoſam.* Quare non oportet quae-
rere, an ipſum ſemper foras exeat, neque ulla pars for-
mae, quae conſtituitur, exiſtat; quemadmodum neque de
ſucco quaerimus, qui lac coagulat; nam et hic transmu-
tat, et nulla pars eſt molis, quae coagmentatur. Hic ſer-
mo utrosque redarguit, ut qui non aſſequantur Ariſtoteſis

BIBΛION Λ. 519

Ed. Chart. III. [187.]   Ed. Baf. I. (227.)

ὅσοι τε νομίζουσιν ἐκκρίνεσϑαι διὰ παντὸς ἔξω τὴν γονήν,
ὅσοι τε μόριον οὐ γίνεσϑαι τοῦ κυουμένου· τοὺς δὲ δευτέ-
ρους αὐτῶν ἰδίᾳ καὶ ἡ κατὰ τὸ πρῶτον ἐφεξῆς τῇ προγε-
γραμμένη, καϑ᾽ ἣν ἄρχεται τόνδε τὸν τρόπον· Ἀλλὰ συμ-
βαίνει, ὥσπερ εὔλογον, ἐπειδὴ τὸ μὲν ἄῤῥεν παρέχεται τὸ
εἶδος καὶ τὴν ἀρχὴν τῆς κινήσεως, τὸ δὲ ϑῆλυ τὸ σῶμα
καὶ τὴν ὕλην. ἐν γὰρ τοῖς ἑξῆς ἅπασιν ἐπιδείκνυσιν, ὅτι,
ὥσπερ ἐκ μὲν τοῦ ξύλου καὶ τοῦ τέκτονος ἡ κλίνη γίνεται,
τοῦ κηροῦ δὲ καὶ τοῦ εἴδους ἡ σφαῖρα τὸν αὐτὸν τρόπον
ἔκ τε τοῦ καταμηνίου καὶ τῆς παρὰ τοῦ ἄῤῥενος κινητι-
κῆς ἀρχῆς συνίσταται τὸ κύημα. διόπερ φησὶν, οὐδ᾽
ἀποκρίνειν ἔνια τῶν ζώων γονήν, ἀλλὰ μεταδιδόναι μόνον
τῷ ϑήλει ϑερμότητος ψυχικῆς, καὶ εἶναι τοιαῦτα τῶν
ἐντόμων ἔνια, καϑιέντος μὲν εἰς τὸ ἄῤῥεν τοῦ ϑήλεος
τὸ ἄρϑρον, ἐπὶ πλείονα δὲ χρόνον ὁμιλοῦντος αὐτῷ
καὶ λαμβάνοντος ἐν τῇ συμπλοκῇ σᾶμα μὲν οὐδὲν, μόνην
δὲ τὴν δύναμιν τὴν μορφοῦσαν καὶ εἰδοποιοῦσαν τὴν
μορφήν.

fententiam, tum eos qui putant femper foras excerni ge-
nituram, tum qui partem fieri foetus. Secundos vero
privatim redarguit is fermo, qui in primo deinceps ad
praefcriptum habetur, cujus principium hoc eft: *Sed*
contingit, quemadmodum rationi confentaneum eft, poft-
quam quidem mas formam exhibet et principium motus,
foemina vero corpus et materiam. In fequentibus enim
omnibus demonftrat, quod, velut ex ligno et fabro fit men-
fa, ex cera autem et forma pila, eodem modo ex men-
ftruo et motivo ex viro principio conftituitur foetus.
Quapropter neque excernere aliqua animalia genituram
inquit, fed diftribuere tantum in foeminam animalem ca-
liditatem, effeque talia quaedam ex infectis, ita ut foe-
mina quidem articulum in marem demittat, atque, ubi
per multum tempus commoretur in complexu, corpus
quidem accipiat nullum, folam vero facultatem forman-
tem fpeciemque formae ipfi exhibentem.

Κεφ. δ′. [188] Καταλιπόντες οὖν ἤδη τοὺς ἄχρι μὲν
ὀνόματος Ἀριστοτελικούς, ἔργῳ δ᾽ εἰς τοσοῦτο ἀπολειπομένους,
ὡς μηδὲ ἃ κατὰ τὸ πρῶτον ἢ τὸ δεύτερον ἔγραψε περὶ
ζώων γενέσεως ἐπίστασθαι, πάλιν ἐπ᾽ αὐτὸν ἀφικώμεθα τὸν
Ἀριστοτέλη, διαλύεσθαι καὶ πνευματοῦσθαι φάσκοντα τὴν
γονὴν ἐν ταῖς μήτραις. εἰ γὰρ οὕτως αὐτὴν ὑποληψύμεθά
που πνευματοῦσθαι, καθάπερ ἴσμεν εἰς πνεῦμα μεταβάλλον
ὑγρὸν ἐπὶ τοῦ γλεύκους, ἐξ ἐλαχίστης κατὰ τὸν ὄγκον ὑγρᾶς
οὐσίας πλεῖστος ἀέρος ὄγκος συστήσεται. φαίνεται δὲ τοῦτο
καὶ ἐπὶ τῶν ἀνέμων, ὅσοι ποταμῶν ἀποπνέουσιν, ἢ λιμνῶν,
ἢ τῆς θαλάττης, οἷον οἵ τ᾽ ἐγκόλπιοι προσαγορευόμενοι καὶ
οἱ πελάγιοι. μέγιστοι γὰρ ἐνίοτε πνέουσιν, ὡς ἂν πλείστης
αὐτῶν γενομένης οὐσίας ἐξ ἐλαχίστου κατὰ τὸν ὄγκον ὑγροῦ.
καὶ μὲν δὴ καὶ οἱ ἀπόγειοι καλούμενοι τὸ αὐτὸ τοῦτο ἐν-
δείκνυνται· διαλυομένης γὰρ ἀθρούτερον εἰς ἀέρα τῆς ἐν
τῇ γῇ νοτίδος, οἱ τοιοῦτοι πνέουσιν ἄνεμοι. πῶς οὖν, εἴπερ
ἐπὶ τῆς πρώτης συλλήψεως ἡ γονὴ πνευματοῦται, σμικρό-
τεραί τε καὶ ἀφυσώτεραι κατ᾽ ἐκεῖνον τὸν καιρὸν αἱ μῆτραι

Cap. IV. Relictis igitur jam nomine tantum Ari-
ſtotelicis, et usque adeo ab opere alienis, ut neque quae
circa primum aut ſecundum de generatione animalium
ab eo ſcripta ſint ſciant, rurſus ad ipſum Ariſtotelem
progrediamur, qui diſſolvi et inflari genituram in utero
dicit. Si enim ita eam irflari ſuſpicabimur, quemadmo-
dum ſcimus muſti liquorem in flatum permutari, ex mi-
nima liquidae ſubſtantiae mole plurima aëris moles con-
ſtituetur. Apparet antem hoc etiam in ventis, qui ex flu-
viis expirant, aut ſtagnis, aut mari, quales ſunt, qui ſi-
nuales appellantur et pelagii; maximi enim aliquando
ſpirant, utpote ſubſtantia ipſorum plurima reddita ex mi-
nima liquoris mole. Quin et ſubterranei appellati hoc
idem indicant; diſſoluta enim acervatim in aërem humi-
ditate, quae in terra eſt, hujusmodi venti ſpirant. Quo-
modo igitur, ſi in prima conceptione genitura inflatur,
minores et minus inflati juxta illud tempus uteri appa-

φαίνονται, περιεσταλμέναι πανταχόθεν ἀκριβῶς τῷ κυήματι;
ἐχρῆν γὰρ δήπου καὶ ταύτας, ὡς καὶ τὴν γαστέρα πνευμα-
τωθεῖσαν ὁρῶμεν, ἐπὶ πλεῖστον ὀγκουμένην τε καὶ διατεινο-
μένην, καὶ αὐτὰς εἰς μέγεθος αἴρεσθαι καὶ ὀδυνᾶσθαι
διατεινομένας. οὐ μὴν φαίνεταί γε ἐνταῦθα οὕτως γινόμε-
νον· προσεσταλμέναι γάρ εἰσι καὶ ἀνώδυνοι. καὶ εἰ ἀνα-
τέμνειν ἐθέλοι τις ἄρτι συνειληφὸς ζῷον, ἀκριβῶς τῇ γονῇ
περικειμένας ὄψεται τὰς μήτρας. οὐ μὴν οὐδὲ ἐκκρινόμενον
φαίνεται πνεῦμα κατὰ τὸ γυναικεῖον αἰδοῖον, ὥσπερ ἐπὶ τῆς
γαστρὸς ἐμφυσηθείσης ἐρυγαί τε καὶ φύσαι κάτω διερχόμε-
ναι κενοῦσί τε τοῦ πνεύματος αὐτὴν καὶ προστέλλουσι τὸν
ὄγκον. οὐκοῦν ἔχομεν οὐδὲ βραχὺ πιθανὸν εἰπεῖν τοῦ πνευ-
ματοῦσθαι τὴν γονήν, οὐ φύσας ἔξω διὰ τοῦ (228) τῶν
μητρῶν αὐχένος, οὐκ ἐπίδηλον ὄγκον ἔνδον μένοντα, οὐ
διάτασιν ἢ ὀδύνην αἰσθητὴν τοῦ κύειν ἀρξαμένης. συγχω-
ρήσαντες, εἰ βούλει, καὶ τοῦτ᾽ αὐτό, πνευματοῦσθαί τε καὶ
δύνασθαι τὸ ὑγρὸν τῆς γονῆς ἐκπίπτειν κατὰ βραχύ τε καὶ
λεληθότως, ἐπισκεψώμεθα λογικώτερον ἀπ᾽ αὐτῆς τοῦ

rent, nimirum undequaque exacte foetui obvoluti? Opor-
tebat enim utique, velut ventrem inflatum videmus in
molem elevari ac diftendi, ita et hos in magnitudinem
attolli et dolore affici ob diftentionem. Atqui non appa-
ret, hoc ita contingere; funt enim contracti et doloris ex-
pertes. Et fi quis refecare velit animal, quod recens con-
cepit, videbit uteros exacte geniturae obvolutos. Neque
vero excerni videtur juxta pudendum muliebre ipfe flatus,
quemadmodum, ubi venter inflatus eft, tum ructus,
tum flatus infra penetrantes ipfum evacuant et tumo-
rem ejus, contrahunt. Itaque neque minimum habemus
quod dicamus credibile facere, genituram inflari, non fla-
tus extra per uteri collum egredientes, non manifeftum
tumorem intus manentem, non diftentionem aut dolorem
fenfilem ejus, quae foetus geftare incipit. Concedentes
autem (fi ita vis), hunc ipfum geniturae humorem inflari
et diffolvi, atque excidere paulatim et latenter, perfcru-

Ed. Chart. III. [188.]   Ed. Baf. I. (228.)

πράγματος τῆς φύσεως ὁρμώμενοι. πότερον γὰρ ἐν αὐτῷ
τῷ κύτει τῶν ὑστερῶν περιέχεται τὸ καταμήνιον, ἀθρόον τε
προσπίπτον τὸ σπέρμα πλήττει τε καὶ κινήσεων ἀρχὴν πα-
ρασχὸν αὖθις ἐκκρίνεται κατὰ τὸν αὐχένα τῶν μητρῶν, ἢ
κατ᾿ ἐκεῖνον τὸν χρόνον, ἐν ᾧ πλησιάζει τὸ θῆλυ τῷ ἄρ-
ρενι, διὰ τῶν καθηκόντων ἀγγείων ἀπαντᾷ τῷ σπέρματι,
γλιχόμενον ὑποδέξασθαι τὴν παρ᾿ αὐτοῦ δύναμιν; ἀλλ᾿ ἑκά-
τερον ἄτοπον. εἰ μὲν γὰρ ἐν ταῖς κοιλίαις τῶν μητρῶν
ἀθρόον ἐστὶν ἐκ πολλοῦ περιεχόμενον, οὐκ ἔτι οὐδὲ αἷμα
τοῦτ᾿ ἔστιν, ἀλλὰ θρόμβος. ὅ τι γὰρ ἐκπέσοι τῶν ἀγγείων
αἷμα καθ᾿ ὁτιοῦν ὄργανον κοῖλον ἐν τῷ ζώῳ, παραχρῆμα
θρόμβος γίνεται. ὥστε οὐκ ἐξ αἵματος, ἀλλ᾿ ἐκ θρόμβου
τὸ ζῶον τῷ λόγῳ δημιουργήσομεν, οὐδεμίαν ἐξευρεῖν τινα
πιθανὴν πρόφασιν ἔχοντες, ὅπως ἐκκριθήσεται μόνον τὸ
σπέρμα. συνελθόντων γὰρ αὐτῶν ἅπαξ εἰς ταὐτὸ κατὰ τὴν
ἐν ταῖς μήτραις εὐρυχωρίαν, οὐχ οἷόν τε τὸ μὲν ἐκκρίνε-
σθαι, τὸ δὲ μένειν. εἰ δ᾿ ἀπαντᾷ τῷ σπέρματι τὸ αἷμα,
χρὴ δήπου τὴν ἀπάντησιν καὶ σύνοδον αὐτῶν ἐπὶ τοῖς

tabimur juxta rationem ab ipfa rei natura progrediendo,
utrum in ipfa uteri amplitudine menftruum contineatur,
et femen acervatim allabens ipfum percutiat, atque exhi-
bito motuum principio rurfus excernatur juxta uteri col-
lum, aut eo tempore, quo foemina mafculo coit, per va-
fa accommodata ad eam rem femini obviam veniat, appe-
tens fufcipere eam quam ex eo affequitur facultatem. Ve-
rum utrumque abfurdum eft. Si enim in ventre uteri
acervatum ac multo tempore contentum eft, non amplius
utique fanguis hoc fuerit, fed grumus. Quando enim ex-
ciderit ex vafis fanguis in quodcunque organum cavum
in animali, ftatim fit grumus: quare non ex fanguine,
fed ex grumo juxta hanc rationem animal producemus,
nullam etiam credibilem occafionem invenire potentes,
quomodo folum femen excernatur. Convenientibus enim
ipfis femel in idem juxta uteri amplitudinem, non poteft
alterum excerni, alterum manere. Si vero obviam ve-
nit femini fanguis, oportet fane hunc occurfum et con-

στόμασι τῶν ἀγγείων γίνεσθαι. [189] ἀλλ᾽ εἰ τοῦτο ἔσται,
πότερον εἰς τοσαῦτα μόρια τὸ σπέρμα διασχισθὲν, ὅσαπέρ
ἐστι τὰ τῶν ἀγγείων στόματα, πρὸς ἕκαστον αὐτῶν φέρο-
μεν, ἢ διαμένον ἑαυτῷ συνεχές; τὸ μὲν δὴ πρότερον οὔτε
τῷ γλίσχρῳ τοῦ σπέρματος ὁμολογεῖ, καὶ δεῖταί τινος ἑτέρας
αἰτίας ἐπιστατούσης, ἢ σχίσει τε αὐτὸ καὶ πρὸς ἕκαστον
ἀπάξει τῶν στομάτων. τὸ δ᾽ ἕτερον οἰκειότερόν ἐστι μα-
κρῷ τῇ τοῦ σπέρματος οὐσίᾳ, καὶ τρίτης ἄλλης οὐσίας οὐ
δεῖται παρὰ τὴν ὁλκὴν τῶν ὑστερῶν καὶ τὸν ἐξακοντισμὸν
τῆς γονῆς. ὡς γὰρ ἡ γαστὴρ, ὅταν ἐπιθυμῇ σιτίων, ἀνα-
τρέχει τῷ πυθμένι πρὸς τὸν στόμαχον, αὐτῷ δὲ τῷ στο-
μάχῳ καθάπερ χειρί τινι προσχρῆται, τὸν αὐτὸν τρόπον
ἡ μήτρα διὰ τὴν ἐπιθυμίαν τῆς τοῦ σπέρματος ποιότητος
ἀπαντᾷ μὲν σύμπασα προστρέχουσα τῷ αἰδοίῳ, τῷ δ᾽ αὐχέ-
νι, οἷον τῷ στομάχῳ, καθάπερ τινὶ χειρὶ χρῆται συνεπω-
θοῦντι τὸ σπέρμα. καὶ τοίνυν, ὅταν ποτὲ ἀῤῥωστήσῃ ὁ
στόμαχος οὗτος, ὁμοίως θατέρῳ στομάχῳ, τῷ τῆς γαστρὸς,
ἕλκειν ἀδυνατεῖ τὸ σπέρμα. καὶ τοῦτό ἐστι τὸ πρὸς

greſſum ipſorum in oſculis vaſorum fieri. Verum ſi hoc
ita habet, utrum in tot partes dividi ſemen dicemus,
quot ſunt vaſorum oſcula, ita ut ad ſingula ſua pars de-
veniat, aut cohaerens ſibi ipſi permanere? Prius equi-
dem cum ſeminis lentore non conſentit, et altera qua-
piam ſubſtantia moderante opus habet, utpote quae et
dividat ipſum, et ad ſingula oſcula deducat. Alterum
vero longe convenientius eſt ſeminis ſubſtantiae, et tertia
alia ſubſtantia non habet opus praeter uteri attractionem
et ſeminis ejectionem. Quemadmodum enim venter, ubi
cibos concupiſcit, cum fundo ſuo ad ſtomachum recurrit,
ipſoque ſtomacho velut manu quadam utitur, eodem
modo uterus propter concupiſcentiam qualitatis ſeminis
obviam venit, totus quidem accurrens ad pudendum, col-
lo vero velut ſtomacho ad ſimilitudinem manus utitur,
intrudente ſimul ipſum ſemen. Itaque, ſi quando hic ſto-
machus debilitetur, plane ad ſimilitudinem ſtomachi ven-
tris ſemen attrahere non poteſt, atque id eſt, quod ab

Ἱπποκράτους εἰρημένον· Οὐ δύναται αὐτῆς ὁ στόμαχος εἰ-
ρύσαι τὴν γονήν. ἀλλὰ περὶ μὲν τούτων αὖθις. εἰ δὲ καὶ
προσπίπτοι μὲν τοῖς στόμασι τῶν ἀγγείων τὸ σπέρμα, καὶ
πάλιν ἀφιστῆται λυόμενον εἰς τὸν ἀέρα, τίς ἔσται τοῦ
κυήματος ἡ ἀρχή; πρῶτον μὲν γὰρ τὴν αἰτίαν εὑρεῖν χρὴ
τῆς εἰς τὰς μήτρας ἐκπτώσεως τοῦ καθ᾽ ἕκαστον τῶν ἀγγείων
στόματος τῷ σπέρματι πεπλησιακότος αἵματος, ἔπειτα δ᾽
ἑτέραν τὴν εἰς ταὐτὸ ἀθροίσουσαν ἅπαν, ἔπειτα δὲ τοῦ
σκεπάσαντος ἔξωθεν ὑμένος ἅπαν τοῦτο τὸ αἷμα. τοῦτο
γὰρ οὐκ ἔτι ἐκ λόγου μόνον, ἀλλὰ καὶ ἐξ αὐτοῦ τοῦ φαινομέ-
νου τὴν ἀνάγκην ἔχει. φαίνεται γὰρ ὑμὴν ἐν κύκλῳ περιέχων
τὸ κύημα μετὰ τὴν πρώτην σύλληψιν εὐθέως, ἄν τε πλειόνων
ἄν τε ὀλιγίστων ἡμερῶν ᾖ. καὶ γὰρ καὶ τριῶν καὶ τεττάρων ἀπὸ
τῆς ἀρχῆς ἡμερῶν ἐκπίπτει πολλάκις ταῖς γυναιξὶν ἐν ὑμένι
περιεχομένη γονή. καὶ μέντοι καὶ ἐν ταῖς ἀνατομαῖς τῶν
ζώων ἔνεστί σοι ταὐτὸ τοῦτο φωρᾶσαι. θεάσῃ γὰρ ἐναργῶς
μὲν τὴν μήτραν ἅπασαν ἀμφὶ τὸ σπέρμα συνεσπασμένην,
ὑμένα δ᾽ ἐκείνῳ περικείμενον. ἄμεινον δὲ Ἱπποκράτους

Hippocrate dictum eſt: *Non poteſt ſtomachus ipſius at-
trahere genituram.* Verum de his rurſus. Si vero
etiam allabatur vaſorum oſculis ſemen, et rurſus diſcedat
inque aërem reſolvatur, quod erit principium foetus?
Primum equidem cauſam invenire oportet elapſus ſangui-
nis ſemini appropinquantis ex ſingulis oſculis vaſorum,
deinde alteram, quae totum in idem coacervet, poſtea au-
tem et cauſam membranae totum hunc ſanguinem forin-
ſecus cooperientis. Hoc enim non amplius ex ratione
tantum, ſed ex eo, quod apparet, neceſſitatem habet. Ap-
paret enim nobis orbiculatim continens conceptum ſta-
tim poſt primam conceptionem, ſive plurium, ſive pau-
ciſſimorum ſit dierum. Nam et trium et quatuor a prin-
cipio dierum ſaepe excidit mulieribus genitura in mem-
brana contenta, quin et ex diſſectione animalium id de-
prehendere licet. Videbis enim manifeſte uterum qui-
dem totum circum ſemen contractum, membranam vero
huic obvolutam. Praeſtat autem Hippocratem audire de

ἀκοῦσαι περὶ τῶν αὐτῶν λέγοντος ἐν τῷ περὶ φύσεως παι-
δίου γράμματι· παιδεύσει τε γὰρ ἡμᾶς τῷ τῆς θεωρίας
ἀκριβεῖ, καὶ τέρψει, κεράσας οἵᾳ δὴ λέξει τὴν διήγησιν,
ὥστ᾽ ἐπανιέναι τε βραχὺ τὸ σφοδρὸν τοῦ λόγου, καὶ διανα-
παύεσθαι σὺν ὠφελείᾳ τερπόμενον, ἵν᾽ ἑξῆς νεανικώτεροι
γενόμενοι συντείνωμεν ἡμᾶς αὐτοὺς ἀκμαιότερον ἐπὶ τὸ
κατάλοιπον τοῦ λόγου. καὶ τοίνυν ἤδη ἀκούσωμεν τοῦ Ἱπ-
ποκράτους. Ὡς δὲ εἶδον τὴν γονὴν ἑκταίην ἐοῦσαν, ἐγὼ
διηγήσομαι. γυναικὸς οἰκέτις μουσουργὸς πολύτιμος ἦν,
παρὰ ἄνδρας φοιτέουσα, ἣν οὐκ ἔδει λαβεῖν ἐν γαστρὶ,
ὅκως μὴ ἀτιμοτέρη ἔῃ. ἠκηκόει δὲ ἡ μουσουργὸς, οἷα γυναῖ-
κες πρὸς ἀλλήλας λέγουσιν, ὅτι, ἐπὴν γυνὴ μέλλῃ λήψεσθαι
ἐν γαστρὶ, οὐκ ἐξέρχεται ἡ γονὴ, ἀλλ᾽ ἔνδον μένει. ταῦτα
ἀκούσασα, συνῆκε, καὶ τοῦτο ἐφύλασσεν ἀεὶ, καί κως ὡς
ᾔσθετο οὐκ ἐξιοῦσαν τὴν γονὴν, ἔφρασε τῇ δεσποίνῃ. καὶ
ὁ λόγος ἦλθεν ἕως ἐμέ. κἀγὼ ἀκούσας, ἐκελευσάμην αὐτὴν
πρὸς τὴν γῆν πηδῆσαι. καὶ ἑπτάκις ἐπειδὴ ἐπεπήδητο, ἡ

his dicentem in libro de foetus natura; erudiet enim nos
fpeculationis certitudine, delectabitque temperando quali-
cunque dictione narrationem, quo nimirum vehementia
hujus fermonis paulifper remittetur, et quiefcet cum utili-
tate delectans, ut deinceps vegetiores redditi alacrius ad
refiduum fermonem contendamus. Itaque jam Hippocra-
tem ipfum audiemus. *Ut vero ego viderim genituram
fex dierum exiftentem, enarrabo. Mulieris nobis fami-
liaris famula cantrix magnae aeftimationis ex virorum
confuetudine erat, quam non conveniebat in ventre con-
cipere, ut ne minoris aeftimationis redderetur. Audierat
autem cantrix ipfa, qualia mulieres inter fe dicunt, quod,
quando mulier conceptura eft in ventre, genitura non
egreditur, fed intus manet: auditis autem his atque in-
tellectis, hoc femper obfervavit, et quum quandoque fen-
tiret genituram non exeuntem, dominae expofuit, et fer-
mo flatim ad me pervenit. Ego vero quum audiffem,
juffi ipfam ad terram faltare, et poftquam fepties jam
exiliiffet, genitura defluxit in terram, et ftrepitus factus*

γονὴ κατερρύη ἐπὶ τὴν γῆν, καὶ ψόφος ἐγένετο, κἀκείνη
ἰδοῦσα ἐθεᾶτο αὐτὴν καὶ ἐθαύμαζεν. ὁκοῖον δ᾽ ἦν, ἐγὼ
ἐρέω· οἷον εἴ τις ᾠοῦ ὠμοῦ τὸ ἔξω λεπύριον περιέλοι, ἐν
δὲ τῷ ἔνδον ὑμένι τὸ ἔνδον ὑγρὸν διεφαίνετο. ταυτὶ μὲν
Ἱπποκράτης μαρτυρεῖ περὶ τοῦ μένειν ἔνδον τὴν γονὴν, καὶ
ἔχειν ὑμένα. φαίνεται δὲ κἀν ταῖς ἀνατομαῖς τῶν ζώων
ὑμὴν οὗτος, ἐξημμένος μὲν ἐκ τῶν μητρῶν κατ᾽ ἐκεῖνα τὰ
μέρη, καθ᾽ ἃ τῶν ἀγγείων ἐστὶ τὰ στόματα, τὸ δ᾽ αλλο
σύμπαν ὑποτεταμένον μὲν αὐταῖς, οὐ συμπεφυκὸς δὲ,
[190] συνεχὲς γὰρ ἑαυτῷ μένον τὸ σπέρμα, καθ᾽ ὃν ὑπὸ
τῆς μήρας ἕλκεται καιρὸν, ἐκτείνεται μὲν δήπου καὶ πλα-
τύνεται, πάντων τῶν μορίων τῆς μήτρας ὁμοίως ὀρεγομένων
αὐτοῦ, τῷ δ᾽ εἶναι γλίσχρον τε καὶ παχὺ καὶ θερμοῖς ὁμι-
λεῖν σώμασιν ὑμενοῦται ῥᾳδίως; ὥσπερ ταυτὶ τἀκτὸς, ὅσα
δημιουργοῦσιν οἱ σιτοποιοὶ κατά τινος σκεύους θερμοῦ τε
καὶ πλατέος, ἐπαλείφοντες ὑγρὸν ἀτρέμα σταῖς· ὀνομάζεται
δὲ ἴτριά τε καὶ ῥύμματα τὰ τοιαῦτα πάντα πλατύσματά
τε καὶ πέμματα· τοιοῦτο ἕτερον ἐντός, οἷον ἐκτὸς ὁ σιτο-

eſt, atque illa conſpecta, ipſa admirata eſt. Qualis au-
tem erat, ego referam: velut ſi quis ovo crudo externam
teſtam circumcirca adimat, in interna autem membrana
incluſus liquor pelluceat. Haec quidem Hippocrates teſta-
tur de eo, quod intus maneat genitura et quod membra-
nam habeat. Apparet autem et in ſectionibus animalium
haec membrana ex utero pendens juxta illas partes, jux-
ta quas ſunt oſcula vaſorum, de caetero vero in totum
illi quidem ſubtenta, non autem coaleſcens; cohaerens
enim ſibi ipſi ſemen manens eo tempore, quo ab utero
attrahitur, extenditur quidem et dilatatur, omnibus uteri
partibus aequaliter ipſum appetentibus; propterea vero,
quod viſcoſum eſt et craſſum, et calidis corporibus con-
verſatur, facile in membranam coaleſcit. Quemadmodum
hoc et in externis rebus videre eſt, nempe his, quas pi-
ſtores praeparant, in vaſe quodam calido et lato farinam
moderate liquidam oblinentes, vocantur autem hae liba,
dulciaria, cruſtulaque et placentae. Qualem enim forin-

ποιὸς ἐκ τοῦ σίτου τῶν ἰτρίων, ἡ φύσις τοῦ σπέρματος
ἐργάζεται τὸν ὑμένα, ταθῆναι μὲν ἐπιπλέον ἀναγκασθέντος
τοῦ σπέρματος, ὅτι πάντα αὐτοῦ τὰ μόρια τῆς μήτρας
ἐγλίχετο, κινδυνεύοντος δὲ ἐν τῷ τείνεσθαι διασπασθῆναι,
καὶ δὴ διασπωμένου πολλάκις, ὅταν ὑγρότερόν τε καὶ ἀτο-
νώτερον ὑπάρχον ἰσχυρῶς ὑπὸ πολλῶν ἅμα μερῶν ἀνθέλ-
κηται. ἀλλ᾽ εἰ μὲν τοῦτο πάθοι, διαῤῥεῖ, καὶ ἀποπίπτει,
καὶ φθείρεται, τῆς συνεχείας λυθείσης· εἰ δ᾽ ἀντισχῇ τει-
νόμενον, ὡς μὴ διασπασθῆναι, (γλίσχρον δ᾽ εἶναι χρὴ καὶ
πολὺ καὶ παχὺ τὸ τοιοῦτο,) παραχρῆμα ὑμενοῦται σύμπαν
αὐτοῦ τὸ ἔξω τὸ τῶν μητρῶν ψαῦσαν, ἀφίσταται δ᾽ ἀπ᾽
αὐτοῦ, ὥσπερ τὸ ἴτριον ἀπὸ τοῦ χαλκοῦ σκεύους· οὐ γὰρ
οἷόν τε λεῖον τῷ λείῳ συναφθῆναι. μεγίστη δὲ τοῦ λόγου
πίστις· ἔνθα τραχύς ἐστι τῆς μήτρας ὁ χιτών, ἔστι δὲ δή-
που τοιοῦτος ἐν τοῖς στόμασι τῶν ἀγγείων, ἐκείνοις μόνοις
συνδεῖται.

Κεφ. ε'. Βουλοίμην δ᾽ ἂν ἰάσας ἤδη τὰ φαινόμενα
πυθέσθαι τοῦ Ἀριστοτέλους, εἰ τὰ πρῶτά τε καὶ κοινότατα

fecus pistor ex frumento in libis, talem intrinfecus natura
feminis operatur membranam, femine quidem amplius
extendi coacto ob id, quod omnes uteri partes ipfum ap-
petant, et periclitante etiam in diftentione, ne divellatur,
imo divulfo faepe, quum liquidius et infirmius exiftens
a multis partibus fortiter attrahitur. Verum fi hoc perpe-
tiatur; defluit et excidit atque corrumpiter, continuitate
cohaerentiae ipfius foluta. Si vero in diftentione renita-
tur, ut ne divellatur, (vifcofum autem et multum ac craf-
fum hujusmodi efle oportet,) e veftigio membranam induit
tota ejus externa pars, quae uterum contingit; difcedit au-
tem ab utero, quemadmodum libum a vafe aereo, neque
enim poteft laeve cum laevi copulari. Et quod maxi-
mam fermoni fidem facit, ubi afpera eft uteri tunica, ta-
lis autem eft in ofculis vaforum, illis folis connectitur.

Cap. V. Vellem autem, relictis jam apparentibus,
Ariftotelem interrogare, num prima et communiffima ani-

528 ΓΑΛΗΝΟΥ ΠΕΡΙ ΣΠΕΡΜΑΤΟΣ

Ed. Chart. III. [190.]   Ed. Baf. I. (228. 229.)

τῶν ἐν τοῖς ζώοις ὀργάνων, ὑφ᾽ ὧν ἅπαντα διοικεῖται τὰ
μόρια, συγχωρεῖ καὶ αὐτὸς εἶναι φλέβα καὶ ἀρτηρίαν καὶ
νεῦρον. εἰ γὰρ δὴ τοῦτο συγχωρήσειεν, οἶμαι ῥαδίως αὐτὸν
πείσειν, ὡς ἐκ σπέρματος ἡ γένεσις αὐτοῖς ἐστιν. ἄναιμα
γάρ ἐστι ταῦτα (229) τὰ σώματα τῶν ἀγγείων, ὡς ἔνεστιν
ἐκκενώσαντας τὸ αἷμα θεάσασθαι, καὶ τάσιν ἱκανὴν ἐπιδέ-
χεται. τὸ μὲν γὰρ νεῦρον οὐδὲ ἐκκενωθῆναι δεῖται, καθά-
περ ἡ ἀρτηρία καὶ ἡ φλέψ· οὐδεμία γὰρ αἰσθητὴ κοιλό-
της ἐστὶν ἐν αὐτῷ. ταῦτ᾽ οὖν, ὦ θαυμασιώτατε, πότερον
ἐξ αἵματος, ἢ ἐκ σπέρματος ἡ φύσις σοι δοκεῖ διαπλάττειν;
ἀλλ᾽ ὅτι μὲν οὐκ ἐξ αὐτοῦ τοῦ αἵματος, ὥσπερ τὰς σάρκας,
εὔδηλον. οὐ γὰρ λευκός ἐστιν, οὐδὲ γλίσχρος, οὐδ᾽ οὕτως
παχὺς ὁ τοῦ αἵματος χυμός, ὥστ᾽ ἐπὶ τοῦ ταθῆναί τε καὶ
συριγγωθῆναι δύνασθαι συνεχὴς αὐτῷ διαμένειν. εἰ δὲ
καὶ μεταβάλλουσα πρότερον μὲν αὐτὸν ἐξ ἐρυθροῦ ἐργά-
ζεται λευκόν, ἐξ ὑγροῦ δὲ παχὺν, ἐξ ἀγλίσχρου δὲ γλί-
σχρον, ἐπιλέλησται δήπου τῶν συμφύτων κινήσεων ἡ φύ-
σις, ἃς ἀεὶ μαρτυρεῖς αὐτῇ, καὶ μάτην κάμνει τοιοῦτο

malium organa, a quibus omnes partes gubernantur, con-
cedat etiam ipfe effe venam et arteriam ac nervum.
Si enim hoc concedet, facile arbitror me ipfi perfua-
furum, quod ex femine eorum generatio exiftit. Exan-
guia enim funt haec vaforum corpora, ut licet evacuato
ex eis fanguine videre, et tenfionem multam fuftinent.
Equidem nervus evacuatione ne indiget quidem, velut
arteria et vena; nulla enim fenfibus cavitas eft in ipfo.
Haec igitur, o admirande vir, num ex fanguine aut ex
femine natura formare tibi videtur? Verum, quod non ex
ipfo fanguine, quemadmodum carnes, eft manifeftum; ne-
que enim albus eft, neque vifcofus, neque adeo craffus
fanguis humor, ut, dum tenderetur et in fiftulae modum
cavaretur, cohaerens fibi ipfi permanere poffet. Si vero
transmutans ipfum prius natura ex rubro facit album,
ex liquido craffum, ex non vifcofo vifcofum, oblita eft
fane infitorum fibi motuum, de quibus tu ipfi femper te-
ftimonium praebes, et fruftra laborat ftudens hujusmodi

σπεύδουσα τὸ αἷμα κατασκευάζειν, οἷον ἐξ ἀρχῆς ἔχει τὸ
σπέρμα. καὶ μὴν ὡς οὐδέν γε μάτην ἡ φύσις ἐργάζεται,
παρὰ σοῦ αὐτοῦ μεμαθήκαμεν. οὔκουν οὐδὲ νῦν ἐπελάθετο
κατὰ τὸ μέγιστον τῶν αὑτῆς ἔργων, οὐ γὰρ δὴ μεῖζόν γέ τι
φύσει ἔργον ἢ καὶ τῷ δημιουργῷ παντὶ τῆς προσηκούσης
ἀρχῆς. ταύτην γοῦν οὐ μόνον τὸ ἥμισυ τοῦ παντός, ὡς
ὁ κοινὸς λόγος, ἀλλὰ δυνάμει τὸ σύμπαν ὁμολογεῖς εἶναι
καὶ αὐτός, ἑπόμενος τῷ διδασκάλῳ σου Πλάτωνι. πολὺ δὲ
δὴ μᾶλλον ἐν τοῖς τῆς φύσεως ἔργοις ἡ ἀρχὴ δυνάμει τὸ
πᾶν ἐστιν, ὅσῳ καὶ μέγιστα διαπράττεται τῶν τεχνῶν ἁπα-
σῶν ἡ φύσις. ἀλλ᾽ οὐ [191] χρὴ μακρολογεῖν, οὐδὲ ἔξωθεν
ἐπάγειν τὰ μαρτύρια, πρὸς Ἀριστοτέλη διαλεγόμενον, ὃς
οὕτω πολὺ νέμει ταῖς πολλαῖς καταβληθείσαις ἀρχαῖς, ὥστε
οὐκ ἀφαιρεῖται μὲν τὸ σπέρμα τὸ μὴ οὐ τὸν τοῦ δημιουρ-
γοῦ λόγον ἔχειν πρὸς τὸ κυούμενον. ἐξ αὐτοῦ δὲ οὔ φησι
γίνεσθαι τὸ ἔμβρυον, ἀλλ᾽ ἐκ τοῦ καταμηνίου, τὴν ἀρχὴν
τῆς κινήσεως παρὰ τοῦ σπέρματος λαμβάνοντος. ἀλλ᾽ εἴ-
περ ἱκανὴ μία πληγή τε καὶ ψαῦσις ἐκ τοῦ σπέρματος εἰς

parare fanguinem, quale a principio habet ipfum femen.
Atqui naturam nihil fruftra operari a te ipfo didicimus:
igitur neque nunc oblita eft circa maximum ipfius ope-
rum, neque enim majus operae pretium aut lucrum na-
turae aut etiam cuicunque opifici eft, quam conveniens
principium. Hoc itaque non folum dimidium totius (ut
adagium habet), fed potentia totum effe etiam ipfe con-
fiteris fequens in hoc praeceptorem tuum Platonem. Mul-
to autem magis in naturae operibus principium potentia
totum eft, quanto fane maiora omnibus artibus natura
operatur. Sed non oportet fermonem longius extendere,
neque externa inducere teftimonia adverfus Ariftotelem
difputantem, qui adeo multum tribuit principiis a multis
neglectis ac damnatis, ut non neget quidem hoc, quod
femen habeat opificis rationem ad producendum foetum.
Verum ex ipfo foetum fieri non dicit, fed ex fanguine
menftruo principium motus a femine accipiente. Caete-
rum, fiquidem fufficiens eft una plaga unusque contactus

τὸ αἷμα γενομένη τοσαύτην τε καὶ τοιαύτην ἐργάζεσθαι
κινήσεων διαδοχήν, ὡς ἐξ αὐτῶν δημιουργεῖσθαι τὸ ζῶον,
ἔργῳ μαρτυρεῖς, ὡς ἀρχὴ τὸ σύμπαν ἐστίν. οὔκουν δεῖ πα-
ρελθεῖν ἡμᾶς, Ἀριστότελες φίλτατε, τηλικοῦτο ἔγκλημα τῆς
ἐπαινουμένης ὑπὸ σοῦ φύσεως, ὡς εὐθὺς ἐν ἀρχῇ μάτην ἐρ-
γάζεσθαι. ποιῆσαι μὲν γὰρ αὐτὴν φλέβα, καὶ ἀρτηρίαν,
καὶ νεῦρον, ἀναγκαιότατόν ἐστιν. ἔχουσα δὲ εἰς τοῦτο καὶ
λευκὸν καὶ παχὺν καὶ γλίσχρον χυμόν, ἐκβάλλει μὲν
τοῦτο, ὡς νομίζεις, ἐξ αἵματος δ' ἕτερον ὅμοιον γεννᾷ. καὶ
μὴν εἰ μὲν ἐξ αὐτοῦ τὸ αἷμα δύναμιν ἔχει γεννᾶν τε ἅμα
καὶ διαπλάττειν τὸν τοιοῦτον χυμόν, οὐ δεῖται τοῦ σπέρμα-
τος. εἰ δὲ ἐξ ἐκείνου λαμβάνει τὸ δύνασθαι, τί τὸ πρῶτον
δεόμενον τῷ δευτέρῳ, καὶ παρ' ἐκείνου τὸ δύνασθαι προς-
λαμβάνεσθαι, πρὸς ὑπηρεσίαν χρῆται; δεῖ μὲν γὰρ, ἤτοι
τῆς δυνάμεως τοῦ σπέρματος, ἢ τῆς σωματικῆς οὐσίας αὐ-
τὴν καταγνοῦσαν, ἄλλῳ χρήσασθαι πρὸ αὐτοῦ, μέμψασθαι
δὲ οὐδέτερον ἔχει. τήν τε γὰρ δύναμιν αὐτὸ τῷ αἵματι
παρέχει καὶ κατὰ σὲ, τήν τε οὐσίαν ἔχον ἐπιτηδειοτάτην

ex femine in menftruum factus ad tantam ac talem mo-
tuum fucceffionem faciendam, ut ex ipfis animal produ-
catur, opere teftaris, quod principium totum eft. Nequa-
quam igitur, o amiciffime Arifioteles, tantum crimen lau-
datae a te naturae nos praeterire oportet, ut ftatim in
principio fruftra operetur. Facere namque ipfam et ve-
nam et arteriam et nervum maxime neceffarium eft,
habens autem ad hoc et album et craffum et vifcofum
humorem, eiicit quidem hunc, ut tu putas, ex fanguine
vero alium fimilem gignit. At vero fi fanguis ex fe ipfo
ejusmodi humorem generandi fimulque formandi facul-
tatem habet, femine non indiget. Si vero ex illo fa-
cultatem accipit, quid indiget primum fecundo, et quo,
antequam illa facultatem affumit, ad hoc minifterium uti-
tur? Oportet enim, aut facultate feminis, aut corporea
fubftantia contempta, naturam alio pro ipfo uti: verum
neutrum reprehendere poteft. Ipfum enim femen faculta-
tem fanguinis exhibet, et ex tua adeo fententia fubftan-

φαίνεται πρὸς τὴν τῶν κυριωτάτων ὀργάνων διάπλασιν.
εἰ γὰρ ἄναιμον ἡ φύσις εἶναι βούλεται τῶν τριῶν ὀργάνων
τὴν οὐσίαν, ἔχειν τοιαύτην ὕλην τὴν γονὴν, εἴτε παχεῖαν,
καὶ ταύτην μᾶλλον αἵματος ὑπάρχειν, εἴτ᾽ ἀποτείνεσθαι καὶ
συριγγοῦσθαι, καὶ μέχρι πλείστου προϊοῦσαν ἄνευ τοῦ ῥή-
γνυσθαι, τί ἂν εἰς ταῦτα ἐπιτηδειότερον τοῦ γλίσχρου ἐξεύ-
ροι; πάντων οὖν ὧν δεῖται πρὸς τὴν τῶν τριῶν ἀγγείων
γένεσιν, ἡ τοῦ σπέρματος οὐσία συλλαβοῦσα κέκτηται. μὴ
τοίνυν ἀτιμάσωμεν αὐτὸ τῷ λόγῳ, διότι μηδὲ ἡ φύσις τοῦτο
ἔργῳ ἔπραξεν. οὐδὲ γὰρ οὐδ᾽, ὅτι πλῆρές ἐστι τοῦ πνεύμα-
τος τοῦ ζωτικοῦ, τοῦτο λέληθέ σε. σὺ γὰρ εἷς ὁ καλῶς
εἰκάσας ἀφρῷ τὸ σπέρμα, πολλὰς πομφόλυγας ὑπὸ σμικρό-
τητος ἀοράτους εἰς ἓν συνελθούσας ἐργάσασθαι φάσκων
αὐτό· σὺ καὶ τὸν μῦθον οὐκ ἐμέμψω, τὴν Ἀφροδίτην ἐξ
ἀφροῦ γεγενῆσθαι λέγοντα. τί τοίνυν ἐκβάλλεις τῶν μη-
τρῶν τὴν τοιαύτην ἀρχὴν τοῦ ζάου; ἢ τί δώσεις ὄργανον
τῇ φύσει τούτου βέλτιον, ἢ κοιλίας, ἢ πόρους, ἢ ὑμένας,

tiam aptiſſimam habere apparet ad ſumme praecipuorum
organorum conformationem. Si namque exanguem eſſe
horum trium organorum ſubſtantiam vult natura, habet
talem materiam ipſam genituram, ſive craſſam, et talis
magis quam ſanguis exiſtit, ſive extendi et in fiſtulae mo-
dum cavari, ac quam longiſſime progredi citra divulſio-
nem, quidnam ad haec omnia aptius viſcoſo reperire
queat? Omnia igitur, quibus ad horum trium vaſorum
generationem opus habet, ſeminis ſubſtantia complexa
poſſidet. Ne igitur ipſum infamia per ſermonem notemus,
quandoquidem neque natura hoc ipſum opere fecit. Ne-
que enim, quod ſpiritu vitali plenum eſt, te latet: tu
enim unus es, qui ſemen ſpumae probe aſſimilaſti, multas
bullas prae parvitate non viſibiles ſingulatim in unum con-
venientes ipſum operari tradens; tu etiam fabulam non
reprehendiſti, quae Venerem ex ipſo natam eſſe tradit.
Quid igitur eiicis ex utero ejusmodi principium animalis?
aut quod organum eo melius naturae dabis, aut ventres

ἢ ἀγγεῖα δημιουργούσῃ; φήσεις γὰρ δήπου καὶ αὐτὸς, ὡς τὰ
μὲν τιτρᾶται, τὰ δὲ διαφυσᾶται, τὰ δ᾽ εὐρύνεται, τὰ δ᾽ ἀποτεί-
νεται τῆς ὕλης ἐν τῷ διαπλάττεσθαι τὸ ζῶον, εἰ μή τι κἀνταῦ-
θα τὸν ἀτμὸν τοῦ αἵματος ἕξεις ὄργανον, ἵνα καὶ νῦν ἡ φύσις
ἐκβάλλουσα τὸ ἕτοιμον ἕτερον κάμνῃ τοιοῦτο ἐργαζομένη. πῶς
οὖν οὐκ ἐναντιώτατος ὁ λόγος ἐστὶ τοῖς ἔργοις τῆς φύσεως, ἐὰν
ἐκκρίνεσθαι μὲν εἰς ἀέρα λυθὲν τὸ σπέρμα, κατέχεσθαι δὲ
τὸ καταμήνιον φάσκωμεν; ὃ γὰρ ὡς ἀλλότριον ἐκκρίνει καθ᾽
ἕκαστον μῆνα, δίδομεν αὐτῇ νῦν ὡς οἰκειότατον. εἰ δὲ
ἔμπροσθεν μὲν ἀλλότριον, οἰκεῖον δὲ γίνεται μεταλαβὸν τῆς
τοῦ σπέρματος ποιότητος, ἐξ ἐκείνου τὴν οἰκειότητα προς-
κτᾶται, ἔχοντος δήπου πρότερον αὐτοῦ. οὐ γὰρ δὴ
μεταδίδωσί γέ τινος τοῖς πέλας, οὗ μὴ μετέσχηκεν αὐτό.
[192] πάλιν οὖν ἐνταῦθα ἡ φύσις εὑρίσκεται τὸ μὲν πρώ-
τως οἰκεῖον ἐκβάλλουσα, τὸ δὲ ἐκείνου μετασχὸν αἱρουμένη.
καίτοι γε οὐ τῆς ποιότητος αὐτῷ μεταδίδωσιν ἐκ τοῦ σπέρ-

aut meatus, aut membranas, aut vafa producturae? In-
quies enim utique etiam ipfe, quod alia quidem perforan-
tur, alia autem inflantur, alia dilatantur, alia diftendun-
tur ex materia in animalis formatione, nifi forte etiam
hic vaporem fanguinis organum habebis, ut et nunc natu-
ra quod promptum eft eiiciens in alio hujusmodi efficien-
do fit occupata. Quomodo igitur non maxime contrarius
hic fermo operibus naturae eft, fi excerni quidem in
aërem diffolutum femen dicamus, retinere autem fangui-
nem menftruum? Quod enim ut alienum excernit fingu-
lis menfibus, hoc ipfum nunc ei ut familiariffimum tri-
buimus. Si vero prius quidem alienum, familiare autem
fit feminis qualitate affumpta, ex illo fane hanc fami-
liaritatem ac finceritatem acquirit, utpote quod prius ip-
fam habeat: neque enim diftribuere aliquid vicinis poffit,
quod non prius ipfum ejus particeps effet. Rurfus igitur
hic natura reperitur quod primitus familiare et fincerum
eft ejiciens, quod vero illius particeps eft eligens; quan-
quam neque qualitatem ex femine in ipfum menftruum

μαιος ὁ Ἀριστοτέλης, ἀεὶ δ᾽ ἀρχὴν κινήσεως ἐνδίδωσι
μόγην, ὥσπερ τοῖς θαύμασιν ἐμφυλάττοντα τὴν ἑαυτοῦ
κατασκευὴν ἐκ μόνου τοῦ λαβεῖν τὴν τοιαύτην ἀρχὴν ἐπὶ
πλεῖστον ἐξαρκεῖ κινούμενα. καὶ μὴν οὐ διὰ κίνησιν, ἀλλὰ
διὰ ποιότητος οἰκειότητα καὶ ἀλλοτριότητα τὸ μὲν αἱρου-
μένας τε καὶ κατεχούσας ἔστιν ἰδεῖν τὰς φύσεις, τὸ δ᾽ ἀπο-
στρεφομένας τε καὶ διὰ τοῦτο ἐκβαλλούσας. οὐδὲ γὰρ οὐδ᾽
ἐν τῇ γαστρὶ μένον οὐδὲν ἔστιν ἰδεῖν τῶν οὐκ οἰκείων αὐτῇ.
τί δεῖ λέγειν περὶ τῆς γαστρὸς οὕτως ἐναργῶς ἢ δι᾽ ἐμέτου
ἐκβαλλούσης τὸ λυποῦν, ἢ κατ᾽ ἔντερον ἐκκρινούσης αὐτό,
τὴν μήτραν ὁρῶντας ὅμοια διαπραττομένην; ἐδείχθη γὰρ
καὶ ἥδε κατὰ τῶν φυσικῶν δυνάμεων λόγον ὁμοίως τοῖς
ἄλλοις ἅπασι μορίοις ἕλκουσα μὲν καὶ κατέχουσα τὸ οἰκεῖον,
ἐκβάλλουσα δὲ τὸ ἀλλότριον. ἀλλὰ μὴν ἀποκρίνει γε τὸ
καταμήνιον ὡς περιττόν. οὔκουν κατασχεῖν αὐτὸ δύναταί
ποθ᾽ ὡς οἰκεῖον. οὐ γὰρ τοῦτό ἐστι ταῖς ὑστέραις οἰκεῖον,

sanguinem diſtribuat Ariſtoteles, ſed ſemper principium
motus concedit ſolum, tanquam qui ad miraculi ſimilitu-
dinem ſuae conſtitutionis ſupellectilem intra ſe conſer-
vet, et ex hoc ſolo, quod tale principium accipit, pluri-
mo motui ſufficiat. Atqui non propter motum, ſed ob
qualitatis familiaritatem et alienationem videre eſt, ipſam
naturam aliud quidem eligere et continere, aliud vero
averſari et propterea eiicere. Neque enim etiam in ven-
tre quicquam manens videre eſt eorum, quae non ipſi fa-
miliaria exiſtunt. Quid autem opus eſt dicere de ventre
adeo manifeſte aut per vomitum, quod moleſtum eſt ipſi,
ejiciente, aut juxta inteſtinum idem excernente, quum
uterum videamus ſimilia perficientem? Demonſtratum
enim eſt in naturalium facultatum tractatu, quod hic ſi-
militer, ut aliae omnes partes, trahat ac contineat fami-
liare, ejicat vero alienum. Atqui excernit ſanguinem
menſtruum ut ſuperfluum: nequaquam igitur continere
ipſum poteſt unquam ut familiarem; non enim eſt hic utero

ἀλλὰ τὸ σπέρμα, καὶ τούτου δεκτικὸν ὄργανον ἡ φύσις
ἐποίησεν αὐτάς.

Κεφ. ς'. Ὅσον μὲν οὖν αὐτοῦ τῶν ὑστερῶν ἔψαυσε,
τοῦτο ὑμὴν εὐθέως ἐγένετο, καθότι μικρὸν ἔμπροσθεν
ἐδείχθη. τὸ δ' ἄλλο πᾶν εἶχε μὲν δήπου καὶ αὐτὸ συμ-
φύτους δυνάμεις, ἑλκτικὴν μὲν τῶν οἰκείων, δι' ἧς καθέλξειν
τε καὶ ἀλλοιώσειν ἔμελλε καὶ τροφὴν ἑαυτῷ ποιήσασθαι,
τῶν ἀλλοτρίων δὲ καὶ περιττῶν ἀποκριτικήν. εἶχε δὲ καὶ
ὕλας οἰκείας, ἃς ἕλξειν ἔμελλε παρὰ τῆς μήτρας, αἷμα καὶ
πνεῦμα, διὰ τῶν στομάτων, οἷς συνῆπται. καὶ τοίνυν εὐθὺς
ταῦτα εἵλξατο διὰ τοῦ περιέχοντος ὑμένος οὐδέπω σκλη-
ροῦ γεγονότος. ἅμα τε οὖν ἐφέρετο τὰ παρὰ τῆς μήτρας ἐκ
τῶν ἀγγείων ἑλκόμενα, καὶ ὁ ὑμὴν ἀεὶ καὶ μᾶλλον ἐγίνετο
σκληρός. καὶ τελέως μὲν οὕτως ἤδη σκληρὸς ἦν καὶ συνε-
χής, ὅλον ἐν κύκλῳ περιλαμβάνων τὸ κύημα, μόνα δ'
ἐκεῖνα διετέτρητο, δι' ὧν ταῖς ὕλαις ἦν ἡ φορά. ἅτε γὰρ
οὐδένα χρόνον ἡσυχαζούσης τῆς ὁλκῆς, ἔμενεν ἀεὶ τὸ τρῆμα

familiaris, fed ipfum femen, et propterea conceptaculum
hujus organum natura uterum fecit.

Cap. VI. Quantum igitur ex femine ipfo uterum
contingit, hoc ftatim membrana fit, quemadmodum paulo
ante eft commonftratum. Reliquum vero totum habuit
quidem et ipfum infitas facultates, attrahentem quidem
familiaria, per quam attracturum et alteraturum ali-
mentumque fibi facturum erat, expultricem autem alie-
norum et fuperfluorum. Habuit praeterea et materias
familiares, quas attracturum erat ab utero, fangui-
nem videlicet et fpiritum, per ofcula, quibus eft con-
nexum; et fane haec ftatim a principio per ambien-
tem membranam nondum duram factam attraxit. Si-
mul igitur ferebantur, quae ab utero ex vafis attrahun-
tur, et membrana femper magis fiebat dura, atque ad fi-
nem quidem penitus jam dura erat et cohaerens, totum-
que foetum orbiculatim amplectens: folae vero illae par-
tes perforatae erant, per quas materiae ferebantur. Nam,
attractione nullo tempore quiefcente, manebat femper

τοῦ ὑμένος, οὐ δυνάμενον συμφῦναι διὰ τὸ μηδ᾽ ἄλλο
μηδὲν (230) ἕτερον ἑτέρῳ δύνασθαι συμφῦναι, μέσων ἱστα-
μένων ἀεικινήτων σωμάτων. οὐ μόνον δὲ οὐ συμφύεται τὸ
τρῆμα τοῦ ὑμένος, ἀλλὰ καὶ διὰ παντὸς εὐρύνεται πρὸς
λόγον τοῦ πλήθους τοῦ διαρρέοντος. διαρρεῖ δὲ ἀεὶ μὲν τὸ
θρέψον, οὐκ ἴσον δ᾽ ἀεὶ τῷ πλήθει, διότι μηδ᾽ αὐτὸ τὸ
τρεφόμενον ἴσον ἀεὶ φυλάττει τὸ μέγεθος, ἀλλ᾽ ἐπιδίδωσιν
συνεχῶς αὐξανόμενον. ὥστε ἀναγκαῖόν ἐστιν ἀνάλογον ἐκεί-
νου τῆς αὐξήσεως τὸ πλῆθος τῶν ὑλῶν ἐπιρρεῖν, αἷμα μὲν
ἐκ τῶν φλεβῶν, πνεῦμα δὲ σὺν αἵματι λεπτομερεῖ καὶ
ὀλίγῳ καὶ θερμῷ διὰ τῶν ἀρτηριῶν, καὶ δὴ καὶ τῷ χρό-
νῳ συριγγουμένην θ᾽ ἅμα καὶ τελεουμένην τὴν ὁδὸν ἀγγεῖον
γίνεσθαι.

Κεφ. ζ᾽ [193] Ἀλλὰ γὰρ οὐ χρὴ καθ᾽ ἓν ἔργον τῆς
φύσεως ἐξηγούμενον τῶν κινήσεων τὴν ἀκολουθίαν ἑαυτὸν
λαθεῖν ἀποχωρήσαντα πόρρω τῆς ἀρχῆς. ἐπανέλθωμεν οὖν
αὖθις ἐπ᾽ ἐκείνην. ἐπειδὴ προσέπεσε τῷ τῆς μήτρας πυθμένι

membranae foramen coalefcere non poteſt ob eam ſane
cauſam, quod neque aliud quicquam alteri coalefcere po-
teſt, ubi ſemper mobilia corpora in medium eorum in-
terveniunt. Foramen itaque membranae non ſolum non
coalefcit, ſed etiam ſemper ampliatur pro ratione copiae
ejus, quod perfluit. Perfluit autem ſemper alimentum non
ſemper pari copia, propterea quod neque ipſum, quod
alitur, ſemper aequalem magnitudinem ſervat, ſed crefcit
aſſidue angefcens, ut neceſſarium ſit juxta proportionem
augmenti illius materiarum copiam influere, ſanguinem qui-
dem ex venis, ſpiritum vero cum ſanguine tenuium par-
tium, modico et calido per arterias. Quin et temporis
progreſſu neceſſarium eſt hanc viam in fiſtulae modum
cavari et perfectam abſolvi ac vas fieri.

Cap. VII. Sed enim non convenit juxta unum
naturae opus motuum conſequentiam enarrando ſui obli-
viſci ac longius a principio abire: regrediamur igitur
rurſus ad illud. Poſtquam itaque ſemen ad fundum uteri

τὸ σπέρμα, καὶ ἢν ἀδύνατον ὑπαλεῖψαι πᾶσαν αὐτὴν, ἀπο-
φύσεις ἔχουσαν ἑκατέρωσε, καθάπερ τινὰ κέρατα, καὶ ταῦτα
ὑπήλειψεν ἡ φύσις ἑτέρῳ σπέρματι, τῷ τοῦ θήλεος, ἅπερ
ἐπιδέδεικται μὲν ἡμῖν ἐν ἑτέροις, εἰρήσεται δὲ καὶ νῦν ὀλί-
γον ὕστερον, ὡς μὴ διακόπτοιτο τοῦ λόγου τὸ συνεχές. εἰς
γάρ τοι τὰ κέρατα ταῦτα, καθ᾽ ἑκάτερον μέρος ἓν ὑπάρχον,
ἐμβάλλει σπερματικὸν ἀγγεῖον ἐκ τῶν τῆς θηλείας ὄρχεων
ὁρμηθέν. ὅταν οὖν ὑπὸ τὸν αὐτὸν χρόνον ἅμα τῷ ἄῤῥενι
τὸ θῆλυ σπερμαίνῃ, δι᾽ ἑκατέρας τῶν κεραιῶν ἐξακοντιζό-
μενον τὸ σπέρμα καὶ φερόμενον εἰς μέσον τῆς μήτρας τὸ
κύτος ἅμα μὲν ὑπαλείφει τὰς ὁδοὺς, ἅμα δ᾽ ἐξικνεῖται
πρὸς τὸ τοῦ ἄῤῥενος σπέρμα, καὶ αὐτό τε μίγνυται τούτῳ,
καὶ ὑμέσιν ἀλλήλοις ἐπιπλέκονται, οὓς τότε κατὰ τὴν οἰ-
κείαν ὁδοιπορίαν εἰργάσατο τὸ τοῦ θήλεος σπέρμα, ὡς τὴν
σύμπασαν γονὴν περιλαμβάνειν ταύτην τὴν χρείαν τῷ κυή-
ματι, καὶ οἷον τροφή τις τῷ ἄῤῥενι γίνεσθαι. λεπτότερον
μὲν γάρ ἐστιν αὐτοῦ καὶ ψυχρότερον, οἰκειότερον δὲ ἄλλου
παντὸς εἰς θρέψιν. ἣν δὲ εἶπον χρείαν παρέχειν αὐτῷ κατὰ

allapfum eft, nec poteft ipfum totum oblinere, utpote qui
exortus utrinque velut cornua quaedam habeat, natura
fane etiam haec alio femine, ipfius foeminae videlicet,
illevit, quemadmodum alibi a nobis eft demonftratum,
referetur autem et nunc paulo poft, ne fermonis conti-
nuitatem diffecemus. In haec etenim cornua, fingula ab
utraque parte exiftentia, vas feminale fe ingerit ex foe-
minae teftibus profectum. Quando igitur fub idem tempus
foemina fimul cum mare femen emiferit, femen per
utrumque cornu ejectum et in medium uteri fpatium
delatum fimul quidem oblinit vias, fimul vero pervenit
ad mafculi femen, ipfumque etiam huic mifcetur, et per
membranas mutuo innectuntur, quas tunc in propria pro-
fectione ipfum mulieris femen produxit, ut totam genitu-
ram amplectens hunc foetui ufum exhiberet, et ut veluti
alimentum quoddam mafculo femini fieret; tenuius enim
eft ipfo et frigidius, familiarius vero eft omni alio in nu-
tritionem. Caeterum ufus, quem dixi praebere ipfi circa

τὴν τοῦ ὑμένος γένεσιν, ἀκριβεστέρας ἐξηγήσεως δεῖται.
τὸν γὰρ περιλαμβάνοντα τὴν σύμπασαν γονὴν ὑμένα συμ-
πλεκόμενον ἐξάπτει μὲν πρῶτον δι᾽ αὐτοῦ ταῖς κεραίαις,
συνάπτει δ᾽ αὖθις ἅπαντι τῷ λοιπῷ κύτει τῆς μήτρας.
ἔχει μὲν γὰρ ἐπιθυμίαν ἅπαντα αὐτῆς τὰ μόρια περιπτύσ-
σεσθαι τῷ σπέρματι, δύναται δ᾽ οὐδέπω τοῦτο ποιεῖν
ἀπέχοντα πλέον ἢ ὡς ψαύειν αὐτοῦ. ἀλλὰ καὶ ἐν πολλαῖς
ἡμέραις, ἅμα μὲν αὐξανομένου τοῦ σπέρματος, ἅμα δὲ καὶ
τῆς μήτρας ἀεὶ καὶ μᾶλλον ἑαυτὴν περιστελλούσης, ἄλλοτε
ἄλλο μόριον αὐτῆς ἐπιδράσσεται τοῦ σπέρματος. ἅτε δὲ ὄν-
τος ἔτι μαλακοῦ τοῦ περιέχοντος ὑμένος αὐτὸ καὶ τῶν ἀγ-
γείων ἀνεστοιωμένων, ἀντιλαμβάνεται δι᾽ αὐτῶν ἡ μήτρα
τοῦ ὑμένος, ὥσπερ οἱ πολύποδες, ὧν ἂν ψαύσωσι ταῖς κοτυ-
ληδόσι. οὕτω γάρ ἐστι τὰ σώματα τῶν ἀγγείων ὅμοια
ταῖς τῶν πολυπόδων κοτυληδόσιν, ὥστε οὐδὲ ὀνομάζουσιν
ἄλλως αὐτά. λέλεκται δέ μοι τελεώτερον περὶ τούτου ἐν
τῷ πέμπτῳ τῆς Ἱπποκράτους ἀνατομῆς ἐξελέγχοντι τὴν
ἄγνοιαν τῶν ἐγκαλούντων τἀνδρὶ καὶ νομιζόντων, τὰς ἐπι-

membranae generationem, diligentiore expofitione indi-
get. Membranae namque totam genituram amplectenti im-
plexum dependet primum per ipfam ex cornibus, con-
nectitur autem rurfus omni reliquo uteri fpatio: concupi-
fcunt enim omnes ipfius partes femen complecti, id vero
facere non poffunt, nimirum longius diftantes, quam ut
ipfum contingere queant. Quin et poft multos dies, au-
gefcente fimul femine, fimulque utero femper feipfum
magis obvolvente, alias alia ipfius pars femen apprehen-
dit. Itaque quum adhuc mollis fit membrana ipfum con-
tinens, et vaforum ofcula aperta, apprehendit per ipfa
uterus membranam, quemadmodum polypi, quaecunque
per acetabula fua contigerint. Adeo enim funt ofcula
vaforum polyporum acetabulis fimilia, ut neque ipfa etiam
aliter appellentur. Verum de hoc᷎ a me abfolutius in
quinto Diffectionis Hippocratis eft dictum, ubi redarguo
ignorantiam eorum, qui hunc virum accufant et putant,

τρεφομένας ἐν κύκλῳ τοῖς στόμασι τῶν ἀγγείων σάρκας ἐν
ἐνίοις τῶν ζώων ὀνομάζειν αὐτὸν κοτυληδόνας. οὔτε γὰρ
ἐκείνας ὀνομάζομεν, αἱ δ᾽ ὄντως κοτυληδόνες ἀγγείων εἰσὶ
πέρατα, δι᾽ ὧν ἐφ᾽ ἑκάστῳ μηνὶ τὸ περιττὸν τοῦ αἵματος
ἐξ ὅλου τοῦ σώματος εἰς τὴν μήτραν ἐξοχετεύεται. ὅ τι δ᾽
ἂν τούτων τῶν στομάτων ἅψηται τοῦ σπέρματος, ἐπισπᾶ-
ται δι᾽ αὐτοῦ τὴν τροφὴν ἐκεῖνο, πρὸς ἑαυτὸ τετρημένου τοῦ
ὑμένος, ὡς ἂν ἔτι μαλακοῦ τε καὶ νεοπαγοῦς ὄντος. εἶτ᾽
ἐν τῷ χρόνῳ, καθάπερ ὀλίγον ἔμπροσθεν εἶπον, ἀγγεῖον
γίνεται συμφυές τε ἅμα καὶ ὅμοιον τῷ τῆς μήτρας. καί σοι
πάρεστι θεάσασθαι κατὰ τὰς τῶν ἐγκυμόνων ζώων ἀνατο-
μὰς καὶ μετὰ ἀρτηριῶν καὶ φλεβῶν τὸν ἔξωθεν ὑμένα
τῶν ἐμβρύων. ὀνομάζεται δὲ χορίον [194] ὑμὴν οὗτος ὁ
ἔξωθεν, ὃν διοδεύουσιν αἱ ἀρτηρίαι τε καὶ αἱ φλέβες, ὕλας
ἐκ τῆς μήτρας εἰς τὸ κυούμενον ἄγουσαι. θατέρῳ δ᾽ ὑμένι,
τῷ πρὸς τὰς κεραίας ἀνήκοντι, τὴν μὲν προσηγορίαν διὰ
τοῦ σχήματος ἔθεντο· παραπλήσιος γὰρ ὢν ἀλλᾶντι καὶ

carnes orbiculatim ofculis vaforum in quibusdam anima-
libus adnafcentes ipfum acetabula five cotyledones appel-
lare; neque enim has ita appellavit. Nam vera acetabu-
la fines funt vaforum, per quos in fingulis menfibus fu-
perfluum fanguinis ex toto corpore in uterum derivatur.
Quodcunque autem horum ofculorum femen contigerit,
id ipfum fibi in alimentum attrahit, nimirum membrana
ad fefe perforata, utpote quae mollis adhuc et recens
coacta exiftit: deinde temporis progreffu, velut antea
dixi, vas fit abfolute concrefcens, fimulque uteri vafi fi-
mile redditur. In promptu porro eft tibi circa prae-
gnantium animalium diffectiones videre externam foetuum
membranam una cum arteriis et venis. Appellatur autem
chorium haec externa membrana, quam pertranfeunt ar-
teriae et venae materias ex utero ad foetum ducentes.
Alteri autem membranae, quae furfum ad cornua pertin-
git, appellationem a figura indiderunt. Nam farcimini
fimilis exiftens etiam nomen ab illo deductum poffidet,

Ed. Chart. III. [194.]   Ed. Baf. I. (230.)

τοὔνομα παρηγμένον ἀπ᾿ ἐκείνου κέκτηται. ἡ χρεία δὲ αὐτοῦ
τοῖς ἐμβρύοις ἐν μὲν ταῖς πρώταις ἡμέραις, ἣν ἀρτίως εἶ-
πον, αὐξανομένων δὲ τῶν ὑγρῶν περιττωμάτων, ὑποδέξασθαι
τὸ ἕτερον. ἀλλὰ περὶ μὲν τούτων ἀκριβέστερον ὀλίγον ὕστε-
ρον εἰρήσεται.

Κεφ. η΄. Πάλιν δ᾿ ἐπάνειμι πρὸς τὸ ἀναβεβλημένον
ἐν ἀρχῇ. τοῦτο γὰρ ἕλκει μὲν πρὸς ἑαυτὸ διὰ τῶν εἰς τὴν
μήτραν καθηκόντων ἀγγείων αἷμα καὶ πνεῦμα πρὸς τὴν
ἰδίαν ἑκάτερον ἑαυτοῦ κοιλότητα, συνεφέλκεται δὲ, ὥσπερ
εἴρηται καὶ πρόσθεν, ἅμα τῷ διὰ τῶν ἀρτηριῶν πνεύματι
λεπτομερέστερόν τε καὶ θερμότερον αἷμα τοῦ κατὰ τὰς
φλέβας. ἐκ μὲν δὴ τούτου τὸ θερμότατον τῶν σπλάγχνων
δημιουργεῖ, τὸ δὲ ἕτερον αἷμα τὸ παχὺ τὴν ἥπατος ἰδέαν
αὐτῷ συνίστησι. καὶ τοίνυν καὶ περαίνουσιν αἱ μὲν πολλαὶ
φλέβες, αἱ διὰ τοῦ χορίου φερόμεναι αἱ δ᾿ ἀρτηρίαι πρὸς
ἕτερον θερμότερον, ὃ διὰ τὴν ὑπερβάλλουσαν θερμότητα,
καθάπερ τις φλὸξ, οὐκ ἀναπαύεται κινούμενον, ἀλλ᾿ ἐναλλὰξ
ἀεὶ διαστέλλεταί τε καὶ συστέλλεται. αἱ μὲν δὴ παράγουσιν
τὰς ὕλας εἰς τάδε τὰ σπλάγχνα φλέβες τε καὶ ἀρτηρίαι

ac allondoides appellatur. Ufus autem ipfius foetibus in
primis quidem diebus is eft, quem jam dixi; augefcenti-
bus autem humidis excrementis, ut eorum alteram par-
tem excipiat. Sed de his paulo poft accuratius dicetur.

Cap. VIII. Rurfus autem regredior ad id, quod in
principio eft dilatum. Semen equidem trahit ad fe
per vafa ad uterum pertingentia fanguinem et fpiritum,
utrumque ad fuam propriam cavitatem. Attrahitur autem
fanguis fimul, velut etiam antea dictum eft, cum fpiritu
per arterias tenuior et calidier, quam qui eft in venis
fanguis, atque ex his fane calidiffimum ex vifceribus
producit; alter vero fanguis craffus hepatis fpeciem ipfi
conftituit, atque hanc etiam pleraeque venae per chorium
delatae perficiunt. Arteriae vero ad aliud calidius vifcus
feruntur, quod ob excellentem calorem, velut flamma
quaedam, moveri non ceffat, fed femper viciffim diften-
ditur et contrahitur. Et venae quidem ac arteriae ma-

καθάπερ ῥίζαι τινὲς αὐταῖς εἰσιν· αἱ δ᾽ εἰς ὅλον ἐξάγουσαι
τὸ κύημα πρέμνοις ἀνάλογοι εἰς πολλοὺς πτόρθους σχιζο-
μένοις. ἡ γένεσις δὲ καὶ ταύταις ἐστὶ συριγγουμένης τῆς
τοῦ σπέρματος οὐσίας. ἡ δὲ τρίτη τῶν ἀρχῶν, ἀφ᾽ ἧς σύμ-
παντα πέφυκε τὰ νεῦρα, τὴν γένεσιν ἐξ αὐτοῦ μόνον τοῦ
σπέρματος ἔσχηκεν. ἐν γὰρ τῇ πρὸς τὸ θῆλυ σπέρμα μίξει
πολλαὶ τῶν πομφολύγων ἐῤῥάγησαν, ἐξ ὧν εἴσω τε καὶ πρὸς
τὸ βάθος ἐχώρει τὸ πνεῦμα σώζειν ἑαυτὸ γλιχόμενον. οὐ
γὰρ οἷόν περ ἀτμὸς ἦν, ἀλλ᾽ αὐτοκίνητος ἀρχὴ ζώου, κα-
θάπερ καὶ αὐτὸ τὸ περιέχον ὑγρὸν αὐτὸ κοιλίαν εἰργάσατο
τῷ σπέρματι μεστὴν πνεύματος. ὅπως οὖν μηδ᾽ ἐντεῦθεν
ἑτοίμως κενοῖτο, στεγανὸν ἑαυτῷ τὸν οἶκον ἐργάζεται τῆς
περιειληφυίας αὐτὸ τοῦ σπέρματος ὑγρᾶς οὐσίας, ὅσον
ἦν παχύτερόν τε καὶ σκληρότερον, ἀπωθούμενον εἰς
τὴν ἐκτὸς περιγραφὴν, ὅπερ ἔμελλεν ἐν τῷ χρόνῳ θερ-
μαινόμενόν τε καὶ ξηραινόμενον ὀστοῦν ἔσεσθαι. τοῦτο
ἐν ἀρχῇ μὲν ἡ διαπλάττουσα τὸ ζῶον δύναμις ἐργάζεται·

terias in haec vifcera deducentes velut radices quaedam
ipforum exiftunt. Quae vero in totum foetum protendun-
tur, truncis fimiles funt in multos ramos diftractis. Ge-
neratio autem his eft ex feminis fubftantia in fiftulae mo-
dum cavata. Tertium vero principium, a quo omnes pro-
ducti funt nervi, generationem ex folo femine habet. In
permixtione namque ad femen muliebre multae bullae
ruptae funt, ex quibus intro et ad profundum fpiritus
feipfum fervare cupiens ceffit; neque enim velut vapor
erat, fed per fe mobile principium animalis; quemad-
modum et ventriculum five cavitatem humorem conti-
nentem plenum fpiritus ipfi femini produxit. Quo ve-
ro neque etiam inde prompte evacuaretur, firmam fibi
domum facit, ex liquida feminis fubftantia, quae ipfum
ambit, id, quod ipfi craffius et durius erat, ad externum
lineamentum detrudendo, quod ipfum utique temporis
progreffu calefactum et reficcatum os futurum erat. Hoc
in principio quidem facultas opifex ac animal formans

φαίνεται δὲ οὐδέπω κατὰ τὴν ἀρχὴν ὑπὸ σμικρότητος, ἀλλ᾽
ὅταν γε πρῶτον φαίνεσθαι δύνηται, μέγιστα μέν εἰσι τὰ
τρία ταῦτα, πλησίον δὲ ἀλλήλων ἐφεξῆς κείμενα καὶ ψαύον-
τα, τὸ μὲν τῶν νεύρων ἀρχὴ γενησόμενον, ὃ προσαγορεύο-
μεν ἐγκέφαλον, ἐφ᾽ ὑψηλοτέρας ἕδρας ταχθὲν, ὑπόκειται δ᾽
αὐτῷ καρδία τε καὶ ἧπαρ ἀλλήλων ψαύοντα. τοῦ χρόνου
δὲ προϊόντος, αἱ εἰρημέναι τρεῖς ἀρχαὶ καὶ διΐστανται
πλέον, εἰς ὅλον τε τὸ προσπλαττόμενον τοῦ ζῴου σῶμα
διαπέμπουσι τὰ βλαστήματα, νωτιαῖον μὲν ὁ ἐγκέφαλος
ἀποφύσας, οἷόν πέρ τι πρέμνον, ἡ καρδία δὲ τὴν μεγίστην
ἀρτηρίαν, ἣν ἀορτὴν Ἀριστοτέλης ὀνομάζει, τὴν κοίλην δὲ
φλέβα τὸ ἧπαρ. [195] καὶ μὲν δὴ καὶ φαίνεται καταρχὰς
εὐθὺς ἅμα τῇ τούτων γενέσει περὶ μὲν τὸν νωτιαῖον
(231) ἡ ῥάχις πηγνυμένη τὸν αὐτὸν τρόπον, ὃν ὀλίγον ἔμ-
προσθεν ἐλέγομεν, ἀμφὶ δὲ τὸν ἐγκέφαλον ἐν κύκλῳ πεοιβλη-
θὲν τὸ κρανίον, ὁ δὲ θώραξ περὶ τὴν καρδίαν, οἷόν περ
οἶκός τις εὐρύχωρός τε ἅμα καὶ στεγανός. ἔμελλε δ᾽ ἄρα
περὶ τὴν ἀποκύησιν οὐκ οἶκος μόνον, ἀλλὰ τὸ πρῶτόν τε

operatur: verum juxta principium nondum apparet prae
parvitate. Quando vero primum apparere incipiunt, ma-
xima funt tria haec, ex vicino inter fe fita et fe mutuo
contingentia. Principium quidem nervorum futurum,
quod cerebrum appellamus, in altiore fede locatum; fub-
jacent autem ipfi cor et hepar mutuo fe contingentia.
Tempore vero progrediente haec jam dicta tria principia
longius difparantur, et in totum, quod eis afformatur,
animalis corpus germina transmittunt. Spinalem namque
medullam cerebrum velut truncum quendam producit, cor
vero maximam arteriam, quam aortam Ariftoteles appel-
lat, hepar vero venam cavam. Et fane apparet ftatim a
principio fimul cum horum generatione circa medullam
fpina ipfa eo modo, quem p⸳ulo ante dixi, firmata, cir-
cum cerebrum vero calva obducta, et thorax circum cor
velut ampla quaedam ac firma domus fitus. Qui utique
circa partum non folum domus, fed primum et praeci-

καὶ κυριώτατον ἀναπνοῆς ὄργανον ἔσεσθαι. ταῦτα μὲν οὖν
ὕστερά ποτε γίνεται.

Κεφ. θ′. Πάλιν δὲ ἐπὶ τὴν πρώτην σύστασιν τοῦ
ζώου ἐπανάγωμεν τὸν λόγον, καὶ ὅπως γε ἡμῖν εὔτακτός τε
ἅμα καὶ σαφὴς γένοιτο, διελώμεθα τέσσαρσι χρόνοις τὴν
σύμπασαν τῶν κυουμένων δημιουργίαν. πρῶτος μὲν, ἐν ᾧ
κατὰ τὰς ἀμβλώσεις τε καὶ κατὰ τὰς ἀνατομὰς ἡ τοῦ σπέρ-
ματος ἰδέα κρατεῖ. κατὰ τοῦτον τὸν χρόνον οὐδ᾽ Ἱπποκρά-
της ὁ πάντα θαυμάσιος ἤδη που κύημα καλεῖ τὴν τοῦ
ζώου σύστασιν, ἀλλ᾽ ὡς ἀρτίως ἠκούσαμεν ἐπὶ τῆς ἑκταίας
ἐκπεσούσης ἤδη γονῆς. ἐπειδὰν δὲ πληρωθῇ μὲν τοῦ αἵμα-
τος, ἡ καρδία δὲ καὶ ὁ ἐγκέφαλος καὶ τὸ ἧπαρ ἀδιάρ-
θρωτα μὲν ἔτι καὶ ἄμορφα, πῆξιν δ᾽ ἤδη τινὰ καὶ μέγεθος
ἀξιόλογον ἔχῃ, δεύτερος μὲν οὗτος ὁ χρόνος ἐστὶ, σαρκοει-
δὴς δὲ καὶ οὐκέτι γονοειδής ἐστιν ἡ οὐσία τοῦ κυήματος.
οὐκοῦν οὐδὲ γονὴν ἔτι προσαγορεύοντα τὸν Ἱπποκράτην τοι-
αύτην ἰδέαν εὕροις ἄν, ἀλλ᾽, ὡς εἴρηται, κύημα. τρίτος ἐπὶ

puum refpirationis organum futurus erat. Haec quidem
igitur aliquanto pofterius fiunt.

Cap. IX. Rurfus autem ad primam animalis conf-
titutionem orationem reducamus, quae ut conftans fimul-
que manifefta procedat, univerfam foetuum fabricam qua-
tuor temporibus diftinguamus. Primum, in quo in abor-
tu et diffectionibus feminis idea manet, quo tempore
neque Hippocrates, qui in omnibus admirabilis eft, foe-
tum vocat eam animalis conftitutionem, fed ut nuper
adeo audivimus in genitura, quae fex jam dierum fuit,
elapfa. Poftquam vero expletus quidem fanguine fuerit
foetus, cor vero et cerebrum ac hepar adhuc indiftin-
cta funt et informia, foliditatem tamen jam aliquam et
magnitudinem memorabilem habent, hoc fecundum tem-
pus erit, carnis autem formam nec amplius feminis re-
tinet ipfa foetus fubftantia. Igitur neque genituram am-
plius hujusmodi fpeciem Hippocratem appellare reperias,
fed, ut dictum eft, foetum. Tertium deinde tempus eft,

Ed. Chart. III. [195.]   Ed. Baf. I. (231.)

τῷδε χρόνος, ἡνίκα, ὡς εἴρηται, τὰς μὲν τρεῖς ἀρχὰς ἐστιν
ἰδεῖν ἐναργῶς, ὑπογραφὴν δέ τινα καὶ οἷον σκιαγραφίαν
ἁπάντων τῶν ἄλλων μορίων. ἐναργεστέραν μὲν γὰρ ὄψει
τὴν περὶ τὰς τρεῖς ἀρχὰς διάπλασιν, ἀμυδροτέραν δὲ τὴν
τῶν κατὰ τὴν γαστέρα μορίων, καὶ πολὺ δὴ τούτων ἔτι
ἀμυδροτέραν τὴν κατὰ τὰ κῶλα. ταῦτα γὰρ ὕστερον, ὡς
Ἱπποκράτης ὠνόμασεν, ὀζοῦται, τὴν πρὸς τοὺς κλάδους
ἀναλογίαν ἐνδειξάμενος τῇ προσηγορίᾳ. τέταρτος δ᾽ οὗτός
ἐστι καὶ τελευταῖος χρόνος, ἡνίκα ἤδη τά τ᾽ ἐν τοῖς κώλοις
ἅπαντα διήρθρωται, καὶ οὐδ᾽ ἔμβρυον ἔτι μόνον, ἀλλ᾽ ἤδη καὶ
παιδίον ὀνομάζει τὸ κυούμενον ὁ θαυμάσιος Ἱπποκράτης, ὅτε
καὶ ἀσκαρίζειν καὶ κινεῖσθαί φησιν, ὡς ζῷον ἤδη τέλειον.
ἀλλ᾽ οὐδὲν ὡς ζῴου δέομαι τό γε νυνὶ τοῦ κυουμένου μνημο-
νεύειν, ὡς φυτὸν γὰρ ἅπασάν τε τὴν γένεσιν ἔσχηκε καὶ τὴν
διάπλασιν ἀπὸ τοῦ σπέρματος, ὥσπερ ἐκεῖνα διπλῆν ἀρχὴν
κινήσεώς τε καὶ διαπλάσεως εὐθὺς ἐξ ἀρχῆς ἐνδειξάμενα. οἵα
μὲν γὰρ εἰς τὰ κάτω τε καὶ κατὰ τῆς γῆς ἐστιν ἡ ῥίζωσις

quando tria, ut dictum eſt, principia manifeſte videre li-
cet, reliquarum vero partium omnium deſignationem per
lineamenta et quaſi adumbrationem; evidentiorem namque
videbis circa tria principia formationem, obſcuriorem ve-
ro partium circa ventrem, et multo adhuc his obſcurio-
rem circa artus. Ili enim poſterius ramos edunt, ut Hip-
pocrates dixit, proportionem, quam ad ramos habent, per
hanc appellationem oſtendere volens. Quartum denique
et poſtremum tempus hoc eſt, quum jam omnia in artu-
bus ſunt plene articulata; et non foetum ſolum, ſed jam
etiam puerum nominat id, quod in utero conceptum eſt,
admirandus Hippocrates, quando et pedibus calcitrare
et velut perfectum animal moveri dicit. Caeterum nihil
nunc opus habeo foetus velut animalis mentionem facere:
velut planta enim omnem tum generationem tum forma-
tionem a ſemine habuit, duplexque principium motus
et formationis ſtatim a principio, quemadmodum ille in-
dicavit. Qualis enim eſt radicatio plantis deorſum et in-

τοῖς φυτοῖς, τοιαύτη τοῖς κυουμένοις ἡ εἰς τὴν μήτραν ἔμ-
φυσις τῶν κατὰ τὸ χορίον ἀρτηριῶν τε καὶ φλεβῶν· ὁποῖον
δ᾽ ἄνω τὸ πρέμνον ἐν τοῖς φυτοῖς, τοιαῦται τοῖς ἐμβρύοις
αἱ ἀπὸ τῶν τριῶν ἀρχῶν ἐκφύσεις. αὖθις δ᾽, ὥσπερ τὰ
φυτὰ διττὴν ἐκ τῶν σπερμάτων ἔχει τὴν ἔκφυσιν, ἄνω μὲν
προάγοντα τὸ πρέμνον τε καὶ τοὺς πτόρθους ἄχρι τῶν
ἐσχάτων ἐργάζεται βλαστῶν, εἰς δὲ τὸ κάτω κατασχίζοντα
τὴν ῥίζωσιν, οὕτω καὶ τοῖς ἐμβρύοις πολυσχιδεῖς εἰσι τῶν
ἀρτηριῶν τε καὶ φλεβῶν, ὡς πρέμνων μὲν εἰς ὅλον τὸ
κυούμενον, ὡς ῥιζῶν δὲ εἰς τὴν μήτραν τελευτῶσαι. ταῦτά
τοι καὶ μεμψαίμην ἂν Ἀριστοτέλει μέμψιν δικαίαν, οὐ μό-
νον ὅτι παρεῖδεν, ἃ μὴ ἐχρῆν αὐτὸν παριδεῖν, ἀλλὰ καὶ τῶν
ἑαυτοῦ δογμάτων ἐπιλέληστai, καὶ τὰ τῆς φύσεως [196] ἔργα
διαφόρως ἐξηγεῖται κατά τε τὰ φυτὰ καὶ τὰ ζῶα. βλέπων
οὖν ἐν ἅπασι τοῖς φυτοῖς τὸ σπέρμα τῆς δημιουργικῆς ἀρ-
χῆς οὐδὲν ἧττον ἐν ἑαυτῷ τὴν ὑλικὴν περιέχον, ἐπὶ τῶν
ζώων ἀφαιρεῖται τὴν ἑτέραν αὐτῶν. καίτοι τοῦτο ἤρκει μό-
νον ἀνδρὶ περὶ φύσιν δεινῷ τὴν χρείαν τῆς γονῆς ἐνδείξασθαι.

fra terram, talis eft foetibus infitio arteriarum et vena-
rum chorii in uterum. Qualis vero furfum vergens trun-
cus in plantis, tales funt in foetibus a tribus principiis
exortus. Rurfus, quemadmodum plantae duplicem ex
feminibus habent exortum, furfum quidem truncum et
ramos usque ad extrema germina producentes, deorfum
vero radicationem diftribuentes, fic et in foetibus mul-
tifidae funt arteriae et venae, velut trunci quidem in to-
tum foetum, velut radices vero in uterum definentes.
Quapropter jufta accufatione Ariftotelem accufaverim, non
folum quod neglexerit, quae negligere ipfum non conve-
niebat, fed et quod fui ipfius dogmatum oblitus eft, et
naturae opera diverfe exponit circa plantas et circa
animalia. Videns itaque, in omnibus plantis femen non
minus materiale quam opifex feu efficiens principium in
fe habere, in animalibus alterum aufert: quanquam hoc
folum fufficiebat viro circa naturam admirando geniturae

Ed. Chart. III. [196.]   Ed. Baf. I. (231.)

εἰ γὰρ οὐκ ἄλλαις μὲν δυνάμεσιν ἡ φύσις τοῦ σπέρματος
ἐργάζεται τὸ φυτὸν, ἄλλαις δὲ τὸ ζῶον, ἐξ ὧν ἐν φυτοῖς
ὁρᾷς ἐπὶ τὰ ζῶα μετατίθει· τὴν αὐτὴν γὰρ ἀναλογίαν εὑ-
ρήσεις ἐν ἀμφοῖν. δεῖται τὸ τοῦ φυτοῦ σπέρμα γῆς, ἵν᾽ ἐξ
αὐτῆς τρέφηταί τε καὶ αὐξάνηται, δεῖται καὶ τὸ ἡμέτερον
σπέρμα μήτρας ἕνεκα τῶν αὐτῶν. ῥίζας ἑαυτῷ γεννᾷ τὸ
φυτὸν, αἷς ἕλξει τὴν τροφὴν ἐκ τῆς γῆς, καὶ τὸ χορίον
ἀγγεῖα, τὰς ῥίζας τῶν ἐμβρύων. ἀποφύει τε στέλεχος ἀφ᾽
ἑαυτοῦ τὸ σπέρμα, καὶ ἀπ᾽ ἐκείνου κλάδους, εἶτ᾽ ἄλλους
ἐπὶ ἄλλοις αὖθις κλῶνας κατασχιζομένους, εἶτ᾽ ἐκείνους αὖ-
θις εἰς ἄλλους, καὶ τοῦτο μὴ παύεται γενόμενον ἄχρι τῶν
ἐσχάτων βλαστῶν. ὁρᾷς κἀνταῦθα καὶ τὰ μὲν στελέχη τρία
καθ᾽ ἑκάστην ἀρχὴν, ἀορτὴν, καὶ κοίλην φλέβα, καὶ νω-
τιαῖον, αὖθις δ᾽ ἀπὸ τούτων ἀποφύσεις πολλὰς οἷόν περ
κλάδους εἰς ἄλλους αὖθις ἑαυτῶν ἐλάττους κλῶνας κατα-
σχιζομένους, εἶτ᾽ ἐκείνους αὖθις εἰς ἄλλους, καὶ τοῦτο μὴ
παυόμενον ἄχρι τῶν ἐσχάτων ἀποβλαστημάτων. εἰ δὲ τρι-
πλοῦν ὁρᾷς τὸ φυτὸν, ἢ ἔναιμον, ἢ σαρκοειδὲς, οὐ χρὴ

utilitatem oftendere.   Si enim natura feminis non aliis
viribus producit plantam, aliis animal, ea, quae in plan-
tis vides, ad animalia transfer, eandem enim proportio-
nem in utrisque reperies.   Indiget namque plantae femen
terra, ut ex ipfa nutriatur et augefcat; indiget et no-
ftrum femen utero ob easdem caufas.   Radices fibi ipfi
generat planta, quibus trahat alimentum ex terra: cho-
rium itidem vafa, foetuum radices.   Producit truncum a
fe ipfo femen, et ab illo ramos, deinde alios rurfus in
alios ramulos difciffos, et poftea illos rurfus in alios, at-
que id usque ad extrema germina fieri non ceffat: id ip-
fum etiam hic vides, truncos quidem tres juxta unum-
quodque principium fingulos, utpote arteriam aortam,
venam cavam, et medullam fpinalem; rurfus autem ex
his multos exortus vel ramos, in alios rurfum minores
ramulos diffectos, deinde illos rurfus in alios, atque hoc
itidem fieri non ceffat usque ad extrema germina.   Si
vero triplicem hanc plantam vides, aut fanguineam, aut

τούτων ἕνεκα νομίζειν ἄλλο τι καὶ οὐ φυτὸν ὑπάρχειν αὐτό.
τὸν γοῦν δημιουργὸν τὸν αὐτὸν ἔχει ἀμφότερα καὶ τὴν φυ-
τικὴν ψυχήν. ἀλλ᾽ ἐκεῖνο σκόπει, ὅτι τὸ φυτὸν τοῦτο μέλ-
λει γενήσεσθαι ζῶον, οὐκ ἀποβαλὸν ἣν εἶχεν ἐξ ἀρχῆς δύνα-
μιν, ἀλλ᾽ ἑτέραν ἐπικτησάμενον. ἐκ τόπου δὲ μεταβαίνειν
εἰς τόπον αὐτὸ χρὴ τελειωθέν τε καὶ ἀπολυθὲν τῆς μήτρας.
ἀλλ᾽ οὐκ ἂν δύναιτο τοῦτο ποιεῖν, οὔτε ψυχρὸν ὁμοίως τοῖς
δένδροις γινόμενον, οὔτε ὀργάνων ἀποροῦν μεταβατικῶν.
ἵν᾽ οὖν ἅμα τε θερμὸν ᾖ συμμέτρως, εἰς ὅσον πρέπει ζώῳ
γενέσθαι θερμῷ, καὶ τοὺς τόπους ἀμείβειν δύηται, δύο
ἀρχὰς ἐπεκτήσατο, τὴν μὲν ἑτέραν ὀργάνων διαφυλαξόντων
αὐτῷ τὴν κατὰ φύσιν θερμότητα, τὴν δὲ ἑτέραν ὑπηρετη-
σόντων ἁπάσαις ταῖς καθ᾽ ὁρμὴν ἐνεργείαις. ἀλλὰ τούτοις
μὲν ὕστερον χρήσεται.

Κεφ. ι᾽. Τὴν φυτικὴν δ᾽ ἀρχὴν ἁπάντων ἔχει πρώτην
δημιουργοῦσαν, οὐκ ἐξ αἵματος, ἀλλ᾽ ἐξ αὐτοῦ τοῦ σπέρ-
ματος, ἀρτηρίαν, καὶ φλέβα, καὶ νεῦρον, ὀστοῦν τε καὶ

carnofam, ea gratia non convenit aliud quiddam et non
plantam ipfam putare; opificem enim eundem ambo ha-
bent et animam plantae. Verum illud confidera, quod
haec planta animal futura eft, non rejecta, quam a prin-
cipio habuit, facultate, fed altera infuper acquifita. Ex
loco autem in locum ipfum tranfire oportet, ubi perfe-
ctum fuerit et ex utero folutum: at vero hoc facere non
poffit, fi frigidum fimiliter ut arbores fieret, et fi organis
ad ambulandum aptis careret. Quo igitur fimul moderate
calidum effet, in quantum animali calidum effe convenit,
fimulque locos mutare poffit, duo principia acquifivit,
alterum organorum, quae cuftoditura funt ipfi naturalem
calorem, alterum eorum, quae fubfervitura funt omnibus,
ad quas concitatur, actionibus; fed his quidem pofterius
utetur.

Cap. X. Principium autem plantae omnium pri-
mum habet, quod non ex fanguine, fed ex ipfo femine
arteriam et venam, et nervum, os item, et membra-

ὑμένα. ταῦτα γὰρ πρόσθεν ὁ λόγος ἐξηγήσατο, χορίον μὲν
πρῶτον ἔξωθεν αὐτῷ περιθεὶς, ἅμα δ᾽ αὐτῷ τὸν ἀλλαν
τοειδῆ ποιήσας ὑμένα, συνεργασόμενον μὲν, ὡς εἴρηται, τῷ
χορίῳ τὴν γένεσιν, ὑποδεξόμενον δὲ διαπλασθέντος τοῦ ζῴου
τὸ οὖρον. ἀνάγκη γὰρ ἦν καὶ τῷ κυουμένῳ ζῴῳ περιττώ
ματα γενέσθαι τοσαῦτά τε καὶ τοιαῦτα, ὅσα τε καὶ οἷα
ὑπάρχει τοῖς ἀπολελυμένοις ἤδη τῆς μήτρας· ἀλλὰ τούτων
οὖρόν τε καὶ ἀποπάτημα, διαπεπλασμένων τε καὶ διηρθρω
μένων ἤδη τῶν μορίων· ἐξ ἀρχῆς δ᾽ εὐθέως τὸν ἀπορρέοντα
τοῦ κυήματος ἀτμὸν, ὃς ἀνάλογός ἐστι τῷ τῶν τελείων
ζῴων ἱδρῶτι· καὶ τούτῳ τοίνυν ἀναγκαῖον γενέσθαι τινὰ
ὑμένα, καθάπερ καὶ τῷ οὔρῳ τὸν ἀλλαντοειδῆ. καὶ δὴ καὶ
γέγονεν ὁ ἄμνειος ὀνομαζόμενος, ὅλον ἐν κύκλῳ περιλαμ
βάνων τὸ κύημα. [197] τῷ γὰρ ἀλλαντοειδεῖ, καίτοι προ
τέρῳ τοῦ ἀμνείου γεγονότι, συγχρήσασθαι πρὸς τὴν τοιαύ
την ὑπηρεσίαν οὐκ ἐδικαίωσεν ἡ φύσις, ἅμα μὲν ὅτι
λεπτὸς καὶ ἄτονος ἦν, ἐξ ὀρρωδεστέρου γεγενημένος σπέρ
ματος· ἐχρῆν δὲ τὸν περιέξοντα τὸ ἔμβρυον ὑμένα πάχος

nam procreet. Haec enim fupra habitus fermo expofuit,
et chorium quidem primum forinfecus ipfi circumdedit,
ac fimul cum ipfo allantoidem membranam fecit, adiuturam quidem, ut dictum eft, chorium in materierum
attractione, fufcepturam autem conformati animalis urinam. Neceffarium enim erat etiam ei quod adhuc in
utero geftatur animali excrementa generari tot et talia,
quot et qualia funt jam utero folutis, fed ex his urinam
et ftercus conformatis jam et diftinctis partibus, a principio autem ftatim vaporem a foetu defluentem, qui fimilis eft perfectorum animalium fudori; et huic fane neceffe erat aliquam membranam generari, quemadmodum
urinae allantoidem. Et fane jam generata eft amnios appellata totum foetum orbiculatim amplectens. Allantoide
namque, quamvis priusquam amnios fuerit generata, ad
tale minifterium uti natura injuftum putavit, fimul quidem propterea, quod tenuis et infirma erat, utpote ex ferofiore femine generata: oportebat autem membranam

548 ΓΑΛΗΝΟΥ ΠΕΡΙ ΣΠΕΡΜΑΤΟΣ

Ed. Chart. III. [197.]   Ed. Baf. I. (231. 232.)

ἔχειν ἰσχυρὸν, ὡς ἂν οὐ μόνον ἱδρῶτος ἀγγεῖον αὐτὸ γετη-
σόμενον, ἀλλὰ καὶ πρὸς τὰς μελλούσας ἔσεσθαι τῶν κώλων
κινήσεις ἀνθέξοντα· πρὸς τοῦτο δὲ καὶ ὅτι στενώτερος ἦν
ὁ ἀλλαντοειδὴς, ἢ ὡς πᾶν ἀμφιέσαι τὸ κύημα. τί δὴ
οὖν οὐκ ἐποίησεν αὐτὸ εὐρύτερον; ὑπολάβοις ἂν μοι τῷ
λόγῳ. ὅτι τὸ θῆλυ σπέρμα ἔλαττον ὑπάρχει πολλῷ τοῦ
ἄῤῥενος. λέλεκται γάρ μοι καὶ πρόσθεν. οὔκουν ἦν
(232) δυνατὸν εὐρὺν ἅμα καὶ μακρὸν ἐργάσασθαι τὸν ἀλ-
λαντοειδῆ, ἀλλ᾽ ἔστιν ἐξ ἀνάγκης μακρὸς, ὡς ἂν εἰς ἀμφο-
τέρας τὰς κεραίας τῶν μητρῶν ἀνηρτημένος, ὥστ᾽ εὐλόγως
ἅμα καὶ ἀναγκαίως στενὸς ἐγένετο. τοιούτου δ᾽ ὄντος αὐ-
τοῦ, καὶ προσέτι λεπτοῦ, τὸν ὑποδεξόμενον ὑμένα τὰς
ἀτμώδεις ἀποῤῥοὰς εὐρὺν· καὶ παχὺν ἅμα τῇ πρώτῃ συλ-
λήψει τῆς γονῆς ἡ φύσις ἔξωθεν αὐτῇ περιέτεινεν, ἀτμί-
ζειν γε μελλούσῃ διὰ τὴν θερμότητα. τῶν δ᾽ ἄλλων ὑμένων
οὐδεὶς ἐν ταῖς πρώταις ἡμέραις ἀναγκαίαν ἔχει τὴν γένεσιν.
οὐδὲ γὰρ ἐξήρκεσεν εἰς τὴν ἁπάντων αὐτῶν δημιουργίαν ἡ
τοῦ σπέρματος οὐσία, ἀλλ᾽ ἐν τῷ χρόνῳ προϊόντι κύημα

foetum contenturam craffitiem habere robuftam, ut quae
non folum fudoris vas futura effet, fed et ad fequuturos
artuum motus renifura: ad hoc vero etiam, quod angu-
ftior erat allantoidea, quam ut totum foetum integere pof-
fet. Ut quid igitur ipfum non ampliorem fecit? inferre
forte quis poffit. Quod fane muliebre femen multo par-
cius eft mafculo, dictum mihi etiam antea eft. Nequa-
quam igitur conftrui poterat ampla fimul et longa allan-
toidea membrana, fed eft neceffario longa, ntpote in
ambo uteri cornua fufpenfa; quare ratione fimulque ne-
ceffario angufta facta eft. Hujusmodi itaque quum fit ipfa,
et ad hoc tenuis, membranam fane, quae vaporofa defluvia
fufceptura effet, amplam et craffam mox cum prima geni-
turae conceptione forinfecus ei natura circumtendit vapo-
rem emiffurae ob calorem. Caeterum reliquarum mem-
branarum nulla primis diebus neceffariam habet generatio-
nem; neque enim fuffeciffet ad ipfarum omnium opificium
feminis fubftantia. At vero progrediente tempore foetus

BIBΛION Λ. 549

Ed. Chart. III. [197.]   Ed. Baf. I. (232.)

μὲν τὸ σπέρμα ἤδη, τρεφόμενον δὲ ηὐξάνετο, καὶ πλεῖστον
ὑπῆρχεν, ἡνίκα διαφράττεσθαι μὲν ἔδει τὴν καρδίαν ἀπὸ
τοῦ ἥπατος, ἀμφιέννυσθαι δὲ ἔξωθεν αὐτὴν κατ᾽ αὐτὴν
ἰδίῳ φρουρίῳ, περιτείνεσθαι δὲ τῇ γαστρὶ τὸ περιτόναιον,
ὑπαλείφεσθαι δὲ τῷ θώρακι τὸν ὑπεζωκότα. τηνικαῦτα καὶ
τὸν ἐγκέφαλον ἐχρῆν σκεπάσασθαι διτταῖς μήνιγξι, καὶ τὸν
νωτιαῖον ἅμα ταύταις ἑτέρᾳ τρίτῃ, καὶ σύμπαν τὸ κύημα
τὴν ἔξωθεν ἅπασαν περιγραφὴν ὑμενώδη λαβεῖν, ὡς εἶναι
ταύτην αὐτῷ σύμφυτον σκέπασμα τοῦ μήτε βλάπτεσθαι
μηδὲν ὑπὸ τῶν περιττωμάτων, ἃ στέγειν ἔμελλεν ὁ ἄμνειος,
ὕστερον δὲ δέρμα γενέσθαι, σαρκώδους οὐσίας ἐπιτραφείσης
αὐτῷ. κατεχρήσατο γοῦν ἡ φύσις εἰς ταῦτα σύμπαντα τῷ
γλίσχρῳ τῆς γονῆς· ὅσον δὲ ἐν αὐτῇ παχύτερον καὶ γεωδέ-
στερον ἦν καὶ ἧττον ὄλκιμον, εἰς τὴν τῶν ὀστῶν χώραν
κατέθετο. σύμπαν γὰρ ἤδη διέπλαττε τὸ ἔμβρυον, ὡς ἂν
οὐδέποτε κατ᾽ οὐδὲν μέρος ἀργοῦσα. καὶ τοίνυν ἥκει ὁ τρί-
τος μὲν χρόνος τῇ κυήσει. πάντων δ᾽ ἡ φύσις ὑπογραφὰς

jam factus, quod paulo ante femen erat, nutrimento acce-
pto augefcebat, et jam magnus exiftebat, quando fane dis-
parari quidem oportebat cor ab hepate, integi vero ipfum
per fe proprio operculo ac velut munimento, circumtendi
autem et ventri peritonaeum, fublini vero et thoraci mem-
branam fuccingentem nominatam.   Tunc quoque cere-
brum operiri oportebat duplici involucro, et medullam
fpinalem tum iisdem, tum alio tertio, et omnem foe-
tum omnia externa lineamenta membranofa accipere, quo
fint haec ipfi operculum, ut ne a recrementis, quae am-
nios membrana fufceptura erat, laederetur; poftremum
vero et cutem generari oportebat, carnofa fubftantia ipfi
inuutrita.   Ufa eft itaque natura ad omnia haec geniturae
lentore. Quantum autem in ipfa craffius et magis terreum
erat, ac minus tractile, ad offium regionem delegavit.
Totum enim foetum jam formaverat, ut quae nunquam
circa ullam aliquam partem fegnis effet.   Et fane tertium
nunc foetus tempus appropinquat, in quo natura om-

550 ΓΑΛΗΝΟΤ ΠΕΡΙ ΣΠΕΡΜΑΤΟΣ

Ed. Chart. III. [197.]   Ed. Baf. I. (232.)

πεποιημένη σπέρματος οὐσίας, διαρθροῦν ἀκριβῶς αὐτὰ,
καὶ τὰ μόρια ταῦτα ἐξεργάζεσθαι καιρὸν εἶχεν. ἅμα τε οὖν
ἐπέφυέ τε καὶ περιέφυεν ἅπασι τοῖς ὀστοῖς τὰς σάρκας, ἅμα
τε καὶ τὸ πιότατον ἐξ αὐτῶν μυζήσασα, γεώδη μὲν ἐκεῖνα
καὶ κραῦρα καὶ ἀλιπῆ παντάπασιν ἀπετέλεσεν, ὅσον εἷλκεν
ἐξ αὐτῶν γλίσχρον ἐκφύουσα καθ᾽ ἕκαστον, ἐπὶ μὲν τοῖς πέ-
ρασι τῶν ὀστῶν συνδέσμους εἰργάσατο πρὸς ἄλληλα, κατὰ
δὲ τὸ μῆκος ἐν κύκλῳ πᾶν ὑμένας λεπτοὺς περιέβαλεν, οὓς
ὀνομάζουσι περιοστείους, οἷς τὰς σάρκας ἐπέφιεν. ἐχρήσατο
δ᾽ εἰς τὴν τῶν ὀστῶν δημιουργίαν μάλιστα τῇ τοῦ θερμοῦ
δυνάμει, κατοπτῶσα πάντη αὐτὰ καὶ ξηραίνουσα. καὶ γὰρ
ἐκείνοις ἄμεινον ἦν τοῦτο, σκληροῖς ἔσεσθαι μέλλουσι, καὶ
τὸ λιπαρὸν ἐξ αὐτῶν οὕτως ἔμελλε μάλιστα ἐκχυθήσεσθαι,
καθάπερ ἀφρός τις ζεσάιτων. ἔνθα δὲ ἐπέφυσεν αὐτοῖς
τοῖς ὀστοῖς σάρκα, πρὶν σκεπάσαι τοῖς ὑμέσιν, ἧττον κραῦ-
ρον γέγονε τὸ τοιοῦτο ὀστοῦν ξύμπαν. ἐξέτεινε δὲ ἀπὸ τῶν
περιοστείων ὑμένων καὶ ταῖς σαρξὶν ἰσχνὰ σκεπάσματα.

nium fubſtantiae feminis partium, quaſi per lineamenta
deſignatione facta, in articulos exacte digerere atque ab-
folvere has partes tempus habuit. Simul itaque fuperfevit
et circumfevit omnibus oſſibus carnes, fimulque pinguiſſi-
mum ex ipſis exugens, terrea illa et arida ac pinguedi-
nis expertia penitus perfecit. Quantum autem ex ipſis
viscoſum exugens fingulatim traxit, id ipſum in finibus of-
fium in ligamenta, quibus inter ſe cohaererent, produxit;
fecundum longitudinem vero orbiculatim omnem tenues
membranas praetexit, atque has circumoſſales appellant,
quibus carnes fuperfevit. Ufa eſt autem ad oſſium opifi-
cium maxime caloris facultate, penitus adaſſans ipſa et
reſiccans. Nam illis hoc commodius erat, ut quae dura
futura erant, atque ita etiam pinguedo maxime effluxura
erat, quemadmodum ſpuma quaedam ab his, quae fervo-
rem tolerant. Caeterum ubi ipſis oſſibus carnem fuperfe-
vit prius, quam membranis integeret, ibi minus aridum
ejusmodi totum os factum eſt. Extendit autem a circum-
oſſalibus membrauis etiam carnibus gracilia opercula,

BIBΛION A.   551

Ed. Chart. III. [198.]   Ed. Baf. I. (232.)

[198] καὶ μέντοι καὶ νεῦρον εἰς ἑκάστην αὐτῶν εἰσάγουσα
διέσπειρε, λύσασα πρότερον εἰς ἶνας ἀραχνῶν λεπτοτέρας.
ἑτέρας δὲ ἶνας ὁμοίως λεπτὰς ἐκ τῶν συνδέσμων ἀγαγοῦσα,
καὶ περιπτύξασα πάσαις αὐταῖς σάρκας, συνήγαγεν αὖθις
εἰς ταὐτὸ ἀμφότερα τῶν ἰνῶν τὰ γένη, τὸ μὲν ὅλον ὄργα-
νον, ἐν ᾧ ταῦτα ἐτεχνήσατο, μῦν ἐργασαμένη, τὸ δὲ ἐκ τῆς
τῶν ἰνῶν συνόδου τένοντα. τῶν μὲν δὴ συνδέσμων, ὡς
εἴρηται, μοῖραν οὐκ ὀλίγην εἰς τοὺς μῦς ἐνέβαλε, τῶν νεύ-
ρων δὲ οὐκ εἰς τούτους μόνον, ἀλλὰ καὶ τοῖς σπλάγχνοις
ἅπασιν ὁμοίαν ποιεῖται τὴν νομήν. ἔστι δὲ δή τι καὶ ἕτε-
ρον εἶδος ἰνῶν ἔν τε τῇ γαστρὶ, καὶ τοῖς ἐντέροις, καὶ
ἀμφοτέραις ταῖς κύστεσι, καὶ ταῖς μήτραις, καὶ τῇ καρδίᾳ,
τὴν γένεσιν ἐκ σπέρματος ἔχον, αἷς περιπέφυκεν οἷον πλο-
κάμῳ τινὶ τὸ τοῦ σπλάγχνου σύμπαν σῶμα, τὴν γένεσιν
ἐξ αἵματος εἰληφός.

   Κεφ. ια'. Ἅπαντα γάρ, ὅσα σαρκώδη τὴν ἰδέαν ἐστὶν,
ἐξ αἵματος ἐγένετο· τὰ δ' ὑμενώδη πάντα ἐκ σπέρματος
ἐτάθη. καὶ διὰ τοῦτο τὰ μὲν ἐξ αἵματος, εἰ φθαρείη

quin et nervum in unamquamque ipſarum inductum
diſperſit, ubi prius diſſolvit in fibras araneorum telis te-
nuiores. Alteras autem fibras ſimiliter tenues ex ligamen-
tis inductas et carnibus implicatas invexit, atque ita
rurſus in unum et idem ambo fibrarum genera coëgit,
totum quidem organum, in quo haec fabricavit, muſculum
efficiendo, id vero, ubi fibrae congrediuntur, tendinem.
Et ligamentorum quidem non modicam, ut dixi, partem
in muſculos indidit, nervorum vero non in hos ſolum,
ſed et in viſcera omnia ſimilem facit diſtributionem. Eſt
autem et aliud quoddam fibrarum genus tum in ventre,
tum in inteſtinis, et utraque veſica, et utero ac corde,
generationem ex ſemine habens, quibus velut nexui cui-
piam totum viſceris corpus circa accrevit, generationem
ex ſanguine habens.

   Cap. XI. Omnia enim, quae ſunt carnoſi generis,
ex ſanguine generata ſunt; membranoſa vero omnia ex
ſemine ortum habent. Et ob id, quae ex ſanguine genera-

ποτὲ, γεννᾶται πάλιν ῥαδίως, ὡς ἂν τὴν ὕλην ἔχοντα τῆς
γενέσεως ἄφθονον· ὅσα δ᾽ ἐκ σπέρματος, ἢ οὐδ᾽ ὅλως, ἢ
κατὰ σπάνιον αὖθις γεννᾶται, καίτοι τήν γε ποιητικὴν αἰ-
τίαν αὐτοῦ ἔχοντα ὁμοίως τελείοις. οὐ γὰρ δὴ καταλέλοιπέ
γε ἡ φύσις τὸ ζῶον, οὐδ᾽ ἐπιλέλησται τῶν δυνάμεων ὧν
ἔχει συμφύτων. ἃς γὰρ οὐκ ἐπεκτήσατο παρά τινος, ἀλλ᾽
ἐκ σπέρματος εἶχεν, ἀμήχανον ἀποβαλεῖν αὐτάς. τί δή ποτ᾽
οὖν, εἰ ἐκτέμνει τις τοῦ σώματος ἡμῶν πιμελὴν ἢ σάρκα,
γεννᾶται πάλιν ἐν τῇ χώρᾳ τῆς ἀπολομένης ἑτέρα πιμελὴ
καὶ σάρξ, ἀρτηρία δὲ, ἢ φλὲψ, ἢ νεῦρον, ἢ ὑμὴν, ἢ σύν-
δεσμος, ἢ τένων, ἢ χόνδρος, ἢ ὀστοῦν, ἅπαξ ἀπολόμενα,
δεύτερον οὐκ ἔτι γεννᾶται; καὶ τό γε θαυμασιώτερον, ὅταν
γυμνωθῇ τι τούτων, καὶ δέον σκεπάσαι καὶ εἰς οὐλὴν ἀγα-
γεῖν αὐτά, σὰρξ μὲν περιφύεται τῶν εἰρημένων ἑκάστῳ, τὸ
δ᾽ ὅμοιον αὐτῷ τῷ γυμνωθέντι κατ᾽ οὐδένα τρόπον ἔτι
ἐπιφύεται, οὐδ᾽ ἂν αὐτὰ τὰ παιώνια φάρμακα προσφέρηται.
ἀλλὰ διὰ τί συμβαίνει τὸ τοιοῦτο; ἢ ὅτι ἡ τῆς μὲν σαρκὸς

tae funt, fi corrumpantur quandoque, facile rurfum gene-
rantur, ut quae materiam generationis copiofam habeant,
quae vero ex femine, aut neque prorfus, aut valde raro
regenerantur, quanquam efficiens ipfius caufa perfectis
animalibus infit : neque enim reliquit natura animal, ne-
que oblita eft virium fibi infitarum. Quas enim a nullo
acquifivit, fed ex femine habet, eas impoffibile eft ipfam
abiicere. Cur igitur, fi quis ex corpore noftro pinguedi-
nem aut carnem amputet, generatur rurfus in loco deper-
ditae altera pinguedo et caro, arteria vero aut vena, aut
nervus, aut membrana, aut ligamentum, aut tendo, aut
cartilago, aut os femel deperdita non amplius regene-
rantur? et quod mirabilius eft, quum aliquod ex his
fuerit denudatum, ac tectorio opus habuerit et per-
ductione ad cicatricem, caro quidem circumnafcitur
unicuique praedictorum, fimile autem ipfi denudato
nullo modo amplius innafcitur, neque fi ipfa paeo-
nia pharmaca adhibeantur. Sed propter quid contingit
hujusmodi? num quod carnis materia etiamnunc extat,

ὕλη καὶ νῦν ἐστιν, ἐκείνων δ᾽ οὐδενός; ἢ τί νομίζεις;
ὁ χιτὼν τῆς ἀρτηρίας ἢ τὸ τοῦ νεύρου σῶμα τὴν διοικοῦ-
σαν αὐτὸ δύναμιν οὐκ ἔχει τοιαύτης οὐσίας ποιητικὴν, οἵαν
αὐτὸ κέκτηται; καὶ μὴν, εἴπερ τι ἄλλο, καὶ τοῦτο ταῖς φύ-
σεσιν ὑπάρχει, τὸ ποιεῖν ἑαυταῖς ὅμοια. πῶς δ᾽ ἂν ἄλλως
ἐτρέφετο σῶμα, μὴ τῆς τοιαύτης δυνάμεως ἀεὶ παραμενού-
σης αὐτῇ; πάντως γὰρ ἀποῤῥεῖ τι τῆς οὐσίας ἑκάστου, καὶ
διὰ τοῦτο δεῖται τοῦ θρέψοντος· ὅμοιον δ᾽ εἶναι χρὴ τὸ
προστιθέμενον ἐκ τῆς τροφῆς τῷ διαφορηθέντι. καί σε
κἀνταῦθα τῶν σῶν ἀναμνήσω λόγων, Ἀριστότελες φίλτατε.
δυοῖν γὰρ θάτερον ἀναγκαῖον, ἢ ἐν τοῖς σιτίοις ἑκάστου τῶν
τρεφομένων σωμάτων ἐμφέρεσθαι μόρια, κἄπειτα, τῶν ὁμοίων
ὡς τὰ ὅμοια φοιτώντων, γίνεσθαι τὴν θρέψιν, ἢ ἀλλοιου-
μένης τῆς τροφῆς. ἀλλὰ τὸ μὲν πρότερον δόγμα τὸ τῶν
ὁμοιομερῶν ἐξήλεγξας αὐτός ὡς οὐκ ἀληθές· τὸ δ᾽ ἕτερον,
ὃ τὴν ἀλλοίωσιν πρεσβεύει, ὡς ἀληθὲς συνεστήσω. οὐ μὴν
οὐδὲ, ὅτι ἐξ ἅπαντος εἰς ἅπαν ὁμοίως αἱ μεταβολαὶ γίνονται,

iliorum vero nullius amplius? itaque putas, quod arteriae
tunica aut nervi corpus gubernantem ipfum facultatem
non amplius habeat, talis fubftantiae effectricem, qualem
ipfum poffidet? Atqui, fi quid aliud, et hoc naturis ineft,
ut fibi ipfis fimilia faciant. Quomodo namque alias nutri-
retur corpus, fi ejusmodi facultas non femper ipfi per-
maneret? Omnino enim defluit aliquid a fubftantia unius-
cujusque, et ob id opus habet nutriente. Simile autem
elle oportet id, quod ex alimento apponitur, ei, quod jam
exhauftum eft et infumptum. Atque hic te tuorum fer-
monum commonefaciam, amiciffime Ariftoteles. Ex duo-
bus enim alterum neceffarium, aut in cibis uniuscujusque
corporis, quod alitur, partes inferri, ac deinde fimilibus
ad fimilia accedentibus fieri nutritionem, aut alterato jam
alimento. Verum prius dogma, fimilarium videlicet par-
tium, ipfe redarguifti tanquam non verum, alterum vero,
quod alterationem proponit, ut verum conftituifti. Non
tamen ex omni in omne fimiliter transmutationes fieri,

δυνατὸν εἰπεῖν. [199] εἰς γὰρ τὸ πλησιώτερον τῇ φύσει
τοῦ μεταβαλλομένου ῥᾷον ἡ μεταβολή καὶ διὰ τοῦτο τῷ
αἵματι ῥᾷστον μὲν γενέσθαι σαρκὶ, χαλεπώτερον δ᾽ ὑμένι,
καὶ νεύρῳ, καὶ φλεβὶ, καὶ ἀρτηρίᾳ, καὶ χιτῶνι. πρῶτον
μὲν οὖν ἕλκει τὰ μέλλοντα θρέψασθαι τὸν οἰκεῖον ἕκαστον
ἐκ τοῦ αἵματος χυμὸν, ὡς Ἱπποκράτης ἐγίνωσκεν, ἀποδέ-
δεικται δ᾽ ἡμῖν ἐν ἑτέροις ἐπὶ πλέον αὐτά τε ταῦτα, καὶ
ὡς τὸ μὲν παχυτέρου δεῖται τοῦ αἵματος, τὸ δὲ λεπτοτέ-
ρου, καὶ τὸ μὲν θερμοτέρου, τὸ δὲ ψυχροτέρου, καὶ τὸ
μὲν φλεγματωδεστέρου, τὸ δὲ μελαγχολικωτέρου. ἀτὰρ οὖν
καὶ ἀκριβεστέρου καὶ καθαρωτέρου δεῖταί τινα, καὶ αὖθις
ἕτερα μὲν καθαρωτέρου, τὰ δ᾽ ὀρρωδεστέρου, καὶ δὴ καὶ
τελεωτάτου κατειργασμένου, τοῖς δ᾽ οὐδὲν ἐμποδίζει, κἂν μὴ
τοιοῦτο ᾖ τὸ θρέψον. μετὰ δὲ τὴν εἰς ἕκαστον μόριον ὁλ-
κὴν τοῦ οἰκείου χυμοῦ τὸ μὲν ἐλχθὲν εἰς πολλὰ μέρη δια-
λυθὲν ἀτμοειδῶς προστίθεται τοῖς ἕλξασι, μεταβαλλόμενον
ἐν χρόνῳ πλείονι, (δέδεικται γὰρ καὶ τοῦτο,) προσφύει δὲ

dicere licet. In id enim, quod naturae ejus, quod transmu-
tatur, propinquius eſt, facilis transmutatio eſt, et ob id
ſanguini facillimum eſt carnem fieri, difficillimum vero
membranae et nervo et venae et arteriae et tunicae.
Primum igitur unumquodque eorum, quae nutriri debent,
familiarem ſibi ex ſanguine trahit ſuccum, quemadmodum
Hippocrates ſenſit, et a nobis alibi fuſius demonſtratum
eſt, tum de his ipſis, tum quod aliud craſſiore ſanguine
indiget, aliud tenuiore, aliud calidiore, aliud frigidiore,
aliud pituitoſiore, aliud magis atrabiliario; ſed et ſince-
riore ac puriore quaedam opus habent, et rurſus alia qui-
dem puriore, alia vero ſeroſiore et quam exactiſſime ela-
borato; in quibusdam nihil refert, etiamſi non tale ſit
ipſum, quod nutriens futurum eſt. Caeterum poſt attra-
ctionem familiaris ſucci in unamquamque particulam id
quidem, quod attractum eſt, in multas partes diſſolutum
in modum vaporis his, quae ipſum attraxerunt, apponitur,
ac diuturniori tempore transmutatur, nam et hoc iſthic
abunde eſt demonſtratum. Deinde vero per longi tempo-

Ed. Chart. III. [199.]   Ed. Baf. I. (232. 233.)

αὐτὸ κατὰ τὴν πολυχρόνιον μονὴν ἑαυτῷ τὸ ἕλξαν τε καὶ
ὁμοιῶσαν. μὴ τοίνυν δόκει, γεγονέναι μὲν ἐξ ἀρχῆς ἕκαστον
τῶν πρώτων (233) τοῦ ζώου μορίων ἐκ σπέρματος, ἄλλην
δὲ αὐτῶν εἶναι τὴν ἐσχάτην καὶ οἰκειοτάτην τροφήν.

Κεφ. ιβ'. Ὅπως οὖν αὕτη γεννᾶται, ῥᾷστον μὲν ἦν
ἡμῖν διὰ βραχέων ἀποφήνασθαι, βούλομαι δ' ἀπόδειξιν
προσθεῖναι τῷ λόγῳ, καὶ μάλιστα ὅτι τῆς ἐνεστώσης πραγμα-
τείας οἰκειότατόν ἐστιν. ὥσπερ οὖν, ὁπότε περὶ χρείας τε
καὶ δυνάμεως σπέρματος ὁ λόγος ἦν, ἀπὸ τῶν ἐναργῶς
φαινομένων ἀρξάμενοι καὶ λέγοντες, ἐν ταῖς μήτραις μένειν
τὸ σπέρμα, ἡνίκα κυήσειν μέλλοι τὸ ζῶον, ἐντεῦθεν συνε-
λογισάμεθα, κατὰ τὸν αὐτὸν τρόπον, οἶμαι, καὶ νῦν ἀπὸ
τῶν φαινομένων ἐν ταῖς ἀνατομαῖς ἄρξασθαι προσήκει.
φαίνεται τοίνυν ἀρτηρία καὶ φλὲψ ἐφ' ἑκάτερον ἰοῦσαι
τῶν ὄρχεων, οὐκ εὐθεῖαν ὁδόν, ὥσπερ ἐπὶ τὰ ἄλλα σύμ-
παντα, πολυειδῶς δὲ πρότερον ἑλισσόμεναι δίκην ἑλίκων
ἢ κισσῶν. ὅθεν, οἶμαι, καὶ αὐτοῖς τοῖς ἀνατομικοῖς ἀνδρά-

ris moram id, quod hoc attraxit, fibi ipfi unit et affimi-
lat. Nequaquam igitur unaquaeque primarum partium
animalis a principio quidem ex femine nata effe videtur,
aliud autem effe ipfarum ultimum et familiariffimum ali-
mentum.

Cap. XII. Quomodo igitur hoc generetur, facilli-
mum fuerit nobis brevibus oftendere. Volo autem de-
monftrationem fermoni apponere, quod huic praefenti
tractationi familiariffimum exiftat. Quemadmodum igi-
tur, quum de ufu et facultate feminis fermo effet, ab
evidenter apparentibus incipientes et dicentes, in utero
manere femen, quando concepturum eft animal, inde
conclufionem inferebamus, eodem modo (opinor) etiam
nunc ab apparentibus in diffectionibus initium facere
convenit. Apparent igitur arteria et vena in utrumque
teftem non recta via, ficut in alia omnia, procedere, fed
multiformiter ad pampinorum vitis aut hederarum fimili-
tudinem involvi. Unde fane puto etiam ipfis artis diffe-

σιν ἐπῆλθε, κισσοειδῆ μὲν ἐνίοις, ἑλικοειδῆ δ᾿ ἄλλοις ὀνο-
μάσαι τὴν φύσιν αὐτῶν. ἐν δὲ δὴ ταῖς πολλαῖς ἕλιξι ταύ-
ταις, ἃς ποιοῦνται πρὶν ἐπὶ τοὺς ὄρχεις ἐξικέσθαι, κατὰ
βραχὺ λευκαινόμενον ἔνεστί σοι θεάσασθαι τὸ αἷμα. καὶ
τέλος, ἐπειδὰν ἤδη τοῦ ὄρχεως ἅπτηται τὸ ἀγγεῖον, ἡ τοῦ
σπέρματος οὐσία σαφῶς ἐν αὐτῷ φαίνεται. εἰ μὲν δὴ κἀκ
τῆς τῶν ὄρχεων φύσεως ἀλλοίωσίν τινα προσλαμβάνει, καὶ
ἄλλως ἀμήχανον αὐτῷ συντελεσθῆναι, παρείσθω τό γε νῦν
εἶναι σκοπεῖν. ἐπώμεθα δ᾿, εἰ βούλει, τήν γε πρώτην Ἀρι-
στοτέλει, καὶ ὅτι μηδὲν ἡμῖν συνεργοῦσιν εἰς σπέρματος
γένεσιν οἱ ὄρχεις, ὥστε οὐ τὸ πλεῖστον, ἀλλὰ τὸ σύμπαν
ἥ τε ἀρτηρία καὶ ἡ φλὲψ ἐργάζονται τῆς θορώδους ὑγρότη-
τος. φύσις ἄρ᾿ ἔστιν αὐταῖς γεννητικὴ σπέρματος. ἀλλ᾿ ἐξ
αἵματος ἐγέννησαν αὐτό, πολυχρονίως ἐν αὐταῖς διατρίψαν-
τος· αὕτη γὰρ καὶ ἡ χρεία τῆς ἕλικος. ἀλλοιοῦσαι δὲ δή-
που τὸ αἷμα μετέβαλον εἰς σπέρμα. τὸ δ᾿ ἀλλοιοῦν ἅπαν
εἰς τὴν ἑαυτοῦ φύσιν ἄγει τὸ ἀλλοιούμενον· ὅπερ δὴ καὶ
φαίνεται. λευκὸν γὰρ καὶ παχὺ καὶ γλίσχρον ἐστὶ τὸ

candi corpora peritis in mentem veniſſe, ut aliqui quidem
hederiformem, aliqui pampiniformem ipſarum naturam
appellarent. In multis itaque ejusmodi circumvolutionibus,
quas faciunt, priusquam ad teſticulos perveniant, licet tibi
videre ſanguinem paulatim albeſcentem, et ad finem, poſt-
quam jam teſtem contingit vas ipſum, ſeminis ſubſtantia
in ipſo manifeſte apparet.   An vero etiam ex teſtium
natura alterationem aliquam aſſumat, et alias impoſſibile
fit ipſum perfici, in praeſens conſiderare praetermittamus.
Sequamur autem, ſi vis, primum Ariſtotelem, quod teſtes
ad ſeminis generationem nihil conferunt: quare non pluri-
mum, ſed totum ſeminalem humorem tum arteria, tum ve-
na operantur.   Natura itaque eſt ipſis genitrix ſeminis, ve-
rum ex ſanguine ipſum generarunt per multum tempus in
eis commutato: hic enim eſt uſus obvolutionis.   Alteratur
autem utique ſanguis tranſiens in ſemen. Omne vero alterans
in ſuam naturam ducit id, quod alteratur, quod ſane etiam
apparet.   Album enim et craſſum et viſcoſum eſt ſemen,

σπέρμα, τρέφειν ἐπιτήδειον [200] ἀρτηρίας καὶ φλεβὸς
σῶμα. φαίνεται δὲ καὶ Ἀριστοτέλης ἐν τούτοις ἡμῖν ὁμο-
λογῶν, ἐπειδὰν φάσκῃ· Τοὐναντίον ἄρ᾽ οἷς οἱ ἀρχαῖοι ἔλε-
γον, λεκτέον· οἱ μὲν γὰρ τὸ ἀπὸ παντὸς ἀπιόν, ἡμεῖς δὲ
τὸ πρὸς ἅπαν ἰέναι πεφυκὸς σπέρμα ἐροῦμεν. τῆς δ᾽ αὐ-
τῆς ἔχεται γνώμης κἂν τῷ φάναι· Χρησίμου ἄρα περιττώ-
ματος μέρος τί ἐστι τὸ σπέρμα. χρησιμώτατον δὲ τὸ ἔσχα-
τον, καὶ ἐξ οὗ δὴ γίνεται ἕκαστον τῶν μορίων. ὅθεν, οἶ-
μαι, ἂν θαυμάσειέ τις ἔτι καὶ μᾶλλον αὐτοῦ κατὰ τὸ πρῶ-
τον βιβλίον περὶ ζώων γενέσεως, ἐν μὲν τῇ προγεγραμμένῃ
ῥήσει, καθ᾽ ἣν ἀντιλέγει τοῖς ἀρχαίοις ἑαυτοῦ, περὶ τῆς τοῦ
σπέρματος οὐσίας ἀποδεικνύναι πειρωμένου, τῶν μορίων
ἕκαστον ἐξ αὐτοῦ γίνεσθαι, κατωτέρω δ᾽, ὑπ᾽ αὐτοῦ μέν,
οὐκ ἐξ αὐτοῦ δέ· τὸ γὰρ, ἐξ οὗ γίνεται, τὸ καταμήνιον
εἶναι.

Κεφ. ιγ΄. Τάχ᾽ ἂν οὖν φαίη τις, ἀπορώτερον ἡμῖν γε-
γονέναι τὸν λόγον. εἰ γὰρ οἷαί τε γεννᾶν εἰσιν αἱ ἀρτηρίαι
τε καὶ αἱ φλέβες τὸ σπέρμα, διὰ τί τοῖς ἀποκοπεῖσιν

aptum, ut arteriae et venae nutriat corpus. Videtur porro
etiam Ariftoteles in his nobifcum fentire, quum inquit·
*Contrarium itaque his, quae veteres dicebant, dicendum
eft. Illi enim ab omni abiens, nos vere ad omne ire a
natura aptum femen dicimus.* In eadem fententia haeret
etiam, quum inquit, *Utilis itaque recrementi pars aliqua
eft ipfum femen, utiliffimum autem eft extremum, et
ex quo fane unaquaeque pars generatur.* Unde, opinor,
admirabitur adhuc amplius aliquis ipfum, in primo libro
de generatione animalium in praefcripto quidem fermone,
in quo veteribus contradicit, conantem de feminis fub-
ftantia demonftrare, quod unaquaeque pars ex ipfo gene-
retur, inferius autem ab ipfo quidem, non autem ex
ipfo generari tradentem, ex quo enim generatur, fangui-
nem menftruum id effe.

Cap. XIII. Fortaffis igitur dixerit quifpiam, magis
dubium et obfcurum nobis factum effe fermonem. Si
enim arteriae et venae femen generare poffunt, cur, am-

ἑαυτῶν μέρεσιν οὐκ ἀποφύουσιν ἕτερα ἀντ' αὐτῶν; διττὴ δ'
ἂν εἴη καὶ ἡ πρὸς τοῦτο ἀπόκρισις· ἡ μὲν ἑτέρα, διότι
φλέβας ἐθεάσαντό τινες ἤδη γεγενημένας ἐν ἕλκεσι μεγάλοις,
ὥσπερ καὶ ἡμεῖς αὐτοὶ κατά τε ἄλλα τινὰ μόρια καὶ κατὰ
τὴν κεφαλὴν ἱκανῶς ἀξιολόγους τε καὶ πολλάς· ἑτέρα δέ,
ἣν οὐκ ἀπόκρισιν ἴσως ἐάσει τις ὀνομάζεσθαι τῶν περὶ λέξιν
ἐσπουδακότων, ἀλλὰ διέξοδον. ἐρῶ γὰρ τὴν αἰτίαν, δι' ἣν
οὔτε πολλοῖς ὤφθησαν ἐν ἕλκεσι γεννηθῆναι φλέβες, ἀλλ'
ὀλιγίστοις παντάπασιν, ἀρτηρίαν δὲ καὶ νεῦρον οὐδεὶς εἶ-
δεν οὐδὲ κατὰ τὸ σπάνιόν τινι γεννηθέντα. ταυτὶ μὲν οὖν
ὀλίγον ὕστερον ἐροῦμεν, ὡς μηδὲν λείπῃ τῷ λόγῳ. πρὸς
Ἀριστοτέλη δὲ πρότερον οἷς ἔλεγον ἐπιθεῖναι βούλομαι
τελευτήν, ἀποφηνάμενον ἀχρήστους εἰς τὴν τοῦ σπέρματος
γένεσιν εἶναι τοὺς ὄρχεις. ἐξ ὧν γὰρ οὕτω γινώσκει, τῇ
φλεβὶ καὶ τῇ ἀρτηρίᾳ τὴν γένεσιν αὐτοῦ παραχωρεῖ, ταῖς
εἰς τοὺς ὄρχεις φερομέναις. οὐ δήπου δὲ ταύταις μὲν ὑπάρ-
χει φύσις, ὡς γεννᾶν σπέρμα, ταῖς δ' ἄλλαις οὐχ ὑπάρχει.

putatis partibus ipfarum, non alias pro ipfis producunt?
Duplex autem fuerit et ad hoc refponfio: altera quidem,
quod jam aliqui viderint venas in magnis ulceribus na-
tas, quemadmodum et nos ipfi tum in aliis quibusdam
partibus, tum in capite fatis memorabiles et multas;
altera vero, quam neque refponfionem fortaffis appellari
aliquis permittet, fed vagum excurfum five explicationem,
fi quis circa dictionem magis eft ftudiofus; referam enim
caufam, ob quam non multis vifae funt venae in ulceri-
bus renatae, fed omnino pauciffimis, arteriam vero et
nervum nemo vidit, neque vel raro cuipiam regenerata.
Haec quidem igitur paulo poft dicemus, ut nihil defit fer-
moni. His vero, quae ex Ariftotele adduxi, prius finem
imponere volo, nimirum quod teftes ad feminis genera-
tionem inutiles effe pronunciavit. Ut enim hoc ita fta-
tuat, venac et arteriae generationem ipfius concedit, eis
videlicet, quae in teftes deferuntur. Non autem, quod his
quidem natura infit generandi feminis, aliis vero non in-

ἀλλ᾽ εἰ καὶ κατ᾽ ἄλλην τινὰ τοῦ ζώου χώραν ἀρτηρία καὶ
φλὲψ ὁμοίως ἦσαν εἰλιγμέναι; καὶ κατ᾽ ἐκείνην ἂν ἐφαί-
νετο τοιοῦτος χυμός. εἴπερ οὖν γεννῶσι, καὶ τρέφονται
πρὸς αὐτοῦ. ἀλλ᾽ ἡ γένεσις τοιαύτη οὐδέν ἐστιν ὅμοιον
τῷ διαφορηθέντι, ἡ θρέψις δὲ μόρια γεννᾷ τῶν τρεφο-
μένων ὅμοια τῷ διαφορηθέντι. ἀλλ᾽ οὐκ ἐξ ἄλλης μὲν ὕλης
ἐγεννήθη μὲν τὸ ὅλον ἀγγεῖον, ἐξ ἄλλης δὲ νῦν αὐτοῦ γεν-
νᾶται τὰ μέρη. δῆλον οὖν ὡς, εἴπερ ἐξ ὑγρότητος τρέφετα
θορώδους, ἐκ τοιαύτης καὶ κατ᾽ ἀρχὴν ἐγίνετο. πρὸς Ἀρι-
στοτέλη μὲν αὐτάρκης ὁ λόγος. ἀναλάβωμεν δὲ, ἅπερ ἐρεῖν
ἀνεβαλλόμεθα· πρῶτον μὲν, ὡς ὀλιγάκις ὤφθη φλὲψ γεννη-
θεῖσα, δεύτερον δὲ, ὅτι τῶν ἄλλων οὐδὲν ὤφθη. τὸ γὰρ
ἐπιτρεφόμενον ἀγγεῖον τῇ προϋπαρχούσῃ φλεβὶ, ταύτῃ γὰρ
δηλονότι συνεχές ἐστιν, οὐκ ἐν ἁπάσῃ τῇ φύσει τοῦ σώμα-
τος ὕλην ἄφθονον εἰς γένεσιν ἔχει. ἂν τοίνυν οὐδὲ φθάσῃ
σὰρξ ἐν κύκλῳ περιτραφῆναι τῷ στόματι τῆς ἀποκεκομμένης
φλεβὸς, οὐδ᾽ αὖ ἐξ ὑγροῦ ποτε δαψιλοῦς ὕλης ἀπορήσῃ,

fit; verum fi etiam in alio quopiam animalis loco arteria
et venafi militer effent involutae, etiam juxta illum ipfum
hujusmodi humor appareret. Si itaque generant, etiam
nutriuntur ab ipfo; fed nutritio et generatio nihil fimile
habent ad id, quod ita eft exhauftum et confumptum, et
pars fuit id, quod confumptum eft, eorum, quae nutriuntur.
Nutritio partes generat eorum, quae nutriuntur; fed non
ex alia materia generatum eft totum vas, ex alia nunc
ipfius generantur partes. Manifeftum igitur eft, quod, fi-
quidem ex feminali humore nutritur, ex ejusmodi etiam
in principio fuit generatum. Et ad Ariftotelem quidem
fufficit hic fermo. Repetamus autem, quod dicere diftuli-
mus, primum quidem, quod vena raro vifa eft regenerata,
deinde, quod reliquorum nullum vifum eft. Vas namque,
quod praeexiftenti venae innutritur, (huic enim cohaeret,)
non in omni corporis natura largam et copiofam mate-
riam ad generationem habet. Si itaque neque caro prae-
occhpaverit in ofculo praecifae venae orbiculatim ena-
fcens, neque larga materia humoris deftituetur, poterit

δυνήσεται γεννῆσαι. χρὴ τοίνυν ἅμα μὲν ἐῤῥωμενεστάτην
εὑρεθῆναι τὴν ἐν ταῖς ἀποκεκομμέναις φλεψὶ δύναμιν, (αὕτη
γάρ ἐστιν ἡ [201] δημιουργοῦσα τὴν ἐπιφυομένην,) ἅμα δ᾽
ὕλην θορώδη τοσαύτην, ὡς μὴ φθασθῆναι πρὸς τῆς ἐπι-
φυομένης σαρκὸς κλεισθῆναι τὸ στόμα. σπανιώτατον δέ
ἐστι συνελθεῖν εἰς ταὐτὸ ἄμφω ταῦτα. εἰ τοίνυν ἐπὶ φλε-
βὸς, ἁπλοῦν καὶ λεπτὸν ἐχούσης τὸν χιτῶνα, σπανίως ἡ
γένεσις, οὐδὲν δήπου θαυμαστὸν ἐπ᾽ ἀρτηρίας, ἑξαπλάσιον
ἢ κατὰ φλέβα τὸ πάχος ἐχούσης, οὐ σπάνιον, ἀλλ᾽ ἀδύνα-
τον γενέσθαι, διότι καὶ ἡ τοσαύτης ὕλης παρασκευὴ ἀδύ-
νατος. οὕτω δὲ δήπου καὶ τῶν ἄλλων ἕκαστον, οἷς ἐκ σπέρ-
ματος ἡ γένεσις, ἀπορίᾳ δαψιλοῦς ὕλης αὖθις οὐ φύεται.
τοσοῦτο γὰρ οὐδαμόθι περιεχόμενον ἀθρόον σπέρμα δυνα-
τόν ἐστιν εὑρεῖν, ὅσου δεῖται πρὸς τὴν γένεσιν ἕκαστον
τῶν ἀπολομένων. ἀλλὰ καὶ χρόνῳ πλείονι συναθροίζεσθαι
μέλλον φθανούσης τῆς σαρκώσεως ἴσχεται. κατὰ δὲ τὴν
πρώτην ἐκ τοῦ σπέρματος γένεσιν ἀθρόον μὲν ἔτι τὸ

utique regenerari. Oportet igitur fimul robuftiffimam re-
periri in praecifis venis facultatem: haec enim eft opi-
fex ejus, quae innafcitur: fimul autem et materiam femi-
nalem tantam, ut ne a praeoccupante carne, quae excre-
fcere folet, ofculum claudatur. Rariffime autem contingit
ambo haec fimul in unum concurrere. Si itaque in vena,
quae fimplicem et tenuem tunicam habet, rara eft gene-
ratio, nihil utique mirum eft in arteria, quae fextuplam
refpectu venae craffitiem habet, non rarum, fed impoffi-
bile effe generari, propterea quod et tantae materiae prae-
paratio impoffibilis extet. Sic autem et fingula alia,
quae ex femine generationem habent, ob largae materiae
penuriam rurfus non nafcuntur. Tantum enim nullibi
acervatim contentum femen reperire licet, quantum
unumquodque eorum, quae deperdita funt, indiget ad ge-
nerationem. Quin et quum per multum tempus coacer-
vari poffet, a praeoccupante carne generatione impeditur.
Verum juxta primam ex femine generationem coacer-

Ed. Chart. III. [201.]   Ed. Baf. I. (233.234.)

ὑγρὸν, ἐξ οὗ τῶν ἀγγείων ἡ διάπλασις, δημιουργὸς δ᾽ αὐ-
τοῦ διττός, ἥ τ᾽ ἐν αὐτῷ τῷ σπέρματι δύναμις, ἥ τ᾽ ἐν τοῖς
τῆς μήτρας ἀγγείοις, οἷς προσέπεσεν. ἐπὶ μὲν γὰρ τῶν ἑλ-
κωμάτων ἀπορίᾳ δαψιλοῦς ὕλης, ἀργὸς ἦν ἡμῖν τοσοῦτος
δημιουργός· ἐπὶ δὲ τῆς ἐν τῇ μήτρᾳ τοῦ ζώου γενέσεως ἥ
τε ὕλη δαψιλής, καὶ σύνεστιν αὐτῷ δημιουργὸς ἕτερος, οὐ
ψαύων μόνον τῆς ὕλης, ἀλλὰ καὶ δι᾽ ὅλης αὐτῆς διαπεφοι-
τηκώς. οὐδὲν οὖν θαυμαστόν, ἐν τάχει διαπλάττεσθαι τοῖς
κυουμένοις τὰ πρῶτα τῆς φύσεως ὄργανα τῇ τε τῆς ὕλης
ἀφθονίᾳ τε ἅμα καὶ ἀρετῇ καὶ τῇ τῶν δημιουργούντων
αὐτὰ ἐνεργείᾳ.

Κεφ. ιδ᾽. Ἐπεὶ δὲ καὶ περὶ τούτων ἀποδέδεικται, τὸ
κατάλοιπον τῶν ἀναβληθέντων δίειμι. πρὸς μὲν γὰρ τὸν
Ἀριστοτέλη ῥᾷστος ὁ λόγος ἐγένετο τοὺς ὄρχεις ἀποστε-
ρήσαντα τοῦ σπέρματος τὴν γένεσιν. εἰ γὰρ οὐκ ἐκεῖνοι
γεννῶσιν αὐτό, πρόδηλον ὡς ἡ ἀρτηρία τε καὶ ἡ φλέψ.
ἀλλ᾽ οὐ χρὴ τὴν Ἀριστοτέλους ἄγνοιαν ἕρμαιον ἡγησαμένους
ἀναπόδεικτον καταλιπεῖν (234) τηλικοῦτο δόγμα, ὅπως μὴ

vatus adhuc eſt humor, ex quo vaſa ipſa formantur. Opi-
fex antem ipſius duplex eſt, tum facultas quae in ipſo
femine eſt, tum quae in uteri vaſis, quibus allapſum eſt.
In ulceribus namque ob largae materiae inopiam tantus
opifex nobis otioſus erat, in generatione vero animalis
in utero larga erat materia, et adeſt ipſi opifex alius,
non folum tangens materiam, ſed et per totam ipſam
perambulans. Nihil itaque mirum eſt prima naturae or-
gana velociter in foetibus formari tum ob materiae co-
piam fimulque praeſtantiam, tum ob opificum ipſorum
circa actionem efficaciam.

Cap. XIV. Quando vero et de his jam demonſtra-
tum eſt, ad id quod reſtat ex dilatis progrediar. Ad
Ariſtotelem equidem expeditiſſimus ſermo ſuit teſtes fe-
minis generatione privantem. Si enim illi non gene-
rant ipſum, manifeſtum eſt, quod arteria et vena. Verum
non convenit Ariſtotelis ignorantiam pro refugio habere,
et tantum dogma non demonſtratum relinquere, ne forte

καὶ τῶν ἀντιλογικῶν ἐπιτιμήσῃ τις ἡμῖν, ὡς προσποιησαμέ-
νοις μὲν ἀληθείας ἐρᾷν, ἁρπάζουσι δὲ τοὺς λόγους μᾶλλον,
ἢ ἀποδεικνύουσιν. οὐ δήπου γὰρ, εἰ Ἀριστοτέλης ἠγνόησε
τῶν ὄρχεων τὴν δύναμιν, ἡμᾶς χρὴ διὰ τοῦτο τοῖς ἑλικοει-
δέσιν ἀγγείοις ἐπιτρέπειν ἅπασαν τοῦ σπέρματος τὴν γένε-
σιν. κἀγὼ φαίην ἂν πρὸς αὐτούς, ὡς αἰσχυνοίμην ἂν, αὐ-
τοῖς εἰ ἐπιτρέποιμι ξύμπασαν. ἀλλὰ τοῦτο μὲν ἑτοίμως
ἔλαβον Ἀριστοτέλους ἕνεκεν, ὅπως μὴ μακρὸς ὁ πρὸς αὐτόν
μοι γίγνοιτο λόγος. ἥκω δ᾽ αὖθις ἐπὶ τοὺς οἰομένους,
ἅπαν ὑπὸ τῶν ὄρχεων γεννᾶσθαι τὸ σπέρμα, καὶ πρῶτον
μὲν ἐρωτῶ, τί δήποτε ἐπ᾽ αὐτοὺς καταφερομένοις ἐν τοῖς
ἄνωθεν ἀγγείοις φαίνεται περιεχόμενον, εἴπερ μόνον τῶν ὄρ-
χεων ἔργον ἐστίν. ὥσπερ γὰρ οὐκ ἔστιν εὑρεῖν ἐν τῇ γαστρὶ
καὶ τοῖς ἐντέροις αἷμα, διότι μηδὲν ὅλως εἰς γένεσιν αὐ-
τοῦ συντελοῦσιν, οὕτως οὐδ᾽ ἂν ἐν τοῖς ἀγγείοις ἦν τὸ
σπέρμα μηδὲν συμπράττουσιν. ἐξῆς δὲ τῆς ἕλικος αὐτῆς
αὐτὸν ἐρωτήσω τὴν χρείαν. δυνατὸν γὰρ ἦν, οἶμαι, μᾶλ-

adverſarius quiſpiam exprobret nobis, quod ſimulemus qui-
dem nos veritatem amare, arripiamus autem ſermones
magis, quam demonſtremus. Non etenim, ſi Ariſtoteles
ignoravit teſtium facultatem, ob id etiam nos convenit
vaſis pampiniſormibus omnem permittere feminis genera-
tionem. Atque ego ſane fatear, me pudore confundi, ſi
ipſis omnem permitterem. Verum hoc quidem prompte
in Ariſtotelis gratiam arripui, ut ne mihi longior adver-
ſus ipſum ſermo extenderetur. Redeo autem rurſus ad
eos, qui putant, omne ſemen a teſtibus generari, ac pri-
mum quidem interrogo: Quidnam tandem in vaſis, quae
ad ipſos deferuntur, ſuperne apparet contentum, ſiquidem
ſolorum teſtium opus eſt, Quemadmodum enim in ventre
ac inteſtinis ſanguinem reperire non datur, propterea quod
nihil in totum ad generationem ipſius conferunt, ſic ne-
que in ipſis vaſis ſemen fuerit, utpote nihil adiuvantibus
ejus generationem. Sequitur autem, ut obvolutionis quae-
ram uſum. Poſſibile enim, opinor, erat dicere, melius

λον εἰπεῖν, ἄμεινόν τε καὶ ῥᾷστον, εὐθὺ τῶν ὄρχεων ἰέναι
τοῖς ἀγγείοις ἄνευ τῆς τοιαύτης ὕλης ἐπὶ τούτοις, εἰ νε-
κροὺς καὶ ἀδυνάτους ἀλλοιοῦν ὑποτίθενται τῶν ἀγγείων τοὺς
χιτῶνας ὕλην πολυχρονίως ὁμιλοῦσαν. ἢ εἰ καὶ συγχωροῦσι
μὲν τοῦτο, καὶ κατὰ τὴν ἑαυτῶν δὲ φύσιν ἀξιοῦσιν αὐτοὺς
ποιεῖσθαι τὴν ἀλλοίωσιν, ἀλλὰ καὶ τοῦτο ἀτοπώτερον ἔτι
[202] καὶ ὅμοιον, ὡς εἰ καὶ τὸ πῦρ φαίη τις ψυχρὸν ὂν
θερμαίνειν. οὐδὲν γὰρ ἄλλο ἐστὶν ἡ κατὰ ποιότητα μετα-
βολὴ καὶ ἀλλοίωσις ἢ τοῦ πάσχοντος ὁμοίωσις τῷ δρῶντι.
καὶ μὴν εἰ καὶ τοῦτο συγχωροῖτο, παχὺ καὶ γλίσχρον καὶ
λευκὸν ἐργάσονται τὸ ἀλλοιούμενον, ὅπερ οὐδὲν ἄλλο ἐστὶν,
ἢ τοῦ σπέρματος αὐτοῖς ἀναθεῖναι τὴν γένεσιν. ταυτὶ μὲν
ἡμῖν ἐνταῦθα κείσθω.

Κεφ. ιε΄. Τὸ δ᾽ ἕτερον μέρος τοῦ λόγου διέλθωμεν,
ἐπειδὴ καὶ τῶν ἰατρῶν ἔδοξάν τισιν οὐδὲν εἰς σπέρματος
γένεσιν οἱ ὄρχεις συντελεῖν, ἐξευρήκασι δ᾽ οἱ πλεῖστοι πι-
θανὰς ἀποδείξεις, καὶ τοῖς ἐρωτῶσι τὴν αἰτίαν διδοῦσι,

et facilius effe, ut vafa citra hujusmodi in ipfis materiam
recta ad tefticulos procederent, fi mortuas et alterare
nequeuntes vaforum tunicas flatuunt, utpote quae mate-
riam multo tempore in eis verfatam alterare non poffint,
aut fi concedunt quidem hoc et fecundum fui ipforum
naturam eas alterationem facere volunt: verum et hoc
adhuc abfurdius eft et fimile, velut fi quis ignem frigi-
dum effe dicat et calefacere. Nihil enim aliud eft per-
mutatio et alteratio fecundum qualitatem, quam affimila-
tio patientis ad ipfum efficiens. Atqui fi etiam hoc con-
cedatur, craffum et vifcofum ac album efficient id, quod
alteratur, quod nihil aliud eft, quam feminis ipfis deferre
generationem. Atque hactenus quidem de his.

Cap. XV. Jam vero alteram fermonis partem per-
curramus, quandoquidem et medicis quibusdam vifum
eft, teftes nihil ad feminis generationem conferre, et
plurimi fane etiam probabiles demonftrationes invenerunt,
ac interrogantibus caufam reddunt. Atqui non magis ipfis

Ed. Chart. III. [202.]   Ed. Baf. I. (234.)

διὰ τί μᾶλλον τῶν ἄλλων θερμωθέντων καὶ ψυχθέντων αἴ-
τιον γίνονται, εἰ μηδὲν εἰς σπέρματος γένεσιν συντελοῦσιν·
ὧν ἀποκρίσεων ἐνίας Ἀριστοτέλης πρῶτον εἶπεν. οἷον καὶ
ὅτι τοιαύτην χρείαν παρέχονται τοῖς σπερματικοῖς ἀγγείοις,
οἵαν καὶ αἱ λεῖαι καλούμεναι κατὰ τοὺς ὀρθίους ἱστούς.
κατασπῶντες γὰρ αὐτοὺς αὔξουσι τὴν ἐπαναδίπλωσιν, ἣν
ἐκεῖνός φησι χρήσιμον ὑπάρχειν εἰς τὸ στασιμωτέραν γενέ-
σθαι τὴν κίνησιν τοῦ σπερματικοῦ περιττώματος· ἀφαιρε-
θέντων δὲ, ὡς φησιν, ἀνασπᾶται. ἀλλὰ ψυγέντες γε σφο-
δρῶς ἀγόνους ποιοῦσι, καίτοι κατασπᾶν γε ἔτι δύνανται.
τί ποτ᾽ οὖν καί φησιν, ὅτι καὶ σπερματικῶν ἀγγείων ἡ ψύξις,
οὐχὶ τῶν ὄρχεων αὐτῶν, αἰτία τῆς ἀγονίας ἐστί; διὰ τί τοί-
νυν θλασθέντες; ὅτι συνθλᾶται, φησὶ, τὰ σπερματικά. διὰ
τί δὲ σκιῤῥωθέντες; ὅτι κἀκεῖνα συσκιῤῥοῦνται. καὶ ὅλως
ὅ τι περ ἂν εἴπῃ τις πάθος τῶν ὄρχεων ὀγονίας ποιητικὸν,
ἐκείνου καὶ τὰ σπερματικὰ μετεσχηκέναι φησίν. ἴσως οὖν

caletactis quam perfrigeratis caufa vera contingat, fi nihil
conferunt ad feminis generationem.   Verum refponfio-
num aliquas Ariftoteles primum dixit, verbi gratia, quod
teftes ejusmodi ufum feminalibus vafis exhibent, qualem
lapides appenfi circa rectas foeminarum telas: trahentes
enim ipfas deorfum augent reduplicationem;   quam ille
ad hoc utilem exiftere dicit, ut feminalis recrementi mo-
tus ftabilior reddatur: ubi vero (ut ille inquit) ablati funt
teftes, vafa ipfa retrahuntur; at certe, quum perfrigerati
funt vehementer,   fteriles et non generantes reddunt,
quamvis adhuc detrahe repoffint.   Cur igitur, tandem dicit
etiam, quod feminalium vaforum perfrigeratio, non ipfo-
rum teftium, caufa eft fterilitatis? Cur igitur, ubi hi funt
contufi, fteriles faciunt? quia etiam feminalia vafa (in-
quit) fimul cum eis contunduntur.   Cur, ubi funt in
fcirrhum indurati? quod etiam illa fimul indurantur. Et
in totum, quodcunque tandem quis protulerit affectus ge-
nus, quod teftium fterilitatem facit, ex illo etiam vafa
feminalia participare ait.   Praeftiterit igitur fortaffis al-

ἄμεινον ἄνωθεν ἄρξασθαι τῷ λόγῳ, περί τε τῆς κατασκευῆς
πρότερον ἀκριβῶς διελθεῖν τῶν σπερματικῶν ὀργάνων, ὧν
χωρὶς οὐδὲ συνιέναι τῶν λεχθησομένων ἐστίν. ἡ μὲν οὖν
ἀρτηρία καὶ ἡ φλὲψ, ἀπὸ τῶν κατὰ ῥάχιν ἀγγείων ὁρμη-
θεῖσαι, διὰ τῶν λαγόνων φέρονται κάτω, μέχρι περ ἂν
ἐξίκωνται πρὸς τὴν καλουμένην ἐπιδιδυμίδα. μόριον δέ ἐστιν
αὕτη τοῦ ζώου, κατὰ τῆς κεφαλῆς ἐπικείμενον τοῦ ὄρχεως,
ὡς καὶ τοὔνομα ἐνδείκνυται, καὶ σύριγγες πολλαὶ διήκουσιν
ἐξ αὐτῆς εἰς τὸν ὄρχιν, ὑγροῦ ὀρρώδους μεσταί. ταύτῃ τῇ
ἐπιδιδυμίδι καὶ ἀρτηρία καὶ φλὲψ παραπεφύκασι κατὰ τὴν
εἰρημένην ὀλίγον ἔμπροσθεν ἕλικα, καί τινα βραχεῖαν ἑαυ-
τῶν ἀπονέμησιν αὐτῇ παρέχουσι, πρὶν ἐμφῦναι τῷ ὄρχει.
καὶ μὲν δὴ καὶ ὁ πόρος ὁ σπερματικός, ὃν ὀνομάζουσιν
ἔνιοι κιρσοειδῆ παραστάτην, ἐντεῦθεν ἀρυόμενος τὴν γονήν,
ἐπὶ τὴν ἔκφυσιν ἀναφέρει τοῦ αἰδοίου. καὶ διὰ τοῦτο
οἶμαι καὶ Ἡρόφιλον οἰηθῆναι, μηδέν τι μέγα συνεργάζεσθαι
τῇ γενέσει τοῦ σπέρματος. μέχρι μὲν γὰρ ἐντὸς τῶν λαγό-
νων ἐστὶν ἡ ἀρτηρία καὶ ἡ φλὲψ, ἅμα τοῖς ἄλλοις ἅπασι

tius rem repetere atque de feminalium organorum con-
ftitutione prius exacte tranfigere, citra quorum cognitio-
nem neque intelligi queant, quae referentur. Arteria ita-
que et vena a vafis circa fpinam progredientes per illa
deorfum feruntur, donec perveniant ad epididymidem
appellatam.   Eft autem haec pars animalis juxta caput
tefticuli incumbens, ut et nomen demonftrat, et fiftulae
multae ex ipfa in teftem perveniunt feminalis humoris
plenae. Huic epididymidi et arteria et vena adnatae funt
circa paulo ante relatam obvolutionem, et parvam quan-
dam a fe ipfis diftributionem ipfi exhibent, priusquam in
teftem inferantur.   At vero et feminalis meatus, quem
aliqui varicofum adftitem appellant, inde genituram hau-
riens ad pudendi exortum fubvehit. Et ob id puto etiam
Herophilum exiftimaffe, eum nihil adeo magnum coope-
rari ad feminis generationem. Quousque enim intra illa
funt arteria et vena, fimul cum aliis omnibus vifceribus

σπλάγχνοις τῷ κοινῷ πάντων καλύπτεται σκεπάσματι, τῷ
περιτοναίῳ καλουμένῳ. τὸ δ᾽ ἀπὸ τοῦδε τέτρηται τὸ περι-
τόναιον ἑκατέρωθεν ἀξιολόγῳ τρήματι, καὶ πόρος ἀπ᾽ αὐτοῦ
γίνεται μέγιστος, εἰς τοὺς ὄρχεις καθήκων. ἐν τούτῳ τῷ
πόρῳ καὶ ἡ τῶν ἀγγείων ἕλιξ γεννᾶται, καὶ τὸ σπερματι-
κὸν ἀγγεῖον ἐκ τῆς ἐπιδιδυμίδος ἐκφυόμενον ἐπὶ τοὺς λα-
γόνας ἀναβαίνει, ψαῦον μὲν κατὰ τὴν ἔκφυσιν τοῦ ὄρχεως,
οὐ μὴν ἐξ αὐτοῦ γε τὴν γένεσιν ἔχον. ἤδη μοι πάλιν ἄνω-
θεν ἀρξάμενος καὶ προσέχων ἀκριβέστερον τὸν νοῦν τῷ
[203] λόγῳ καθ᾽ ἑκάτερον πόρον οἷον αὐλόν τινα τὴν μὲν
ἀρτηρίαν ἅμα τῇ φλεβὶ καταφερομένην εὕροις ἄν, ἀναφερό-
μενον δὲ τὸ σπερματικὸν ἀγγεῖον, ἐντεῦθεν δὲ πάλιν οὐκ
ἔτι ἔξωθεν τῶν τῆς ἥβης ὀστῶν, ἀλλὰ διὰ βάθους τε καὶ
ἐπ᾽ αὐτοῖς εἰς τὸ κάταντες φερόμενον, ἄχρις ἂν ἐπὶ τὸν τῆς
κύστεως ἐξικνῆται τράχηλον, ᾧ συνεχὲς ὑπάρχει τὸ αἰδοῖον.
ἄντικρυς οὖν δῆλόν ἐστι τῷ κατασκεψαμένῳ τὰ εἰρημένα
διὰ τῶν ἀνατομῶν, ὡς τὸ σπερματικὸν ἀγγεῖον διὰ τὸ μα-
κρότατον γενέσθαι τοσαύτην ὁδὸν περιέρχεται   βραχὺ γὰρ

communi omnibus operculo peritonaeo appellato integun-
tur; hinc vero peritonaeum utrinque memorabili forami-
ne perforatum eſt, et meatus ab ipſo fit maximus ad te-
ſtes deſcendens.   In hoc meatu et vaſorum obvolutio ge-
neratur, et vas feminale ex epididymide enaſcens ad ilia
aſcendit, contingens quidem juxta exortum ipſum teſticu-
lum, non tamen ex ipſo generationem habens.   Jam vero
rurſus altius repetens et animum diligentius ſermoni
advertens juxta utrumque meatum velut fiſtulam quan-
dam arteriam cum vena deſcendentem reperias, aſcen-
dens vero feminale vas.   Inde vero rurſum non amplius
extra pubis oſſa, ſed per profundum et ſupra ipſa in de-
clive fertur, donec ad veſicae perveniat collum, cui con-
tinenter cohaeret ipſum pudendum.   Evidenter itaque
manifeſtum eſt ei, qui dicta per diſſectionem conſideravit,
quod vas feminale propterea, quod longiſſimum factum
eſt, tantam viam circumcurrit; ſi enim extreme breve

ἂν ὃν ἐσχάτως ἀπὸ τῆς ἐπιδιδυμίδος εὐθὺ τοῦ τραχήλου
τῆς κύστεως ἀφίκοιτο. καὶ μὲν δὴ καὶ εἴπερ ἐντὸς τοῦ πε-
ριτοναίου τῶν ὄρχεων ἡ θέσις ἐγένετο, τοῦ σπερματικοῦ τὸ
ἥμισυ μέρος ἀπώλετο καὶ ἡ τῆς ἀρτηρίας τε καὶ φλεβὸς
ἕλιξ. ὅπως οὖν ἐκείνη τε γένοιτο καὶ τὸ σπερματικὸν ἀγ-
γεῖον αὐξηθείη, τόν τε τοῦ περιτοναίου πόρον ἡ φύσις ἐτέ-
μετο καὶ τοὺς ὄρχεις ἔταξε κάτω. συμβαίνει γὰρ οὕτως,
ἐν μὲν τοῖς ἀγγείοις χρονίζον τὸ αἷμα πέττεσθαί τε καὶ
θρομβοῦσθαι, μακρότατον δὲ γενέσθαι τὸ σπερματικὸν,
ὅπως πλέον ἐξακοντίζοι κατὰ μίαν ἐνέργειαν τὸ σπέρμα.
δι᾽ αὐτό γέ τοι τοῦτο κιρσωδέστερον ἐποίησεν αὐτὸ πλη-
σίον τοῦ τραχήλου τῆς κύστεως, ὅθεν καὶ τοὐνομα αὐτῷ
κιρσοειδὴς ἐτέθη παραστάτης. εἴ τις ταῦτα θεάσαιτο, θαυ-
μάσει τῶν ἀνδρῶν ὅσοις ἔδοξεν ἕνεκα τοῦ κατασπᾶσθαι τὰ
τοῦ σπέρματος ὄργανα τοὺς ὄρχεις ὑπὸ τῆς φύσεως γεγο-
νέναι. πότερον γὰρ, οἷς ἄμεινον ἦν ἑλίττεσθαι, ταῦτ᾽ εὐ-
θύνεσθαι θέλουσιν, ἢ τὸν κιρσοειδῆ παραστάτην; διατρίβω
δὲ ἴσως οὐκ ἀναγκαίως ἐν τῷδε, μέγιστον ἔχων μαρτύριον,
ὅσα τῶν ζώων ἐντὸς τοῦ περιτοναίου κέκτηται τοὺς ὄρχεις,

effet, ab epididymide recta ad collum veficae perveniret;
et fane, fi intra peritonaeum tefticuli fiti effent vafis fe
minalis dimidia pars perderetur, et arteriae itemque ve-
nae obvolutio. Quo igitur haec fieret, et vas feminale
augefceret, natura et peritonaei meatum fecuit, et teftes
infra locavit. Contingit enim ita fanguinem in vafis mo-
rantem concoqui et in grumos cogi, et vas feminale
longiffimum fieri, quo amplius eiaculetur circa unam
actionem femen, et ob hoc ipfum utique varicofius
fecit ipfum juxta veficae collum, unde fane et no-
men ipfi inditum eft varicofi adftitis. Si quis igitur
haec viderit, admirabitur viros, quibus vifum eft, te-
ftes a natura ea gratia productos effe, ut feminalia
organa deorfum traherent. Utrum enim volunt, num
ut ea, quae obvolvi praeftabat, recta procedant, an ut
adftes varicofus? Moror autem hic fortaffis non neceffario,
quum maximum habeam teftimonium ex animalibus, quae
intra peritonaeum tefticulos habent, quemadmodum funt

ὥσπερ καὶ οἱ ὄρνιθες. οὐ γὰρ δὴ καὶ τούτοις γε φήσει τις
ἐξῆφθαι τῶν σπερματικῶν ἀγγείων, ὥσπερ τὰς λείας, ἐφ'
ὑψηλοτέρου κειμένων αὐτοῖς τῶν σπερματικῶν. ἴσως οὖν γε
ταράττει τὸ μικρὸν ἔμπροσθεν εἰρημένον, ὡς χρὴ μῆκος
ἀξιόλογον ὑπάρχειν τῷ σπερματικῷ. δοκεῖ γὰρ ἡ ἐντὸς τοῦ
περιτοναίου θέσις ἀφαιρεῖσθαι τὸ ἥμισυ μέρος αὐτοῦ, τὸ
καταφερόμενον ἅμα τοῖς κιρσώδεσιν ἀγγείοις ἐπὶ τὸν δίδυ-
μον. ἀλλ' εἰ μάθοις, τούς τε ὄρχεις ἔχειν ταῦτα τὰ ζῶα
τῶν φρενῶν ψαύοντας εὐρυτάτους τε τοὺς σπερματικοὺς πό-
ρους, ἑτοίμη τῆς ἀπορίας ἡ λύσις· ἀπό τε γὰρ τῶν φρε-
νῶν ἱκανὸν τὸ μεταξὺ διάστημα καὶ τὸ χωρίον θερμὸν,
ὥστε, ὅσον ἐκ τῆς μακρᾶς ἕλικος (235) τῶν ἀγγείων καὶ
τοῦ μήκους τῶν σπερματικῶν εἰς πλῆθος ἐφ' ἡμῶν ὠφελεῖ-
ται τὸ σπέρμα, τοσοῦτ' ἐπ' ἐκείνων ἔκ τε τῆς τῶν πόρων
εὐρύτητος καὶ τῆς θέσεως τῶν ὄρχεων. οἱ μὲν γὰρ σπερ-
ματικοὶ πόροι τοσοῦτον ἐπλεονέκτησαν τῆς εὐρύτητος, ὅσον
ἀπολείπονται τοῦ μήκους, ἡ δὲ θέσις τῶν ὄρχεων ἐφ' ὑψηλοῦ

et aves. Non enim utique et his dixerit quifpiam eos
e vafis feminalibus appenfos effa, velut lapides ftamini-
bus telarum, utpote quum altius in ipfis fita fint femina-
ria vafa. Fortaffis igitur perturbat, quod paulo ante di-
ctum eft, quod vafis feminalis memorabilem longitudinem
effe oporteat: videtur enim fitus intra peritonaeum di-
midiam ipfius partem abftuliffe, eam nimirum, quae cum
varicofis vafis ad teftem deferebatur. Verum fi didiceris,
haec animalia tum teftes habere feptum transverfum con-
tingentes, tum feminales meatus ampliffimos, in promptu
eft folutio haefitationis; nam intervallum, quod a fepto
transverfo interjacet, magnum eft et locus calidus.
Quare, quantum ex longa vaforum obvolutione et ex fe-
minalium meatuum longitudine feminis copia in nobis
augefcit, tantum in illis ex meatuum amplitudine et te-
fticulorum fitu. Seminales enim meatus tanto plus pof-
fident amplitudinis, quantum longitudine deftituuntur.
Situs vero teftium in alto factus propter diftantiam va-

Ed. Chart. III. [203. 204.] Ed. Baf. I. (235.)

γενομένη διὰ μὲν τὴν ἀπόστασιν ἐχαρίσατο τοῖς σπερματι-
κοῖς ἀγγείοις ἀξιόλογον μῆκος, διὰ δὲ τὴν τῶν θερμοτάτων
σπλάγχνων γειτνίασιν εἰς τάχος γενέσεως οὐ σμικρὰ τῷ
σπέρματι συνετέλεσεν. ἀλλὰ ταῦτα μὲν ἐκ περιουσίας. ὁ δ᾽
ἐκείνων λόγος αὐτάρκως ἐξελήλεγκται, μόνῃ τῇ θέσει τῶν
ὄρχεων ἐξεληλεγμένος οὐδὲν ἧττον καὶ δι᾽ ὧν ἔμπροσθεν
εἶπον, οὐχ ἥκιστα δ᾽ ἂν ἐλεγχθείη καὶ διὰ τῶνδε. χρὴ
γὰρ ἤδη διελθεῖν ἡμᾶς ὃ παρορῶσιν ἅπαντες σχεδὸν ἰατροί
τε καὶ φυσικοὶ φιλόσοφοι περὶ χρείας τε καὶ δυνάμεως ὄρ-
χεων, οὐ γινώσκοντες, ὡς ἐπὶ τῶν ἐκτμηθέντων αὐτοὺς ἄνευ
τοῦ ψαῦσαι τῆς ἐπιδιδυμίδος οὐδὲν πάσχει τὸ σπερματικὸν
ἀγγεῖον. ἀπόλλυται δὲ τῶν ζώων οὐ τὸ σπερμαίνειν μόνον,
(ἕρμαιον γὰρ ἦν τοῦτο τοῖς τῶν ἀφροδισίων ἀπέχεσθαι βου-
λομένοις,) ἀλλὰ καὶ ἡ ἀνδρία τε καὶ ὡς ἂν εἴποι τις ἀῤῥε-
νότης. οὕτω δὲ καὶ εἰ θήλεος ζώου τοὺς ὄρχεις [204] ἐκ-
τέμνοις, οὔτ᾽ ὀργᾷ ποτε τὸ τοιοῦτο, οὔτε προσίεται τοῦ
ἄῤῥενος ἀφροδισίου κοινωνίας ἕνεκεν, ἀπόλλυσί τε, ὡς ἂν

fis feminalis memorabilem longitudinem praebuit, pro-
pter vifcerum vero calidiffimorum vicinitatem non pa-
rum ad generationis velocitatem femini contulit. Sed
haec quidem ex abundantia. Caeterum illorum fermo
fufficienter redargutus eft, folo fitu teftium convictus non
minus quam per ea, quae antea dixi. Redargui autem
poffit vel maxime etiam per haec. Oportet enim jam nos
commemorare, quod omnes fere tum medici tum natura-
les philofophi de ufu et facultate teftium ignorantes ne-
gligunt, quod in his, quibus hi execti funt citra epidi-
dymidis contactum, nihil patitur vas feminarium. De-
perit autem animalibus non folum feminis emiffio, (refu-
gium enim erat hoc his, qui rebus venereis abftinere vo-
lunt,) fed et virilitas et (ut ita dicam) mafcula natura.
Sic vero etiam, fi animalis foeminae tefticulos excindas,
neque libidine concitatur unquam tale animal, neque
marem admittit venereae communionis gratia, perdit-
que (fi ita dicere licet) foemineam naturam. Itaque

εἴποι τις, τὴν θηλύτητα. τὰς γοῦν θηλείας ὗς ἐκτέμνουσιν
οἱ παρ' ἡμῖν, οὐ μόνον ἐπὶ τῆς Ἀσίας, ἀλλὰ κἂν τοῖς
ὑπερκειμένοις ἔθνεσιν ἄχρι Καππαδοκίας, καὶ γίνονται πᾶ-
σαι παραπλήσιαι τοῖς εὐνουχισθεῖσιν, ἱκανῶς εὐτραφεῖς τε
καὶ πίονες, ἥδιόν τε τὸ κρέας ἔχουσι τῶν ἄλλων θηλειῶν,
ὥσπερ καὶ οἱ ἄῤῥενες τῶν ἀῤῥένων. οὐ μὴν ὁμοίως ἀκίν-
δυνος ἡ ἐξαίρεσις τῶν τῆς θηλείας ὄρχεών ἐστι διὰ τὸ χω-
ρίον, ἐν ᾧ κεῖνται. τοῖς γὰρ τῶν μητρῶν πλαγίοις μέρεσι
παράκεινται καθ' ἑκάτερον, εἰς ἀρτηρίαν μὲν καὶ φλέβα,
καθάπερ καὶ οἱ τῶν ἀῤῥένων, λαμβάνοντες ἑλικοειδῶς ἐμ-
φυόμενον ἑαυτοῖς ἀγγεῖον σπερματικὸν εἰς ἑκατέραν τῶν κε-
ραιῶν περαῖνον. ἀναγκαῖον οὖν ἐστι περισχίζειν τους λαγό-
νας ἑκατέρους, εἴ τις ἐκτέμνειν βούλοιτο, κἂν τούτῳ μείζων
ὁ κίνδυνος ἤπερ ἐπὶ τῶν ἀῤῥένων. ταύτην οὖν τηλικαύτην
ὑπάρχουσαν ταῖς ὄρχεσι τὴν δύναμιν οὐκ οἶδ' ὅπως ἅπαν-
τες παρεωράκασι, καὶ περὶ τοῦ συντελεῖν αὐτοὺς ἢ μὴ
συντελεῖν τῷ σπέρματι ζητοῦσιν. εἶθ' οἱ μὲν ἐσχάτως
ἐσφάλησαν, ὡς καὶ τοῦτο αὐτῶν ἀφαιρεῖσθαι, τινὲς δὲ γεν-

foeminas fues apud nos caſtrant, non folum in Aſia, ſed
etiam in gentibus fupra Aſiam ſitis usque ad Cappado-
ciam, atque fiunt omnes eunuchis ac caſtratis maſculis
ſimiles, uberius alimentum accipientes et pingues, ſua-
vioremque carnem reliquis foeminis habent, quemadmo-
dum et mares maribus. Non tamen ſimiliter periculo
vacans ablatio teſtium foeminarum eſt propter locum, in
quo ſunt ſiti. Lateribus enim uteri ab utraque parte ſin-
guli adjacent, arteriam quidem et venam, velut hi qui
in maſculis ſunt, pampiniformiter ſibi ipſis inſerta acci-
pientes, vas vero feminale ad utrumque cornu ſiniens.
Neceſſarium igitur eſt utrumque latus diffindere, ſi quis
excindere velit, atque in hoc ſane majus periculum eſt,
quam in maribus. Hanc igitur, quae tanta eſt in teſticu-
lis, facultatem haud ſcio quomodo omnes neglexerint,
et an conferant aut non conferant femini, quaerunt.
Deinde alii quidem extreme erraverunt, ut et hoc ab
ipſis abſtulerint: quidam vero generari quidem ab ipſis

BIBΔION A. 571

Ed. Chart. III. [304.]   Ed. Baf. I. (235.)

νᾶσθαι μὲν ὑπ᾽ αὐτῶν ἔφασαν τὸ σπέρμα, τί δὲ συμβαίνει
τῷ παντὶ ζώῳ, δι᾽ ὃ ψυχρότερόν τε καὶ ἀσθενέστερον εὐνου-
χισθὲν ἀποτελεῖται, ζητῆσαι παρέλιπον. ἀλλ᾽ εἴπερ τὸ σπερ-
μαίνειν μόνον, ἄλλο δ᾽ οὐδὲν ἀπόλλυται τῶν ὄρχεων ἀρ-
θέντων, ὅτι συνδιασπᾶται, καθάπερ ἐκεῖνοί φασι, τὸ σπερ-
ματικὸν ἀγγεῖον, ἓν ἂν ἦν μόνον ἐπὶ ταῖς τομαῖς αὐτῶν τὸ
βλάβος, μὴ δύνασθαι φῦσαι παῖδας. ὥστε οὖν τῶν παίδων
οὐδεμία φροντίς, ἀλλ᾽ εἴτε στεφανίτας ἀγῶνας ἀναιρεῖσθαι
μᾶλλον ἔσπευσεν, ἤ τινα τοιαύτην ἄλλην ὑπόθεσιν ἐπανή-
ρηται, δεῖν οὐκ ἀγαθὸν ἁγνεύειν ἔγνωμεν, οὐδ᾽ ἂν εἴη
τοῦτο ἐκτομῆς ὄρχεων. ὥρα τοίνυν ἡμῖν ἐστι τῶν ἀσκούν-
των Ὀλύμπια τοὺς ὄρχεις ἐκτέμνειν, ὡς οὐ μόνον ἐκείνοις γε
παίδων γενέσεως οὐδεμία φροντίς, ἀλλὰ καὶ πᾶν ὁτιοῦν
ἄλλο μέρος ἑτοίμως ἐπιδώσουσι τῆς νίκης ἕνεκεν. ἀλλ᾽ οὐκ
ἀσφαλὴς ἡ τομὴ, συνεκτέμνουσα τοῖς ὄρχεσι τὴν ἰσχὺν τοῦ
σώματος ἅπαντος, ἢ εἰ μὴ τοῖς ὄρχεσι τὴν ἰσχὺν, ἀλλ᾽, ὡς
ἂν ἐκείνων τις ἴσως εἴπαι, τοῖς πόροις τοῖς σπερματικοῖς,

femen dixerunt, quid vero accidat omni animali, ob
quod frigidius et debilius redditur caſtratum, quaerere
reliquerunt. Verum fi feminis emiſſio fola et nihil aliud
teſtibus ablatis deperit, propterea quod fimul divellitur
(ut illi inquiunt) vas feminale, nnum utique folum obo-
riretur ex fectione ipforum detrimentum, nimirum pue-
ros generare non poſſe. Tanquam igitur puerorum nulla
cura fit, fed five athleta certamina magis fufcipere ftu-
deat, five aliquid aliud hujusmodi exercitium obeat, huic
fane cafte vivere bonum eſſe novimus, atque quum hoc
non adfit ipfi ex teftium fectione, opportunum utique no-
bis fuerit eorum, qui Olympia exercent, tefticulos exfecare,
ut qui non folum puerorum generationis curam nullam
habeant, fed et omnem quancunque aliam corporis par-
tem prompte victoriae gratia projecturi fint. Verum
fectio non tuta eft adeo, utpote quae fimul cum teftibus
robur totius corporis excindat, aut fi non cum teftibus
robur, fed cum feminariis meatibus, ut fortaſſis illorum

ἐχρῆν καὶ τοῦτο διασκέψασθαι καθ᾽ ὅν τινα τρόπον γίνε-
ται. καίτοι γοῦν οὐδ᾽ ἐκτέμνεται τούτων οὐδέτερος, ἀλλ᾽
ἀποσπῶνται μόνον ἀπὸ τῶν ὄρχεων. ὥστε εὔλογον οὐ διὰ
τὸ μένον ἔτι καὶ σωζόμενον, ἀλλὰ διὰ τὸ τελέως ἀπολό-
μενον ἐκ τοῦ ζώου μόριον ἀπόλλυσθαι τὴν ἀῤῥενότητα καὶ
τὴν ἰσχύν. ἆρά σοι δοκοῦσι, καθάπερ αἱ λεῖαι τοῖς ἱστοῖς,
οὕτως οἱ ὄρχεις τοῖς σπερματικοῖς ἀγγείοις προσκεῖσθαι,
ἀλλ᾽ οὐχὶ μόνον ἐγγὺς ἥκειν τῇ χρείᾳ τῆς καρδίας αὐτῆς;
ἀποψύχονται γοῦν οἱ ἀπολέσαντες αὐτοὺς, ἑτέραν ἀρχὴν ἐμ-
φύτου θερμότητος ἀφῃρημένοι, καὶ καταπίπτει πᾶς ὁ τόνος
αὐτοῖς, ὡς εἰ καὶ γεγηρακότες ἔτυχον, οὔτ᾽ εὐρεῖα φλὲψ,
οὔτ᾽ ἀνθηρὸν αἷμα, καὶ ἀρτηρίαι μικρὸν καὶ ἀῤῥώστως
σφύζουσιν, ὥσπερ τοῖς γέρουσιν. ὥστε καὶ ῥώμης ἀρχὴ τοῖς
ζώοις εἰσὶ, καὶ θερμότητα πολλὴν ἐπάρδουσι τῷ σύμπαντι
σώματι, δι᾽ ἥν οἱ στερηθέντες αὐτῶν ἄτριχοι μὲν, οὐ τὰ
γένεια μόνον, ἀλλὰ καὶ τὸ σύμπαν γίνονται σῶμα, μικρὰς
δ᾽, ὡς εἴρηται, τὰς φλέβας ἴσχουσιν ὁμοίως ταῖς γυναιξὶν,
οὐκ ἐπιθυμοῦσιν ἀφροδισίων, ὡς ἄλλο τι μᾶλλον ἢ ζῶον

aliquis dixerit, conſiderare et hoc oportebat ſecundum
quem modum fiat, et quidem quum neuter horum excin-
datur, ſed ſolum a teſtibus divellantur. Quare rationi
conſentaneum eſt, non propter manentem adhuc et ſerva-
tam, ſed propter penitus perditam ex animali partem
virilitatem et robur perire. Itaque videntur tibi, quem-
admodum lapides telis, ſic teſtes ſeminariis vaſis appoſiti
eſſe? Sed nunquid prope ad uſum ipſius cordis accedere?
Perfrigerantur itaque, qui ipſos perdiderunt, nimirum al-
tero inſiti caloris principio privati, et concidit ipſis om-
ne robur, tanquam qui jam ſenes facti eſſent, neque
ampla eſt vena, neque floridus ſanguis, et arteriae parum
et debiliter pulſant, velut ſenibus. Quare et roboris
principium ſunt animalibus, et multum calorem irrigant
ac affundunt toti corpori, et ob id ipſis privati depiles
non circa mentum ſolum, ſed circa univerſum corpus
ſiunt, parvasque, ut dictum eſt, venas habent, quemad-
modum mulieres, neque rem veneream appetunt, ut qui

ὑπάρχοντες. ὥστε ταύτῃ γε καὶ τῆς καρδίας αὐτῆς πλέον
ἔχουσιν οἱ ὄρχεις, ὡς πρὸς τῷ τὴν θερμότητά τε καὶ ῥώμην
τοῖς ζώοις παρέχειν ἔτι καὶ τῆς τοῦ γένους διαμονῆς ἐξη-
γοῦνται. ταῦτ᾽ οὖν καὶ τηλικαῦτα παρι[205]δόντες οἱ πρὸ
ἐμοῦ φιλόσοφοί τε καὶ ἰατροὶ περὶ μικρῶν καὶ φαύλων ἐρί-
ζουσι, ζητοῦντες, εἰ συντελοῦσί τι πρὸς τὴν τοῦ σπέρματος
γένεσιν οἱ ὄρχεις. ἡμεῖς οὖν αὖθις ὑπὲρ αὐτῶν ἀναλαβόντες
εἴπωμεν, ὡς πρὸς τοῖς εἰρημένοις ἔτι κἀκεῖνα τῶν ὄρχεών
ἐστιν οὐ σμικρὰ τεκμήρια τῆς ὅλου τοῦ σώματος ὑπ᾽ αὐτοῖς
ἀλλοιώσεως· οὐ μόνον γὰρ ἥδιόν ἐστι τὸ κρέας τῶν εὐνου-
χισθέντων ἱερείων, ἀηδέστερον δὲ τὸ τῶν ἀτμήτων, ἀλλὰ
καὶ ἡ ποιότης αὐτὴ τῶν σαρκῶν ὅμοιόν τι τῇ τῶν ὄρχεων
ἔχει ποιότητι, βαρὺ καὶ βρομῶδες, ὡς ἂν οὕτω τις εἴποι,
μέχρι καὶ τῆς κατὰ τὴν ὀσμὴν ὁμοιότητος. ἄλλους μὲν οὖν
τινας ἀγνοῆσαι τὰ τοιαῦτα θαυμαστὸν οὐδέν, Ἀριστοτέλην
δ᾽ οὐκ ἐχρῆν, ἡμῖν αὐτὸν εἰρηκότι πολλάκις, ὡς μικρὰ μό-
ρια μεγίστων ἀλλοιώσεων αἴτια τῷ παντὶ γίνεται σώματι.

aliud quiddam magis quam animal exiftant. Quare hac
parte teftes etiam ipfo corde praeftantiores funt, nempe
qui ultra hoc, quod calorem ac robur animalibus exhi-
bent, amplius etiam generi confervando praefunt. His
igitur et tantis praeteritis et neglectis, philofophi et me-
dici, qui ante me fuerunt, de parvis ac vilibus litigant,
quaerentes, an teftes ad feminis generationem confe-
rant. Nos itaque rurfus repetito de ipfis fermone dica-
mus, quod fupra ea, quae jam relata funt, etiam adhuc
illa non modica figna funt, quod per ipfos teftes totum
corpus alteretur. Non folum enim fuavior eft caro ca-
ftratarum victimarum, infuavior autem non fectarum,
fed et qualitas ipfa carnium fimile quiddam tefticulorum
qualitati habet, graue et virofum, ut ita dicam, usque
etiam ad fimilitudinem odoris. Itaque alios quosdam
haec ignoraffe nihil mirum eft; Ariftotelem vero minime
conveniebat, qui ipfe adeo nobis faepe dixit, quod par-
vae partes maximarum alterationum toti corpori caufae

574 ΓΑΛΗΝΟΥ ΠΕΡΙ ΣΠΕΡΜΑΤΟΣ

Ed. Chart. III. [205.]   Ed. Baf. I. (235.)

τοῦτο γὰρ ἐκεῖνον ἐχρῆν προσθεῖναι μόνον, ὥσπερ ἐξαιρε-
θέντος τινὸς μορίου τὸ ζῶον ἀλλοιοῦται σύμπαν, αἰτία
τῆς ἀλλοιώσεώς ἐστι τὸ μόριον, οὐ γὰρ δὴ τῆς αὐτῆς γε
καὶ ἀφαιρούμενον τοῦ ζώου καὶ παρόν. ἀλλ' εἰ μὲν αἰρό-
μενον καταψύχει, παρὸν ἐθέρμαινεν· εἰ δὲ ἀσθενὲς ἐργά-
ζεται, ῥώμης ἦν ἀρχή. κατὰ δὲ τὸν αὐτὸν τρόπον εἰ τὰς
πρὸς τὴν συνουσίαν ὁρμὰς ἀφαιρεῖται τμηθὲν, ἐξ ἐκείνου
τοῖς ζώοις ἡ τοῦ γένους ἦν διαδοχή. τουτὶ μέν γε τὸ τρί-
τον οὐδ' ἡ καρδία δύναται παρασχεῖν, ὥστ' ἐκείνη μὲν ἂν
εἴη τοῦ ζῆν μόνον, οἱ δ' ὄρχεις τοῦ καλῶς ζῆν ἀρχή. ὅσον
δέ ἐστι κρεῖττον τὸ εὖ ζῆν ψιλοῦ καὶ μόνον τοῦ ζῆν, το-
σοῦτον ἐπὶ τοῖς ζώοις οἱ ὄρχεις αἱρετώτεροι τῆς καρδίας.
ἦν ἄρα δίκαιον αὐτοὺς εἰκάσαι λίθοις ἐξημμένοις νημάτων,
οἷς ἐκ τοῦ βάρους μόνου ἡ χρεία; τίς οὖν ἐστιν ἡ αἰτία, δι'
ἣν ἐκτμηθέντες συντέμνουσιν ἑαυτοῖς ἅπασαν τοῦ ζώου τὴν
εὐτονίαν; ἐχρῆν μὲν δήπου μέγιστόν τι πεποιῆσθαι πρό-
βλημα τὸν Ἀριστοτέλη κατὰ τὸ πρῶτον σύγγραμμα περὶ τῆς

exiftant. Hoc enìm illum folum apponere conveniebat
fiquidem ablata aliqua parte totum animal alteratur, cau-
fa alterationis eft ipfa pars, non utique ejusdem, tum ab
animali ablata, tum praefens: fed, fi quidem ablata perfri-
gerat, praefens utique calfaciebat; fi vero debile reddit,
roboris utique principium erat. Eodem autem modo, fi ab-
fecta appetentiam coeundi aufert, ex illa fane generis fuc-
ceffio animalibus contingebat. Hoc quidem tertium neque
cor ipfum exhibere poteft; quare illud quidem vivendi fo-
lum, teftes vero bene vivendi fuerint principium. Quan-
to autem melius eft bene vivere, quam fimpliciter et fo-
lum vivere, tanto funt in animalibus teftes corde prae-
ftantiores. Juftum igitur erat ipfos lapidibus affimilare,
qui filis dependent inter texendum, et qui fola gravitate
utiles exiftunt? Quae igitur exiftit caufa, ob quam execti
fimul totum animalis robur refcindunt? Oportebat equi-
dem maximum quoddam problema Ariftotelem feciffe in
primo de animalium generatione, ubi ufum eorum expo-

τῶν ζώων γενέσεως, ἔνθα τὴν χρείαν ἐξηγούμενος ὑπὲρ
τοῦ σώζεσθαί φησι τὴν ἐπαναδίπλωσιν τῶν σπερματικῶν ὀρ-
γάνων τοὺς ὄρχεις ὑπὸ τῆς φύσεως γεγονέναι. μικρὸν μὲν
γὰρ τοῦτο· τῆς δὲ ἰσχύος ἁπάσης τῶν ζώων ἐν αὐτοῖς ἡ
ἀρχὴ φαίνεται, καὶ τοῦτο ἦν ἀναγκαῖον ἐν τοῖς μάλιστα ζη-
τηθεῖσι τὴν χρείαν τῶν ὄρχεων ἐπισκεπτομένῳ. παραλιπὼν
οὖν αὐτὸ καὶ μηδὲν ἐν τῷ πρώτῳ διαλεχθεὶς, ἐν τῷ πέμ-
πτῳ κατὰ τὸ πάρεργον, ἡνίκα περὶ φωνῆς ὀξείας τε καὶ βα-
ρείας ὁ λόγος ἦν (236) αὐτῷ, πειρᾶται δεικνύναι, ὅπως τῶν
ὄρχεων ἐκτεμνομένων ἀτονωτέρα περὶ τὰς ἐνεργείας ἡ καρδία
γίνεται. ἔχει δὲ ἡ ῥῆσις ὧδε· Ἐκτεμνόμενα δὲ πάντα εἰς
τὸ θῆλυ μεταβάλλει, καὶ διὰ τὸ ἀνίεσθαι τὴν ἰσχὺν τὴν
νευρώδη ἐν τῇ ἀρχῇ, οἷαν ἀφίησι φωνὴν τοῖς θήλεσιν. ἡ δ᾽
ἄνεσις παραπλησία γίνεται, ὥσπερ ἂν εἴ τις χορδὴν κατατεί-
νας σύντονον ποιήσεις τῷ ἐξάψαι τι βάρος, οἷον αἱ τοὺς
ἱστοὺς ὑφαίνουσαι. καὶ γὰρ αὗται τὸν στήμονα κατατείνου-
σαι προσάπτουσι τὰς καλουμένας λείας. οὕτω γὰρ καὶ ἡ

nens propter confervandam feminalium vaforum redu-
plicationem teftes a natura productos tradit. Exiguum
enim hoc eft; at vero omnis animalium roboris princi-
pium in ipfis apparet, atque hoc erat vel maxime ne-
ceffarium fcifcitari inter ea, quae de tefticulorum ufu
inveftigantur. Verum quum id ipfe omiferit, atque ejus
in primo nullam fecerit mentionem, in quinto praeter
inftitutum, quando de voce acuta et gravi fermonem fa-
cit, oftendere conatur, quomodo teftibus exectis debi-
lius circa actiones ipfum cor reddatur. Habet autem
fermo ejus hoc modo: *Omnia autem execta in muliero-
fitatem mutantur, et propter remiſſionem nervoſi roboris
in principio fimilem foeminis vocem edunt.* *Remiſſio
autem fimiliter fit, velut fi quis demiſſam chordam deor-
fum extentam faceret per ponderis alicujus appenfio-
nem, quemadmodum quae telas texunt facere folent;
nam et hae deorfum ftaminibus demiſſis ponderofos la-
pides appendunt.* Sic enim et tefticulorum natura ap-

τῶν ὄρχεων φύσις προσήρτηται πρὸς τοὺς σπερματικοὺς πό-
ρους· οὗτοι δὲ ἐκ τῆς φλεβός, ἧς ἀρχὴ ἐν τῇ καρδίᾳ. ἡ
μὲν ῥῆσις αὕτη. πρόσχωμεν δὲ αὐτῆς τῷ κατ᾽ αὐτὸ τὸ τέ-
λος εἰρημένῳ κεφαλαίῳ, σύμπαντος τοῦ προειρημένου λόγου
τὴν ἐπιτομὴν ἔχοντι. διὰ τοῦτο γὰρ ἐν τοῖς εὐνουχισμοῖς
φησι μεταβάλλειν ἐπὶ τὸ ἀσθενέστερον τὰ ζῷα, διότι τῆς
καρδίας, ἐξ ἧς ἐστιν ἡ συντονία τῷ σώματι, συμβαίνει γίνε-
σθαι τὴν ἔκλυσίν τε καὶ ἄνεσιν, ἀφαιρουμένων τῶν κατα-
τεινόντων βαρῶν, ὡς δὴ τῆς καρδίας οὐκ ἐκ τῆς οἰκείας
κράσεώς τε καὶ φύσεως ἐχούσης τὴν ῥώμην, ἀλλ᾽ ἐκ τοῦ
κατασπᾶσθαι κάτω καθάπερ ὑπὸ λίθων τινῶν ἐξημμένων
τῶν ὄρχεων. [206] ἀλλ᾽ εἰ καὶ μὴ διὰ τὴν οἰκείαν φύσιν ἡ
καρδία τὴν ῥώμην ἔχει ταύτην, καὶ τοῖς ἄλλοις ἐπιπέμπει
μορίοις, ὡς ἂν ἀρχή, καὶ δεῖται ἔξωθέν τινος εἰς τοῦτο
ἐπικουρίας ἑτέρας, ἔχει πρὸ τῶν ὄρχεων βοηθείας μυρίας,
ἀπολείπεσθαι μὴ δυναμένας, ἔστ᾽ ἂν περιῇ τὸ ζῷον, ὧν
μίαν ἐναργεστάτην τε καὶ ἰσχυροτάτην εἴποιμι ἂν αὐτῷ,

penſa eſt ad ſeminarios meatus, hi vero ex vena, cujus
principium eſt in corde. Hic quidem eſt Ariſtotelis ſer-
mo. Attendamus autem ipſi jam dicto capitulo circa
finem, quod totam praedicti ſermonis ſummam compen-
dio comprehendit. Ob id enim, inquit, in caſtrationi-
bus animalia ad debilitatem transmutantur, quoniam cor-
dis, ex quo firmitas et vigor corpori accedit, exolutio-
nem et remiſſionem fieri contingit, ablatis ponderibus,
quae deorſum extendebant; tanquam ſane cor ipſum non
ex proprio temperamento et natura robur habeat, ſed
ex teſtium deorſum tractione ad lapidum quorundam
ſimilitudinem appenſorum. Verum etiamſi non ex pro-
pria natura cor tale robur habeat, ac illis partibus trans-
mittat, utpote quod principium exiſtat, et aliquo altero
extrinſeco auxilio ad hoc opus habeat, pro teſtibus uti-
que ſexcenta alia auxilia habet, quae deficere non poſ-
ſunt, donec animal ſuperſit. Ex quibus unum eviden-
tiſſimum et potentiſſimum referam ipſi cor deorſum ex-

κατατείνειν γε βουλομένῳ τὴν καρδίαν. ἐπιβαινούσης γὰρ
τῆς ἀορτῆς τῇ ῥάχει, τί χαλεπὸν ἦν τῇ φύσει προσδῆσαι
δεσμοῖς ἰσχυροῖς τὸ ἀγγεῖον ἐνταῦθα, δι᾽ ὧν ἀντεχομένη τε
καὶ τεινομένη βιαίως συνεπισπᾷ ἑαυτῇ τὴν ὅλην καρδίαν;
οὐκ ἀδύνατον δὲ οὐδὲ τὸ ἕτερον μέρος τῆς ἀρτηρίας τὸ
πρὸς τὴν κλεῖν ἀναφερόμενον ἐνταῦθα προσθεῖναι. διαφέρει
γὰρ οὐδὲν εἰς τὸ τετάσθαι τὰς χορδὰς, ὧν αὐτὸς ἐκεῖνος
ἐμνημόνευσε, καθ᾽ ὁπότερον ἂν μέρος αὐτῶν, εἴτε τὸ ἄνω-
θεν, εἴτε τὸ κάτωθεν, ἡ τάσις αὐτῶν γίνηται. κατὰ μὲν
τὸ ἀληθὲς ἐξ ἀμφοῖν χρὴ καὶ τοῦτο, οὐ κατὰ τὸ ἄνω καὶ
κάτω μόνον ἀντικειμένων ἀλλήλοις, ἀλλὰ καὶ τῶν πλαγίων
ἑκατέρωθεν, ἢ πρόσθεν, ἢ ὄπισθεν, ἢ κατὰ λοξὴν ἀντί-
θεσιν ἡντιναοῦν. εἴπερ οὖν οὐκ ἦρκει τῇ καρδίᾳ πρὸς ῥώμην
ἡ οἰκεία φύσις, ἀλλ᾽ ἐχρῆν ὥσπερ χορδὴν ἢ στήμονα τάσιν
ἐπίκτητον αὐτὴν προσλαβεῖν, ἕτοιμον ἦν, οἶμαι, τῇ φύσει διά
τε τῶν εἰρημένων ἀρτηριῶν ἐργάσασθαι τοῦτο, καὶ διὰ φλε-
βῶν δὴ καὶ νεύρων καὶ ὑμένων οὐδὲν ἧττον, ὧν οὐδὲν ἂν

tendere volenti. Quum enim arteria aorta ad fpinam
adveniat, quid adeo difficile fuerat naturae ipfum vas
iftic fortibus vinculis alligare, per quae retracta et vio-
lenter tenta fecum totum cor traheret? Neque impoffibile
erat etiam arteriae partem, quae ad claviculam furfum
fertur, iftic affigere, nihil enim refert, quod ad chordae
tenfionem attinet, cujus etiam ille ipfe meminit, in
quamcunque tandem partem, five furfum, five deorfum,
ipfius diftentio fiat. Et ut verum fateamur, ex ambabus
partibus tendere oportebat et hoc, non furfum ac deor-
fum folum, quae inter fe oppofita funt, fed et utrinque
ex lateribus, aut ante et retro, aut etiam fecundum
obliquam quamcunque tandem oppofitionem. Siquidem
igitur non fufficiebat cordi propria natura ad robur, fed
oportebat ipfum, velut chordam aut ftamen, acquifititiam
affumere tenfionem, promptum erat, opinor, naturae, hoc
ipfum per praedictas arterias facere, et per venas, ac
nervos, et membranas, non minus quam per arterias, ex
quibus nullum adeo prompte ab ipfa auferri poffit, quem-

ἑτοίμως αὐτῆς ἀφαιρεθείη, καθάπερ οἱ ὄρχεις. πόσον γὰρ
τοι βάρος εἰσὶν οὗτοι; πῶς δ᾽ ἥκοι ἄν ποτε πρὸς τὴν καρ-
δίαν ἡ ἐξ αὐτῶν τάσις; εἰ γὰρ καὶ μὴ μεταξὺ συνέβαινε
καμπὰς πλείονας εἶναι τοῖς ἐκ τῆς καρδίας εἰς τοὺς ὄρχεις
ἀφικνουμένοις ἀγγείοις, ἐχρῆν ἔξωθεν θεῖναι πρότερον, ἵν᾽
ἐπ᾽ αὐτὴν ἡ τάσις ἐξικνῆται. τάς τε τῶν κιρσωδῶν ἀγγείων
ἕλικας ἄξιον ἦν ἐπεσκέφθαι τὸν Ἀριστοτέλην καὶ πεπει-
ρᾶσθαι τοῦ πράγματος ἐπὶ τῶν ἐκτὸς φαινομένων πρότε-
ρον, εἴπερ μὴ λόγῳ περιλαβεῖν αὐτὸ δυνατὸς ἦν. ὧν γὰρ
ἂν μεταξύ τις ἕλιξ ᾖ, οὐκ ἐνδέχεται τὴν ἐκ θατέρου τάσιν
εἰς θάτερον ἀφικέσθαι, πρὶν εὐθυνθῆναι τὴν ἕλικα. το-
σαύτη δ᾽ ἐστὶ πρὸ τῶν ὄρχεων ἡ ἕλιξ ἀγγείων, ὥστε, εἴπερ
εὐθύνοιτο, μέχρι μέσων τῶν μερῶν ἀφικέσθαι δύναται, καὶ
οὕτως ἂν οὐδενὶ μὲν τῶν ἄλλων ἀνθρώπων ἐχρῆν ῥώμην
ἐνυπάρχειν, ἐκείνοις δὲ μόνοις, οἷς ἱκανῶς εἰσιν οἱ ὄρχεις
χαλαροὶ πάντως ἢ ἀσθενεῖς. διὰ τοῦτο καὶ τοῖς παρηβῶσι
καὶ ἀσθενέσι συμβαίνει τὸ πάθημα νέοις δὲ καὶ ἰσχυ-
ροῖς οὐδὲ πώποτε χαλαροὶ εἰς τοσοῦτον οἱ ὄρχεις ἐγένοντο.

admodum teftes. Sed enim quanti funt hi ponderis tan-
dem? quomodo vero pervenerit tandem ad cor tenfio,
quae per eos contingit? tametfi enim non contingeret
interim plures flexuras effe vaforum ex corde ad teftes
procedentium, tamen forinfecus prius poni eos oportebat,
quo ad ipfum tenfio perveniat. Quin et vaforum varico-
forum obvolutiones operae pretium erat Ariftotelem confi-
derare, et rem ipfam extrinfecus apparentibus prius ex-
periri, fiquidem ratione apprehendere ipfam non poterat.
In quorum enim medio obvolutio quaedam extat, impof-
fibile eft ex altero ad alterum tenfionem pervenire prius
quam obvolutio in rectum dirigatur. Tanta eft autem
ante teftes involutio vaforum, ut, fiquidem recta dirige-
rentur, usque ad media femora pervenire poffint, atque
ita nulli alii hominum robur ineffe oportebat, fed folis
illis, quibus teftes multum laxi aut omnino debiles exi-
fiunt. Et ob id fenefcentibus et debilibus hoc vitium con-
tingit; iuvenibus vero et robuftis nunquam in tantum

τί δ᾽ ἂν ἐπὶ τῶν ζῴων εἴποιμεν, ὧν οἱ ὄρχεις προσεσταλ-
μένοι τέ εἰσι καὶ οὐκ ἐκκρεμεῖς, ὥσπερ αἱ λεῖαι, καθάπερ
ἐν μὲν τοῖς τετράποσι τῶν ὑῶν· ἐν δὲ τοῖς ὄρνισιν οὐχ
ἑνὶ τούτων γε ἢ δυοῖν, ἀλλὰ σύμπασιν ἐντὸς τοῦ περιτο-
ναίου, πλησίον τῶν φρενῶν, ἐπὶ τῆς ῥάχεώς εἰσιν ἐστηρι-
γμένοι, καίτοι καὶ τούτων τῶν ζῴων ὁ εὐνουχισμὸς ἄτονον
ἐργάζεται τὸ σύμπαν σῶμα. εἰ δὲ καὶ πρὸς τῶν ἐστηριγμέ-
νων μορίων κατασπασθῆναι τὴν καρδίαν φήσομεν, ὥρα καὶ
τοὺς νεφροὺς ἡμῖν ἐπισπᾶσθαι πολὺ μᾶλλον τῶν ὄρχεων,
καὶ τὸν σπλῆνα, καὶ τὴν γαστέρα, καὶ τοιόνδε ὁτιοῦν.
καθήκουσι γὰρ εἰς ἅπαντα φλέβες καὶ ἀρτηρίαι σὺν τῷ
πλησιέστερον εἶναι τῆς καρδίας αὐτά, καὶ χωρὶς μέσης ἕλι-
κος, ἧς καὶ αὐτῆς οὐχ ὅπως τὴν χρείαν οὐ σύνοιδεν, ἐξῆ-
φθαι νομίζων αὐτῆς τοὺς ὄρχεις, ὥσπερ τὰς λείας τῶν
στημόνων· ἐναντιώτατον γάρ ἐστι τῷ ἐλίττεσθαι τὸ κατα-
τείνεσθαι. πῶς οὖν εἰς ταυτὸ χωρίον ἀμφότερα [207] συνή-
γαγεν ἡ φύσις, ἐκίρσωσέ τε καὶ κατ᾽ ἀλλήλων καὶ ἑαυτῶν

tefticuli laxati funt. Quid porro in animalibus dixerimus,
quorum teftes fubftricti funt et non penfiles, quemadmo-
dum ex ftaminibus lapides? veluti in quadrupedum ge-
nere fuibus, in volucrium genere non uni faltem, aut
duabus, fed omnibus intra peritonaeum prope feptum
transverfum in fpina firmati funt, et tamen etiam horum
animalium caftratio infirmum reddit totum corpus. Si
vero etiam a firmatis partibus cor ipfum deorfum trahi
dicemus, opportunum utique fuerit et renes ipfum detra-
here, multo magis quam teftes, itemque fplenem, et
ventrem, et quodcunque hujusmodi. Procedunt enim in
omnia venae et arteriae, ultra hoc quod etiam ipfa vi-
ciniora fint cordi, atque hoc citra intervenientem invo-
lutionem, cujus etiam ipfius haud fcio quomodo ufum non
intellexit, ex ipfa pendere exiftimans teftes, velut a fta-
minibus lapides; maxime enim contraria funt obvolvi
et deorfum tendi. Quomodo igitur in eundem locum
ambo congregavit natura, et utrumque vas tum inter fe

Ed. Chart. III. [207.]   Ed. Baf. I. (236.)

ἐδίπλωσε πολλάκις ἑκάτερον τῶν ἀγγείων. ἡ γὰρ εὔχρηστος
ἀγγείων ἕλιξ οὐ μόνον ἄχρηστον, ἀλλὰ καὶ βλαβερώτερον
αὐτῆς τῶν ὄρχεών ἐστι βάρος. εἰ δὲ τοῦτο εὔχρηστον ἦν,
ἡ καρδία κατασπᾶται κακῶς. ἀλλὰ καὶ ταῦτα συγχωρή-
σαντες αὐτῷ καὶ ἄλλα μυρία τοιαῦτα, τοῦ κατασπᾶν ὄντως
δυναμένου τὴν καρδίαν ἀναμνήσωμεν σπλάγχνου, τοῦ ἥπα-
τος. εἴπερ γὰρ ὅλως οὐκ ἐκ τῆς οἰκείας φύσεως ἔχει τὴν
εὐτονίαν, ἀλλ᾽ ἐξ ἐπικτήτου τε καὶ παρὰ φύσιν τάσεως
ἔχρηζε λαβεῖν αὐτὴν, οὐδὲν ἔδει δήπου μικρὸν οὕτω σῶμα,
τὸν ὄρχιν, ἐκ μακροῦ διαστήματος ἐξάπτειν αὐτῆς δι᾽ ἀγ-
γείων μακρῶν, καὶ τούτων εἰλιγμένων, ἐχούσης τὸ ἧπαρ
ὄγκῳ τε παραπλήσιον, ἐγγυτάτω τε κείμενον, καὶ ἐξημμένον
διὰ τῆς μεγίστης ἁπασῶν τῶν ἐν τῷ σώματι φλεβῶν εὐθὺ
τῆς καρδίας, ἄνευ πάσης ἕλικός τε καὶ καμπῆς τεταμένης.
ἀποχωρήσαντες οὖν ἤδη τῶν ἐξ ἀνατομῆς φαινομένων, ὡς
φυσικὸν ἄνδρα τὸν Ἀριστοτέλην τῶν οἰκείων ἀναμνήσωμεν
δοξῶν, ἀεὶ μὲν ἤτοι τὴν ἔμφυτον θερμασίαν, ἢ τὸ πνεῦμα

mutuo, tum per fe feorfim, et varicofum fecit, et con-
duplicavit? Si enim utilis eft obvolutio vaforum, non
folum inutile, fed et nocens ipfi fuerit tefticulorum pon-
dus; fi vero hoc utile erat, cor male deorfum intendere.
Verum his conceffis ipfi, aliisque ejusmodi fexcentis,
unius vifceris, quod revera cor deorfum intendere poteft,
mentionem faciemus. Siquidem enim omnino non ex
propria natura cor robur habet, fed ex acquifita et prae-
ter naturam tenfione ipfum accipere oportebat, nihil fa-
ne opus erat parvum adeo corpus, ipfum videlicet teftem,
ex tam longo intervallo ex ipfo annectere et id per vafa
adeo longa, atque ad id involuta etiam, quum hepar ha-
beat magnitudine molis confimili, et propinquiffime fitum,
et per maximam omnium in toto corpore venam anne-
xum, recta a corde, citra obvolutionem et flexum tenfam.
Abfcedentes igitur jam ab his, quae evidenter ex diffectio-
nibus apparent, Ariftotelem ipfum ut virum naturae do-
ctum propriarum opinionum commonefaciemus, qui fem-
per quidem aut infitum calorem, aut infitum fpiritum, aut

τὸ σύμφυτον, ἢ τὴν εὐκρασίαν αἰτιώμενον τῆς εὐρωστίας
τῶν μορίων· ἐν δὲ τῇ προγεγραμμένῃ ῥήσει μόνην τὴν ἐκ
τῶν ἐξημμένων τάσιν, ἥτις ὡς ἔστι βίαιός τε καὶ παρὰ φύ-
σιν, ὅταν ἔξωθεν γίνηταί τινι, κἀπὶ τῶν χορδῶν, ὡς αὐτὸς
παρέθετο, θεάσασθαι πάρεστι. ῥήγνυνται γοῦν, εἰ βραχὺ
πλείονι χρόνῳ τεταμέναι φυλάττοιντο· καὶ διὰ τοῦτο ἀνία-
σιν αὐτὰς ἀποτιθέμενοι τὰς λύρας τε καὶ κιθάρας, ὅταν
μηκέτι ἐνεργῶσι δι᾽ αὐτῶν οἱ κιθαρισταί. μὴ τοίνυν ὅτι
τοῖς ψάλλουσιν ἡ τάσις αὐτοῖς ἐστι χρήσιμος, ἡγοῦμαι κατὰ
φύσιν εἶναι τοῦτο ταῖς χορδαῖς. οὐ γὰρ ταῖς ἡμετέραις
χρείαις μετρεῖται τὸ κατὰ φύσιν ἑκάστου τῶν ὄντων. οὕτω
γὰρ καὶ τοῖς σφαζομένοις ἱερείοις κατὰ φύσιν ὁ θάνατος
ἔσται, μέλλουσί γε χρησίμοις ἡμῖν γενέσθαι. οὐ μὴν οὐδ᾽
εἰ ταῖς χορδαῖς ἡ κατὰ φύσιν τάσις ἀναγκαία ἦν, διὰ
τοῦτο καὶ τῇ καρδίᾳ. ὅπου γὰρ οὐδ᾽ ἐξ ἐπαγωγῆς ἀπό-
δειξιν ἐπιστημονικὴν συνιστάμεθα, σχολῇ γ᾽ ἄν ποτε ἐκ
παραδείγματος συστησαίμεθα.

etiam bonum temperamentum, fanitatis ac roboris par-
tium caufam facit. In praefcripto vero fermone folam
quae ex appenfis contingit tenfionem, quam fane effe
violentam et praeter naturam, quando cuipiam forinfecus
contingit, etiam in chordis, quas ipfe propofuit, videre
licet. Rumpuntur itaque, fi paulo ampliori tempore ten-
fae afferventur, et ob id relaxant ipfas cithariftae lyras
et citharas reponentes, ubi jam ab opera ceffant. Nequa-
quam igitur ob id, quod pfallentibus earum tenfio uti-
lis eft, exiftimo naturaliter id chordis accidere; neque
enim noftris ufibus metiendum eft id, quod in unaquaque
re eft fecundum naturam. Sic namque etiam victimis,
quae mactantur, mors fecundum naturam erit, utpote
quae utiles nobis futurae funt. Atqui, etiamfi chordis fe-
cundum naturam neceffaria tenfio erat, ob id utique non
etiam cordi. Vbi enim ex inductione demonftrationem
fcientificam non conftituimus, nullatenus ex exemple
conftituerimus.

Ed. Chart. III. [207.]   Ed. Baf. I. (236. 237.)

Κεφ. ις'. Διατρίβω δ' ἴσως ἐπὶ πλέον ἐλέγχων δόξαν
ἐναργῶς μοχθηρὰν, ὡς μηδ' ἂν ἰδιώτην μηδένα λαθεῖν.
ὅθεν, εἰ οἷόν τε ἦν, εὐξαίμην ἂν ὡς μηδὲ εἰρῆσθαι μηδὲν
τοιοῦτο ὑπὸ Ἀριστοτέλους, ἀλλὰ παντάπασιν, ὥσπερ καὶ
τοῖς ἄλλοις πᾶσι, σεσιγῆσθαι τὸ περὶ τῶν εὐνουχιζομένων
πρόβλημα, καὶ παραλελεῖφθαι ἄσκεπτον, δι' ἣν ἐπὶ
ταῖς τῶν ὄρχεων τομαῖς ὅλον ἐκθηλύνεται τὸ σῶμα.
(237) ζητῶμεν οὖν ἡμεῖς αὐτοὶ, ὑποθέσεσι χρώμενοι ταῖς
ἀποδειχθείσαις τε καὶ φαινομέναις ἐναργῶς ἐπὶ ταῖς ἀνατο-
μαῖς. ἥ τε γὰρ ἀρτηρία καὶ ἡ φλὲψ, αἱ εἰς τὴν κεφαλὴν
τοῦ ὄρχεως ἐμβάλλουσαι, σπερματῶδες ὑγρὸν περιέχειν ἤδη
φαίνονται, καὶ αὐτὸς ὅλος ὑγροῦ τοιούτου μεστός ἐστι. καὶ
τὸ κατὰ τὴν ἐπιδιδυμίδα περιεχόμενον ἐκ τούτου μετεί-
ληπται πρὸς αὐτὴν, ὥσπερ ἐκ ταύτης εἰς τὸ σπερματικὸν
ἀγγεῖον, οὗ παραστάτην κιρσοειδῆ τὸ πρὸς τῷ καυλῷ μέ-
ρος Ἡρόφιλος ὠνόμασεν, ἁμαρτάνων μὲν καὶ αὐτός, ὅτι τῷ
σπερματικῷ πλέον ἢ τοῖς ὄρχεσιν ἀναφέρει τῆς τοῦ σπέρ-
ματος γενέσεως, οὐ μὴν ἴσα Ἀριστοτέλει σφαλλόμενος εἰκά-

Cap. XVI. Immoror autem diutius fortaſſis opi-
nionem palam vitioſam redarguendo, ut quae nullum adeo
idiotam lateat. Unde optarim ſane, ſi fieri poſſet, ut nihil
tale unquam ab Ariſtotele dictum eſſet, ſed omnino, quem-
admodum alii omnes, ſiluiſſet, et problema de caſtratis
penitus intactum reliquiſſet, ob quid videlicet in teſtium
exectionibus totum corpus effeminetur. Inquiramus igi-
tur nos argumentis utentes demonſtratis et palam appa-
rentibus in diſſectionibus. Arteria enim et vena, quae in
caput teſticuli ſe inferunt, ſeminalem humorem continere
jam apparent, atque ipſe teſticulus totus hujusmodi hu-
more plenus eſt, et qui etiam in epididymide contentus
eſt, ex hoc transſumptus eſt ad ipſam, quemadmodum ex
hac rurſus in vas ſeminale, cujus partem ad colem ver-
gentem Herophilus aſtitem varicoſum appellavit, qui qui-
dem et ipſe delinquit in eo, quod vaſi ſeminali plus
quam teſtibus defert ſeminis generationis, non tamen ſimi-
liter ut Ariſtoteles fallitur, qui lapidibus ex ſtaminibus

ζοντι λείαις τους ὄρχεις. [208] μὴ τοίνυν ἔτι μηκύνωμεν,
ἀλλ᾽ ἐπὶ τοῖς ἐναργῶς φαινομένοις συλλογιζώμεθα, προσλα-
βόντες τι τῶν ἀποδεδειγμένων ἡμῖν ἐν ἑτέροις, ὁμολογουμέ-
νων δὲ καὶ πρὸς Ἀριστοτέλους. ἕκαστον γὰρ δεῖ τῶν τοῦ
ζώου μορίων ἀλλοιοῦν τὸν ἐπιρρέοντα χυμὸν ἐν λόγῳ τρο-
φῆς εἰς τὴν ἑαυτοῦ φύσιν. ἔστι δὲ ἑκάστῳ μορίῳ τὸ εἶναι
τοῦτο, ὅπερ ἐστὶν, οὐ κατὰ τὴν τῶν ἐνυπαρχόντων ὑγρῶν
φύσιν, ἀλλὰ κατὰ τὴν τῶν στερεῶν σωμάτων οὐσίαν, ὑφ᾽
ὧν καὶ τοῖς περιεχομένοις ὑγροῖς ἡ ἀλλοίωσις. ἀλλ᾽ εἴπερ
τοῦτο οὕτως ἔχει, περιέχεται δὲ ἐν ὄρχεσιν θορῶδες ὑγρὸν,
ὑπὸ τοῦ τοιούτου δηλονότι τὸ σῶμα αὐτῶν τρέφεται. ἕκα-
στον δὲ αὐτῶν τὴν οἰκειοτάτην ἐργάζεται τροφήν. ὥστε οἱ
ὄρχεις ἐργάζονται σπέρμα. ἐδείχθησαν δὲ καὶ αἱ ἀρτηρίαι
καὶ αἱ φλέβες ἐργαζόμεναι· ἀλλ᾽ αὗται μὲν ὀλίγον ἐν χρόνῳ
πολλῷ, οἱ δ᾽ ὄρχεις οὐ πολὺ μόνον, ἢ διὰ ταχέων, ἀλλὰ
καὶ κατειργασμένον ἀκριβῶς. εἰλικρινεστάτη μὲν γὰρ αὐτοῖς
ἀκριβῶς ἡ τοῦ σπέρματός ἐστι ποιότης. διὸ καὶ τάχιστα

telarum appenſis teſticulos aſſimilat. Ne itaque prolonge-
mus ſermonem, ſed ex eis, quae manifeſte apparent, con-
cludamus, aſſumptis etiam quibusdam a nobis alibi de-
monſtratis, atque ab ipſo adeo Ariſtotele confeſſis. Una-
quaeque animalis pars humorem ad ſe loco alimenti in-
fluentem in ſui ipſius naturam permutat. Eſt autem uni-
cuique particulae hoc eſſe, quod videlicet eſt non ſecun-
dum humorum qui ipſi inſunt naturam, ſed ſecundum
ſolidorum corporum ſubſtantiam, a quibus etiam conten-
tis jam humoribus alteratio contingit. Verum, ſiquidem
hoc ita habet, continetur autem in teſtibus ſeminarius
humor, ab hujusmodi utique corpus ipſorum nutritur:
unaquaeque autem pars ſibi familiariſſimum operatur ali-
mentum; quare teſtes ſemen operantur. Demonſtratum
porro eſt, et arterias et venas ſemen operari; verum hae
quidem paucum in multo tempore, teſtes vero non ſo-
lum multum, atque id brevi tempore, ſed et exacte
elaboratum; ſinceriſſima enim exacte eſt ipſis ſeminis

αὐτοῖς μεταδίδωσιν ἅπασι τοῖς τοῦ ζώου μέρεσι. καὶ οὐδὲν
θαυμαστὸν, εἴπερ γε καὶ ὁπὸν, εἴτ᾽ οὖν τὸν Μηδικὸν, εἴτε
Κυρηναϊκὸν, ἐὰν ὀλίγον τις προσενέγκοιτο, διά τε τῶν οὔ-
ρων αὐτῶν καὶ διὰ τῶν ἱδρώτων ἐμφαίνεταί τι τῆς ποιό-
τητος, ὥσπερ, οἶμαι, καὶ πήγανον, ἢ σκόροδον, ἤ τι
τοιοῦτο. αἱ γὰρ ἰσχυραὶ δυνάμεις ἑαυταῖς συναλλοιοῦσι τὸ
σύμπαν σῶμα. κατὰ τοῦτον οὖν τὸν λόγον ἐλάχιστον
ὑγρὸν ἐμπεσὸν ζώου σώματι τῶν δηλητηρίων ὀνομαζομένων
ὅλον ἐν τάχει μεταβάλλει τε καὶ συνδιατίθησιν ἑαυτῷ τὸ
σῶμα. καὶ ἡ ἴασις δὲ διὰ τῶν ἀλεξιφαρμάκων ὁμοίως γί-
νεται, πᾶν ἀλλοιούντων καὶ τούτων τὸ σῶμα τὴν ἐναν-
τίαν τοῖς δηλητηρίοις ἀλλοίωσιν, οὐ τῆς οὐσίας αὐτῶν εἰς
ὅλον διασπειρομένης τὸ ζῶον, (οὐ γὰρ οἷόν τε βραχὺν οὕτω
χυμὸν ἐλαχίστῳ χρόνῳ πληροῦν ὄγκον σώματος ἐνίοτε μέ-
γιστον,) ἀλλὰ τῆς ποιότητος διαδιδομένης, οἷα περ ὁρᾶται
διάδοσις, ἐκτὸς μὲν τῆς ἡλιακῆς αὐγῆς εἰς τὸ περιέχον,

qualitas et propterea celerrime omnes ammalis partes
ejus participes faciunt. Neque id mirum eft, fiquidem
fane, etiamfi quis Medicum aut Cyrenaicum fuc-
cum modicum exhibeat, tum per urinas, tum per fu-
dores aliquantulum ea qualitas apparet, quemadmodum
etiam, opinor, fi quis rutam, aut allium, aut confimile
quippiam offerat; fortes enim facultates in fuam naturam
totum corpus alterant. Iuxta eandem denique rationem
minutiffimus liquor ex his, quae venenofa appellantur,
animalis corpori illapfus totum corpus breviffimo tem-
pore transmutat, ac fuae naturae fimile reddit. Quin
et fanatio per alexipharmaca contingit, quae fimili-
ter totum corpus alterant alteratione venenofis con-
traria, non fubftantia ipforum in totum animalis cor-
pus penetrante. Neque enim poffibile eft modicum
adeo liquorem pauciffimo tempore corporis molem ali-
quando maximam explere, fed qualitatis diftributione
facta. Qualis diftributio etiam forinfecus videtur ex
fplendore folis in ambientem aerem contingere, intra

ἐν ἡμῖν δὲ ἐκ καρδίας μὲν εἰς ἀρτηρίας, ἐξ ἐγκεφάλου δὲ
εἰς νεῦρα. τί δὴ θαυμαστόν ἐστι, κἀκ τῶν ὄρχεων εἰς
ὅλον τὸ σῶμα διαδίδοσθαί τινα δύναμιν, οἵα τοῖς μὲν
νεύροις αἰσθήσεώς τε καὶ κινήσεως ἐξ ἐγκεφάλου, ταῖς δ᾽
ἀρτηρίαις τοῦ σφύζειν ἐκ καρδίας; ἥτις δύναμις ἐν μὲν
τοῖς ἄρρεσιν εὐρωστίας τε καὶ ἀρρενότητος, ἐν δὲ τοῖς θή-
λεσιν αὐτῆς τῆς θηλύτητός ἐστιν αἰτία. καὶ διὰ τοῦτο
ὁμοιοῦται τῷ ᾽θῆλυ ζῶον ἐκτμηθὲν τοὺς ὄρχεις εὐνουχι-
σθέντι τῷ ἄρρενι. τὰ μὲν γὰρ ἄλλα σύμπαντα μόρια
τὰς αὐτὰς ἔχει δυνάμεις ἐν ἀμφοτέροις· ὕπερ δὲ ἐξαίρετον
ἦν ἐν ἑκατέρῳ, δι᾽ ὃ τὸ μὲν ἄρρεν αὐτῶν ὑπῆρχε, τὸ δὲ
θῆλυ, τοῦτο ἀποτελέσαντα τὸ κατάλοιπον ἑαυτῷ ἔσχε ταὐ-
τὸν, ὡς εἰ κατ᾽ ἀρχὺς ἐγεγόνει μήτε θῆλυ, μήτε ἄρρεν,
ἀλλά τι τρίτον, διαφέρον μὲν ὑμφοῖν, οὐδέτερον δὲ ἐκείνων.
πάλιν οὖν ἀναμνήσωμεν ὧν πολλάκις ἐπεδείξαμεν, ὡς ἕκα-
στον τῶν μορίων ἐκ τῶν φλεβῶν ἕλκει τὸν οἰκεῖον ἑαυτῷ
χυμὸν ἄχρι καὶ τῶν περιττωμάτων. οὕτως ἐδείκνυντο καὶ
οἱ νεφροὶ τὸ οὖρον ἐπισπώμενοι, καὶ ἡ χοληδόχος κύστις

nos autem ex corde in arterias, ex cerebro in nervos.
Quid igitur mirum eft etiam ex teftibus in totum corpus
facultatem quandam diftribui? qualis nervis quidem fen-
fus et motus ex cerebro, arteriis vero pulfandi facultas
ex corde. Atque ea quidem facultas in maribus roboris
et virilitatis, in foeminis vero foeminei fexus caufa
exiftit, et ob id animal foemina, teftibus exectis, caftrato
mafculo affimilatur. Reliquae enim omnes partes easdem
facultates in utrisque habent; quod vero in alterutro
praecipuum erat, et ob quod alterum ex eis mas extabat,
alterum foemina, hoc ipfum ubi perdiderunt, quod reli-
quum eft, utrumque fimiliter habet, tanquam fi a princi-
pio neque mas neque foemina generati effent, fed ter-
tium quoddam, ab utrisque diverfum et neutrum illorum.
Rurfus igitur in memoriam revocemus ea, quae faepe de-
monftravimus, nimirum quod unaquaeque pars familia-
rem fibi humorem ex venis trahit usque ad recremen-
ta etiam. Sic oftendebantur et renes urinam attrahen-

τὴν χολήν. ἕλκουσιν οὖν καὶ οἱ ὄρχεις τὸ ὑγρὸν τὸ θορῶ-
δες, ὃ προπαρασκευάζουσιν αὐτοῖς αἱ τῶν ἀγγείων ἕλικες.
εἶτ᾽ ἀπολαύσαντες αὐτοῦ τῆς ποιότητος, αὐτοί τε μεταδόν-
τες ἐν τούτῳ τῷ χρόνῳ τῆς ἑαυτῶν, ὀλίγον ὕστερον ἐνα-
ποτίθενται τοῖς σπερματικοῖς πόροις τὸ περιττόν, οἱ δ᾽
ἀποκρίνουσιν ἐκτὸς ἐν ταῖς συνουσίαις. [209] εἰ δ᾽ ἀμε-
τρότερόν τις λαγνεύοι, συνεχέστερον ἕλκοντες ἐκ τῆς τῶν
ἀγγείων ἕλικος οἱ ὄρχεις τὸ σπέρμα, τελέως ἐκκενοῦσιν
αὐτά. καὶ εἰ ἀνατέμοις τὸ τοιοῦτο ζῶον, οὐχ εὑρήσεις ἐν
αὐτῷ θορῶδες ὑγρόν　ὥσπερ αὖ πάλιν ἀφροδισίων ἀπεσχη-
μένον ἀνατεμὼν ζῶον εὑρήσεις πλεῖστόν τε καὶ πάχιστον
σπέρμα. βουλοίμην δ᾽ ἂν οὖν καὶ σὲ τὸν ὁμιλοῦντα τοῖςδε
τοῖς γράμμασι, κἂν νῦν γοῦν ἀλήθειαν τιμήσαντα, βα-
σανίσαι τὰ λεγόμενα, μὴ κατὰ τὸ πάρεργον, οὐδὲ γὰρ
οὕτως εὑρέθη, ἀλλὰ πρῶτον μὲν ἐπὶ τὰς ἀνατομὰς ἐλ-
θόντα, καὶ θεασάμενον ἀκριβῶς, ὅσα εἴρηται τῶν ἔμπρο-
σθέν τε καὶ μάλιστα αὐτῶν ὧν δὴ νῦν πέπαυμαι λέγων,

tes, et veſica bilis fuſceptrix bilem trahens. Trahunt
igitur etiam teſtes feminarium humorem, quem prae-
rant ipſis vaſorum involutiones, deinde accepto fructu
qualitatis ex ipſo, et viciſſim de ſua ipſorum qualitate
per hoc tempus fructus impertito eique communicato,
paulo poſt quod ſuperfluum eſt in meatus feminarios
deponunt, hi vero in coitu foras excernunt. Si vero
aliquis immodeſtius venere utatur, teſtes femen fre-
quentius ex vaſorum involutione trahentes, perfecte
ipſa evacuant, et ſi refeces hujusmodi animal, non
reperies in ipſo feminarium humorem, quemadmodum
rurſus, ſi diſſeces animal, quod a venere abſtinuit, plu-
rimum et craſſiſſimum femen reperies. Velim autem et
te, quicunque tandem mea ſcripta verſabis, etiam nunc
in honorem veritatis ea quae dicta ſunt exquirere non
frigide et oſcitanter, neque enim ſic invenientur, ſed
primum ad diſſectiones progrediendo, et diligenter in-
tuendo quae dicta ſunt antea, et maxime ea, de quibus
nunc dicere ceſſavi: nimirum quod animalia, quae a con-

ὡς τοῖς μὲν ἀπεσχημένοις ὁμιλίας τῆς πρὸς τὸ θῆλυ ζῷον
ἅπαντα σπέρματός εἰσι μεστά, πρῶτον μὲν ὁ κιρσοειδὴς
παραστάτης, εἶθ᾽ ὅλον τὸ σπερματικὸν ἀγγεῖον, εἶτ᾽ ἐπι-
διδυμὶς, εἶθ᾽ ὅλος ὁ ὄρχις, εἶθ᾽ ἡ τῶν ἀγγείων ἕλιξ· εἰ
δέ τις συνεχέσι λαγνείαις ἐξεκένωσεν ἅπαν τὸ σπέρμα, τού-
του τοῦ ζώου μήτ᾽ ἄλλο τι μόριον ἔχειν σπέρμα, μήτε τὴν
ἕλικα. κατὰ τοῦτον οὖν τὸν καιρὸν οἱ ὄρχεις ἕλκουσιν ἐκ
τῶν ὑπερκειμένων φλεβῶν ὅσον ἐν αὐταῖς περιέχεται θορῶ-
δες ὑγρόν. ἔστι δ᾽ ὀλίγον τοῦτο καὶ δροσοειδῶς ἀναμε-
μιγμένον τῷ αἵματι· τοιούτου δ᾽ ἐδείχθησαν κἀκεῖναι δεό-
μεναι. βιαίως οὖν ἀφαιρούμενον πρὸς τῶν ὄρχεων αὐτῶν,
σφοδροτέραν ἐχόντων δύναμιν, αὗται τῶν ὑπερκειμένων ἀν-
τισπῶσιν, αἱ δ᾽ αὖ πάλιν αὐτῶν ἐφεξῆς, εἶτ᾽ ἐκεῖναι τῶν
ἐχομένων, καὶ τοῦτο οὐ παύεται γινόμενον, ἄχρι περ ἂν
εἰς μοῖραν πᾶσαν τοῦ σώματος ἡ μετάληψις ἐξικνῆται, ὥστε
τὰ καθ᾽ ὅλον τὸ ζῷον μόρια κενοῦσθαι τῆς οἰκείας τρο-
φῆς. ἀντισπᾷ γὰρ ἀεὶ τὸ τελέως ἐκκενωθὲν ἐκ τοῦ πλέον

verſatione foeminarum abſtinent, omnia femine plena ha-
bent, primum quidem varicofum aftitem, deinde totum
vas feminaie, deinde epididymidem, et poftea totum te-
fticulum, denique etiam vaforum obvolutionem. Si vero
animal aliquod per affiduos coitus omne femen evacua-
vit, ejus neque alia ulla pars femen habet, neque etiam
obvolutio. Circa hoc igitur tempus teftes ex fuprapofitis
venis feminarium humorem, quantum ejus in ipfa con-
tinetur, trahunt. Eft autem modicus hic et ad roris
fimilitudinem fanguini immixtus, hujusmodi autem illas
opus habere eft demonftratum. Violenter igitur eo per
tefticulos, utpote potentiori facultate praeditos, quam venae
funt, detracto, venae ipfae rurfus a fuprapofitis revel-
lunt; hae vero rurfus ab his, quae deinceps fitae funt;
deinde hae rurfus a vicinis; atque hoc fieri non ceffat,
donec ad omnem corporis particulam transfumptio per-
veniat, adeo ut omnes totius animalis partes proprio
alimento evacuentur. Revellit enim femper id, quod
perfecte eft evacuatum, ab eo, quod plus habet, velut vio-

ἔχοντος οἷον ἐξαρπάζον βιαίως. ἀεὶ τοίνυν τούτου γινομέ-
νου, καὶ πάντων ὥσπερ ἐν χορῷ μεταδιδόντων ἀλλήλοις,
μέχρι τοσούτου κενοῦσθαι τὰ καθ᾽ ὅλον τὸ ζῶον ἀγγεῖά
τε καὶ μόρια πάντα ἀναγκαῖόν ἐστιν, ἄχρι περ ἂν ἐμ-
πλησθῇ τὸ ἰσχυρότατον. οὐ μόνον δὲ τῆς θορώδους ὑγρό-
τητος ἀφαιρεῖσθαι πᾶσι τοῦ ζῴου τοῖς μέρεσι συμβήσεται
κατὰ τοὺς τοιούτους καιρούς, ἀλλὰ καὶ τοῦ πνεύμα-
τος τοῦ ζωτικοῦ· καὶ γὰρ καὶ τοῦτο ἐκ τῶν ἀρτη-
ριῶν ἐκκενοῦται μετὰ τῆς σπερματώδους ὑγρότητος. ὥστε
οὐδὲν θαυμαστόν, ἀσθενεστέρους ἀποτελεῖσθαι τοὺς λα-
γνεύοντας ἀμετρότερον, ἀφαιρουμένου τοῦ σώματος ἅπαντος
ἑκατέρου τῶν ὑγρῶν τὸ εἰλικρινέστατον, προσερχομένης δὲ
καὶ τῆς ἡδονῆς, ἥτις αὐτὴ καθ᾽ ἑαυτήν ἐστιν ἱκανὴ δια-
λύειν τὸν ζωτικὸν τόνον· ὥστ᾽ ἤδη τινὲς ὑπερηδυσθέντες
ἀπέθανον. ἀλλὰ ταῦτα μὲν εἰρήσθω κατὰ τὸ πάρεργον,
οὐκ ὄντα πάρεργα. ζητεῖται γοῦν οὐδὲν ἧττον τῶν ἄλλων
αὐτοῖς καὶ τοῦτο τὸ πρόβλημα, διὰ τί μάλιστα ἐκλύει
συνουσία. καὶ λέγουσιν εἰς αὐτὸ πολλὰ καὶ ψευδῆ, διότι

lenter eripiens. Hoc igitur quum femper fiat, et omnia
velut in choro inter fe mutuo participent, in tantum
fane omnia vafa ac partes totius animalis evacuari ne-
ceffe eft, donec fortiffima ex omnibus pars expleatur.
Neque vero folam feminariam humiditatem ab omnibus
animalis partibus auferri continget hoc tempore, fed
etiam fpiritum vitalem; nam et hic ex arteriis una cum
feminali humore evacuatur.   Quare nihil mirum eft im-
moderato coitu utentes imbecilliores reddi, a toto cor-
pore utroque finceriffimo ablato, accedente infuper volu-
ptate, quae ipfa per fe fufficiens eft vitalem firmitatem
diffolvere, adeo ut jam quosdam ex nimia voluptate ac
jucunditat mortuos effe conftet. Sed haec quidem prae-
ter inftitutum dicuntur, quanquam non ita otiofe et prae-
ter rem dicta fint.   Quaeritur namque non minus quam
alia ab ipfis hoc problema,   cur maxime coitus exolvat:
et dicunt fane ad hoc multa ac falfa,   propterea quod

τὰς πρώτας ἀρχὰς ἠγνόησαν, αἷς ἐξ ἀνάγκης ἕπεται τοῦτο
πάλιν. ἀλλ' ὁ λόγος ἑαυτὸν ἐπὶ τὰ προκείμενα καλεῖ, καὶ
φησιν, ἐκ σπέρματος μὲν εἶναι τὴν γένεσιν ἅπασι τοῖς
στερεοῖς τοῦ ζώου μορίοις, ἐκ σπέρματος δὲ καὶ τὴν θρέ-
ψιν, ὥσπερ οὖν τοῖς σαρκοειδέσιν ἅπα(238)σιν ἐξ αἵματος
ὑπάρχειν καὶ γένεσιν καὶ θρέψιν. ἕκαστον γὰρ, ἐξ ἧς τὸ
πρῶτον οὐσίας ἐγένετο, καὶ τρέφεται διὰ παντὸς, ὅτι καὶ
ἡ θρέψις ἀναπλήρωσίς ἐστι τῆς ἀπορρεούσης οὐσίας. ἔστι
τοίνυν καὶ γεννᾶσθαι μὲν ἔτι καὶ νῦν, ὅσα τὴν ἀρχὴν ἐξ
αἵματος ἐγένετο, μὴ γεννᾶσθαι δὲ, πλὴν εἴπου τινὰ φλέβα
σπανίως, οἷς ἐκ σπέρματος ἡ γένεσις.

Κεφ. ιζ'. [210] Εἴ μοι δοκεῖ προσθῆσαν τῷ λόγῳ,
τάχα μὲν οὐκ ἀναγκαῖον. ἐπεὶ δὲ ἐξηγησάμην ἅπασαν τῶν
ὄρχεων τὴν φύσιν, οὐδὲν ἂν εἴη χεῖρον ὑπὲρ τῶν σπερματι-
κῶν ἀγγείων αὖθις εἰπεῖν. εἰ γὰρ δὴ φαίνεται σπέρματος
μεστὰ, καθ' ὃν οὐκ ἀφροδισιάζει χρόνον τὰ ζῶα, τύχ' ἂν
ἐρωτήσειέ τις, ὅπως γίνεται τοῦτο, πότερον ἑλκόντων αὐτῶν

prima principia ignorant, ad quae neceſſario hoc conſe-
quitur. Caeterum inſtitutus ſermo ſeipſum ad propoſita
vocat, et dicit, ex ſemine omnibus ſolidis animalis parti-
bus generationem eſſe, ex ſemine etiam nutritionem;
quemadmodum rurſus carnoſis omnibus ex ſanguine tum
generatio tum nutritio exiſtit. Unaquaeque enim pars, ex
qua primum facta eſt ſubſtantia, etiam ſemper nutritur,
quod nutritio expletio ſit ſubſtantiae deſluentis. Quapro-
pter etiam nunc generari licet, quaecunque a principio ex
ſanguine ſunt generata, non generari autem praeterquam
alicubi venam quandam, atque id raro, quibus ex ſemine
generatio a principio contigit. Cap. XVII. Si huic orationi quicquam addere mi-
hi videatur, id ſane fortaſſis minime neceſſarium erit.
Quoniam vero totam teſtium naturam explicavi, nihil de-
terius fuerit de ſpermaticis vaſis rurſum diſſerere.. Si
namque ſemine plena apparent, quo tempore animalia
venere non utuntur, fortaſſis interrogaverit quiſpiam,

τὴν γονὴν, ἢ τῶν ὄρχεων ἐκπεμπόντων εἰς αὐτὰ διὰ με-
γίστης ἐπιδιδυμίδος. ἀποκριτέον οὖν ἐστι καὶ τοῖς ταῦτα
ἐρωτῶσιν, ἑκατέρως γίνεσθαι τὴν πλήρωσιν. εὕρηται δὲ καὶ
οὗτος ὁ λόγος τῶν φυσικῶν δυνάμεων, ἐπὶ πλεῖστον ἀποδε-
δειγμένος ἐν ἐκείνῃ τῇ πραγματείᾳ, νυνὶ δὲ ἐξ αὐτοῦ τὸ
χρήσιμον εἰς τὰ παρόντα ληπτέον. ἐδείχθη γὰρ ἕκαστον
μόριον ἕλκειν μὲν εἰς ἑαυτὸ τὴν οἰκείαν τροφὴν, ἀπολαῦσαν
δὲ αὐτῆς, ἐκκρίνειν τὸ κατάλοιπον, ἑαυτῷ μὲν ὑπάρχον περίτ-
τωμα, τροφὴν δὲ ἑτέρῳ τὸ μετ᾽ αὐτὸ γεννησόμενον. αὕτη μὲν
ἡ πρὸς ταῦτα ἀπόκρισις. εἰ δέ τις ἔροιτο, τίνος οὖν ἕνεκεν
ἡ ἐπιδιδυμὶς ὑπὸ τῆς μηδὲν εἰκῆ ποιούσης ἐγένετο φύσεως,
ἀποκριναίμεθα ἂν αὐτῷ, τῶν εἰρημένων ὀργάνων αὐτῶν,
ὄρχεώς τε καὶ σπερματικοῦ πόρου, καὶ τῆς ἀρτηρίας καὶ
φλεβός, ἐν οἷς προαθροίζεται τὸ σπέρμα. μὴ γὰρ οἷόν
τε εἶναι τὸν ὄρχιν ἀκινδύνως αὐτοῖς ἑνωθῆναι, σφοδροτά-
της συντονίας ἐν τῇ προέσει τοῦ σπέρματος γινομένης. νευ-

quomodo hoc fiat, num trahant genituram, aut teftes ad
ipfa per maximam epididymidem emittant. Refponden-
dum igitur eft his, qui haec interrogant, utroque modo
fieri expletionem. Relatus autem eft etiam hic fermo in
libris de naturalibus facultatibus, ac ibidem fufiffime de-
monftratus; nunc vero inde, quod ad praefens commodum
fuerit, transfumendum eft. Demonftratum enim eft, unam-
quamque partem trahere ad fe ipfam familiare alimentum,
ex quo ubi fructum cepit, id quod reliquum eft excer-
nit, utpote quod fibi ipfi quidem excrementum exiftit,
alteri vero ab ipfa fitae parti itidem nutrimentum futu-
rum eft. Atque haec quidem refponfio illis danda eft. Si
vero quis interroget, cujus igitur gratia epididymis a
natura nihil fruftra faciente producta fit, huic refponde-
bimus, praedictorum organorum gratia productam effe,
nimirum tefticuli, feminarii meatus, et arteriae, et ve-
nae, in quibus prius acervatur femen. Non enim fieri
poffe tefticulum citra periculum ipfis uniri, quum vehe-
mentiffima concitatio in feminis emiffione fiat. Nervofa et-

ρώδης μὲν γὰρ ὁ τῆς ἀρτηρίας τε καὶ φλεβὸς χιτὼν, ὡς
καὶ τῶν σπερματικῶν ἀγγείων, ἀδενώδεις δ᾽ εἰσὶν οἱ ὄρ-
χεις καὶ μαλακοί. ῥαδίως οὖν ἔμελλεν ἰσχυρᾷ τάσει τὸ
σκληρὸν ἀποῤῥήγνυσθαι τοῦ μαλακοῦ, λαβαῖς ἠρτημένον
ἀσθενέσιν. ἐξήυρηται τοίνυν τῇ φύσει τὸ τῆς ἐπιδιδυ-
μίδος σῶμα, μέσον οὐ τῇ θέσει μόνον, ἀλλὰ καὶ τῷ τῆς
ὅλης οὐσίας εἴδει. τοσούτῳ γάρ ἐστι μαλακωτέρα τοῦ
σπερματικοῦ καὶ τῶν ἑλικοειδῶν, ὅσῳ τοῦ ὄρχεως σκλη-
ροτέρα, τοσούτῳ δὲ πάλιν τούτου νευρωδεστέρα τὴν φύ-
σιν, ὅσῳ ἐκείνων σαρκωδεστέρα. τῷ μὲν οὖν νευρώδει
καὶ σκληρῷ πρὸς τὸ μαλακὸν καὶ σαρκῶδες ἀνάρμοστος
ἡ κοινωνία, τῷ μέσῳ δ᾽ ἀμφοῖν οἰκεία πρὸς ἄμφω.
τοσοῦτον μὲν γὰρ αὐτῇ μέτεστι σκληρότητος, ὡς μὴ
ῥήγνυσθαι τεινομένην πρὸς τῶν σπερματικῶν, τοσοῦτον
δ᾽ αὖ μαλακότητος, ὡς εὐαρμόστως ἔχειν ὄρχεων οὐ-
σίας. συνάπτονται τοίνυν διὰ μέσης αὐτῆς οἱ ὄρχεις
τοῖς σπερματικοῖς ἀγγείοις· μᾶλλον δ᾽, εἰ χρὴ τἀλη-

enim eft arteriae itemque venae tunica, quemadmodum
etiam vaforum feminalium, glandulofi autem funt teftes
et molles; facile itaque per fortem tenfionem durum a
molli abrumperetur, utpote debilibus plane anfis appen-
fum et connexum. Itaque inventum eft a natura epidi-
dymidis corpus medium, non fitu tantum, fed et totius
fubftantiae fpecie. Tanto enim eft mollior vafe feminali
et vafis pampiniformiter involutis, quanto tefticulo durior,
et rurfus tanto nervofior eft fecundum naturam tefticulo,
quanto illis carnofior. Quare nervofo quidem et duro
inepta focietas et conjunctio eft ad molle et carnofum.
Quod vero in medio amborum eft, aptitudinem et pro-
prietatem habet, ut cum utroque copulari poffit. Tantum
etenim duritiei ipfi adeft, ut non rumpatur a vafis femi-
nalibus diftenta; tantum autem rurfus mollitiei, ut con-
gruenter habeat ad fubftantiam tefticulorum. Connectun-
tur igitur per mediam ipfam tefticuli cum feminariis va-

θὲς εἰπεῖν, ἀρχὴ καὶ ῥίζα τούτων ἐστὶν ἡ ἐπιδιδυ-
μὶς, ἐξ ὅλου τοῦ ὄρχεως εἰς αὐτὴν ἀρυομένη τὸ
σπέρμα.

fis, aut, fi magis veritatem ipfam dicere oportet, epididy-
mis principium eft et radix vaforum feminalium, quae ex
toto tefticulo femen in fe ipfam haurit.

ΓΑΛΗΝΟΤ ΠΕΡΙ ΣΠΕΡΜΑΤΟΣ

ΒΙΒΛΙΟΝ Β.

Ed. Chart. III. [211.]   Ed. Baf. I. (238.)

Κεφ. α'. Ἐξῆς δ' ἂν εἴη λεκτέον ὑπὲρ τοῦ τῆς θη-
λείας σπέρματος, ὅσα κατὰ τὴν ἔμπροσθεν διέξοδον εἰπεῖν
ἀνεβαλλόμεθα. ἀρχὴ δὲ καὶ τούτων τὰ διὰ τῶν ἀνατομῶν
ἐναργῶς φαινόμενα. παράκεινται μὲν οἱ ὄρχεις ταῖς μή-
τραις, εἰς ἑκατέρωθεν, ὁμοίαν ἀγγείων ἕλικα δεχόμενοι τοῖς
ἐπὶ τῶν ἀῤῥένων. οὐ μὴν εἴς γε τὸν αὐτὸν ἀφικνεῖται τό-
πον, ὅτι μηδ' ἐκτὸς ἐχρῆν, ὥσπερ τὸ ἄῤῥεν, ἀλλ' εἰς αὐ-
τὰς τὰς μήτρας σπερμαίνειν τὸ θῆλυ. καὶ τοίνυν αὗται

GALENI DE SEMINE

LIBER II.

Cap. I. At vero deinceps de mulieris femine
erunt dicenda, quaecunque fuperiori explicatione dicere
diftulimus; principium vero etiam horum funt ea, quae
evidenter in diffectionibus confpiciuntur. Adjacent equi-
dem teftes utero utrinque finguli, confimile vaforum in-
volucrum, velut hi, qui in maribus funt, fufcipientes.
Verum haec vafa non in eundem locum procedunt, pro-
pterea quod neque foras, quemadmodum marem, fed in
ipfos uteros foeminam emittere femen oportebat, ideoque

καθάπερ ἀπαντῶσαι τῷ σπερματικῷ πόρῳ προμήκεις ἑαυ-
τῶν ἀποφύσεις ἐκτείνουσιν εἰς τὰ πλάγια, δι᾽ ὧν ὑποδέχον-
ται τὸ σπέρμα. μεστὸν δέ ἐστι μάλιστα τὸ σπερματικὸν
ἀγγεῖον ἐν τοῖς ὀργῶσι ζώοις, ὥσπερ αὖ κενὸν ἐπὶ ταῖς
προσφάτοις ὀχείαις. ἔχει δ᾽ ἀμέλει πλῆθος οὐκ ὀλίγον
ἐνίοτε καὶ τοῖς ἐκ πολλοῦ κύουσιν, ἐν οἷς δὴ καὶ προφανῶς
θεάσῃ κατὰ τῶν προμήκων ἀποφύσεων, ἃς δὴ κεραίας ὀνο-
μάζουσιν, ὑγρὸν θορῶδες παχύ. πρὸς τοῦτο τὸ χωρίον ἐῤ-
ῥέθη πρόσθεν ὁ ἀλλαντοειδὴς ἀνήκειν ὑμὴν ἥ τε παχεῖα
γονή. θαυμάσαι δ᾽ ἐστὶ κἀνταῦθα τῶν λεγόντων, ἐκτὸς
τῆς μήτρας ἀνεστομῶσθαι τὸ σπερματικὸν ἀγγεῖον. κινδυ-
νεύσω μὲν οὖν, εἰ τὸ παραπῖπτον ἑκάστοτε τῷ λόγῳ διερ-
χοίμην ἅπαν, εἰς τοῦτο τὸ γράμμα μεταθεῖναι τὴν τῶν
γεννητικῶν μορίων ἀνατομήν· οἶδα δ᾽ [212] αὖ πάλιν, ὡς,
εἰ καὶ τὸ ἀληθὲς αὐτὸ διδάσκοιμι μόνον, ἀφαιρήσεσθαι
τῆς τοῦ λόγου πίστεως. ὅπως οὖν μήτε περιττῶς μηκύνοιμι,
μήτ᾽ ἔρημον ἁπάσης πίστεως ἀπολείποιμι τὸ λεγόμενον,

velut feminali meatui obviam euntes uteri praelongos
exortus a lateribus extendunt, per quos femen fufceptant.
Maxime vero plenum eft vas feminale in animalibus ve-
nerem appetentibus, ficut viciffim vacuum a recenti coitu.
Habet denique idem non modicam aliquando copiam
etiam in his, quae ex longo temporis intervallo imprae-
gnantur, in quibus fane manifefte videbis in praelongis
exortibus, quos etiam cornua five apices appellant, hu-
morem feminarium craffum; ad hunc enim locum antea
dictum eft allantoidem membranam pervenire, itemque
genituram craffam. Admirari porro fubit etiam hic eos,
qui dicunt, vas feminale extra uterum ofcula aperta ha-
bere. Periculum quidem igitur fuerit, ne in hunc li-
brum omnem partium generationis diffectionem transferre
poffim, fi omnia, quae occurrant, fingulatim fermone expli-
care velim; fcio autem rurfus, quod, etiamfi veritatem
ipfam folam docuero, fides detrahetur fermoni. Quo igi-
tur neque fuperflue fermonem extendam, neque omni fide
defertum id quod trado relinquam, poteftate praebita

ἐξουσίαν δοὺς ἅπαντι τῷ βουλομένῳ τῶν ἐξ ἀνατομῆς φαι-
νομένων ὅ τι ἂν ἐθελήσῃ κελεῦσαι δειχθῆναι πρὸς ἡμῶν,
αὐτὰ μόνα διηγήσομαι τὰ κατ᾽ ἀλήθειαν ὄντα. μυρίοις οὖν
ἤδη σαφῶς ἐπέδειξα τὰ καλούμενα διπύρηνα διεμβαλλόμενα
διὰ τῶν σπερματικῶν ἀγγείων ἔξωθεν εἴσω διὰ τῶν κε-
ραιῶν ἐπὶ μήτραις αἰγός, εἰ δὲ βοῦς, ἢ ὄνος, ἢ ἵππος
ἢ τὸ ζῶον, οὐ ταῦτα μόνον, ἀλλὰ καὶ τριπλάσια καὶ τε-
τραπλάσια τούτων τὸ πάχος, ἢ ξύλα πύξινα στρογγύλα τε
καὶ προμήκη καθιέμενα καὶ διεμβαλλόμενα διὰ τῶν κεραιῶν,
ἢ τὰς καλουμένας σπαθομήλας. δείξουσι δὲ τοῦτο κἂν
ἡμεῖς ἀποθάνωμεν οἱ ἑταῖροι πάντες. οὐδὲ γὰρ οὐδὲ χαλε-
πὴν ἔχει τὴν χειρουργίαν, ἀλλ᾽, εἴπερ τι ἄλλο τῶν ἐξ ἀνα-
τομῆς φαινομένων, ἑτοίμην τε καὶ ῥᾴστην. ὥσπερ οὖν ἄξιον
μέμψασθαι πολλοῖς τῶν ἰατρῶν, οὕτως ἐπαινέσαι δίκαιον
Ἱπποκράτην τὸν πρῶτον ἁπάντων ταῦτα εὑρόντα. φησὶ
γοῦν ἀρχόμενος τοῦ περὶ φύσεως παιδίου· Ἦν ἡ γονὴ μένῃ
ἀπ᾽ ἀμφοῖν ἐν τῇσι μήτρῃσι τῆς γυναικὸς, πρῶτον μὲν

omni, quicunque tandem velit, ut jubeat fibi a me quod-
cunque cupiat ex his, quae per diffectionem apparent, de-
monftrari, ea fola enarrabo, quae vera exiftunt. Sexcen-
tis itaque jam palam demonftravi *fpecilla duas cufpides
habentia,* dipyrena appellata, forinfecus per vafa femi-
naria, intus per cornua vulvae caprae trajecta. Si vero
bos aut afina, aut equa effet animal, non folum haec,
fed triplici ac quadruplici horum craffitie, aut ligna bu-
xea rotunda et oblonga item per cornua trajecta, aut
etiam fpecilla lata *ad fpathae formam,* fpathomelas vo-
cant. Oftendent autem hoc etiam, fi nos mors intercipiat,
omnes fodales; neque enim adeo difficilem habet chirur-
giam, fed, fi quid aliud eorum, quae ex diffectione appa-
rent, promptam ac facillimam. Quemadmodum igitur
merito multos medicos reprehendimus, fic jure Hippocra-
tem laudaverimus, qui primus omnium haec invenit.
Ait itaque in principio libri de natura pueri: *Si geni-
tura ab utrisque permanferit in utero mulieris, primum*

598 ΓΑΛΗΝΟΥ ΠΕΡΙ ΣΠΕΡΜΑΤΟΣ

Ed. Chart. III. [212.]   Ed. Baf. I. (238.)
μίσγεται ὁμοῦ, ἅτε τῆς γυναικὸς οὐκ ἀτρεμούσης, καὶ
ἀθροίζεται καὶ παχύνεται θερμαινομένη. καὶ τὰ ἄλλα
ἐφεξῆς διδάσκει κατὰ λόγον, ὅπως ἐκ συναμφοτέρας τῆς γο-
νῆς μιχθείσης ἡ γένεσις ἀποτελεῖται τῶν ἐμβρύων. Ἡρό-
φιλος δὲ οὐκ οἶδ᾽ ὅπως ἐκτὸς ἐκχεῖσθαί φησι τὸ τῶν θη-
λειῶν σπέρμα, καίτοι γε περὶ τῶν ὄρχεων ἀκριβῶς ἔγραψε
κατὰ αὐτοὺς ἐν τῷ τρίτῳ τῆς ἀνατομῆς, ἐν ἀρχῇ μὲν ὡδέ
πως εἰπών· Ἐπιπεφύκασι δὲ τῇ μήτρᾳ καὶ δίδυμοι ἐκ τῶν
πλαγίων, ἐξ ἑκατέρου μέρους, ἐπ᾽ ὀλίγον διαφέροντες τῶν
τοῦ ἄῤῥενος. ἔπειτα ἐν τοῖς ἐφεξῆς οὐ μετὰ πάνυ πολλὰ
κατὰ τήνδε τὴν ῥῆσιν· Δίδυμοι δὲ ταῖς θηλείαις ἐπιπεφύ-
κασι πρὸς ἑκατέρῳ τῷ ὤμῳ τῆς μήτρας, ὁ μὲν ἐκ τοῦ
δεξιοῦ, ὁ δὲ ἐκ τοῦ εὐωνύμου, οὐκ ἐν ἑνὶ ὀσχέῳ ἀμφότεροι,
ἀλλ᾽ ἑκάτεροι χωρὶς, λεπτῷ τινι καὶ ὑμενοειδεῖ ὑμένι περιε-
χόμενοι, μικροὶ καὶ ὑποπλατεῖς, ἀδέσιν ὅμοιοι, κατὰ μὲν
τὸν ἐν κύκλῳ χιτῶνα νευρώδεις, τῇ δὲ σαρκὶ ἄθρυπτοι,
ὥσπερ καὶ οἱ τῶν ἀῤῥένων. ταῖς δὲ ἵπποις καὶ πάνυ εἰ-
σὶν εὐμεγέθεις. προσπεφύκασι δὲ ὑμέσιν οὐκ ὀλίγοις πρὸς

quidem mifcetur fimul, ut muliere non quiefcente, et
coacervatur ac craffefcit calefiens, et reliqua quae dein-
ceps docet, quomodo videlicet ex genitura utraque fimul
mixta generatio foetuum perficitur. Herophilus autem
nefcio quomodo effundi ait foeminarum femen, quanquam
fane de tefticulis exacte fcripferit in tertio de diffectione
ipforum, in principio in hunc modum inquiens: *Adna-
ti funt et utero tefticuli a lateribus ex utraque parte in
paucis differentes a mafculis.* Deinde vero deinceps
non poft longum adeo interftitium haec verba habet:
*Tefticuli in foeminis adnati funt ad utrumque uteri hu-
merum, alter a dextro, alter a finiftro, non in uno
fcroto uterque, fed utervis feorfim in tenui ac membra-
nofa pellicula contentus, parvus et fublatus, glandulis
fimilis, circa tunicam quidem orbiculatim circumdatam
nervofus, carne vero minime friabili, quemadmodum
etiam teftes mafculorum; equabus autem valde ingentes
funt: annexi autem funt membranis non paucis ad ute-*

τὴν μήτραν, καὶ φλεβὶ καὶ ἀρτηρίᾳ, τῇ ἀπὸ τῆς μήτρας
εἰς αὐτοὺς ἐμπεφυκυίᾳ. ἀπὸ γὰρ τῆς φλεβὸς καὶ τῆς ἀρτη-
ρίας τῆς εἰς ἑκάτερον τῶν διδύμων προσπέφυκε, φλὲψ μὲν
ἀπὸ τῆς φλεβὸς, ἀρτηρία (239) δὲ ἀπὸ τῆς ἀρτηρίας. ὁ δὲ
σπερματικὸς πόρος ἐφ᾽ ἑκατέρου οὐ λίαν μὲν φαίνεται,
προσφυὴς δέ ἐστι τῇ μήτρᾳ ἐκ τοῦ ἐκτὸς μέρους, ὁ μὲν ἐκ
τοῦ δεξιοῦ, ὁ δὲ ἐκ τοῦ εὐωνύμου. εἴλικταί τε παραπλησίως
τῷ τοῦ ἄῤῥενος καὶ τὸ πρόσθεν αὐτοῦ μέρος, καὶ τὸ λοι-
πὸν κιρσοειδὲς σχεδὸν ἅπαν ἄχρι τοῦ πέρατος. καὶ ἐμπέ-
φυκεν ἀφ᾽ ἑκατέρου τοῦ διδύμου ὁμοίως, ὥσπερ τῷ ἄῤῥενι,
εἰς τὸ σαρκῶδες τοῦ αὐχένος τῆς κύστεως, λεπτός τε ὢν
καὶ σκολιὸς ἐν τῷ ἐμπροσθίῳ μέρει, καθ᾽ ὃ τὰ τῶν
ἰσχίων ὀστᾶ ψαύει, ἐν ᾧπερ καὶ ἀπολήγει, ὡς τὸ αἰδοῖον
ἐξ ἑκατέρου τοῦ μέρους εἰς τὸ ἐντὸς διαπεφυκός. παραστά-
της δὲ ὁ κιρσοειδὴς οὐχ ἑωρᾶται ἐν τῷ θήλει. αὕτη μὲν
ἡ τοῦ Ἡροφίλου ῥῆσις. ὃ δέ μοι θαυμάζειν παρίσταται
μάλιστα, καὶ δὴ φράσω. καὶ θέσιν, καὶ μέγεθος, καὶ φύ-
σιν ἀκριβῶς γράψας τῶν ἐν τοῖς θήλεσι ζώοις ὄρχεων, οὐ
παραλιπὼν δὲ οὐδὲ περὶ τῆς ἐμβαλλούσης ἑκατέρωθεν

rum et per venam ac arteriam ab utero in ipfos infer-
tam. A vena enim et arteria, quae in utrumque teftem
inferuntur, vena quidem a vena, arteria ab arteria con-
nexa eft. Seminalis autem meatus in utroque non valde
apparet, adnatus eft autem utero ab externa parte alter
a dextro, alter a finiftro. Involuta eft itidem, ut in ma-
ribus, prior ejus pars, et reliquum fere totum usque ad
finem varicofum eft, et infertum ab utroque tefticulo
fimiliter, ut in maribus, in carnofam colli veficae par-
tem. Tenuis praeterea et obliquus exiftit in priori parte,
juxta quam coxarum offa contingit, ubi etiam definit, ad
pudendum ex utraque parte ad interna infertus. Cae-
terum adftes varicofus in foemina non confpicitur. Hic
quidem eft Herophili fermo. Quod vero mihi ut maxi-
me mirum in animo obverfatur, id fane narrabo. Quum
et fitum, et magnitudinem, et naturam teftium in foe-
minis animantibus diligenter confcripferit, non relin-

φλεβὸς καὶ ἀρτηρίας οὐδὲν, ἀλλ' ἀκριβώσας τὴν διήγησιν,
[213] εἶτα ἑξῆς ὑπὲρ τοῦ σπερματικοῦ πόρου τὸ μὲν, ὅτι
προσφυής ἐστι ταῖς μήτραις ἔξωθεν ἑκατέρωθεν, ἀληθῶς
εἰπών, τὸ δ', ὅτι μὴ λίαν φαίνεται, ψευσάμενος, (ἀξιό-
λογον γάρ ἐστι τὸ μέγεθος,) ἑξῆς τούτου πολὺ μᾶλλον ἐψεύ-
σατο, φάμενος εἰς τὸν αὐχένα τῆς κύστεως ἐμφύεσθαι τῷ
τοῦ ἄῤῥενος ὁμοίως. οὐ μόνον γὰρ εἰς τὸν τῆς κύστεως
αὐχένα τῶν σπερματικῶν πόρων οὐδέτερος ἐμφύεται κατ'
οὐδὲν θῆλυ ζῶον, ἀλλ' οὐδὲ τὸν τῶν μητρῶν αὐτῶν, καίτοι
γε ἐγγυτέρω πολὺ τοῦ τῆς κύστεως κύτους ἐστὶν, ἀλλ' ὅμως
οὐδὲ πρὸς τοῦτον ἐξικνοῦνται, παραπεφυκότες δὲ τοῖς πλα-
γίοις μέρεσι τῶν μητρῶν, ὁ μὲν ἔνθεν, ὁ δὲ ἔνθεν, ἐπ'
ἄκραν ἔρχονται τὴν καθ' ἑαυτὸν ἑκάτερος κεραίαν, ἐκχέαν-
τες εἴσω τὸ σπέρμα, ὅπερ ἐν μὲν τῷ κύειν ἀθροίζεται
κατὰ τοῦτο τὸ χωρίον, ἐν δὲ τοῖς ὀνειρωγμοῖς πρῶτον
μὲν εἰς τὴν μήτραν ἐμπίπτει, μετὰ δὲ ταῦτα εἰς τὸ
ἐκτὸς ἐκκενοῦται. καθάπερ ὤφθη καὶ νῦν ἐπὶ γυναικός

quens etiam de vena et arteria, quae fe utrinque in ip-
fos inferunt, quicquam, fed exactam plane faciens narra-
tionem, deinde confequenter de feminali meatu, quod
adnatus eft utero forinfecus ab utraque parte, vere dixit,
quod vero non valde appareat, id mentitur; memorabili
eft enim magnitudine; deinceps vero multo magis men-
titur, quum inquit, in veficae collum eum inferi eodem
quo in maribus modo. Neuter enim feminalis meatus in
ullo aliquo muliebri animali in ipfum veficae collum infe-
ritur, immo neque in ipfius uteri collum, quamquam
multo vicinius quam veficae amplitudo extet; fed tamen
neque ad hoc pertingunt, verum a lateralibus uteri par-
tibus adnati, alter hinc, alter inde, ad fummum perve-
niunt uterque apicem five cornu a fua parte fitum, ibi-
dem intra uterum femen effundentes, quod in gravidis
coacervatur circa eum ipfum locum, in profufionibus
vero feminis per fomnum primum quidem in uterum
illabitur, pofteaque foras evacuatur. Quemadmodum vi-

Ed. Chart. III. [213.]   Ed. Baf, I. (239.)

ὑπὸ νοσημάτων ὑστερικῶν ἐνοχλουμένης εἰς τὴν μήτραν μὲν
πρῶτον, ἐκ ταύτης δὲ ἔξω πλεῖστόν τε καὶ παχύτατον ἐκ-
χυθὲν σπέρμα· χρόνον δ᾽ αὐτὴ συχνὸν χηρεύουσα τοσοῦτά
τε καὶ τοιοῦτο ἠθροίκει. ἀλλὰ τότε τάσεις τινὲς αὐτὴν κα-
τέλαβον ὀσφύος καὶ χειρῶν καὶ ποδῶν, ὡς σπασθῆναι δο-
κεῖν, ἐφ᾽ αἷς ἐξεκρίθη τὸ σπέρμα, καὶ τὴν ἡδονήν τε παρα-
πλησίαν ἔλεγεν αὐτῇ γεγονέναι τῇ κατὰ τὰς συνουσίας.
τοῦτο μὲν οὖν τὸ σπέρμα παχύ τε ἦν καὶ πολὺ διὰ τὸ μὴ
κεκενῶσθαι χρόνῳ πολλῷ. ταῖς δ᾽ ἄλλαις ἔλαττόν τε καὶ
ὑγρὸν ἐκπῖπτον φαίνεται πολλάκις ἔσωθεν ἐξ αὐτῶν τῶν
ὑστερῶν, ἵνα περ οὐρεῖ. δι᾽ ὃ καὶ Ἀθήναιος ἀπίθανός
ἐστι φάσκων, ὥσπερ τοῖς ἄῤῥεσι τοὺς τιτθοὺς, οὕτω καὶ τοῖς
θήλεσι τὰ σπερματικὰ διακεῖσθαι μόρια, αὐτῆς μόνης τῆς
ἀναλογίας τῶν μορίων ἐν τῇ πρώτῃ διαπλάσει γενομένης,
οὐ μὴν τῆς γε ἐνεργείας φυλαχθείσης· οὐχ ὁρῶν, ὅτι τοῖς
μὲν ἄῤῥεσι πλὴν ὀλίγων ἤδη τινῶν οὐκ ἔστι τὰ περὶ τοὺς
τιτθοὺς ἀδενώδη σώματα, ὡς τὰ τοῖς θήλεσιν ὑπάρχοντα

fum eſt etiamnunc in muliercula ex uteri morbis infe-
ſtata primum quidem in uterum, ex hoc vero foras plu-
rimum et craſſiſſimum ſemen effuſum. Ipſa autem longo
tempore viro viduata tantum ac tale coacervaverat.
Verum tunc tenſiones quaedam luborum et manuum
et pedum ipſam apprehendebant, ut convelli videre-
tur, in quibus etiam excretum eſt ſemen, et volupta-
tem conſimilem ſibi contigiſſe dicebat ei, quae in coi-
tu percipitur. Hoc itaque ſemen craſſum erat et mul-
tum ob id, quod multo tempore non eſſet evacuatum.
Aliis vero paucius et liquidum elabens apparet ſaepe in-
trinſecus ab ipſo utero, velut urinae. Quapropter Athe-
naeo minime fides habenda eſt tradenti, quemadmodum
in maribus ſint mammae, ſic etiam in foeminis partes
ſeminales diſpoſitas eſſe, ipſa ſola partium proportione in
prima formatione facta, non etiam actione aſſervata,
quum non videat, quod viris non ſunt, praeterquam pauc-
cis quibusdam, glanduloſa circa mammas corpora, ut

μέγιστα, ταῖς δὲ θηλείαις οὐ μόνον τά σπερματικὰ τῶν
ἀγγείων ἐστὶ μεστὰ σπέρματος, ἀλλὰ καὶ οἱ ὄρχεις. διὸ καὶ
τῶν ἀῤῥένων ὀλιγίστοις ἐξαιρομένους ἰδεῖν ἔστι τοὺς τιτθούς,
οὐδὲ τούτοις ἀξιολόγους, ἅπασι δὲ τοῖς θήλεσι περιεχόμενον
ἐν τοῖς σπερματικοῖς τὸ σπέρμα. ὥσπερ οὖν, εἰ πᾶσι τοῖς
ἄῤῥεσιν ἑωρᾶτο κατὰ τοὺς μαστοὺς γάλα περιεχόμενον, οὐκ
ἐχρῆν τῷ λόγῳ σκοπεῖσθαι περὶ τῆς ὑπάρξεως αὐτοῦ, κατὰ
τὸν αὐτὸν, οἶμαι, τρόπον οὐδὲ ἐπὶ τῶν θηλειῶν ὁρῶντας
τὸ σπέρμα περιεχόμενον οὐ χρὴ ζητεῖν, εἰ ἀποκρίνουσι
σπέρμα. μὴ τοίνυν ἔτι πρὸς Ἱπποκράτην ζυγομαχείτωσαν
εἰπόντα κατὰ τὴν ἀρχὴν τοῦ περὶ φύσεως παιδίου γράμμα-
τος· Ἢν ἡ γονὴ μείνῃ ἀπ᾽ ἀμφοῖν ἐν τῇσι μήτρῃσι τῆς
γυναικός· ἀλλὰ ζητείτωσαν, ἥντινα χρείαν παρέχεται.
δύναται γὰρ, ὡς ἔφαμεν ἐν τῷ πρὸ τούτου λόγῳ, τὸν ἀλ-
λαντοειδῆ γεννᾶν ἡ φύσις καὶ ἐξ αὐτοῦ, δύναται δὲ καὶ
τροφὴν οἰκείαν καὶ πρώτην αὐτῷ παρεσκευακέναι τὸ τοῦ
ἄῤῥενος σπέρμα, δύναται δὲ καὶ, ὡς Ἱπποκράτης ὑπελάμ-
βανεν, ἐξ ἀμφοῖν κεραννυμένων ἓν τέλειον γίγνεσθαι σπέρμα.

quae foeminis infunt maxima. Foeminis vero non folum
vafa feminaria femine plena funt, fed etiam teftes.
Quapropter et pauciffimis maribus mammas elevatas vi-
dere eft, et neque his adeo memorabiles; omnibus autem
foeminis in feminariis vafis femen continetur. Quemad-
modum igitur, fi in omnibus mafculis lac circa mammas
contentum videretur, non opus effet ratione de ipfius
fubftantia et quod extet perfcrutari, eodem, opinor, modo,
quum in foeminis femen contentum videamus, non opor-
tet quaerere, an femen excernant. Ne igitur Hippocrati
amplius reluctentur, qui in principio libri de natura
pueri inquit: *Si femen ab utrisque permanferit in utero
mulieris:* fed quaerant potius, quem ufum praebeat. Po-
teft enim (velut diximus in libro, qui hunc praecedit)
natura ex ipfo allantoidem membranam generare, poteft
etiam alimentum familiare et primum ipfi mafculo femini
fubornare. Poffe autem Hippocrates etiam opinatus eft
ex utrisque permixtis unum perfectum femen fieri, etiam-

καὶ τίν᾽ ἦν δυνατά, εἰ μὴ ταῦτα; τὸ γοῦν ἐπεγείρεσθαι τὸ
θῆλυ πρὸς ἀφροδίσια δυνατόν ἐν τοῖς μάλιστά ἐστι. καὶ
πολλῷ γε ἦν ἄμεινον, ὅτι μὲν ὑπάρχει τὸ τῶν θηλειῶν
σπέρμα, τοῖς φαινομένοις πιστεύειν, ἥντινα δὲ δύναμιν
ἔχει, τῷ λόγῳ σκοπεῖσθαι. τὰ μὲν οὖν φαινόμενα καὶ
πρόσθεν εἴρηται καὶ νῦν αὖθις εἰρήσεται. πόροι σπερμα-
τικοὶ μεστοὶ σπέρματος ἐκκρίνουσι τοῦτο χωρὶς τοῦ συνελ-
θεῖν ἄῤῥενι τὸ θῆλυ, κατά τε τοὺς ὀνειρωγμοὺς αὐτῶν πά-
σχουσιν ὁμοίως τοῖς ἄῤῥεσι, [214] καὶ, ὡς εἴρηται πρόσθεν,
ἐπὶ τῆς χηρευούσης γυναικός, ἐπί τε τῶν ζώων ἐπὶ τῇ κορυφῇ
τοῦ ἀλλαντοειδοῦς εὑρισκόμενον. ὅπερ καὶ μάλιστα φαινό-
μενον ἐλέγχει καὶ Ἀριστοτέλην μὲν, οὐχ ἥκιστα δὲ καὶ
Ἀθήναιον, ἀλλὰ καὶ τῶν νεωτέρων ἰατρῶν ὅσοι φασὶν, ἐμ-
πεφυκέναι ταῖς κεραίαις τὰ σπερματικά, τετρημένα δὲ τρή-
μασι πλαγίοις τισὶν ἐκχεῖν τὸ σπέρμα κατὰ τῶν μητρῶν
ἔξωθεν. καὶ γὰρ καὶ συγχωρήσειεν ἄν τις αὐτοῖς ἀλη-
θεύειν, ὀξύτερον μὲν ὁρῶσιν αὐτοῦ τοῦ Λυγκέως ἐν τῷ σμι-
κροτάτῳ τρήματι βλέπειν, ἀμβλύτερον δὲ τῶν ὑποχεομένων

ſi hoc itą eſſe impoſſibile ſit. Itaque, quod foemina ad
venerem incitetur, vel maxime poſſibile eſt. Et multo
ſane melius erat, ex apparentibus credere, quod muliebre
ſemen exiſtat, quam vero facultatem habeat, ratione ſcru-
tari. Apparentia igitur etiam ante dicta ſunt, et nunc
rurſus referentur. Meatus feminarii femine pleni excer-
nunt hoc citra foeminae cum maſculo congreſſum, quin
et effuſiones feminis per ſomnum ſimiliter ut mares pa-
tiuntur, quemadmodum prius in vidua muliercula dictum
eſt, et in animalibus, in quibus in vertice membranae allan-
toidis femen reperitur; quod ipſum apparens vel maxime
redarguit Ariſtotelem, nec minus etiam Athenaeum, ſed
et ex recentioribus medicis quosdam, qui vaſa feminaria
cornibus inſerta eſſe tradunt, et foraminibus quibusdam
obliquis perforata femen forinfecus juxta uteros effundere.
Etenim conceſſerit quispiam ipſis vera loqui, utpote qui
Lynceo acutius cernunt in eo, quod minutiſſimum foramen
vident, obtuſius autem, quam qui ſuſſuſos oculos habent,

τὸ μὴ βλέπειν τὰ μέγιστα, τοῦ γε μηδ᾽ ὅλως ζητῆσαι, πό-
θεν μὲν ἀθροίζεται τοῦ ἀλλαντοειδοῦς ὃ κατὰ τὴν κορυ-
φήν ἐστι. τί δ᾽ ἀναλίσκεται τὸ κατὰ τῆς μήτρας ἐκχεόμε-
νον, εἰκότως ἄν τις αὐτοῖς μέμψαιτο. δυοῖν γὰρ θάτερον,
ἢ ὑπειδόμενοι τὴν ἀπορίαν ἑκόντες ἐσιώπησαν, ἢ ὅλως
οὐδὲ ζήτημα οὐδὲν ᾠήθησαν εἶναι. τὸ μὲν δὴ σιωπᾷν
ἑκόντας οὐκ ἀγαθῶν ἀνδρῶν ἔργον ἐστί· τὸ δὲ μηδ᾽ ὅλως
οἰηθῆναι ζητήσεως ἄξιον ὑπάρχει νωθρῶν διάνοιαν ἀν-
θρώπων. ἆρ᾽ οὖν ἐν τούτῳ μόνῳ διαμαρτάνουσιν, ἢ πολὺ
μᾶλλον ἐν οἷς οὐδὲν αὐτῶν; μέμνηνται μὲν γὰρ καταμη-
νίων, ὕλην οἰκείαν θέμενοι τῷ κυουμένῳ, τὸ δὲ σπέρμα
δημιουργὸν αὐτοῦ, ἀνατεινόμενοί τε πολλὰ τῷ λόγῳ πρὸς
τοὺς ἀφ᾽ ὅλου τοῦ σώματος ἔρχεσθαι τὸ σπέρμα φάσκοντας,
καὶ δείξαντες, ὡς οὐχ ὁρῶσιν οὗτοι τόν τε κοσμήσαντα καὶ
τάξαντα τὸ παραγινόμενον, αὐτό τε φάμενοι τὴν ἐν τῷ
σπέρματι δύναμιν εἶναι τοῦτο, διαπλάττουσάν τε καὶ μορ-
φοῦσαν τὸ κύημα, μικρὸν ὕστερον ἐπιλαθόμενοι τούτων

in eo, quod maxima non vident, quum neque in totum
inveftigaverint, unde femen id coacervetur in membrana
allantoide, quod circa ipfius verticem exiftit, et cur con-
fumatur, quod juxta uterum effunditur. Merito itaque
quifpiam ipfos reprehenderit: ex duobus enim alterum
certum eft: aut enim vifa re dubia ultro filuerunt, aut
neque omnino quaeftionem effe putaverunt. Atqui ultro
filere non bonorum virorum opus eft, omnino vero
quaeftione indiguum putaffe hominum languidi intelle-
ctus exiftit. Num igitur in hoc folo deliquerunt, aut
multo magis in quibus nihil horum eft? Mentionem equi-
dem faciunt menftruorum recrementorum, materiam fa-
miliarem ea foetui decernentes, femen vero opificem
eorum conftituentes, contendentesque multis verbis con-
tra eos, qui a toto corpore femen venire dicunt, et de-
monftrantes, quod non videant hi, quis fit qui ornet ac
ordinet ipfum foetum, illumque ipfum facultatem, quae
in femine eft, effe dicentes, ut quae effingat ac formet

οὐκ αἰσθάνονται τοσαύτας τῇ ὕλῃ διδόντες δυνάμεις, ἃς
ἔμπροσθεν ἐδίδοσαν τῷ δημιουργῷ. ὅτι μὲν γὰρ τοῦ δια-
πλάττοντος ἔργον ἐστὶν, ὅμοιον ἢ ἀνόμοιον ἐργάσασθαι τὸ
ἔγγονον ὁποτέρῳ τῶν γεννησάντων, οὐδεὶς ἀγνοεῖ. τὰ δ᾽
ὁμοιούμενα παιδία τῇ μητρὶ διὰ τὴν τροφὴν ὁμοιοῦσθαί
φασι, κἄπειτα ἐντεῦθεν ἀποτείνουσι δολιχὸν τοῦ λόγου,
δεικνύντες, ὅσαι διὰ τροφῆς ἀλλοιώσεις ἐγίγνοντο καὶ ζώοις
καὶ φυτοῖς. εἶτ᾽ οὐκ αἰσθάνονται μηδεμίαν ὧν λέγου-
σιν ἀλλοιώσεων ἐπιδεῖξαι δυνάμενοι τὸ εἶδος ἐξαλλάτ-
τουσαν. αὐτίκα γὰρ τὸ Περσαῖον φυτὸν εἰς Αἴγυπτον με-
τακομισθὲν ἐξηλλάγη τὴν ἰδέαν, ἀλλὰ χρηστῆς ἐπιλαβόμε-
νον τροφῆς τὸν καρπὸν ἐδώδιμον ἔσχεν, οὐκ ὂν πρότερον
τοιοῦτο· οὔτε τὰ πρόβατα μεταστάντα ποτὲ εἰς νομὴν ἑτέ-
ραν ταῖς ἔμπροσθεν αἰξὶν ὡμοιώθη, καθάπερ οὐδ᾽ αἶγες
προβάτοις ἢ ὄνοις καὶ ἵπποις. ἐν μέντοι ταῖς ἐπιμιξίαις
τῶν ἑτερογενῶν ζώων αὐτὸς Ἀθήναιος ὁμολογεῖ προσγίνε-
σθαί τι τῷ κυουμένῳ (240) παρὰ τῆς μητρός, οὐκ εἰς τὴν

foetum, paulo poft horum obliti non fentiunt, fe tot ac
tantas facultates materiae tribuere, quas antea opifici de-
tulerunt. Quod enim opificis opus fit fimile aut diffimile
efficere ipfum foetum alterutri ex parentibus, nemo ignorat.
Pueros autem matri fimiles ob alimentum fimiles factos
effe ajunt, atque inde longum fermonem producunt often-
dentes, quot alterationes tum animalibus tum plantis ob
alimentum contingant. Deinde non fentiunt, quod nullam
earum alterationum, de quibus dicunt, fpeciem alterantem
oftendere poffint. Neque enim Perfaeae arboris planta
in Aegyptum transportata fpeciem alteravit, fed commodo
apprehenfo alimento fructum efui aptum produxit, quum
antea talis non effet. Neque oviculae aliquando in aliud
pabulum traductae prius ex eo nutritis capris fimiles
fiunt, quemadmodum neque capellae oviculis aut afinis
et equis. Caeterum in coitibus animalium diverfi generis
ipfe Athenaeus fatetur accedere quippiam foetui a matre,
non ad coloris commutationem, aut tenuitatis, aut craffi-

τῆς χροίας ὑπάλλαξιν, ἢ λεπτότητος, ἢ παχύτητος, ἢ εὐ-
φωνίας, ἤ τινος ἑτέρου τοιούτου· μικρὰ γὰρ ταῦτα, καὶ
τῆς ὕλης μόνης αὐτοῦ κατὰ τὸ ζῶον εἴδους εἶναι τὰ πάθη.
τὰ δ᾽ ἀπὸ τῆς μητρὸς ὅλον ἐξαλλάττει τὸ εἶδος. εἰ μὲν
ὄνου σπέρμα ταῖς μήτραις ἵππος ὑποδέξηται, τὰ κυήματα οὐ
τὸ τοῦ πατρὸς εἶδος μόνον ἴσχονται, ἀλλ᾽ ἐξ ἀμφοτέρων τῶν
γειναμένων μικτόν· εἰ δ᾽ ἀλώπηξ κυνός, κἀνταῦθα τοῦ
γεννωμένου μὴ κυνός, ἀλλὰ μικτοῦ τινος ἐξ ἀμφοῖν γενῶν
ἀποτελουμένου. καὶ μέν γε καὶ μεῖζον ἔτι τοῦ γε κατὰ τὸ
ἕβδομον βιβλίον, ὅπερ ἐστὶ περὶ σπέρματος, αὐτῷ προσο-
μολογεῖ ὁ Ἀθήναιος, οὐκ οἶδ᾽ ὅπως οὐκ αἰσθάνεται. πλέον
γὰρ ἔχειν φησὶ παρὰ τῆς μητρὸς ἢ τοῦ πατρὸς τὸ γεννώ-
μενον, οἷον ἀφ᾽ ἵππου μὲν τὸν ἡμίονον πλέον ἢ τοῦ ὄνου,
ὥσπερ δὲ κἀπειδὰν ἀλώπηξ κυνὶ μιχθῇ, τὸ γεννηθέν, εἰ
μὲν ὁ κύων ἄῤῥην ὑπάρχει, τὸ τῆς ἀλώπεκος ἴσχει εἶδος,
[215] εἰ δ᾽ ἀνάπαλιν εἰς τὴν τοῦ κυνὸς ἰδέαν μεταπίπτει
τὸ ἔγγονον, ὡς γίνεσθαι τὸ μὲν ἐξ ἀλώπεκος ἀλώπεκα κυ-
νοειδῆ, τὸ δ᾽ ἐκ κυνὸς ἀλωπεκοειδῆ κύνα. καὶ γὰρ εἰ

tiei, aut vocalitatis, aut alterius cujusdam hujus generis;
parva enim haec et materiae folius ipfius circa animal
fpeciei vitia effe. Quae vero ex matre accedunt, totam
fpeciem immutant. Siquidem enim afini femen equa utero
fufcipiat, foetus non folum patris fpeciem habent, fed
ex utroque parente mixtam. Si vero vulpes canis femen
fufcipiat, etiam hic quod nafcetur non canis, fed mixti
cujusdam ex utroque generis reddetur. Et quod multo
adhuc majus hoc eft, in feptimo quem de femine fcripfit
libro infuper fatetur Athenaeus, haud fcio quomodo id non
fentiat. Plus enim habere ait a matre quam a patre quod
nafcitur, de equa quidem mulum, de afina vero mulam,
quemadmodum etiam quum vulpes cani mifcebitur, quod
generatur, fiquidem canis mafculus extat, vulpis fpeciem
habet, fi vero contra, in canis fpeciem ipfe foetus trans-
it; ut, quod quidem ex vulpe eft, vulpes caniformis fiat,
quod vero ex cane eft, canis vulpiformis. Etenim fi

BIBΛION B. 605

Ed. Chart. III. [215.]   Ed. Baf. I. (240.)

πρόβατον τράγος ὀχεύσεις, πρόβατον γεννᾶσθαί φησι σκλη-
ρότριχον· εἰ δ᾽ ἔμπαλιν αἶγα κριὸς μαλακότριχον, ὡς οὐ-
δὲν ἧττον εἰς τὴν ἰδέαν τοῦ γινομένου συντελεῖσθαί τι
παρὰ τῆς μητρός, ἀλλὰ καὶ πλέον ἢ παρὰ τοῦ πατρός.
ἐχρῆν δὲ μὴ ὅτι πλέον ἐκ τῆς μητρὸς εἶναι τοῖς ἐγγόνοις,
ἀλλὰ μηδὲ τὸ ἔλαττον. ὅλως γὰρ οὐδὲν ὑπαλλάττει μορφῇ
τοῦ κατὰ τὸ ζῶον ἢ τὸ φυτὸν εἴδους, ἀλλ᾽ ἐκ τῶν σπερ-
μάτων ἔχει πάντα τὴν τοιαύτην ἀρχήν. καὶ τί δεῖ μακρο-
λογεῖν; ὁμολογοῦσι γὰρ τοῦτό γε καὶ οὗτοι, πρὸς οὓς ὁ λό-
γος ἐστί μοι μάλιστα. λέγω δὲ τὸ μὴ μόνον ἐγγίνεσθαι τῇ
ὕλῃ τὸ εἶδος, ἐξ οὗ γίνεται τὸ μὲν ἄνθρωπος, τὸ δὲ δρῦς,
ἢ πλάτανος, ἢ κιττός, ἀλλὰ καὶ τὴν μορφὴν αὐτὴν ὑπὸ
τοῦ σπέρματος τὴν ὕλην διαπλάττοντος ἀποτελεῖσθαι. στο-
χάζεσθαι δ᾽ αὐτό φασι κατὰ τὴν μόρφωσιν οὐ τοῦ σχή-
ματος μόνον, ἀλλὰ καὶ τοῦ μεγέθους καὶ τῆς θέσεως ἑκά-
στου τῶν μορίων, ἔτι τε τῆς πρὸς ἄλληλα συμφύσεως. ἵν᾽
οὖν γνῶσιν, ὅτι ἁμαρτάνουσιν, ἐρωτήσομεν αὐτοὺς λόγον ἐξ

oviculam hircus ineat, oviculam generari ait duro pilo
obfitam; fi vice verfa aries capellam, capellam molli
pilo generari, tanquam nihil minus ad fpeciem nafcen-
tis conferatur a matre, verum plus etiam, quam a pa-
tre. Oportebat autem non folum non plus ex matre
foetibus adeffe, fed neque minus. Omnino enim nihil
immutat forma ex fpecie animalis, five plantae, fed ex
feminibus omnia tale principium habent. Et quid opus
eft longis verborum ambagibus? Fatentur enim hoc etiam
illi ipfi, contra quos maxime mihi inftitutus eft hic fermo.
Dico vero, non folum fpeciem accedere materiae, ex
qua fit aliud quidem homo, aliud vero quercus, aut pla-
tanus, aut hedera, fed et formam ipfam perfici a femine
materiam effingente. Atque hoc ipfum circa formatio-
nem non folum figurae, fed etiam magnitudinis et pofi-
turae uniuscujusque partis fe conjectare dicunt, infuper-
que ex mutua ipfarum concretione. Quo igitur fciant,
quantum delinquant, interrogabimus ipfos fermonem, qui

ὧν αὐτοὶ τίθενται περαινόμενον. πότερον ἡ διαπλάττουσα
τὸ κύημα δύναμις ὀφθαλμὸν μὲν καὶ ῥῖνα καὶ ὀφρὺν,
ἕκαστόν τε τῶν ἄλλων μορίων ἐξεργάζεσθαι πέφυκεν, ἡ δ᾽
ὕλη τήν τε γρυπὴν ῥῖνα καὶ σιμὴν, ὀφθαλμόν τε γλαυκὸν
καὶ μέλανα δημιουργεῖν, ἢ τῆς αὐτῆς ἐστι δυνάμεως εἴποι
τὸ τὴν ῥῖνα διαπλάττειν εὐθὺς, καὶ γρυπὴν αὐτὴν, ἢ σι-
μὴν, ἢ εὐθεῖαν ἐργάσασθαι; καθάπερ, οἶμαι, καὶ ὁ Πο-
λύκλειτος, ἡνίκα ἔπλαττε τὸν δορυφόρον, αὐτὸς μὲν τὴν
ῥῖνα καὶ τὸν ὀφθαλμὸν ἐδημιούργησε, τῷ πηλῷ δὲ ἐπέ-
τρεψεν εὐθεῖαν αὐτὴν ἐργάσασθαι. ἀλλὰ γὰρ, ὅπως μηδὲν
ἐπιδεὲς ᾖ, καθ᾽ ἑκατέραν ἀπόκρισιν ὁ λόγος περαινέσθω. καὶ
πρῶτον ὑποκείσθωσαν ἡμῖν ἀποκρίνασθαι, τὴν μὲν ῥῖνα
πρὸς τοῦ δημιουργοῦ, τὴν δ᾽ εὐθεῖαν ῥῖνα πρὸς τῆς ὕλης
γίνεσθαι. καὶ δὴ καὶ κατὰ τὸν αὐτὸν τρόπον ὀφθαλμὸν
μὲν ὑπὸ τῆς διαπλαττούσης δυνάμεως, ἤτοι δὲ ἢ γλαυκὸν,
ἢ μέλανα, πρὸς τῆς ὕλης. ὡσαύτως δὲ καὶ περὶ τῶν ἄλ-
λων, αὐτὸ μέντοι ἕκαστον ὑπὸ τοῦ σπέρματος γίνεσθαι,
τοῖον δὲ ἢ τοῖον ὑπὸ τοῦ καταμηνίου. καὶ μὴν καὶ εἰ τοῦτο
θείημεν, ἀκολουθήσει τὸ διὰ παντὸς ὁμοιοῦσθαι τῇ μητρὶ

ex ipforum dictis conclufionis vice fequitur: Utrum fa-
cultas foetum effingens oculum quidem, et nafum, et fu-
percilium, ac fingulas alias partes abfolvere ex natura fua
poffit, materia vero tum adunci et fimi nafi, tum oculi
glauci et nigri opifex fit, an ejufdem facultatis fit nafum
effingere, eundemque ftatim aduncum, aut fimum, aut
rectum facere; quemadmodum, opinor, etiam Polycletus,
quando fatellitem finxit, non ipfe quidem nafi et oculi
opifex fuit, luto vero, ut rectum eundem faceret, permifit.
At enim quo nihil defit, juxta utramque refponfionem fer-
mo nobis tranfigatur, ac primum ponamus, eos nobis refpon-
diffe, nafum quidem ab opifice, rectum vero nafum a ma-
teria produci; et fecundum eundem modum oculum a fa-
cultate effingente, glaucum vero aut nigrum a materia, atque
eodem modo etiam de aliis, unamquamque a femine qui-
dem fieri, talem vero aut talem a menftruo. Atqui hoc
etiam conceffo fequetur, hoc, quod generatur, femper matri

τὸ γενόμενον. ἡ γὰρ ὁμοιότης ἐκ τῆς τῶν μορίων γίγνεται
διαπλάσεως, οὐ κατὰ τὸ κοινὸν εἶδος, ἀλλὰ κατὰ τὰς ἐγγι-
νομένας αὐτῷ διαφοράς, ὡς τό γε κοινὸν εἶδος ἄνθρωπον
ποιεῖ, καὶ ἵππον, καὶ βοῦν, ἡ δὲ κατὰ τὰ μόρια διαφορὰ
σιμὸν καὶ γρυπὸν ἐργάζεται, κατὰ τοῦτο δὲ ὅμοιον ἢ ἀνό-
μοιον τοῖς γονεῦσιν. αὖθις οὖν ὑποθώμεθα, τὴν τοιαύτην
διάπλασιν ἐκ τῶν σπερμάτων γίγνεσθαι. ἀλλ᾽, εἴπερ σπερ-
μαίνει μόνον τὸ ἄῤῥεν, οὐκ ἄν ποθ᾽ ὅμοιον γένοιτο τῇ
μητρὶ τὸ ἔγγονον. ὥσθ᾽ ἑκατέρωθεν ὁ λόγος ἄπορος. εἰ
μὲν γὰρ ὑπὸ τῆς δυνάμεως, ὅπερ ἐστὶν ὑπὸ τοῦ σπέρματος,
ὁμοιότης ἀποτελεῖται, τοῖς ἄῤῥεσι μόνοις ὁμοιωθήσεται τὰ
ἔγγονα, τῇ μητρὶ δ᾽ οὐδέποτε οὐδὲν ὅμοιον γενήσεται· εἰ
δ᾽ ἐκ τῆς ὕλης, ὅπερ ἐστὶ τοῦ καταμηνίου, ταῖς θήλεσι μό-
νοις, οὐδὲν δὲ οὐδέποτε ὅμοιον ἔσται τῷ πατρί· καὶ μὴν
ἑκατέροις ὁμοιούμενα φαίνεται· ὥστε κενῶς χρῶνται τῶν
λημμάτων. τὸ μὲν γὰρ σχῆμα τοῦ λόγου συλλογιστικὸν οὐ-
δεὶς ἀγνοεῖ τῶν γε κἂν βραχύ τι περὶ ἀποδείξεως μεμαθη-
κότων. ὅπως δὲ σαφέστερον ἔτι ᾖ καὶ τοῖς βραχύ τι γε-

affimilari. Similitudo enim ex partium fit formatione,
nec fecundum communem fpeciem, fed juxta infitas ip-
farum differentias.   Veluti communis fpecies hominem
facit, et equum, et bovem, differentia vero juxta partes
fimum et aduncum facit, et in his fimilitudo aut diffimi-
litudo ad parentes confiftit. Rurfus igitur ponamus, ejus-
modi formationem ex feminibus fieri; verum, fiquidem
folus mas femen emittit, nunquam fane ullus foetus ma-
tri fimilis fiet. Quare utrinque fermo dubius relinquitur;
fi namque a facultate, hoc eft a femine, fimilitudo per-
ficitur, folis maribus foetus fimiles evadent, matri vero
nullus unquam fimilis reddetur; fi vero ex materia, hoc
eft menftruo, foeminis folis, patri vero nullus unquam
fimilis erit; atqui utrisque fimiles effe apparent. Quare
vanae funt fententiae, quas pro certis ac firmis affumunt.
Figuram etenim fermonis fyllogismo conftantem nemo
ignorat, qui faltem leviter de demonftratione quicquam
didicerit. Quo vero manifeftior fit etiam modice exer-

608 ΓΑΛΗΝΟΥ ΠΕΡΙ ΣΠΕΡΜΑΤΟΣ

Ed. Chart. III. [215. 216.]   Ed. Baf. I. (240.)

γυμνασμένοις, ἐρωτήσω τὸν λόγον ἑκάτερον ἰδίᾳ. αἱ ὁμοιό-
τητες ἐκ τῶν σπερμάτων, τὸ σπέρμα ἐκ μόνου τοῦ ἄρρενος·
οὗτος μὲν ὁ πρότερος λόγος. ὁ δ᾽ ἕτερος· αἱ ὁμοιό-
τητες ἐκ τοῦ καταμηνίου, τὸ καταμήνιον ἐκ μόνου τοῦ
θήλεος. [216] εὔδηλον τοίνυν γέγονεν ἤδη, ἐὰν τὸ πρότε-
ρον ἀληθὲς ὑπόθηται, ψευδὲς ἀκολουθήσει συμπέρασμα οὐ-
δέν. καὶ μὴν οὐδ᾽ ἄλλο γ᾽ ἂν εὕροις τρίτον· ἀλλ᾽ ἐκ κατα-
μηνίου καὶ σπέρματος ἡ τῶν ζώων ἐστὶ γένεσις, ὡς ἐντεῦθεν
μὲν οὐδὲν ἄλλο τρίτον ἡμῖν ζητητέον. ὑπολείπεται δὲ, τῶν
ὑπολοίπων λημμάτων οὐκ ἀληθὲς εἶναι τὸ ἕτερον. ἦν δὲ
τὸ μὲν ἕτερον αὐτῶν, ἐν ᾧ τὸ καταμήνιον ἐλέγετο μόνης
εἶναι τῆς μητρός· τὸ δ᾽ ἕτερον, ἐν ᾧ τὸ σπέρμα μόνον
τοῦ πατρὸς, ὥστ᾽ ἐκ τούτων πάντως ἕτερόν ἐστι ψεῦδος.
ἀλλὰ τὸ τῆς μητρὸς εἶναι μόνης τὸ καταμήνιον ἀληθές
ἐστι καὶ κατ᾽ αὐτοὺς ἐκείνους. ὥστε ψευδῶς λέγεται τὸ
μόνου τοῦ πατρὸς εἶναι τὸ σπέρμα. πρόδηλον δὲ, ὡς, εἴτε
σπέρμα λέγοιμεν, εἴτε γόνιμον σπέρμα, καθ᾽ ἑκατέρου λέξιν
ὁ λόγος περανθήσεται, πρὸς μὲν οὖν τοὺς μηδ᾽ ὅλως ἡγου-

citatis, utrumque fermonem feorfum proponam. Similitu-
dines funt ex feminibus, femen eft ex folo mafculo. Hic
quidem prior fermo eft. Alter vero hic: fimilitudines
funt ex menftruo, menftruum ex fola foemina. Manife-
ftum igitur fit jam, quod, utrum tandem quis verum fup-
pofuerit, falfa conclufio fequetur. Atqui neque aliud ter-
tium reperias, fed ex menftruo et femine animalia gene-
rantur, ut hinc non aliud tertium nobis fit inveftigan-
dum. Relinquitur igitur, ex reliquis affumptionibus alte-
ram non effe veram. Erat autem altera ipfarum, in qua
menftruum folius matris effe dicebatur, altera vero, in
qua femen folius patris. Quare ex his omnino altera eft
falfa. Sed matris folius effe menftruum, vera eft etiam
juxta illos ipfos. Igitur falfo dicitur, folius patris effe
femen. Palam eft autem, five femen dicamus, five gene-
rativum femen. Juxta utramque dictionem hic fermo per-
ficietur; ita ut adverfus eos, qui foeminam in totum

μένους σπερμαίνειν τὸ θῆλυ μόνον ἁπλῶς ὀνομαζόντων
ἡμῶν τὸ σπέρμα, πρὸς δὲ τοὺς σπερμαίνειν μὲν λέγοντας,
οὐ μὴν γόνιμόν γε τοῦτο, ἅμα λεγόντων ἡμῶν γόνιμον
σπέρμα. ταυτὶ μὲν ἱκανὰ τὴν δόξαν ἐλέγχειν αὐτῶν. ἔστι
δὲ καὶ χωρὶς ἐλέγχου τὴν ἀπόδειξιν ἐξ εὐθείας ποιεῖσθαι
διττῶς συλλογιζομένοις, ὑποθετικῶς τε καὶ κατηγορικῶς.
ὑποθετικῶς μὲν εἰ ἑκατέροις τῶν γονέων ὁμοιοῦται τὰ
ἔγγονα, κατὰ κοινὴν αἰτίαν ἀμφοτέροις ὑπάρχουσαν ὁμοιοῦ-
ται ἀλλὰ μὴν ἑκατέροις τῶν γονέων ὁμοιοῦται τὰ ἔγγονα·
κατὰ κοινὴν αἰτίαν ἄρα ἀμφοτέροις ὑπάρχουσαν ὁμοιοῦται.
εἶτ' αὖθις· εἰ κατὰ κοινὴν αἰτίαν ὁμοιοῦται τὰ ἔγγονα τοῖς
γεννήσασιν, ἤτοι γε κατὰ τὴν τοῦ σπέρματος οὐσίαν, ἢ
κατὰ τὴν τῶν καταμηνίων ὁμοιοῦται· ἀλλ' οὐκ ἔστι τῶν
καταμηνίων κοινή κατὰ τὴν τοῦ σπέρματος οὐσίαν ἄρα
ὁμοιοῦται. κατηγορικῶς δὲ οὕτω συλλογισόμεθα· ἐπεὶ τὰ
ἔγγονα ἀμφοτέροις τῶν γονέων ὁμοιοῦται, κοινὴν ἔχει τὴν
ὁμοιοῦσαν αὐτοῖς τοῖς γονεῦσιν ἀρχήν· ἐγγόνοις γὰρ ἡ

femen emittere negant, fimpliciter femen nominemus, con-
tra eos vero, qui femen quidem emittere eam dicant, fed hoc
non generativum, etiam generativum ad femen addamus. At-
que haec quidem ad ipforum opinionem redarguendam fuffe-
cerint. Licet porro et citra elenchum ex directo demonftra-
tionem facere bifariam, et per hypotheticum, et per cate-
goricum fyllogismum. Per hypotheticum fic: Si utrisque
parentibus foetus affimilantur, juxta communem caufam
in utrisque exiftentem affimilantur; atqui utrisque paren-
tibus affimilantur foetus; igitur juxta communem caufam
in utrisque exiftentem affimilantur. Deinde rurfus: Si
juxta communem caufam foetus parentibus fimiles fiunt,
aut fane juxta feminis aut menftruorum fubftantiam fi-
miles fiunt; fed menftruorum fubftantia communis non
eft; juxta feminis itaque fubftantiam fimiles redduntur.
Per categoricum vero fic ratiocinando colligimus: Quan-
doquidem foetus utrisque parentibus affimilantur, com-
mune habent principium, quod eos ipfis parentibus affimi-

ὁμοιότης πρὸς τὸ γεννῆσαν κατὰ τὴν ἀρχὴν γίνεται. εἶτ᾽
αὖϑις ἐπὶ τῷδε τῷ λόγῳ ἐρωτήσομεν ἕτερον ὧδε· ἢ διὰ
σπέρμα τοῖς ἐγγόνοις ἡ ὁμοιότης πρὸς τὸ γεννῆσάν ἐστι,
ἢ διὰ τὸ καταμήνιον· ἀλλ᾽ οὐ διὰ καταμήνιον διὰ σπέρμα
ἄρα. εἶτα ἐπὶ τούτῳ πάλιν ἕτερον λόγον· εἰ διὰ τὸ σπέρ-
μα τοῖς ἐγγόνοις εἰσὶν αἱ ὁμοιότητες, ἀναγκαῖον καὶ τὸ
ϑῆλυ σπερμαίνειν, ὅτι πολλοὶ παιδίων ὁμοιότατοι τῇ μητρὶ
φαίνονται. ταυτὶ μὲν οὖν Ἀϑηναίου τε γάριν εἰρήσϑω καὶ
Ἀριστοτέλους, ἐπεὶ χαίρουσί τε καὶ χρῆσϑαι σπουδάζουσιν
ἐπιστημονικαῖς ἀποδείξεσιν.

Κεφ. β᾽. Αὐτοὶ δ᾽ αὖϑις ἀφ᾽ ἡμῶν αὐτῶν ἴδωμεν, εἴ τίς
ποτέ ἐστιν αἰτία, δι᾽ ἣν τὸ εἶδος τοῦ ζώου κατὰ τὴν μητέρα
γίνεται μᾶλλον, ἡ δ᾽ ὁμοιότης ἄλλοτ᾽ ἄλλῳ (241) τῶν
γονέων. εἰ γὰρ καὶ ὅτι μάλιστα σπερμαίνει τὸ ϑῆλυ καὶ
γόνιμον σπερμαίνει, ἀλλ᾽ οὔπω γε πλέον ἢ γονιμώτερον τοῦ
ἄῤῥενος. ἐχρῆν οὖν ἀεὶ κρατεῖσϑαι μὲν τὸ ϑηλυκὸν σπέρμα,
κρατεῖν δ᾽ αὐτοῦ τὸ ἄῤῥεν, ὥστε καϑ᾽ ἑαυτὸ καὶ τὴν τοῦ
εἴδους ἐργάζεσϑαι καὶ τὴν τῆς ὁμοιότητος ἐπικράτησιν.

lat. Similitudo enim foetuum ad parentes juxta princi-
pium contingit. Deinde ultra praedictam ratiocinationem
aliam proponemus hoc modo: Aut ex femine, aut ex
menſtruo fimilitudo foetuum ad parentes exiſtit; fed non
ex menſtruo; igitur ex femine. Deinde poſt hanc rurſus
aliam proferemus: Si ex femine foetuum fiunt fimilitudines,
neceſſarium eſt et foeminam femen emittere, quod multi
pueri matri fimillimi appareant. Haec quidem igitur Athe-
naei et Ariſtotelis gratia dicta fint, quandoquidem gau-
dent ac ſtudio habent demonſtrationibus ſcientificis uti.

Cap. II. Nos vero per nos ipfos rurfus fcrutemur,
fi qua tandem eſt caufa, ob quam fpecies animalis magis
juxta matrem fit, fimilitudo autem alterutri parenti. Etfi
enim quam maxime femen emittat foemina, idque foe-
cundum effundat, non tamen plus neque foecundius ma-
ris femine; oportebit itaque femper foemineum femen
fuperari, mafculeum vero ipfum vincere; quare per feip-
fum et ad fpeciem et ad fimilitudinem producendam

ἢ δή μοι δοκεῖ πρὸς τὴν τούτου λύσιν τοῦ λόγου, ἑξῆς
δίειμι, χρησάμενος πρὸς λύσιν ὑποθέσεων, ὑπ᾽ Ἀριστοτέλους
μὲν ἐν τῷ δευτέρῳ περὶ ζῴων μορίων, ὑφ᾽ ἡμῶν δὲ ἐν τῷ
πρώτῳ περὶ χρείας μορίων δεδειγμένων. τοῖς γὰρ τῆς ψυχῆς
ἤθεσί τε καὶ δυνάμεσιν ἡ φύσις ἐπιτήδειον παρασκευάζει τὸ
σῶμα. τὰ δ᾽ ἤθη καὶ τὰς δυνάμεις ἔχει συμφύτους ἐκ τῆς
κατὰ τὴν οὐσίαν κράσεως, ὅθεν καὶ πρώτη γένεσις αὐτῶν,
ὡς καὶ τοῦθ᾽ ὑπ᾽ Ἀριστοτέλους ἀποδέδεικται. συμβαίνει
τοίνυν ἐκ τούτων ὑποκειμένων περαίνεσθαι, ταῖς ὑποβεβλη-
μέναις [217] οὐσίαις τῇ γενέσει τὰ τῶν ζῴων ἀκολουθεῖν
εἴδη, καὶ εἶναι τὸ μὲν ζῷον ἵππον, ἢ βοῦν, ἢ ἄνθρωπον;
ἢ ὁτιοῦν ἄλλο εἶδος κατὰ τὴν οὐσίαν, ὅθεν ἐγένετο, τὴν
φύσιν δὲ αὐτοῦ δύναμίν τινα τῆς οὐσίας ἐκείνης κινητικήν
τε καὶ διαπλαστικήν. οὐδὲν δὲ διήνεγκεν εἰς τὰ παρόντα
λέγειν ὕλην ἢ οὐσίαν· εὔδηλον γὰρ, ὅτι, τῆς οὐσίας πολλα-
χῶς λεγομένης, ἕν τι νῦν αὐτῆς σημαινόμενον τὸ κατὰ τὴν
ὕλην παραλαμβανόμενον. ἐν δὲ τοῖς ζῴοις ἡ μὲν ὑποβεβλη-

dominium obtinebit. Verum quid mihi videatur ad
hujus fermonis folutionem, deinceps recenfebo, ufurus
ad folutionem pronunciatis fuppofitis ab Ariftotele in
fecundo de partibus animalium, a nobis in primo de
ufu partium demonftratis. Natura equidem corpus prae-
parat animae moribus et facultatibus aptum; mores vero
et facultates ex temperamento fubftantiae inftos habet,
unde etiam prima ipforum generatio eft, quemadmodum et
hoc ab Ariftotele eft demonftratum. Contingit igitur ex
his fuppofitis tanquam fulcris concludi, fpecies animalium
ad fubjectas generationi fubftantias confequi, et effe ip-
fum animal aut equum, aut bovem, aut hominem, aut
quamcunque aliam fpeciem, juxta fubftantiam, unde fa-
ctum eft, et non juxta facultatem illius fubftantiae mo-
tricem et conformatricem. Nihil vero refert in prae-
fens materiam aut fubftantiam vocare: manifeftum eft
enim, quod, quum fubftantia multipliciter dicatur, unum
nunc ipfius fignificatum fecundum materiam ufurpamus.
At vero in animalibus fubjecta ad generationem ipforum

612 ΓΑΛΗΝΟΥ ΠΕΡΙ ΣΠΕΡΜΑΤΟΣ

Ed. Chart. III. [217.]   Ed. Baf. I. (241.)

μένη πρὸς τὴν γένεσιν αὐτῶν οὐσία τὸ καταμήνιόν ἐστι
μόνον, ὡς Ἀριστοτέλης ἔλεγεν· ἡ δὲ ἀρχὴ τῆς κινήσεως ἐκ
τοῦ σπέρματος αὐτῇ γίνεται. καὶ μὲν δὴ καὶ ὁ Ἀθήναιος
ὡσαύτως Ἀριστοτέλει τὴν μὲν ὕλην τῆς τοῦ ζώου γενέσεως
ἐν τῷ καταμηνίῳ τίθεται, τὴν κινοῦσαν δὲ αὐτὸ δύναμιν
ἐν τῷ τοῦ ἄῤῥενος σπέρματι. συμβήσεται τοίνυν αὐτοῖς ἐκ
τῶνδε τὸ μὲν ἥμισυ τοῦ προβληθέντος αὐτάρκως ἐπιλύε-
σθαι, τὸ δ᾽ ὑπόλοιπον ἥμισυ καταλιπεῖν ἄπορον. οἰκεῖον
μὲν γάρ ἐστι τῷ καταμηνίῳ τὸ εἶδος τοῦ ζώου· κατὰ γὰρ
τὴν ὕλην, ἐξ ἧς γίνεται, τοῦτο ἐδείχθη συνιστάμενον· ἡ
μορφὴ δὲ ἑκάστου τῶν εἰδῶν, ὡς καὶ πρόσθεν ἐλέγομεν,
ἀεὶ κατὰ τὸ ἄῤῥεν, ὧν τὸ μὲν πρότερον ἀληθὲς μέν πως,
οὐ μὴν πάντη, τὸ δεύτερον δέ ἐστι πάντως ψεῦδος. εἰ μὲν
γὰρ οἰκεῖον τὸ εἶδος τῇ ὕλῃ τῆς τοῦ ζώου γενέσεως, ἀλη-
θὲς τὸ πρότερον εἰ δ᾽ οὐ ξύμπαν, ἀλλά τι καὶ τοῦ τὴν
δύναμιν παρέχοντος εἴδους ἐπιμίγνυται, τοῦτο ψεῦδος. ἐδεί-
κνυτο δ᾽ ἔμπροσθεν οὐ σύμπαντος τοῦ ζώου τὸ εἶδος κατὰ
τὴν μητέρα τυπούμενον, ἀλλὰ τὸ πλεῖστον μὲν κατ᾽ ἐκείνην,

fubftantia menftruum folum eft, ut Ariftoteles dixit;
principium vero motus ei ex femine accedit. Et fane
etiam ipfe Athenaeus fimiliter ut Ariftoteles materiam
generationis animalis in menftruo collocat, facultatem
vero moventem in mafculo femine. Continget igitur
ipfis ex his dimidiam partem propofiti problematis fuffi-
cienter folvi, reliquam vero dimidiam dubiam relinqui.
Propria eft enim menftruo animalis fpecies: juxta mate-
riam enim, ex qua fit, fpeciem conftitui demonftratum
eft: forma vero uniuscujusque fpeciei, veluti etiam antea
dicebamus, femper juxta mafculum conftituetur. Quorum
prius aliquo modo verum eft, non tamen penitus, alte-
rum autem penitus falfum eft. Si enim materiae gene-
rationis animalis fpecies propria eft, prius verum eft;
fi vero non tota, fed aliquid etiam ex eo, quod facculta-
tem exhibet, fpeciei admifcetur, hoc falfum eft. Demon-
ftratum enim antea eft, non omnis animalis fpeciem
juxta matrem effingi, fed plurimam quidem juxta illam,

ἔχον δέ τι καὶ παρὰ τοῦ πατρός. ὥστ᾽ ἔοικεν ἀδύνατον εἶ-
ναι λυθῆναι τελέως τὸ ζητούμενον ἐπὶ ταῖς Ἀθηναίου καὶ
Ἀριστοτέλους ὑποθέσεσιν ἁπάσαις μενούσαις. ἐπισκεψώ-
μεθα οὖν, ἥντινά ποτε κινητέον ἡμῖν ἐστι. τὴν μὲν δὴ
προτέραν ἀκίνητον χρὴ φυλάττεσθαι, δι᾽ ἐναργῶν ἀποδε-
δειγμένην ἐν τοῖς περὶ χρείας μορίων ὑφ᾽ ἡμῶν τε καὶ Ἀρι-
στοτέλους. κινητέον δ᾽, εἴπερ ἄρα, τὴν τοῦ καταμηνίου καὶ
τὴν τοῦ σπέρματος. οὔτε γὰρ τὸ σπέρμα δύναμις μόνον
ἐστὶν, ἀλλὰ καὶ ὕλη τις, οὔτε τὸ καταμήνιον μόνον ὕλη,
ἀλλὰ καὶ δύναμις. ὅτι μὲν οὖν τὸ σπέρμα καὶ πρὸς τὴν ὑλικὴν
ἀρχὴν τοῦ ζώου συμβάλλεται τὰ μέγιστα, κατὰ τὸ πρότερον
ἐπιδέδεικται βιβλίον· ὅτι δὲ τὸ καταμήνιον εἰς τὴν δυνα-
μικὴν, ἐν τῷδε δειχθήσεται, τοσοῦτο μόνον ἡμῶν ἀναμι-
μνησκόντων ἐξ ὧν ἐν τῷ προτέρῳ γράμματι περὶ τῆς τοῦ
σπέρματος ἐδείχθη γενέσεως, ὅτι κατειργασμένον ἐστὶν ἀκρι-
βῶς αἷμα πρὸς τῶν περιεχόντων ἀγγείων αὐτό. κατὰ γάρ
τοι τοῦτον τὸν λόγον οὐ μόνον ὕλη τοῦ γεννηθησομένου

habere autem et aliquid a patre. Quare fieri non poffe
videtur, ut quaefitum recte folvatur, fi Athenaei et Ari-
ftotelis pronunciata omnia ut folida fulcra perfiftant.
Confideremus igitur, utrum tandem ex eis nobis remo-
vendum fit: ac prius quidem immobile fervare oportet,
utpote tum a nobis in tractatu de ufu partium, tum ab
Ariftotele per manifefta evidenter demonftratum. Remo-
vendum igitur pronunciatum pofterius de menftruo et de
femine prolatum. Neque enim femen facultas folum eft,
fed et materia quaedam, neque menftruum materia
folum, fed et facultas. Quod igitur femen quidem et
ad materiale principium animalis maxime confert, in
priore libro eft demonftratum; quod vero menftruum
conferat ad principium potentiale, in hoc demonftrabitur,
modo tantum ex his, quae in priori libro de feminis ge-
neratione demonftrata funt, in memoriam revocaverimus,
quod femen eft fanguis exacte percoctus a vafis ipfum
continentibus. Juxta hanc enim rationem fanguis non

τὸ αἷμα γίνοιτ᾽ ἄν, ἀλλὰ καὶ σπέρμα δυνάμει. φαίνεται δὲ
καὶ Ἀθήναιος ἐπὶ τοῦτον ἀφικνούμενος ἐξ ἀνάγκης τὸν λό-
γον ὕστερον, ἡνίκα ζητεῖ, πῶς ὁμοιοῦται τῇ μητρὶ τὸ ἔγγο-
νον, ἀληθὲς μέν τι λέγων, οὐ μὴν ἑαυτῷ ὁμολογούμενον,
ὡς αὖθις δείξω. νῦν δὲ ἐπὶ τὸ προκείμενον ἰτέον. ὅτι μὲν
ἐξ ὕλης τε καὶ δυνάμεως ἕκαστον τῶν ζώων γίνεται, κοινὸν
ἡμῖν ὁμολόγημά ἐστιν. ὅτι δὲ καὶ τὸ σπέρμα καὶ τὸ κατα-
μήνιον ἀμφοτέρας ἔχει τὰς ἀρχάς, οὐ μὴν ὡσαύτως ἰσοσθε-
νεῖς, ἀλλὰ τὸ μὲν σπέρμα τὴν ποιητικὴν ἰσχυροτάτην, ὀλι-
γίστῳ δὲ ὄγκῳ τὴν ὑλικήν, τὸ δὲ αἷμα τὴν μὲν ὑλικὴν
πλείστην, ἀσθενεστάτην δὲ τὴν δυναμικήν, ἐκεῖνοι μὲν οὐκ
οἶδ᾽ ὅπως ἠγνόησαν, ἡμᾶς δ᾽ οὐ χρὴ παρελθεῖν ἀναμνη-
σθέντας ὧν ἀπεδείξαμεν. εἰ μὲν γὰρ τὴν ὑλικὴν ἀρχὴν τοῦ
γεννηθησομένου, καθ᾽ ἣν ἐδείκνυτο τοῦ ζώου τὸ εἶδος ἀποτε-
λούμενον, ἐν τῷ καταμηνίῳ μόνον εἶναι συνέβαινεν, ἀκρι-
βῶς ἂν ὁμοειδῶς ἐγεννᾶτο τῇ μητρὶ τὸ ἔγγονον, ὥσπερ γε
καὶ, εἰ τὴν ποιητικὴν μόνον ἐν τῷ σπέρματι, διὰ παντὸς ἂν

folum materia generandi foetus fuerit, fed et femen po-
tentia.　　Apparet autem et Athenaeus in hanc fententiam
poftea neceffario perductus effe, quando quaerit, quo
modo matri foetus affimiletur, verum quidem quiddam
dicens, non tamen fibi ipfi conftans, velut rurfus demon-
ftrabo. Nunc vero ad id, quod propofitum eft, progredie-
mur. Quod quidem ex materia et facultate unumquod-
que animal gignatur, in communi confitemur: quod vero
tum femen, tum menftruum habeat utraque principia,
non tamen aequalibus viribus praedita, fed femen qui-
dem effectivum validiffimum, materiale vero modicae
molis, menftruum autem materiale quidem plurimum,
potentiale vero feu effectivum debiliffimum, illi equidem
haud fcio quomodo ignoraverunt, nos autem praeterire
non oportet, his, quae jam demonftravimus, in memoriam
revocatis. Si etenim materiale gignendi principium, juxta
quod fpeciem animalis abfolvi demonftratum eft, in folo
menftruo effet, foetus utique exacte ejusdem fpeciei
cum matre generaretur, quemadmodum etiam, fi effecti-

ὡμοιοῦτο τῷ πατρί. [218] ἐπεὶ δ᾽ ἀμφοτέρων μὲν ἑκάτε-
ρον αὐτῶν μετείληφεν, ἐπικρατεῖ δὲ ἐν μὲν τῷ καταμηνίῳ
τὸ πλῆθος τῆς ὕλης, ἐν δὲ τῷ σπέρματι τῆς δυνάμεως ἢ
ῥώμης, δεόντως, οἶμαι, τὸ εἶδος τοῦ ζῴου κατὰ τὴν μητέρα
μᾶλλον ἐμφαίνει ἢ κατὰ τὸν πατέρα ὁ ἔγγονος, καίτοι εἰς
τὴν ὑλικὴν ἀρχὴν αὐτοῦ συντελεῖ τὸ σπέρμα· τὸ δὲ τῆς
ὁμοιότητος αὐτῷ οὐ μᾶλλον ἢ κατὰ τὸ ἄρρεν, καίτοι γε,
ὅσον ἐπὶ τῇ ῥώμῃ τοῦ σπέρματος, ἀεὶ ἐχρῆν ὁμοιοῦσθαι
τῷ πατρὶ τὸ ἔγγονον. ἀλλ᾽ ἡ θήλεια γονὴ συντελοῦσα εἰς
εὐρωστίαν προσέλαβε τὴν ἐκ τοῦ καταμηνίου δύναμιν, ἐννέα
μησὶν ἐπανιοῦσαν, ὅσον ἠλαττοῦτο κατὰ τὴν πρώτην σύνο-
δον. οἰκεῖον γὰρ ἦν τῷ τῆς θηλείας σπέρματι τὴν αὐτοῦ
μᾶλλον οὐσίαν τε καὶ δύναμιν αὐξάνειν καὶ ῥώννυσθαι, ἥπερ
τὴν τοῦ ἄρρενος.

Κεφ. γ΄. Ἀλλ᾽ ἐπεὶ καὶ περὶ τούτων αὐτάρκως διώ-
ρισται, καιρὸς ἂν εἴη διασκέψασθαι τὸ προβαλλόμενον ὡς
ἄπορον ὑπό τε τῶν οὐχ ἡγουμένων ὅλως σπερμαίνειν τὸ

vum folum in femine effet, femper utique fimilis fieret
patri; quando vero utrumque ambo ipfa principia habet,
praedominatur autem in menftruo materiae copia, in fe-
mine vero facultatis aut roboris, merito (opinor) fpe-
ciem animalis juxta matrem magis refert foetus, quam
juxta patrem, etiamfi ipfius femen ad materiale princi-
pium conferat, fimilitudinem vero non magis juxta ma-
trem quam patrem. Quanquam, quod ad robur feminis
attinet, foetum patri femper affimilari oportebat. Verum
genitura muliebris conferens ad valetudinem, quum facul-
tatem ex menftruo per novem menfes prodeuntem affum-
pferit, tanto exuperat, quanto circa primum congreffum
exuperabatur. Proprium enim muliebri femini eft fuam
ipfius fubftantiam ac facultatem magis quam mafculini
augere atque corroborare.

Cap. III. At quum haec abunde definita fint, tem-
pus utique opportunum fuerit confiderare id, quod ut du-
bium proponitur tum ab his, qui foeminam femen emit-
tere in totum negant, tum qui foecundum femen emit-

Ed. Chart. III. [218.]   Ed. Baf. I. (241.)

θῆλυ καὶ τῶν οὐ γόνιμον σπερμαίνειν. εἴπερ γὰρ ἐνεχώρει,
φασὶ, τὸ θῆλυ μὴ μόνον ὕλης, ἀλλὰ καὶ δυνάμεως ἀρχὴν
εἶναι, περιττὸν τὸ ἄῤῥεν. ἔνιοι δὲ καὶ τῶν ὀρνίθων ἐν
τῷδε μνημονεύουσι τῶν τὰ ὑπηνέμια καὶ ζεφύρια καλού-
μενα τικτόντων ὠὰ χωρὶς τῆς πρὸς τὸ ἄῤῥεν μίξεως. ὁ μὲν
οὖν Ἐμπεδοκλῆς διεσπᾶσθαί φησι τὰ τοῦ γεννηθησομένου
μόρια, καὶ τὰ μὲν ἐν τῷ τοῦ ἄῤῥενος σπέρματι, τὰ δ᾽ ἐν
τῷ τῆς θηλείας περιέχεσθαι, καὶ αὐτῆς γε τῆς ἀφροδισίου
συμπλοκῆς ἐντεῦθεν γίνεσθαι τοῖς ζώοις τὴν ἐπιθυμίαν,
ὀρεγομένων ἀλλήλοις ἐνωθῆναι τῶν διεσπασμένων μορίων.
οὗτος ὁ λόγος ἐστὶν ἄτοπος, ὑποτιθέμενος μὲν πρῶτον
ἑκάστῳ τῶν μορίων ὥσπερ ζώῳ σύμφυτον ὄρεξιν ἐνώσεώς
τε καὶ μίξεως εἰς τὴν συμπλήρωσιν ὅλου τοῦ μορίου, εἶτα
οὐκ αἰσθάνεται μισγύγκειαν ποιῶν ἑκατέρων τῶν σπερμά-
των, οὐχ ὁμοιομερὲς ἀπολεῖπον, οἷόν περ καὶ φαίνεται.
ἅπαντα γὰρ ἕξει κατ᾽ αὐτὸν ἐν ἑαυτῷ τὸ σπέρμα, καὶ ἐκ
πάντων συγκείσεται τῶν τοῦ ζώου μορίων, ἀρτηρίας δηλονότι
καὶ φλεβὸς, καὶ νεύρου, καὶ ὀστοῦ, καὶ συνδέσμου, καὶ

tere non putant. Si enim ita res ferat, inquiunt, ut
foemina non folum materiae, fed etiam facultatis prin-
cipium effet, fupervacaneus effet mafculus. Quidam vero
etiam gallinarum hac parte mentionem faciunt, quae fub-
ventanea et favonia appellata ova pariunt citra mafculi
coitum. Empedocles equidem futuri foetus partes divul-
fas effe perhibet, easque partim in mafculo, partim in
muliebri femine contineri, atque inde etiam ipfius ve-
nerei complexus appetentiam animalibus oriri, nimi-
rum divulfis partibus inter fe uniri appetentibus.
Abfurdus eft hic fermo, tribuens primum quidem
unicuique particulae, veluti animali, innatam appe-
tentiam unionis et coitus ad totius animalis perfectionem
abfolvendam. Deinde non fentit, fe vaforum utriusque fe-
minis permixtionem facere, non relictis etiam fimilaribus,
velut etiam liquido apparet. Juxta ipfum enim omnia in fe-
ipfo continebit femen, et ex omnibus animalis partibus com-
ponetur, ex arteria videlicet et vena, et nervo, et offe, et

σαρκὸς, ἑκάστου τε τῶν ἄλλων, ἀτάκτως κειμένων παρ᾽ ἄλ-
ληλα, καὶ τοῦ τάξοντος δηλονότι καὶ διακοσμήσοντος δεο-
μένων, ἵν᾽ ἐξ αὐτοῦ γένηται τὸ ζῷον. τί ποτ᾽ οὖν ἔσται
τοῦτο τὸ τὴν τάξιν αὐτοῖς ἐπιθῆσον; οὐ γὰρ δὴ ὥς γέ τινές
φασιν, ἡ τῶν ὁμοίων φορὰ πρὸς τὰ ὅμοια. κατὰ μὲν γὰρ
τοῦτον τὸν λόγον ἓν μὲν ὀστοῦν ἦν ἂν μέγα κατὰ τὸ
κυούμενον, ἁπάντων ἀφικνουμένων ἐς ταὐτὸ τῶν ὀστωδῶν
μορίων, εἷς δὲ χόνδρος, ἀρτηρία δὲ μία, καὶ νεῦρον ἓν,
ἕκαστόν τε τῶν ἄλλων. ἄλλου τινὸς ἄρα τρίτου δεήσει τοῖς
διεσπαρμένοις ἐν ἑκατέρῳ τῶν σπερμάτων μέρεσι, (242) τοῦ
τάξοντος αὐτὰ καὶ διακοσμήσοντος· ὡς ἤτοι τρίτον σπέρμα
ζητητέον ἡμῖν, ᾧ ταύτην ἀναθήσομεν τὴν δύναμιν, ἢ ἐν
τοῖς πρώτοις σπέρμασιν εὐθὺς περιέχεσθαι φατέον. ἔτι δὲ
ἀτοπώτερον ὁ λόγος ἔχει τοῦ Ἐμπεδοκλέους οὐ συνιέντος,
ἥτις ποτὲ ἡ αὔξησις ἔσται τῷ κυήματι. σμικροτάτων γὰρ
ἐξ ἀνάγκης οὐσῶν τῶν πρώτων ἀρτηριῶν καὶ φλεβῶν, ἔτι
δ᾽ ὀστῶν καὶ νεύρων, καὶ χόνδρων, καὶ συνδέσμων, ὑμένων
τε καὶ σαρκῶν, ὅμοιον δήπου χρὴ τὸ προσπλασσόμενον

ligamento ac carne, fingulisque aliis inordinate inter fe
pofitis, et ordinatore ac ornatore indigentibus, quo ex
ipfis animal gignatur. Quid igitur tandem erit, quod or-
dinem ipfis diftribuet? non equidem, velut quidam ajunt,
fimilium ad fimilia raptus: hac enim ratione unum
magnum os in foetu erat, omnibus videlicet offeis parti-
culis in unum congreffis, una etiam cartilago, una arte-
ria, nervus unus, et fingula alia eodem modo. Alio igi-
tur aliquo tertio opus erit partibus in utroque femine
difperfis, quod ordinet ac ornet ipfas. Quare aut tertium
femen nobis quaerendum eft, cui hanc facultatem tribua-
mus, aut in primis feminibus ftatim contineri fatendum.
Abfurdior autem adhuc Empedoclis fermo eft non intel-
ligentis, quod tandem augmentum foetui futurum fit.
Quum enim necessario minimae fint primae arteriae et
venae, amplius vero et offa, et nervi, et cartilagines,
et ligamenta, membranaeque ac carnes, fimile fane effe

αὐτοῖς ὑπάρχειν, ἵν᾽ αὐξηθῇ. πόθεν οὖν ἕξομεν τοῦτο;
φαίνεται μὲν γὰρ οὐδὲν ἄλλο τοῖς κυουμένοις ἐπιῤῥέον
πλὴν τοῦ καταμηνίου· τοῦτο δὲ αἷμα μόνον ἐστὶν, οὐ δή-
που συγκείμενον ἐκ νεύρων καὶ φλεβῶν καὶ ἀρτηριῶν καὶ
ὀστῶν, ἁπάντων τε τῶν ἄλλων μορίων. εἰ δ᾽ ἀλλοιουμένου
καὶ μεταβαλλομένου τούτων τῶν μορίων ἕκαστον γίνεσθαι
φήσομεν, [219] ἐν τῷ σπέρματι τὸν ταῦτα ἐργασόμενον
ὑποθέσθαι χρὴ τεχνίτην, ὃν ἐξ ἀρχῆς ἔχοντες ἀτόπως ὑποτι-
θέμεθα διεσπασμένα μόρια. πῶς γὰρ δὴ καὶ διέσπασται;
πότερον τοῦ μὲν τῆς κεφαλῆς ὀστοῦ τὸ μέρος ἑκάτερόν
ἐστιν ἰδίᾳ περιγεγραμμένον ἐν ἑκατέρῳ τῶν σπερμάτων,
πάλιν ἑκάστου τῶν σπονδύλων, εἶτ᾽ αὖθις ἰδίᾳ βραχιό-
νων τε καὶ πήχεων, ἑκάστου τε τῶν ἄλλων, ἢ συμπάν-
των γε ὁμοῦ τῶν ὀστῶν ἀδιάπλαστόν τε καὶ συγκεχυμέ-
νην ἔχει τὴν οὐσίαν ἑκάτερον τῶν σπερμάτων, εἶτ᾽ ἐξ
αὐτῆς ἄλλος τις τεχνίτης διαπλάττει μὲν τῶν ὀστῶν
ἕκαστον, εἶτ᾽ ἄλλος συντίθησιν, ὥσπερ ἐκ τοῦ πηλοῦ
τοὺς πλίνθους διαπλάττει μὲν ὁ πλινθουργὸς, συντίθησι

oportet, quod ipfis affinguntur, quo augefcant. Unde igi-
tur hoc habebimus? Apparet equidem, nihil foetibus
affluere praeter menftruum; hoc vero fanguis folum eft,
non fane compofitus ex nervis, et venis, et arteriis ac
offibus, et aliis omnibus partibus. Si vero ex alterato
et transmutato fingulas has partes fieri dicemus, in femi-
ne utique artificem, qui haec operatur, fuppofitum effe
oportet, quem quum a principio habeamus, abfurde om-
nino divulfas partes pronunciamus. Et quomodo fane
funt divulfae? num fingulae offis capitis partes feorfum
in utroque femine circumfcriptae funt? et rurfus unius-
cujusque vertebrae pars? deinde rurfus feorfum et bra-
chiorum et cubitorum fingulorumque aliorum? an om-
nium fimul offium fubftantiam informem et confufam
utrumque femen habet? Deinde ex ipfa alius quifpiam
artifex fingula offa effingit, deinde alius componit, quem-
admodum ex luto lateres effingit quidem laterum opifex,

BIBΛION B. 619

Ed. Chart. III. [219.] Ed. Baf. I. (242.)

δ' ἀλλήλοις ὁ οἰκοδόμος; ἀλλά τοι τὰ πάντα ἐστὶν ἀδύ-
νατα καθ' ἕκαστόν τε τῶν ὀργανικῶν μορίων ἐπισκεπτομένῳ
τι καὶ μάλιστα τῶν γεννητικῶν. ἤτοι γὰρ ἐν ἑκατέρῳ τῶν
σπερμάτων ἑκατέρων ἐστὶ τὰ μόρια τῶν γυναικείων καὶ
ἀῤῥενικῶν ὀργάνων, ἢ τῶν γυναικείων ἐν τῷ τῆς θηλείας,
τῶν δ' ἀῤῥενικῶν ἐν τῷ τοῦ ἄῤῥενος. ὁποτέρως δ' ἂν ἔχῃ,
μιχθέντων αὐτῶν ἄμφω διαπλασθήσεται κατὰ τὸ κυούμενον,
ὡς γίνεσθαι πάντα ἡμῶν τὰ ἔγγονα τοιαῦτα τὴν ἰδέαν,
οἵους οἱ πλάσται πλάττουσι τοὺς καλουμένους ἑρμαφροδί-
τους, ἀμφότερα ἔχοντας τέλεα τὰ γεννητικὰ μόρια, καὶ
τὰ τῶν ἀῤῥένων καὶ τὰ τῶν θηλειῶν. εἰ δ' ἀπόλλυται
θάτερα, καὶ σκέλος ἀπόλλυσθαι, καὶ χεῖρα, καὶ ἄλλο τι
μέρος ἀναγκαῖον ἔσται. πολυειδῶς οὖν ἄτοπος ἡ Ἐμπε-
δοκλέους δόξα, καὶ μένειν ἔτι φαίνεται τὸ ἐξ ἀρχῆς πρό-
βλημα ἄπορον, διὰ τί, εἴπερ ὑπάρχει καὶ τῷ θήλει ζώῳ
σπέρμα, τὸ ἄῤῥεν ἐγένετο· διὰ τί οὐ γεννᾷ τὸ θῆλυ μόνον
αὐτὸ καθ' ἑαυτά.

componit autem eos inter fe aedificator? Atqui haec om-
nia impoſſibilia funt, ſingulis inſtrumentalibus partibus et
maxime genitalibus colluſtratis: aut enim in utroque fe-
mine utrorumque tum maſculinorum tum foemininorum
organorum funt partes, aut muliebrium in muliebri, vi-
rilium in virili: utro autem modo res habuerit, ubi ip-
fa femina fuerint permixta, ambo organa in ipſo foetu
effingentur. Quare omnes noſtri foetus tali ſpecie produ-
centur, quales plaſtae fingunt, quos Hermaphroditos ap-
pellant, utraque genitalia membra tum virilia, tum mu-
liebria habentes. Si vero pereunt altera, etiam crus per-
ire, aut manum, aut aliquam aliam partem neceſſarium
eſt. Multis igitur modis Empedoclis opinio eſt abſurda,
et adhuc dubium relinqui videtur problema a principio
propoſitum, quamobrem, ſi quidem muliebri animali
etiam femen ineſt, maſculus generatus ſit; cur foemina
fola non generet per feipfam.

Κεφ. δ'. Πρὸς ἡμῶν ἤδη λέλεκται δυνάμει τὸ ζή-
τημα διὰ τοῦ προτέρου γράμματος, εἰρήσεται δὲ οὐδὲν
ἧττον καὶ νῦν. οὔτε δὲ Ἀθήναιος, οὔτε Ἀριστοτέλης, οὔτ᾽
ἄλλος ἰατρὸς ἢ φιλόσοφος εὐπόρησε τῆς λύσεως αὐτοῦ·
παραπλήσιον δ᾽ ἔπαθον οἱ πλεῖστοι τοῖς τὴν κίνησιν οὐδ᾽
ὅλως εἶναι φήσασιν, ὅτι μὴ γιγνώσκουσιν, ὅπως γίνεται.
καὶ χρὴ κατά γε τοῦτο τὸν Ἐμπεδοκλέα μᾶλλον ἐπαινεῖν
Ἀθηναίου καὶ Ἀριστοτέλους, ὅτι φυλάξας τὸ φαινόμενον
ἐζήτει τὴν αἰτίαν. εἰ γὰρ, ἐν οἷς ἀποροῦμεν αἰτίας εὐλόγου,
τὸ πρᾶγμα ἀναιρήσομεν, ὥρα λέγειν ἡμῖν, ὅτι μήθ᾽ ὁρῶ-
μεν ὅλως, μήτ᾽ ἀκούομεν, ἀλλὰ μήτ᾽ αἰσθανόμεθα, μήτ᾽
ἀναμιμνησκόμεθα, μήτ᾽ ὀνείρους ὁρῶμεν, ὡς ἄπορός γε
καθ᾽ ἕκαστον αὐτῶν ἡ αἰτία τῆς γενέσεως. ὅτι μὲν οὖν
ἔχει τὸ θῆλυ ζῶον σπέρμα, ταῖς αἰσθήσεσι πιστευτέον, ὡς
ἔμπροσθεν ἐλέγομεν, οὐκ ἀνατρεπτέον δὲ τῷ λόγῳ τὴν
ὕπαρξιν τῶν ἐναργῶν. ἥτις δ᾽ ἐστὶν ἡ αἰτία, δι᾽ ἣν, σπερ-

Cap. IV. A nobis quidem jam poteſtate ſoluta eſt
haec quaeſtio in priore libro: dicetur tamen nihilominus
etiam nunc.   Porro neque Athenaeus, neque Ariſtoteles,
neque alius medicus aut philoſophus ejus ſolvendae fa-
cultatem habuit.   Plerique vero confimile quid ſaciunt
his, qui motum omnino non eſſe pronuntiant propterea,
quod non ſciunt, quomodo fiat.   Et oportet ſane in hoc
Empedoclem magis laudare, quam Athenaeum et Ariſtote-
lem, propterea quod ſervato eo, quod apparet, inveſtigat
cauſam.   Si enim in his rebus, de quarum rationali cau-
ſa dubitamus, rem ipſam ſuſtulerimus, tempeſtivam occa-
ſionem dicendi habebimus, quod neque videmus penitus,
neque audimus, imo neque ſentimus, neque recordamur,
neque ſomnia videmus, eo quod dubia eſt in his ſingulis
cauſa ipſorum generationis.   Quod quidem igitur foemi-
ninum animal ſemen habeat, ſenſibus credendum eſt,
quemadmodum antea dicebamus, neque permittendum
rationi, ut ea ſubvertat, quorum ſubſtantia evidenter exi-
ſtere apparet.   Quae vero ſit cauſa, ob quam, quum

Ed. Chart. III. [219. 220.]   Ed. Baf. I. (242.)

μαίνοντος καὶ τούτου, ὅμως ἄῤῥεν ἐγένετο τὸ ζῶον, ἐπι-
σκεπτέον, ἢ διὰ τί γενομένου τοῦ ἄῤῥενος ἐφυλάχθη καὶ τῷ
θήλει τὸ σπέρμα. βέλτιον γὰρ ἦν ἔχειν αὐτὸ περίττωμα
συντελοῦν εἰς τὴν τοῦ κυουμένου γένεσιν. οἱ δὲ περὶ τὸν
Ἀθήναιον ἔμπαλιν ἐχρήσαντο τῷ λόγῳ· διὰ τοῦτο γὰρ οὐκ
εἶναί φασι τῷ θήλει περίττωμα σπερματικόν, ὅτι τὸ αἱμα-
τικὸν ἔχει· δύο δ᾽ οὐκ ἦν αὐτῷ περιττώματα γενέσθαι.
προστιθέασι δ᾽ ἐνίοτε τῷ λόγῳ καὶ ὡς οὐχ οἷόν τέ ἐστιν
ἓν ζῶον ἀμφοτέρας ἔχειν ἐν ἑαυτῷ τὰς ἀρχὰς τοῦ γεννηθη-
σομένου, τήν τε ὕλην καὶ τὴν δύναμιν. [220] ἀλλὰ τοῦτο
μὲν οὐκ οἶδ᾽ ὅπως οἱ πλανώμενοι πάλιν αὐτοὶ κατὰ τὰ
φυτὰ μὴ διακεκρίσθαι φασὶ τὰς ἀρχὰς τῆς γενέσεως, ἀλλ᾽
ἀμφοτέρας ἐν αὐτοῖς εἶναι, καὶ τὰς ὡς ὕλης καὶ τὰς ὡς
δυνάμεως. Ἀριστοτέλης δ᾽ ἔτι καὶ μᾶλλον ἐπί τινων ζώων
ὦφθαί φησιν ἅπαντα τὰ κυϊσκόμενα, καὶ μηδὲν ἀποκεκρι-
μένον ὑπάρχειν ἐν αὐτοῖς, ἀλλ᾽ ἡνῶσθαι. καὶ τούτου μὲν
ἕνεκεν οὐκ ἀναμένουσι τὸν ἔξωθεν κατήγορον, ἀλλ᾽ αὐτοὶ

etiam foemininum animal femen emittat, mafculum tamen
fit generatum, aut cur generato mafculo etiam adhuc fer-
vatum fit foemineum femen, confiderandum. Praeftabat
namque, opinor, ipfum habere excrementum conferens
ad foetus generationem. At vero Athenaeus contrario
omnino utitur fermone; ob hoc enim foeminae excre-
mentum feminale effe negat, quod fanguineum habet;
duo vero ipfi generari excrementa non conveniebat. Ap-
ponit autem aliquando fermoni, quod non poffit unum
animal utraque in fefe habere principia generandi foetus,
materiam videlicet et facultatem. Verum haud fcio, quo-
modo id eveniat, ut errore feductus idem ipfe circa plan-
tas generationis principia non effe difcreta tradat, fed
ambo in ipfis effe, tum materiae, tum facultatis. Ari-
ftoteles vero etiam magis adhuc in quibusdam animali-
bus vifa effe ait omnia praegnantia, et nihil in ipfis dif-
cretum aut fegregatum exiftere, fed uniri. Quare hujus
rei gratia non expectant externum accufatorem, fed ipfi

καταβάλλουσιν ἑαυτοὺς ὑπὸ τῆς Ἀδραστείας νικώμενοι.
λέγομεν δ᾽ ἡμεῖς αὐτό, ἐν ᾧπερ ἀποροῦσιν, ἐν τῷ πρὸ
τούτου γράμματι λελύσθαι φθάνειν. πρῶτον μὲν γὰρ οὐδ᾽
ἂν ὀρεχθείη συνουσίας τὸ θῆλυ χωρὶς τοῦ σχεῖν ὄρχεις τε
καὶ σπέρμα, καὶ τοῦτο οὐκ ἐκ λόγων γε πιθανῶν, οἷς ἐκεῖ-
νοι χρῶνται, τοῖς ἐπιστημονικοῖς δὲ καὶ ἀποδεικτικοῖς φά-
σκοντες εἶναι πιστούμεθα. μόνον δ᾽ ἀρκούμεθα διηγήσα-
σθαι τὰς κατὰ τῶν ὄρχεων ἐκτομάς, ἃς ἐν πολλοῖς ἔθνεσιν
ἐπὶ τῶν θηλειῶν ὑῶν ποιοῦνται. φαίνονται γὰρ αὗται
μηκέτι τοῖς κάπροις ἑαυτὰς ὑποβάλλουσαι, καθάπερ ἔμπρο-
σθεν, ἀλλ᾽ ἐπιλανθανόμεναι πάσης ἀφροδισίου συμπλοκῆς.
ἑξῆς δ᾽ ἄν σοι δηλώσαιμι χρείαν ἑτέραν οὐ σμικρὰν τοῦ τῆς
θηλείας σπέρματος, εἰ βουληθείης ἀνατεμὼν θεάσασθαι
τὸν ἀλλαντοειδῆ καλούμενον ὑμένα τῶν σπερματικῶν ἀγγείων
ἐξημμένον, ὃν ἐκ τοῦ τῆς θηλείας σπέρματος ἐλέγομεν γεν-
νᾶσθαι. θεάσῃ δ᾽ εὐθέως ἐν ταῖς ἀνατομαῖς, ὡς οὐδὲ δυ-
νατὸν ἦν ἅπαντα τῆς μήτρας ὑπαλεῖψαι τὰ μόρια τῷ τοῦ
ἄῤῥενος σπέρματι. καὶ εὐθὺ γὰρ ἐξακοντιζόμενον φέρεται

feipfos dejiciunt ab Adraftea victi. Nos porro id, in quo
dubii haerent, in priore libro jam folutum effe dicimus.
Primum etenim neque appetiverit coitum foemina, fi non
habeat teftes et femen, atque hoc non ex rationibus
probabilibus, quibus illi utuntur, fed fcientificis et de-
monftrativis afferentes fidem omnibus faciemus. Suffe-
cerit autem vel folas teftium exectiones exponere ac pro-
ferre, quas apud multos populos in foeminis fuibus fa-
ciunt. Apparent enim hae non amplius feipfas verribus
fubjicere, velut antea, fed omnis venerei complexus obli-
tae effe. Oftendam autem tibi ordine etiam alium non
levem muliebris feminis ufum. Si enim diffectione vo-
lueris membranam allantoidem appellatam infpicere, femi-
nariis vafis appenfam, quam etiam ex muliebri femine
generari dicebamus, videbis fane ftatim in ipfis diffectio-
nibus, non poffe mafculo femine omnes uteri partes obli-
ni; e directo enim ejaculatum per uteri collum ad fun-

διὰ τοῦ τῶν ὑστερῶν αὐχένος ἐπὶ τὸν πυθμένα, καὶ ὅσα
τούτου πλησίον, ἐπιστραφῆναι δὲ εἰς τὰ πλάγια μέχρι τῶν
κεραιῶν αὐτῷ ἀδύνατον. καὶ ταύτην οὖν οὐ μικρὰν χρείαν
παρέχει τῷ κινηθησομένῳ τὸ τῆς θηλείας σπέρμα, καὶ
ὥσπερ τις οἰκεία τροφὴ γίνεται τῷ τοῦ ἄρρενος ὑγρότερόν τε
καὶ ψυχρότερον ὑπάρχον, παχυτέρῳ γε ὄντι καὶ θερμοτέρῳ.
μὴ τοίνυν ἀδύνατον εἶναι λέγωμεν, ἀμφότερα ἀθροίζειν
περιττώματα τὸ θῆλυ. φαίνεται γὰρ ἀθροίζειν αὐτὰ, καὶ
δυνατὸν εἶναι φάσκειν τὸ φαινόμενον ἐναργῶς ὑπάρχον. οὐ
γὰρ τοῦτο ἀδύνατον, ὅ γε ὑπάρχει σαφῶς, ἀλλ' ὁ διαβάλλων
αὐτὸ λόγος ἀπίθανος, ἐναντιούμενος τοῖς ἐναργέσι. μήτε
οὖν μάτην γεγονέναι τὸ τῆς θηλείας λέγωμεν σπέρμα. βέλ-
τιον γὰρ ἦν αὐτοῖς ὀλίγον τι παραθραύσασι τοῦ λόγου φά-
σκειν ἀδύνατον εἶναι τὸ θῆλυ, τό θ' αἱματικὸν ἴσχειν πε-
ρίττωμα, καὶ τὸ σπέρμα γόνιμον, εἴ γε διὰ μὲν τὸ τῆς
κράσεως ψυχρὸν ἀθροίζουσιν αἷμα περιττόν, ἰσχυρᾶς δὲ δεῖ
θερμότητος εἰς γένεσιν ἀκριβῶς κατειργασμένου τοῦ σπέρ-

dum eique vicinas partes fertur, ad latera vero usque
ad cornua divertere id non poteſt. Et hunc igitur non par-
vum uſum generando foetui exhibet muliebre ſemen, quin
et velut proprium ac familiare alimentum maſculo ſemini
exiſtit, nempe hnmidius et frigidius exiſtens, quum illud
craſſius ſit et calidius. Ne igitur impoſſibile eſſe dica-
mus, foeminam utraque excrementa coacervare. Apparet
enim, quod ipſa coacervet, et recte utique ut poſſibile
aſſeritur, quod manifeſte exiſtere videtur: non enim im-
poſſibile eſt hoc, quod manifeſte exiſtit: verum ratio, quae
ipſum calumniatur, minime probabilis eſt, utpote contraria
his, quae evidenter apparent. Ne igitur fruſtra generatum
eſſe ſemen muliebre dicamus: melius enim erat ipſos
modice caſtigato ſermone dicere, impoſſibile eſſe foemi-
nam et ſanguineum habere excrementum, et ſemen foe-
cundum, ipſis enim ob temperamenti frigiditatem ſanguis
ſupervacaneus coacervatur, forti autem calore opus eſt
ad generationem ſeminis exacte eleborati et percocti, et

ματος. ὑγρότερον μὲν οὖν τὸ θῆλυ καὶ ψυχρότερον, θερ-
μότερον δὲ καὶ ξηρότερον τὸ ἄῤῥεν. εὐλόγως ἄρα τὸ μὲν
ἐνδεῖ τι πρὸς τὴν τοῦ σπέρματος ἀκριβῆ κατεργασίαν, τὸ
δ᾽ οὐκ ἐγχωρεῖ περίττωμα σχεῖν αἱματικὸν ὑπὸ θερμότητός
τε καὶ ξηρότητος ἅπαν ἐξικμαζούσης. διὰ τοῦτο καὶ ὅσα
ἐστὶ τῶν ζώων ξηρότερα ταῖς κράσεσιν, ὥσπερ ὄρνιθές τε
πολλαὶ καὶ τῶν ἰχθύων οὐκ ὀλίγοι, τὰ ὠὰ πέφυκε γεν-
νᾷν ἄνευ τῆς πρὸς τὸ ἄῤῥεν ὁμιλίας. ἐνδεῖ γοῦν ὅμως καὶ
τούτοις τι πρὸς τὸ τέλειον, εἰ μὴ μεταλάβοι τῆς ἐξ ἐκείνου
θερμότητος. οὐ μὴν ἀδύνατόν γε ἐπινοῆ(243)σαι τοιαύτην
κρᾶσιν ζώου σώματος, ὡς γεννῆσαι ἀτέλεον ζῶον ἄνευ τῆς
πρὸς ἕτερον ὁμιλίας· ζῶον μέντοι γε τέλεον ἐν αὐτῷ κυῆσαι
χαλεπὸν ὄντως ἐστὶ καὶ ἴσως ἀδύνατον. ἐν πολλῷ γὰρ
χρόνῳ δεῖ τρέφεσθαι τὸ τοιοῦτο κύημα· τοῦτο δ᾽ οὐκ ἐγ-
χωρεῖ γενέσθαι χωρὶς τοῦ περιττωματικὸν εἶναι τὸ θῆλυ.
περιττωματικὸν δ᾽ οὐκ ἂν εἴη χωρὶς τοῦ ψυχρότερόν τε
καὶ ὑγρότερον ἱκανῶς ὑπάρχειν τῇ κράσει. [221] τοιοῦτο
δ᾽ ὄν, οὔτ᾽ ἀξιόλογον τῷ πλήθει τὸ σπέρμα γεννᾷν, οὔτε

humidior quidem eſt foemina ac frigidior, calidior autem
et ſiccior maſculus.   Merito igitur alteri quidem deeſt
quid ad exactam feminis percoctionem, alteri vero im-
poſſibile eſt ſanguineum excrementum habere prae calore
et ſiccitate id ipſum totum reſiccante.   Ob id igitur et
animalia, quae ſicciore temperamento praedita ſunt, velut
plurimae gallinae et ex piſcibus non pauci, ova genera-
re ſolent citra maſculi converſationem: deeſt tamen
etiam his quippiam ad perfectionem, ſi non aſſumant ex
illo calorem. Non tamen impoſſibile eſt animo concipere
tale temperamentum animalis corporis, ut imperfectum
animal generet absque alterius commixtione; animal tamen
perfectum in ſeipſo concipere vere difficile eſt et for-
taſſis impoſſibile.   Per multum enim tempus ejusmodi
conceptum foetum nutriri oportet, hoc vero fieri non po-
teſt citra hoc, ut foemina excrementis redundet. Excre-
mentis autem redundare non poterit citra hoc, ut tem-
peramento multum frigidior et humidior exiſtat.   Sed ſi
talis fuerit, neque memorabilem feminis copiam, neque

γλίσχρον, οὔτε θερμὸν, οὔτε παχὺ δυνατόν ἐστιν, ὥστ'
οὐδὲ γόνιμον. ἔδειξε γὰρ ὁ πρόσθεν λόγος, ὡς τοιοῦτο
εἶναι χρὴ τὸ γόνιμον, ὡς εὐθὺς ἅμα τῷ καταβληθῆναι τὸ
μὲν ὑμενοῦσθαι τῆς οὐσίας αὐτοῦ, τὸ δὲ εἰς ἀγγεῖον ἀπο-
τείνεσθαι, τὸ δὲ πλάττειν προσήκει. δέδεικται τοίνυν ἀναγ-
καία τοῦ θήλεος ἥ θ' ὑγρότης τε καὶ ἡ ψυχρότης, ἐν οἷς
ζώοις ἡ φύσις ὅμοιον τῷ κυοῦντι τὸ κατὰ τὰς μήτρας δια-
πλάττει ζῶον. ὅπερ γὰρ τοῖς φυτοῖς γῆ, τοῦτο τοιούτοις ἡ
μήτηρ ἐστὶ, τροφὴν ἐπαρδεύουσα, μέχρι περ ἂν ὅλον ἐπερ-
γασθῇ τέλεον τὸ ζῶον. αἰτία δὲ τούτων ἡ τῆς τροφῆς ἐστι
διαφορά. τοῖς μὲν γὰρ φυτοῖς ὁ ἐκ τῆς γῆς χυμὸς ἡ τροφὴ,
τοῖς ζώοις δὲ καρποὶ, πόαι, καὶ γάλα, καὶ ζώων ἑτέρων
σάρκες, ὥσπερ καὶ τῷ σπέρματι τῷ μὲν τῶν φυτῶν ὁ ἐκ
τῆς γῆς χυμὸς αὐτάρκης, τῷ δὲ τῶν ζώων, ἐπειδὴ μήτε
ἐσθίειν ἤδη, μήτε πίνειν ἐστὶ τὸ κύημα δυνατὸν, ἡ τῆς μητρὸς
ἐν ταῖς φλεψὶν ὕλη τροφὴ σύμφυτος. ἐχρῆν οὖν αὐτὸ συνα-
φθῆναι τῇ μητρὶ, καθάπερ τὸ τοῦ φυτοῦ σπέρμα τῇ γῇ.

femen ipfum vifcofum, neque calidum, neque craffum gene-
rare poteft, quare neque foecundum. Demonftratum eft enim
in fuperiore fermone, quod tale effe oporteat foecundum
femen, ut ftatim, fimul ut effufum eft, fubftantia ipfius partim
in membranam abeat, partim in vas diftendatur, partim ve-
ro formet. Ob hanc rem igitur neceffaria oftenfa eft foeminae
humiditas et frigiditas in his animalibus, in quibus na-
tura fimile animal ei, quod in utero geftat, effingit. Quod
enim in plantis eft terra, hoc talibus eft ipfa mater ali-
mentum irrigans, usque quo totum animal perfecte fuerit
abfolutum. Caufa vero horum eft alimenti differentia:
plantis enim humor ex terra alimentum eft, animalibus
vero fructus, herbae, lac, et aliorum animalium carnes,
quemadmodum etiam femini plantarum humor ex terra
fufficiens eft, femini vero animalium, quando neque com-
edere adhuc, neque bibere conceptus foetus poteft, ma-
teria in venis matris infitum alimentum exiftit. Oporte-
bat igitur ipfum matri copulari ac coalefcere, quemadmo-
dum plantae femen ipfi terrae.

Κεφ. ε΄. Ἀπορία δ᾽ οὐ μικρὰ διαδέχεται αὐτὸν τὸν
λόγον ὑπὲρ τῆς κατὰ τὰ μόρια τῶν ἐκγόνων πρὸς τοὺς γεν-
νήσαντας ὁμοιότητος. εἰ γὰρ δὴ κατὰ τὸ κρατοῦν σπέρμα
συμβαίνει γίνεσθαι τὴν ὁμοιότητα, πάντα ὅμοια τὰ μόρια
γενήσεται θατέρῳ τῶν γονέων, οὗπερ ἂν ἐπικρατήσῃ τὸ
σπέρμα. οὐ μὴν φαίνεταί γε συμβαῖνον οὕτω. καὶ μὴν εἴ-
περ ἐγχωρεῖ τινα μὲν τῶν μορίων ὑπὸ τῆς τοῦ ἄῤῥενος ἐπι-
κρατηθῆναι κινήσεως, ἔνια δ᾽ ὑπὸ τῆς τοῦ θήλεος, οὐκέτο
ὁμοιομερὲς εἶναι δόξει τὸ σπέρμα, καίτοι γε δοκεῖ παντὸς
μᾶλλον εἶναι τοιοῦτο. καὶ ἦν ἡμῖν ὁμολόγημα κοινὸν τοῦτο
πρὸς Ἀριστοτέλη καὶ Ἀθήναιον, ἐκ τῆς τοῦ αἵματος πέψεως
τὴν γένεσιν αὐτῷ τιθεμένους, οὐκ ἐκ τῆς ἁπάντων τῶν τοῦ
ζώου μορίων ἀποτήξεως, εἰ μή τι, κἂν ὁμοιομερὲς ὑπάρχῃ
καὶ μιγνύηται κατὰ τὴν γαστέρα τὸ θῆλυ σπέρμα τῷ ἄῤῥενι,
δυνατόν ἐστι κατὰ τὰς τῶν ἐμβρύων διαπλάσεις ἐπικρατεῖν
ἀλλήλων αὐτὰ κατὰ διαφέροντα μόρια, ὅπου γε καὶ τῶν
ὑμένων τῶν περὶ τὸ ἔμβρυον ὁ πρόσθεν λόγος ἐδείκνυεν

Cap. V. Caeterum non parva dubitatio excipit hunc
fermonem de fimilitudine partium natorum ad parentes.
Si enim feminis dominatu fimilitudinem fieri contingit,
omnes partes alteri parentum fimiles generabuntur, cujus-
cunque tandem femen praedominabitur. Id tamen fieri non
apparet. Equidem, fi poffibile eft aliquas partes a feminis
mafculi motu vim obtinere, aliquas vero a muliebris,
non amplius fimilarium partium effe videbitur femen,
attamen videtur magis omni alio tale effe. Atque hoc
erat, quod nos in communi confitebamur cum Ariftotele
et Athenaeo, qui ex fanguinis coctione ipfius generatio-
nem conftituunt, non ex omnium animalis partium eli-
quatione. Si tamen etiam fimilarium partium exiftat et
mifceatur in utero muliebre femen virili, poffibile eft
ipfa circa foetus effingendos invicem praedominari juxta di-
verfas partes, quando fane et ex membranis circa foetum al-
lantoidem tunicam appellatam ex folo muliebri femine ge-

ἐκ τοῦ τῆς θηλείας μόνης σπέρματος γίνεσθαι τὸν ἀλλαν-
τοειδῆ χιτῶνα. ἐγχωρεῖ δὲ, κἂν ὁμοιομερὲς ᾖ τὸ σπέρμα
τοιοῦτο, οἷον ἐξ ἅπαντος ἑαυτοῦ μορίου δημιουργεῖν ἅπαντα
τοῦ ζώου μέρη. ταύτῃ γοῦν οὕτω διαφέρει· τὸ μὲν πρῶτον
ἐκπεσὸν, ἤτοι παχύτερόν ἐστι, τὸ δ᾽ ἐπ᾽ αὐτῷ κατὰ τὸν
δεύτερον ἢ τρίτον ἐξακοντισμὸν, ἤτοι λεπτότερον, ἢ ψυχρό-
τερον, ἢ ἀσθενέστερον, ἢ τῆς τοῦ συμφύτου πνεύματος
οὐσίας ἐλάττονος μετέχον, ὥσπερ γε τὰ ἐναντία τὸ μὲν
πρῶτον ἀτονώτερον, ἢ ψυχρὸν, ἢ πνευματῶδες ὑπάρχειν,
ἐναντίον δ᾽ αὐτῷ τὸ κατὰ τὴν δευτέραν, ἢ τρίτην, ἢ τε-
τάρτην ἔκπτωσιν, εἶθ᾽ οὕτως ἐν τῇ μίξει κρατεῖ, ἐν ἄλλοις
μέν τισι μορίοις τὸ τοῦ ἄῤῥενος, ἐν ἄλλοις δὲ τὸ τῆς θη-
λείας. ὅπου δ᾽ ἂν κρατήσῃ, τὸ μέρος ἐκεῖνο συνεξομοιοῦ-
ται τῷ κρατοῦντι. συνυπάρχει γὰρ ἐν ἅπαντι μορίῳ τῆς
ὕλης ὁ δημιουργὸς, οὐκ ἀποκέκριται δὲ χωρὶς ἰδίᾳ μὲν τὸ
κινοῦν, ἰδίᾳ δὲ τὸ κινούμενον, ἀλλ᾽ ἑαυτὸ κινεῖ καὶ ῥυ-
θμίζει τὸ σπέρμα, καὶ δὴ καὶ αὐξάνει, καθάπερ ἔμπροσθεν

nerari ſuperiori ſermone eſt demonſtratum. Fieri autem
poteſt, etiamſi ſimilarium partium ſit tale ſemen, id poſſe
ex omni ſui ipſius parte omnes animalis partes efficere. Hac
namque ratione ſemina ipſa differunt, quod id, quod primum
elapſum eſt, aut craſſius eſt, quod vero poſtea ſequitur circa
ſecundam aut tertiam ejaculationem, aut tenuius, aut frigidius,
aut imbecillius, aut ſubſtantiae inſiti ſpiritus minus particeps.
Quemadmodum etiam vice verſa quod primum imbecil-
lius, aut frigidum, aut ſpirituoſum exiſtit. Contrarium
vero ipſi id, quod prodiit circa ſecundam, aut tertiam, aut
quartam ejectionem. Deinde ſic in permixtione praedomi-
natur in aliquibus quidem aliis partibus ſemen maſcu-
lum, in aliquibus vero foemineum. Ubicunque vero domi-
netur, ea pars dominanti aſſimilatur, etenim in omni
parte materiae opifex ſimul adeſt. Neque ſeparatum eſt
ſeorſim quidem monens, et ſeorſim quod movetur: ſed ſe-
ipſum movet et concinnat ſemen, et ſane etiam augeſcit,

Ed. Chart. III. [221. 222.]   Ed. Baf. I. (243.)

ἐλέγετο, τὴν τροφὴν ἕλκον ἐκ τῆς κυούσης. [222] οὐδὲν οὖν
θαυμαστὸν ἑκατέρων τῶν γονέων ὁμοιοῦσθαι τὰ ἔγγονα
κατὰ διαφέροντα μέρη. ἆρ᾽ οὖν οὕτω καὶ περὶ τῶν γεννη-
τικῶν μορίων καὶ ταύτην τις αἰτίαν θήσεται τοῦ τὸ μὲν
ἄῤῥεν αὐτῶν γίνεσθαι, τὸ δὲ θῆλυ, καὶ τοῦ τῷ παντὶ
σώματι διαφέρειν τὸ ἄῤῥεν τοῦ θήλεος, οὐκ ἐν ἀνθρώποις
μόνον, ἀλλὰ καὶ κατὰ σύμπαντα τῶν ζώων γένη; καί τις
ἐξ ἀπόπτου θεασάμενος ταῦρον εὐθὺς γνωρίζει τὸ ἄῤῥεν
ἄνευ τοῦ κατασκέψασθαι τὰ γεννητικὰ μόρια, καὶ λέοντά γε
ὁμοίως ἐστὶ γνωρίζειν τε καὶ διακρίνειν λεαίνης, ἀλεκτρυόνα
τῆς ἀλεκτορίδος, αἰγός τε θηλείας τράγον, καὶ προβάτου
κριόν. οὕτω δὲ καὶ ἄνδρα διακρίνομεν γυναικὸς οὐκ ἀπο-
δύσαντες πρότερον, ἵν᾽ ἐπισκειψώμεθα τὴν διαφορὰν των μο-
ρίων, ἀλλ᾽ ἠμφιεσμένους θεασάμενοι. τό τε γὰρ ὅλον σῶμα
διαλλάττουσι, καὶ τῶν ὑστέρων ὀνομαζομένων μορίων τὰ
μὲν οὐδ᾽ ὅλως ἐστὶ τοῖς θήλεσι, τὰ δὲ οὐ τοιαῦτα. γένεια
γοῦν καὶ λόφοι, καὶ πλῆκτρα, καὶ χαυλιόδοντες ἀῤῥένων

ut antea dicebatur, alimentum ex uterum geftante trahens.
Nihil igitur mirum eft utrique parenti natos affimilari
circa diverfas partes. Num igitur etiam fic de genitali-
bus partibus eandem caufam ponemus, quod partim maf-
culae fiunt, partim muliebres, et quod mafculus toto
corpore a foemina differt non folum inter homines, fed
etiam univerfa animalium genera? Etenim fi quis e
longinquo confpiciat taurum, ftatim cognofcit mafculum
citra contuitum partium genitalium, et leonem fimiliter
cognofcere licet ac difcernere a leaena, gallum a gallina,
hircum a capra, et ab ovicula arietem. Sic vero etiam
virum difcernimus a foemina, non exutis veftibus antea,
quo partium differentiam infpiciamus, fed indutos ac con-
tectos a nobis vifos. Nam et toto corpore inter fe diffe-
runt, et ex partibus, quae pofterae appellantur, quaedam
prorfus quidem foeminis non funt, quaedam vero non
ejusmodi: barbae namque et criftae, et calcaria, ac den-
tes exerti mafculorum animalium partes funt. Cervis

ζώων μύρια. τοῖς δὲ ἐλάφοις καὶ τὰ κέρατα πολλὰ, καὶ
κατὰ ταῦτα τῶν ἀρρένων τὰ θήλεα ἀπολείπεται. διαλλάττει
δὲ καὶ τῷ τὰ μὲν εἶναι ψιλότερα, τὰ δὲ λασιώτερα, καὶ
τὰ μὲν μαλακότριχα καὶ πλατυΐσχια, τὰ δὲ εὐρύστερνα, καὶ
ἄλλαις πολλαῖς διαφοραῖς, ὥστ᾽ οὐκ ἂν ἀπὸ τρόπου δόξειεν
ὁ φυσικὸς Στρατόνικος ὑπειληφέναι, τὸ μὲν ἄρρεν γίνεσθαι
ζῶον ἐπικρατείᾳ γονῆς ἄρρενος, τὸ δὲ θῆλυ θηλείας.
οὕτω μέν γε καὶ φλεψὶ καὶ ἀρτηρίαις οἴεται διαφέρειν αὐτὰ,
καθάπερ γε τοῖς γεννητικοῖς μορίοις, ἀπείρως ἔχων ἀνατο-
μῆς ἀκριβοῦς· οὐ γὰρ ὁ ἀριθμὸς μόνον, ἀλλὰ καὶ ἡ διά-
πλασις ἡ αὐτὴ καὶ ἡ θέσις ἁπάσαις ταῖς ἀρτηρίαις ἐστὶ καὶ
ταῖς φλεψὶ καθ᾽ ὅλον τὸ σῶμα τῶν ἀρρένων τε καὶ θηλέων
ζώων. ἀλλὰ ταύτῃ μὲν ἥμαρτε πάμπολυ· τὸ δ᾽ οἰηθῆναι,
τὸ μὲν ἄρρεν ζῶον, ὅταν ἐπικρατήσῃ τὸ τοῦ ἄρρενος σπέρμα,
τὸ δὲ θῆλυ κατὰ τὴν τῆς θηλείας ἐπικράτησιν γίνεσθαι,
πιθανὸν ἱκανῶς ἐστι. μάχεται δὲ αὐτῷ τὸ καὶ τὰ θήλεα
πολλάκις ὁμοιότατα γίνεσθαι τῷ πατρὶ καὶ τῶν ἀρρένων

vero etiam cornua multa, et juxta has partes foemina
maribus inferiores funt. Differunt etiam amplius in
hoc, quod alia funt pilis magis denudata, alia hirfutiora,
alia molli pilo veftita, et latis coxendicibus praedita, alia
amplo pectore, et multis aliis differentiis, ut non abfurde
opinatus effe videri poffit Stratonicus phyficus, mafculum
animal ex mafculae geniturae dominio generari, muliebre
ex muliebris. Sic tamen et venis et arteriis ipfa differre
putat, quemadmodum genitalibus partibus, expers nimi-
rum exactae difciplinae corporum diffectionis. Non enim
numerus folum, fed et conformatio ac pofitura eadem eft
omnibus arteriis ac venis per totam tum mafculorum
tum muliebrium animalium corpus. Verum hac parte
plurimum aberravit. Caeterum opinari, mafculum animal,
ubi mafculum femen praevaluerit, et muliebre juxta mu-
liebris feminis dominium generari, fatis probabile eft;
pugnat tamen contra hoc, quod foeminae faepenumero
patri fimillimae gignantur, et ex mafculis non pauci ma-

οὐκ ὀλίγα τῇ μητρί. βέλτιον οὖν ἴσως ἐστὶν οὐχ ἁπλῶς
ἐπικρατείᾳ τῶν σπερμάτων γίνεσθαι φάναι τὸ θῆλυ καὶ
ἄῤῥεν, ἀλλὰ κατὰ τὰ διαφέροντα μόρια. μάχεται δὲ, ὡς
εἴρηται, καὶ τοῦτο, τὸ μὴ μόνον τὰ γεννητικὰ μόρια διαλ-
λάττειν αὐτοῖς, ἀλλὰ καὶ τὸ σύμπαν σῶμα. δεήσει γὰρ,
οἶμαι, ζητῆσαι τὴν αἰτίαν, ἥτις ποτ᾽ ἐστὶ, δι᾽ ἣν ἄῤῥεν μὲν
ἐνίοτε τὸ παιδίον γίνεται, ὁμοιότατον δὲ τῇ μητρί. κατὰ
μὲν οὖν τὸν ἔμπροσθεν λόγον ὁμοιότητες φαίνονται διτταὶ
τοῖς ἐγγόνοις πρὸς τὰ γεινάμενα. πρώτη μὲν ἡ κατὰ τὸ τῆς
ὅλης οὐσίας εἶδος, ὅταν ἄνθρωπος ἐξ ἀνθρώπου καὶ ἵππος
ἐξ ἵππου γένηται, καὶ ταύτης τὸ πλέον ἡ μήτηρ φαίνεται
παρέχειν. ἑτέρα δ᾽ ἡ κατὰ ταῦτα τοῖς εἴδεσι διαφορά, ἀν-
θρώπου πρὸς ἄνθρωπον, καὶ ἵππου πρὸς ἵππον, ἐν αἷς
τὸ ἐπικρατῆσαν τῶν σπερμάτων ἐδείκνυτο πλέον. ἄλλη δ᾽
εὕρηται νῦν ὁμοιότης τρίτη παρὰ τὰς πρόσθεν, ἢ ὡς
ἄῤῥενος πρὸς ἄῤῥεν, ἢ θήλεος πρὸς θῆλυ, περὶ ἧς πρό-
κειται σκοπεῖν, ὅπως γίνεται. οὔτε γὰρ, ὅταν ἐν τοῖς

tri. Praeſtat igitur fortaſſis non ſimpliciter dicere, ob ſe-
minum dominium totum tum marem, tum foeminam ge-
nerari, ſed circa diverſas partes. Pugnat autem, ut di-
ctum eſt, adverſus hoc, quod non ſolum genitales partes
ipſis diverſae ſint, ſed etiam totum corpus. Oportebat
igitur (opinor) inquirere, quaenam cauſa ſit, ob quam
puer aliquando quidem maſculus gignitur, verum matri
ſimillimus. Iuxta ſuperius igitur habitum ſermonem du-
plices apparent eſſe ſimilitudines natorum ad parentes.
Prima quidem ſecundum ſpeciem totius ſubſtantiae, quum
homo ex homine, et equus ex equo gignitur, et hanc
ſane mater magis exhibere apparet. Altera vero juxta
differentiam eorum, quae eadem ſpecie exiſtunt, hominis
videlicet ad hominem, et equi ad equum, in quibus prae-
dominans ſemen plus poſſe demonſtratum eſt. Inventa
eſt autem nunc tertia ſimilitudo praeter priores, quae eſt
ut maſculi ad maſculum, aut foeminae ad foeminam, de
qua nunc videro propoſitum eſt, quomodo ſiat. Neque

γεννητικοῖς μορίοις ἐπικράτησις γίνηται, διὰ τὸ καὶ παντὶ
τῷ σώματι διαφέρειν ἄῤῥεν θῆλεος, οὔτ᾽ ὅταν πάντη
κρατήσῃ τὸ ἕτερον σπέρμα, πολλὰ γὰρ καὶ τῶν ἀῤῥέ-
νων ὁμοιοῦται τῇ μητρὶ, καὶ τῶν θηλειῶν τῷ πατρί. τίς
οὖν ἄλλη παρὰ ταύτας ἐστίν; ἐμοὶ μὲν δοκεῖ μία μόνη
λείπεσθαι τῇ κράσει τῶν δραστικῶν ποιοτήτων ἑπομένη,
καλεῖν δ᾽ οὕτως εἴωθα θερμότητα καὶ ψυχρότητα. σκε-
πτέον οὖν, εἰ κατὰ τὴν τούτων ὑπάλλαξιν ἄῤῥεν καὶ θῆλυ
γίγνεσθαι δύναται. φαίνεται δὲ καὶ αὐτῶν τῶν κυουμένων
ἔτι (244) τὸ ἄῤῥεν τοῦ θήλεος οὐ μόνον θερμότερον, ἀλλὰ
[223] καὶ ξηρότερον εὐθέως ἐξ ἀρχῆς ὑπάρχον. οἷον αὐτίκα
τὸ μὲν ἄῤῥεν ἅπαντες, οἷς τούτων ἐμέλησεν, οὐχ Ἱπποκρά-
της μόνον, ἐλάττονι χρόνῳ διαπλάττεσθαι καὶ μορφοῦσθαί
φασι, τὸ δὲ θῆλυ πλέονι. φαίνεται γὰρ οὕτως ἔν τε ταῖς
ἐκτρώσεσι καὶ ταῖς τῶν κυόντων ζώων ἀνατομαῖς. πότερον
οὖν αὐτῶν ἡγητέον ὑγρότερόν τε εἶναι καὶ ψυχρότερον; ἀρά
γε τὸ ταχέως μὲν ἑκάστου τῶν μορίων ἐμφαῖνον τὴν ἰδέαν,

enim, quum in genitalibus partibus dominium contingit,
ob id etiam toto corpore maſculus a foemina differt, ne-
que quum penitus vicerit alterum ſemen, multi enim
maſculi matri ſimiles fiunt, et foeminae patri. Quae eſt
igitur alia praeter has cauſa? Mihi quidem una ſola re-
liqua eſſe videtur conſequens ad temperamentum qualita-
tum activarum, ſic vero calorem et frigus appellare ſolemus.
Conſiderandum igitur, an juxta harum permutationem maſcu-
lus et foemina generari poſſit. Apparet autem et inter ip-
ſos foetus adhuc maſculus foemina non ſolum calidior, ſed
et ſiccior ſtatim a principio eſſe: cujus rei gratia etiam
maſculum omnes, quibus hae res curae fuerunt, non ſolum
Hippocrates, breviori tempore effingi ac formari dicunt,
foeminam vero longiori, atque hoc ſic habere tum in abor-
tibus, tum in praegnantium animalium diſſectionibus ap-
paret. Utrum igitur ipſorum humidius et frigidius eſſe
putandum eſt? num quod ſtatim ſingularum partium ſpe-
erem profert et oſtendit, ſeorſum quidem oſſis, ſeorſum

ἰδίᾳ μὲν ὀστοῦ, ἰδίᾳ δὲ νεύρου, ἰδίᾳ δὲ ἀρτηρίας καὶ
φλεβός, ἑκάστου τε τῶν ἄλλων; ἢ τὸ μέχρι πλείστου γο-
νοειδές τε καὶ αἱματῶδες φαινόμενον; ἢ τοῦτό γε πρόδη-
λον, ὡς τῷ θερμῷ καὶ ξηρῷ θᾶττον μὲν ὀστοῦν πήγνυται,
θᾶττον δ᾽ ἀποτείνεται τὰ νεῦρα, θᾶττον δὲ αἱ φλέβες καὶ
ἀρτηρίαι συριγγοῦνται, καὶ τὰ ἄλλα πάντα διαπλάττεται
μόρια; καθάπερ γὰρ ὁ μὲν ὑγρὸς πηλὸς οὐκ ἐπιδέχεται
τύπον οὐδὲ διάπλασιν οὐδεμίαν, ὁ δὲ μετρίως σκληρὸς ἐπι-
δέχεται, οὕτω καὶ τὸ πρῶτον κύημα. παραπλήσιον οὖν
ἐστιν ἄρτι πηγνυμένῳ γάλακτι, καὶ ὥσπερ τοῦτο διαπλάτ-
τειν οὐδεὶς ἐπιχειρεῖ τῶν τυροποιῶν, πρὶν μετρίως παγῆναι,
κατὰ τὸν αὐτὸν τρόπον οὐδ᾽ ἡ φύσις τὸ ζῶον. οὐδὲ γὰρ εἰ
ἐπιχειροῦσι πλέον ἂν αὐτῷ τι γένοιτο, μηδέπω τῆς ὕλης
ἕδραν ἐχούσης, ἀλλὰ ἀστηρίκτου τε καὶ τρομώδους διαῤ-
ῥεούσης. οὐδὲ γὰρ ὁ πλάστης ἐπιχειρεῖ πηλὸν ἢ κηρὸν
ὑγρὸν διαπλάττειν, πρὶν μετρίαν λαβεῖν πῆξιν. ξηρότερον
μὲν δὴ διὰ ταῦτα τὸ θᾶττον μορφούμενον. εὐρείας δὲ ἀρ-

etiam nervi, fingulatim etiam arteriae et venae fingula-
rumque aliarum partium? an quod ad plurimum tempus
feminiforme et sanguineum apparet? aut manifestum est
hoc antea, quod calido et ficco citius ossa durescunt, ci-
tiusque nervi extenduntur, et citius venae ac arteriae in
fistulae modum cavantur, atque aliae omnes partes con-
formantur? Quemadmodum enim lutum liquidum nullam
figuram nullamque effigiem fuscipit, moderate vero durum
fuscipit, sic et primus ac recens foetus similis est re-
cens coagulato lacti, et quemadmodum hoc nullus eorum,
qui cafeos cogere ac efficere folent, effingere aggreditur
prius, quam moderate fit congelatum, eodem modo neque
natura animal. Neque enim, etiamfi aggrederentur, am-
plius quicquam efficerent, materia nondum compagem ha-
bente, fed fine fulcro ac tremula adhuc diffluente. Ne-
que enim figulus lutum aut ceram liquidam effingere ten-
tat prius, quam moderatam habeant firmitatem. Ob id
fane etiam ficcius est, quod citius accipit formam. Amplas

τηρίας καὶ φλέβας καὶ θώρακα, καὶ ἁπλῶς εἰπεῖν ἁπάσας
τῶν μορίων τὰς κοιλότητας ἴσχει τὸ διαφυσώμενον, ἐπεὶ
μᾶλλον ἐργάζεσθαί τι τοῦτο πέφυκε πολὺ πνεῦμα θερμόν.
ταῦτά τοι καὶ ἀρτηρίας μείζονάς τε καὶ ἰσχυρότερον ἔχει
σφυζούσας, καὶ ὅλον τὸ σῶμα σύντονόν τε καὶ ἕτοιμον εἰς
τὰς κινήσεις. τὰ τοιαῦτα οὐκ ἀποκυηθέντων μόνον, ἀλλὰ
καὶ κυουμένων ἔτι θερμοῦ κρατοῦντος τὰ ἅπαντά ἐστι γνω-
ρίσματα. διὰ ταῦτα κἂν τῇ δεξιᾷ μήτρᾳ φαίνεται κυούμενα
τὰ ἄῤῥενα, καὶ σπανίως ὤφθη ποτὲ θῆλυ κατὰ ταύτην τὴν
μήτραν, ὥσπερ γε καὶ κατὰ τὴν ἀριστερὰν ἄῤῥεν. οὕτω δὲ
καὶ τῶν ὄρχεων εὐτραφέστερος μὲν ὁ δεξιὸς ὑπάρχει, καὶ
πρῶτος μὲν ἐν τῷ τραγᾶν διαφυσηθεὶς ἀῤῥενογόνους ποιεῖ,
ἀτροφώτερος δὲ καὶ ὕστερον ἀρξάμενος ἐξαίρεσθαι θηλυγό-
νους. εἴρηται δ᾽ ὑπὲρ τούτων ἐπὶ πλέον ἐν τῷ πέμπτῳ τῆς
Ἱπποκράτους ἀνατομῆς· ἐκείνου γάρ ἐστιν εὑρήματα. νῦν
δ᾽ ἀρκεῖ τό γε τοσοῦτο ἐξ αὐτῶν λαβεῖν, ὡς, εἴπερ ἐστὶ τὰ
δεξιὰ μόρια θερμότερα τῶν ἀριστερῶν, ὥσπερ ἐστὶν, εἴη ἂν

autem arterias, et venas, et thoracem, et (ut fimpliciter
dicam) omnes partium cavitates habet, quod inflatum eft,
quum etiam hoc multo magis fpiritus multus calidus ope-
rari foleat. Itaque et arterias majores et fortius pulfan-
tes habet, ac totum corpus robuftum ac vegetum ad mo-
tus. Talia autem omnia non folùm in jam editis, fed et-
iam in his, quae adhuc in utero geftantur, figna funt calo-
ris praedominantis. Et ob id etiam in dextro utero maf-
culi geftari videntur, et raro admodum vifa eft foemina
in hoc utero, quemadmodum raro etiam in finiftro utero
mafculus. Sic vero etiam tefticulorum corpulentior dex-
ter exiftit, et prius quidem tempore pubertatis inflatus
generatores mafculorum facit, gracilior vero et pofterius tu-
mefcere incipiens foeminarum genitores oftendet. Dictum
porro de his uberius in quinto diffectionis Hippocratis;
illius enim funt haec inventa. Nunc autem tantum ex
ipfis fumere fatis erit, quod, fiquidem dextrae partes fini-
ftris funt calidiores, quemadmodum certe funt, fuerit uti-

634   ΓΑΛΗΝΟΥ ΠΕΡΙ ΣΠΕΡΜΑΤΟΣ

Ed. Chart. III. [223. 224.]   Ed. Baf. I. (244.)
τοῦτο γνώρισμα τοῦ θερμότερον εἶναι τὸ ἄρρεν τῆς θη-
λείας. ἐδείχθη δὲ καὶ ξηρότερον, θερμότερον γάρ ἐστι καὶ
ξηρότερον. ἀλλ᾽ ὅτι μέν ἐστι τοιοῦτο, πάντες ὁμολογοῦσιν,
ὅσοι τι περὶ κράσεων ἐπραγματεύσαντο, καὶ ὡς ἕπεταί γε
τῇ τοιαύτῃ κράσει ῥώμη τῶν ἐνεργειῶν, ὡμολόγηται καὶ
τοῦτο. διότι δὲ τὸ μὲν τοιοῦτο τῇ κράσει κύημα τοὺς ὄρ-
χεις ἐκτὸς ἔχει κρεμαμένους, καὶ κατ᾽ αὐτῶν τὸ αἰδοῖον
πρόμηκες, καὶ μήτραν οὐδαμόθεν, τὸ δ᾽ ὑγρότερόν τε ἅμα
καὶ ψυχρότερον ἔνδον μὲν τοὺς ὄρχεις καὶ τὰς μήτρας, ἔν-
δον δὲ καὶ αὐτὸ σύμπαν τὸ αἰδοῖον, ἐν τῷ παρόντι λόγῳ
προὔκειτο σκοπεῖσθαι. δοκεῖ δέ μοί τι τῶν ἐξ ἀνατομῆς
φαινομένων ὁρμητήριον ἡμῖν γενέσθαι τῆς τῶν ζητουμένων
εὑρέσεως. ἔστι δὲ τοῦτο τῶν γεννητικῶν μορίων ἀναλογία
κατά τε τὸ ἄρρεν ζῶον καὶ κατὰ τὸ θῆλυ. διφυῆ γὰρ
ὑπάρχουσαν τὴν μήτραν τῶν γυναικῶν εἴ τις ἐπινοήσειε
δύο ταῦτα πάσχουσαν, ἅμα τε προπίπτουσαν ἔξω τοῦ
περιτοναίου καὶ οὕτως ἐκτρεπομένην, [224] καὶ ὅσα μέν

que hoc fignum, foemina mafculum calidiorem effe. De-
monftratum eft autem et ficciorem; eft enim calidior et
ficcior. Verum quod fit talis, omnes confitentur, qui mo-
do aliquid de temperamentis prodiderunt, quin et, quod
ad hujufmodi temperamentum robur actionum confequatur,
itidem confeffum eft. Quapropter vero foetus ejufmodi
temperamento praeditus tefticulos extra pendentes habeat,
et iuxta ipfos pudendum praelongum, et uterum ex nulla
parte, contra vero humidior fimulque frigidior tefticulos
intus habeat, itemque uteros, itidemque intrinfecus totum
pudendum, in praefenti fermone confiderare propofitum
eft. Videor autem mihi videre, aliquid ex his, quae in
diffectione apparent, incitabulum nobis fore ad invenien-
dum ea, quae quaeruntur. Eft autem hoc ipfum proportio
genitalium membrorum tum in mafculo, tum in muliebri
animali. Si quis enim geminae naturae uterum effe ani-
mo concipiat, ita ut tum extra peritonaeum elabatur, tum
fic invertatur, et quaecunque nunc quidem extra ipfum

ἐστιν ἔξωϑεν αὐτῆς, νῦν ἔνδοϑεν γενέσϑαι, τὰ δ᾽ ἔνδον
ὑπάρχοντα νῦν ἔξωϑεν φαίνεσϑαι, γεννήσειεν ἂν οὕτω τοὺς
ὄρχεις ἐν ὀσχέῳ, τοῦ μὲν τῆς μήτρας κύτους ὀσχέου γενη-
ϑέντος, τοῦ περιτοναίου δὲ ἐρυϑροειδοῦς, αὐτῶν δὲ τῶν
ὄρχεων οὐκ ἐξωϑεν, ὥσπερ νῦν εἰσι, τῶν μητρῶν, ἀλλ᾽ ἔσω-
ϑεν γενομένων. καὶ γὰρ καὶ ὁ κρεμαστὴρ ὀνομαζόμενος,
ἔστι δ᾽ ἑκατέρωϑεν εἷς ἀπὸ τῶν εἰς τοὺς λαγόνας ἀποφυο-
μένων μυῶν, ὡσαύτως φαίνεται καϑήκων εἰς τὴν μήτραν
κατά γε τὰ τοῦ περιτοναίου τρήματα, κατὰ τὸν αὐτὸν τρό-
πον ἐπὶ τῶν ἀῤῥένων ὁδὸς γινομένη ταῖς μὲν ἀρτηρίαις καὶ
φλεψὶν ἄνωϑεν κάτω, τοῖς σπερματικοῖς δ᾽ ἀγγείοις κάτω-
ϑεν ἄνω· ταῖς ϑηλείαις δ᾽ ἐντὸς τοῦ περιτοναίου τοῦτο
κείμενον ἀπὸ τοῦ μυὸς ἄρτημα πρὸς τὴν μήτραν διαπέμπεται
καϑ᾽ ἑκάτερον μέρος ἀριστερόν τε καὶ δεξιὸν, ὥστε καὶ ταῦτα
ἀναλόγως εἶναι τοῖς ἐπὶ τῶν ἀῤῥένων κρεμαστῆρσιν. ὁ δὲ
δὴ τράχηλος τῶν ὑστερῶν ἔνδον καὶ οὗτος κείμενος ἐπὶ τῶν
ϑηλειῶν ἐκτός ἐστιν ἐπὶ τῶν ἀῤῥένων αὐτὸ τὸ ἀνδρῶν
αἰδοῖον ἀπεργασϑείς. ἡ δὲ τούτων πόσϑη τὸ γυναικεῖον

funt, interna fiant, et quae intra ipfum nunc funt, forin-
fecus appareant, fuerint fane hoc modo tefticuli in fcroto,
nimirum uteri amplitudine in fcrotum commutata, perito-
naeo vero in membranam rubicundam appellatam, atque
fic fane ipfi tefticuli non extra uterum, velut nunc funt,
videbuntur, fed intra uterum recepti. Quin et qui cre-
mafter appellatur (eft autem utrinque unus ex mufculis
ilium exoriens) fimiliter in uterum procedere apparet
circa peritonaei foramina, eodem modo in mafculis qui-
dem via exiftens arteriis et venis ex fupernis deorfum,
vafis vero feminariis ex infernis furfum; in foeminis vero
intra peritonaeum fita haec appendix ex mufculo in ute-
rum demittitur juxta utramque partem dextram et fini-
ftram, ut et hae appendices eandem proportionem habe-
ant cum cremafteribus mafculorum. Collum porro utero-
rum, quod et ipfum intus in foeminis fitum eft, in maf-
culis eft ipfum virile pudendum effectum et extra locatum:

ἔστιν αἰδοῖον ἐπὶ τῶν θηλειῶν. ἐπίπωμα γὰρ ὥσπερ τοῦτο
στομάχου τῶν ὑστερῶν ἐστιν, οὕτως ἡ πύσθη τοῦ τῶν ἀῤ-
ῥένων ἐστὶν αἰδοίου δερματώδης ἐπίφυσις ἔνδον κοίλη, πλὴν
ὅσα πολλῷ μεῖζόν ἐστιν ἐπὶ τῶν θηλειῶν, ἢ ἐπὶ τῶν ἀῤῥέ-
ρων. ἅπαντα οὖν φαίνεται ἔχειν τὰ γεννητικὰ μόρια ταῦτα
τὸ θῆλύ τε καὶ ἄῤῥεν ζῶον ἤτοι τῇ θέσει διαφέροντα, τῷ
τὰ μὲν αὐτῶν ἐντὸς εἶναι τοῦ περιτοναίου, τὰ δὲ ἐκτὸς, ἢ
τῷ μεγέθει, καθάπερ ἐπὶ πύσθης τε καὶ ὄρχεων ἀρτίως
ἐλέγετο. καὶ γὰρ καὶ τὰ τρέφοντα τοὺς ὄρχεις ἀγγεῖα τῶν
αὐτῶν ἀφώρμηται φλεβῶν καὶ ἀρτηριῶν, ὡσαύτως δὲ καὶ τὰ
κατὰ τὸν καυλὸν καὶ τὸν ὄσχεον ἐπὶ τῶν ἀῤῥένων τοῖς τὸν
τράχηλόν τε τῶν ὑστερῶν καὶ τὸ γυναικεῖον αἰδοῖον· οὕτω
δὲ καὶ τῶν τὰς μήτρας τρεφόντων ἀγγείων ἀνάλογον αἱ
ἀρχαὶ τοῖς τῶν ὄρχεων τῶν ἀνδρῶν. οὐ μὴν οὐδὲ τῶν νεύ-
ρων ἀρχὴ διάφορος ἑκατέροις ἐστὶν, ἀλλ᾽ ἀπὸ τῶν αὐτῶν
τοῦ νωτιαίου χωρίων ἐπ᾽ ἀῤῥένων τε καὶ θηλειῶν ἀφώρμην-
ται. πάντ᾽ οὖν φαίνεται τὰ συνιστῶντα τὴν οὐσίαν τῶν

praeputium autem virile muliebre eſt pudendum in foemi-
nis. Quemadmodum enim hoc operculum eſt ſtomachi
ipſorum uterorum, ſic praeputium pudendi virilis pellicu-
loſa excreſcentia eſt intus cava, praeterquam quod mul-
to majus id in foeminis quam maſculis exiſtit. Omnia
igitur genitalia membra tum maſculum, tum muliebre ani-
mal eadem habere videtur, aut ſitu differentia, quod alte-
ra intra peritonaeum ſunt, altera extra, aut magnitudine,
velut in praeputio et teſtibus nuper adeo dicebatur, quin
et vaſa teſtes nutrientia ex iisdem venis et arteriis pro-
cedunt. Eodem vero modo quae ad penem et ſcrotum
iu maribus tendunt, illis reſpondent, quae ad collum uteri
et pudendum muliebre pertingunt. Eandem etiam habent
proportionem principia vaſorum uterum nutrientium cum
his, quae in ſcroto ſunt virorum. Nec vero nervorum prin-
cipium utrisque diverſum eſt, ſed ab iisdem medullae
ſpinalis regionibus et in viris et in foeminis procedit.
Omnia igitur, quae genitales partes conſtituunt, in utrisque

γεννητικῶν μορίων ἑκατέρων τῶν ζώων ὑπάρχοντα, καὶ κατὰ
μηδὲν ὅλως πλεονεκτοῦν, μήτε τὸ θῆλυ τοῦ ἄῤῥενος, μήτε
τὸ ἄῤῥεν τοῦ θήλεος, ἀλλ᾽ ἑνὶ μόνῳ διαφέροντα, τῷ τὰ
μὲν ἔνδον εἶναι, τὰ δὲ ἐκτός. ὥστε, εἰ νοήσεις ἐν τῇ τοῦ
κυουμένου ζώου διαπλάσει τὰ γεννητικὰ μόρια τὴν μὲν
πρώτην ὑπογραφὴν καὶ οἷον ὑποτύπωσιν ἐντὸς λαμβάνοντα
τοῦ περιτοναίου, μετὰ ταῦτα δ᾽ ἐκτὸς ἀνίσχοντα, τὴν ἄῤῥε-
νος ζώου γένεσιν οὕτως ἂν μάθοις. ὅτι δ᾽ οὐκ ἄλλως ἢ
φύσις εἴωθε τὰ τοιαῦτα δημιουργεῖν τῶν μορίων, ἐκ πολ-
λῶν τεκμηρίων ἔνεστί σοι μαθεῖν· ἑνὸς μὲν καὶ πρώτου
τῶν φαινομένων ἐπὶ τοῖς νεογενέσι ζώοις, ὀδόντων μὲν ἐν
τοῖς φατνίοις ἔτι κατακεκρυμμένων ἐντός, ὀφθαλμῶν δ᾽ ἐπὶ
τῶν πλείστων ἔτι κεκλεισμένων, ἐπ᾽ ἐνίων δὲ μηδὲ διηρ-
θρωμένων. ἀκριβῶς δ᾽ ἕξεις τὴν τούτων θέαν, τὰς ἀμβλώ-
σεις παραφυλάττων, ἔτι τε ἐπὶ ταῖς τῶν κυούντων ζώων
ἀνατομαῖς εὕροις ἂν τά τ᾽ ἄλλα καὶ αὐτὰ τὰ γεννητικὰ
μόρια τοιαύτην ἴσχοντα τὴν γένεσιν. ἀνδρὶ δὲ γεγυμνα-
σμένῳ περὶ φύσιν ἀρκεῖ καὶ ταῦτα λογίσασθαι μόνα τὰ νῦν

animalibus exiſtere apparet, et in nullo penitus foeminam
a maſculo, aut maſculum a foemina ſuperari, ſed uno ſo-
lo differre, quod alterae partes intus, alterae foris exi-
ſtunt. Quare, ſi animo volutabis, quod in animalis, quod
in utero geſtatur, formatione genitales partes primam de-
lineationem et quaſi adumbrationem intra peritonaeum
accipiant, poſtea vero emergant, ſic utique maſculi ani-
malis generationem didiceris. Quod vero natura ejusmo-
di partes non aliter effingere ſoleat, ex multis indiciis
condiſcere tibi licet. Ex uno quidem, et quod primum in
recens editis animalibus apparet, dentibus nimirum intra
locellos ſuos adhuc occultatis, oculis vero in pleriſque
adhuc clauſis, in aliquibus vero neque articulatis. Exa-
ctum autem horum ſpectaculum habebis abortus con-
templando; amplius vero et in praegnantium animalium
diſſectionibus reperies tum alia, tum ipſa genitalia mem-
bra ejusmodi generationem habere. Caeterum viro circa
naturam exercitato haec ſola conſiderare ſatis erit, quae

λεχθησόμενα. χρῆται μὲν ὀργάνοις ἡ φύσις εἰς τὴν τῶν
μορίων δημιουργίαν καὶ μάλιστα τῶν ἐχόντων κοιλίας ἀέρι
τε καὶ πυρί. καὶ γὰρ εὐρῦναι, καὶ διαφυσῆσαι, καὶ παρα-
τεῖναι, καὶ ξηρᾶναι, καὶ κρατῦναι τὰ σώματα τούτων ἔργον
ἐστίν· εἰ δ᾽ ἀναπνεύσειε πρὸς τὸ ἐκτὸς, ἀπολείψει τὴν
ὕλην. ὅσα τοίνυν τῶν (245) εἰρημένων μορίων ἡ φύσις
διαπλάττει τὴν ἐκτὸς ἅπασαν περιγραφὴν οἷον ἕρκος ὀχυ-
ρόν. ὅταν δ᾽ ὑπογράψηται τὸ τῶν δημιουργουμένων εἶδος,
[225] ἀθροωτέρᾳ φορᾷ χρησαμένη τοῦ πνεύματος ἅμα μὲν
ἔξω προωθεῖ τὸ διαπλασθὲν, ἅμα δὲ ῥηγνύει τὸ περιέχον.
εἰ δ᾽ ἀρρωστήσειέ ποτε περὶ τὸ τελευταῖον ἔργον, ἀτελὲς ἐγ-
καταλείπει τὸ γινόμενον, ὥσπερ ἀμέλει φαίνεται καθ᾽ ὅλον
τὸ τῶν ἀσπαλάκων γένος, οἷς ἀνατετύπωνται μὲν ἔνδον οἱ
ὀφθαλμοὶ, πρὸς τοὐκτὸς δ᾽ ἀνίσχειν οὐκ ἠδυνήθησαν, ἀρ-
ρώστου κατὰ τοῦτο τῆς φύσεως αὐτῶν γενομένης, ὡς μὴ
συντελέσαι τὸ ἔργον, ὃ προὔθετο. δέδεικται δὲ ἱκανῶς Ἀρι-
στοτέλει τῶν ζώων τὰ μὲν ἀτελέστερα κατά τε μόρια καὶ
σύμπαν ἐνίοτε τὸ σῶμα. τῶν γοῦν ὀφθαλμῶν, ἐπειδὴ τού-

nunc dicentur. Natura organis utitur ad partium opificium,
et maxime earum, quae cavitates habent, et aëre et igne.
Nam et dilatare, et infufflare, et extendere, et ficcare, et
roborare corpora ipforum opus eft; fi vero foras expirarint,
relinquent ipfam materiam. Circa unamquamque igitur
praedictarum partium natura omne extrinfecus lineamentum
velut feptum munitum effingit. Poftquam vero opificii fpe-
ciem delineavit, acervato fpiritus impetu utens fimul et
quod efformatum eft propellit, et quod continet ac ambit fimul
perrumpit. Si vero aliquando circa ultimum opus debilite-
tur, ipfum, quod faciebat, imperfectum derelinquit, quemad-
modum profecto circa totum talparum genus apparet, quibus
lineamenta quidem oculorum intus expreffa funt, verum
foras emergere non potuerunt, natura circa hoc faciendum
debili facta, ut propofitum opus abfolvere non poffet.
Oftenfum eft autem fufficienter ab Ariftotele, quod ex
animalibus quaedam imperfectiora fint et circa partes
aliquas, et aliquando circa totum corpus. Oculorum ita-

των ἐμνήσθην, ἐπὶ μὲν ἐνίων ζῴων οὕτως ἐστὶ τέλεός τε καὶ
δραστήριος ἡ φύσις, ὥστε οὐδὲν αὐτοῖς ἐνδεῖ γεννηθεῖσιν,
ἀλλ᾽ εὐθὺς ὁμοίως βλέπει τοῖς ἀκμάζουσιν. ἐπ᾽ ἐνίων δ᾽
ἀνοίγονται τὰ βλέφαρα, καὶ χρόνου δεῖται μακροτέρου πρὸς
τὴν τῆς ἐνεργείας ἀκρίβειαν. τὰς δὲ κύνας ἤδη που καὶ ἡ
παροιμία φησὶ τυφλὰ τίκτειν ὑπὸ σπουδῆς. ἀλλ᾽ ἀκριβῶς
μὲν ἄν τις ὀνομάζων ἀτελῆ μᾶλλον ἢ τυφλὰ καλέσειε τὰ
νεογενῆ κυνίδια, μέλλοντα δι᾽ ὀλιγίστων ἡμερῶν ὄψεσθαι·
τοὺς δ᾽ ἀσπάλακας ὄντως τυφλοὺς εἶναί τε καὶ γεννᾶσθαι.
τούτων δ᾽ αὐτῶν ἔτι μᾶλλον ὀφθαλμῶν ἐστέρηνται τὰ
πλεῖστα τῶν ὀστρέων γένη. τῶν σκωλήκων δὲ τισὶ μὲν οὐδ᾽
ὅλως ἔνεισιν ὀφθαλμοί, τισὶ δ᾽ αὐτὸ μόνον ἴχνος ἀμυδρόν.
ὥσθ᾽ οἷον βαθμούς τινας ἡ φύσις ἔοικεν ἔχειν, πρῶτον μὲν,
ἐν ᾧ βραχύ τι τῶν φυτῶν ἀποκεχώρηκε ζῷον ποιήσασα,
μίαν ἔχον αἴσθησιν τὴν ἁφήν, δεύτερον δὲ, ἐν ᾧ καὶ γεῦσιν
προστίθησι, καὶ τρίτον, ἐν ᾧ καὶ ὄσφρησιν, εἶτα τετάρτῳ
βαθμῷ τὴν ἀκοὴν, καὶ πέμπτῳ τὴν ὄψιν, εἶτ᾽ αὐτῶν ἃς

que (quando fane in horum mentionem incidimus) in
aliquibus animalibus adeo perfecta eft et efficax natura,
ut nihil ipfis defit ftatim a partu, fed mox fimiliter ut
animalia in vigore exiftentia cernant, in aliquibus vero
aperiuntur palpebrae, et longo tempore opus habent ad
certam et exactam actionem. Canes vero caecos catulos
parere prae feftinatione, etiam proverbium jam dicit.
Verum fi quis exacta appellatione uti velit, imperfectos
potius quam caecos vocabit recens editos catulos, utpote
poft paucifſimos dies vifuros, talpas autem revera caecas
et effe et generari dicet. His ipfis porro adhuc amplius
oculis privata funt plurima oftreorum genera. Vermibus
vero quibusdam in totum oculi non infunt, quibusdam
ipfum folum veftigium fatis obfcurum. Quare natura velut
gradus quosdam habere videtur; primum quidem, in quo
parum quid a plantis abfceffit, animal faciendo, quod
unum fenfum habeat, ipfum videlicet tactum; fecundum
vero, in quo etiam guftum apponit, et tertium, in quo
olfactum; deinde quarto gradui auditum addit, et quinto

640 ΓΑΛΗΝΟΥ ΠΕΡΙ ΣΠΕΡΜΑΤΟΣ

Ed. Chart. III. [225.]   Ed. Baf. I. (245.)

εὕρηκα διαφοράς. οὐδὲν οὖν θαυμαστόν ἐστιν, ὥσπερ οἱ
ἀσπάλακες ἔχουσι μὲν τοὺς ὀφθαλμοὺς ἔνδον ἀρχομένους
διαρθροῦσθαι, ἔξω δ᾽ αὐτοὺς ἡ φύσις προαγαγεῖν οὐκ
ἠδυνήθη, κατὰ τὸν αὐτὸν τρόπον καὶ τὰ γεννητικὰ τοῖς
θήλεσι τῶν ζώων ἔνδον μὲν διαπλασθῆναι καὶ πρὸς τοὐκτὸς
ἀνασχεῖν μὴ δυνηθῆναι, διὰ τὸ τὴν φύσιν ὅλην αὐτῶν ἀρ-
ρωστοτέραν τε εἶναι καὶ ἀτελεστέραν, ὥσπερ καὶ Ἀριστοτέ-
λης ἔλεγεν. ἀλλὰ τοσοῦτόν γε τῆς τῶν ἀσπαλάκων φύσεως
ἡ τῶν θηλέων ζώων ἐστὶ τελεωτέρα, καθ᾽ ὅσον ἐκεῖνοι μὲν
οὐδενὸς ἀπολαύουσι χρηστοῦ τῆς τυφλότητος, οὐ σμικρὰ δὲ
εἰς τὴν τοῦ γένους διαδοχὴν συντελεῖ τὸ θῆλυ ζῶον· ἅτε
γὰρ ὑγρότερόν τε καὶ ψυχρότερον γενόμενον, ἔμελλε θρέψειν
περιττώματα πρὸς τροφὴν τοῖς κυουμένοις ἐπιτήδεια. καὶ
δὴ καὶ κεφαλαίοις ὀλίγοις ἅπασαν αὐτῶν ἐπέλθωμεν τὴν
φύσιν. ὅταν ἡ τοῦ πρώτου κυήματος σύστασις ὑγροτέρα γί-
νηται καὶ ψυχροτέρα, τήν τε ἀρχὴν τῆς μορφώσεως ὀψιαί-
τερον ἴσχει καὶ τὴν τελευτὴν οὕτω βραδεῖάν τε καὶ

vifum, poftea differentias etiam ipforum, quas recenfui.
Nihil igitur mirum eft, quemadmodum talpae oculos
habent, qui intus articulari et particulatim digeri ac com-
poni coeperunt, verum natura ipfos extra producere non
potuit, eodem modo et genitales partes muliebribus ani-
malibus intus efformatas effe, et extrinfecus emergere
non potuiffe, propterea quod tota natura ipforum debilior
fit et imperfectior, quemadmodum etiam Ariftoteles dixit.
Verum tanto fane muliebrium animalium natura per-
fectior eft quam talparum, in quantum talpae nullo cae-
citatis commodo fruuntur, non parum vero ad generis
propagationem muliebre animal confert: nam ut humidius
et frigidius productum recrementa fecum connutriturum
erat ad alimentum foetibus ipfis idonea. Et fane paucis
capitibus omnem ipforum naturam perftringemus. Quum
primi et recentis foetus compages liquidior fit et frigidior,
tunc et principium formationis ferius accipit, et finem
adeo tardum et debilem, ut hae partes foras emergere

ὄῤῥωστον, ὡς μὴ δυνηθῆναι πρὸς τοὐκτὸς ἀνασχεῖν τὰ
μόρια. διὰ ταῦτ᾽ οὖν αὐτὰ περὶ τὰ τελευταῖα διαπλασθέντα
κάμνειν συνέβη τὴν φύσιν, καὶ ἀσθενεστέραν τῶν ἄλλων
ἀποτελεῖσθι δέδεικται δ᾽ ἡμῖν ἐν ἑτέροις, ὅ τί περ ἂν ᾖ
περιττὸν εἴτε τροφῆς χρηστῆς εἴτε μὴ χρηστῆς, ὠθούμε-
νον ὑπὸ τῶν ἰσχυροτέρων μορίων εἰς ἀσθενέστερα. καὶ τοί-
νυν καὶ τὸ θῆλυ ζῶον ὅτι μὲν ἀσθενέστερον ἐγένετο, καὶ
περιττωματικόν ἐστιν, ὅτι δ᾽ ἁπάντων αὐτοῦ τῶν μορίων
ἀσθενέστερα τὰ γεννητικά, διὰ τοῦτο εἰς ταῦτα ἀφικνεῖται
τὸ 'περιττὸν αἷμα, κάθαρσις μὲν τοῖς θήλεσιν ὑγιεινὴ γι-
νομένη, πρὶν κύειν, ὕλη δ᾽ εἰς τροφὴν ἐπιτήδειος τοῖς ἐμ-
βρύοις ἐν τῷ τῆς κυήσεως καιρῷ. ταῦτ᾽ οὖν εἴρηταί μοι
καὶ γέγονε δῆλον, ἐπὶ μὲν τῇ θερμοτέρᾳ τε καὶ ξηροτέρᾳ
κράσει τοῦ κυήματος [226] ἄῤῥεν ζῶον γενόμενον, ἐπὶ δὲ
τῇ ψυχροτέρᾳ καὶ ὑγροτέρᾳ θῆλυ· τὸ δ᾽ εἶδος ἢ τὸ γέ-
νος τοῦ ζώου, καλεῖν γὰρ ἑκάτερον ἐγχωρεῖ, τὸν ἄνθρωπον
καὶ τὸν ἵππον καὶ τὸν βοῦν, τῇ φύσει τῆς ὑποβεβλημένης
ὕλης εἰς τὴν τοῦ ζώου γένεσιν ἀκόλουθεν ὑπάρχειν, ὥσπερ

non poſſint, et quum circa partes, quae poſtremum eſſorman-
tur, naturam delaſſari ac debilitari contigit, imbecilliores
etiam aliis abſolvuntur. Demonſtratum autem nobis in aliis
operibus eſt, quodcunque ſupervacaneum ſive ex commodo
alimento ſive non commodo ſit, a fortioribus partibus ad de-
biliores propelli, ideoque muliebre animal, quandoquidem
imbecillius factum eſt, etiam recrementis ſupervacaneis red-
undat. Quando vero omnium ipſius partium debiliſſimae
ſunt genitales, ob id ſane in has ſupervacaneus ſanguis per-
venit, qui ſalubris quidem purgatio ſit foeminis, priusquam
concipiant, tempore vero geſtationis in utero idonea materia
in alimentum ipſis foetibus exiſtit. Haec igitur a me dicta
ſunt, et manifeſtum jam factum eſt, in calidiore et ſicciore
foetus temperamento maſculum animal generari, in frigidiore
vero et humidiore muliebre, ſpeciem autem ſive genus ani-
malis (utrumque enim dicere licet), hominem videlicet et
equum et bovem, ad naturam materiae in animalis gene-
rationem ſubjectae conſequentem eſſe, quemadmodum

642   *ΓΑΛΗΝΟΥ ΠΕΡΙ ΣΠΕΡΜΑΤΟΣ*

Ed. Chart. III. [226.]   Ed. Baf. I. (245.)

γε καὶ τὴν ὁμοιότητα τῆς μορφῆς ἑκατέρῳ τῶν γονέων τῆς
τε διαπλαστικῆς καὶ μορφωτικῆς γενέσθαι δυνάμεως ἐν τῷ
σπέρματι ἐχομένης· ὥστ᾽ ἔχειν ἡμᾶς τριῶν ὁμοιοτήτων ἀρχὰς
τρεῖς, τὴν μὲν τοῦ γένους τοῦ ζώου κατὰ τὴν οὐσίαν, ἐξ
ἧς ἐγένετο, τὴν δὲ τῆς μορφῆς κατὰ τὴν ἐκ τοῦ σπέρματος
κίνησιν, τὴν δ᾽ ὡς ἄῤῥενος ἢ θήλεος ἐκ τῆς ἀμφοτέρων
τῶν ἀρχῶν κράσεως. ἀρχὰς δ᾽ ἀμφοτέρας λέγω καταμήνιόν
τε καὶ σπέρμα. ταῦτα μὲν οὖν ἱκανῶς ἔχειν μοι δοκεῖ. καὶ
γὰρ ὅτι τοῖς προγόνοις ὁμοιοῦταί τινα κατὰ τοὺς σπερματι-
κοὺς λόγους, οὐ μόνον τοὺς τοῦ πατρὸς, ἀλλὰ καὶ τοὺς τῆς
μητρὸς, εὔδηλον ἐκ τῶν εἰρημένων ἐστί.

Κεφ. ς΄. Σκεψώμεθα δ᾽ ἑξῆς περὶ τῶν ἀδενωδῶν
παραστατῶν, οὓς οἱ μὲν ἄπειροι τῆς ἀνατομικῆς θεωρίας
οὐδὲ γινώσκουσι τὴν ἀρχὴν, οἱ δὲ ἔμπειροι πάντες ὥσπερ
δι᾽ ἑνὸς στόματος ὑπεφήναντο περιέχειν σπέρμα. δυσωποῦ-
μαι οὖν αὐτῶν τό τε πλῆθος καὶ τὴν δόξαν, ὅμως ἅ γε γι-
νώσκω ῥητέον κἀνταῦθα, καθάπερ ἐν τοῖς ἔμπροσθεν ὑπὲρ
τῶν ὄρχεων ἐποιησάμην. τί δήποτ᾽ οὖν, εἰ σπέρματός εἰσιν

fane et formae fimilitudinem ad utrumque parentem
effingentis ac formantis facultatis effe, quae in femine
continetur. Quare trium fimilitudinum tria principia
habebimus, fimilitudinem generis animalis juxta fubftan-
tiam, ex qua generatum eft, formae vero juxta motum
ex femine, eam vero, quae eft aut mafculi aut foeminae,
ex utrorumque principiorum temperamento. Utraque au-
tem principia appello menftruum et femen. Haec quidem
igitur fufficere mihi videntur; nam quod parentibus affi-
milantur nati juxta feminis rationem, non patris folum,
fed etiam matris, ex relatis fatis manifeftum eft.

Cap. VI. Videamus porro deinceps de aftitibus
glandulofis, quos inexperti ad anatomicam fpeculationem
in totum ignorant, experti vero omnes, velut uno ore,
femen continere pronunciaverunt. Pudore igitur confun-
dor ob multitudinem et opinionem ipforum, tamen quae
fcio etiam hic dicenda funt, quemadmodum in fuperiori-
bus de teftibus feci. Cur igitur tandem, fi feminis funt

ἀγγεῖα καὶ οὗτοι, τοῖς ἐκτμηθεῖσι ζώοις τοὺς ὄρχεις ἀπόλ-
λυται παντάπασιν ἡ τῆς μίξεως ἐπιθυμία; χρὴ γὰρ, εἴπερ
ἄρα, μίγνυσθαι μὲν, μὴ γεννᾶν δὲ, διότι λεπτὸν καὶ ὀρρῶ-
δές ἐστι τὸ κατ᾽ αὐτοὺς σπέρμα· φαίνεται δὲ οὐχ οὕτως γι-
νόμενον. καὶ μὴν οὐκ ἐγχωρεῖ τὰ μὲν ὄργανα τοῦ σπερμαί-
νειν ἔχειν, οὐκ ἔχειν δ᾽ αὐτῶν τὴν χρῆσιν. ἁπάντων γὰρ
τῶν ὀργάνων τοῦ σώματος ἡ φύσις τοῖς ζώοις ἔδωκε δυ-
νάμεις συμφύτους ἀδιδάκτους χρῆσθαι πρὸς τὰς οἰκείας
ἐνεργείας. ἀποδέδεικται δὲ τοῦτο καὶ πρὸς ἡμῶν ἐν τῷ περὶ
χρείας μορίων, καὶ πρὸς Ἀριστοτέλους πρότερον, ἄλλων τε
πολλῶν ἰατρῶν τε καὶ φισοσόφων. ὥστε οὐδὲν δέω κατα-
σκευάζειν αὐτὸς πρὸς ἐκείνους τὸν λόγον ποιούμενος, ἀλλ᾽
ὑποκειμένου κοινοῦ πᾶσιν ἡμῖν ὁμολογήματος, τοῦ μήτ᾽
ἄχρηστόν τι καὶ περιττὸν ἐργάσασθαι μόριον τὴν φύσιν,
μήτ᾽ ἄνευ τῆς χρησομένης αὐτῷ δυνάμεως, ἀναλήψομαι
τὸν λόγον. οἱ ἀδενώδεις παραστάται κατὰ τὰς τῶν ὄρχεων
ἐκτομὰς οὐδὲν πεπονθότες οὐκ ἐπεγείρουσι τὸ εὐνουχισθὲν

et hi vafa, animalibus, quibus teftes execti funt, deperit
penitus coeundi appetentia? Oportet enim utique coire
quidem ipfa, non autem generare, proptcrea quod tenue
et ferofum eft femen in ipfis contentum. Atqui apparet,
hoc minime fic fieri; attamen impoffibile eft organa qui-
dem generandi feminis viribus praedita habere, ipforum
vero ufum non habere. Natura enim infitas facultates
animalibus omnium corporis organorum dedit, atque eas
nulla inftitutione edoctas ad proprias actiones obeundas,
hoc ipfum vero et a nobis in libris de ufu partium, et
prius ab Ariftotele aliisque multis tum medicis tum phi-
lofophis demonftratum eft. Quare nihil opus habeo aftru-
ere et confirmare adverfus illos inftituto fermone, ve-
rum communi et omnibus nobis confeffo fuppofito, quod
videlicet neque inutilem aliquam, neque fupervacaneam
partem natura fecit, neque citra facultatem, quae ca
uti debeat, repetam fermonem. Aftites glandulofi ex te-
ftium caftratione nihil perpeffi caftratum animai ad ve-
nereum confortium non excitant, tanquam fane quidvis

ζῶον εἰς τὴν ἀφροδίσιον ὁμιλίαν, ὡς ἂν ἄλλο τι μᾶλλον
ὑπάρχοντες, ἢ σπερματικὸν ὄργανον, ἑτέρας τέ τινος ἕνεκα
χρείας γεγονότες. ὥσπερ γὰρ, εἰ, τινὸς ἄλλου μυρίου διαφθα-
ρέντος, ἀβλαβῶν δ᾽ ὑπαρχόντων τῶν ὀφθαλμῶν, οὐχ ὑπέ-
μεινεν ὑμῖν τὸ βλέπειν, οὐκ ἂν ὀφθαλμῶν ἐνέργειαν ἔφαμεν
αὐτὸ, καὶ εἰ, τῶν σκελῶν μηδὲν βεβλαμμένων, ἀπόλοιτο
ἡ βάδισις, οὐκ ἂν τούτων ἐνέργειαν αὐτὴν ἐτιθέμεθα,
κατὰ τὸν αὐτὸν, οἶμαι, τρόπον, εἰ, τῶν ἀδενοειδῶν παρασ τα-
τῶν ὑγιεινῶν διαφυλαττομένων, ἀπόλοιτο τοῖς ζώοις ἡ ἀφρο-
δίσιος ὁμιλία, τῶν γεννητικῶν οὐκ εἰσὶν οὗτοι μορίων. ὡς
οὖν κατὰ τὸν αὐτὸν τρόπον ἐν τοῖς σπερματικοῖς ἀγγείοις
ἐπὶ τῶν ἀῤῥένων ἀναστομοῦσθαι, πιθανῶς συνελογίσαντό
τινος ἕνεκα γεγονέναι χρείας αὐτοὺς, οὕτως ἐπὶ τῶν θη-
λειῶν θεασαμένους ἑτέρους τελευτῶντας ἐχρῆν κἀνταῦθα
συλλογίσασθαι τὸ μὴ τῆς αὐτῆς, εἶθ᾽ ἑξῆς ἀπορήσαντας
ὑπὲρ τῆς κατὰ τὰς ἀποδείξεις [227] μάχης, ὥσπερ ἡμεῖς
ἠπορήσαμεν, ἐπισκέψασθαι, πότερον ἐξ ἀνάγκης ἀληθές
ἐστι τὸ τοὺς εἰς ταὐτὸ χωρίον ἀνεστομωμένους ὀχετοὺς ἕνεκα

aliud magis exiflentes quam organum feminale, et alte-
rius cujusdam ufus gratia generati. Quemadmodum enim,
fi, alia aliqua parte corrupta, illaefis exiflentibus oculis,
vifus nobis non fuperfit integer, non fane oculorum
actionem videre effe diceremus, et fi, cruribus nihil laefis,
ambulatio pereat, non utique his hanc actionem deferre-
mus, eodem modo, opinor, quum, glandulofis aflitibus
integris fervatis, pereat in animalibus venereum confor-
tium, minime certe genitales partes illi ipfi funt cenfen-
di. Sicut igitur ex eo, quod in eundem locum fimili-
ter ut vafa feminaria in viris ofcula aperta habent, pro-
babiliter ratiocinati funt, ipfos ejusdem ufus gratia gene-
ratos effe, ita oportebat etiam ipfos ratione colligere,
in foeminis non ejusdem ufus ergo productos effe, quum
videant, in eis rem aliter fe habere. Deinceps vero, quum
dubii haereant circa pugnam demonflrationum, velut et-
iam nos haefitavimus, confiderare oportebat, utrum necef-
fario verum fit hoc, quod canales in eundem locum os-

τῆς αὐτῆς δημιουργεῖσθαι χρείας, ἢ τὸ μὲν τοὺς ἔνεκα τῆς
αὐτῆς χρείας γεγονότας εἰς ταὐτὸ ἐμβάλλειν ἀληθὲς, οὐκ
ἀληθὲς δὲ τὸ τοὺς εἰς (246) ταὐτὸ ἥκοντας ἐξ ἀνάγκης εἰς
μίαν συντελεῖν. αὐτίκα γέ τοι καὶ ὁ τῆς κύστεως πόρος τὸ
οὖρον ἐξοχετεύων εἰς τὸν αὐτὸν τοῦτον πόρον, ὅνπερ καὶ οἱ
παραστάται πάντες οἱ τέσσαρες ἐπὶ τῶν ἀρρένων ἀνεστόμων-
ται· ὥστ᾽ οὐ χρὴ πρὸς ἕτερον ἀπελθεῖν μόριον, ἀλλ᾽ ἐξ
αὐτοῦ τοῦ προκειμένου μαθεῖν, ὡς οὐκ ἂν ἦν ἀναγκαῖον
τοὺς εἰς ταὐτὸ χωρίον ἀνεστομωμένους πόρους εἰς μίαν
ἐνέργειαν συντελεῖν. εἰ δὲ καὶ ἐξ ἑτέρων αὐτὸ πιστώσασθαι
χρὴ, ἀφθονίᾳ πιστώσεται παραδειγμάτων. εἰς μὲν τὴν τοῦ
στόματος εὐρυχωρίαν ἅπασαν τὴν ἔνδον, ἣν ὀνομάζουσι φά-
ρυγγα, τά τ᾽ ἐσθιόμενα καὶ πιόμενα διὰ τοῦ στόματος
ἐμπίπτει, κᾀκ τῆς κατὰ τὰς ῥῖνας συντρήσεως ὅ τ᾽
εἰσπνεόμενος ἀὴρ καὶ ἡ κόρυζα· καλεῖ δ᾽ αὐτὴν Ἱππο-
κράτης μὲν ὡς τὰ πολλὰ βλένναν, οἱ δὲ ἄλλοι μύξαν·
ἔτι τε πρὸς τούτοις ἐξ ἐγκεφάλου δι᾽ ὑπερῴας περίττωμα,
κᾀκ τῶν παρὰ τῇ ῥίζῃ τῆς γλώσσης ἀδένων τὸ σίελον,

cula aperta habentes ejusdem uſus gratia ſint facti: aut
hoc quidem verum ſit, quod, qui ejusdem uſus gratia facti
ſunt, in eundem locum incurrunt, neceſſario in eandem
rem conferant. Cujus exemplum eſſe poterit veſicae mea-
tus urinam in eundem hunc meatum derivans, in quem
omnes quatuor aſtites in maſculis oscula aperta habent.
Quare non oportet ad aliam partem digredi, ſed ex ipſa
jam propoſita diſcere, quod non ſit neceſſarium, meatus
in eundem locum oſcula aperta habentes ad unam actio-
nem conferre. Quod ſi etiam ex aliis hujus rei fidem
facere oportet, luculentis exemplis adductis abunde con-
firmabitur. In univerſam internam oris amplitudinem,
quam fauces appellant, quae comedimus ac bibimus, per
os illabuntur, et ex perforatione juxta nares tum aer,
qui inſpiratur, tum pituitoſa illuvies, quam appellat Hip-
pocrates ut plurimum blennam, alii etiam mucum. Am-
plius autem ultra haec ex cerebro per palatum recre-
mentum, et ex glandulis ad radicem linguae ſitis ſaliva.

εἰς ἔντερα δὲ τά τ᾽ ἐκ τῆς γαστρὸς ἥκει, καὶ τὸ χολῶδες
ὑγρὸν ἐξ ἥπατος, ἐξ ἀδένων τέ τινων ἑτέρων αὖ πάλιν ἐν-
ταῦθα τεταγμένων ὑγρὸν γλίσχρον ὅμοιον σιέλῳ, περὶ ὧν
ἀδένων οὐ σμικρὰ ζήτησις γέγονε τοῖς ἀνατομικοῖς ἀπὸ Ἡρο-
φίλου τε καὶ Εὐδήμου τὴν ἀρχὴν λαβοῦσα. καί μοι δοκῶ
τὸν λόγον ἐπιστήσας ἐνταῦθα, διότι κατὰ τύχην δή τινα
πρῶτον ἐμνημόνευσα μορίων, ἃ δὴ αἰσθητῶς οἱ ἀδένες ἐπι-
τέγγουσι, πρὸς τὸν κράτιστον Μαρῖνον ἐρεῖν τι, χρησάμε-
νος ἀρχαῖς εἰς τὸν λόγον, ἃς αὐτὸς ἐκεῖνος ἐξ ἐναργῶν
ἐπεστήσατο. διττὴν οὖν ἁπάντων χρείαν φησὶν εἶναι τῶν
ἀδένων, ἤτοι στηριζόντων ἀγγεῖα μετέωρα, σχιζόμενα καὶ
κινδυνεύοντα διασπασθῆναι κατὰ τὰς σφοδροτέρας κινήσεις,
ἢ γενέσεως ὑγρῶν ἕνεκεν, ἐπιτέγγειν δυναμένων μόρια τὰ
χρήζοντα παρεσπαρμένης φύσει ὑγρότητος γλίσχρου, πρὸς τὸ
μὴ ῥᾳδίως καταξηραινόμενα δυσκίνητα γίνεσθαι. τὸ μὲν δὴ
τῶν ἑτέρων ἀδένων γένος, ὃ τὰ σχιζόμενα τῶν ἀγγείων στη-
ρίζει, καταλείπωμεν ἐν τῷ παρόντι, μηδέν γε αὐτοῦ δεό-

In inteftina vero excrementa ex ventre perveniunt, et
humor biliofus ex hepate, et ex glandulis quibusdam aliis
rurfus hic fitis humor vifcofus fimilis falivae; de quibus
glandulis non parva quaeftio orta eft inter anatomicos,
quae ab Herophilo et Eudemo initium cepit. Et fane
mihi videtur fermo hic coërcendus effe, ob id fortuito
primum partium, quas glandulae fenfibiliter madefaciunt,
mentionem feci, ad optimum Marinum aliquid dicendum
effe, principiis iisdem in ufum fermonis affumptis, quae
ille ipfe ex evidentibus ftatuit. Duplicem igitur omnium
glandularum ufum effe ait; aut enim fulciunt vafa fubli-
mia, quae findi folent et divulfionis periculum circa ve-
hementiores motus fuftinere, aut ob humorum generatio-
nem partes madefacere poffunt, quae humectatione vifco-
fa et ex natura difperfa indigent, ut ne facile reficcatae
pigrae ad motum reddantur. Atque alterum quidem
glandularum genus, quod vafa, quae findi folent, fulcit,
in praefens relinquamus, utpote quo nihil opus habemus

ΒΙΒΛΙΟΝ Β. 647

Ed. Chart. III. [227.]   Ed. Baf. I. (246.)

μενοι. προχειρισώμεθα δὲ θάτερον τὸ ἐν τῷ λόγῳ τῶν
γλίσχρων ὑγρῶν γεννητικόν, ὃ καὶ τὴν οὐσίαν τοῦ σώματος
ἑτέραν ἔχειν φησὶν αὐτὸς ὁ Μαρῖνος· ἀραιότερον γὰρ εἶναι
καὶ σηραγγῶδες, ὑγρότητός τε μεστὸν, ὥσπερ σπογγιὰν διά-
βροχον, οὐ μὴν ἐκ πάντων γε αὐτῶν ἐκφύεσθαι πόρους
αἰσθητούς. εἰς τοῦτό γε τὸ γένος τῶν ἀδένων φησὶ καὶ
ἀρτηρίας καὶ φλέβας ἐκφύεσθαι, καί τινα τῶν κατὰ μεσεν-
τέριον ἀγγείων εἰς τοιούτους ἀδένας τελευτᾷν. διττὸν γὰρ
καὶ τούτων εἶναι τὸ γένος τῶν ἀδένων, ὅτι καὶ τὴν χρείαν
διττὴν, πυκνοὺς μὲν καὶ ξηροὺς, ὅσοι στηρίζουσι τὰ σχιζό-
μενα τῶν ἀγγείων, ἀραιοὺς δὲ καὶ ὑγροὺς, εἰς οὓς ἀγγεῖα
καταφύεται. τούτους φησὶ καὶ τὴν οἷον φλεγματώδη γεννᾷν
ὑγρότητα τὴν ὑπαλείφουσαν τὸν ἔνδον χιτῶνα τῶν ἐντέρων.
ὅτι δὲ καὶ οἱ τὸ σίελον γεννῶντες ἀδένες αἰσθητοῖς ἀγγείοις
εἰς τὸ στόμα προχέουσιν αὐτὸ, σχεδὸν οὐκέτι οὐδεὶς ἀγνοεῖ,
καὶ μὲν δὴ ὡς τὴν φάρυγγα πᾶσαν ἀδένες ὑγραίνουσι τῆς
αὐτῆς χρείας ἕνεκεν. ἐπιεικῶς γὰρ ἤδη καὶ τοῦτο τοῖς ἀνα-

hoc loco. Aggrediamur autem alterum in fermone confe-
quens, id quod vifcofos humores eft generans, quod ip-
fum et corporis fubftantiam aliam habere ipfe Marinus
tradit; effe enim inquit rarius et cavernofum, et humi-
ditate plenum, ac velut fpongiam madore imbutam: non
tamen ex omnibus ipfis fenfiles meatus enafci. In hoc
fane genus glandularum et arterias et venas inferi ait, et
quasdam vaforum in mefenterii glandulas definere. Du-
plex namque et harum glandularum genus effe, quod et
ufus duplex exiftat, denfas quidem et ficcas, quae vafa,
quae findi folent, fulciunt, raras vero et humidas, in quas
vafa inferuntur. Has ipfas etiam humiditatem velut pi-
tuitofam generare ait, quae ipfa humiditas internam in-
teftinorum tunicam oblinit et quafi inungit. Quod vero
etiam glandulae, quae falivam generant, fenfilibus vafis
ipfam in os profundant, fere non amplius quisquam igno-
rat, ficut neque quod totas fauces glandulae humectent
ejusdem ufus gratia. Hoc ipfum enim aequaliter ab om-

τομικοῖς ὡμολόγηται πᾶσι. Μαρῖνος δὲ καὶ ἄλλους ἀδένας
ἐπὶ τοῖς εἰρημένοις ἄλλων μορίων ὑγραντικοὺς καταλέγει, μὴ
πάνυ σαφῆ μηδὲ ἐναργῆ τὴν πίστιν ἔχοντας· διὸ παραλεί-
πωμεν ἐκείνους. ἀρκεῖ δέ μοι τὴν εἰς τὸ προκείμενον πίστιν
ἀπὸ [228] τῶν ἐναργῶν λαβεῖν. εἰ γὰρ καὶ τὴν τοῦ στό-
ματος εὐρυχωρίαν ἀδένες ὑγραίνουσι, καὶ τὸν φάρυγγα, καὶ
τὸν στόμαχον, εἴτε σύμπαν τὸ ἔντερον, οὐδὲν δήπου θαυ-
μαστόν ἐστι καὶ τῷ τῆς κύστεως αὐχένι παρεσκευάσθαι
τινὰ ὁμοίαν ἐπικουρίαν, ὅπως μὴ καταξηρανθείς ποτε δυσ-
κίνητος γένηται. πολὺ δὲ δήπου μᾶλλον αὐτῷ τῷ αἰδοίῳ
τοῦ ἄῤῥενος εἰκός ἐστι τοιαύτην ἐπικουρίαν ὑπὸ τῆς φύ-
σεως παρεσκευάσθαι. δι᾽ ὃ καὶ τοῖς ἄῤῥεσιν ἀξιόλογοι τὸ
μέγεθός εἰσιν ἀδένες οὗτοι· κίνδυνος γὰρ ἐπ᾽ αὐτοῖς, ὡς
ἂν προμήκους τε καὶ γυμνοῦ τοῦ αἰδοίου τεταγμένου, ξηραν-
θέντος ποτὲ διαστραφῆναι καὶ μῦσαι τὸν πόρον αὐτοῦ.
ἐπὶ δέ γε τῶν θηλειῶν ὁ τῆς μήτρας αὐχὴν οὔτε προμήκης
οὔτε γυμνός, ἀλλ᾽ ἔνδον κείμενος, ἔκ τε τῶν περιεχόντων

nibus anatomicis confeſſum eſt. Marinus porro adhuc
alias ultra relatas jam glandulas, quae alias partes irrigent,
recenſet; verum quum obſcuram et incertam fidem ha-
beant, ipſas relinquamus. Porro in praeſentem ac jam
nobis propoſitam rem ſatis erit mihi fidem et probatio-
nem ex evidentibus et manifeſtis ſumere. Si enim et
oris amplitudinem, pharyngem, et ſtomachum, et univer-
ſum inteſtinum glandulae humectant, nihil ſane mirum
eſt etiam veſicae cervici ſimile quoddam auxilium praepa-
ratum eſſe, ut ne reſiccatum aliquando aegre mobile red-
datur. Caeterum multo magis veriſimile eſt hujusmodi
auxilium ipſi virili pudendo a natura praeparatum eſſe,
propterea quod memorabilis magnitudinis in viris hae
glandulae exiſtant: periculum enim ipſis eſt, ne, quum
praelongum et nudum ſit pudendum ordinatum, aliquan-
do reſiccatum obtorqueatur, et meatus ejus conniveat ob-
turatus. In foeminis ſane ipſum uteri collum neque prae-
longum, neque nudum eſt, ſed intus ſitum, et ex ambien-

αὐτῶν ἱκμάδα δέχεται παμπόλλην, ἐξ αὐτῶν τε τῶν κατα-
μηνίων ἐπιτέγγεται. δύναιτο δ᾽ ἂν ἴσως ἡ φύσις εὐλαβη-
θεῖσα τὴν ἐκ τοῦ οὔρου δῆξιν ἄλειμμα τὸ ὑγρὸν τούτῳ τῷ
πόρῳ τοῦ αἰδοίου παρεσκευακέναι. τάχα δ᾽ ἂν τις εὑρε-
θείη καὶ τρίτη χρεία σκοπουμένοις ἀκριβέστερον· οὕτως γὰρ
καὶ ἄλλα πολλὰ ζητήσεως ἀκριβεστέρας τυχόντα κατὰ πάσας
τὰς τέχνας ἐξεύρηται. τὸν δ᾽ ἀποδεικτικὸν ἄνδρα τὰ μὲν
τοιαῦτα προβλήματα χρόνῳ προσήκει σκοπεῖσθαι πλείονι,
τῶν ἀποδεδειγμένων δὲ ἔχεσθαι διὰ παντός, ὧν ἓν καὶ τόδε
ἐστίν. εἴπερ ἐν τοῖς ἀδενοειδέσιν ἐγεννᾶτο τὸ σπέρμα, τῆς
ἀποκρίσεως ἂν αὐτοῦ τὰ εὐνουχιζόμενα τῶν ζώων ἐγλίχετο·
φαίνεται δ᾽ οὐ γλιχόμενα· δῆλον οὖν, ὡς οὐδὲν γεννᾶται.
τοῦτο οὖν ἡμῖν φυλαττέσθω μόνον ἀκίνητον αὐτὸ καθ᾽
ἑαυτό, μέχρι περ ἂν εὕρωμεν ἐπιστημονικῶς, ἥντινα χρείαν
τῷ ζώῳ παρέχουσιν οἱ ἀδενοειδεῖς παραστάται· τάχα μὲν
γὰρ ἀληθεῖς εἰσιν, ὡς ἀρτίως εἶπον, ἴσως δ᾽ ἄν τις εὑρε-
θείη ποτὲ ἀληθεστέρα. πιθανὸς γὰρ ὁ τῶν τοιούτων

tibus ipſis ac circumſitis multam humectationem ſuſcipit,
imo ex ipſis menſlruis etiam irrigatur. Poterit fortaſſis
et natura verita mordacitatem ex urina hunc humorem
velut unguen huic pudendi meatui praeparaſſe. Fortaſſis
antem et tertius aliquis inveniri queat uſus, ſi quis dili-
gentius perſcrutetur: hoc modo enim et alia multa dili-
gentiori inquiſitione perveſligata in omnibus artibus inven-
ta ſunt. Virum itaque demonſtrationis amantem ac ſtu-
dioſum ejusmodi problemata per multum tempus ſcrutari
ac expendere convenitu, ubi vero jam demonſtrata ſunt,
ipſis penitus adhaerere: quorum problematum in quaeſtio-
nem merito venientium unum eſt et hoc ipſum. Si in
aſtitibus glanduloſis ſemen generaretur, caſtrata animalia
ipſum utique excernere appeterent; atqui appetere non vi-
dentur; palam igitur eſt, quod neque generatur. Hoc igi-
tur ſolum nobis per ſeipſum immobile ac conſtans ſerve-
tur, donec ſcienter invenerimus, quem uſum animali ex-
hibent aſtites glanduloſi: fortaſſis quidem verae ſunt, quas
jam dixi: forte autem inveniri poſſit alia verior. Proba-

εὑρετικὸς λόγος, οὐκ ἀποδεικτικὸς, ὥσπερ ὁ πιστούμενος ἐν
αὐτοῖς μὴ γεννᾶσθαι σπέρμα. ὥστε καὶ μόνοι καὶ πρῶτοι
τοῦτο λέγοντες ὑπὲρ τῆς χρείας τῶν ἀδενοειδῶν σωμάτων
οὐκ αἰσχυνόμεθα, καθάπερ οὖν ἔμπροσθεν, ἡνίκα τοὺς ὄρ-
χεις ἀπεδείκνυμεν ἀλλοιοῦν πεφυκέναι τὸ σύμπαν σῶμα, καὶ
γίγνεσθαι δι᾽ αὐτοὺς ἄῤῥεν τε καὶ θῆλυ, κατὰ τὴν ἑαυτοῦ
φύσιν οὔτε ἄῤῥεν ὑπάρχειν οὔτε θῆλυ. ταῖς γὰρ ἀπο-
δείξεσιν ἔπεσθαι μεμαθηκόσι κᾀκεῖνος ὁ λόγος ἀπέδειξεν
καὶ ὁ νῦν εἰρημένος, ὅτι μήτε περιέχεται μήτε γεννᾶται
σπέρμα κατὰ τοὺς ἀδενοειδεῖς παραστάτας. εἰ δὲ καὶ τὰς
εἰρημένας αὐτῶν ἄρτι δύο χρείας ἀληθῶς τις εὑρῆσθαι νο-
μίζει, πάρεστι χρῆσθαι καὶ τούτῳ τῷ εὑρήματι πρὸς
τῷ μὴ κεκωλῦσθαι ζητεῖν ἄλλο τι βέλτιον. ὑπὲρ δὲ
τοῦ μὴ περιέχεσθαι σπέρμα κατ᾽ αὐτοὺς, ὡς ἱκανῶς
ἀποδεδειγμένου, πεπεῖσθαι χρὴ καὶ συγγινώσκειν τοῖς
πρὸ ἡμῶν ἐξηπατημένοις ὑπὸ τῆς ἐπὶ τῶν ἀῤῥένων εἰς
τὸν αὐτὸν τύπον ἀναστομώσεως τοῖς ὄντως σπερματικοῖς.

bilis enim eft ratio, quae has invenit, non demonſtrativa,
quemadmodum ea, quae palam fidem fecit, femen in ipſis
non generari. Quare et folos nos et primos hoc ipſum
de glanduloforum corporum uſu tradidiſſe non erubeſci-
mus, quemadmodum neque antea erubuimus, quando
teſtes univerſum corpus natura ſua alterare demonſtravi-
mus, ac fieri per ipſos maſculum et foeminam, per
ſui ipſius naturam neque maſculum exiſtere, neque
foeminam. His enim, qui demonſtrationes fequi didi-
cerunt, tum illa ratio hoc ipſum demonſtravit, tum
etiam quae nunc dicta eſt, quod neque continetur, ne-
que generatur in aſtitibus glanduloſis femen. Si vero et
uſum utrumque ipſorum jam explicatum vere inventum
eſſe quis exiſtimaverit, licet ei et hoc noſtro invento uti,
quum non prohibeatur aliud quoddam praeſtantius inqui-
rere. Caeterum de eo, quod femen in ipſis non contine-
atur, ut abunde demonſtrato credere oportet, et prioribus
nobis ignoſcere ac veniam dare deceptis, ex eo quod in
viris in eundem locum, fimiliter ut vera vaſa feminaria,

ἡ γὰρ τοῦ χωρίου κοινωνία καὶ τὴν τῆς χρείας αὐτῶν
κοινωνίαν ἐνεδείξατο πιϑανῶς μὲν, οὐκ ἀληϑῶς δὲ, κα-
ϑάπερ ἡμεῖς ἀρτίως ἐνεδείξαμεν.

oſcula aperta habent. Loci enim communio etiam uſus
communionem ipſis indicavit, probabiliter quidem, ſed
non vere, velut nos jam demonſtravimus.

ΓΑΛΗΝΟΥ ΠΕΡΙ ΚΥΟΥΜΕΝΩΝ ΔΙΑΠΛΑΣΕΩΣ.

Ed. Chart. V. [285.]   Ed. Baſ. I. (213.)

Κεφ. α΄. Περὶ τῆς τῶν κυουμένων διαπλάσεως ἐπε-
χείρησαν μέν τι καὶ φιλόσοφοι γράφειν, μηδεμίαν ἀφορμὴν
ὧν λέγουσιν ἐξ ἀνατομῆς περιεχόμενοι. καὶ θαυμαστόν γε
οὐδέν ἐστιν ἁμαρτεῖν τῆς ἀληθείας αὐτούς, διαφωνῆσαί
τε πρὸς ἀλλήλους. ὅπου γὰρ τοῖς ἀνατεμοῦσιν ἐπιμελῶς
ἠγνοήθη τινά, πολὺ δήπου μᾶλλον εἰκὸς ἦν ἁμαρτεῖν, ὅσοι
ταῖς ἑαυτῶν ὑπονοίας ἐπίστευσαν ἄνευ τῶν ἐξ ἀνατομῆς
φαινομένων. Ἱπποκράτης δὲ πρῶτος ὧν ἴσμεν ἔγραψέ τι

GALENI DE FOETVVM FORMA-
TIONE LIBELLVS.

Cap. I. De foetuum formatione ſcribere eqnidem
aggreſſi ſunt etiam philoſophi, nullam eorum, quae dicunt,
confirmationem ex diſſectione adhibentes. Ac mirum ni-
hil eſt, ſi a vero ipſi aberrent et inter ſe diſſentiant.
Quum enim ii quoque, qui diligenter corpora diſſecue-
runt, nonnulla ignorarint, multo certe magis illos, qui
ſuis ipſorum opinionibus ſine iis, quae ex diſſectione ap-
parent, crediderunt, erraſſe eſt veriſimile. Hippocrates
autem primus omnium, quos novimus, vere de foetuum

περὶ διαπλάσεως ἐμβρύων ἀληϑῶς, οὐ λογικαῖς ὑπονοίαις τὴν
ἀκολουϑίαν τῆς ζητήσεως ἐπιτρέψας, ἀλλ᾽ αἰσϑηταῖς διαγνώσε-
σιν, οὐδ᾽ οὖν οὐδὲ ταύταις ὀλίγαις, ὥσπερ ἔνιοι καϑολικὰς
ἀποφάσεις ἐκ τῶν ἅπαξ ἢ δὶς ὀφϑέντων ποιησάμενοι. καὶ
νῦν γοῦν τις ἰατρὸς ϑεασάμενος ἐκτρωϑὲν ἔμβρυον ἡμερῶν
τριάκοντα καὶ δυοῖν, ἔχον ἤδη σαφῆ τὴν τῆς διαπλάσεως
ὑπογραφὴν, ὡς ἐπὶ πάντων ἐμβρύων οὕτω γιγνόμενον ἀπε-
φήνατο, μηδὲ τὰ πρὸς Ἱπποκράτους εἰρημένα, μή τί γε
δὴ τῶν ἄλλων, ὅσοι περὶ τούτων ἱστόρησαν, ἀνεγνωκώς.
οὐ γὰρ ἀποτετμημένος εἰς ὕρος ἐστὶν τοῖς ἐμβρύοις οὔτε
τῆς σαφοῦς διαπλάσεως, οὔτε τῆς κινήσεως, οὔτε τῆς ἀπο-
κυήσεως, ἀλλ᾽, ὡς Ἱππο[286]κράτει τε γέ(214)γραπται καὶ
τοῖς ἀξιοπιστοτάτοις τοῖς μετ᾽ αὐτὸν, ὧδ᾽ ἔχει τὸ σύμπαν.
ἑκταίαν γονὴν ἐκπεσοῦσαν ἰδὼν ὁ γράψας τὸ περὶ φύσεως
παιδίου βιβλίον, εἴτ᾽ αὐτὸς Ἱπποκράτης ἐστὶν εἴϑ᾽ ὁ μα-
ϑητὴς αὐτοῦ Πόλυβος, ἀκριβῶς τε ἅμα καὶ σαφῶς διηγή-
σατο κατὰ τήνδε τὴν ῥῆσιν· Καὶ μὴν ἐξ ἡμέρας μείνασαν

formatione confcripfit, qui non probabilibus opinionibus,
fed dignotionibus fenfui expofitis fummam rei, de qua
agitur, credidit, atque his non paucis, ut nonnulli folent,
qui quum femel aut bis aliquid funt confpicati, ftatim de
eo in univerfum pronunciare non dubitant: id quod nunc
quidam medicus fecit, qui quum femel abortivum foetum
duorum et triginta dierum manifefta jam formationis li-
neamenta habere vidiffet, id quafi in omnibus foetibus
ita fieret, affirmare eft aufus, ne Hippocratis quidem fcri-
ptis, nedum aliorum, qui de his memoriae prodiderunt, per-
lectis.　　Non enim foetibus neque manifeftae conforma-
tionis, neque motionis, neque editionis in lucem unus
definitus eft terminus, fed ita in univerfum res fe ha-
bet, ut ab Hippocrate graviffimisque auctoribus, qui
poft ipfum fuerunt, fcriptis mandatnm eft.　　Genituram
fexto poft die ejectam intuitus, qui libellum de natura
pueri fcripfit, five is Hippocrate five ejus difcipulus Po-
lybus fuit, et exquifite et manifefto his verbis recenfuit:
Atqui genituram, ait, *quae dies fex in utero haeferat,*

Ed. Chart. V. [286.]　　　　　　　　Ed. Baf. I. (214.)

ἐν τῆσι μήτρῃσι γονὴν καὶ ἔξω πεσοῦσαν αὐτός τε εἶδον
καὶ ὁκοίη μοι ἐφαίνετο ἐν τῇ γνώμῃ τότε, ἀπ᾽ ἐκείνων τὰ
λοιπὰ τεκμήρια ποιέομαι. ὡς δὲ εἶδον τὴν γονὴν ἑκταίην
οὖσαν, ἐγὼ διηγήσομαι. γυναικὸς οἰκέτις μουσουργὸς ἦν πο-
λύτιμος, παρ᾽ ἄνδρας φοιτῶσα, ἣν οὐκ ἔδει λαβεῖν ἐν γα-
στρὶ, ὅκως μὴ ἀτιμοτέρη εἴη. ἠκηκόει δὲ ἡ μουσουργὸς,
οἷα αἱ γυναῖκες πρὸς ἀλλήλας λέγουσιν, ὅτι, ἢν γυνὴ μέλλῃ
λήψεσθαι ἐν γαστρὶ, οὐκ ἐξέρχεται η γονή, ἀλλ᾽ ἐμμένει.
ταῦτα ἀκούσασα ξυνῆκε, καὶ τοῦτ᾽ ἐφύλασσεν ἀεί. καὶ ὡς
ᾔσθετο οὐκ ἐξιοῦσαν τὴν γονὴν, καὶ ἔφρασε τῇ δεσποίνῃ,
καὶ ὁ λόγος ἦλθεν πρὸς ἐμέ. καὶ ἐγὼ ἀκούσας ἐκελευσά-
μην αὐτὴν πρὸς τὴν γῆν πηδῆσαι. καὶ ἐπεὶ ἑπτάκις ἐπεπή-
δητο, ἡ γονὴ κατερρύη ἐπὶ τὴν γῆν, καὶ ψόφος ἐγένετο,
κἀκείνη ἐθεᾶτο καὶ ἐθαύμαζεν. ὁκοίη δ᾽ ἦν, ἐγὼ ἐρέω·
οἷον εἴ τις ᾠοῦ ὠμοῦ τὸ ἔξω λεπύριον περιέλοι, ἐν δὲ τῷ
ἔνδον ὑμένι τὸ ἔσω ὑγρὸν διαφαίνοιτο. τρόπος μέν τις ἦν
τοιοῦτος, ἄλις εἰπεῖν, ἦν δὲ ἐρυθρὸν καὶ στρογγύλον. ἐν
δὲ τῷ ὑμένι ἐφαίνοντο ἐνεοῦσαί τινες ἶνες λευκαὶ καὶ πα-

et poftea exciderat, ipfe vidi; et quae mihi tunc videban-
tur, ab illis reliqua fumo indicia. Quomodo autem poft
genituram fex dierum viderim, ego tibi percenfebo. Mu-
lieris cantrix, magno in honore habita, viros fre-
quentabat, quam uterum gerere non oportebat, ne minori
effet in pretio. Audierat autem cantrix illa, qualia mu-
lieres inter fe dicere foleant: quum foemina conceptura
eft, femen genitale non exire, fed intus remanere. Haec
audiens intellexit, atque id perpetuo obfervavit; quumque
femen genitale non exire fenfiffet, herae dixit, ac rumor
usque ad me pervenit. Ego, re audita, confului, ut in
terram faliret; quod ubi fepties feciffet, genitura in ter-
ram cum fonitu erupit. Illa id contemplata admiratur.
Quale autem fuerit, ego commemorabo, nempe tanquam
ovi crudi putamine exterius adempto in membrana peni-
tiori liquor internus apparebat. Modus quidem talis
erat, et, ut abunde dicam, ruber erat liquor et rotundus.
In pellicula vero fibrae quaedam albae ac craffae ineffe

χεῖαι εἰλημέναι ξὺν ἰχῶρι παχεῖ καὶ ἐρυθρῷ, καὶ ἀμφὶ
τὸν ὑμένα ἔξωθεν αἱμάλωπες, κατὰ δὲ τὸ μέσον ἐπεῖχε
λεπτὸν, ὅ τί μοι ἐδόκει εἶναι ὀμφαλός, καὶ ἐκείνῳ τὴν
πνοὴν καὶ ἔξω καὶ ἔσω ποιεῖσθαι τὸ πρῶτον, καὶ ὁ ὑμὴν
ἐξ ἐκείνου ἐτέτατο πᾶς ὁ περιέχων τὴν γονήν.

Κεφ. β΄. Ἐν τούτῳ τῷ λόγῳ τὸν μὲν περιέχοντα τὴν
γονὴν ὑμένα τὸ καλούμενον χορίον, τὸ δὲ τὰς λευκὰς καὶ
παχείας ἶνας ἔχον ἐν ἑαυτῷ ξὺν ἰχῶρι παχεῖ καὶ ἐρυθρῷ
φλεβῶν καὶ ἀρτηριῶν ὑπογραφὴν τῆς γενέσεως ἡγητέον ὑπάρ-
χειν. αὐξανόμενον γοῦν τὸ κύημα διὰ παντὸς ὁρᾶται περιε-
χόμενον ὑπὸ τοῦ χορίου, μεστοῦ φλεβῶν τε καὶ ἀρτηριῶν
ὄντος. οὐδὲ γὰρ ἄλλό τι παρὰ ταῦτα τὰ τρία τὴν οὐσίαν
αὐτοῦ συντίθησιν, ἀλλ᾽ εἰσὶ πάμπολλαι φλέβες καὶ ἀρτη-
ρίαι, πλησίον ἀλλήλων ἐκτεταμέναι, περιλαμβανόμεναί τε
καὶ συναπτόμεναι συνεχεῖ σώματι λεπτῷ καὶ ὑμενοειδεῖ.
διαιρουμένων δὲ τῶν κυούντων ζώων, ὅσα μὴ πόῤῥω τῆς
ἀνθρωπίνης ἐστὶ φύσεως, οἷον αἰγῶν, καὶ προβάτων, καὶ

videbantur cum cruore craſſo et rubro obvolutae; circum
autem pelliculam foris cruenta veſtigia inſtar ſugillato-
rum; juxta medium vero tenue quid eminebat, quod mi-
hi umbilicus eſſe videbatur, et per illum ſane ſpiratio-
nem extra et intro primum facere apparebat, quin et
pellicula genituram ambiens ac complectens tota ex illo
tendebatur.

Cap. II. Membrana, quae in hac oratione continere
genituram dicitur, chorion erat. Quod autem albas et
craſſas fibras cum ſanie craſſa rubraque in ſe habebat,
venarum et arteriarum delineationem in generatione foe-
tus fuiſſe exiſtimandum eſt; ſemper enim, donec augetur
foetus, contineri a chorio venarum et arteriarum pleno
cernitur, quippe quum nihil aliud niſi haec tria ſubſtan-
tiam ejus conſtituant: ſunt enim quamplurimae et venae
et arteriae juxta ſe ipſas porrectae, a tenui quodam et
membraneo corpore comprehenſae atque inter ſe con-
nexae. Sique incidantur aliqua animalia gravida, quae a
natura hominis non longe recedunt, cujusmodi ſunt ca-

656 ΓΑΛΗΝΟΤ ΠΕΡΙ ΚΤΟΤΜ. ΔΙΑΠΛΑΣ.

Ed. Chart. V. [286. 287.]   Ed. Baf. I. (214.)

ὑῶν, βοῶν τε καὶ ἵππων, καὶ ὄνων, φαίνεται τὸ χορίον
τοῦτο συμπεφυκὸς τῇ μήτρᾳ τοῦ κυοῦντος ζώου κατὰ τὰς
ἀρτηρίας τε καὶ φλέβας. ἡ δ᾽ ἀρχὴ τῆς γενέσεως τῶν ἀγ-
γείων τούτων ἐστὶν ἐκ τῶν κατὰ τὰς μήτρας ἀρτηριῶν καὶ
φλεβῶν, ὧν εἰς τὴν ἐντὸς χώραν τῆς μήτρας ἀνεστόμωται
τὰ πέρατα, καὶ διὰ τούτων μόνων ἡ κοινωνία τοῖς κυου-
μένοις ἐστὶ πρὸς τὰς κυούσας. οὐδαμόθι γὰρ ἄλλοθι τέ-
τρηται τὸ χορίον, ἀλλ᾽ οὐδὲ ψαύει κατά γε τὰς μήτρας,
ὅτι μὴ κατὰ ταῦτα μόνα, τὸ δ᾽ ἄλλο κύτος αὐτοῦ τὸ με-
ταξὺ ταῖς μήτραις μὲν ἔνδοθεν ὑποτέταται, ψαύει δ᾽
αὐτῶν μόνων ἄνευ συμφύσεως. τά γε μὴν ἀγγεῖα τὰ κατ᾽
αὐτὸ στενοτάτας μὲν ἔχει τὰς ἀρχάς, δι᾽ ὧν, ὡς ἔφην,
ἥνωται τοῖς πέρασιν τῶν κατὰ τὴν μήτραν ἀγγείων, ἀπο-
χωροῦντα δ᾽ αὐτῆς ἐς ταὐτὸν ἀλλήλοις ἀφικνεῖται τρόπον
ὁμοιότατον ταῖς ῥίζαις τῶν φυτῶν. [287] ὡς γὰρ ἐπ᾽ ἐκεί-
νων ἐκ πολλῶν καὶ λεπτῶν περάτων ἀλλήλαις συνιόντων ἕτε-
ραι ῥίζαι παχύτεραι γεννῶνται, κἀκείνων αὖθις ἀλλήλαις
ἑνουμένων ἕτεραι, καὶ τοῦτο γινόμενον οὐ παύεται, μέ-
χρις ἂν ἅπασαι τελευτήσωσιν εἰς τὴν ἀρχὴν τοῦ πρέμνου,

prae, oves, equae et aſinae, chorion uteri praegnantis
animalis arteriarum et venarum interventu coaluiſſe vi-
detur.   Origo horum vaſorum eſt ex arteriis et venis
uteri,   quarum extrema in   interiorem ejus regionem
oris hiant;   quibus ſolis foetus cum gravida commu-
nio eſt,   nulla enim alia in parte perforatum chorion
eſt,   ſed ne tangit quidem foetus uterum,   niſi his
ſolis.   Reliqua vero chorii laxitas ſpatioſa intermedia in-
lus utero ſubſtrata eſt;   attingit autem ſolummodo ipſam
citra commiſſuram. Vaſa porro, quae in ipſa ſunt, arctiſ-
ſima quidem habent initia, quibus, ut dixi, cum venarum
et arteriarum extremis uniuntur; quae tamen quum ulte-
rius procedunt,   non ſecus ac ſtirpium radices inter ſe
poſtea coeunt.   Nam quemadmodum in illis ex multis
et tenuibus extremis inter ſe coeuntibus aliae craſſiores
radices efficiuntur, atque in his rurſus unitis aliae, idque
ſieri prius non deſinit, quam omnes in unum trunci prin-

κατὰ τὸν αὐτὸν τρόπον αἱ κατὰ τὸ χορίον ἀρτηρίαι καὶ
φλέβες συνιοῦσαι πρὸς ἀλλήλας ἑτέρας γεννῶσιν ἑαυτῶν
εὐρυτέρας, ἐξ ὧν ἀλλήλαις συνιουσῶν, εἶτα γεννωμένων αὖ-
θις ἄλλας, καὶ τούτου πάνυ πολλάκις αὐταῖς συμβάντος,
εἰς δύο μὲν ἀρτηρίας, δύο δὲ φλέβας ἡ πάντων τῶν κατὰ
μέρος ἀγγείων κεφαλαιοῦται σύνοδος, ὧν ἐν τῷ μεταξὺ γεν-
νᾶταί τις πόρος εἰς τὸν πυθμένα τῆς κύστεως τοῦ κυουμέ-
νου συντετρημένος, ὃν οἱ δεινοὶ περὶ τὰς ἀνατομὰς ὠνό-
μασαν οὐραχόν. τὸ δ᾽ ἕτερον τοῦ πόρου τοῦδε στόμα
χωριζόμενον τῶν τεττάρων ἀγγείων εὐρύνεται κατὰ βραχὺ
λεπτὸν ὑμένα παραπλήσιον ἀλλᾶντι τὸ σχῆμα γεννῆσαν, ἐπι-
τεταμένον ἔξωθεν ἑτέρῳ τοιούτῳ, ᾧ περιέχεται τὸ ἔμβρυον.
ὀνόματα δὲ τοῖς δύο τούτοις ὑμέσιν οἱ ἀνατομικοὶ τέθειν-
ται, τῷ μὲν ἀπὸ τοῦ σχήματος ἀλλαντοειδεῖ, θατέρῳ δὲ
τῷ περιέχοντι τὸ ἔμβρυον ἀμνειῷ. ταῦτα μὲν ἔξωθέν ἐστι
τοῦ κυουμένου. κατ᾽ αὐτὸ δὲ τὸ ἔμβρυον ἴδια μόρια, πρῶ-
τον μὲν ἁπάντων τὸ δέρμα, σκέπασμα καὶ ἀμφίεσμα σύμ-
φυτον ὑπὸ τοῦ δημιουργήσαντος αὐτὸ γεγονός, εἶθ᾽ ἑξῆς

cipium defierint, ita chorii arteriae et venae inter fe con-
junctae alias fe latiores gignunt, ex quibus invicem
coeuntibus aliae atque ex his item aliae fiunt. Quumque
hoc faepius contigerit, in duas fane arterias duafque ve-
nas, veluti corpora, omnium vaforum particularium con-
curfus redigitur. Quarum in medio meatus quidam gi-
gnitur in fundum vefícae infantis perforatus, quem diffe-
ctionum periti, *quod urinam recipiat,* urachum nuncupa-
runt; alterum meatus os a quatuor vafis feparatum paula-
tim dilatatur, tenuemque membranam farcimini figura
perfimilem conftituit, alteri fimili ei, qua foetus involvitur,
extrinfecus exporrectam. Nomina hifce duabus membra-
nis anatomici impofuerunt, huic a figura allantoidem,
alteri vero, quae foetum continet, amnion. Atque haec
extra foetum habentur. Ipfius vero foetus propriae par-
tes hae funt: prima omnium cutis, operimentum atque
amiculum infitum ab opifice procreatum; deinde ftatim

Ed. Chart. V. [287.]   Ed. Baf. I. (314.)

ὑπ᾽ αὐτῷ τὰ συνεχῆ τοῖς τέσσαρσιν ἀγγείοις ἔνδον τοῦ δέρ-
ματος μόρια, ὧν οὐδὲν οἷόν τ᾽ ἐστὶν γεννηθῆναι πρὸ τοῦ
τὰ πάντα τὰ κατὰ τὸ χορίον ἀγγεῖα τὴν συναγωγὴν εἰς τὰ
προειρημένα τέτταρα σχεῖν. δεῖται γὰρ δηλονότι τῶν τοῦ
κυουμένου μορίων ἕκαστον εἴς τε τὴν πρώτην γένεσιν
ἅπασάν τε τὴν μετὰ ταῦτα διοίκησιν ἐπιτηδείου τροφῆς,
οὐδεμία δ᾽ ἄλλη τοῖς ἐμβρύοις ἐστὶ τρόφιμος ὕλη παρὰ
τὴν ἐκ τῆς κυούσης αὐτὸ χορηγουμένην. οὐκ οὖν οἷόν τε
γεννηθῆναί τι τῶν κατ᾽ αὐτὰ μορίων ἄνευ τῆς αἱματικῆς
οὐσίας. οὐ μὴν οὐδ᾽ ὅσα λευκὰ καὶ ἄναιμα τῶν μορίων
ἐστὶν, ἐξ αὐτοῦ τοῦ αἵματος οἷόν τε γεννᾶσθαι, καθάπερ
ἡ τοῦ ἥπατος οὐσία. ταχίστην οὖν ἴσχει τὸ σπλάγχνον τοῦτο
τὴν γένεσιν ἐξ αἵματος, ὡς ἂν ὁμοιοτάτην αὐτῷ τὴν τοῦ
σώματος οὐσίαν ἔχον. ἐὰν γὰρ διατεμὼν φλέβα ζώου τοῦ
ῥέοντος αἵματος ἐάσῃς ἐμπεσεῖν συμμέτρως ὕδατι θερμῷ,
παραπλησίαν ἴσχει τὴν πῆξιν ἥπατος οὐσίᾳ. τοῦτο μὲν οὖν
τὸ σπλάγχνον ἑτοιμότατον πήγνυται μόνῳ τῷ περιέχεσθαι
κατὰ τὸ τῆς μήτρας σῶμα πάσχον τοῦτο. τῶν δ᾽ ἄλλων

fub ipfa partes cum his quatuor vafis intra cutem con-
tinuatae, quarum nulla generari prius poteſt, quam omnia
quae in chorio funt vafa in quatuor haec antedicta *capita*
convenerint. Quippe fingulae foetus partes tum ad pri-
mam generationem, tum ad reliquam omnem difpenfatio-
nem idoneo alimento indigent. Nulla autem alia foeti-
bus idonea ad alimentum materia eſt, quam quae a
gravida fuppeditatur. Unde fieri non poteſt, ut aliqua
pars absque fubſtantia fanguinea in ipfis gignatur; quae-
cunque tamen albae et exangues partes funt, non ex
ipfo fanguine, ut jecinoris fubſtantia, procreari poffunt; ce-
lerrime enim vifcus hoc e fanguine generationem habet,
utpote fanguini corporis fubſtantia quam fimillimum. Nam
fi, vena animalis incifa, fanguinem effluere in aquam mo-
dice calidam finas, jecinoris fubſtantiae perfimilem coa-
gulationem adipifcitur. Hoc igitur vifcus promptiffime
concrefcit, id quod illi ſtatim accidit, ubi intra vulvae
corpus comprehenfum fuerit: reliquae vero partes, quae

Ed. Chart. V. [287.] Ed. Baf. I. (214.)

μορίων ἕκαστον, ὅσα σαρκοειδῆ τ᾽ ἐστὶ καὶ ἔναιμα, πλείονος
χρόνου δεῖται πρὸς τὴν γένεσιν, ὥσπερ γε τὸ τῶν ἀρτηριῶν
τε καὶ φλεβῶν σῶμα, παντάπασιν ἄναιμον ὑπάρχον, ἐκ τῆς
τοῦ σπέρματος οὐσίας εὔλογόν ἐστι τὴν πρώτην γένεσιν
ἐσχηκέναι, προσπεσόντος αὐτοῦ τοῖς πέρασι τῶν εἰς τὴν μή-
τραν καθηκόντων ἀγγείων ἑτοιμόν τε γάρ ἐστι καὶ ῥᾶ-
στον ἐκ τῆς οὐσίας ἑαυτοῦ, γλισχρότητα πολλὴν ἐχούσης,
τοιαύτην ἰδέαν ἐργάσασθαι μορίου. γενομένης δὲ τῆς πρώ-
της ῥιζώσεως τῶν ἀγγείων ἐπὶ τοῖς στόμασι τῶν εἰς τὴν
μήτραν καθηκόντων, εἰκὸς δήπου τὸ διαπλάσαν αὐτὸ σπέρμα
τροφὴν αὐτοῖς ἐκπορίζειν, ἕλκον ἐκ τῆς μήτρας τὸ αἷμα,
καὶ κατὰ σμικρὸν οὕτως εὐρύνειν μὲν τὰ πρῶτα γεννηθέντα,
προάγειν δ᾽ εἰς μῆκος, αὐξάνον τε καὶ κατὰ βραχὺ συνάγον
ἐς ταὐτὸ τὰ λεπτότερα πρὸς τὴν τῶν εὐρυτέρων γένεσιν.
τὰ μὲν οὖν ἀγγεῖα καὶ τοὺς ὑμένας εὔλογον οὕτως γενιᾶ-
σθαι, τὴν μὲν πρώτην σύστασιν ἐκ τῆς τοῦ σπέρματος οὐ-
σίας λαβόντα, τὴν δ᾽ ἐφεξῆς εἰς μῆκός τε καὶ εὖρος ἐπί-

carnofae ac fanguineae funt, ut generentur, longius tem-
pus requirunt, quemadmodum arteriarum et venarum
corpus, quum prorfus exangue fit, primam e femine ge-
nerationem habere verifimile eft, continuo ubi id vafo-
rum in uterum pertinentium orificiis adhaeferit, quippe
facillimum promptiffimumque eft, ut ex ejus fubftantia,
quae vifcofa multum lentaque eft, talis membrorum fpe-
cies procreetur. Facto autem primo vaforum rudimento
in orificiis eorum, quae in uterum pertingunt, confen-
taneum videtur, ut femen, quod ipfum formavit, ipfis
etiam ex utero fanguinem attrahendo alimentum fuppe-
ditet, et paulatim ita, quae prima genita funt, dilatet
atque in longitudinem producat tum augendo, tum in
unum paulatim cogendo tenuiora ad latiorum procreatio-
nem. Ac vafa quidem et membranas ita gigni confenta-
neum rationi eft, ut ex feminis fubftantia et primum
eorum rudimentum, et reliquum in longitudinem et lati-
tudinem incrementum fuggeratur, quemadmodum in

δοσιν, ὡς ἐπὶ τῶν δένδρων ὁρῶμεν ἐκ τῆς ἀρχῆς τοῦ
πρέμνου τό θ᾽ ὑπόλοιπον αὐτοῦ πρὸς ὕψος ἀνατεινόμενον
εἴς τε τοὺς κλάδους σχιζόμενον γεννᾶσθαι. τοῦτο μὲν ἡμῖν
οἷον θεμέλιον τῶν ἐφεξῆς εἰρησομένων ὑποβεβλήσθω.

Κεφ. γ΄. [288] Σκοπώμεθα δ᾽ ἐπ᾽ αὐτοῖς, ὅπως εἰκός
ἐστι τὸ κυούμενον ὑπὸ τῆς κατὰ τὸ σπέρμα δυνάμεως ἅπαν
ἐφεξῆς. διαπλασθῆναι, τὴν ἀρχὴν τῆς εὑρέσεως αὖθις ἀπὸ
τῶν κατὰ τὰς ἀνατομὰς ὁρωμένων ποιησάμενοι. (215) φαί-
νεται γὰρ τῶν εἰρημένων τεττάρων ἀγγείων, ἃ κατὰ τὸν
ὀνομαζόμενον ὀμφαλὸν ἅμα τῷ κατὰ τὸν οὐραχὸν πόρῳ
συνίστησιν εὐθὺς ἅμα τῷ διελθεῖν τὸ δέρμα τοῦ κυουμέ-
νου, τὸ μὲν ἕτερον ζεῦγος ἑνούμενόν τε παραχρῆμα καὶ
μίαν φλέβα μεγάλην γεννῆσαν ἐμφύεσθαι τῷ ἥπατι. λέγω
δὲ ἐμφύεσθαι τὴν ἐκ τῆς ἀνατομικῆς ἰδέαν ἑρμηνεύων.
οὐ γὰρ δὴ προϋπάρχοντί γε τῷ ἥπατι τὴν ἔμφυσιν ἡ φλὲψ
αὕτη ποιεῖται, τοὐναντίον γὰρ ἅπαν εἰκός ἐστι γίγνεσθαι,
ὁπότε εἴσω διασχῇ καθάπερ τι δένδρου στέλεχος ἢ κατὰ
τὸν ὀμφαλὸν φλὲψ, δισχιδὲς μὲν τὸ πρῶτον γίγνεσθαι,
τῶν μερῶν δ᾽ αὐτῆς ἑκάτερον ἀποφύσεις ποιεῖσθαι πολλὰς

arboribus videmus ex trunci origine reliquam ipſius par-
tem et in altum emergentem et in ramos diffuſam ge-
nerari. Atque hoc eorum, quae deinceps dicenda erunt,
quaſi fundamentum quoddam a nobis jactum ſit.

C a p. III. Videamus autem poſt haec, quomodo re-
liquum foetum a vi feminis totum formari ſit veriſimile,
initio inventionis ab iis, quae in diſſectione ſpectantur,
ſumpto. Ex quatuor antedictis vaſis, quae una cum ura-
cho umbilicum conſtituunt, ſtatim ubi cutem foetus trans-
ierunt, alterum par uniri ſtatim cernitur, magnamque
unam venam ubi effecerit, jecori inferi. Inferi dico, ut
ſpeciem, quae ex diſſectione ſumitur, interpreter; non
enim prius conſiſtens jecur vena haec ingreditur, ſed e
contrario prorſus omnia fieri cenſendum eſt; primo ſcili-
cet venam umbilici, ubi intro penetraverit, non ſecus
ac truncum arboris divaricari; deinde utramque ejus par-
tem in multas germinationes ad ramorum ſimilitudinem

ἀνάλογον τοῖς ἐπὶ τῶν δένδρων κλάδοις, εἶτα τῷ μὲν ἑτέρῳ
μορίῳ τῆς σχίσεως τῶν φλεβῶν ἐπιφύεσθαι τὴν εἰρημένην σάρκα
τῆς κατὰ τὸ ἧπαρ οὐσίας, τῷ δ᾽ ἑτέρῳ, τῷ τὸ μεσεντέ-
ριον γεννῶντι, τήν τε γαστέρα καὶ τὸν σπλῆνα, καὶ τὴν
τῶν ἐντέρων ἕλικα πᾶσαν, ἐπίπλοόν τε καὶ τὸ καλούμενον
ἀπευθυσμένον ἔντερον, οὐ δήπου καὶ ταῦτα πρόσθεν ὑπάρ-
χοντα, συγγενόμενα δὲ τῇ σχίσει τῶν φλεβῶν, ὥσπερ ἡ κατὰ
τὸ ἧπαρ οὐσία καθ᾽ ἑκάστην τε τῶν φλεβῶν ἰδίᾳ παραφυο-
μένη καὶ κοινῇ συμπάσαις ἔξωθεν ἅμα πρὸς μίαν ἰδέαν
σπλάγχνου διαπλαττομένη. οὐ μὴν οὕτω γε καὶ αἱ ἀρτηρίαι
μετὰ τὸ διασχεῖν ἔσω τοῦ δέρματος εὐθέως οὔτε παραφυο-
μένην ἑαυταῖς ἔχουσι τὴν οὐσίαν ἑτέραν, οὔτ᾽ εἰς πολλὰ
μόρια κατασχίζονται, διαμένουσι δὲ μέχρι πολλοῦ δύο, πα-
ραλαμβάνουσαί τε τὴν κύστιν τοῦ κυουμένου καὶ κατ᾽ αὐ-
τοῦ στηριζόμεναι φέρονται κατά τε ἄλλα καὶ πρὸς τὸ βά-
θος τοῦ σώματος, ἄχρι περ ἂν ἐπὶ τὸ πλατὺ καὶ ἱερὸν
ὀστοῦν ὀνομαζόμενον ἀφίκωνται, καθ᾽ οὗ φαίνονται δύο τι-
νὲς ἀρτηρίαι, μία καθ᾽ ἑκάτερον μέρος ἐπὶ τὰ σκέλη φερο-
μένη, τῆς ἐπὶ τῇ ῥάχει μεγίστης εἰς αὐτὰς ἐσχισμένης, ἥτις

propagari; tum alteri fciſſionis venarum parti antedictam
carnem fubſtantiae jecoris adnafci, alteri, quae mefenteri-
um gignit, ventrem, lienem, omnem inteſtinorum revolu-
tionem, omentum, et quod rectum vocatur *adiungi*. Ne-
que haec prius exiſtunt, fed una cum divaricatu ipfo pro-
creantur, quemadmodum et ipfa jecoris fubſtantia fingulis
venis privatim adnafcens et communiter omnibus ex-
trinfecus, fimul ad unius vifceris fpeciem efformata.
Non tamen ita etiam arteriae ſtatim, ubi intra cutem dis-
tributae fuerint, neque aliam fibi adnafcentem fubſtanti-
am obtinent, neque in multas partes diſſinduntur, verum
duae longo fpatio permanent, aſſumentefque conceptus
veficam, et inibi firmatae, tum per alia, tum in altum
corporis feruntur, ufque dum ad latum facrumque os
dictum perveniant; in quo duae quaedam arteriae in
confpectum prodeunt, fingulae in utraque parte ad crura
procurrentes, a maxima illa propagatae, quae fpinam per-

φαίνεται τῇ τῆς καρδίας ἀριστερᾷ κοιλίᾳ συνημμένη. οὐ μήν,
ὥσπερ ἐπὶ τῆς τοῦ ἥπατος γενέσεως οὐδὲν ὑπολείπεται ζή-
τημα, κατὰ τὸν αὐτὸν τρόπον ἐπὶ τῆς καρδίας φαίνεται.
τὸ μὲν γὰρ ἧπαρ, ἐπὶ θατέρῳ μέρει τῆς ἐξ ὀμφαλοῦ φερο-
μένης φλεβὸς σχισθὲν πολυειδῶς, τὴν πολυειδῆ διάφυσίν τε
καὶ παράφυσιν ἔσχε· τῇ καρδίᾳ δὲ τὴν ὕλην, ἐξ ἧς τὴν
γένεσιν ἕξει, παρὰ τῆς κυούσης ἤτοι διὰ τῶν ἀρτηριῶν
ἀναγκαῖόν ἐστιν ἢ διὰ μέσου τοῦ ἥπατος χορηγεῖσθαι κατὰ
τὴν ἐξ αὐτοῦ φερομένην φλέβα μετέωρον εἰς τὴν τῶν ἄνω
τοῦδε τοῦ σπλάγχνου μορίων γένεσιν. μακρὸς δ᾽ ἂν οὗτος
ὁ χρόνος εἴη, καὶ οὐκ εὐθέως ἅμα ταῖς πρώταις ἡμέραις,
ἐν αἷς τὸ ἧπαρ ἀρχὴν ἴσχει τῆς γενέσεως, ὀλίγον ἀπέχει τοῦ
τῆς μήτρας σώματος. ὃ γὰρ ὑποφαίνεσθαι στρογγύλον,
ἐρυθρόν, ἔνδον τοῦ χορίου κατὰ τὴν ἑκταίαν γονὴν Ἱππο-
κράτης ἔφη, τοῦτ᾽ ἂν εἴη τὸ ἧπαρ ἀδιάρθρωτον ἔτι καὶ
ἀδιάπλαστον. ἔν γε μὴν ταῖς ὑπὲρ τὰς τριάκονθ᾽ ἡμέρας
τῶν ἐμβρύων ἐκτρώσεσιν ἐγγὺς ἀλλήλων σαφῶς φαίνεται τὰ
τρία ταῦτα τοῦ ζώου μόρια, τό θ᾽ ἧπαρ καὶ ἡ καρδία καὶ
ὁ ἐγκέφαλος, μεῖζον μὲν ἀμφοῖν τῶν ἑτέρων τὸ ἧπαρ, ἀπο-

reptat et finiſtro cordis finui commiſſa apparet. Atqui,
ut de jecoris generatione nihil inquirendum reſtat, non
eodem item modo in corde apparet. Etenim jecur in al-
tera parte venae ex umbilico procedentis fciſſum multi-
fariam diverfum et connexum et annexum obtinet, cordi
autem materiam, unde generationem habebit, a praegnante
vel per arterias vel per medium jecur juxta venam fub-
limem ex eo proficifcentem ad fuperiorum hujus vifce-
ris partium generationem fuppeditari neceſſe. At longum
hoc tempus erit et non ſtatim primis diebus, quibus he-
par generationis fuae rudimenta fufcipit, parum ab uteri
corpore abeſt. Quod enim rotundum, rubens intra fecun-
das in fextana genitura Hippocrates apparere dixit, id
nimirum erit jecur, rude adhuc et informe. Atqui in
foetuum abortibus, qui poſt triginta dies accidunt, hae
tres animantis partes, jecur, cor et cerebrum, prope fe
unutuo clare apparent, jecur fane aliis duobus majus, cor

Ed. Chart. V. [288. 289.] Ed. Baf. I. (215.)

λειπόμενα δ᾽ αὐτοῦ πάμπολυ κατὰ μέγεθος ἤ τε καρδία καὶ
ὁ ἐγκέφαλος. οὐ μὴν ὁπηνίκα γε πρώτη ἡ καρδία τὴν ἀρ-
χὴν τῆς διαπλάσεως ἔχει, δυνατὸν εὑρεῖν· αἵ τε γὰρ ἀμβλώ-
σεις αἱ κατὰ τὸν πρῶτον μῆνα γιγνόμεναι σαφὲς οὐδὲν δι-
δάσκουσιν, ἤ τ᾽ ἐπὶ τῶν ὁμοίων ἀνθρώποις ζώων ἀνατομὴ
κατὰ τὸν αὐτὸν τρόπον οὐδ᾽ αὐτή τι δηλοῖ βέβαιον, ἔστ᾽
ἂν [289] ἀδιάρθρωτον ᾖ τὸ κύημα. διαρθροῦσθαι δ᾽ ἀρ-
ξαμένου, τῶν μὲν ἄλλων μορίων τὰ πλεῖστα περιγραφὴν
οὐδεμίαν ἴσχει σαφῆ, μόνα δ᾽ ἀλλήλοις ἐγγὺς ὁρᾶται τρία
ταῦτα, καθάπερ ἀρτίως εἶπον, ἥ τε καρδία καὶ ὁ ἐγκέφα-
λος καὶ τὸ ἧπαρ. κατ᾽ ἀρχὰς μὲν οὖν, ἡνίκα τὰ περὶ
σπέρματος ὑπομνήματα γράφων ἠναγκάσθην καὶ περὶ τῆς
κατὰ τὸν χρόνον τάξεως ἑκάστου τῶν μορίων τῆς διαπλά-
σεως εἰπεῖν τι, τὴν καρδίαν ἔφην ὁμοίως τῷ ἥπατι κατὰ
τὰς πρώτας ἡμέρας τῆς κυήσεως οἷον κρηπῖδά τινα τῆς
γενέσεως ἴσχειν, ἐκ τῆς ἐπὶ τῶν τελείων χρείας αὐτῆς ἀξιο-
λογωτάτης οὔσης ἐπὶ τὸν λογισμὸν τοῦτον ἀγόμενος. ὡς
δὲ τοῖς ἄλλοις ἅπασιν ἰατροῖς τε καὶ φιλοσόφοις εὗρον
ἀρέσκον ὁμοίως τοῖς φυτοῖς ἄχρι τῆς σαφοῦς διαπλάσεως

et cerebrum longe hoc magnitudine inferiora; non tamen,
quando primum conformationis initium cor habeat, inve-
nire licet, quippe nec abortus, qui primo menfe accidunt,
manifeftum quicquam docent, nec diffectio animalium ho-
minibus fimilium eodem modo et ipfa firmum quid in-
dicat, dum conceptus indiftinctus rudifque fuerit. Ubi
vero diftingui inceperit, aliarum fane partium plurimae
nullam manifeftam delineationem obtinent; haec autem
tria, ficut nuper dixi, cor, cerebrum et jecur, fola prope
fefe invicem confpiciuntur. Per initia igitur, quum com-
mentarios de femine fcribens cogerer etiam de fingulari-
um partium formationis ordine nonnihil afferre, cor dixi
jecori fimiliter primis conceptionis diebus veluti funda-
mentum quoddam generationis jacere, ex ufu ipfius, qui
in adultis eft, longe digniffimo ed hanc opinionem de-
ductus. Quum autem aliis omnibus tum medicis tum
philofophis placere invenirem, conceptum ufque ad mani-

διοικούμενον τὸ κύημα, πιθανώτερον ἔδοξέ μοι, μηδεμίαν
αὐτῆς εἶναι χρείαν ἐν ἀρχῇ τῆς γενέσεως, ἀλλὰ τοῦ μὲν
ἥπατος ὑστέραν αὐτὴν διαπλάττεσθαι πάντως, ἐζήτουν δ᾽,
ὅπως γίγνεται τοῦτο. δυοῖν γὰρ δή που τούτων ἀναγκαῖον
εἶναι τὸ ἕτερον, ἢ παρὰ τοῦ ἥπατος, αἵματος ἀνιόντος,
ἅμα τῇ τῆς ἡπατίτιδος φλεβὸς γενέσει καὶ τὴν καρδίαν ἐκ
τούτου γεννᾶσθαι δεῖν, ἢ διὰ τῆς μεγάλης ἀρτηρίας, ἐχού-
σης αἷμα καὶ αὐτῆς, οὐχ, ὡς Ἐρασίστρατος οἴεται, μόνον
πνεῦμα. τοὺς πολλοὺς δ᾽ εἰκὸς ἐξηπατῆσθαι, καὶ μάλιστα
τοὺς φιλοσόφους, ὡς ἂν οὐδὲν ἐπισταμένους τῶν ἐν ταῖς
διαιρέσεσι τῶν ζώων φαινομένων, ὧν μάλιστ᾽ ἐστὶ χρήσιμα
τὰ κατὰ τὴν ἐπὶ τῶν ζώντων ἀνατομὴν ἐγχειρουμένην τεχνι-
κῶς εἰς γύμνωσιν τῶν ἐν τῷ βάθει μορίων. ὥστε καὶ κατὰ
τοῦτο μακρὸς ὁ λόγος γίγνεται τοῖς ἐπιστημονικῶς αὐτὸν
ὅλον ἐκμαθεῖν ὀρεγομένοις. ἐν μὲν γάρ ἐστιν ὑπόμνημά
μοι γεγραμμένον, ἐν ᾧ σκοποῦμαι τὴν χρείαν τῆς ἀναπνοῆς,
ἕτερον δ᾽ ἐπ᾽ αὐτῷ τὸ περὶ τῆς τῶν ἀρτηριῶν τε καὶ τῶν
ἐν αὐτοῖς σφυγμῶν, ἐν οἷς ὁ γυμνασάμενος εἴσεται τὸ

feftam conformationem ftirpibus fimiliter difpenfari, pro-
babilius vifum mihi eft, nullum ipfius ufum per genera-
tionis primordia haberi, fed poft jecur omnino cor ipfum
formari; id autem quomodo fieret, inquirendum cenfui.
Alterum enim ex duobus mihi videbatur effe neceffarium,
vel ex jecore, afcendente fanguine, fimul cum jecorariae
venae generatione cor procreari, vel per magnam arte-
riam, quae etiam ipfa fanguinem, non modo fpiritum, ut
opinabatur Erafiftratus, continet. Plerofque vero hac in
re verifimile eft fuiffe deceptos, ac praecipue philofophos,
ut qui ex iis, quae in animalium diffectionibus apparent,
nihil cognofcant; ex quibus ea potiffimum utilia funt,
quae in virorum diffectione artificiofe adminiftrata ad
partium in imo latentium denudationem apparent. Unde
etiam hic longior ac prolixior oratio evadet, fi quis eam
totam fcientifice difcere voluerit; unus enim eft commen-
tarius a nobis fcriptus de ufu refpirationis, cui alterum
de arteriarum et pulfuum ufu adjunximus; in quibus

κυούμενον οὔτ᾽ ἀρτηριῶν ἔχον ἀναγκαίαν χρείαν ἐν ἀρχῇ
τῆς γενέσεως, οὔτε σφυγμῶν, οὔτε καρδίας, ὥσπερ οὐδὲ τὰ
φυτά. καὶ μέντοι καὶ περὶ τῆς τῶν φυτῶν γενέσεως ἐσκέ-
φθαι τι χρὴ πρότερον. ἐκ γὰρ τῶν εἰς ταῦτα ἀναγκαίων
ἔνεστι καὶ τὸ γινώσκειν, ὁποίων τε καὶ ὁπόσων δεῖται τὸ
κύημα, μέχρις ἂν ὑπὸ μιᾶς διοικῆται ψυχῆς, ὡς τὰ φυτά.
καλοῦμεν δὲ τὴν ψυχὴν ταύτην, ὅταν μὴ περὶ τούτου προ-
κείμενον ᾖ σκοπεῖν, τῷ κοινῷ πάσης οὐσίας προσρήματι
φύσιν ὀνομάζοντες, ὃ κἂν ταῖς ἀκριβέσι σκέψεσιν οἱ περὶ
Χρύσιππον ἐφύλαξαν, οὐχ ὡς Ἀριστοτέλης τε καὶ Πλάτων
ἀποστάντες ὠνόμασαν ἀμφότεροι μὲν ψυχήν, ἀλλ᾽ ὁ μὲν
Ἀριστοτέλης τὸ θρεπτικὸν αὐτῆς προσθείς, ὁ δὲ Πλάτων
τὸ ἐπιθυμητικόν. ἐπεὶ τοίνυν ὁ νῦν ἡμῖν προκείμενος λό-
γος οὐ κατὰ τὸ πάρεργον, ὥσπερ ὅταν ἄλλο τι προηγου-
μένως σκοπῶμεν, ἀλλ᾽ εἰς ἐσχάτην ἀκρίβειαν ἐκπονεῖται, τῆς
κατὰ τὰ φυτὰ γενέσεώς τε καὶ διοικήσεως ἀναμνήσωμεν
ὑμᾶς αὐτοὺς πρότερον. ἅτε γὰρ ἀμίκτου τε καὶ μόνης οὔσης

quicunque exercitatus fuerit, cognofcet foetum ne-
que arteriarum, neque pulfuum, neque cordis ullo ne-
ceffario ufu in principio generationis, quemadmodum
nec ftirpes, indigere. Veruntamen de ftirpium etiam
ortu aliquid prius confiderandum videtur; ex iis enim,
quae neceffaria plantis funt, licebit cognofcere, quot et
qualibus foetus indigeat, quousque una anima perinde ac
plantae difpenfetur. Hanc autem animam vocamus, quum
hac de re propofita non fit difputatio, communi omnis
fubftantiae nomine naturam appellantes, id quod in ex-
quifitis differtationibus Chryfippi fectatores diligenter ob-
fervarunt: non ficut Ariftoteles et Plato recedentes voca-
runt quidem utrique animam, fed Ariftoteles altricem, Plato
concupifcibilem adjunxit. Quoniam igitur nobis propofita
haec difputatio non obiter, quemadmodum quum aliud
quid perfunctorie confideramus, fed fumma diligentia de
plantarum generatione ac difpenfatione elaboratur, non-
nulla prius in memoriam revocabimus. Nam quum pura

αὐτῆς, ὡς ἂν μήτε τὸ θυμοειδὲς ἐχόντων μήτε τὸ λογιστι-
κὸν, ἐλπίς ἐστιν εἰλικρινῆ τε καὶ ἀνόθευτον εὑρεῖν αὐτῶν
τὴν διοίκησιν. ἡ δ᾽ οὖν αὖθις ἀρχὴ περὶ τῆς τῶν φυτῶν
γενέσεως ἡμῖν γιγνέσθω, σπέρματος ἀναμνησθεῖσιν εἰς γῆν
συμμέτρως ὑγρὰν καὶ θερμὴν·ἐμβληθέντος. ἔστω δὲ τοῦτο
δρυὸς [290] ἤ τινος οὕτως ὑψηλοῦ φυτοῦ· ῥᾷον μὲν γὰρ
ἐν μεγάλῳ σώματι κατοψόμεθα τῆς διοικούσης αὐτὰ φύσεως
τὰς ἐνεργείας. αὐτίκα μὲν ἐκ τοῦ σπέρματος ὁρᾶται διττή
τις ἀπόφυσις γιγνομένη, κάτω μὲν εἰς τὴν γῆν ἑτέρα, πρὸς
δὲ τὸν ὑπὲρ γῆς ἀέρα παραπλησία τις ἄλλη. λεπταὶ δ᾽ οὖ-
σαι τό γε κατ᾽ ἀρχὰς αἱ ἀποφύσεις αἴδε τοῦ χρόνου
προϊόντος ἀδρύνονταί τε ἅμα καὶ κατὰ (216) τὸ μῆκος ἐκ-
τείνονται, κἀπειδὰν ἤδη μέγεθος ἀξιόλογον ἔχωσιν, εἰς ἀπο-
φύσεις σχίζονται. καὶ μέντοι τούτων αὐτῶν αὖθις εἰς ἑτέρας
ἀποφύσεις διαιρουμένων, εἶτ᾽ ἐκείνων εἰς ἄλλας, ἐν ἑκάστῳ
μορίῳ τοῦ χρόνου πάσας αὐτὰς ἅμα τρέφεσθαί τε καὶ
αὐξάνεσθαι συμβαίνει, καὶ δὴ καὶ καρποὺς ἐπιφύεσθαι
τοῖς πέρασιν αὐτῶν ἅπασι, τελειωθέντος τοῦ φυτοῦ.

ac fola ea fit, tanquam neque vim irafcibilem neque ra-
tionalem habeant, fpes eft nos et finceram germanamque
ipfarum difpenfationem atque adminiftrationem inventu-
ros. Incipiamus igitur rurfus a plantarum generatione, fe-
minis in terram modice humidam calidamque injecti
memores: fit autem hoc aut quercus, aut alterius cujusdam
adeo fublimis ftirpis, quippe facilius in magno corpore
functiones naturae id gubernantis contuebimur. Exem-
pli gratia ex femine duplex quaedam propagatio fieri
confpicitur, deorfum fane in terram una, in aerem vero
fupra terram alia quaedam perfimilis. Quae propagatio-
nes quum per initia graciles exiftant, temporis proceffu
grandefcunt fimul et in longum porriguntur, ac ubi jam
magnitudinem notandam obtinent, in ramos fcinduntur;
quumque hi ipfi prorfus in alias propagines dividantur,
deinde illae in alias, quolibet temporis momento omnes
ipfas fimul et nutriri et augeri contingit, quin et fructus
univerfis ipforum extremis, ubi ftirps adoleverit, innafci.

Ed. Chart. V. [290.]　　　　　　Ed. Baf. I. (216.)

τὴν αὐτὴν οὖν ἔχοντος τοῦ κυήματος ἐν τῇ πρώτῃ γενέσει
τοῖς φυτοῖς διοίκησιν, ἐλαχίστη μὲν εἰκότως ἡ αὔξησις αὐ-
τοῦ γίγνεται κατὰ τὸν πρῶτον χρόνον· ὁπόταν δὲ σαφῶς
ἄρξηται διαρθροῦσθαι, πλείων, ὥσπερ γε καὶ διαρθρωθέν-
των μεγίστη, κατὰ πολλὰ μόρια τῆς διοικούσης αὐτῶν φύ-
σεως ἐνεργούσης ἅμα. τίς οὖν ὅρος ἐστὶ τοῦ πρώτου χρόνου,
καθ᾽ ὃν οὐδέπω δεῖται τῆς καρδίας τὸ κυούμενον; ἐμοὶ μὲν
δοκεῖ, καθ᾽ ὃν οὐδὲ τῶν φλεβῶν ἡ κατὰ τὸ ἧπαρ ἐγένετο
σύμπασα σχίσις. καλῶ δὲ σύμπασαν, ἐπεὶ διττή τίς ἐστιν
οὐκ ἐμοὶ πρώτῳ φανεῖσα τοιαύτη, συμφωνουμένοις δὲ τοῖς
ἀνατομικοῖς ἀνδράσιν ἅπασιν. ἡ γὰρ ἐξ ὀμφαλοῦ φλὲψ ἅμα
τῷ πρώτως εἰς τὴν ἐντὸς χώραν ἀφικέσθαι τοῦ περὶ τὸ
κυούμενον δέρματος εὐθέως σχίζεται δίχα, καθάπερ εἰς
δύο μόρια μέγιστα κατὰ τὰ πολλὰ τῶν δένδρων ὁρᾶται
τὸ πρέμνον διαιρούμενον, εἶθ᾽ ἑκατέρας τῶν φλεβῶν τῶνδε
δίκην κλάδου ἀποφυούσης ἑτέρας φλέβας, ἐκείνων τε πάλιν
ἑτέρας, εἶτα τούτων γεννωμένων ἄλλας, ἄχρι περ ἂν εἰς
τινα πέρατα τελευτήσωσιν ἑκάτεραι τῶν κατασχίσεων, ἡ τοῦ

Conceptus igitur eandem cum ſtirpibus diſpenſationem in
prima generatione obtinet; nam parciſſime primo tempore
increſcit; quum diſtingui jam manifeſte incipit, amplius;
quemadmodum, quum jam diſtinctus eſt, maxime; multis
in partibus natura, quae ipſum diſpenſat, ſimul operante.
Quis ergo primi temporis terminus eſt, quo foetus corde
nondum indiget? Mihi quidem videtur, quum nondum
in jecur univerſa venarum diſciſſio facta eſt. Uni-
verſam appello, propterea quod eſt duplex; nec mihi
primo cognita, ſed anatomicis, quibus etiam perſpecta.
Vena enim ex umbilico proveniens, ubi primum cutem
foetus ſubit, ſtatim biſariam ſcinditur, quemadmodum in
duas maximas partes plerumque caudicem arborum diva-
ricari videmus; deinde quum utraque haec vena rami
modo alias venas procreet, ac illae rurſus alias, deinde
hae generent alias, donec ad fines quosdam utraeque pro-
pagines pervenerint, propria jecoris ſubſtantia, de qua

ἥπατος ἴδιος οὐσία, περὶ ἧς διῆλθον ἔμπροσθεν, ἐν κύκλῳ
τε περιφύεται καὶ τὰ μεταξὺ τῶν σχίσεων ἀναπληροῖ, κα-
θάπερ τις στοιβή. καὶ οὕτως αἱ μὲν ἀπὸ τῆς ταπεινοτέρας
φλεβὸς ἀποφύσεις ἐν τοῖς σιμοῖς τοῦ σπλάγχνου γίγνονται
μέρεσιν, οἷς περιλαμβάνει τὰ δεξιὰ τῆς γαστρὸς, αἱ δ᾽ ἀπὸ
τῆς ὑψηλοτέρας ἐν τοῖς κυρτοῖς, ἔνθα τοῦ διαφράγματος
ψαύει. καὶ διὰ ταύτην γε τὴν αἰτίαν· αἱ δύο πύλαι τοῦ
ἥπατος ἐγένοντο τοῖς ἐμβρύοις· τῆς γάρ τοι μεγάλης φλε-
βὸς, ἣν δι᾽ ὀμφαλοῦ φερομένην ὁρῶμεν, αἱ κατὰ τὸ σῶμα
φλέβες ἅπασαι μόριά τε καὶ ἀποβλαστήματά εἰσιν, τῆς
μὲν ὑψηλοτέρας πύλης γενομένης ἕνεκα τοῦ γεννηθῆναι τὰς
κατὰ τὸ ἧπαρ ἁπάσας, τῆς ταπεινοτέρας δὲ ἕνεκα τοῦ τὰς
εἰς τὴν γαστέρα καὶ σπλῆνα, καὶ τὸ ὑπόλοιπον, ἔντερά τε
πάντα. συμπληρωθέντος δὲ τοῦ ἥπατος, ἐκ μὲν τῶν κατὰ
τὰ κυρτὰ μέρη φλεβῶν αὐτοῦ καθάπερ ἔκ τινων ῥιζῶν ἀθροί-
ζεται στέλεχος ἡ μεγίστη τῶν ἐν τῷ σώματι φλεβῶν, ἣν διὰ
τοῦτο κοίλην ὀνομάζουσιν κατ᾽ ἐξοχὴν δή τινα πρὸς τὰς ἄλ-
λας φλέβας, ἐνδεικνύμενοι τὸ μέγεθος αὐτῆς· Ἱπποκράτης

modo diximus, circumcirca adnafcitur, ita ut ramulorum
interftitia perinde ac tomentum aliquod impleat. Atque
ita depreffioris venae germinationes in cava vifceris parte
efficiuntur, qua dextrum ventriculi latus circumdat, altio-
ris in gibba, qua feptum tranfverfum attingit; ac pro-
pterea duae jecoris portae in foetibus procreatae funt; ex
magna enim vena, quam per umbilicum ferri videmus,
omnes totius corporis venae, partes item omnes ipfarum
et germinationes prodeunt. Sublimior autem porta facta
eft, ut omnes quae in jecore funt venae gignerentur, hu-
milior, ut illae, quae in ventrem, lienem, inteftina omnia
et reliqua pertinent, procrearentur. Abfoluto autem jeco-
re, ex venis, quae in gibbis partibus funt, quafi ex radi-
cibus quibusdam caudex colligitur, nempe maxima vena-
rum, quae in corpore funt; quam ideo ob praeftantiam,
qua omnes alias antecellit, cavam nuncuparunt, magnitu-
dinem ejus hoc nomine indicantes: Hippocrates jecora-

δ᾽ ἀπὸ τοῦ ἥπατος, ὅθεν ἑώρα τὴν ἔκφυσιν ἔχουσαν, ἡπα-
τῖτιν ἐκάλεσεν. ταύτης οὖν τῆς φλεβὸς ἐκτεταμένης κατὰ
τὸ μῆκος τοῦ ζώου, τὸ μέν τι κάτω φέρεται κατὰ μέσης
τῆς ῥάχεως ἐστηριγμένον, τὸ δ᾽ ἄνω διὰ μέσου τοῦ θώρα-
κος ἐπὶ τὸν τράχηλον ἀναφέρεται, πρώτας μὲν ἀποφύσεις
εἰς τὸ διάφραγμα ποιούμενον οὐ σμικρὰς, ἐπ᾽ αὐταῖς δ᾽
ἑτέρας πάντως λεπτὰς εἴς τε τοὺς διαφράττοντας ὑμένας τὸν
θώρακα [291] καὶ τὸν περικάρδιον χιτῶνα, μετὰ δὲ ταῦτα
εἰς τὴν δεξιὰν κοιλίαν τῆς καρδίας καὶ τὸν θώρακα. κατὰ
δὲ τὸν αὐτὸν χρόνον εὔλογόν ἐστι καὶ τὰς ἐκ τῶν ταπει-
νοτέρων πυλῶν φλέβας εἰς πάντα τὰ κατὰ τὴν γαστέρα μό-
ρια κατασχιζομένας αἰτίας τῆς γενέσεως αὐτοῖς γίγνεσθαι.
ἐν ᾧ δ᾽ ἐπὶ τὴν καρδίαν ἀναφέρεται τὸ ἄνω μέρος τῆς ἡπα-
τίτιδος, ἐν τούτῳ τὸ καταφερόμενον ἀποφύσεις ἑαυτοῦ τάς
τ᾽ ἐπὶ τοὺς νεφροὺς ποιεῖται, (πρῶτοι μὲν γὰρ οὗτοι κεῖν-
ται πλησίον τοῦ ἥπατος,) καὶ εἰς τὰ περὶ τὴν ῥάχιν χωρία
τὰ κατ᾽ ὀσφὺν, ὥσπερ γε τὸ ἄνω τοῦ διαφράγματος μέρος
τῆς ῥάχεώς τε καὶ τοῦ θώρακος εὔλογον, ἀπὸ τῆς ἀναφε-
ρομένης ἡπατίτιδος ἀποφύσεις λαμβάνον, ὕλην τῆς γενέσεως

riam dixit a jecore, unde eam exoriri videbat. Haec igi-
tur vena per animalis longitudinem ita protenditur, ut
altera ejus pars deorſum mediae ſpinae innixa feratur,
altera ſurſum per medium thoracem ad collum aſcendat,
primos ſane ramos non parvos in ſeptum tranſverſum
diffundens; ſuperius autem alios plane exiles, et in di-
ſtinguentes thoracem membranas, et cor involventem tu-
nicam, pericardion, emittens, deinde in dextrum cordis
ventriculum et thoracem. Eodem tempore etiam ab in-
ferioribus portis venas in omnes ventris partes diſpenſa-
tas generationis cauſam ipſis fieri; dum vero ſuperior je-
corariae pars cor adit, interea deorſum tendens propagi-
nes ex ſe tum ad renes, qui primi jecori proximi occur-
runt, et ad lumborum regiones circa ſpinam mittit; quem-
admodum et partem ſpinae, et thoracis, quae ſupra ſe-
ptum transverſum eſt, ab aſcendenti jecoraria ramulos ſu-

ἐξ αὐτῶν ἴσχειν, ἐν ᾧ χρόνῳ καὶ καρδία πλάττεται. παρα-
γίγνεσθαι γὰρ ἐπ᾽ αὐτὴν ἤδη δύναται καὶ τὸ τῶν ἀρτηριῶν
προειρημένον ζεῦγος εἰς μίαν ἀνηγμένον. καὶ αὐτὸ ἐπὶ μέ-
σης τῆς ῥάχεως ἐστηριγμένον ὁρῶμεν, ἄχρι περ ἂν ἐγγὺς
ἀφίκηται τῆς καρδίας. ἐκ ταύτης οὖν τὴν καρδίαν πιθα-
νόν ἐστιν ἀρυομένην αἷμα θερμότερον πολλῷ τοῦ κατὰ
τὰς φλέβας εἰς τοσοῦτον καὶ αὐτὴν θερμοτέραν γίνεσθαι
τοῦ ἥπατος, εἰς ὅσον καὶ τὸ αἷμα τοῦ αἵματός ἐστι
θερμότερον. οὐσῶν δὲ δυοῖν αὐτῆς κοιλιῶν, εἰς μὲν τὴν
δεξιὰν τὸ ἐκ τοῦ ἥπατος αἷμα παραγίγνεται, μετρίως θερ-
μὸν ὑπάρχον, εἰς δὲ τὴν ἀριστερὰν πολλῷ θερμότερον
τοῦδε τὸ διὰ τῶν ἀρτηριῶν. ὅταν δὲ τὰς κοιλίας σχῇ καὶ
τὰς ὕλας ἀμφοτέρας, ὡς ἂν ἤδη πεπληρωμένης αὐτῶν τῆς
οὐσίας, αὐτή τε σφύζει καὶ τὰς ἀρτηρίας ἅμα ἑαυτῇ κινεῖ
τὴν αὐτὴν ἑαυτῇ κίνησιν, ὥστε τὸ κυούμενον οὐ μόνον
ὡς φυτὸν ἔτι τὴν διοίκησιν ἔχειν, ἀλλ᾽ ἤδη καὶ ὡς ζῶον,
ὁποῖα ζῶα χῆμαί τ᾽ εἰσὶ καὶ κήρυκες καὶ πίνναι καὶ
ὄστρεα καὶ λοπάδες, ἤτοι γ᾽ ὀλιγίστης, ἢ οὐδ᾽ ὅλως δεόμενον

mens, materiam ad fui procreationem ex ipfis accipere
verifimile eft, quo tempore etiam cor formatur. Poteft
enim jam ad ipfum commemoratum illud arteriarum par
in unam reductum pertingere; atque id in media dorfi
fpina firmatum videmus procedere, quoad juxta cor per-
venerit. Ex hac igitur arteria credibile eft cor, quum
fanguinem longe calidiorem, quam is fit, qui in venis con-
tinetur, hauriat, tanto etiam calidius jecore evafiffe, quanto
fanguis fanguine calidior eft. At quum duo fint cordis
ventriculi, in dextrum fanguis e jecore mediocriter cali-
dus, in finiftrum longe hoc calidior ex arteriis ingreditur.
Quandoquidem utrofque finus jam habeat *cor,* et utraf-
que has materias, tanquam perfecta jam ipfarum fubftan-
tia, et ipfum pulfat, et una fecum arterias etiam movet
eodem per fe motu. Quapropter foetus non amplius, ut
planta folum, fed ut animal jam adminiftratur, quales
funt hiatulae, buccina, pinnae, oftreae, patellae, quae
vel minimo, vel nullo prorfus pulfatili motu indigent.

κιτήσεως σφυγμικῆς. ἐδείχθησαν γὰρ οἱ σφυγμοὶ τοῖς θερ-
μοῖς σώμασιν ὑπάρχοντες, οὐδὲν δ᾽ οὔτ᾽ ἄναιμον ζῶόν ἐστι
σαφῶς θερμόν, οὔτε τῶν σαφῶς θερμῶν ἄναιμον. ἦν μὲν
οὖν καὶ χωρὶς τοῦ παρὰ τῆς καρδίας θερμοῦ σύμφυτος
ὑπάρχουσα χλιαρὰ θερμότης τῷ κατὰ τὰς φλέβας αἵματι,
καὶ διὰ τοῦτο καὶ τῷ ἥπατι· τὴν καρδίαν δ᾽ ἔχει τὰ ζῶα
καθάπερ τινὸς πυρὸς ἑστίαν, καὶ γὰρ καὶ χωρὶς ταύτης ἡ
θερμασία τῶν ἐναίμων ζώων παραπλησία τῇ κατὰ τοὺς
οἴκους ἐστὶν ὥρᾳ θέρους, ἀλλ᾽ ὥσπερ οἶκος, ἀναφθέντος
ἐν αὐτῷ πυρός, γίνεται θερμότερος, οὕτω καὶ τὸ σῶμα
τῶν ζώων ἐκ τῆς καρδίας ἐπικτᾶται θερμότητα πλείονα
τῆς ἐμφύτου ταῖς τε φλεψὶ καὶ τῷ ἥπατι, καὶ δηλονότι καὶ
τῷ αἵματι τῷ κατ᾽ αὐτά. κατὰ γὰρ τὰς ἀρτηρίας Ἐρα-
σίστρατος μὲν οὐδ᾽ ὅλως οἴεται περιέχεσθαι τὸν χυμὸν τοῦ-
τον, ἡμεῖς δ᾽ ἡγούμεθα, καθάπερ καὶ φαίνεται λεπτομε-
ρέστερον καὶ θερμότερον ἐν αὐταῖς ὑπάρχον αἷμα· τοιοῦτον
γάρ τι κἂν τῷ τρωθῆναι τὸ ῥέον ἐξ αὐτῶν ἐστιν. καί μοι
δοκεῖ καὶ Πλάτων ἐνδείκνυσθαι τοῦτο δι᾽ ὧν φησιν ἐν
Τιμαίῳ· Τὴν δὲ καρδίαν ἅμα τῶν φλεβῶν πηγὴν καὶ

Demonſtratum ſiquidem eſt, pulſus calidis ineſſe corporibus;
nullum vero vel exangue animal manifeſte calidum eſt,
vel plane calidum exangue viſitur. Ineſt igitur ſanguini
venis contento genuina caliditas tepida citra calorem a
corde prodeuntem, atque idcirco etiam jecori. Porro ani-
mantia cor habent tanquam ignis cujusdam officinam;
etenim ſine hoc ſanguineorum animalium calor ei reſpon-
det, qui per aeſtatem in aedibus exiſtit; ſed ut domus, in-
cenſo in ipſa igne, calidior evadit, ita etiam corpus ani-
malium ex corde caliditatem acquirit calidiorem, quam
quae venis, jecori et nimirum etiam ſanguini, qui in ip-
ſis comprehenditur, inſita eſt. Nam in arteriis Eraſiſtra-
tus quidem hunc humorem neutiquam contineri arbitra-
tur, nos autem putamus, ſicut etiam apparet, ſubtiliorem
calidioremque in ipſis eſſe ſanguinem; talis enim ex ipſis
vulneratis effluit. Id quod mihi videtur etiam Plato in
Timaeo his verbis indicare *Cor autem et venarum et*

Ed. Chart. V. [291. 292.]   Ed. Baf. I. (216. 217.)

τοῦ περιφερομένου κατὰ πάντα τὰ μέλη σφοδρῶς αἵματος
εἰς τὴν δορυφορικὴν οἴκησιν κατέστησαν. οὐ γὰρ ἁπλῶς
εἶπεν, αἵματος αὐτὴν εἶναι πηγὴν, ἀλλὰ τοῦ περιφερομένου
κατὰ πάντα τὰ μέλη σφοδρῶς· οὐ τοιοῦτον δ᾽ ἐστὶ τὸ κατὰ
τὰς ἰδίως ὀνομαζομένας φλέβας, ὡς οἵ γε παλαιοὶ κοινὸν
ὄνομα τὸ τῶν φλεβῶν ἑκατέρῳ τῷ γένει τῶν ἀγγείων ἐπέ-
φερον. ὥσπερ δὲ τὴν καρδίαν ὑστέραν ἥπατος εὔλογον ἦν
γενέσθαι, καὶ διὰ τοῦτο τῇ τῆς κυούσης μήτρᾳ πλησιέστερον
ἐτάχθη τὸ ἧπαρ, [292] οὕτω τὸν ἐγκέφαλον ἔτι καὶ ταύτης
ποῤῥωτέρω ταχθῆναι προσῆκον ἦν, ὡς ἂν καὶ τῆς κατα-
σκευῆς αὐτοῦ γενησομένης ὑστέρας, ὅτι μηδὲ χρήζει τι τὸ
κυούμενον ζῶον ἐγκεφάλου διὰ τὸ μήθ᾽ ὁρᾶν αὐτὸ δεῖσθαι,
μήτ᾽ ἀκούειν, μήτε γεύεσθαι, μήτ᾽ ὀσφραίνεσθαι, καθάπερ
οὐδὲ τοῖς κώλοις ἐνεργεῖν, οὐδ᾽ ὅλως ἑτέραν τινὰ προαιρε-
τικὴν ἐνέργειαν ἢ τὴν τῆς ἁφῆς αἴσθησιν ἔχειν, ἢ φαν-
τασίαν, ἢ (217) λογισμὸν, ἢ μνήμην. ὕστερον οὖν ποτε
κατὰ τρίτην τάξιν χρόνου ἐγκέφαλός τε καὶ τὰ κατὰ τὸ
πρόσωπον ἅπαντα διεπλάσθη, καθ᾽ ὃν καιρὸν ἤδη καὶ τὰ

---

*fanguinis, qui per omnia membra rapide fertur, originem
ac fontem in domicilium veluti fatellitum praefidio mu-
nitum collocarunt.* Non enim fimpliciter dixit, ipfum fan-
guinis effe fontem, fed ejus, qui per omnia membra ra-
pide etiam circumfertur; qualis non eft, qui in venis
proprie dictis continetur. Etenim veteres commune ve-
narum nomen utrique vaforum generi impofuerunt. Porro
quemadmodum cor jecore pofterius nafci ratio erat, eoque
propius praegnantis uterum jecur collocatum eft, ita ce-
rebrum hoc etiam adhuc remotius fitum effe conveniebat,
ut cujus conftructio quoque pofterior fit futura, quoniam
animal conceptum ne indiget quidem cerebro, non enim
videre, nec andire, nec guftare, nec odorari, veluti nec
artubus fungi, nec aliam omnino actionem voluntariam, vel
tactus fenfum habere, vel imaginationem, vel ratiocinatio-
nem, vel memoriam foetus indiget. Poftea igitur tandem ter-
tio temporis ordine cerebrum et omnes faciei partes formatae

κῶλα διηρθρώθη, καὶ πᾶν εἴτι πρόσθεν εἴρηται μόριον
εἰς τελειότητα τῆς ἑαυτοῦ κατασκευῆς ἀφίκετο. πρόδηλον δ᾽,
ὅτι καὶ τὸ τῆς κεφαλῆς ὀστοῦν ὕστερον ἁπάντων τῶν ἄλ-
λων ὀστῶν ἐπάγη, καὶ διὰ τοῦτο κατὰ τὸ βρέγμα λεπτὸν
οὕτως ἐστὶ καὶ ἀσθενὲς, ὡς ἐπὶ τῶν νεογενῶν παιδίων ὁρᾶ-
σθαι τὴν κίνησιν τοῦ ἐγκεφάλου, μὴ μόνον ψαυόντων ἡμῶν,
ἀλλὰ καὶ βλεπόντων. καὶ τέταρτος ἤδη χρόνος οὗτος ἥκει
μετὰ τὴν πρώτην σύλληψιν, ἐν ᾧ κρατύνεται τὰ κατὰ τὴν
κίνησιν ὕστερα διαπλασθέντα μόρια. καὶ διὰ τοῦτο ταῖς
μὲν τῆς θρεπτικῆς ψυχῆς ἐνεργείαις τὰ βρέφη ῥωμαλεωτά-
ταις χρῆται, δευτέραις δὲ κατὰ ῥώμην ταῖς ἀπὸ τῆς καρ-
δίας, ἀῤῥώστοις δὲ ταῖς ἀπ᾽ ἐγκεφάλου, μὴ ὅτι θεῖν ἤδη
τοῖς σκέλεσιν ἢ βαδίζειν, ἀλλὰ μηδὲ στῆναι δυνάμενα, πολὺ
δὲ μᾶλλον ἢ λογίσασθαί τι τῶν συμφερόντων, ἢ μαθεῖν,
ἢ μνημονεῦσαί τινος αἰσθητοῦ παθήματος ἢ λογικοῦ μα-
θήματος. ὕστερον δ᾽ αὐτοῖς καὶ τὸ τῆς κεφαλῆς ὀστοῦν
κρατύνεται, καὶ οἱ ὀδόντες ἐκφύονται, τριχοῦταί τε το
κρανίον, ὥστε καὶ τοῖς σώμασιν ἀτελῆ τὰ γεννηθέντα καὶ

funt, quando jam et artus diftinguuntur, et omnis fi quae
prius dicta eft pars ad ftructurae fuae abfolutionem venit.
Conftat autem cuilibet etiam capitis os poft omnia alia
offa concrefcere, atque ideo juxta finciput tenue adeo est
et imbecillum, ut in recens natis puerulis cerebri motus
appareat, non tangentibus nobis tantum, fed etiam in-
tuentibus. Ac quartum iam tempus hoc poft primam
conceptionem fequitur, quo partes, quae motui ferviunt,
pofterius formatae confirmantur. Hac de causa infantuli
functionibus nutrientis animae validiffimis utuntur, se-
cundo roboris loco his, quae a corde proveniunt, imbe-
cillibus autem, quas cerebrum fuppeditat, utpote quum
non folum jam currere cruribus, aut incedere, fed ne
ftare qnidem poffint, multo autem minus vel utile quid
ratiocinari, aut difcere, aut fenfibilis cujusdam affectus
aut rationalis difciplinae meminiffe. Poft haec omnia
et calvaria roboratur, et dentes erumpunt, pilisque caput
obducitur: quapropter et corpore et praeftantiffima animae

τῷ τῆς ψυχῆς ἀρίστῳ μορίῳ τῷ λογιστικῷ σαφῶς φαίνεται·
σὺν γὰρ τοῖς ὀργάνοις τελειούμεναι αἱ τῆς ψυχῆς δυνάμεις
ἐνεργοῦσιν. ἔνεστι δὲ τοῦτο μαθεῖν τῷ βουληθέντι τὸ βι-
βλίον ἀναγνῶναι, καθ᾽ ὃ δείκνυμι ταῖς τοῦ σώματος κρά-
σεσιν ἕπεσθαι τὰς τῆς ψυχῆς δυνάμεις.

Κεφ. δ'. Τί ποτ᾽ οὖν ἔδοξε Χρυσίππῳ καὶ ἄλλοις
πολλοῖς φιλοσόφοις Στωϊκοῖς τε καὶ Περιπατητικοῖς ἀπο-
φήνασθαι περὶ καρδίας, ὡς πρώτη τε φύεται τῶν τοῦ ζῴου
μορίων, ὑπ᾽ αὐτῆς τε τἆλλα γίγνοιτο, καὶ ὡς τῷ πρώτως
διαπλασθέντι καὶ φλεβῶν καὶ νεύρων ἀναγκαῖον ὑπάρχειν
ἀρχήν; οὔτε γὰρ πρώτη σαφῶς φαίνεται γινομένη, καὶ δέ-
δεικται πρόσθεν, ὡς ἐπὶ πασῶν τῶν τεχνῶν ὁ αὐτὸς τεχνί-
της ἐργάζεται τό τε πρῶτον μέρος τοῦ δημιουργουμένου
καὶ τὰ μετ᾽ αὐτὸ πάντα μέχρι τῆς συμπληρώσεως, ἀρτηρίας
τε καὶ φλέβας ἀναγκαῖόν ἐστιν ἐκ τῆς τοῦ σπέρματος οὐ-
σίας πρώτας ἁπάντων γεννηθῆναι, καθότι κἂν τοῖς περὶ
σπέρματος ὑπομνήμασι δέδεικται. ὥστε, κἂν ἄλλος τις
ὁμοίως τοῖς ἀποφηναμένοις περὶ καρδίας ἢ τὸ χορίον ἢ τὸ

parte, ratiocinatrice fcilicet, imperfecti pueri apparent;
etenim facultates animae fimul cum inftrumentis abfolute
functionem obeunt, id quod difcere licet ei, qui librum
voluerit legere, quo animae facultates corporis tempera-
mentum fequi oftendimus.

Cap. IV. Cur igitur Chryfippo aliisque multis phi-
lofophis tum Stoicis tum Peripateticis de corde pronun-
ciare visum est, et quod primum inter animales partes
nafcatur, et quod ab eo alia gignantur, item quod ipfum
prius formatum tum venarum, tum nervorum originem
effe neceffe fit? Neque enim primum nafci manifefto ap
paret, oftenfumque antea eft, in omnibus artibus eundem
artificem et primam partem rei, quae fabricatur, et reli-
quas omnes usque ad abfolutionem operis efficere, arte-
riafque et venas e feminis fubftantia primas omnium ge-
nerari neceffe eft, ficut in commentariis de femine often-
dimus. Quare, fi quis alius, quemadmodum ifti de corde
affirmarunt, vel chorion, vel jecur dixerit omnium quae

Ed. Chart. V. [292. 293.]   Ed. Baf. I. (217.)

ἧπαρ ἀρχὴν εἶναι λέγει πασῶν τῶν κατὰ τὸ ζῶον ἐνεργειῶν,
οὐ πεισθησόμεθα, γενέσεως μὲν ἀρχὰς ἑκάστῳ τῷ γένει τῶν
σωμάτων ἑτέρας εἰδότες, ἑτέρας δὲ τῆς διοικήσεως. οἰκοδο-
μοῦσι μὲν γὰρ ἄλλοι τὰς πόλεις, διοικοῦσι δ᾽ ἄλλοι, κα-
θάπερ γε καὶ τὰς ναῦς καὶ πᾶν ὁτιοῦν ἄλλο δημιουργοῦσι
μὲν ἕτεροι, χρῶνται δ᾽ ὀρθῶς ἕτεροι τοῖς δημιουργηθεῖσι.
καὶ κατά γε τὰς διοικούσας τὸν βίον ἡμῶν δυνάμεις ὁ λο-
γισμὸς ἁπασῶν ὕστατος γενόμενός τε καὶ τελειούμενος ὅμως
αὐτὸς ἄρχει, [293] καὶ διοικεῖ τὰ κατὰ τοὺς ἀνθρώπους,
εὐδαιμόνως μὲν, ὅταν ἡ σύμπασα ψυχὴ κατὰ φύσιν ἔχῃ, κα-
κοδαιμόνως δ᾽, ὅταν εἰς τὸ παρὰ φύσιν ἐκτραπῇ. ἀλλ᾽ οὐ
μοι πρόκειται νῦν σκοπεῖσθαι περὶ τῆς κατὰ τὰς πράξεις
ἐνεργείας, ἐνεστησάμην γὰρ ἐν τῷδε τῷ λόγῳ περὶ δια-
πλάσεως τῶν κυουμένων εἰπεῖν, εὐχρηστον μὲν λόγον αὐτὸν
καθ᾽ αὑτὸν οὐ μόνον τοῖς φιλοσόφοις, ἀλλὰ καὶ τοῖς
ἰατροῖς, διὰ δὲ τοὺς ἀφ᾽ ὧν οὐ χρὴ τὰ λήμματα πρὸς τὰς
ἀποδείξεις λαμβάνοντας ἀναγκαίως ἡμῖν ζητηθέντα· παρέν-
τες γὰρ ἐξ αὐτοῦ τοῦ ζητουμένου τῆς οἰκείας φύσεως ἄρ-

in animante funt functionum originem effe, minime erit
credendum; quippe quum unicuique generi corporum alia
videamus generationis, alia difpenfationis principia; alii
enim exstruunt urbes, alii adminiftrant; ita de navibus
et qualibet alia re dicendum est; alii funt qui fabricant,
alii qui fabricatis recte utuntur. Jam in iis quae vitam
nostram adminiftrant facultatibus ratio, quae omnium ex-
trema et gignitur et perficitur, imperat poftea, atque
humanas actiones gubernat feliciter, quum univerfa ani-
ma fecundum naturam habuerit, infeliciter, quum extra
naturalem ftatum eft. Verum de animae actionibus mihi
in praefentia non eft propofitum difputare fed de foe-
tuum formatione; quae fane difputatio per fe non phi-
lofophis tantum, verum etiam medicis perquam utilis eft;
propter eos autem, qui, unde non debent, lemmata ad de-
monftrationes affumunt, neceffario etiam inquirenda venit;
omittentes enim nonnulli ex propria rei, de qua eft

676 ΓΑΛΗΝΟΥ ΠΕΡΙ ΚΥΟΥΜ. ΔΙΑΠΛΑΣ.

Ed. Chart. V. [293.]   Ed. Baf. I. (217.)
χεσθαι τῶν ἀποδείξεων ἔνιοι τὰς ἐκ τῶν ἀδήλων μετέρχον-
ται. τοῖς δ᾽ ἰατροῖς χρήσιμον ἱκανῶς ἐστιν, ὁπόταν ἤτοι
τὸ ἥμισυ τοῦ σώματος, ἢ καὶ ἅπαν ὀλίγου δεῖν ἐξαίφνης
παραλυθὲν, ἀκίνητόν τε ταῖς κατὰ προαίρεσιν ἐνεργείαις
γεγένηται, καὶ πρὸς τούτοις γε ἤτοι παντάπασιν ἀναίσθη-
τον, ἢ ἀμυδρῶς αἰσθανόμενον, ἐπίστασθαι, τίνι χρὴ τόπῳ
τοῦ σώματος ἐπιβάλλειν τὰ βοηθήματα. τοῦτο δὲ οὐχ οἷόν
τε γνῶναι πρὸ τοῦ ζητηθῆναι, πότερον ἐξ αὐτῶν τήν τ᾽
αἴσθησιν ἔχει καὶ τὴν εἰρημένην κίνησιν ἅπαντα τοῦ ζώου
τὰ μόρια, ἢ διὰ νεύρων αὐτοῖς ἐπιῤῥεῖ τις ἐξ ἐγκεφάλου
δύναμις, ὡς πᾶσιν ὡμολόγηται τοῖς ἀνατομικοῖς, ἢ, καθά-
περ ἔνιοί φασιν, ἐκ καρδίας. οἱ Στωϊκοὶ δ᾽ οὐκ οἶδ᾽ ὅπως
ἀχρήστως εἰς τὴν τοῦ τέλους εὕρεσιν, ἐν ᾧ κριθέντι τὴν
εὐδαιμονίαν εἶναί φασιν, ἐπεχείρησαν οὐ ζητῆσαι μόνον,
ἀλλὰ καὶ χωρὶς τῶν ἐξ ἀνατομῆς φαινομένων, ἐξ ὧν εὑρε-
θῆναι δυνατὸν ἦν αὐτά. ἀλλὰ γὰρ, ἐπειδήπερ ἧκον, ὥσπερ
ἐν ἄλλοις πολλοῖς, οὕτω κἀνταῦθα πρὸς ἀχρήστου πράγμα-
τος ἑαυτοῖς ἐπίσκεψιν, ἐχρῆν αὐτοὺς ἐκ τῶν ἐναργῶς φαινο-

quaeſtio, natura demonſtrationem auſpicari, ex incertis
aſſumunt. Porro medicis utile admodum eſt, quum vel
dimidia corporis pars, vel totum fere corpus repente re-
ſolutum functionibus voluntariis immobile redditur, ac
praeterea vel nihil plane, vel imbecilliter ſentiens, ſcire,
cui corporis parti admovenda ſint remedia. Quod pro-
fecto cognoſci nullo modo poterit, niſi prius quaeratur,
utrum ex ſe ſenſum motumque dictum omnes animalis
partes habeant, an per nervos aliqua facultas ad ipſas
vel a cerebro, ut omnes anatomici fatentur, vel, ut
nonnulli dicunt, ex corde influat. Nam Stoïci neſcio
quomodo inutilem quaeſtionem ad finem inveniendum,
in quo recte judicato felicitatem ſtatuunt, indagare ag-
greſſi ſunt, ſed ſine iis, quae ex diſſectione apparent,
unde alioquin ea poterant inveniri. Verumtamen, ſicut
in aliis multis, ita hic quoque ad rei ſibi inutilis inda-
gationem venerunt; debebant ex iis, quae evidenter pa-

μένων ὁμοίως τοῖς ἀνατομικοῖς ἰατροῖς τὰς ἀρχὰς τῆς ἀπο-
δείξεως πεποιῆσθαι. οἱ δέ γε ἀποφηνάμενοι, τὴν καρδίαν
πρώτην διαπεπλάσθαι, μήτε φαινόμενον ἐξ ἀνατομῆς ἔχον-
τες εἰπεῖν, ἐξ οὗ τὴν ἀρχὴν τῆς εὑρέσεως ἐποιήσαντο, μήτε
λογικήν τινα ἀπόδειξιν ἄλλην, ἑτέραν ἀφ᾽ ἑτέρας συνάπτου-
σιν ἄγνοιαν, ὑπὸ τῆς καρδίας τἄλλα γεγονέναι φάσκοντες,
εἶναί τε ταύτην, ὥσπερ τῆς γενέσεως αὐτῶν, οὕτω καὶ τῆς
διοικήσεως ἡγεμόνα. πρότερον μὲν οὖν, ὅτ᾽ οὔπω τὰ τῆς
ἀνατομῆς εἰς τοσοῦτον προεληλύθει γνώσεως, εἰς ὅσον νῦν
προελήλυθεν, εἰκὸς ἦν ἀπορεῖν τι περὶ τῆς ἐπιπεμπούσης
ἀρχῆς διὰ τῶν νεύρων τοῖς τοῦ ζῴου μορίοις αἴσθησίν τε
καὶ κίνησιν. ἤδη δὲ καὶ πολλοῖς τοῖς τ᾽ ἀνατομικοῖς ὡμολο-
γημένης ταύτης τῶν παθῶν τῆς ἰάσεως ἐκ πολυχρονίας τε
καὶ συμφώνου πείρας ἅπασι τοῖς ἰατροῖς κεκριμένης, καὶ
μηδενὸς ἔτι μήτ᾽ ἐπὶ τῶν ἄνευ πυρετοῦ μαινομένων, ἢ με-
λαγχολώντων, ἢ τὸν λογισμόν, ἢ τὴν μνήμην ὁπωσοῦν βε-
βλαμμένων, ἢ μετὰ πυρετοῦ φρενιτιζόντων, ἢ ληθάργῳ κα-
τειλημμένων, ἢ ἐπιλήπτων, ἢ ἀποπλήκτων, ἀφισταμένου

tent, ficut anatomici medici fecerunt, principia demon-
strationis fumere.　Illi vero cor primum omnium efl̀e
formatum affirmantes, cum neque ex diffectione evidens
quiddam, unde inventionis initium fumpferint, neque ra-
tionalem quandam aliam demonftrationem poffent afferre,
ignorantiam ignorantiae annectunt, dicuntque alia omnia ex
corde ortum habere, effeque id, ficut generationis ipforum,
ita quoque adminiftrationis auctorem.　Antea quidem,
quum anatome nondum ut nunc effet cognita, dubitare
fortaffe par erat non abfque ratione de principio, quod
per nervos et fenfum et motum animalis partibus trans-
mittit.　Hoc vero tempore, quo jam de harum affectio-
num curatione inter plerosque anatomicos convenit, et
ab omnibus medicis diuturna ac confentiente experientia
comprobata eft, nullufque magis in infanientibus abfque
febre, in atra bile agitatis, in iis, qui mente aut me-
moria quomodocunque laefi fuerint, in phreniticis cum
febre, in lethargicis, comitialibus, attonitis, capitis curam

Ed. Chart. V. [293. 294.]　　　　　　Ed. Baf. I. (217.)

τῆς κατὰ τὴν κεφαλὴν ἐπιμελείας, αὐτοὶ μόνοι ζητοῦσιν ἔτι
τὰ σαφῶς γιγνωσκόμενα πᾶσι τοῖς εὑρεῖν αὐτὰ βουληθεῖσιν.
ἀλλὰ τούτων μὲν ἅλις ἔν γε τῷ παρόντι, δέδεικται γὰρ
ἑτέρωθι, περὶ ὧν ἀχρήστως ὡς πρὸς τὸ τέλος εἰς μακρὰς
ζητήσεις ἐνέβαλον ἑαυτοὺς ἔνιοι τῶν φιλοσόφων, οὐδὲ πι-
θανὴν πρόφασιν εὑρεῖν τῆς ζητήσεως αὐτῶν δυνάμενοι, κα-
θάπερ οἱ θεωρητικοὶ ὑποθέμενοι τὴν εἴτε φιλοσοφίαν χρὴ
λέγειν εἴτ᾽ εὐδαιμονίαν.

Κεφ. ε΄. [294] Ὁ δὲ προσθεῖναι τοῖς προειρημένοις
ἀναγκαῖόν ἐστιν, ἀγνοούμενον καὶ αὐτὸ τοῖς γενναίοις φιλο-
σόφοις, ὥσπερ καὶ τἄλλα τὰ ἐξ ἀνατομῆς φαινόμενα, καιρὸς
ἤδη μοι φράσαι, τὴν ἀρχὴν ἀφ᾽ ὧν Ἡρόφιλος ἔγραψε ποιησα-
μένῳ. τὰς γὰρ ἀνατομικὰς διηγήσεις ἀξιοῖ μηδεμίαν ἐκ τοῦ
φάναι τόδε τι μόριον ἐκ τοῦδε πεφυκέναι πρόληψιν ἐργά-
ζεσθαι πρὸς τὰ δόγματα, καθάπερ ἔνιοι κακῶς ἀκούοντες
ποιοῦσιν· ἐξ ἄλλων γὰρ φαινομένων τὰς διοικούσας ἡμᾶς
εὑρίσκεσθαι δυνάμεις, οὐκ ἐξ αὐτῆς ἁπλῶς τῆς θέας τῶν

habendam non cenfet, foli ipfi adhuc inquirunt haec, quae
omnibus, qui modo invenire ipfa voluerint, manifefte
cognofcuntur. Sed de his in praefentiarum fatis; alibi
enim dicta funt, de quibus nonnulli philofophi inutiliter,
fi finem refpicias, differtantes longis quaeftionibus fefe
intricarunt, quum nullam ne probabilem quidem quae-
ftionis ipforum occafionem invenire poffent, perinde ac
theoretici, qui proponunt five philofophiam five beati-
tudinem dicere oporteat.

Cap. V. Nunc iam tempus eft, ut id, quod antedictis
adiici neceffarium eft, explicemus, generofis his philofophis
et ipfum ignotum, ut caetera, quae ex diffectione apparent,
ab Herophili fcriptis exorfi, qui anatomicas narrationes
cenfet ex eo, fi dicas, hanc partem ab illa originem tra-
xiffe, nullam ad decreta ftatuenda occafionem afferre,
quemadmodum prave intelligentes nonnulli faciunt; ex
aliis enim apparentibus facultates nos adminiftrantes,
non ex ipfa fimpliciter membrorum infpectione inveniri.

Ed. Chart. V. [294.]   Ed. Baf. I. (217. 218.)

μορίων. διορισμῶν δέ τινων ὁ λόγος οὗτος χρῄζει, λελεγμέ
νων μὲν ἐπὶ πλέον ἐν τοῖς περὶ τὸν Ἱπποκράτην καὶ Πλά
τωνα δογμάτων ὑπομνήμασιν, ἐν κεφαλαίοις δὲ καὶ νῦν
ἀναγκαίοις οὖσι λεχθῆναι. πρῶτος μὲν οὖν διορισμός
ἐστιν ἀπὸ τῶν ἀποτεμνομένων ἢ βρόχῳ διαλαμβανομένων
(218) ἀρτηριῶν τε καὶ φλεβῶν καὶ νεύρων, ἐφ᾽ ὧν ὁρᾶται
τὰ μὲν ἐπὶ θάτερα μέρη τῶν βρόχων ἐνεργοῦντα τὰς οἰκείας
ἐνεργείας, τὰ δ᾽ ἀπολλύντα τελέως. τὸ δ᾽ αὐτὸ τοῦτο κἀπὶ
τοῦ νωτιαίου μυελοῦ φαινόμενον ἐναργῶς ἰδεῖν ἔστιν. διαι
ρεθέντος γὰρ αὐτοῦ κατά τινα τόπον τῆς ῥάχεως, ὅσα μὲν
ἀνωτέρω τῆς ἀπ᾽ αὐτοῦ πέφυκε νεῦρα, διασώζοντα φαίνεται
τήν τε κίνησιν καὶ τὴν αἴσθησιν, ὅσα δὲ κατωτέρω, πάντ᾽
ἀπολλύντα παραχρῆμα. δῆλον οὖν ἐκ τούτου γίνεται, τὰς
δυνάμεις ταύτας ἄνωθεν ἐπιῤῥεῖν αὐτῷ παρ᾽ ἐγκεφάλου.
κατὰ δὲ τὸν αὐτὸν λόγον, ὅταν, ἀρτηρίας ἡστινοσοῦν βρο
χισθείσης, ὅσα μὲν ἀνωτέρω τοῦ βρόχου συνεχὴ τῇ καρδίᾳ
φαίνεται σφύζον, ὡς ἔμπροσθεν, ἄσφυκτον δ᾽ αὐτίκα γίνε
ται τὸ ἄλλο, πρόδηλον δή που κἀνταῦθα ταῖς ἀρτηρίαις ἀπὸ
τῆς καρδίας τὴν ἀρχὴν εἶναι τῆς κινήσεως. αὕτη μὲν οὖν

Verum haec oratio diftinctionibus quibufdam indiget; quas
etfi in commentariis de Hippocratis et Platonis placitis
uberius explicuerimus, nunc tamen eas fummatim perftringere necefle eft. Prima igitur diftinctio fumitur ab
arteriis, aut venis, aut nervis, vel praefectis, vel laqueo
interceptis, in quibus altera a laqueo fita pars functiones
proprias retinet, altera penitus amittit. Idem etiam in
fpinali medulla evidenter apparet; nam fi aliquo in loco
fpina dividatur, qui fupra incifionem ab ipfa prodeunt
nervi, fenfum et motum integrum fervant, qui inferius
funt, omnes protinus amittunt. Qua ex re facultates has
defuper a cerebro in ipfam influere cuivis perfpicuum
eft. Simili ratione, quum arteriae cujuslibet laqueo conftrictae pars, quae cordi continua fupra vinculum exiftit,
pulfare, ficut prius, apparet, alia vero, quae infra eft,
pulfu ftatim privari; conftat nimirum et hic arteriis
originem motus a corde procedere. Hoc igitur et opti

Ed. Chart. V. [294.]　　　　　　　　Ed. Baf. I. (218.)

ἀρίστη τε καὶ σαφεστάτη κρίσις ἀρχῆς ἐνεργειῶν. ἐφεξῆς δ᾽
αὐτῆς τῶν ἐξεταζομένων σωμάτων ἡ οὐσία, πότερον ἡ αὐτὴ
κατὰ πάντ᾽ ἐστὶ, ἢ διαφέρουσα παντοίως. ἡ μὲν γὰρ τοῦ
νωτιαίου τε καὶ τῶν νεύρων ἡ αὐτὴ κατὰ πάντ᾽ ἐστὶ τῇ
ἐγκεφάλου, καθάπερ γε καὶ ἡ τῶν περιεχόντων αὐτὰ σκε-
πασμάτων τῇ τῶν περιεχουσῶν μηνίγγων τὸν ἐγκέφαλον· ἡ
δὲ τῶν ἀρτηριῶν οὐδὲν οὐδ᾽ ἐγγὺς ἔχουσα τῇ τῆς καρδίας
οὐσίᾳ, καθάπερ οὐδὲ ἡ τῶν φλεβῶν τῇ τοῦ ἥπατος. ὅταν
μὲν οὖν ἡ αὐτὴ φαίνηται, πρόδηλόν ἐστιν ἀποβλαστήματ᾽
εἶναι τὰ λεπτότερα τῶν παχυτέρων, οὐ δυνάμενα γεννηθῆ-
ναι χωρὶς ἐκείνων, ὥσπερ οὐδ᾽ οἱ κλάδοι χωρὶς τοῦ στελέ-
χους. ὅταν δ᾽ ἄλλη μὲν ᾖ τῆς φλεβὸς οὐσία φαίνηται σα-
φῶς, ἄλλη δ᾽ ἥ τε τῆς καρδίας καὶ τοῦ ἥπατος, ἄδηλόν
ἐστιν, ὅσον ἐπὶ τοῖσδε τοῖς φαινομένοις, εἴτ᾽ ἐκ καρδίας ἡ
κοίλη φλὲψ ἐκπεφυκυῖα τὴν ἔκφυσιν εἰς ἧπαρ παρέσχηκεν,
εἴτ᾽ ἐξ ἥπατος ἔχουσα τὴν ἀρχὴν εἰς τὴν καρδίαν καταπέ-
φυκεν, ἢ τούτων μὲν οὐδέτερον, ἄλλο δέ τι τρίτον ἐστὶ
μόριον ἀρχὴ τῆς φλεβὸς ταύτης. ὥστ᾽ εἰκότως ἐπὶ μὲν

mum eſt et clariſſimum principii functionum indicium. Poſt
iſtud, utrum corporum, de quibus eſt quaeſtio, ſubſtantia
in omnibus eadem ſit, an prorſus diverſa. Etenim ſpina-
lis medullae et nervorum ſubſtantia in omnibus cerebro
reſpondet, ſicut et horum operimenta cum cerebri ope-
rimentis, quas meningas dicunt, eadem ſunt. Verum ar-
teriarum ſubſtantia ne prope quidem ad cordis, ſicut nec
jecoris ad venarum naturam accedit. Quum igitur ea-
dem eſſe appareat, liquet, tenuiora a craſſioribus fuiſſe
propagata, ut quae gigni absque illis, quemadmodum nec
rami absque caudice, minime poſſint. At quum alia ve-
nae, alia cordis et jecoris ſubſtantia manifeſte deprehen-
datur, incertum relinquitur, quantum ad haec apparentia
ſpectat, an ex corde exorta cava vena in jecur inferatur,
an a jecore procedens in cor inſinuetur, an horum neu-
trum ſit, ſed alia quaedam tertia pars venae hujus origo
exiſtat. Quare non iniuria de hujus jecorariae venae

Ed. Chart. V. [294. 295.]   Ed. Baf. I. (218.)

τῆς ἡπατίτιδος φλεβὸς ἐζήτηται τοῖς ἀνατομικοῖς ἡ ἀρχὴ
τῆς γενέσεως, περὶ δὲ τῶν νεύρων ὡμολόγηται, κᾂν εὑρεθῇ
τὸ ἧπαρ ἀρχὴ τῆς γενέσεως τῇ κοίλῃ φλεβὶ, καὶ οὕτως
ἄδηλον, ὅσον ἐπὶ τῷδε, πότερον, ὥσπερ ἐγένετο πρότερον,
οὕτω καὶ τῆς ἐν τοῖς τελείοις διοικήσεως ἀρχὴ καθέστηκεν,
ἢ παρ᾽ ἄλλου τινὸς αὐτοῖς τοῦθ᾽ ὑπάρχει. [295] διορισθῆ-
ναι δὲ χρὴ καὶ περὶ τοῦ, πότερον τὰ μεγάλα τῶν ἀγγείων
ἀρχαὶ τοῖς μικροῖς εἰσιν, ἢ τὰ μικρὰ τοῖς μεγάλοις· ἡμάρ-
τηται γάρ τι καὶ περὶ τῶνδε τῶν ἰατρῶν ἐνίοις, ὥσπερ καὶ
τῷ φάντι, τῶν εἰς τὴν γαστέρα καὶ τὰ ἔντερα καθηκουσῶν
φλεβῶν ἀρχὴν εἶναι τὰ πέρατα, μηδ᾽ ἐπινοηθῆναι δυνα-
μένης τοῖς πέρασι τούτοις τῆς γενέσεως ἄνευ τοῦ τὴν ἐκ
τοῦ χορίου φλέβα παραγενομένην εἰς ἧπαρ ἀπόφυσιν ἑαυτῆς
πέμψαι διανεμηθησομένην εἰς αὐτά. εὔλογον γάρ ἐστιν ἐκ
τοῦ φαινομένου τούτου λογίζεσθαι, τὰς μὲν ἐν τῇ μήτρᾳ
τῶν φλεβῶν ἀρχὰς ἐοικέναι τοῖς ἐπὶ τῶν δένδρων πέρασι
τῶν ῥιζῶν, στελέχει δέ τινι τὴν εἰς ἧπαρ ἀφικνουμένην
δι᾽ ὀμφαλοῦ, καὶ τούτων οὕτως ἐχόντων ἅπαντα τὰ
κατὰ τὸ ζῶον ὁρώμενα πέρατα τῶν φλεβῶν ἀκρέμοσιν, οὐ

origine ab anatomicis quaefitum eft, de nervorum autem
principio inter omnes convenit. Et fi jecur cavae venae
origo effe inveniretur, fic quoque in dubio effet, quan-
tum ad hoc, utrum, ficut prius fuit, ita quoque in per-
fectis gubernationis principium fit, an ab alio quodam
hoc ipfis contingat. Diftinguendum autem eft, magnane
vafa parvorum, an parva magnorum principia fint; nam
in hoc quoque a nonnullis medicis erratum est, quemad-
modum ab eo, qui venarum, quae in ventrem et inteftina
pertingunt, fines effe originem dicebat, qui quidem fines
ne excogitari quidem poffunt, nifi etiam vena, quae in
chorio ad jecur tendit, propaginem in ipfa diftribuendam
emiferit. Confentaneum igitur eft, ex eó, quod apparet,
inferre, venarum initia, quae in utero funt, extremis ra-
dicum arborum fibris, venam, quae ad jecur per umbili-
cum tendit, trunco affimilari. Quae quum ita fe habeant,
omnes quae in corpore funt animalis fines venarum fur-

ῥίζαις, ἀνάλογον ἔχειν. ἐπεχείρησα δέ ποτε καὶ περὶ τοῦδε
τοῦ λόγου διασκέψασθαι, καθ᾽ ὃν ἐγχωρεῖ φάναι τρόπον,
πρώτους ἁπάντων ἐκ τοῦ σπέρματος γενέσθαι τοὺς χιτῶνας
τῶν δύο τούτων ἀγγείων, ἃ καὶ τοῖς ἐμβρύοις καὶ τοῖς τε-
λείοις φαίνεται τὰ μέγιστα· λέγω δὲ τήν τε μεγάλην ἀρτη-
ρίαν καὶ τὴν μεταξὺ τοῦ ὀμφαλοῦ τε καὶ τοῦ ἥπατος φλέβα·
καὶ τούτων σχιζομένων, τὰς κατὰ τὸ χορίον γεννᾶσθαι, κἄ-
πειτα τούτων τὰ πέρατα τοῖς ἐπὶ τῶν δένδρων ἐοικέναι πέ-
ρασι τῶν ῥιζῶν. ἀλλὰ καὶ κατὰ τοῦτον τὸν λόγον οὔτε τὸ
ἧπαρ οὔθ᾽ ἡ καρδία φαίνεται πρῶτα γιγνόμενα. δεῖται γὰρ
δή που προφανῶς εἰς τὴν γένεσιν αἱματικῆς οὐσίας, ἣν διὰ
τῶν ἀγγείων ἐκ τῆς μήτρας ἀναγκαῖόν ἐστιν ἀφικνεῖσθαι.
πάλιν οὖν, ὅπερ ἤδη καὶ πρόσθεν ἐφαμεν, τὸ μὲν σπέρμα
τὸν τοῦ δημιουργοῦ λόγον ἕξει, τὰ δ᾽ ἀγγεῖα, δι᾽ ὧν ἐπι-
σπᾶται παρὰ τῆς κυούσης αἷμα πρὸς τὴν τῶν σπλάγχνων
γένεσιν, ἁπάντων πρῶτα γεννηθήσονται, δεύτερα δ᾽ ἐπ᾽
αὐτοῖς ἧπάρ τε καὶ καρδία, καθάπερ οἰκίας θεμέλιον καὶ
πλοίου τρόπις. ἐν ᾧ δὲ χρόνῳ διαπλάττει ταῦτα ἡ ἐν τῷ

culis, non radicibus, refpondebunt. Jam ego quoque ali-
quando rationem hanc confiderare fum conatus, quomodo
liceret dicere, primas omnium e femine tunicas fuiffe
procreatas duorum horum vaforum, quae in foetibus et
in perfectis maxima habentur; intelligo magnam arteriam
et venam, quae inter umbilicum et jecur eft; et his di-
fciffis ea, quae in chorio funt, *omnia* generari, deinde
horum extrema arborum radicum finibus comparari. Ve-
rum hac quoque ratione nec jecur nec cor primo na-
fci videntur, ut quae fanguinea fubftantia plane ad fui
conftitutionem indigeant, quam per vafa ex utero afferri
neceffe eft. Unde rurfus, quemadmodum fuperius etiam
dicebamus, femen opificis rationem fubibit, vafa vero
haec, quibus fanguinem ex praegnante attrahi ad vifce-
rum procreationem neceffe eft, omnium prima genera-
buntur, deinde autem poft ipfa jecur et cor, quemad-
modum domus fundamentum et navigii carina. Quo
vero tempore feminis vis haec format, quaedam etiam

Ed. Chart. V. [295.]   Ed. Baf. I. (218.)

σπέρματι δύναμις, εὔλογον δή που καὶ ἄλλα τινὰ διαπλάτ-
τεσθαι, παρακείμενά τε τοῖσδε καὶ μεταξὺ κείμενα τούτων
τε καὶ τῆς μήτρας. οὐδέποτε γὰρ εἰκὸς ἵστασθαι τὴν περὶ
τὰ φυτὰ καὶ τὰ ζῶα διαπλάττουσαν δύναμιν, ἀλλὰ πᾶσαν
δύναμιν ἅπασιν ἅμα τοῖς μέρεσιν ἐπιφύειν τε καὶ προσαύ-
ξειν. οὐκ οὖν ἀποστήσεται τῆς τῶν ἄλλων δημιουργίας ἡ
διαπλάττουσα τὰ ζῶα φύσις, ἀλλὰ τάς τε φλέβας, ὥσπερ
γε καὶ τὰς ἀρτηρίας, ἀεὶ προάξει κατασχίζουσα, ταύταις τε
τἆλλα σπλάγχνα, καθάπερ ἧπάρ τε καὶ καρδίαν ἐλέχθη
παραφύειν, ἅμα καὶ τὸ σχῆμα τὸ πρέπον καὶ θέσιν, ὅσα
τἆλλα τοιαῦτα προσήκει τοῖς μορίοις ἔχειν, ἀπεργάζεσθαι
προσηκόντως. παντοίως οὖν ἐλέγχονται προπετῶς ἀποφαινό-
μενοί τινες ὑπὸ τοῦ πρώτου διαπλασθέντος μορίου τἆλλα
γεννᾶσθαι. τὸ γὰρ ἐκεῖνον δημιουργῆσαν αἴτιον οὐ δή που
μετὰ τὸ συμπληρῶσαι τὸ μόριον ἐξῆλθεν ἐκ τοῦ κυουμένου,
προστάξαν οἷς ἐποίησεν τἆλλα γεννῆσαι· κατὰ γάρ τοι τὸν
λόγον τοῦτον αἱ ἀρτηρίαι καὶ φλέβες αἱ πρῶται γεννηθεῖ-
σαι τἆλλα γεννήσουσιν. οὐ μὴν οὐδὲ φαίνονται τῆς ἥπατος
ἢ καρδίας οὐσίας ἀποφύσεις οὖσαι τῶν ἀρτηριῶν καὶ φλεβῶν

alia verifimile eft, tum his adjacentia, tum inter haec et
uterum fita, formari. Nunquam enim facultatem, quae
plantas et animalia fingit, fiftere ac ceffare credibile eft,
fed totam omnibus fimul partibus et innafci et augeri.
Nequaquam igitur, quae animalia fingit natura, ab aliarum
partium fabricatione defiftet, fed et venas et arterias
femper fcindendo producet, hisque alia vifcera, ficut je-
cur et cor diximus, aggenerabit, fimul et convenientem
formam et fitum, aliaque omnia, quae partes fingulas ha-
bere convenit, decenter efficiet. Omnibus igitur modis
convincuntur ifti, qui temere ab ea parte, quae prima fue-
rit formata, reliquas gigni pronunciant: non enim pro-
fecto opifex illa causa, ubi partem aliquam abfolvit, a
foetu recedit, imperans eis, quae fecit, ut reliqua gene-
rent; hac enim ratione arteriae et venae primum gene-
ratae alia generabunt. Neque enim arteriarum et vena-
rum corpora videntur e jecoris aut cordis fubftantia pro-

Ed. Chart. V. [295. 296.]   Ed. Baf. I. (218.)

σώματα, καθάπερ ἐγκεφάλου τε καὶ μηνίγγων ὅ τε νωτιαῖος
καὶ τὰ νεῦρα. πιθανώτατον οὖν ἐστιν ὡς ἐν ἀδήλοις ἀπο-
φήνασθαι, τὸ τὰς ἀρτηρίας καὶ φλέβας γεννῆσαν, αὐτὸ
τοῦτο κατασχίζον αὐτάς, προσάγειν ἐπὶ πάντα τοῦ κυουμέ-
νου τὰ μέρη, περιπλάττον αὐτὰ κατὰ τοὺς οἰκείους τὰ μό-
ρια. πιθανώτατα δὲ καὶ τὰ διαπλασθέντα, τὴν τελεωτάτην
ἴσχοντα συμπλήρωσιν, ἐνεργεῖν ἄρξασθαι ταῖς οἰκείαις τῆς
ἑαυτῶν οὐσίας ἐνεργείαις, καὶ μήτε τοὺς νεφροὺς δεῖσθαί
τινος ἄλλου μορίου πρὸς τὴν ἰδίαν ἐνέργειαν, μήτε τὰς
μήτρας, μήτε σπλῆνα, μήτ᾽ ἔντερα, μήθ᾽ ὅλως ἄλλο μηδὲν
[296] ὄργανον φυσικόν. ἐπεὶ δὲ οὔτε κατὰ τὸ ποσὸν ἡ
οὐσία διαμένει τῶν μορίων, ἀποῤῥοῆς αὐτῶν ἱκανῆς ὁση-
μέραι γιγνομένης, οὔτε ἡ κατὰ τὸ ποιόν, ἀλλοιοῦται γὰρ
καὶ κατὰ τοῦτο πολυειδῶς, ἐπικουρίας δεῖται τῆς ἐξ ἀλλή-
λων, ὅπως ἀναπληροῦται τὸ κενούμενον, ἐπανορθοῦταί τε
ἀλλοιούμενον. ἅστινας ἐπικουρίας, ὅσαι τέ εἰσι καὶ ὁποῖαι,
μὴ ὅτι τῶν φιλοσόφων τις εὗρεν ἀκριβῶς, ἀλλ᾽ οὐδὲ τῶν
ἰατρῶν, ὅσοι χωρὶς ἀνατομῆς ἐπὶ τὴν ζήτησιν αὐτῶν ἧκον.

germinaſſe, ſicut e cerebro et membranis medulla ſpina-
lis et nervi. Quare maxime probabile eſt, quantum de
incertis pronunciari licet, ipſam vim, quae arterias et
venas creavit, eandem illas ſcindendo omnibus foetus
partibus applicare , ipſas partes in propriis ſedibus un-
dique collocantem. Maxime item probari poteſt, forma-
tas partes, ubi primum perfecte abſolutae ſunt, incipere
proprias ſubſtantiae ſuae functiones obire, et neque renes,
neque vulvam, neque lienem, neque inteſtina , aut de-
mum aliquam aliam partem naturalem alterius auxilio ad
propriam functionem indigere. Quoniam vero partium
ſubſtantia neque ſecundum quantitatem eadem permanet,
quum multum quotidie ex ipſis defluat, neque ſecundum
qualitatem , varias enim alterationes experitur , mutuo
ſubſidio indiget, quo et exinanitum repleatur, et alteratmn
corrigatur. Quae quidem auxilia quot et qualia ſint,
non modo philoſophorum aliquis accurate deprehendit,
ſed ne medicorum quidem, qui abſque anatomes peritia

Ed. Chart. V. [296.]   Ed. Baf. I. (218. 219.)

ἡ γοῦν καρδία (ταύτην γὰρ μόνην ἔνιοι διοικεῖν βούλονται
τὸ ζῶον) ἐπειδὰν στερηθῇ τῆς ἀναπνοῆς, αὐτή τε παύεται
κινουμένη, καὶ σὺν αὐτῇ τὸ πᾶν ζῶον ἀπόλλυται. στερίσκε-
ται δὲ τῆς ἀναπνοῆς οὐ μόνοις τοῖς ἀπαγξαμένοις, ἢ διὰ τὴν
φλεγμονὴν τῶν περὶ λάρυγγα μορίων φραχθέντος τοῦ πόρου
τῆς εἰσπνοῆς, ἀλλὰ καὶ τῶν κινούντων τὸν θώρακα νεύρων
κακωθέντων ἤτοι διὰ τομῆς ἢ (219) θλάσεως ἢ βρόχου,
ὧν ἁπάντων ἐστὶν ὁ νωτιαῖος μυελὸς ἀρχή, καθάπερ ἐγκέ-
φαλος ἐκείνου. ὥσπερ οὖν ὁ ἐγκέφαλος εἰς τὴν διαμονὴν τῇ
καρδίᾳ χρήσιμος ὑπάρχει, διὰ νεύρων τὸν θώρακα κινῶν,
οὗ διαστελλομένου μὲν εἰσπνοὴ γίγνεται, συστελλομένου δ᾽
ἐκπνοή, κατὰ τὸν αὐτὸν τρόπον ἐγκεφάλῳ παρέχει τινὰ
χρείαν ἡ καρδία, καὶ τούτοις τὸ ἧπαρ, ὡς ἐν τοῖς περὶ
τούτων ἀποδέδεικται λόγοις. οὐ μόνον δὲ ταῖς τρισὶ ταύταις
ἀρχαῖς ὑπ᾽ ἀλλήλων ὠφελεῖσθαι συμβέβηκεν, ἀλλὰ καὶ τοῖς
ἄλλοις ἅπασι μορίοις. αὐτίκα γοῦν, ἵν᾽ ἀφ᾽ ἑνὸς ἀναμνήσω
τὰ καθ᾽ ἕκαστον τῶν ἄλλων ἐν τοῖς περὶ χρείας μορίων εἰρη-
μένα, δι᾽ ἧπαρ ἐγένοντο καὶ οἱ νεφροὶ καὶ κύστεις δύο,

ad quaeftionem hanc accefferit. Cor quippe (hoo enim
folum regere animal nonnulli exiftimant) ubi refpiratione
fuerit privatum, et ipfum moveri definit, et cum ipfo
auimal etiam totum interit. Privatur autem refpiratione
non tantum fufpendio fuffocatis hominibus, aut ex in-
flammatione faucium infpirationis meatu obftructo, verum
etiam nervis, qui thoracem movent, vitiatis vel prae-
cifione, vel collifione, vel laqueo, qui omnes a fpinali
medulla, quemadmodum ipfa a cerebro, originem habent.
Sicut igitur cerebrum ad tuendum cor utile eft nervis
thoracem movens, quo diftento infpiratio, contracto
refpiratio fit, eodem modo cerebro ufum quendam cor
ipfum praeftat, atque his utrifque jecur, ut in fcriptis
de his commentariis demonftratum eft; neque haec tria
tantum principia, fed omnes etiam aliae partes fibi in-
vicem auxiliari folent. Verbi gratia, ut ex uno reliqua
figillatim omnia, quae in libris de ufu partium dicta funt,
in memoriam revocem, ob jecnr et renes et veficae

κατὰ μὲν αὐτοῦ τοῦ σπλάγχνου τὴν ἐπίφυσιν ἡ χοληδόχος
ἔχουσα, τοῖς νεφροῖς δ᾽ αὖθις ἡ οὐρηδόχος τεταγμένη, τὰ
δ᾽ ἰλυώδη περιττώματα τοῦ σπλάγχνου καθαίρων ὁ σπλήν.
ὅτι δὲ καὶ ἡ γαστὴρ προπέττει τᾷ ἥπατι τὴν τροφὴν, ἥ τε
τῶν ἐντέρων ἕλιξ ἀναδόσεως ἕνεκα ἐγένετο τῆς εἰς αὐτά,
δέδεικται καὶ ταῦτα καὶ τἄλλα πάντα τὰ καθ᾽ ἕκαστον τό-
πον τοῦ σώματος ἐν τοῖς περὶ χρείας μορίων ὑπομνήμασιν,
ὧν οὐδὲν οὐδ᾽ ἄχρι βραχέος ἐγνωκότες οἱ τῇ καρδίᾳ πάντ᾽
ἀνατιθέντες ἰατροί τε καὶ φιλόσοφοι τολμηρῶς ἀποφαί-
νονται. ἀλλὰ ταῦτα μὲν ἴσως ἐπὶ πλεῖον ἢ κατὰ τὰ προκεί-
μενα νῦν ἐκτέταται πάντα, εἰκότως τῶν ἀνατομικῶν ἰατρῶν
ἀγανακτούντων ἐφ᾽ οἷς οὐ μόνον ἀποφαίνονταί τινες ὑπὲρ
ὧν οὐκ ἴσασιν, ἀλλὰ καὶ θρασέως ἐπιτιμῶσι τοῖς ἐπισταμέ-
νοις· οἵ γε νομίζουσι, τὸ πρῶτον διαπλασθὲν ὑπὸ τῆς φύ-
σεως μόριον αὐτὸ διαπλάττειν τἄλλα, καὶ τοῦτ᾽ εἶναι τὴν
καρδίαν, οὐ μόνον ἀπατώμενοι κατ᾽ ἀμφοτέρας τὰς ἀπυφά-
σεις, ἀλλὰ κἂν συγχωρηθῇ, μὴ μόνον ἀπάντων πρώτην

duae factae funt, quae bilem recipit, ipfi vifceri innexa,
quae vero urinam, ad renes collocata, faeculenta autem
vifceris excrementa lien expurgat. Quod autem et ven-
triculus jecori praecoquat alimentum, quodque inteftino-
rum anfractus digeftionis, quae ipfa inteftina fit, caufa
fuerit effectus, fatis indicatum eft, aliaque omnia, quae
in unaquaque corporis parte habentur, in commentariis de
ufu partium; quorum nihil ne paululum quidem agnove-
rant illi tum medici, tum philofophi, qui omnia cordi
attribuentes arroganter pronunciant. Verum haec pro-
lixius etiam fortaffe, quam praefens inftitutum exigebat,
protracta funt omnia; quanquam merito diffectionis periti
medici indignentur, quod nonnulli non modo de iis, quae
ignorant, proferre fententiam, verum etiam jactabunde
eos, qui fciunt, increpent; qui quidem primo a natura
formatam partem reliquas formare cenfent, atque hanc
effe cor, non tantum in duabus his fententiis decepti,
fed quamvis etiam ipfis concedatur, et primum omnium

Ed. Chart. V. [296. 297.]　　　　　　Ed. Baf. I. (219.)

διαπλάττεσθαι τὴν καρδίαν, ἀλλὰ καὶ τἄλλα διαπλάττειν
αὐτήν, οὐκ ἐξ ἀνάγκης ἑπόμενον, τοῖς δὲ τὰς ἐν τοῖς τε-
λείοις ζώοις ἐνεργείας ὑπ᾽ ἐκείνης γίγνεσθαι, οὐδὲ ταὐτόν
ἐστιν ἢ γενέσεως ἢ διοικήσεως ἀρχὴν εἶναί τι.

Κεφ. ς᾽. [297] Μεταβάντες οὖν ἐπὶ τὸ μάλιστα προ-
κείμενον ἐν τῇδε τῇ πραγματείᾳ δείξομεν αὐτοὺς μηδὲ τὰ
πρὸς τῶν ἰατρῶν ἐζητημένα καλῶς ἀξιώσαντας ζητῆσαι, ἀλλ᾽
οἰομένους, ἐὰν εἴπωσιν, ὑπὸ τῆς φύσεως διαπλάττεσθαι τὸ
κυούμενον, οὐμενοῦν εἰρηκέναι μηδὲν πλέον ὀνόματος ἅπασι
συνήθους. οὐδεὶς οὖν οὕτως ἐστὶν ἐννεός, ὡς μὴ νοεῖν, εἶναί
τινα. τῆς τοῦ κυουμένου γενέσεως αἰτίαν, ἣν ὀνομάζομεν
ἅπαντες φύσιν, ἀγνοοῦντες αὐτῆς τὴν οὐσίαν. ἐγὼ δ᾽, ὥσπερ
ἔδειξα, τὴν κατασκευὴν τοῦ σώματος ἡμῶν ἄκραν ἐνδείκνυ-
σθαι τοῦ ποιήσαντος αὐτὸ σοφίαν τε ἅμα καὶ δύναμιν, οὕ-
τως εὔχομαι δεῖξαί μοι τοὺς φιλοσόφους τὸν διαπλάσαντα,
πότερον θεός τίς ἐστι σοφὸς καὶ δυνατός, ὡς ἐννοῆσαι μὲν
πρότερον, ὁποῖον ἑκάστου ζώου προσήκει κατασκευασθῆναι
τὸ σῶμα, δεύτερον δὲ τὴν δύναμιν αὐτοῦ, καθ᾽ ἣν ἃ

cor fuiſſe procreatum et reliqua ipſum procreaſſe, non
neceſſario tamen ſequitur, ut functiones in adultis ani-
malibus ab illo fiant, neque enim idem generationis et
diſpenſationis principium exiſtit.

Cap. VI. Sed jam ad id, quod praecipue eſt in hac
diſputatione propoſitum, digreſſi iſtos ipſos oſtendemus ne
illa quidem, quae a medicis inquiruntur, recte fuiſſe per-
ſcrutatos, ſed putare, ſi a natura ſoetum formari dicant,
nihil ſane ſe amplius quam nomen omnibus conſuetum
dixiſſe. Nemo enim tam ſtolidus eſt, ut non intelligat,
quandam foetus generationis cauſam eſſe, quam omnes
naturam appellamus, quae ejus ſit ſubſtantia, ignorantes.
Ego vero, ſicut oſtendi, corporis noſtri ſtructuram ſum-
mam ejus, qui illud fabricatus eſt, et ſapientiam ſimul
et poteſtatem repraeſentare, ita velim mihi philoſophos
iſtos opificem indicare, deusne aliquis ſit ſapiens, qui pri-
mum ſane cogitaverit, quale cujuſque animantis corpus
fingere conveniret, deinde potentiam ipſius, qua quae pro-

προύθετο κατεσκεύασεν, ἢ ψυχή τις ἑτέρα παρὰ τὴν τοῦ
θεοῦ· οὐ γὰρ δὴ τῆς ὀνομαζομένης φύσεως τὴν οὐσίαν, εἴτ᾽
ἀσώματός τίς ἐστιν, εἴτε σωματικὴ, σοφίας εἰς ἄκρον ἥκειν
ἐροῦσιν, ἥν γε μηδ᾽ ὅλως ἔχειν φασὶν, οὕτω τεχνικῶς ἐνερ-
γῆσαι περὶ τὴν τῶν ἐμβρύων διάπλασιν οἷόν τε πεισθῆναι.
τοῦτο γὰρ Ἐπικούρου τε καὶ τῶν ἄνευ προνοίας ἅπαντα
γίγνεσθαι νομιζόντων ἀκούοντες οὐ πειθόμεθα. καὶ μὴν
ἀναγκαῖόν ἐστιν, ἢ κατά τινα κίνησιν ἄλογόν τε καὶ ἄτεχνον
εἰς χρηστὸν τέλος ἀφικνεῖσθαι τὴν διάπλασιν τῶν ἐμβρύων,
ἢ, καθάπερ οἱ τὰ θαύματα κατασκευάζοντες, ἀρχὴν κινήσεως
αὐτοῖς παρασχόντες, ἀπέρχονται μὲν αὐτοὶ, τὰ δὲ κατα-
σκευασθέντα μέχρι τινὸς οὐ πολλοῦ χρόνου κινεῖται τεχνι-
κῶς, οὕτω καὶ τὰ σπέρματα τῶν φυτῶν καὶ τῶν ζώων κα-
τασκευάσαντας τοὺς θεοὺς εἰς τοσαύτην διαδοχὴν κινήσεων
ἐπιτήδεια μηδὲν ἔτι πράττειν αὐτούς. ἀλλὰ τὸ μὲν πρό-
τερον ἐλέγχειν οὐ χρήζω, κατεγνωσμένον ὑπὸ τῶν ἀνθρώπων,
πρὸς οὓς ὁ λόγος ἐστί μοι μάλιστα· τὸ δεύτερον δ᾽ ἐπι-
σκεπτέον ἀκριβέστερον, εἰ δυνατόν ἐστιν ὑγρότητι τοιαύτῃ,

posuit absolvit, an anima quaedam a divina differens;
non enim naturae dictae substantiam, five corporea, five
incorporea sit, summe prudentem esse dictitant; quam
tam artificiose foetuum formationem moliri nulla ratione
persuaderi posse pronunciant. Hoc enim ab Epicuro et
iis, qui citra providentiam omnia fieri arbitrantur, audien-
tes non credimus. Atqui necessarium est, aut ex motu
quodam irrationali et inartificioso foetuum formationem op-
timum finem consequi, aut, quemadmodum qui miracula
moliuntur, ubi motus initium ipsis exhibuerint, ipsi qui-
dem discedunt, opificia vero ipsa ac machinae aliquous-
que non multo tempore artificiose moventur, ita etiam
deos, postquam stirpium animaliumque semina in tan-
tam motuum successionem idonea praepararint, nihil prae-
terea ipsos agere. Verum priorem opinionem convincere
opus non habeo, ut quam hi ipsi, ad quos potissimum
haec mihi disputatio instituta est, damnarint; alteram ac-
curatius inspiciendam censeo, an fieri possit, ut talis hu-

οἷα γοῦν φαίνεται κατὰ τὴν γονήν, εἰς τοσοῦτον ἀριθμὸν
ἀλλήλας διαδεχομένων κινήσεων, μηδὲν ἁμαρτεῖν ἄχρι τοῦ
προσήκοντος τέλους. ὥσπερ γὰρ ἄριστον τὸ κατὰ τύχην ἐν
τοσούτῳ πλήθει μορίων ἁμαρτηθῆναι μηδὲν, οὕτω καὶ τολ-
μηρὸν τὴν ἀκολουθίαν τῆς κινήσεως γενέσθαι τεχνικὴν ὑπό
τινος οὐσίας ἀλόγου, καθάπερ αὐτοί φασιν. ἔτι δὲ θαυμα-
στότερον τὸ διὰ παντὸς τοῦ βίου γιγνόμενον, ἁπάντων ἡμῶν
ὁρώντων, ὅτι οὐδεὶς τῶν τὴν φυσιολογίαν ἀπαγγελλομένων οὔτε
κατενόησεν, οὔτε ἐζήτησεν, ὅπως γίγνεται. τί δὲ τοῦτ᾽ ἔστι
τὸ κατὰ τὰς ἐνεργείας τῶν μορίων; ἕνεκα δὲ σαφηνείας ἐφ
ἑνὸς ἢ δευτέρου παραδείγματος ὁ λόγος περανθήσεται.
προχειρήσθω δὴ πρότερον μὲν ἄκρα χεὶρ, ἔχουσα δακτύ-
λους πάντας συγκειμένους ἐκ τριῶν ὀστῶν, ἀλλήλοις διηρ-
θρωμένους. ἐφ᾽ ὧν, οἶμαι, πρότερον ἄμεινον ἦν γυμνάσα-
σθαι τοὺς μέλλοντας εὑρήσειν τὰ κατὰ τὸν οὐρανὸν καὶ σύμ-
παντα τὸν κόσμον ὅπως κατεσκεύασται, διὰ τίνων ὀργάνων ἡ
κίνησις αὐτοῖς γίγνεται, πῶς ποτὲ μὲν ἐκτεινομένων κατὰ

miditas, qualis in genitura apparet, in tanta motuum
mutuo fe excipientium ferie nihil aberret, donec congruum
finem fuerit confequuta. Quemadmodum enim optimum
eft nufquam in tanta partium copia cafu delinquere, ita
etiam artificiofam motus confequentiam ab irrationali qua-
dam fieri fubftantia, quemadmodum ipfi dicunt, affirmare
temerarium eft. Hoc adhuc admirabilius, quod per totam
vitam omnibus nobis videntibus accidit, quod nemo
eorum, qui naturae cognitionem profitentur, vel intellexit,
vel inquirere, quomodo fieret, dignatus eft. Quid autem eft
illud, quod in partium functionibus accidit? Perfpicuita-
tis vero caufa uno aut altero exemplo abfolvemus ora-
tionem. Proponatur primum manus, quae omnes digitos
tribus offibus compofitos atque inter fe articulis commif-
fos habet; in quibus nimirum primum exerceri fatius effet
illos, qui coelum ac mundum univerfum erant contem-
platuri, quomodo fcilicet fint fabricati, quibufque inftru-
mentis motus ipfis accederet; quomodo aliquando articu-

τὰς διαρθρώσεις ὁμοῦ τε καὶ πολλάς, ἑκάστου τ᾽ ἐν μέρει,
ποτὲ δὲ καμπτομένων εἰς πλάγια διττῶς, [298] ἤτοι πρὸς
τὸν μικρὸν ἢ τὸν μέγαν δάκτυλον. εἰ γὰρ ἔγνωσαν, ὅτι διὰ
μυῶν ἁπασαι γίγνονται, μὴ γινωσκομένων ἡμῶν, πρὶν γυμνω-
θῆναι διὰ τῆς ἀνατομῆς, ἐθαύμασαν ἂν, ὅπως οὐ μόνον
ἡμεῖς, ἀλλὰ καὶ τὰ μικρὰ παιδία, κελευσάντων ἐκτεῖναι
τόνδε τὸν δάκτυλον ἢ κάμψαι, παραχρῆμα τὸ κελευσθὲν
πράττει, μηδὲ γινώσκοντα τὸν κινοῦντα μῦν. ἔτι δὲ μᾶλλον
ἐπὶ τῆς γλώττης, ἐφ᾽ ἧς οὐδὲ τοῖς ἀνατομικοῖς συμπεφώνη-
ται περὶ τοῦ πλήθους τῶν κινούντων αὐτὴν μυῶν· τοσοῦτον
ὑποδέουσιν βεβαίως γιγνώσκειν τὸν ἐξηγούμενον μῦν ἑκάστης
τῶν κατὰ μέρος κινήσεων. ἀλλὰ καὶ τοῦτο τοῖς ἐπιμελεστέ-
ροις τῶν ἰατρῶν ἐζήτηται· καί τις ἔφη, καθάπερ τι ζῶον
ἕκαστον μῦν τῆς βουλήσεως ἡμῶν αἰσθανόμενον ἐπισπᾶ-
σθαί τε καὶ περιάγειν τὴν γλῶτταν εἰς τὸ προσῆκον σχῆμα
τῆς ῥυθμιζομένης φωνῆς. ἀλλὰ τοῦτο μὲν ἅπασι τοῖς ἄλλοις
οὐ πιθανὸν εἶναι δοκεῖ. θαυμαστὸν δὲ φαίνεται, παιδίον

lit vel fimul omnibus vel privatim fingulis extenderen-
tur, aliquando in latus flecterentur, idque dupliciter, vel
ad parvum vel ad magnum digitum. Si enim noviffent,
per mufculos omnes hos *motus* fieri, nobis ignorantibus,
priusquam per diffectionem in confpectum veniffent, ad-
mirati fane effent, quomodo non folum nos, fed parvuli
etiam infantes, quum aliquem digitum vel extendere vel
inflectere jubentur, ftatim id faciant, licet moventem
mufculum non cognofcant. Quod in lingua magis adhuc
mirabile eft, de cujus mufculorum numero inter anato-
micos non convenit; tantum abeft, ut eos, qui fingulis
motionibus praefunt, certo cognofcant. Verum hoc quo-
que a diligentioribus medicis indagatum eft; ac quidam
fuit, qui dixit, unumquemque mufculum quafi animal vo-
luntatem noftram perfentientem attrahere ac circumducere
linguam in convenientem figuram ad vocem exprimendam;
atque hoc omnibus aliis probabile minime videtur. Mi-
rum autem illud omnes putant, parvum puerulum, ubi

Ed. Chart. V. [298.]   Ed. Baf. I. (219. 220.)

σμικρὸν ἀκοῦσαν τὴν ἄρτος φωνὴν, οὔτε πῶς ἡ γλῶττα
σχηματίζεται γιγνῶσκον, οὔθ᾽ ὑπὸ τίνων μυῶν ἄγεται πρὸς
τὰς κατὰ μέρος κινήσεις, καὶ στίχον γε ὅλον ἐφεξῆς λέγειν,
πολλὰς μεταβολὰς τῆς γλώττης ποιουμένης, ἑκάστῃ φωνῇ
προσηκούσας. ὄντων οὖν ἐν ἡμῖν πλεόνων ἢ τριακοσίων τῶν
μυῶν, οὐ πιθανὸν ἕκαστον αὐτῶν ζῶον ὑπάρχειν. ὥστ᾽ ἐγὼ
διὰ τοῦτ᾽ ἀποστὰς ὡς ἀπιθάνου τῆς δόξης ἐπ᾽ ἄλλην με-
τῆλθον, ὑφ᾽ ἑτέρων ἀνδρῶν πρεσβευθεῖσαν, ὡς, ἑλκόντων
τοὺς μῦς ἐπὶ τὴν ἑαυτῶν ἀρχὴν τῶν νεύρων, συμβαίνει ἕπε-
σθαι τῷ κατωτέρῳ τῶν τὴν διάρθρωσιν ἐργαζομένων ὀστῶν,
εἰς ἃ τοῦ μυὸς ἐμφύεται τὸ πέρας. ἀλλὰ κἀνταῦθα πρὸς
τῷ μὴ γινώσκειν ἡμᾶς, ὅντινα τῶν μυῶν ἐπισπᾶσθαι χρή,
ἔτι καὶ τὸ μέγεθος αὐτῶν ἀντιμαρτυρεῖ, σμικροτάτων νεύρων
εἰς τοὺς μῦς ἐμφυομένων, ἃ μήτ᾽ ἐπὶ ζῶντος τοῦ ζώου φαί-
νεται κινούμενα κατὰ τὰς προαιρετικὰς ἐνεργείας, ὥσπερ οἱ
μύες, (220) ἀλλὰ μηδὲ τεθνεῶτος ἑλκόμενα διὰ τῶν ἡμε-
τέρων χειρῶν ἐπισπᾶσθαι φαίνεται τοὺς μῦς, ὥσπερ ἐκεῖνοι

andiverit hanc vocem, panis, quum neque quomodo lin-
gua figuretur cognofcat, neque a quibus mufculis ad fin-
gulas vocum motiones agatur, eam, imo totum etiam de-
inceps verfum exprimere; in qua re lingua multas mu-
tationes fingulis vocibus accommodatas moliatur. Caete-
rum quum plures quam trecenti mufculi in nobis fint,
non eft fane credendum, unumquemque ex ipfis animal
effe. Ab hac igitur opinione utpote abfurda ego digref-
fus ad aliam ab aliis viris celebratam defcendi, nempe
a nervis ad originem fuam mufculos trahi, atque hinc
fieri, ut ad eorum attractionem inferior offium, quae ar-
ticulos conftituunt, pars, cui mufculi caput inferitur,
etiam fequatur. Sed hic quoque, praeterquam quod non
cognofcimus adhuc, quisnam mufculus attrahendus fit, ip-
forum etiam nervorum magnitudo adhuc refragatur, ut-
pote quum minimi nervi mufculis inferantur, qui neque,
dum vivit animal, in voluntariis functionibus moveri, quem-
admodum mufculi, apparent, imo neque in mortuo, fi
noftris manibus trahamus mufculos, ficut illi articulorum

τὰ κατὰ τὰς διαρθρώσεις ὀστᾶ. καὶ μὴν κἀκ τοῦ κινεῖσθαι
τῶν μυῶν ἕκαστον οἰκείαν τῇ βουλήσει κίνησιν οὐ πιθα-
νόν ἐστιν, ὁμοίως τοῖς θαύμασιν κατεσκευάσθαι τὸ σπέρμα,
μὴ γιγνώσκειν δ᾽ αὐτὸ μηδ᾽ ὅλως παρακολουθοῦν οἷς πράτ-
τει. διὸ καὶ τῶν λεγόντων, ἑαυτοῦ περιπλάττειν τὸ σῶμα
τὴν ψυχήν, ὁ λόγος ἔκ τινων φαινομένων πιθανῶς κατα-
σκευαζόμενος ἐντεῦθεν ἀντιλογίαν ἴσχει. κατασκευάζει μὲν
γὰρ αὐτὸν ἡ τῶν μερῶν τοῦ σώματος χρῆσις ἅμα τῷ γεννη-
θῆναι τοῖς ζώοις ὑπάρχουσα. φαίνεται γοῦν ἕκαστον ἐκείνῳ
τῷ μέρει τοῦ σώματος ἀμυνόμενον, ὃ τῶν ἄλλων ὑπερέχει,
μόσχος μὲν κυρίττων, πρὶν φῦσαι τὰ κέρατα, πῶλος δ᾽ ἵπ-
που λακτίζων οὐδέπω στερεαῖς ταῖς ὁπλαῖς, ὥσπερ γε τὸ
μὲν σκυλάκιον δάκνειν ἐπιχειροῦν, καὶ εἰ μηδέπω κρατεροὺς
ἔχει τοὺς ὀδόντας, ὅσα δὲ πτηνὰ τῶν ζώων ἐστὶν, ἐγχει-
ροῦντα πέτεσθαι, καὶ εἰ μήπω δύναται. ταῦτα γὰρ ἐνδεί-
κνυσθαι δοκεῖ, τὴν χρωμένην τοῖς μορίοις ψυχὴν ἐπίστασθαι
τὴν χρείαν αὐτῶν, ὡς ἂν αὐτὴν κατεσκευακυῖαν, οὐχ ὑπ᾽
ἄλλου γεγονόσι χρωμένην. ἀλλὰ διὰ τί, βουληθέντων ἡμῶν

offa trahere cernuntur. Atqui inde, quod finguli mufculi
moventur, prout voluntas fuerit, non eft credibile, femen
perinde ac miracula fuiffe conftructum, ignorare autem
ipfum, neque, quid agat, prorfus intelligere. Nam eorum
oratio, qui animam fuum fibi corpus formare dicunt, ex
quibufdam apparentibus probabiliter confirmata, hinc
controverfiam obtinet. Etenim ftabilit ipfam fingularum
corporis partium ufus, qui, fimul dum etiam generantur,
ineffe animalibus ipfis videtur: unumquodque enim ani-
mal cernimus ea praecipue parte, quae aliis praeftat,
fefe defendere; vitulum fane cornu petere prius etiam,
quam cornua produxerit; pullum equinum calcitrare non-
dum folidis ungulis; ficut catulum quoque, licet dentes
non validos habeat, morfu aggredi; volucres volare co-
nari, etfi non poffint. Haec omnia videntur fignificare,
animam, quae partibus his utitur, ipfarum ufum cogno-
fcere, quafi ipfa eas fabricarit, non ab alio fabricatis uta-
tur. Sed cur, ubi partem aliquam movere voluerimus

κινῆσαι μόριον ἡντιναοῦν κίνησιν, εὐθέως κινεῖται, μὴ γι-
νωσκόντων τὸν κινοῦντα μῦν αὐτό, τῶν ἀπο(ωτάτων ἐστίν.
μόγις γοῦν ἐξ ἀνατομῆς ἑκάστου μυὸς εὕρηται τοῖς ἀνατο-
μικοῖς ἡ ἴδιος ἐνέργεια. καὶ διὰ τοῦτο ἐνίοις ἔδοξεν, ἄλ-
λην μὲν εἶναι ψυχὴν τὴν κατασκευάσασαν ἕκαστον τῶν μο-
ρίων, ἄλλην δὲ τὴν ἐξορμῶσαν ἐπὶ τὰς προαιρετικὰς ἐνερ-
γείας. καὶ φαίνεται κατὰ τοῦτον τὸν λόγον ἐν τοῖς τῶν ζώων
σώμασιν ἔτι διαμένειν ἡ διαπλάσασα [299] ψυχὴ τὰ μό-
ρια· οὐ γὰρ οἷόν τε χρῆσθαι μὲν ἑκάστῳ προσηκόντως τὴν
νῦν οὖσαν, οἴχεσθαι δὲ τὴν κατασκευάσασαν. ἄπορος οὖν
ὁ περὶ τῆς διαπλασάσης τὰ μόρια ψυχῆς λόγος ἐκ πάσης
λαβῆς ὑπάρχει· ἓν μόνον ἐμοὶ γοῦν δοκεῖ σαφῶς ἐνδείκνυ-
σθαι, τὴν τέχνην τοῦ κατασκευάσαντος ἡμᾶς, ἣν οὐχ οἷόν
τ' ἐστὶν τὸν ἐλευθέρᾳ γνώμῃ σκοπούμενον εἰς τύχην ἄλο-
γον ἀναφέρειν. ὄντων γοῦν ἐν τῷ σώματι μυῶν πολὺ πλεό-
νων ἢ τῶν τριακοσίων, ὑφ' ὧν κινεῖται τὰ μόρια τὰς προαι-
ρετικὰς κινήσεις, ἕκαστος αὐτῶν καὶ σχῆμα τὸ πρέπον ἔχει,

quocunque modo, ea ftatim moveatur, licet moventem
mufculum non agnofcamus, longe difficillimum eft; vix
enim ex diffectione anatomicis propria uniufcuiufque
mufculi functio inventa eft. Ob quod nonnulli exiftima-
runt, aliam effe animam, quae unamquamque partem
conftruxiffet, aliam, quae ad voluntarias functiones inci-
taret; atque hac ratione videtur adhuc in animalium cor-
poribus permanere ea, quae partes effingit; non enim fieri
poteft, ut ea, quae nunc adeft, convenienter fingulis uta-
tur, ea vero, quae eft fabricata, abierit. Itaque oratio de
anima hac, quae partes conformarit, omnino incerta eft
minimeque probari poteft; unum illud faltem manifefto
indicare mihi videtur, fcilicet opificis, qui nos condidit,
artificium; quod nemo, qui modo libero animo rem per-
pendat, referre in irrationalem fortunam poteft. Nam
quum in animalis corpore mufculi funt multo plures quam
trecenti illi, qui pro voluntate partes movent, unufquif-
que ex ipfis et formam, et magnitudinem, et caput, et

καὶ μέγεθος, καὶ κεφαλήν, καὶ τελευτὴν, καὶ θέσιν, ἔμ-
φυσίν τε νεύρου καὶ φλεβὸς καὶ ἀρτηρίας, ἁρμοττόντων τῷ
μυῒ κατά τε τὸ μέγεθος καὶ τὸν τόπον τῆς ἐμφύσεως, ὧν
οὐδὲν ὄντων τοσούτων εὕροις ἂν μέμψασθαι· δέδεικται γὰρ
ἐν τοῖς περὶ χρείας μορίων τοῦτο. καὶ μὴν εἰ, τριακοσίων
μορίων κατασκευῆς ἑκάστης ἐχούσης σκοποὺς ί, πάντα φαί-
νονται κατωρθωμένα, τρισχίλιοι γίγνοιντ᾽ ἂν οἱ πάντες. καὶ
οὔπω λέλεκται τὸ θαυμασιώτατον ἐν ταῖς κατασκευαῖς αὐτῶν,
ἴσον ἀκριβῶς εἶναι τῶν ἐν τοῖς ἀριστεροῖς μέρεσι μυῶν τοῖς
κατὰ τὰ δεξιὰ, καθάπερ γε καὶ τὰς ἀρτηρίας ταῖς ἀρτηρίαις, καὶ
τὰς φλέβας ταῖς φλεψὶ, καὶ τὰ νεῦρα τοῖς νεύροις, ὥστε τοὺς
τρισχιλίους σκοποὺς διπλασιάζεσθαι. τὸ δ᾽ αὐτὸ κἀπὶ τῶν
ὀστῶν ἐστι, πλεόνων ὑπαρχόντων ἢ διακοσίων. καὶ γὰρ καὶ
τούτων οἱ σκοποὶ καθ᾽ ἕκαστον αὐτῶν ὄντες πολὺ πλείους
τῶν δέκα γίγνονται, καὶ δῆλον, ὅτι διπλασιασθέντες ἔσον-
ται πλείους τῶν ρ. ἡ δ᾽ αὐτὴ τέχνη καὶ κατὰ τὰ σπλάγχνα
πάντ᾽ ἐστὶ, καὶ ὅλως ὁπωσοῦν μόριον, ὡς, ἄν τις ἀριθμῇ
τοὺς σκοποὺς τῆς κατασκευῆς, εἰς μυριάδας, οὐ χιλιάδας,

finem, et fitum admodum convenientem habet; nervus-
que ac vena et arteria tam apte pro mufculi magnitu-
dine et loco inferuntur, ut nullum ex iis, quum tam
multa fint, reprehendi poffit; id quod in libris de ufu
partium demonftratum eft. Attamen, fi trecentarum par-
tium ftructurae, fingulae decem fcopos obtinentes, in to-
tum fint abfolutae, ad trium millium numerum omnes
evadent; et nondum tamen, id quod maxime mirandum
in harum fabricatione eft, diximus, aequales prorfus effe
in finiftris partibus mufculos iis, qui in dextris funt, ar-
teriis item arterias, venis venas, ac nervis nervos, ut
tria millia fcoporum duplicanda jam fint. Idem eft in
offibus, quae plura quam ducenta numerantur. Etenim et
horum fingulorum fcopi quum fint longe plures quam
decem, conftat, fi duplicentur, plura quam millia quatuor
fore. Eadem ars in vifceribus omnibus et demum omni-
bus partibus fpectari poteft; ut, fi quis fcopos uniufcuiuf-
quo ftructurae numerare velit, numerus omnium integre

ἀριθμὸν ἀναχθῆναι, κατωρθωμένων εἰς ἄκρον ἁπάντων, οὓς
ἐγὼ μὲν, ὡς ἔφην, οὐκ ἄν ποτε πεισθείην ἄνευ σοφωτά-
του τε καὶ δυνατωτάτου δημιουργοῦ γεγονέναι. τίς δ᾽ οὗτός
ἐστιν, ἐλπίζομεν ἔμπροσθεν ἀκούσεσθαι παρὰ τῶν φιλοσό-
φων, οἵ γε καὶ περὶ τοῦ κόσμου καὶ τῆς ὅλης γενέσεως
ἀποφαίνονται· πολὺ γὰρ εἶναι ῥᾷον ἡγούμην ἐγνῶσθαι τοῦτο,
ὅπως αὐτοῖς κατεσκεύασται τὸ σῶμα. καὶ μαθητήν γε ἐμαυ-
τὸν ὑποβαλὼν ἑνὶ τῷ πρώτῳ, καθ᾽ ὃν ἐν γεωμετρίᾳ τρόπον
ἀποδείξεις ἠκηκόειν, οὕτως ἤλπιζον ἀκούσεσθαι καὶ παρ᾽
ἐκείνου· γνοὺς δ᾽ αὐτὸν μὴ ὅτι γραμμικὰς ἀποδείξεις, ἀλλα
μηδὲ ῥητορικὰς πίστεις λέγοντα, μετῆλθον ἐφ᾽ ἕτερον, ὃς
καὶ αὐτὸς ἐξ ἰδίων ὑποθέσεων ἐναντία τῷ πρόσθεν ἀπεφαί-
νετο, καὶ τρίτην γε καὶ τετάρτην πειραθεὶς οὐδενὸς, ὡς
ἔφην, ἄμεμπτον ἀπόδειξιν ἤκουσα. λυπηθεὶς οὖν ἐπὶ τούτῳ
μεγάλως, ἐζήτησα μέχρι κατ᾽ ἐμαυτὸν εὑρεῖν τινα λόγον
ἰσχυρὸν ἐπὶ ταῖς τῶν ζώων κατασκευαῖς· εἶθ᾽ εὕρισκον οὐ-
δένα. τοῦτό γε αὐτὸ διὰ τοῦδε τοῦ γράμματος ὁμολογῶ,

absolutorum, in dena millia, non millia, redigatur, quos
ego nequaquam, ut dixi, nisi a sapientissimo ac poten-
tissimo opisice factos esse crediderim. Quis autem hic sit,
sperabam me prius a philosophis esse auditurum, qui de
mundo rerumque universarum generatione pronunciant;
multo enim facilius, quomodo corpus constructum sit, nosci
existimabam. Sed quum uni horum, qui primus obtigisset,
discipulum me tradidissem, speraremque ab eo de-
monstrationes, quemadmodum in Geometria didiceram,
auditurum me esse, cognovissemque eum non mo-
do non geometricas (*lineares*) demonstrationes, sed ne
oratorias quidem argumentationes callere, ad alium me
contuli, qui etiam ipse ex propriis argumentis contraria
iis, quae a priori audiveram, pronunciabat; quumque et
tertio et quarto fuissem expertus, nullius rei (ut dixi)
potui inculpatam aliquam demonstrationem audire. Quam-
obrem maximo dolore affectus mecum ipse coepi inve-
stigare, an aliquam de structura animalium validam ra-
tionem possem invenire, ac nullam deinde inveni; id

Ed. Chart. V. [299. 300.] Ed. Baf. I. (220.)

παρακαλῶν τοὺς περὶ ταῦτα δεινοὺς τῶν φιλοσόφων ζητή
σαντας, εἴ τι σοφὸν εὑρίσκοιεν, ἀφθόνως ἡμῖν αὐτοὺς κοι
νωνῆσαι. ὅταν γὰρ θεασώμεθα τὰ παιδία φθεγγόμενα μὲν,
ἅττ᾽ ἂν αὐτοῖς φθέγξασθαι κελεύσωμεν, οἷον, εἰ τύχῃ, σμύρ
ναν, καὶ σμίλην, καὶ σμῆγμα, μήτε τοὺς κινοῦντας ἐπιτη
δείως τῇ τοιαύτῃ φωνῇ τὴν γλῶτταν μῦς ἐπιστάμενα, μήτε
πολὺ μᾶλλον ἔτι τὰ τούτοις αὐτῶν νεῦρα, πιθανώτατον μὲν
ἡγοῦμαι, τὸν διαπλάσαντα τὴν γλῶτταν, ὅστις ποτ᾽ ἐστὶν, ἢ
αὐτὸν ἔτι διαμένειν ἐν τοῖς διαπλασθεῖσι μορίοις, ἢ ζῶα
τὰ μόρια κατεσκευακέναι, γνωρίζοντα τὸ βούλημα τοῦ τῆς
ἡμετέρας ψυχῆς ἡγεμονι[300]κοῦ. τούτου δ᾽ ἀκόλουθον εὑ
ρίσκων, ἄλλην μὲν εἶναι τὴν κατὰ τὸ ἡγεμονικὸν ἡμῶν ψυ
χὴν, ἄλλας δὲ τὰς ἐν ἑκάστῳ τῶν μορίων, ἢ πάντως γε
μίαν κοινὴν τὴν ἅπαντα διοικοῦσαν, εἰς ἀπορίαν ἔρχομαι,
μηδ᾽ ἄχρι δυνατοῦ ἐπινοίας, μήτι γε βεβαίας γνώσεως, εὑ
ρίσκων τι περὶ τοῦ διαπλάσαντος ἡμᾶς τεχνίτου. καὶ γὰρ
ὅταν ἀκούσω τινῶν φιλοσόφων λεγόντων, τὴν ὕλην ἔμψυχον

quod hoc in libro fateor ingenue, peritos hac in re philofophos hortatus, ut, fi quid titulo ipforum dignum invenerint, nobis id velint fine invidia communicare. Nam
quum puerulos videamus fonare, quaecunque eos juflerimus, verbi caufa fmyrnam, fcalpellum, fmegma, neque
tamen mufculos, qui linguam commode', ut haec vox exigit, movent, multo minus etiam nervos cognofcere, maxime probabile exiftimo effe, illum, qui liuguam noftram
finxit, quicunque is fuerit, vel ipfum adhuc in formatis
partibus permanere, vel partes ipfas animantia conftituiffe,
quae voluntatem principis partis animae noftrae cognofcerent. Sed quum hinc fequi videam, aliam effe principis partis noftri animam, aliam, quae in fingulis partibus
eft, vel prorfus unam effe communem, quae omnia gubernet, adeo dubius haefito, ut ne vel quod fieri poffit
intelligam, tantum abeft, ut rectam cognitionem aliquam
de artifice, qui nos finxit, habeam. Quum enim audio,
quofdam philofophos dicere, materiam animatam, quae ab

οὖσαν ἐξ αἰῶνος, ἀποβλέπουσαν πρὸς τὰς ἰδέας, ἑαυτὴν
κοσμεῖν, ἔτι καὶ μᾶλλον ἐννοῶ, μίαν εἶναι δεῖν ψυχὴν, τήν
τε διαπλάσασαν ἡμᾶς καὶ τὴν νῦν χρωμένην ἑκάστῳ τῶν
μορίων. ἀνθίσταται δὲ τούτου πάλιν ἡ ἄγνοια τῆς διοι-
κούσης ἡμᾶς ψυχῆς τῶν ὑπηρετούντων ταῖς ὁρμαῖς αὐτῆς
μορίων. οἱ γὰρ ἐπιχειρήσαντες εἰπεῖν περὶ τῶν στοιχειωδῶν
φωνῶν ἄχρι τοσούτου προῆλθον, ὡς ἀποφήνασθαι, τήνδε
μέν τινα γίγνεσθαι στηριζομένης τῆς γλώττης πρὸς τοὺς
τομέας ὀνομαζομένους ὀδόντας, ἤτοι τοὺς κατὰ τὴν ἄνω γέ-
νυν, ἢ τὴν κάτω, τοὺς δὲ πρὸς τὸν οὐρανίσκον ἀνακλωμέ-
νους, ἢ πρὸς ἄλλο τι μόριον, ὥσπερ γε καὶ τὸ ἀναφερό-
μενον ἐκ τοῦ λάρυγγος πνεῦμα ποτὲ μὲν ἐπὶ τὰς εἰς τὴν
ῥῖνα συντρήσεις ἀφικνεῖσθαι, ποτὲ δ᾽ ἀνεῳγμένου τοῦ στό-
ματος ἐκφυσᾶσθαι, καὶ ποτὲ ἀθρόου καὶ πολλοῦ, ποτὲ δ᾽
ἐλάττονός τε καὶ κατὰ βραχύ. τοὺς δὲ τὰς κινήσεις ταύτας
ἐργαζομένους μῦς, οὐδεὶς οὐδὲ τοῦτο εἶπεν, ὅπου γε οὐδὲ
τοῖς ἐπὶ πλεῖστον ἀνατομικῆς ἐμπειρίας ἀφικομένοις εὕρηνται
πω βεβαίως. ἀλλ᾽ οἱ μηδὲν τούτων μήθ᾽ εὑρόντες μήθ᾽

aeterno eſt, in ideas reſpiciendo ſe ipſam exornare, ma-
gis adhuc intelligo, unam oportere eſſe animam, quae et
nos formet, et quae ſingulis particulis nunc utatur. Huic
autem opinioni adverſatur, quod, quae nos regit anima,
appetitionibus ipſius inſervientes partes ignoret. Nam qui
de elementaribus vocibus ſcribere aggreſſi ſunt, eo pro-
ceſſere, ut definierint, aliam firmata lingua ad dentes, qui
inciſorii vocantur, vel ſuperioris vel inferioris maxillae,
aliam item ad palatum aut in aliquam aliam partem re-
flexam fieri, quemadmodum etiam ſpiritum, qui e gut-
ture aſcendit, interdum ad narium foramina pervenire
inquiunt, interdum aperto ore efflari, atque eum nunc
copioſum atque univerſum, nunc paucum ac paulatim
exire. De muſculis vero, qui motiones has praeſtant,
nullus mentionem fecit; quando neque illi, qui ad pluri-
mam diſſectionis experientiam pervenerunt, certi aliquid
invenerunt. Verum qui nihil horum invenerunt, neque

ὅλως ζητήσαντες ἀποφαίνονται προπετῶς οὐ μίαν ἀπόφασιν,
ἀλλ᾽ ἐφεξῆς ὁρμαθόν τινα συνάπτοντες, οὗ τὴν πρώτην εὐ-
θέως ὑπόθεσιν ἄγνωστον μὲν αἰσθήσει, λόγῳ δ᾽ ἀνεύρετον
ὑποτίθενται, τὴν καρδίαν ἁπάντων πρώτην γίγνεσθαι λέγοντες·
δευτέραν δ᾽ ἐπὶ τῇδε, τἆλλα μόρια διαπλάττειν ἐκείνην, ὡς
ἀπολλυμένου τοῦ διαπλάσαντος αὐτὴν, ὅστις ποτ᾽ ἐστὶ, καὶ
μηκέτ᾽ ὄντος· εἶτ᾽ ἐφεξῆς ὡς ἀκόλουθον ἐπιφέροντες, ὅτι
καὶ τὸ βουλευόμενον ἡμῶν (221) μέρος τῆς ψυχῆς ἐν ταύτῃ
καθέστηκεν. εἰ δὲ τὸ βουλευόμενον, καὶ τῶν σιτίων, ὥς φα-
σιν, καὶ πομάτων καὶ ἀφροδισίων καὶ χρημάτων ἐπιθυμοῦν,
καὶ δηλαδὴ καὶ τὸ θυμούμενόν τε καὶ φιλονεικοῦν, ὧν
οὐδὲν ἀναγκαῖόν ἐστιν, ἀλλὰ καὶ πρώτην μὲν ἐπιβολὴν ἐνίοις
ἐνδεχόμενον εἶναι δοκοῦν, ὕστερον δὲ διὰ πολλῶν φαινομέ-
νων ἐλεγχόμενον. ἡ μέν γε πρώτη διάπλασις ἐπ᾽ ἀρτηρίας τε
καὶ φλέβας, χορίον τε καὶ ἧπαρ, οὐκ ἐπὶ τὴν καρδίαν ἡμᾶς
ποδηγεῖ λόγῳ τε σκοπουμένους καὶ τοῖς ἐξ ἀνατομῆς
φαινομένοις. ἡ δ᾽ ἐπὶ ταύτῃ δευτέρα τε καὶ τρίτη, καθότι

penitus inveftigarunt, non unum modo, fed feriem quan-
dam enunciatorum connexam temere pronunciant; quo-
rum primum, verbi caufa, quod nec fenfu percipi, nec
ratione inveniri poteft, ftatuunt, nempe cor primum om-
nium generari; poft hoc alterum, aliasque partes illud
effingere; quafi, qui id fabricatus eft, quicunque ille fit,
perierit, neque amplius adfit. Poftea quafi confequens in-
ferunt, gubernantem animae noftrae partem in corde
conftitui. Si autem imperans facultas ineft, ciborum
quoque, ut ajunt, potuum, venereorum et divitiarum
appetentem ineffe; quin etiam irafcibilem et contendentem,
quorum fane nullum neceffarium eft, fed quum primo
afpectu fieri poffe nonnullis videatur, poftea vero mul-
tis evidentibus redarguitur. Prima quidem conformatio
ad arterias, venas, chorion, jecur, non ad cor nos ducit,
fi et rationem, et ea, quae ex diffectione apparent, in
judicium adhibeamus. Secunda deinde et tertia, ficut

προείρηται πρόσθεν ἡμῖν, καὶ ὅσα μετὰ τὸ τεχθῆναι, τὰ
μὲν οὐδ᾽ ὅλως ὄντα προσγίγνεται, τὰ δ᾽ ἐλλιπῆ ὄντα τε-
λειοῦται. μάλιστα δ᾽ ἄν τις θαυμάσειε τὴν πρὸς τοὺς γεν-
νήσαντας ὁμοιότητα τῶν ἐκγόνων, ὅπως γίγνεται· φαίνεται
γὰρ πάλιν ἡ διαπλάττουσα τὸ σῶμα ψυχὴ παρὰ τῶν γο-
νέων εἰς τὸ κυούμενον ἥκειν, ὡς ἐν τῷ σπέρματι περιεχο-
μένη. τίς μὲν οὖν αὐτῆς ἐστιν ἡ οὐσία, λέγειν οὐκ ἔχω διὰ
τὸ παρά τινων ἀκηκοέναι πεπεισμένων, ὥς φασιν, ἀσώμα-
τον ὑπάρχουσαν τὴν ψυχὴν συνεισέρχεσθαι τῷ σπέρματι,
χρωμένην αὐτῷ πρὸς τὴν τοῦ κυηθησομένου διάπλασιν, ὡς
ὕλῃ προσηκούσῃ. καί πού τινες αὐτῶν οὐχ ὕλην, ἀλλ᾽ ὄρ-
γανον ὑπάρχειν αὐτῆς τὸ σπέρμα φασίν, ὕλην γὰρ εἶναι τὸ
τῆς μητρὸς αἷμα, λεγόντων ἑτέρων τἀναντία. δοκεῖ γὰρ
αὐτοῖς ὁ τεχνίτης αὐτὸς εἶναι τὸ σπέρμα, τισὶ μὲν ὅλον,
ἐνίοις δὲ τὸ [301] περιεχόμενον ἐν αὐτῷ πνεῦμα. καί μοι
περὶ τούτων ἰδίᾳ γέγραπται κατά τι βιβλίον, ἐν ᾧ περὶ
τῶν ὑπὸ Χρυσίππου λεγομένων ἐν τοῖς περὶ ψυχῆς αὐτοῦ
γράμμασιν ἐπισκέπτομαι, καὶ προσέτι καθ᾽ ἕτερον, ἐν ᾧ

prius a nobis dictum eſt, et ad ea, quae, ubi in lucem
editus eſt foetus, partim, quum prius neutiquam eſſent,
adnaſcuntur, partim inchoata perficiuntur. Maxime vero
admirari aliquis poſſet, quomodo natorum ſimilitudo ad
parentes efficiatur; videtur ſiquidem rurſus, quae corpus
conformat anima, utpote in ſemine contenta, a parenti-
bus in foetum pervenire: cujus quidem ſubſtantia quae-
nam ſit, dicere non poſſum, quum a quibuſdam audive-
rim, eam, quum incorporea ſit, ut aiunt, ſimul cum ſe-
mine ingredi, ipſo tanquam materia idonea ad formandum
foetum utentem. Quidam ipſorum non materiam, ſed in-
ſtrumentum ipſius ſemen eſſe produnt, materiam enim
eſſe matris ſanguinem, quum nonnulli contraria penitus
affirment. Videtur enim ipſis artifex eſſe ſemen, non-
nullis ſane totum, aliis ſpiritus in ipſo contentus. Sed
de his ſeorſim quodam in libro a nobis ſcriptum eſt, ubi
ea, quae a Chryſippo in libris de anima dicuntur, conſi-
deramus, atque item in altero, ubi recenſemus, in quibus

σκοποῦμαι, περὶ ὧν ἑαυτῷ διαφέρεσθαι δοκεῖ Πλάτων ἐν
τοῖς περὶ ψυχῆς λόγοις. ἀλλ᾽, ὅπερ ἔφην, οὐδεμίαν εὑρίσκων
δόξαν ἀποδεδειγμένην ἐπιστημονικῶς, ἀπορεῖν ὁμολογῶ περὶ
ψυχῆς οὐσίας, οὐδ᾽ ἄχρι τοῦ πιθανοῦ προελθεῖν δυνάμε-
νος. ἐγὼ μὲν οὖν ἀπορεῖν ὁμολογῶ περὶ τοῦ διαπλάσαντος
αἰτίου τὸ ἔμβρυον. ἄκραν γὰρ ὁρῶ ἐν τῇ διαπλάσει σο-
φίαν τε ἅμα καὶ δύναμιν, οὔτε τὴν ἐν τῷ σπέρματι ψυ-
χὴν, φυτικὴν μὲν ὑπὸ τῶν περὶ τὸν Ἀριστοτέλην καλου-
μένην, ἐπιθυμητικὴν δὲ ὑπὸ Πλάτωνος, ὑπὸ δὲ τῶν
Στωϊκῶν οὐδὲ ψυχὴν ὅλως, ἀλλὰ φύσιν ἡγουμένων, δια-
πλάττειν τὸ ἔμβρυον, οὐ μόνον οὐκ οὖσαν σοφὴν, ἀλλὰ
καὶ παντάπασιν ἄλογον, οὔτε αὖ πάλιν ἀποστῆναι τελέως
αὐτοῦ δύναμαι διὰ τὴν πρὸς τὰ γεννήσαντα τῶν ἐκγόνων
ὁμοιότητα, τῆς τε μετὰ τὸν τόκον ἐν ὅλῳ τῷ βίῳ λογικῆς
ψυχῆς ἀφίσταμαι, διὰ τὸ μὴ γινώσκειν ἡμᾶς πρὸ τῆς
ἀνατομῆς μήτε τὰ μόρια τοῦ σώματος μήτε τὰς ἐνερ-
γείας αὐτῶν. εἰπόντος δέ τινος τῶν διδασκάλων μοι τῶν
Πλατωνικῶν, τὴν δι᾽ ὅλου κόσμου ψυχὴν ἐκτεταμένην

Plato, quum de anima agit, a ſe ipſo diſſentire videatur.
Caeterum quum nullam, quod dixi, inveniam opinionem
ſcientifice demonſtratam, fateor, me de ſubſtantia animae
dubitare, nec vel probabile quippiam de ea quod aſſeram
habere. Fateor itaque et de foetuum formatrice cauſa
nihilo plus certi me ſcire. Nam ſummam in horum con-
formatione et ſapientiam et potentiam video, neque poſ-
ſum exiſtimare, eam quae in foetu eſt animam, ab Ari-
ſtotele vegetantem, appetentem a Platone, a Stoïcis ne
animam quidem prorſus, ſed naturam app llatam, foetum
ipſum formare, ut quae non modo ſapiens non ſit, ſed
omni prorſus ratione careat; neque rurſus ab hac opi-
nione in totum poſſum recedere, quum ſimilitudinem,
quam filii habent cum parentibus, ſpecto; ac poſt partum
in reliqua vita *corpus noſtrum* a rationali anima *diſpen-*
ſari nego, quod ante diſſectionem neque partes corpo-
ris, neque ipſarum functiones cognoſcamus. Quum autem
quidam mihi ex Platonicis magiſtris diceret, animam,

διαπλάττειν τὰ κυούμενα, τὴν μὲν τέχνην καὶ δύναμιν ἀξίαν
ἐκείνης ἐνόμισα, σκορπίους δὲ καὶ φαλάγγια, καὶ μυῖαν
καὶ κώνωπας, ἐχίδνας τε καὶ σκώληκας, ἕλμινθάς τε καὶ
ἀσκαρίδας ὑπ᾽ ἐκείνης διαπλάττεσθαι νομίζειν οὐχ ὑπέ-
μεινα, πλησίον ἀσεβείας ἥκειν ὑπολαβὼν τὴν τοιαύτην
δόξαν. οὐ μὴν οὐδὲ τὴν τῆς ὕλης ψυχὴν εἰς τοσοῦτον
τέχνης ἥκειν εὔλογον εἶναί μοι δοκεῖ. μόνον οὖν τοῦτο
περὶ τῆς διαπλαττούσης αἰτίας τὰ ζῶα δυνατὸν ἀποφήνα-
σθαί με νομίζω, τὸ τέχνην τε καὶ σοφίαν αὐτὴν μεγί-
στην ὑπάρχειν, ὥσπερ γε καὶ μετὰ τὸ διαπλασθῆναι τὸ
σῶμα σύμπαν ἐν ὅλῳ τῷ βίῳ διοικεῖσθαι τρισὶν ἀρχαῖς
αὐτὸ κινήσεων, τῆς τ᾽ ἐξ ἐγκεφάλου διὰ νεύρων καὶ
μυῶν, καὶ τῆς ἐκ καρδίας δι᾽ ἀρτηριῶν, καὶ τῆς ἐξ ἥπα-
τος διὰ φλεβῶν. ἐκ τίνων δ᾽ ἀρχῶν ἐναργῶς, ὅτι οὐκ
ἐτόλμησα δοξάζειν, ἐν πολλαῖς πραγματείαις ἐδήλωσα, καὶ
μάλιστα τῇ περὶ τῶν τῆς ψυχῆς εἰδῶν, οὐσίαν ψυχῆς
ἀποφήνασθαι μηδαμόθι τολμήσας. οὔτε γὰρ εἰ παντάπα-

quae per totum mundum diffufa extenfaque eft, foetus
formare, artem et potentiam illa dignam exiftimavi;
fcorpiones autem, phalangia, mufcas, culices, viperas,
vermes, lumbricos, afcaridas, ab eadem fingi ac formari
nunquam credidi, prope ad impietatem accedere hanc
opinionem ratus; neque etiam materiae animam tantum
artificii adeptam effe rationi confentaneum videtur.
Tantum igitur hoc de caufa animalium formatrice pro-
nunciare me poffe confido, quod et ars et fapientia in
ea fit maxima, ficut et quod, pofteaquam formatum cor-
pus fuerit univerfum, per totam vitam tribus motuum
principiis, ex cerebro per nervos et mufculos, ex corde
per arterias; ex jecore per venas, gubernetur. Ex quibus
autem principiis, quod manifefte non aufus fim ftatuere,
quum aliis in libris declaravi, tum in eo praecipue, qui
eft de animae fpeciebus, animae fubftantiam nufquam
anfus definire. Neque enim, an corporea fit anima

σιν ἀσώματος, οὔτ᾽ εἰ σωματική τίς ἐστιν, οὔτ᾽ εἰ τελέως
ἀΐδιος, οὔτ᾽ εἰ φθαρτὴ, γραμμικαῖς ἀποδείξεσιν εὑρόν
τινα κεχρημένον, ὡς ἐν τῇ περὶ τῶν εἰδῶν τῆς ψυχῆς
πραγματείᾳ διῆλθον.

omnino, an incorporea, aeternane prorfus, an corruptioni
obnoxia, linearibus demonftrationibus ufum quempiam
inveni, quemadmodum a nobis commentario de animae
fpeciebus comprehenfum eft.

ΓΑΛΗΝΟΥ, ΕΙ ΚΑΤΑ ΦΥΣΙΝ ΕΝ ΑΡΤΗΡΙΑΙΣ ΑΙΜΑ ΠΕΡΙΕΧΕΤΑΙ.

ΒΙΒΛΙΟΝ.

Ed. Chart. III. [154.]   Ed. Baf. I. (221.)

Κεφ. α'. Ἐπειδὴ, τιτρωσκομένης ἀρτηρίας ἡστινοσοῦν,
φαίνεται κενούμενον αἷμα, δυοῖν θάτερον ἀναγκαῖον ὑπάρ-
χειν, ἢ ἐν αὐταῖς αὐτὸ περιέχεσθαι ταῖς ἀρτηρίαις, ἢ ἑτέ-
ρωθεν μεταλαμβάνεσθαι. ἀλλ᾽ εἰ μεταλαμβάνεται, παντί που
δῆλον, ὡς, ὅτ᾽ εἶχον κατὰ φύσιν, πνεῦμα μόνον ἐν αὐταῖς
περιείχετο. εἰ δὲ τοῦτο, ἐν ταῖς τρώσεσιν ἐχρῆν πρότερον
τοῦ αἵματος ἐκκενούμενον φαίνεσθαι τὸ πνεῦμα. οὐχὶ δὲ

GALENI, AN IN ARTERIIS NATVRA

SANGVIS CONTINEATVR,

LIBER.

Cap. I. Quum, qnoties vulueratur arteria quaevis,
fanguis evacuari confpiciatur, duorum alterum fit neceſſe
eſt, aut in ipſis illum arteriis contineri, aut alibi tranſ-
fumi. At ſi *alibi* tranſſumatur, cuique jam conſtat, quum
fecundum naturam arteriae ſeſe haberent, ſpiritum ſolum
in ipſis conclusum fuiſſe.   Si vero id *ita eſſet*, in vulne-
rntis oporteret pviorem fanguino fpiritum evacuari; ne-

γε φαίνεται· οὐκ οὖν οὐδὲ μόνον ἔμπροσθεν περιείχετο.
καὶ διὰ βραχυτέρου δ᾽ ἂν λόγου ταὐτὸν ἀποδειχθείη τόνδε
τὸν τρόπον. εἰ τιτρωσκομένων ἀρτηριῶν αἷμα παραχρῆμα
φαίνεται κενούμενον, ἦν ἄρα ἐν ἀρτηρίαις αἷμα καὶ πρὸ
τοῦ τρωθῆναι. δῆλον γάρ, ὡς ἐν τούτῳ τῷ λόγῳ τὸ πα-
ραχρῆμα προκείμενον ἀληθῆ ποιεῖ τὴν τοῦ ἑπομένου τῷ
συνημμένῳ πρὸς τὸ ἡγούμενον ἀκολουθίαν. ἁπλῶς μὲν γὰρ
ῥηθὲν χωρὶς τοῦ παραχρῆμα τόνδε τὸν τρόπον, εἰ τιτρω-
σκομένων ἀρτηριῶν αἷμα φαίνεται κενούμενον, ἑπόμενον
ἕξει τὸ κατ᾽ ἀρχὰς εὐθὺς ῥηθέν, τό, ἤτοι καὶ πρόσθεν ἐν
αὐταῖς περιείχετο, ἢ νῦν μεταλαμβάνεται· προσκειμένου δὲ
τοῦ παραχρῆμα, τὸ ἑπόμενον ἦν ἐν ἀρτηρίαις αἷμα καὶ
πρὸ τοῦ τρωθῆναι, συνθέτου δηλονότι τοῦ παντὸς λόγου
γιγνομένου τόνδε τὸν τρόπον. εἰ τιτρωσκομένων ἀρτηριῶν
φαίνεται κενούμενον αἷμα, ἤτοι ἐν αὐταις περιείχετο ταῖς
ἀρτηρίαις· ἢ ἑτέρωθεν μεταλαμβάνεται· ἀλλὰ μὴν τιτρωσκο-
μένων τῶν ἀρτηριῶν φαίνεται κενούμενον αἷμα, οὐ μεταλαμ-

quaquam tamen confpicitur; non itaque prius folus fpi-
ritus in arteriis continebatur. Atque breviori id ratione
hoc pacto demonftrabitur. Si, quum vulnerantur arteriae,
fanguis quamprimum vacuari videatur, erat utique in ar-
teriis fanguis etiam prius, quam ipfae vulnerarentur. Patet
etenim, hac in ratiocinatione appofitam *dictionem* quam-
primum veram efficere confequentis ad antecedentem, cui
conjunctum eft, confequentiam. Etenim fimpliciter dictum
citra *dictionem* quamprimum hoc modo, fi vulneratis
arteriis fanguis vacuari appareat, confequens habebit, quod
per initia ftatim dictum eft: nimirum etiam prius in ipfis
arteriis fanguis continebatur, vel alibi transfumitur. Ve-
rum appofita *dictione* quamprimum confequens eft, in ar-
teriis etiam prius, quam vulnerarentur, *fuiffe* fanguinem,
compofita nimirum tota ratiocinatione, quae hunc in mo-
dum procedit. Si; quum vulnerantur arteriae, fanguis va-
cuari confpiciatur, vel is in ipfis arteriis continebatur,
vel alibi transfumitur: atqui, quum vulnerantur arteriae,
fanguis vacuari confpicitur, non transfumitur, ut demon-

βάνεται, ὡς δείξομεν· ἐν αὐταῖς ἄρα ταῖς ἀρτηρίαις περιεί-
χετο. πῶς οὖν, ὅτι μὴ μεταλαμβάνεται; ἐφαίνετο δήπου
πρὸ αὐτοῦ κενούμενον πνεῦμα; ἀλλὰ μὴν οὐ φαίνεται·
οὐκ ἄρα μεταλαμβάνεται. ἀρκεῖ τοῦτο εἰς ἀπόδειξιν τοῖς
μήθ᾽ αἱρέσει τινὶ προκατειλημμένοις, μήτ᾽ ἀγνοοῦσιν ἀλη-
θεῖς λόγους διακρίνειν ψευδῶν. ἐπεὶ δ᾽ οὐ πάντες τοιοῦτοι,
πλειόνων ἴσως πρὸς ἐκείνους δεήσει λόγων. ἀντιλαμβάνον-
ται γοῦν οἱ περὶ τὸν Ἐρασίστρατον ψεῦδος εἶναι φάσκοντες
τὸ συνημμένον. οὐ γὰρ ἀληθὲς ὑπάρχειν φασὶ τὸ, εἰ με-
ταλαμβάνεται, πρὸ αὐτοῦ κενούμενον πνεῦμα· δύναται γὰρ
κενοῦσθαι μὲν, [155] μὴ φαίνεσθαι δὲ, λεπτομερὲς ὂν καὶ
κοῦφον, καὶ διὰ τοῦτο ῥᾳδίως ἐκπεμπόμενον. ἀναγκαῖον
οὖν αὖθις ἡμῖν δεικνύειν, ὡς οὐκ ἂν λάθοι. πῶς οὖν
ἀποδείκνυμεν; πολυειδῶς μὲν, ὡς δ᾽ ἂν καὶ σαφεῖς γίνων-
ται οἱ λόγοι, καὶ τάξει προΐωσιν, ἀναγκαῖον αὐτοὺς
ἐκείνους ἐρέσθαι, πῶς ἐκκενοῦσθαι (222) θέλουσι τὸ
πνεῦμα, πότερον ἐξ ἑαυτοῦ φερόμενον, ἢ πρὸς ἑτέρου

ftrabimus : in ipfis ergo arteriis continebatur. Sed quo-
modo eum non tranffumi probabitur? Nunquid fpiritus
ante ipfum *fanguinem* vacuari confpiciebatur? attamen
non confpicitur: itaque non tranffumitur. Id fatis eft ad
demonftrationem *medicis* alicui fectae minime praeoccu-
patis, veras rationes a falfis difcernere non ignorantibus.
Quum autem non omnes fint hujusmodi, pluribus fortaffis
adverfus eos rationibus opus erit. Nam qui Erafiftratum
fectantur, contradicunt, afferentes, quod conjunctum eft,
id falfum effe. Non enim verum effe proferunt, fi fan-
guis tranffumatur, quod fpiritus ante ipfum vacuari con-
fpiciatur. Poteft autem vacuari, non confpici, quum tenuis
fit ac levis, proindeque facile emittatur. Rurfum igi-
tur, quod non lateat, demonftrare nobis neceffe eft. At
quomodo id demonftramus? Multis fane modis. Atque
ut noftra oratio dilucida fiat et ordine progrediatur,
operae pretium fuerit eos interrogare, quo ipfi modo ve-
lint fpiritum evacuari, utrum a feipfo impetu feratur,

τινὸς ὠθούμενον. ἀποκρινοῦνται δὲ οὐχ ὡσαύτως ἅπαντες,
ἀλλ᾽ οἱ μὲν ἐξ ἑαυτοῦ φέρεσθαί φασιν, οἱ δὲ ἀπὸ τῆς
καρδίας ὠθεῖσθαι. καὶ τοίνυν καὶ ἡμῖν ἑκατέροις ἐν μέρει
δεικτέον ἐστὶν, ὡς ἀδύνατα λέγουσιν.

Κεφ. β΄. Ἀρκτέον δ᾽ ἀπὸ τῶν ἐξ ἑαυτοῦ φέρεσθαι
λεγόντων. ἢ γὰρ τοῦτο πάντη δήπου λεπτομερέστερον, οἷον
τὸ αἰθερῶδες, ἢ ἄλλως πως θερμότερον εἶναι φήσουσιν
αὐτὸ τοῦ περιέχοντος ἡμᾶς ἀέρος. οὐδὲ γὰρ τρίτον ἕξουσιν
εἰπεῖν πνεύματος σύμπτωμα, δι᾽ ὃ φέρεσθαι δύναιτο ἄν.
λεπτομερέστερον μὲν οὖν οὐκ ἂν εἴη τὸ κατὰ τὰς ἀρτηρίας
πνεῦμα τοῦ περιέχοντος ἡμᾶς ἀέρος, ὡς ἡ γένεσις αὐτοῦ δι-
δάσκει. γίγνεται γὰρ κατὰ τὸν Ἐρασίστρατον ἐκ τοῦ πε-
ριέχοντος ἡμᾶς ἀέρος εἴσω τοῦ σώματος εἰς μὲν τὰς κατὰ
πνεύμονα πρώτας ἀρτηρίας ἐλθόντος, ἔπειτα δὲ εἰς τὴν
καρδίαν καὶ τὰ ἄλλας. εἰς ὅσον οὖν ὑγροτέροις ὁμιλεῖ σώ-
μασιν, εἰς τοσοῦτο εἰκὸς αὐτὸ παχυμερέστερόν τε καὶ ἁπα-
λωδέστερον γίνεσθαι. θερμότερον δὲ γίνεται, ἀλλ᾽ ὡς ἀτμὸς

an ab altero quodam impellatur. At omnes eodem modo
non refpondent. Alii quidem a feipfo impetu ferri au-
tumant, alii vero a corde impelli afferunt. Quamobrem
nobis quoque feparatim utrifque demonftrandum eft, quae
fieri nequeunt, eos afferere.

Cap. II. Exordiendum autem eft ab illis, qui fpiri-
tum dicunt ex arteriis a feipfo foras impelli. Vel enim
tenuiorem prorfus, ut qui aethereus eft, vel alio quodam-
modo calidiorem ambiente nos aëre ipfum effe conce-
dent. Tertium namque quod proferent haud habe-
bunt fpiritus accidens, per quod is foras impelli queat.
Enimvero qui fpiritus arteriis concluditur, ambiente
nos aëre tenuior non eft, ut ejus procreatio do-
cet. Procreatur enim Erafiftrati fententia ex ambiente
nos aëre, qui in corpus ad eas, quae in pulmone funt,
primas arterias, deinde vero ad cor et ad alias appule-
rit. Quo igitur in humidioribus corporibus is verfatur,
eo craffior pinguiorque reddatur par eft. Calidior quo-
que fit, fed ut vapor furfum fertur, qui neque obfcuram

ἄνω φερόμενον οὔτε ἀφανῆ τὴν κένωσιν, οὔτε οὕτως ὠκεῖαν
ἕξει. Πραξαγόρας μὲν οὖν καὶ παχυμερέστερον αὐτὸ καὶ
ἱκανῶς ἀτμῶδες εἶναί φησιν, Ἐρασίστρατος δὲ, ὅπη μὲν ἔχει
πάχους, οὐ διώρισεν, ἐξ ὧν δ᾽ ὑπὲρ αὐτοῦ λέγει τεκμή-
ραιτ᾽ ἄν τις, οὐδαμῶς αὐτὸ προσήκειν εἶναι λεπτόν. τάς τε
γὰρ ἀρτηρίας ὑπ᾽ αὐτοῦ πληρουμένας διαστέλλεσθαί φησι,
καὶ τὰς τῶν μυῶν κοιλίας ὡσαύτως, οὐδετέρου δὴ τούτων
γίγνεσθαί ποτ᾽ ἂν δυνηθέντος, εἰ λεπτομερὲς ἀκριβῶς ὑπῆρ-
χεν· οὐ γὰρ δὴ ἴσχεσθαί γε τὸ τοιοῦτο μᾶλλον ἐν τοῖς σώ-
μασιν, ἀλλ᾽ ἐκπέμπεσθαι πρέπει. τί ποτ᾽ οὖν ἐκφυσώμενον
οὐ φαίνεται παραπλησίως τῷ κατὰ τὰς ἐκ τοῦ θώρακός τε
καὶ τοῦ περιτοναίου καὶ τῆς φάρυγγος τρώσεις; γελοῖον δ᾽
ἴσως ποιοῦμεν ἐξ ἑτέρων αὐτὸ συλλογιζόμενοι, παρὸν αὐ-
τοὺς ὑπομνῆσαι τῶν ἀρτηριῶν, ἐξ ὧν ὅταν ἀθρόον ἐξακον-
τίζηται τὸ αἷμα, σαφῶς ἐκφυσώμενον φαίνεται. ὡς γὰρ
θερμότερον, οὕτω καὶ ἀτμωδέστερον τὸ κατὰ τὰς ἀρτηρίας
αἷμα. οὐ μὴν αὐτός γε καθ᾽ ἑαυτὸν ἀτμὸς, ἢ ἀὴρ, ἢ αἰ-
θὴρ, ἢ ὅλως πνεῦμα περιεχόμενον ἐν αὐτῷ φαίνεται. καὶ γὰρ,

vacuationem, neque ita citam habiturus eſt. Praxagoras
quidem et craſſiorem ipſum et abunde vaporoſum eſſe
protulit. Eraſiſtratus vero, quomodo craſſitiem habeat,
haud definivit. Ex iis tamen, quae de ipſo tradit, quiſ-
que conjicit, nequaquam congruere ipſum eſſe tenuem.
Arterias enim eo repletas dilatari, eodemque modo muſ-
culorum ventres aſſeverat, quum certe eorum neutrum
fieri queat, ſi abſolute ſit tenuis. Non enim certe, qui
talis eſt, eum in corporibus detineri, ſed egredi magis
conſentaneum eſt. Cur igitur is peraeque ac in thoracis,
peritonaei et pharyngis vulneribus efflari non conſpicitur?
Sed riſum fortaſſis movemus ex aliis id argumentis com-
probantes, quum liceat eos memorare arterias, quae quum
ſanguinem affatim ejaculantur, is manifeſto efflari conſpicitur.
Ut enim calidior, ſic et magis vaporiſerus in arteriis eſt ſan-
guis, non tamen ipſe per ſe vapor, vel aër, vel aether, vel
omnino qui in eo continetur ſpiritus conſpicitur. Si nam-

εἰ τῇ λεπτοτάτῃ βελόνῃ διατρήσαιο ἀρτηρίαν, εὐθὺς ἐξακον-
τίζεται τὸ αἷμα. ἐχρῆν δ᾽, οἶμαι, καὶ εἰ μὴ διὰ τοῦ με-
γάλου τραύματος, ἀλλὰ γοῦν τοῦ μετρίου, μὴ ταχέως, μηδ᾽
ἀναισθήτως, ἀλλ᾽ ἐν χρόνῳ πλείονι κενοῦσθαι τὸ πνεῦμα.
πρὶν γὰρ ἐκεῖνο κενωθῇ, πάντως οὐκ ἐκπίπτει διὰ τοῦ
τραύματος τὸ αἷμα, λέγοντός γε αὐτοῦ τοῦ Ἐρασιστράτου,
τὰς πορρωτάτω κειμένας ἀρτηρίας πρώτας ἀπολαύειν τῆς
μεταχύσεως. εἰ δὲ καὶ μὴ πρὸς ἐκείνου γεγραμμένον ἦν, ἐξ
ἀνάγκης ἠκολούθησε ταῖς ὑποθέσεσιν. εἰ γὰρ συνεχὲς αὐτῷ
πάντως ἐστὶ τὸ κατὰ τὰς ἀρτηρίας πνεῦμα, καὶ οὕτως εὐκί-
νητόν τε καὶ λεπτόν, ὡς ἐν ἀκαρεῖ χρόνῳ κενοῦσθαι ῥαδίως,
οὐ τὸ μὲν ἐν ταῖς διαιρουμέναις ἀρτηρίαις κενωθήσεται μό-
νον, τὸ δ᾽ ἐν ταῖς ἄλλαις ἁπάσαις μενεῖ. πρόδηλον γὰρ,
ὡς τῷ προτέρῳ τῷ κατὰ τὴν τετμημένην τὸ λοιπὸν ἅπαν
ἑτοίμως ἀκολουθήσει, καὶ πρώτη ταῖς ὑστάταις ἐπίδηλος ἡ
κένωσις γενήσεται, μηκέτ᾽ ἐχούσαις ἑτέρας, ὅθεν μεταληφθή-
σεται. ἐν αὐτῇ οὖν πρώ[156]τως κίνδυνος τοῦ κενὸν γε-
νέσθαι τόπον, εἰ μὴ τῆς οὐσίας πληρώσειε τὴν χώραν τοῦ

que tenuiſſima acu perforetur arteria, haec quamprimum
ſanguinem ejaculatur. Oportebat autem (arbitror), etſi
non magno, mediocri ſaltem vulnere, non repente,
neque extra ſenſum, ſed ampliori tempore ſpiritum va-
cuari. Priuſquam enim ille vacuatus fuerit, prorſus non
excidet per vulnus ſanguis, quum Eraſiſtratus ipſe dicat,
remotiſſime poſitas arterias primas tranſſuſione frui. Et-
ſi vero id ab illo ſcriptum non erat, ea tamen propoſita
neceſſario ſectatus eſt. Si namque continuus ſibi omnino
ſit qui arteriis comprehenditur ſpiritus, motuque adeo
facilis ac tenuis, ut pauco tempore procliviter vacue-
tur, non is quidem ſolus vacuabitur, qui ſectis ineſt ar-
teriis, ſed qui in caeteris omnibus manet. Conſtat enim,
quod priorem ſectae arteriae reliquus univerſus promp-
te ſit ſequuturus. Ac prima in poſtremis arteriis ma-
nifeſta fiet vacuatio, quum aliud ipſae non habeant, unde
rurſum tranſſumant. In ipſa igitur primum periculum
eſt, ne locus vacuus reddatur, niſi quid ſubſtantiae trans-

μεταλαμβανομένου πνεύματος. καὶ διὰ τοῦτο ἐξ ἀνάγκης
ἕπεται τὸ διὰ τῶν συναναστομώσεων, ὡς αὐτός φησιν, αἷμα
τῇ πρὸς τὸ κενούμενον ἀκολουθίᾳ, καὶ τοῦτο, ὥσπερ προ-
δεδεμένον τῷ κατὰ τὰ πέρατα τῶν ὑστάτων ἀρτηριῶν πνεύ-
ματι, πρῶτον μὲν ἅπαντος τοῦ ἄλλου αἵματος, ὕστατον δὲ
παντὸς τοῦ κατὰ τὰς ἀρτηρίας πνεύματος κενωθήσεται. δύο
οὖν ἄτοπα μέγιστα συμβήσεται κατὰ τὸν λόγον, πρότερον
μὲν τὸ διὰ τοῦ κατὰ τὴν βελόνην τρήματος ἅπαν ἐκκενοῦ-
σθαι τὸ κατὰ τὰς ἀρτηρίας πνεῦμα ταχέως οὕτως, ὥστε
λαθεῖν, δεύτερον δὲ τὸ ζῆν ἔτι τὸ ζῶον, ἅπαντος τοῦ ζω-
τικοῦ πνεύματος ἐκκενουμένου. ἀλλὰ τοιαῦτα καὶ μετ᾽ ὀλί-
γον ἐξέσται διελθεῖν.

Κεφ. γ΄. Ἐπὶ δὲ τὸ λοιπὸν τῶν προτεθειμένων μετα-
βάντες ἐπιδείξομεν, ὡς οὐδ᾽ εἰ παρὰ τῆς καρδίας θλιβού-
σης ἐπιπέμποιτο τὸ πνεῦμα ταῖς ἀρτηρίαις, πιθανὸν οὐδ᾽
αὐτὸ οὕτως ἐστὶ τὸ τῆς παρεμπτώσεως δόγμα. τί γὰρ καὶ
βούλεται; πότερον τὸ εἰς ἔσχατον πεφυκέναι συστέλλεσθαι
τὰς ἀρτηρίας, ὥσπερ καὶ τὰς φλέβας, ἤ, ὅπερ ἀληθές ἐστι

fumpti fpiritus locum repleverit; proptereaqne neceffario
per mutuas anaſtomoſes (ut ipſe loquitur) fanguis curſum
ei, qui evacuatur, fuccedentem ſequitur, atque tanquam ei,
qui poſtremarum arteriarum extremis eſt, fpiritui alli-
gatus, prior quidem omni alio fanguine, poſterior vero
arteriarum fpiritu vacuabitur. Duo igitur ex hac ratioci-
natione abſurda maxima contingent: prius quidem, ob
foramen acu factum omnem ex arteriis fpiritum adeo ce-
leriter emitti, ut fenſum fugiat; alterum vero, animal, toto
vitali fpiritu evacuato, etiamnum vivere. Caeterum iſta
et paulo poſt differere licebit.

　　Cap. III. Ad eorum autem, quae propoſita ſunt,
reliquum redeuntes demonſtrabimus, neque, ſi a corde
comprimente fpiritus immittatur arteriis, probabile effe
ipſum intercidentis fanguinis dogma. Quid enim vult *id*
(prius)? arterias ad extremum uſque ex natura ſolitas,
quemadmodum et venas, contrahi, vel, quod verum eſt,

μέχρι τινός; ἔστω τὸ πρότερον, τὸ εἰς ἔσχατον, ἵνα μηδὲν
παραλείπηται. ἀλλ' εἰ τοῦτο, μοχθηρὸς ὁ λόγος ἔσται καὶ
ἀπέραντος παρὰ τὸ τῆς διαιρέσεως ἐλλειπές. οὐκέτι γὰρ
ἔξεστι λέγειν, κενουμένου τοῦ πνεύματος ἤτοι κενὸς ἔσται
τόπος ἀθρόος, ἢ τὸ συνεχὲς ἀκολουθήσει. ἀλλ' ὑπομνήσω-
μεν αὐτὸν, ὡς καὶ τρίτον ἐστὶ παραλειπόμενον ἐν τῇ διαι-
ρέσει, τὸ κενούμενον ἀγγεῖον συσταλήσεται, καὶ διὰ τοῦτ'
ἀπέραντος ὁ λόγος γενήσεται. παραληφθέντος γὰρ ἑνὸς
λήμματος ἀληθοῦς, τοῦ, ἀλλὰ μὴν οὐ γίγνεται κενὸς
ἀθρόος τόπος, οὐκέτ' ἔξεστι λέγειν τὸ, ἄρα συνεχὲς ἀκο-
λουθήσει. ἀλλὰ τί ποτ' ἔσται τὸ συμπέρασμα; ἤτοι ἄρα
τὸ συνεχὲς ἀκολουθήσει, ἢ τὸ ἀγγεῖον συσταλήσεται. οὕτως
μὲν οὖν μοχθηρὸς ὁ τῆς παρεμπτώσεως ἐπιδειχθήσεται λό-
γος, εἰ τελέως ἡ ἀρτηρία συστέλλοιτο. εἰ δὲ μέχρι ποσοῦ
τινος, ἐκεῖνος αὖθις ὁ λόγος ἀποδειχθήσεται μοχθηρὸς,
ἐὰν τὸ κατὰ τοὺς ἁπαλοὺς καλάμους ἀναμνησθῶμεν φαινό-
μενον, οὓς ἐμφυσῶντες ἐπὶ τοσοῦτον αὐτοὺς διαστέλλομεν,
ἐφ' ὅσον πεφύκασιν. εἶτ' αὖθις ἐκκενοῦται κατὰ τὸ πέρας

eas adufque quid? Efto prius, quod ad extremum, ut
nihil fuperfit. At fi hoc, pravum erit argumentum, et
quod divifionis defectu nihil concludet. Neque enim am-
plius licet dicere, quod, quum evacuatur fpiritus, vel locus
confertim inanis evadet, vel, quod continuum eft, id fub-
fequetur. Sed memoremus id quoque, tertium effe in
fectione praetermiffum, vas, quod vacuatur, contrahi, pro-
indeque argumentum nihil concludere. Nam affumpta
ea, quae vera eft, affumptione: Atqui locus vacuus affa-
tim non evadit, haud inde licet iftud concludere: Igi-
tur continuum fubfequetur. Sed quaenam erit conclufio?
Ergo vel continuum fubfequetur, vel vas contrahetur.
Sic fane prava effe paremptofeos ratio demonftrabitur, fi
abfolute arteria contrahatur; fed fi ad aliquantulum quid
ufque, illa etiamnum ratio prava effe demonftrabitur, fi
id meminerimus, quod in teneris calamis advertitur, quos
infufflantes tantum extendimus, quantum eorum natura pa-
titur; rurfus vero ab extremo tantum aëris vacuatur,

ὁ ἀὴρ τοσοῦτος, εἰς ὅσον ὁ κάλαμος πέφυκε συστέλλεσθαι.
πλέον γὰρ ἂν ὁ κάλαμος οὔτ᾽ ἐκτείνοιτο φυσώντων, οὔτ᾽ αὖ
συστέλλοιτο. ὅσον γὰρ ἐνεφυσήσαμεν, τοσοῦτ᾽ ἀναγκαῖον
κενοῦσθαι μόνον· ὅσαν δ᾽ ἔφθανεν ἀέρος περιέχεσθαι, καὶ
πρὶν ἡμᾶς ἐμφυσῆσαι, τοῦθ᾽ ὑπομένειν ἀναγκαῖον. οὕτως
οὖν ἔχει καὶ κατὰ τὰς ἀρτηρίας· περιέχεται μὲν γάρ τι
πνεῦμα, καὶ συνεσταλμένων αὐτῶν, ἐπιπέμπεται δ᾽ ἕτερον
ὑπὸ τῆς καρδίας πληρούσης, καὶ τοῦτο ἐπιπληροῖ μὲν αὐ-
τῶν τὰς κοιλίας, παρ᾽ ὃν χρόνον ἐξέρχεται, καὶ τὴν διαστο-
λὴν ἐργάζεται, κενουμένων δὲ συστέλλεσθαι πάλιν, εἰς ὅσον
ἐξ ἀρχῆς ἐπιτρέψει. οὐκ οὖν οὐκέτι οὐδὲ κατὰ τοῦτον τὸν
λόγον οὐδεμία τῆς τοῦ αἵματος παρεμπτώσεως ἀνάγκη. τί
τε γὰρ ἄλλα καὶ πολὺ σφοδρότερον διὰ τοῦ στόματος ἐμ-
φυσῶμεν ἡμεῖς τοῖς καλάμοις ἢ ταῖς ἀρτηρίαις ἢ καρδία.
χρὴ δὲ δήπου τὸ σφοδρότερον ἐμφυσώμενον μᾶλλόν τε καὶ
θᾶττον κενοῦσθαι. ἀλλ᾽ ὅμως οὐδ᾽ εἰ τὸν κάλαμον αὐτὸν
ἐπιστήσειέ τις κατὰ τῶν ἀνέμων ἁπάντων, οὐδ᾽ οὕτως ἔσται
τις ἐν τοῖς καλάμοις τόπος κενός, ἀλλ᾽ ἀεὶ μὲν ὁδὸν ἕξει

quantum contrahi fuapte natura calamus poteſt, plus enim
calamus ab inflantibus neque extenditur, neque contrahi-
tur. Quantum enim inflaverimus, tantum vacuari dun-
taxat oportet ; quantum vero aëris praecedentis contine-
bat, priusquam inflaremus, tantum poſtea permanere ne-
ceſſe eſt. Sic igitur et in arteriis feſe res habet. Con-
tinent fiquidem aliquem fpiritum, etiamfi ipfae contrahan-
tur, alter vero a corde repleto amandatur, ifque earum
quidem cavitates implet, et, quo tempore egreditur, dia-
ſtolen efficit. Quum vero arteriae vacuantur, viciſſim
fyſtolen, quantum ab ortu conceſſum eſt, efficiunt. Nullo
itaque modo nec etiam hac ratione ulla eſt intercidentis
fanguinis neceſſitas ; alias multo etiam vehementius ore
calamos inflamus, quam cor arterias. Opus autem eſt
profecto, quod vehementius inflatur, id magis ao citius
evacuari. At fi quis calamum omnibus etiam ventis ex-
ponat, nullus tamen erit vacuus in calamo locus, fed
femper fane viam fibi fpatiofam calami cavitatem habi-

712 ΓΑΛΗΝΟΥ

Ed. Chart. III. [156. 157.]   Ed. Baf. I. (222. 223.)

τὴν εὐρυχωρίαν τοῦ καλάμου τό διαῤῥέον πνεῦμα, κενωθή-
σεται δ᾽ οὐδέποθ᾽ οὕτως, ὡς δεηθῆναί τινος ἑτέρου σώ-
ματος ἀναπληροῦντος τὴν χώραν τοῦ κενωθέντος.

Κεφ. δ᾽. [157] Ἐπεὶ τοίνυν τό προκείμενον ἱκανῶς
ἀποδέδεικται, τί κωλύει προσθεῖναί τινα καὶ τῶν ἄλλων
ἀτόπων; ἅπαντα μὲν γὰρ διελθεῖν ἀδύνατον, οὕτω πολὺ
πλῆθος αὐτῶν ἐστιν. ἐν μὲν δὴ καὶ πρῶτον ἄτοπον τό
δεῖν πάντα ἐπὶ πάσῃ τρώσει, κἂν τό δέρμα μόνον ᾖ τετρω-
μένον ὑπό τῆς λεπτοτάτης βελόνης, ἁπάσας μὲν τὰς ἀρτη-
ρίας αἵματος πληροῦσθαι, πυρετόν δ᾽ ἐξ ἀνάγκης ἕπεσθαι.
φανερὸν δ᾽ ἔσται τό λεγόμενον, ἁρμοζομένης ἡμῶν τῆς ἀπο-
δείξεως ἐπ᾽ αὐ(223)τῶν τῶν κατὰ τὰς ἀρτηρίας τρώσεων.
καὶ μὲν δή μοι νόει βελόνην λεπτὴν διὰ τῆς μασχάλης εἰς
ὅλην τὴν χεῖρα νενεμημένην ἀρτηρίαν. τί τοίνυν συμβήσε-
ται κατὰ τὸν Ἐρασίστρατον; ἐκκενοῦσθαι μὲν δηλονότι
τό κατ᾽ αὐτὴν πνεῦμα, συγκενοῦσθαι δ᾽ αὐτῇ καὶ τό τῶν
πλησίων ἀρτηριῶν. πλησίον δ᾽ εἰσὶ τῆς εἰρημένης αἵ τ᾽ ἀπ᾽
αὐτῆς εἰς τὴν χεῖρα νεμόμεναι καὶ ἡ μεγάλη ἡ ἀπὸ τῆς

turus eſt, per quam aëris ſpiritus fluat, neque vero un-
quam adeo vacuabitur, ut alio quodam corpore ſit opus,
quod evacuati locum repleat.

Cap. IV. Quum ergo, quod fuerat propoſitum, id
abunde demonſtratum ſit, quid prohibet et ex caeteris
abſurdis quaedam adjicere? omnia namque percurrere vix
poſſum ob ingentem eorum multitudinem. Unum qui-
dem primumque abſurdum eſt, oportere quocunque in
vulnere, etiamſi ſola cutis tenuiori acu vulnerata ſit,
uuiverſas quidem arterias ſanguine repleri, febremque
neceſſario ſubſequi. Manifeſtum autem erit, quod dicitur,
ſi noſtra demonſtratio arteriarum vulneribus aptetur. Me-
cum igitur cogita, arteriam, quae per axillam in univerſam
manum diſtributa eſt, tenui acu eſſe punctam. Quid au-
tem ex Eraſiſtrato eveniet? Evacuari nimirum ipſius ſpi-
ritum, ſimulque cum eo, qui arteriis ineſt proximus. Huic
autem proximae ſunt, tum quae ab hac ortae in manum
diſtribuuntur, tum quae magna a corde prodit, a qua ipſa

ΠΕΡΙ ΑΙΜΑΤ. ΕΝ ΑΡΤΗΡ. 713

Ed. Chart. III. [157.]   Ed. Baf. I. (223.)

καρδίας, ἀφ᾽ ἧς αὐτὴ πέφυκεν. ἀλλ᾽ εἴπερ αὕτη κενωθή-
σεται, πᾶσα δήπουθεν ἀνάγκη, πλησίον οὖσαν αὐτῆς τὴν
ἀριστερὰν κοιλίαν τῆς καρδίας συνεκκενοῦσθαι, τήν τ᾽ ἐπὶ
τὴν κεφαλὴν ἀνιοῦσαν καὶ τὴν ἐπὶ τὴν ῥάχιν καταφερομέ-
νην. εἰ γὰρ ἅπαντι τῷ κενουμένῳ μέρει τῆς ἀρτηρίας τὰ
πλησιάζοντα συνεκκενοῦται, πλησιάζει δὲ ἀεὶ τὰ ἀπ᾽ αὐτῆς
πεφυκότα, καὶ ἀφ᾽ ὧν αὐτὴ πέφυκεν, εὔδηλον, ὡς ἥ τ᾽ ἀρι-
στερὰ κοιλία τῆς καρδίας καὶ τῶν εἰρημένων ἑκατέρα συνεκ-
κενωθήσεται τῇ κατὰ τὴν μασχάλην. ἐπεὶ τοίνυν ἀπὸ μὲν
τῆς ἑτέρας αὐτῶν αἱ κατὰ τὸν τράχηλόν τε καὶ τὴν κεφα-
λὴν ἅπασαι πεφύκασιν, ἀπὸ δὲ τῆς ἑτέρας αἱ καθ᾽ ὅλον
τὸ λοιπὸν σῶμα, δῆλον, ὡς καὶ ταύτην ἀνάγκη συνεκκενοῦ-
σθαι μέχρι τῶν περάτων. ἀλλ᾽ ὅταν πρῶτον ἐπὶ τὰ πέρατα
τῶν ἀρτηριῶν ἡ κένωσις τοῦ πνεύματος ἐξικνῆται, μεταχεῖ-
σθαι συμβήσεται κατὰ τὰς ἀναστομώσεις ἐκ τῶν φλεβῶν εἰς
αὐτὰς τὰς ἀρτηρίας αἷμα, καὶ τοῦτο μόνον τῷ κενουμένῳ
πνεύματι, τὸ μὲν ἀπὸ τῶν κάτω μερῶν τοῦ σώματος ἐπὶ τὴν
κατὰ ῥάχιν ἀρτηρίαν καὶ τὴν καρδίαν ἀφικνεῖσθαι, κἄπειθ᾽

propagata eſt. At ſi haec vacuetur, ſiniſtrum ſimul cor-
dis ſinum huic proximum exiſtentem vacuari utique pror-
ſus neceſſe eſt, tum *ſuperiorem*, quae ad caput aſcendit,
tum *inferiorem*, quae ad ſpinam deſcendit. Nam ſi om-
ni, quae evacuatur, parti arteriae, quae vicinae ſunt, ſimul
evacuentur, vicinae vero ſint ipſius propagines, a quibus
etiam ipſa propagatur, perſpicuum eſt, et ſiniſtrum cordis
ventriculum, et praedictas arterias utraſque cum ea, quae
per axillam traiicitur, ſimul evacuari. Quum itaque ab
ipſa altera *aſcendente* tum cervicis, tum capitis omnes
propagentur, ab altera vero *deſcendente* caeterae reliqui
univerſi corporis ortum trahant, ipſam quoque aduſque
extrema ſimul evacuari neceſſe eſt. Quum primum au-
tem ad arteriarum extrema ſpiritus vacuitas pervenerit,
per anaſtomoſes ſanguinem e venis in arterias transfundi
contigerit, eumque duntaxat, quod ſpiritus evacuetur, ab
inferioribus quidem corporis partibus ad arteriam ſpinae
incumbentem et ad cor, atque ita demum ad axillam

οὕτως ἐπὶ τὴν μασχάλην, τὸ δ᾽ ἀπὸ τοῦ κατὰ τὴν κεφα-
λὴν ἐπὶ μὲν τὴν ἄνω φερομένην, τὴν προτέραν, ἑξῆς δ᾽
ἐπὶ τὸν τράχηλον καὶ τὴν τετρωμένην. οὕτω δὲ καὶ τὸ
διὰ τῶν κατὰ τὴν χεῖρα πασῶν ἀρτηριῶν μεταληφθὲν αἷμα,
τῷ πνεύματι συνακολουθοῦν, ἐπὶ τὴν διηρημένην ἀρτηρίαν
ἐγχυθήσεται, καὶ πᾶν οὕτω τὸ καθ᾽ ὅλον τὸν ὄγκον αἷμα
ῥυήσεται πρὸς τὴν διαίρεσιν. ἀλλὰ τοῦτο μὲν καὶ πάνυ
ἀληθές. φαίνεται δὲ διὰ μιᾶς ἀρτηρίας ἡστινοσοῦν τῶν
ἀξιολόγων, εἰ μὴ κωλύσειας αὐτῶν τὴν ῥύσιν, ἅπαν ἐκκενού-
μενον τὸ καθ᾽ ὅλον τὸν ὄγκον αἷμα. μάχεται δ᾽, ὡς ἐδεί-
ξαμεν, οὐ τοῖς κατὰ τὰς ἀρτηρίας αἷμα περιέχειν φάσκου-
σιν, ἀλλ᾽ Ἐρασιστράτῳ τε καὶ τοῖς υἱκείοις, ὄργανα τοῦ ζω-
τικοῦ πνεύματος ὑπάρχειν αὐτάς. ἀναγκαῖον γὰρ ἔσται, βε-
λόνῃ τρωθείσης τῆς εἰρημένης ἀρτηρίας, πρῶτον μὲν ἐκκε-
νοῦσθαι τὸ ζωτικὸν πνεῦμα πᾶν, ἔπειτα δὲ εἰς ἁπάσας τὰς
ἀρτηρίας αἷμα μεταχεῖσθαι· τὸ δὲ πάντων δεινότατον, ὅτι
καὶ εἰς αὐτὴν τὴν ἀριστερὰν κοιλίαν τῆς καρδίας. εἶτα πῶς
οὐκ ἐπνίγη τὸ ζῶον, αἵματος ἐμπλησθείσης τῆς κοιλίας

pervenire, partim vero a fuperioribus capitis ad eam, quae
prior furfum afcendit, mox vero ad cervicem et ad vul-
neratam. Atque ita fanguis per omnes manus arterias
tranffumptus fpiritum fequens ad fectam arteriam infundi-
tur, ficque in univerfa mole fanguis ad arteriae fectio-
nem confluet. At id equidem veriffimum. Confpicitur
enim, per unam qualemcunque infignem arteriam, nifi
fluxum ejus prohibueris, totum univerfae molis fangui-
nem evacuari. Id vero (ut monftravimus) haud fan-
guinem arteriis contineri afferentibus, fed et Erafiftrato
ejusque fectatoribus ipfas vitalis fpiritus organa effe vo-
lentibus adverfatur. Etenim, acu vulnerata dicta arteria,
primum quidem vitalem fpiritum, eumque univerfum
evacuari, deinde vero in omnes arterias fanguinem trans-
fundi neceffe eft, poftremo (quod omnium graviffimum
eft) in ipfum quoque finiftrum cordis ventriculum. Ad
haec quo pacto, ipfo cordis ventriculo fanguine repleto,

ταύτης, ἢ οὐκ ἀπέθανεν ἔμπροσθεν, ἡνίκα ἐξεκενοῦτο τὸ
πνεῦμα τὸ ζωτικόν, ἢ τὰς τῶν μυῶν κινήσεις οὐκ ἀπέλει-
πεν, ἢ τὰς αὐτῶν τῶν ἀρτηριῶν οὐκ ἐβλάβη, [158] ἢ πυ-
ρετὸς οὐκ ἠκολούθησεν αὐτῷ· πάντα γὰρ ταῦτα ἀναγκαῖον
ἦν συμπίπτειν κατὰ τὸν Ἐρασίστρατον οὕτως, ὅτε μήτε τὰς
κινήσεις τῶν ἀρτηριῶν ὑπελάμβανε τεταγμένας διαμεῖναι
δύνασθαι, μηδὲ τὴν τοῦ πνεύματος χορηγίαν ἐν ἅπασι
τοῖς μορίοις ἀκώλυτον, ὅτι μὴ κενὰ παντελῶς αἵματος ὑπάρ-
χουσιν, ἕπεσθαί τε πυρετὸν ἐξ ἀνάγκης, ὅταν εἰς τὸ ἐντὸς
τῶν βουβώνων καὶ μασχαλῶν ἀρτηρίας αἵματος παρέμπτωσις
γένηται. καὶ μὴν οὐδὲν τούτων φαίνεται συμπίπτον τῷ ζώῳ.
πειραθῆναι δὲ ἔστι παντὶ τῷ βουλομένῳ, καθότι καὶ ἡμεῖς
ἐπειράθημεν πολλάκις τρώσαντες τὴν προειρημένην ἀρτη-
ρίαν. οὐ χαλεπῶς δὲ ἐξευρήσεις αὐτὴν καὶ πρὶν γυμνῶσαι
τὸ δέρμα τῷ σφυγμῷ τεκμαιρόμενος. διασημαίνει γὰρ ἡ
κίνησις ἐν μὲν τοῖς ἰσχνοῖς ζώοις ἐπιπλέον, ἐν δὲ τοῖς πίο-
σιν πλησίον τοῦ κατ᾽ ὀλέκρανον ἄρθρου. ταύτῃ τοίνυν, εἴ-
περ ἂν δεήσῃ, τιτρώσεις, ἢ γραφεῖον ὀρθώσας καὶ καθιείς,

non fuffocetur animal, vel non prius interierit, quum fpi-
ritus vitalis vacuabatur, vel mufculorum motus non ami-
ferit, vel arteriarum pulfum non oblaeferit, vel febris
non fequuta fit? Haec enim omnia ita contingere neceffe
erat, ut cenfet Erafiftratus, quum neque arteriarum motus
ordinatos permanere poffe arbitrabatur, neque fpiritus
commeatum in omnibus partibus liberum, quod fanguine
prorfus vacuatae non fint, febrem quoque neceffario fuc-
cedere, quoties fanguis in arterias inter alas et inguina
pofitas inciderit. Horum attamen nullum animali contigiffe
videtur. At quicunque voluerit, ipfi licet in eo periculum
facere, quod et nos in fecta praedicta arteria multoties ex-
perti fumus. Neque difficile ipfam comperies, etiam ante-
quam cute nudaveris, ex pulfu conjiciens. Motus enim figno
prodit, in macilentis quidem animalibus magis, in pinguibus
vero prope articulum cubiti. Hanc igitur, fi opus fuerit,
vulnerabis directo ac impofito ftilo, vel acu, vel aliquo

ἢ βελόνην, ἤ τι τῶν ἰατρικῶν μαχαιρίων τῶν ἰσχνῶν, ἤ τι
τῶν παραπλησίων ὀργάνων, ὅσα βραχεῖαν δύναται ποιῆσαι
τὴν διαίρεσιν, ἵνα τά τ᾽ ἄλλα πάνθ᾽, ὅσα πρόσθεν εἴρηται,
κατὰ τὸν τόπον ἀποδείξῃς αὐτῶν, καὶ ὡς οὐδὲν οὔθ᾽ αἱ
τῶν ἀρτηριῶν κινήσεις οὔθ᾽ αἱ τῶν μυῶν παραβλάπτονται.
μὴ τοίνυν ὅτι μεγάλης ἀρτηρίας τιτρωσκομένης ἀνάγκη
ταῦτα συμβαίνειν, ἀλλὰ καὶ μικρᾶς τῆς τυχούσης καὶ τοῦ
δέρματος μόνον. οὐ γὰρ τοῦτο βούλεται πλέγμα τῶν τριῶν
ἀγγείων ὑπάρχειν, ὥστ᾽, εἰ καθ᾽ ὁτιοῦν αὐτῶν μέρος νύξειας
βελόνῃ λεπτῇ, πάντως τὰ τρία γένη τῶν ἀγγείων τετρώσε-
ται. νυττέσθω τοίνυν τὸ κατὰ τὸν βραχίονα δέρμα τὸ ἐπι-
κείμενον τῇ κατὰ τὰς μασχάλας ἀρτηρίᾳ, εἶτ᾽ ἐκκενούσθω
τὸ διὰ τῆς ἀδήλου μὲν πρὸς τὴν ὄψιν διαπνοῆς, ὅπερ
Ἐρασίστρατος βούλεται γίγνεσθαι, τετρωμένης ἀρτηρίας
πνεῦμα, συνεκκενούσθω δ᾽ αὐτῷ καὶ τὸ συνεχὲς τὸ κατὰ
τὴν ὑποκειμένην ἀρτηρίαν τὴν μεγάλην, τὴν διὰ τῆς μασχά-
λης. πάντῃ γάρ που τό γε ἐπικείμενον τοῖς μορίοις τοῦ
σώματος δέρμα πρὸς τῶν ὑποκειμένων ἀρτηριῶν ἀποφύσεις
τινὰς λαμβάνει· ἀλλ᾽ εἰ καὶ παρ᾽ ἄλλων τινῶν, οὐδὲν ἐμοί

medico fcalpello tenui, aut alio quodam fimili inftru-
mento, quod anguftam poffit fectionem facere, ut, quaecun-
que omnia praedicta funt, illis ex eo loco demonftres,
et ut neque arteriarum neque mufculorum motus oblae-
dantur. Non itaque folum, quum arteria magna vulnera-
tur, haec accidere neceffe eft, fed et quum parva eft,
et quum fola cutis *inciditur*. Non enim eam vult cutim
trium vaforum effe texturam, ut, quamcunque eorum par-
tem tenui acu punxeris, omnia fimul tria vaforum ge-
nera vulnerentur. Pungatur itaque in brachio cutis, quae
arteriae ex axillis prodeunti fubjacet; evacuetur dein fpi-
ritus, ifque per infenfibilem, quoad vifum, tranfpiratio-
nem, (quod ita fieri vult Erafiftratus,) fecta arteria; cum
eo quoque continuus fpiritus evacuetur ex arteria magna
fubjacente, quae ab alis illuc procedit. Nam quae pror-
fus corporis partes involvit cutis, quofdam a fubjectis
arteriis ramulos accipit; quod fi etiam ab aliis quibufdam

γ᾽ οὖν διαφέρει. συνεκκενωθήσονται γὰρ, αἵτινες ἂν
ὦσι, ταῖς κατὰ τὸ τιτρωσκόμενον δέρμα συνεχέσιν, ἐκεί-
ναις δὲ αἱ λοιπαὶ πᾶσαι· ταῦτα γὰρ ἐδείχθη μικρῷ πρό-
σθεν. εἶτα πῶς οὐκ ἄτοπον, κἂν εἰ τῇ λεπτοτάτῃ βελόνῃ
τρωθείη τὸ δέρμα, εὐθὺς οὕτω πάσας μὲν ἐμπίπλασθαι
τὰς ἀρτηρίας αἵματος, πυρετὸν δ᾽ ἐξ ἀνάγκης ἕπεσθαι;

Κεφ. ε΄. Πρὸς ταῦτ᾽ ἐγὼ μὲν ᾠόμην αὐτὸς μήτ᾽
ἀντιλέξειν μηδένα, μαθήσεσθαί τε τὰ κακῶς ἐγνωσμένα.
οὐ μὴν ἐθέλουσί γε, ἀλλ᾽ ὥσπερ οἱ παντελῶς ἰδιῶται πα-
λαισμάτων, οὐ γνωρίζοντες κείμενον ἐπὶ γῆς ἐνίοτε τὸν νῶ-
τον αὐτῶν, ἔχονται τραχήλου τῶν καταβαλόντων, οὐδ᾽ ἐπι-
τρέποντες ἀναστῆναι, τὸν αὐτὸν τρόπον καὶ οὗτοι ἀμαθεῖς
ὄντες τῶν ἐν τοῖς λόγοις πτωμάτων, οὐκ ἐπιτρέπουσιν ἀπαλ-
λάττεσθαι, κενάς τινας ἀεὶ στροφὰς στρεφόμενοι καὶ παν-
τοίως λογιζόμενοι, μέχρι τοῦ, μισήσαντός τινος τὴν ἀναι-
σχυντίαν ἅμα καὶ τὴν ἀμαθίαν αὐτῶν, ἀποδυσπετήσαντας
χωρισθῆναι. οἵ γε καὶ νῦν οὐκ αἰδοῦνται λέγοντες, ὡς ἐκ

accipiat, nihil mihi ad rem obſtat. Nam cute vulnerata
evacuabuntur ſimul, quae cuti continuae fuerint, et cum
illis reliquae omnes. Haec ſiquidem paulo ante a nobis
monſtrata sunt. Sed quo pacto hoc abſurdum non eſt, ſi
quantumvis tenuiſſima acu vulnerata ſit cutis, ſtatim uni-
verſas ſic arterias repleri ſanguine febremque ſuboriri
oportere?

Cap. V. Hiſce objectionibus mecum ipſe olim exi-
ſtimabam contra venturum neminem, imo potius male
conſtituti dogmatis abſurditatem pleroſque animadverſuros;
at nemo eſt, qui ſententiam mutare velit. Sed ut lu-
ctae prorsus imperiti non advertunt, ſe terram dorſo tan-
gere, quod dejectoris ſui cervicem teneant, atque ideo
ipſum ſurgere non permittunt: ſic et iſti faciunt, qui
quum ignari ſint errorum, qui in rationibus committi ſo-
lent, nos diſcedere non permittunt, ſed inanes quaſdam
tricas complicant et quocunque vis modo verba nectunt,
quoad aliquis exoſus impudentiam et ruditatem eorum
nolentes cedere dirimat. Siquidem aliqui uſque in hunc

σῶν πλησίων μόνων συναναστομώσεων ἢ μετάληψις ταῖς
ἀρτηρίαις [159] τοῦ αἵματος γίγνεται, μὴ μεμνημένοι μήθ᾽
ὅτι τὰς ἐσχάτας αὐτὸς Ἐρασίστρατος εἴρηκε κενοῦσθαι πρώ-
τας, μήθ᾽ ὅτι φαίνεται τοῦτ᾽ ἐναργῶς, ἐφ᾽ ὧν αὐτὸς ἐκεῖ-
νος ἔγραψεν ἀνατομῶν. ἐν γὰρ τῷ διαιρεῖσθαι τὸ ἐπιγά-
στριον ἅμα τῷ περιτοναίῳ κατὰ τὸ μεσεντέριον ἀρτηρίας
ἰδεῖν ἔστι σαφῶς, ἐπὶ μὲν τῶν νεοθηλῶν ἐρίφων γάλακτος
πλήρεις, ἐπὶ δὲ τῶν τελείων ζῴων ἀλλοίας, οὐ μὴν πνεῦμά
γε μόνον ὤφθησαν ἔχουσαι πώποτε, καθάπερ οὐδ᾽ ἄλλη
τις ἀρτηρία γυμνωθεῖσα. νομίζω δ᾽ αὐτοὺς εἰς τοσοῦτο
ἀμαθεῖς εἶναι τῶν κατὰ τὰς ἀνατομὰς φαινομένων, ὡς
μηδ᾽ αὐτοῖς τοῦτο γινώσκειν, ὅτι καλῶς εἴρηκεν ὁ Ἐρασί-
στρατος ἐσχατιὰς τὰς κατὰ τὸ μεσεντέριον ἀρτηρίας, παρα-
βάλλων αὐτὰς δηλονότι ταῖς κατ᾽ ἐπιγάστριον. οἴονται γὰρ
ἴσως, ὅτι τῇ θέσει πλησίον εἰσίν, οὕτω καὶ τῇ συνεχείᾳ
πλησίον ὑπάρχειν αὐτάς, οὐκ εἰδότες, ὡς ἀπὸ τῆς ἐπὶ τῇ
ῥάχει μεγάλης ἀρτηρίας ἑκάτεραι πεφύκασιν, αἱ μὲν κατὰ

diem non erubefcunt affirmare, fanguinem in arterias ex pro-
pinquis folummodo venis adapertis concedere, minime memo-
res, Erafiftratum dicere, extremas quoque arterias fpiritu prius
exiuaniri, quam fanguinem affumant, atque haec evidenter
conftare libris, quos ille de diffectionibus conscripfit. Nam fi
ventrem imum et interiorem membranam diviferimus, arte-
rias in mefenterio plane confpiciemus, in haedis quidem nu-
per natis lacte refertas, in adultis autem animalibus alterius
rei plenas: fpiritum autem folum nunquam illas continere vi-
derunt, ficut nec ullam aliam arteriam, cum nudata fuerit.
Arbitror autem, ipfos adeo imperitos effe eorum, quae ad
diffectiones attinent, ut neque id fatis intelligant, quod
eft ab Erafiftrato recte pronunciatum, extremas arterias
effe, quae mefenterium occupant, nimirum ipfas ad eas,
quae imo ventri infunt, comparante. Fortaffis enim, ut
fitu, fic continuitate illas inter fe proximas opinantur,
non advertentes, ab arteria magna, quae fpinae incumbit,
et omnes illas oriri, quae ad mefenterium deveniunt, et

τὸ μεσεντέριον ἅπασαι, τῶν δὲ κατ᾽ ἐπιγάστριον αἱ πλεῖσται.
καὶ (224) τινες καὶ ἀπὸ βουβώνων ἀνιοῦσαι καὶ αἱ ἀπὸ
τοῦ στέρνου κατιοῦσαι συνεχεῖς εἰσι ταῖς κατὰ τὸ μεσεντέ-
ριον ἀρτηρίαις διὰ τῆς μεγάλης τῆς κατὰ τὴν ῥάχιν. οὔκουν
ἐνδέχεται διαδοθῆναι τὸ πάθος ἀπὸ τῶν ἑτέρων ἐπὶ τὰς
ἑτέρας, οὔτ᾽ οὖν κένωσιν, οὔτ᾽ ἄλλο οὐδὲν, μὴ διὰ τῆς ἐπὶ
τῇ ῥάχει πρότερον ὑδοιπορήσαν. ᾧ γὰρ δὴ ἔοικε μάλιστα,
καὶ δὴ πειράσομαι φράσαι. νόησόν μοι τὴν μὲν ἀρτηρίαν
τὴν ἐπὶ τῇ ῥάχει καθάπερ τι δένδρου πρέμνον, τὰς δ᾽
ἀπ᾽ αὐτῆς φυομένας οἷον κλάδους. ἴσαι δ᾽ αὗται σχιζό-
μεναι τελευτῶσιν οἷον βλαστήματά τινα καὶ φύλλα. ὡς
οὖν τὰ φύλλα πολλάκις ἀπὸ διαφερόντων πλησίον μέν ἐστιν
τῇ θέσει, ποῤῥωτάτω δὲ τῇ πρὸς ἄλληλα συνεχείᾳ, (διὰ
μέσου γὰρ ἑνοῦται τοῦ πρέμνου,) τὸν αὐτὸν τρόπον καὶ αἱ
κατ᾽ ἐπιγάστριον ἀρτηρίαι ταῖς κατὰ μεσεντέριον ἐγγυτάτω
κείμεναι διὰ μακροτάτου συνάπτονται. εἰς οὖν τὰς ἐσχά-
τας ἀρτηρίας (τοῦτο γὰρ ἐξ ἀρχῆς ἐλέγετο) μεταχεῖται πρό-

plerasque ex illis, quae imum ventrem occupant: quam-
quam nonnullae etiam arteriae, partim ex inguinibus
afcendentes, partim e pectore defcendentes, per arteriam
magnam, quae fpinae incumbit media, hifce arteriis jun-
guntur, quae in mefenterio funt. Quamobrem ab iis ad illas
non affectionem, non inanitionem, non denique aliud quip-
piam tranfire continget, nifi prius in arteriam perveniat,
quae fpinae inhaeret. Hoc cujusmodi fit, per fimilitudinem
explicare nitar. Arteriam, quae fpinae haeret, perinde at-
que truncum arboris unius effe cogites, alias vero ex ea
ortas veluti ramos, et rurfus alias, quae a fe invicem
divifae aequales protenduntur, ficuti in ramis germina et
folia. Quemadmodum igitur folia e diverfis ramis prod-
euntia plerumque fibi intervallo propinqua funt, quam-
vis longo fint exortus progreffu copulata, (nam trunco
inter fe folia junguntur,) fic et arteriae, quae in imo ven-
tre difperguntur, etiamfi propinquae fpatio fint arteriis
mefenterii, longo tamen originis intervallo fefe contin-
gunt. Si prius igitnr in extremas arterias, (hoc enim a

Ed. Chart. III. [159.]   Ed. Baf. I. (224.)

τερον ἢ εἰς τὰς ἄλλας ἁπάσας τὸ αἷμα, καὶ διὰ τοῦτ'
ἀναγκαῖον, ἵν' ἐπὶ τὰς τετρωμένας ἀφίκηται, ἅπαν ἐκκενω-
θῆναι τὸ ζωτικὸν αἷμα. τοῦτο δ' ὡς ἄτοπόν ἐστιν, ἔμπρο-
σθεν ἐδείχθη. τάχ' οὖν ἤδη τις θαυμάζοι τε καὶ ζητοίη,
πόθεν ἐπῆλθε συνετοῖς οὕτως ἀνδράσιν ἄτοπον ἐσχάτως προε-
λέσθαι δόγμα. οὐ γὰρ δὴ ὑπὸ νοῦ γε καταπεσόντες, ἀλλὰ
πάντες ὑπό τινων πιθανῶν ἀναπεισθέντες ἐπὶ τοῦθ' ἧκον.
ἀφ' ὧν μὲν οὖν ἐπείσθησαν, αὐτοὶ διὰ τῶν ἰδίων δηλώσουσι
γραμμάτων. ὅτι δὲ πιθανοῖς μὲν, οὐ μὴν ἀληθέσιν ἠκο-
λούθησαν λογισμοῖς, ἐγὼ πειράσομαι δεῖξαι, πρότερόν γε
τὸ καθόλου περὶ πάντων τοὺς λογισμοὺς σφάλμα διὰ βρα-
χέων ὑπομνήσας. ἁπάντων γὰρ τῶν εἰς γνῶσιν ἀνθρωπίνην
ἡκόντων τὰ μὲν αἰσθήσει, τὰ δὲ λόγῳ φωρᾶται. καὶ τοί-
νυν ὥσπερ τὰς αἰσθήσεις πολλὰ τῶν αἰσθητῶν καταφεύγει
κατὰ τὰς πολλὰς αἰτίας, οὕτω καὶ τὸν λόγον. ὁ μὲν δὴ
φιλαλήθης ἀνὴρ οὔτε τῶν ἐναργῶς γιγνωσκομένων ἀφίστα-
ται διὰ τὴν τῶν ἀδήλων ἀγνωσίαν, οὔτε τοῖς ἀγνώστοις

principio dicebamus,) quam in alias omnes, fanguis trans-
funditur, ob hoc quoque necesse est, quo fanguis ad vul-
nus perveniat, vitalem fpiritum totum emitti: id autem
quam abfurdum fit, demonftratum eft antea. Hic aliquis
mirari poffet et quaerere, unde tam prudentibus viris in
mentem venerit velle abfurdas ufque adeo tueri opiniones:
neque enim ullo mentis vitio ducti, fed probabili qua-
piam ratione perfuafi in hanc fententiam omnes deve-
nere. Cui ego ita refponfum velim, ipfos fuis in libris
fcriptum reliquiffe probationes, quibus ad haec credendum
inducti fint: quas ut verifimiles fuiffe, ita veras non effe,
me nunc oftenfurum recipio, fi prius, quid in quavis
argumentatione plerosque decipiat, fummatim et paucis
commemoravero. Quaecunque in cognitionem hominum
veniunt, aut fenfu, aut ratione deprehenduntur: atque ut
fenfilium multa multis de caufis fenfum effugiunt, ita ra-
tionem quoque rationabilium multa praetereunt. Quod
cum ita fit, quifquis fincerus veritatis amator extiterit, is
nec ab evidenter cognitis ob ea, quae nondum comperta

συγκατατίθεται διὰ τὴν τῶν ἐναργῶν γνῶσιν. ὁ δὲ μὴ
τοιοῦτος ἢ τοῖς ἀδήλοις συνηπόρησε τὰ γινωσκόμενα, ἢ
διὰ τοῦτο καὶ τὸ ἄδηλον προσήκατο. πεπόνθασι δὲ τὸ μὲν
πρότερον οἱ Σκεπτικοὶ, τὸ δὲ δεύτερον οἱ πλεῖστοι τῶν
Δογματικῶν. πῶς μὲν οὖν ἄν τις μηδὲν τοιοῦτο σφάλλοιτο,
δι' ἑτέρων δεδήλωται.

Κεφ. ς'. [160] Νυνὶ δὲ τοῖς περὶ τὸν Ἐρασίστρατον
ἐνδείξασθαι τὸ σφάλμα πειράσομαι. οὐ γὰρ ἐξ οἰκείων
ἀποδείξεων αἵματος κενὰς τὰς ἀρτηρίας ἀπεφήναντο, ἀλλ'
ἐξ ὧν ἠπόρησαν ἐν ἑτέροις, ἀπιστήσαντες τῷ ἐναργῶς, πα-
ραπλήσιόν τι παθόντες τοῖς τὴν κίνησιν ἀνελοῦσιν, ὅτι τὸν
κατ' αὐτῶν λόγον ἠπόρησαν διαλύσασθαι. βέλτιον δ' οἶμαι
τὴν μὲν κίνησιν ὡς ἐναργὲς πρᾶγμα τιθέναι, τὸν δὲ κατ'
αὐτοὺς λόγον ἐπὶ σχολῆς πειρᾶσθαι διαλύεσθαι· ὡσαύτως
δὲ καὶ τὰς ἀρτηρίας, ὅτι μὲν αἷμα περιέχουσιν, ἐκ τοῦ,
κἂν λεπτοτάτῃ τρωθεῖεν βελόνῃ, παραχρῆμα φαίνεσθαι προ-

habet, recedet, nec ob evidenter cognita iis, quae ad-
huc fibi incomperta funt, accedet: qui vero talis non eft,
vel incognitarum rerum gratia de cognitis dubitat, vel
cognitarum caufa incognitis affentitur. In primum inci-
derunt ii, qui, quod nihil fciri dicerent, fe Scepticos ap-
pellarunt; in fecundum plerique illorum, qui Dogmatici
nominantur. Verum quo modo quifpiam neque huc ne-
que illuc impingat, alibi eft a nobis explicatum.

Cap. VI. Hic autem, quo pacto Erafiftratus labatur,
folum patefaciemus. Neque enim ex propriis demonftra-
tionibus pronunciavit, arterias fanguine carere, fed ex
aliis, de quibus quod ab evidentibus defcifceret dubitabat,
perfimilis factus illis, qui motum non effe dicebant, quia
rationes quafdam contra fe factas folvere nefciebant. Sed
melius, opinor, et ifti fibi confuluiffent, fi motum effe ut
evidens quiddam primo conceffiffent, tum objectiones
contra fe factas diluere per otium ftuduiffent. Et Erafi-
ftratus melius egiffet, fi arterias ideo fanguinem conti-
nere conceffiffet, quod videamus, ipfas acu etiam fubti-

χεόμενον αὐτὸ συγχωρεῖν, διὰ τί δὲ μηδὲν ἡ φύσις εἰκῆ
ποιοῦσα διττὸν τῶν ἀγγείων γένος ἐδημιούργησεν μιᾶς ὕλης
περιεκτικὸν, ἰδίᾳ ζητεῖν· οὕτω δὴ καὶ τὸ, πῶς εἰς ἅπαν τὸ
σῶμα κομισθήσεται τὸ διὰ τῆς εἰσπνοῆς ἑλκόμενον πνεῦμα,
τῶν ἀρτηριῶν αἷμα περιεχουσῶν, ἢ μὴ κομιζομένων, πῶς
αἱ κατὰ προαίρεσιν κινήσεις ἔσονται, ἢ πῶς ἡ κατ᾽ αὐτὰς
τὰς ἀρτηρίας κίνησις ἀπαραπόδιστος μένει, μὴ δυναμένη
συνοικεῖν ἀμάχως πνεύματι ὑγρῷ. τὰ γὰρ τοιαῦτα προβλή-
ματα μέν ἐστιν ἴδιά τε καὶ καθ᾽ ἑαυτὰ προβάλλεσθαί τε
καὶ ζητεῖσθαι δίκαια, καὶ τάχ᾽ ἂν τῶν καὶ ἄπειρα νομι-
σθέντι, οὐ μὴν ἱκανά γε τὸ ἐναργὲς ἀνατρέπειν. αὐτίκα
γέ τοι τὸ πρῶτον αὐτῶν εἰρημένον ὁμοιότατόν ἐστιν, ὡς
εἰ καὶ τοῖς μηρυκάζουσι ζώοις θεασάμενος πλέονας κοιλίας,
τὴν μὲν τῆς τροφῆς ὑποδεκτικὴν εἶναι λέγοι, τὴν δὲ τοῦ
πόματος, τὴν δὲ τοῦ πνεύματος, οὐ γὰρ τὴν μηδὲν εἰκῆ
ποιοῦσαν φύσιν ὑποδοχῆς ἕνεκα μιᾶς ὕλης πολλὰς ἐργά-
σασθαι τὰς γαστέρας. ὡς γὰρ κἀνταῦθα χρεία τίς ἐστιν

liſſima perforatas illico fanguinem fundere: feorfumque
poſtea fecum difcuſſiſſet, cur natura, quae nihil fruſtra
molitur, duo receptacula genere diſtincta unam rem con-
tinentia fabricaſſet: item et illud, quo pacto in uni-
verſum corpus aër, quem refpirando attrahimus, perve-
niat, fi arteriae fanguinem contineant: vel, fi non perve-
nit, quo modo, prout libuerit, movere nos poſſumus, aut
qua ratione fine impedimento fpiritus arterias movere
queat, cum fanguis ipfis reluctetur. Hafce quaeſtiones
feorfum proponere et figillatim quamque difcutere aequum
fane fuerat eum etiam fortaſſe, qui infinitum concedit:
nam quamvis folutu difficiles fint, non tamen ad rerum
evidentiam fubmovendam fatis valere debent. Atque ut
ab eo exordiar, quod primum diximus, perinde eſt ac
fi quis in iis quae ruminant animantibus plures ventres
confpicatus, hunc credat pabulum, illum potum, alium
fpiritum excipere, neque naturam, quae nunquam fru-
ſtra quicquam egit, unius rei gratia multa receptacula
feciſſe. Quemadmodum enim in illis, etiamfi tot ven-

Ed. Chart. III. [160.]   Ed. Baf. I. (224.)

ἑτέρα, δι᾿ ἣν αἱ πολλαὶ γεγόνασι, καίτοι γε τὴν αὐτὴν
ὕλην ὑποδεχόμεναι, οὕτως ἔχει καὶ περὶ τῶν ἀρτηριῶν καὶ
τῶν φλεβῶν. αἷμα γὰρ ἀμφότεραι περιέχουσιν, ὡς ὁ πρό-
σθεν λόγος ἀπέδειξε. διάφοροι δὲ τῇ κατασκευῇ γεγόνασι
χρείας τινὸς ἕνεκεν, ἣν ἐν ἑτέροις ὑπομνήμασιν διέξιμεν.
αἱ κατὰ προαίρεσιν ἔσονται κινήσεις, ἢ πῶς αἱ τῶν ἀρτη-
ριῶν τεταγμέναι φυλαχθήσονται, καὶ πῶς ἀμαχεὶ δύναται
συνεῖναι τὸ αἷμα τῷ πνεύματι. ὥσπερ γὰρ ὁμολογούμενον
λαμβάνοντες, τὸ δεῖν ἀπὸ τῆς καρδίας αὐταῖς ἐπιπέμπε-
σθαι τὸ πνεῦμα, τὰ λοιπὰ συμπεραίνουσιν, οὐκ εἰδότες,
ὡς καὶ τοῦτ᾿ αὐτὸ μοχθηρόν ἐστιν, καὶ ῥᾳδίως ὅπη παρα-
κρούεται φωραθῆναι δύναται. γυμνοῦντες οὖν ἡμεῖς ἑκά-
στοτε μεγάλας ἀρτηρίας, ἃς ἐνδέχεται, μάλιστα δ᾿ ἐνδέ-
χεται τὰς κατὰ κῶλα, τοὺς Ἐρασιστρατείους ἐρωτῶμεν, εἰ
κἂν νῦν γοῦν, ὁπότε γεγύμνωνται, δοκοῦσιν ἐν αὐταῖς ἔχειν
αἷμα. οἱ δ᾿ ἐξ ἀνάγκης ὁμολογοῦσιν, ἅμα μὲν ὅτι καὶ

tres unam rem excipiat, diverſum tamen uſum habue-
runt, cujus gratia plures etiam exiſtunt, ſic in arteriis et
venis ſe res habet. Sanguinem enim ambae continent, ut
praecedens oratio docuit: et conſtitutione diſſimili ſunt
certi cujusdam uſus cauſa, quem nos aliis in libris ex-
plicavimus. Deinde, quod ſecundum fuit, quo pacto aër
attractus reſpirando in totum corpus veniat, ſi ſanguinem
arteriae contineant: vel ſi non venit, quomodo nos mo-
vere pro voluntate poſſimus: et demum qua ratione tam
diſtincte pulſent arteriae, ſanguinique ſpiritus ſine repu-
gnantia commiſceri queat: quaedam ſibi dari volunt, de
quibus inter omnes non conſtat. Aſſumunt enim ut ab
omnibus conceſſum, ſpiritum arteriis a corde ſubmitti,
tum ex hoc reliqua concludunt, non animadvertentes, hoc
quoque falſum eſſe, deprehendique facile poſſe, ubi ratio
iſta decipiat. Deteximus nos interdum arterias magnas
opportunas, (opportunae ſunt, quae in brachiis et cruri-
bus exiſtunt,) interrogavimuſque Eraſiſtrati ſectatores, an
ne tum quidem, cum detectae forent, ſanguis ineſſe arte-
riis videretur. Fatebantur autem ex neceſſitate, ſimul

αὐτὸς Ἐρασίστρατος αὐτὰς ἐν τῷ διαιρεῖσθαι τὸ δέρμα
παρέμπτωσιν αἵματος ἐκ τῆς ἀρτηρίας γίγνεσθαί φησιν, ἅμα
δ᾽ ὅτι καὶ τὸ φαινόμενον οὕτως ἔχει. βρόχῳ γὰρ ἡμεῖς
ἑκατέρωθεν τὰς γεγυμνωμένας ἀρτηρίας διαλαμβάνοντες,
εἶτ᾽ ἐκτέμνοντες τοὐν μέσῳ, δείκνυμεν αἵματος μεστάς. ἀλλὰ
πῶς, φασίν, εἰς ὅλον τὸ σῶμα κομισθήσεται τὸ διὰ τῆς
ἀναπνοῆς ἑλκόμενον πνεῦμα τῶν ἀρτηριῶν αἷμα περιεχου-
σῶν; τίς δ᾽ ἀνάγκη τοῦτο γίγνεσθαι; δύναται γὰρ ἅπαν
ἀντεκπνεῖσθαι, καθάπερ τοῖς πλείστοις [161] τε καὶ ἀκρι-
βεστάτοις ἔδοξεν ἰατροῖς τε ἅμα καὶ φιλοσόφοις, οἳ μὴ τῆς
οὐσίας, ἀλλὰ τῆς ποιότητος αὐτοῦ δεῖσθαί φασι τὴν καρ-
δίαν ἐμψύχεσθαι ποθοῦσαν, καὶ ταύτην εἶναι χρείαν τῆς
ἀναπνοῆς. λαμβάνουσιν οὖν οἱ περὶ τὸν Ἐρασίστρατον
κἀνταῦθα τὸ ζητούμενον αὐτό, πρὶν ἀποδεῖξαι, δέον αὐτὸ
τοῦτο πάλιν ἰδίᾳ ζητεῖν, ὥσπερ ἡμεῖς πεποιήκαμεν, καὶ
πάντες ὅσοι τάξει περὶ τῶν πραγμάτων σκοπούμενοι, καὶ
πάντες ὁμοῦ ζητοῦντές τε καὶ πράττοντες. ἀποδέδεικται δ᾽

quia ipfe Erafiftratus affeverat, cum pellis detrahitur, in
arterias fanguinem migrare, fimul quia fenfus ita dijudi-
cat: nam ubi funiculo diffectam arteriam utrinque liga-
vimus et quod in medio comprehenfum fuerat incidi-
mus, fanguine plenam ipfam effe monftravimus. Sed quo
modo, reclamant, in totum corpus aër veniet, quem refpi-
rando attrahimus, fi fanguinem arteriae contineant? Qui-
bus refpondendum eft, quae neceffitas hoc eos fateri co-
gat, cum poffit totus qui refpirando admiffus eft aër
foras etiam remitti, quemadmodum pluribus iifque dili-
gentiffimis tam philofophis quam medicis vifum eft, qui
cor inquiunt non aëris fubftantiam expofcere, fed frigi-
ditatem folummodo, qua recreari defiderat, atque hunc
effe refpirationis ufum. Sumunt igitur Erafiftrati fecta-
tores et hac in re id, de quo dubitatur. Prius iftud ip-
fum demonftrandum fuerat: tum figillatim quaeque inve-
ftigare debebant: ficut et nos fecimus et omnes, quot-
quot ordine rerum confiderationem fufcepere, quique
non folum inveftigare, fed tractare etiam res voluere.

ἡμῖν ἐν τῷ περὶ χρείας ἀναπνοῆς, ὡς ἤτοι παντελῶς ὀλί-
γον, ἢ οὐδὲν ὅλως τῆς τοῦ πνεύματος οὐσίας εἰς τὴν καρ-
δίαν μεταλαμβάνεται. τὰ δ᾽ αὐτὰ διαμαρτάνουσιν κἂν τῷ
προβάλλειν, ὅπως αἱ κατὰ προαίρεσιν γεγυμνωμέναι περιέ-
χουσιν αἷμα. δείκνυμι ἐφεξῆς κινουμένας αὐτὰς ἀπαραπο-
δίστως οὐ πρὸς τὴν ἁφὴν μόνον, ἀλλὰ καὶ πρὸς τὴν
ὄψιν. εἶτα ἐπερωτῶμεν λόγον, οὗ τὰ λήμματα καὶ πρὸς
αὐτῶν ἐκείνων ὡμολόγηται. φασὶ γὰρ ἀληθὲς ὑπάρχειν
τουτὶ τὸ συνημμένον. εἰ δὲ καὶ αἷμα περιέχουσιν αἱ ἀρτη-
ρίαι, καὶ παρὰ καρδίας πληροῦνται πνεύματος, διαφθα-
ρήσεται τῶν ἐν αὐτοῖς κινήσεων ἡ τάξις. αὐτὸ μὲν γὰρ
καθ᾽ ἑαυτὸ τὸ τοιοῦτο συνημμένον, εἰ αἷμα περιέχουσιν αἱ
ἀρτηρίαι, διαφθαρήσεται τῶν ἐν αὐταῖς κινήσεων ἡ τάξις,
οὔτ᾽ ἐκεῖνοι τολμῶσιν ἀληθὲς εἶναι λέγειν, οὔτ᾽ ἄλλος τις
νοῦν ἔχων, δυναμένων γε δὴ τῶν ἀρτηριῶν οὐ διὰ τὸ
πληροῦσθαι παρὰ τῆς καρδίας διαστέλλεσθαι, ἀλλ᾽, ὅτι

Demonſtratum eſt autem a nobis in eo libro, quem de
uſu reſpirationis edidimus, vel omnino parum, vel nihil
prorſus aëris inſpirati in cor deſcendere. Eodem pacto
rurſus aberrant, cum petunt, quo modo movere nos poſ-
ſimus ad imperium voluntatis, quove modo motus arte-
riarum non impediatur, ſed tam diſtincte procedat, ſi
ſanguinem arteriae contineant. Adverſus quos ſub-
inde primo monſtramus, arterias non ſolum manuum,
ſed oculorum etiam judicio ſine impedimento mo-
veri: deinde rationem hanc inducimus, cujus aſ-
ſumptiones etiam ipſi veras fatentur: concedunt enim,
veram eſſe hanc adjunctionem: ſi ſanguinem arteriae con-
tinent et a corde ſpiritu implentur, ordinem in motu
ſervare non poſſunt, nam hujusmodi adjunctionem ita
per ſe ſumptam: ſi ſanguinem arteriae continent, earum
motus ordinem non ſervabit: ne ipſi quidem ut veram
affirmare audent, nec alius quiſquam, qui mente praedi-
tus ſit: cum poſſint arteriae, non quia a corde replean-
tur, extendi, ſed quia extenduntur, ideo repleri. Opor-

Ed. Chart. III. [161.]   Ed. Baf. I (224. 225.)

διαστέλλονται, διὰ τοῦτο πληροῦσθαι. χρὴ τοίνυν προο-
μολογεῖσθαι τὸ παρὰ (225) τῆς καρδίας αὐτὰς πληροῦσθαι
πνεύματος, εἰ μέλλει τὸ συνημμένον ἀληθὲς ἔσεσθαι.
ἀμφοτέρων γὰρ τεθέντων, τοῦ τε περιέχειν αἷμα, καὶ τοῦ
παρὰ τῆς καρδίας πληρουμένας διαστέλλεσθαι, τῷ δια-
φθείρεσθαι τῶν κατὰ φύσιν ἐν αὐταῖς κινήσεων τὴν τάξιν,
ἐξ ἀνάγκης ἕπεται, θατέρῳ μόνῳ κατ᾽ οὐδεμίαν ἀνάγκην
ἑπομένην. ἐρωτάσθω τοίνυν ὁ λόγος ἐπὶ τῶν γεγυμνωμένων
ἀρτηριῶν ὧδέ πως. εἰ αἱ ἀρτηρίαι καὶ αἷμα περιέχουσι,
καὶ παρὰ καρδίας πληρούμεναι διαστέλλονται, διαφθαρή-
σεται τῶν ἐν αὐταῖς κινήσεων ἡ τάξις· ἀλλὰ μὴν οὐ δια-
φθείρεται· φαίνεται γὰρ καὶ τοῦτο· οὐκ ἄρα καὶ αἷμα
περιέχουσι, καὶ παρὰ καρδίας πληρούμεναι διαστέλλονται.
οἱ δέ γε περὶ τὸν Ἐρασίστρατον, καὶ τὰ δύο λήμματα, καὶ
τὸ συνημμένον καὶ τὸ ἀντικείμενον τοῦ λήμματος ἐν αὐτῷ
προσιέμενοι, οὐκ οἶδ᾽ ὅπως οὐκέτι προσίενται τὸ συμπέ-
ρασμα, τυχὸν ἴσως ἀγνοοῦντες, ἅπερ οὐδὲ τοὺς ἐπιτυ-
χόντας λέληθεν, ὡς ἐκ συνημμένου καὶ τοῦ ἀντικειμέ-
νου οὕτως εἰς ὃ λήγει τὸ ἀντικείμενον τοῦ ἡγουμένου

teret nos igitur fateri prius, arterias a corde fpiritu com-
pleri, fi ejusmodi adjunctum verum effe debuiffet: nam,
fi utrumque conceff erimus, arterias fanguinem continere,
et a corde repletas extendi, procul dubio fequetur, ordi-
nem, quem in motu fuapte natura fervant arteriae, in-
tercipi: id quod altero tantum affumpto nequaquam fe-
quetur. Percontemur igitur eos, ubi arteriam aliquam
detexerimus, hoc modo: fi continent arteriae fanguinem
et a corde repletae diftenduntur, ordinem in motu nullum
fervabunt: at fervant, nam hoc ita effe videmus: non
igitur et fanguinem continent, et a corde repletae exten-
duntur. Hic Erafiftrati fectatores, cum et affumptiones am-
bas et adjunctionem, confequentifque oppofitum conce-
dant, nefcio cur et illatum non concedant: nifi fortaffe
nefciunt (quod ne vulgares quidem latet), ex adjuncto et
confequentis, id quod adjunctum definit, oppofito ante-

περαίνεται. ἡγουμένου δὴ κατὰ τὸν λόγον ὄντος, οὐ μόνον
τοῦ περιέχειν αἷμα τὰς ἀρτηρίας, ἀλλ᾽, ὡς ἐδείχθη μικρῷ
πρόσθεν, καὶ τοῦ παρὰ καρδίας πληρουμένας διαστέλ-
λεσθαι, τὸ συμπέρασμα γενήσεται τῆς τούτου συμπλοκῆς
ἀποφαντικόν. ὅπερ γὰρ ἐν συνημμένῳ τῷ ὅλῳ ἀξιώματι,
τὸ μὲν ἡγούμενον ᾖ, τὸ συμπεπλεγμένον, τὸ δὲ λῆγον, τὸ
ἁπλοῦν, εἶτα προσληφθέντος τοῦ λήγοντος, τὸ ἀντικείμε-
νον ἐξ ἀνάγκης περαίνεται τοῦ συμπεπλεγμένου.

Κεφ. ζ΄. [162] Πρὸς ταῦτ᾽ οὖν οὐδὲν ἔχοντες λέγειν,
ὥσπερ ἐπί τινα βωμὸν ἐλέους καταφεύγουσι τὴν Πυῤῥωνείαν
ἀγροικίαν, οὐκ ὀρθῶς ἔχειν φάσκοντες, ὑποβάλλεσθαι δια-
λεκτικαῖς περιεργίαις ἰατρικὴν θεωρίαν. εἶθ᾽ ἡμῶν ἐρωτών-
των αὖθις αὐτοὺς, εἰ τοῖς ὁμολογουμένοις λήμμασιν ἐπι-
φέρειν ὁτιοῦν ἔξεστιν, ἢ μέθοδός τίς ἐστι καὶ τέχνη ἡ δι-
δάσκουσα, τίνων ὁμολογηθέντων τί περαίνεται, πρὸς μὲν
ταῦτα οὐδὲν ἀποκρίνονται, μάχης δ᾽ ὑπαρχούσης, τί γὰρ

cedentis oppofitum inferri. Nam cum antecedat in hac
argumentatione, non folum arterias languinem continere,
fed etiam (ut paulo ante monftratum eft) a corde repletas
extendi, illatum erit hujufce conjuncti negatio: quando
namque in adjunctione totius enunciati id, quod ante-
cedit, ex duabus affumptionibus conjunctum eft, id,
quod fequitur, fimplex eft: deinde ejus, quod fequeb-
tur, oppofito affumpto, conjuncti oppofitum necellario
colligitur.

Cap. VII. Ad haec itaque cum non habeant quid
opponant, ad Pyrrhonicam rufticitatem, tanquam in afy-
lum quoddam, confugiunt, non aequum effe clamantes
medicas confiderationes dialecticis curiofitatibus fubjicere,
moxque a nobis denuo percontati, numquid ex affumptio-
nibus conceffis quodvis inferri liceat, et an facultas et
ars aliqua extet, quae doceat ex quibufdam conceffis
quaedam inferre, nihil refpondent. Sed fi certamen
procederet, quidnam refpondere poffent (modo fibi con-

δὴ καὶ ἔχουσιν ἀποκρίνασθαι; νοῦν ἔχειν ἐναργῶς οὐκ ἔστιν
οὐδεμία μέθοδος, ἀλλ᾽ ἔξεστιν ἁπλῶς ἐπιφέρειν ὁτιοῦν τοῖς
δοθεῖσι λήμμασιν, ὡς ἔστι μὲν, οὐ χρηστέον δ᾽ αὐτῷ
πρὸς τὰς ἀποδείξεις. ἀλλ᾽ ἀμφότερα δεινῶς ἄτοπα. τὸ μὲν
γὰρ πρότερον εἰ φαῖεν, ὥσπερ οὖν ἤδη τις ἀναισχυντήσας
ἀπετόλμησεν εἰπεῖν, ἑξῆς γε ἀκούσονται παρ᾽ ἡμῶν τοιού-
τους λόγους, οἵουσπερ κἀκεῖνος ἤκουσεν. αἱ ἀρτηρίαι δι-
χίτωνές εἰσιν, ἀλλὰ καὶ τὸ αἷμα ξανθόν ἐστιν, οὐκ ἄρα
πνεῦμα μόνον, ἀλλὰ καὶ αἷμα περιέχουσιν αἱ ἀρτηρίαι.
καὶ γελασάντων γε αὐτῶν, συνείροντες ἡμεῖς ἕτερον ἐπη-
νέγκαμεν λόγον τοιοῦτον· οἱ κόρακες μέλανές εἰσιν, ἀλλὰ
καὶ οἱ κύκνοι λευκοί· οὐκ ἄρα πνεῦμα μόνον ἐν ταῖς ἀρ-
τηρίαις περιέχεται. καὶ πάλιν γελῶντες τρίτον γε τοιοῦτον·
τὸ πῦρ θερμόν ἐστιν, ἀλλὰ καὶ ἡ χιὼν ψυχρά, καὶ σὺ
μωρός· οὐκ ἄρα ἐνδέχεται πνεῦμα μόνον ἐν ταῖς ἀρτηρίαις
περιέχεσθαι. ἂν γὰρ ὅλον ἐξῇ τοῖς δοθεῖσι λήμμασιν
ὁτιοῦν ἐπιφέρειν, καὶ μηδεμία μέθοδος ᾖ τῆς τοῦ
συμπεράσματος εὑρέσεως, τί κωλύει τοιούτους ἐρωτᾶ-
σθαι λόγους; ἐὰν δ᾽ ᾖ τις τέχνη καὶ μέθοδος, αἵσπερ

flare vellent), nifi artem plane nullam extare colligendi,
fed ex datis affumptionibus quidvis fine ullo difcrimine
inferri poffe? vel extare quidem, non tamen ea opus effe
ad demonftrationes conficiendas? Sed ambo vehementer
abfurda funt. Nam primum fi dixerint, ficuti quidam
olim perfricatae frontis aufus eft dicere, tales deinceps a
nobis interrogationes audient, quales ille audivit: Arteriae
duas tunicas habent, fanguis fulvus eft, ergo non folum
fpiritum, fed et fanguinem arteriae continent. Ridenti-
bus illis, aliud ftatim fubjunxi argumentum: Corvi nigri
funt, olores albi funt, igitur non folus fpiritus ab arte-
riis continetur. Hic denuo cum riderent, tertium fub-
jeci: Ignis calidus eft, nix frigida eft, tu ftupidus es,
ergo non folus fpiritus in arteriis continetur. Nam fi
quodcunque ex affumptis conceffis inferri per vos licet,
nullaque conclufionis deducendae reperta ars eft, quid
me prohibet vobifcum fic argumentari? Sin ars et difci-

Ed. Chart. III. [162.]　　　　　　　　Ed. Baf. I. (225.)

ὁτιοῦν διαγινώσκεται, τίνων ὁμολογηθέντων τί περαίνεται,
πότερον ὁ μὴ γιγνώσκων αὐτὴν, ἢ ὁ γινώσκων μὲν, μὴ
χρώμενος δὲ δοκεῖ σοι σωφρονεῖν μᾶλλον, ἢ ὅστις γινώσκει
καὶ κέχρηται; θαυμάζω δ᾽ ὑμῶν, ὦ Ἐρασιστράτειοι, πῶς
ὑμνοῦντες ἑκάστοτε τὸν Ἐρασίστρατον τό τ᾽ ἄλλα καὶ ὡς Θεο-
φράστῳ συνεγένετο, φεύγειν τολμᾶτε τὰς λογικὰς μεθόδους,
ὧν χωρὶς οὔτε Θεόφραστος οὔτε Ἀριστοτέλης ἐνεχείρουν τι
γράφειν. ταῦτά τινες αὐτῶν μόγις αἰδεσθέντες, ὥσπερ ἐξ
ὕπνου βαθέος ἐγερθέντες, οὐκ ἔτ᾽ ἀγροίκως τε καὶ ἀγρίως,
ἀλλ᾽ ἤδη λογικῶς τε καὶ ἀνθρωπίνως ἐπιγραφέντες ἐπεχεί-
ρουν διαλέγεσθαι, καὶ τί, φασὶν, πλέον ἂν περαίνοιτο
πρὸς τοῦ λόγου τοῦ, οὐχὶ καὶ αἷμα ἔχουσιν αἱ ἀρτηρίαι καὶ
παρὰ καρδίας πληροῦνται πνεύματος, καὶ ἡμεῖς ἤδη μὲν
ἔφαμεν αὐτὸ τοῦτο κακῶς ὑμᾶς ἐπιφέρειν· οὐκ ἄρα αἱ ἀρ-
τηρίαι αἷμα περιέχουσιν. μὴ γὰρ τοῦτ᾽ εἶναι τὸ περαινό-
μενον, ἀλλὰ τὸ μὴ δύνασθαι συνδραμεῖν εἰς ταὐτό, αἷμά

plina quaedam excogitata fuit, quae fingulis in rebus dif-
cernere nos docet et quid e quibufnam conceffis inferatur,
quifnam vobis, o Erafiftratici, fapere plus videtur, num
qui eam artem non novit, aut nofcit quidem, fed non
utitur, an potius, qui et nofcit et uutitur? Non poffum,
Erafiftratici, vos magnopere non admirari, qui, cum inter
Erafiftrati laudes et alia multa et illud in primis jactetis,
convixiffe Theophrafto Erafiftratum, rationales difciplinas
afpernari audeatis, fine quibus nec Theophraftus, nec
Theophrafti magifter Ariftoteles fcribere quicquam aggref-
fus eft. Ob haec ipforum quidam vix tandem erube-
fcentes et tanquam e profundo fomno excitati, non am-
plius indocte et ferine, fed erudite et humane ad me
converfi difceptare coeperunt. Et quid, dicebant, plus
conficitur hac oratione, quam non et fanguinem arteriae
continent et a corde fpiritu replentur. Tumque nos
afferebamus, illud eos male ita inferre; non igitur fan-
guinem arteriae continent; neque enim iftud effe, quod
inferri debeat, fed illud, non poffe in idem concurrere,

Ed. Chart. III. [162. 163.]   Ed. Baf. I. (225.)

τε περιέχεσθαι ταύτας, καὶ παρὰ καρδίας πληροῦσθαι πνεύ-
ματος. ἐφεξῆς δέ τοι πάλιν ἐκ τούτου ποτὲ καὶ τὸ περιέ-
χειν αὐτὰς αἷμα συνάγομεν. ἔσται γὰρ ὁ λόγος τοιοῦτος.
εἰ αἷμα περιέχουσιν αἱ ἀρτηρίαι, οὐ παρὰ καρδίας πλη-
ροῦνται πνεύματος· ἀλλὰ μὴν αἷμα περιέχουσιν αἱ ἀρτη-
ρίαι· οὐκ ἄρα παρὰ καρδίας πληροῦνται πνεύματος. ἐφ᾽
ᾧ πάλιν εἰ βουληθείημεν, τῶν ἔμπροσθεν ἀναμνήσαντες,
αὖθις ἐρωτήσομεν ὧδε· εἰ αἱ ἀρτηρίαι πλήρεις αἵματος
ὑπάρχουσιν, καὶ αὗται σφύζουσι τεταγμένως, καὶ ταῖς ἀπ᾽
αὐτῶν πεφυκυίαις οὐ κωλύουσιν ὡσαύτως κινεῖσθαι, ἢ διὰ
τὸ πληροῦσθαι παρὰ τῆς καρδίας πνεύματος σφύζουσιν, ἢ
δι᾽ ἄλλην αἰτίαν· ἀλλὰ μὴν οὐ τὸ πρῶτον· ἄρα τὸ δεύτε-
ρον. ἐφεξῆς δ᾽ αὖθις ἐρωτήσομεν ᾧδί· ἢ διὰ [163] τὸ
πληροῦσθαι τοῦ παρὰ καρδίας πνεύματος αἱ ἀρτηρίαι δια-
στέλλονται, ἢ ὅτι διαστέλλονται, πληροῦνται· ἀλλὰ μὴν
οὐ τὸ πρῶτον· ἄρα τὸ δεύτερον, τῷ εἶναί τινα δύναμιν ἐν
τοῖς χιτῶσιν αὐτῶν, ὑφ᾽ ἧς διαστέλλονται, πᾶν ἕλκεται τὸ
συνεχὲς ἐκ παντὸς μέρους αὐτῶν, ὅθεν ἂν ἐγχωρῇ. νοήσαις

ut et fanguinem arteriae contineant et a corde fpiritu
repleantur. Subinde rurfus ex hoc aliquando fanguinem
ipfas continere deduximus, fuitque deductio talis: si fangui-
nem arteriae continent, a corde fpiritu non implentur: fed
fanguinem arteriae continent: igitur a corde fpiritu non im-
plentur. Ab his rurfus, fi voluerimus in memoriam reducere,
quae fuperius dicebamus, ita percontabimur: fi plenae fan-
guinis magnae arteriae funt, ordinemque in pulfando fer-
vant et item alias, quae ab eis oriuntur, eodem tenore mo-
veri non prohibent, vel quia fpiritu replentur a corde, vel
aliqua alia de caufa pulfant: non primum: ergo fecun-
dum. Item deinceps interrogabimus ita: vel, quia fpiritu
a corde complentur, extenduntur: vel, quia diftenduntur,
arteriae complentur: non ob primum: ergo ob fecundum:
nam cum vis quaedam arteriarum tunicis infit, qua dif-
tendantur, quidquid ipfis circumquaque vicinum eft, at-
trahunt, undecunque in eas concedat. Exemplis adhuc

δ' ἂν ἔτι μᾶλλον ἐπὶ παραδειγμάτων τὴν διαφορὰν πλη-
ρουμένου διαστέλλεσθαι, καὶ διαστελλομένου πληροῦσθαι.
οἱ μὲν γὰρ ἀσκοὶ καὶ οἱ θύλακοι πληρούμενοι διαστέλλον-
ται αἱ φύσαι δὲ τῶν χαλκέων διαστελλόμεναι πληροῦνται.
τὰς τοίνυν ἀρτηρίας ὅτι μὲν ἢ κατὰ τὸν πρότερον ἢ
κατὰ τὸν δεύτερον τρόπον ἀναγκαῖον πληροῦσθαι, παντὶ
δῆλον. ὅπως δ' ἔχει τἀληθὲς, ἐπιδέδεικται ἡμῖν καὶ δι'
ἄλλων ὑπομνημάτων αὐτάρκως, ἀτὰρ οὐχ ἥκιστα καὶ νῦν
πέφανται τὸ διαστελλομένας αὐτὰς ἕλκειν ἐκ παντὸς τοῦ
πλησιάζοντος διὰ τῶν περάτων τε καὶ τρημάτων ὅ τι περ
ἂν ἑτοιμότατα δύνηται πληρῶσαι τὴν διαστολὴν αὐτῶν.
ἢ γὰρ τοῦτο πάντως, ἢ θάτερον ἐδείχθη δὲ ψεῦδος ἐκεῖνο·
δῆλον ὡς τοῦτ' ἀληθές.

Κεφ. η'. Ὥσθ', ὅταν ἀπορῶσι, πῶς εἰς ὅλον τὸ σῶμα
παρὰ τῆς καρδίας κομισθήσεται τὸ πνεῦμα πεπληρωμένων
αἵματος τῶν ἀρτηριῶν, οὐ χαλεπὸν ἐπιλύσασθαι τὴν ἀπο-
ρίαν αὐτῶν, μὴ πέμπεσθαι φάντας, ἀλλ' ἕλκεσθαι, μήτ'
ἐκ καρδίας μόνης, ἀλλὰ πανταχόθεν, ὡς Ἡροφίλῳ τε καὶ

magis intelliges, quid interſit inter id, quod extenditur,
quia repletur, et id, quod impletur, quia diſtenditur.
Utres et ſacculi, ſi replentur, extenduntur, fabriles autem
folles ideo replentur, quia extenduntur: arterias igitur
vel ut utres vel ut folles impleri perſpicuum eſſe de-
bet unicuique. Quonam autem pacto rei veritas ſe ha-
beat, a nobis quidem eſt in aliis commentariis plene de-
monſtratum: quanquam non parum et nunc conſtiterit,
extentas arterias extremis partibus et foraminibus ex quo-
cunque loco ſibi vicino attrahere, quicquid ipſarum ſinus
implere idoneum fuerit: nam vel hoc, vel oppoſitum
verum eſt: oſtendimus autem, oppoſitum falſum eſſe: hoc
igitur verum eſſe relinquit.

Cap. VIII. Quocirca, cum abigunt, quo modo ſpiri-
tus in totum corpus a corde feratur, ſi plenae ſanguinis
arteriae ſint, difficile non eſt ejusmodi dubitationem ſol-
vere et dicere, non ferri, ſed trahi ſpiritum in arteriis,
nec a corde ſolo, ſed undequaque ſicut Herophilo placet

πρὸ τούτου Πραξαγόρᾳ, καὶ Φιλοτίμῳ, καὶ Διοκλεῖ, καὶ
Πλειστονίκῳ, καὶ Ἱπποκράτει, καὶ μυρίοις ἑτέροις ἀρέσκει.
ὅτι μέντοι τῆς διαστελλούσης τὰς ἀρτηρίας δυνάμεως οἷον
πηγή τίς ἐστιν ἡ καρδία, καὶ τοῦθ᾽ ἑτέρωθι πρὸς ἡμῶν
ἐπιδέδεικται, καὶ τοῖς προειρημένοις ἅπασιν ἀνδράσιν ὡμο-
λόγηται, καὶ πολλῷ φυσικώτερόν ἐστιν οὕτω δοξάζειν, ἢ ὡς
διά τινων ἀψύχων σωμάτων ἡγεῖσθαι φέρεσθαι δι᾽ αὐτῶν
τὸ πνεῦμα. δυνάμεως γὰρ μεταλήψει τὸ ζῶον τοῦ μὴ
ζῶντος, οὐκ οὐσίας περιοχῇ διαφέρει. ἀλλ᾽ οὐ νῦν περί γε
τούτου πρόκειται λέγειν, οὐδ᾽ ἵν᾽ ἐπεξέλθοιμι τελέως τὸν
λόγον, ὑπηρξάμην αὐτοῦ. δέδεικται γὰρ ἐν ἑτέροις ἱκανῶς
περὶ τούτων, καὶ μάλιστ᾽ ἐν τοῖς περὶ τῶν Ἱπποκράτους καὶ
(226) Πλάτωνος δογμάτων ὑπομνήμασιν, ἀλλ᾽ ὑπὲρ τοῦ
δεῖξαι, τίσιν ἀπατηθέντες οἱ περὶ τὸν Ἐρασίστρατον οὕτως
ἄτοπον δόξαν προσήκαντο, καὶ τούτων τῶν δογμάτων ἠναγ-
κάσθην μνημονεῦσαι. καὶ νῦν ἔτι προσθεὶς αὐτοῖς ἕν τι
τῶν ἐξ ἀνατομῆς φαινομένων, ἐνταῦθά που καταπαύσω τὸν

et ante Herophilum Praxagorae, Philotimo, Diocli,
Pliftonico, Hippocrati et aliis fexcentis. Vim tamen,
quae arterias extendit, a corde ceu fonte quodam
manare, a nobis eft in aliis libris explicatum et ab
omnibus antedictis viris conceffum: longeque magis in-
veftigatorem naturae decet ita opinari, quam putare,
fpiritum per arterias ceu per lapideos canales ferri: fa-
cultatibus etenim agendi, non corporis mole, viventia a
non viventibus differunt. Verum de his in praefentia
disputare non intendimus: neque enim, ut in finem ufque
fermonem hunc perfequeremur, eum inceperamus, cum
fatis fuperque hifce de rebus alias a nobis difceptatum
fit, praefertim vero in libris, quos de placitis Hip-
pocratis et Platonis emifimus: caeterum, ut oftende-
remus, quibus rebus decepti fectatores Erafiftrati in
abfurdam adeo fententiam devenerint, harum opinio-
num mentionem facere coacti fumus, quibus fi unum
etiam addidero, quod e corporum diffectione collegimus,

λόγον. ἔστι δὲ τὸ φαινόμενον τόδε. τῶν προφανῶν τε ἅμα
καὶ μεγάλων ἀρτηριῶν εἰ ἐθελήσεις ἡντιναοῦν γυμνῶσαι,
πρῶτον μὲν τοῦ δέρματος, ἔπειτα δὲ καὶ τῶν ὑποκειμένων
τε καὶ παρακειμένων σωμάτων, ὡς περιβάλλειν αὐτῇ δύνα-
σθαι βρόχον, καὶ μετὰ ταῦτα κατὰ μῆκος χαλάσας κοῖλον
ἐνθεῖναι κάλαμον ἤ τινα χαλκοῦν αὐλίσκον εἴσω τῆς ἀρτη-
ρίας διὰ τοῦ χαλάσματος, ὡς ἐπιφράττεσθαι πρὸς αὐτοῦ τῷ
τραύματα καὶ κωλύεσθαι τὴν αἱμοῤῥαγίαν, ἄχρι μὲν ἂν οὕ-
τως ἔχουσαν ἐπισκέπτης, θεάσῃ σφύζουσαν ὅλην, ἐπειδὰν
δὲ βρόχον περιβαλὼν σφίγξῃς τὸν χιτῶνα τῆς ἀρτηρίας πρὸς
τὸν κάλαμον, οὐκ ἔτ᾽ ὄψει τὰ μετὰ τὸν βρόχον ἐπισφύ-
ζοντα, καίτοι ἡ τοῦ αἵματός τε καὶ τοῦ [164] πνεύματος
φορὰ διὰ τῆς τοῦ καλάμου κοιλότητος ἐπὶ τὰ πέρατα τῆς
ἀρτηρίας ὡσαύτως ἐπιγίγνεται. καὶ εἴπερ οὕτως εἶχον ἀρτη-
ρίαι τὸ σφύζειν, ἔσφυζον ἂν καὶ νυνὶ τὰ πρὸς τοῖς πέρα-
σιν αὐτοῖς μόρια τὰ μετὰ τὸν βρόχον· οὐ μὴν γίγνεται·
δῆλον οὖν, ὡς εἰ μὲν δύναμις ἀτρεμοίη, οὐ κινεῖσθαι παρὰ

finem dicendi faciam: est autem id, quod dicimus, hujus-
modi. Arteriam unam e magnis et conspicuis quampiam,
si voles, nudabis: primoque pelle remota ipsam ab adja-
centi suppositoque corpore tamdiu separare non grave-
ris, quoad filum circum immittere valeas: deinde secun-
dum longitudinem arteriam incide, calamumque et con-
cavum et pervium in foramen intrude, vel aeneam ali-
quam fistulam, quo et vulnus obturetur et sanguis exilire
non possit: quoadusque sic se arteriam habere conspicies,
ipsam totam pulsare videbis: cum primum vero obductum
filum in laqueum contrahens arteriae tunicas calamo ob-
strinxeris, non amplius arteriam ultra laqueum pulsare
videbis, etiamsi spiritus et sanguis ad arteriam, quae est
ultra filum, sicuti prius faciebat, per concavitatem cala-
mi feratur: quod si propterea pulsabant arteriae, pulsa-
rent etiam nunc partes, quae sunt ultra laqueum: sed
non pulsant: igitur perspicuum est, quoniam moveri
posse desinunt, non per spiritum in concavitatibus discur-

τῆς καρδίας αὐτὰς, διὰ δὲ τῶν χιτώνων αὐτὴν ἐπιπέμπεσθαι.
τὰ δὲ ὑπὸ Ἐρασιστράτου περὶ κινήσεως τῶν ἀρτηριῶν εἰ-
ρημένα ψευδῆ παντελῶς ἐστιν. πρὸ γὰρ τοῦ παύσασθαι
τῆς γεγυμνωμένης ἀρτηρίας τὴν κίνησιν ἐν τοῖς μετὰ τὸν
βρόχον μέρεσιν, ὅπερ οὐκ ἐχρῆν γίγνεσθαι πρὸ τοῦ βρόχον
αὐτῇ περιβαλεῖν, ἔνεστι θεάσασθαι πᾶσαν ἑνὶ χρόνῳ κινου-
μένην, οὐ τὸ μὲν αὐτῶν πρότερον μόριον, τὸ δ᾽ ὕστερον,
ὅπερ Ἐρασίστρατος βούλεται. καίτοι καὶ ταῦτ᾽ αὐτῷ δεινῶς
ἄτοπα. πρὶν μὲν γὰρ αἷμα περιέχειν αὐτὴν, ἴσως ἄν τις
οὕτως ὠκεῖαν εἶναι τὴν τοῦ πνεύματος φορὰν συνεχώρησεν,
ὡς λανθάνειν τὴν αἴσθησιν, ποῖά ποτ᾽ ἐστὶ μόρια τῆς ἀρτη-
ρίας τὰ διαστελλόμενα πρότερα· πεπληρωμένης δὲ αἵματος,
οὐκ ἐγχωρεῖ τὸ πνεῦμα τάχα οὕτως ὡς πρόσθεν ἀπὸ τῆς
καρδίας ἐπὶ τὰ πέρατα τῆς ἀρτηρίας διεξέρχεσθαι. ἀλλ᾽ εἰ
καὶ τοῦτο οὕτως ἔφην, ἴσως οὐ συγχωρήσειεν ἥ γε μετὰ τὸ
καταστῆναι τὸν κοῖλον κάλαμον εἰς τὴν ἀρτηρίαν τῶν κάτω
μερῶν αὐτῆς κίνησις, πρὶν περιβληθῆναι τὸν βρόχον. ἀκι-
νησία δὲ, περιβληθέντων, ἐναργῶς ἐνδείκνυται δύναμιν ἀπὸ

rentem, fed ob virtutem in tunicas tranfmiffam arterias
a corde moveri. Nam quae Erafiftratus de motu arteria-
rum prodidit, falfa prorfus funt.   Ante enim quam nu-
data arteria in partibus, quae ultra laqueum funt, mo-
veri defiftat, videre licet (quod nec fieri antea oporte-
bat, quam ea laqueo obligaretur), totam uno tempore mo-
veri, non autem hanc quidem partem prius, ut vult Era-
fiftratus, illam vero pofterius. Atque haec ipfi vehementer
abfurda contingunt. Nam fi prius, quam fanguis in arte-
rias veniret, aliquis forfitan concelliffet, celerite radeo fpi-
ritum in arterias ferri, ut, quaenam pars arteriarum
prius et quae pofterius attolleretur, fenfum lateret: cum
plenae fanguine fuerint, fieri non poteft, ut fpiritus
tam cito, ficut ante, a corde in extremas arterias perve-
niat. Quod fi hoc, ut dixi, aliquis forfan concederet:
faltem poft immiffionem concavi calami motus arteriae
ultra calamum, antea quam filum obftringas, et obftricto
filo quies ejusdem fubfecuta plane demonftrat, non cor-

καρδίας ἐπιπέμπεσθαι τοῖς χιτῶσι τῶν ἀρτηριῶν τὴν δια-
στέλλουσαν αὐτὰς, οὐχ ὕλην διὰ τῆς κοιλότητος. ὡς γὰρ
καὶ τὸν τοῦ ποδὸς δάκτυλον κινῆσαι προελόμενοι παρα-
χρῆμα κινοῦμεν αὐτόν, οὐ τὸν λογισμὸν ἔχοντες ἐν αὐτῷ
τῷ μορίῳ, διαδοθείσης δέ τινος ἐπ᾿ αὐτὸν ἐν ἀκαρεῖ χρόνῳ
δυνάμεως, οὕτω κἀπὶ τῆς καρδίας καὶ τῶν ἀρτηριῶν γίγνε-
ται. ταῖς μὲν γὰρ δυνάμεσι τὸ τάχος τῆς κινήσεως ὁμολο-
γεῖ, ταῖς δ᾿ ὕλαις ἀντιμαρτυρεῖ. ταῦτ᾿ εἴ τις φυλάττοιτο
θέσιν, ὡς Ἀριστοτέλης εἴωθε λέγειν, οἶδ᾿ ὅτι βεβαίως ἀπο-
δεικνύναι τὸ προκείμενον αὐτοῦ δόξει, μὴ φυλάττοντι δὲ
φιλονείκως ἅπερ ἔθετο, μήθ᾿ ὑπὸ τούτου πείθεσθαι μήθ᾿
ὑφ᾿ ἑτέρας ἀποδείξεως ἀναγκαῖόν ἐστιν, ἀλλὰ πρὸς τοῖς
φαινομένοις ἐξ ἀνατομῶν καταψεύδεσθαι. καὶ γράφουσι μὲν
πολλοὶ τρόπους τινὰς ἀνατομῶν, ὡς δείξειν ἐπαγγέλλονται
κενὰς αἵματος εἶναι τὰς ἀρτηρίας, εἶτ᾿ οὐδεὶς ἐξ αὐτῶν
ἀληθής ἐστιν. εἴρηται γὰρ δή που καὶ πρὸς Ἐρασιστράτου

pus aliquod per arteriarum concavitates a corde protrudi,
fed motricem qualitatem per earum tunicas ab eodem
fubmitti, quae illas diftendit. Ut enim, fi digitum pedis
movere decrevimus, ipfum ftatim movemus, non quia de-
cernens facultas in digito refideat, fed quia momento
temporis vis quaedam in eum tranfmittitur, ita et a cor-
de quaedam motrix facultas in omnes arterias illico de-
legatur: facultatibus enim movendi celeritas convenit,
corporibus eadem adverfatur. Hanc pofitionem fiquis,
ut Ariftoteles dicere folebat, tenuerit, quae propofuerit,
fcio, certe demonftrabit: fin contentionis cupidus tenere
noluerit, neque hac, neque alia demonftratione perfua-
deri poterit, et ab iis, quae in corporum diffectionibus
manifefte conftant, diffentire cogetur: etiamfi quafdam
diffecandi formulas aliqui confcripferint, in quibus fe
pollicentur arterias vacuas fanguine monftraturos, fed ubi
ad rem ventum eft, mendaces deprehenduntur: quod ta-
men mirum effe nemini debet, cum et Erafiftratus ipfe

πολὺ μείζονα. τούτων τοίνυν ἀναισχύντως ψευδόμενος ἐν
ταῖς ἀνατομαῖς, ἐξ ὧν πεπορισμένος, ἀλλ᾽ οὐκ ἦν εἰς το-
σοῦτο Ἐρασίστρατος ἀναίσχυντος, ὡς γράφειν ἐπιχειρεῖν, ἃ
δὴ ἰδεῖν ἦν ἀδύνατον.

longe majora fe monftraturum recipiat. Verum qui in
diffectione corporum mentitur, is nullam fibi fidei partem
relinquit: quanquam Erafiftratus nequaquam fuit adeo
impudens, ut ea fcribere fit aggreffus, quae a quoque
confpici nunquam poffent.

ΓΑΛΗΝΟΥ ΠΕΡΙ ΑΡΙΣΤΗΣ ΚΑΤΑΣΚΕΥΗΣ ΤΟΥ ΣΩΜΑΤΟΣ ΗΜΩΝ

ΒΙΒΛΙΟΝ.

Ed. Chart. VI. [1.]   Ed. Baf. I. (247.)

Κεφ. α'. Τίς ἡ ἀρίστη κατασκευὴ τοῦ σώματος ἡμῶν; ἀρά γε ἡ εὐκρατοτάτη, καθάπερ ἔδοξε πολλοῖς μὲν παλαιῶν ἰατρῶν τε καὶ φιλοσόφων; ἢ τὴν μὲν ἀρίστην ἀναγκαῖον εὐκρατοτάτην ὑπάρχειν, οὐ μὴν τήν γε εὐκρατοτάτην ἀρίστην ἐξ ἀνάγκης; ἡ μὲν γὰρ ἐκ θερμοῦ καὶ ψυχροῦ καὶ ξηροῦ καὶ ὑγροῦ σύμμετρος κρᾶσις ὑγεία τῶν ὁμοιομερῶν ἐστι μελῶν τοῦ σώματος ἡμῶν· ἡ δὲ ἐκ τούτων ἁπάντων

GALENI DE OPTIMA NOSTRI CORPORIS CONSTITVTIONE

LIBER.

Cap. I. Quaenam optima noſtri corporis conſtitutio eſt? Utrum quae temperatiſſima, quemadmodum pleriſque veteribus tum medicis tum philoſophis viſum eſt? An quae optima eſt, eam neceſſario temperatiſſimam eſſe oportet, non tamen, quae temperatiſſima, eam neceſſe eſt eſſe optimam? Nam ex calido, frigido, ſicco et humido commoderata temperies partium noſtri corporis ſimilarium ſanitas eſt; ex his vero omnibus ſimilaribus ani-

Ed. Chart. VI. [1. a.]   Ed. Baf. I. (247.)

διάπλασις τοῦ ζώου εν θέσει καὶ μεγέθει καὶ σχήματι
καὶ ἀριθμῷ τῶν συνθέντων ὑπάρχει. καὶ δόξειεν ἂν ἐγχω-
ρεῖν τὸ ἐκ τῶν πλείστων μορίων εὐκράτων συγκείμενόν τι
σῶμα παρὰ τὸ μέγεθος αὐτῶν ἢ τὸν ἀριθμὸν, ἢ τὴν διά-
πλασιν, ἢ τὴν πρὸς ἄλληλα σύνταξιν ἡμαρτῆσθαι. πειρα-
τέον οὖν ὑπὲρ ἁπάντων τούτων ἐφεξῆς διελθεῖν ἀρξαμένους
ἀπὸ τῶν ὀνομάτων, οἷς ἐξ ἀνάγκης χρώμεθα κατὰ τὸν λό-
γον, ἐπειδὴ καὶ περὶ τούτων ἐρίζουσί τινες, οἱ μὲν κατα-
σκευὴν ἀρίστην, οἱ δὲ διάθεσιν, οἱ δὲ σχέσιν, οἱ δὲ ἕξιν,
ἢ φύσιν σώματος, ἢ ὅπως ἂν ἑκάστῳ δόξειε λέγειν ἀξιοῦν-
τες. ἐγὼ δὲ [2] τὸ μὲν, ὡς ἄν τῳ παρασταίη, ποιεῖσθαι
τὴν ἑρμηνείαν οὐ μέμφομαι· τὸ δ᾽ ἐγκαλεῖν τοῖς ἑτέροις
ὀνόμασιν οὐκ ἐπαινῶ, τὴν πλείστην καὶ μεγίστην φρον-
τίδα τῶν πραγμάτων αὐτῶν, ὑπὲρ ὧν ὁ λόγος ἐστὶ, ἡγού-
μενος χρῆναι ποιεῖσθαι μᾶλλον ἢ τῶν ὀνομάτων. εἶτ᾽ οὖν
ἀρίστην κατασκευὴν σώματος, εἴτε διάθεσιν, εἴτε ἕξιν, εἴτε
σχέσιν, εἴτε φύσιν, εἴθ᾽ ὁπωσοῦν ἑτέρως ὀνομάζειν ἐθέλοι
τις, οὕτω θέμενος, ἐὰν ἀπό τε τῆς ὁμολογουμένης ἐννοίας

malis conformatio in fitu, magnitudine, figura et numero
compofitarum exiftit; atque fieri poffe videtur, corpus ali-
quod ex plurimis probe temperatis partibus compofitum ab
earum magnitudine, aut numero, aut figura, aut mutuo
ontextu delapfum effe. Conandum eft itaque deinceps de
his omnibus differere, a nominibus, quibus in oratione
neceffario utimur, fumpto exordio, quoniam de illis quoque
nonnulli contendunt. Hi namque ftatum optimum, illi dif-
pofitionem, alii conftitutionem, quidam habitum, aut cor-
poris naturam, vel quocunque modo vifum cuique fuerit,
appellant. Ego fane, qui interpretationem tradunt prout
libuerit aptiorem, non improbo. Illos autem, qui aliis
nominibus appellantes reprehendunt, non laudo, rerum
fummam curam, non dictionum habendam effe arbitra-
tus. Sive igitur quis optimam corporis conftitutionem, five
affectionem, five habitum, five difpofitionem, five natu-
ram, five alio qualicunque vocabulo nominet, ita ftatuat a
rei notione, cui omnes confentiunt, ducto exordio, dein-

ἄρξηται, καὶ προϊὼν ἐπὶ τὴν τῆς οὐσίας εὕρεσιν ἐν τάξει
τινὶ καὶ μεθόδῳ ποιῆται τὴν ζήτησιν, ἐπαινέσομαι τοῦτον
ἐγὼ πολὺ μᾶλλον, ἢ εἰ περὶ ὀνομάτων πάνδεινός τίς μοι
φαίνοιτο. καὶ τοίνυν καὶ ἡμεῖς οὕτως ποιῶμεν ἀπὸ τῆς κοι-
νῆς ἐννοίας ἀρξάμενοι, καὶ ταύτην διορισάμενοι μεθόδῳ
προΐωμεν ἐπὶ τὸ συνεχὲς τῆς σκέψεως.

Κεφ. βʹ. Τίς οὖν κοινὴ πᾶσιν ἀνθρώποις ἐστὶν ἔν-
νοια ἀρίστης κατασκευῆς σώματος; ἀκοῦσαι μὲν γὰρ ἔστιν
οὐχ ὁμοίως αὐτῶν λεγόντων τῇ λέξει, νοούντων δ᾽ ἁπάντων
ἓν καὶ ταὐτὸν πρᾶγμα. τὸ γοῦν ὑγιεινότατον σῶμα πάν-
τες μὲν ἑξῆς ἐπαινοῦσιν, ὥσπερ οὖν καὶ τὸ εὐεκτικώτατον,
εἰς ἓν πρᾶγμα βλέποντες ἀμφότεροι, καὶ τούτῳ τὴν διά-
νοιαν ἐπιβαλόντες, οὐ μὴν οὔτε διηρθρωμένως αὐτὸ νοοῦν-
τες οὔθ᾽ ἑρμηνεῦσαι σαφῶς ἐπιστάμενοι. καὶ γὰρ καὶ τὰς
ἐνεργείας ἁπάντων τῶν τοῦ σώματος μορίων εὐρώστους ἔχειν
ἀξιοῦσι, καὶ μὴ ῥᾳδίως ὑπὸ τῶν νοσωδῶν αἰτιῶν νικᾶσθαι.
τούτων δὲ τὸ μὲν ἐν ταῖς ἐνεργείαις κατὰ φύσιν ὑγεία, τὸ
δὲ μετὰ ῥώμης τινὸς εὐεξία. κοινὸν δ᾽ ἀμφοῖν τὸ μὴ

de ordine et methodo quadam fubftantiae inventionem
moliatur, hunc ego longe majore laude dignum puto,
quam fi in nominibus callidus plane et difertus effe vi-
deatur. Quin ergo nos etiam a communi notione orfi,
ejufque diftinctione facta, compendiofa quadam ratione
ad difputationis confequentia procedamus.

Cap. II. Quae ergo communis omnibus hominibus
optimae corporis noftri conftitutionis eft notio? Audire
namque licet dictione eos diffentire, rem vero unam et
eandem omnes intelligere. Saluberrimum itaque corpus
omnes laudant, quemadmodum et optimo praeditum ha-
bitu, quod *habitiffimum appellamus*, ad unam rem utri-
que refpicientes, eique animum adhibentes; quanquam
recte ad amuffimque illam non intelligant, nec inter-
pretari manifefte fciant. Etenim etiam omnium corporis
partium validas fe habere actiones exiftimant, nec a mor-
borum caufis facile fuperari; quorum illud in actionibus
fecundum naturam fanitas eft, alterum cum robore quo-

Ed. Chart. VI. [2.]   Ed. Baf. I. (247.)

ῥᾳδίως ἁλίσκεσθαι νόσοις. ὥστε εὐεκτικὴ μὲν πάντων ἐστὶν
ἡ ὑγιεινοτάτη κατάστασις, ἧς ἅπαντες ἄνθρωποι γλίχονται·
συμβέβηκε δ᾽ αὐτῇ τό τ᾽ ἐν ταῖς ἐνεργείαις κατωρθωμένον
καὶ τὸ δύσλυτον. ταύτῃ τοι καὶ δεόντως εὐεξία κέκληται.
ἐμφαίνονται μὲν ἤδη καὶ αὐτοῦ τοῦ τῆς ἕξεως ὀνόματος τὸ
μόνιμόν τε καὶ δύσλυτον, οὐ μὴν ἀλλ᾽ ἐπὶ μᾶλλον ἔτι τοῦ
τῆς εὐεξίας, ὡς ἂν ἀρίστης τινὸς ἕξεως ὑπαρχούσης. ὥστε
καὶ κατασκευὴν ἀρίστην σώματος εἴτε τὴν ὑγιεινοτάτην
εἴτε τὴν εὐεκτικωτάτην εἴποιμεν, οὐχ ἁμαρτησόμεθα, καὶ
κρινοῦμεν αὐτὴν τῷ δυσλύτῳ τῶν κατωρθωμένων ἐνεργειῶν.
ἐπεὶ δὲ τοῦτ᾽ ἤδη διώρισται, σκεπτέον ἐφεξῆς, ἥτις ἐστὶν
ἡ οὐσία τῆς τοιαύτης τοῦ σώματος ἕξεως. ἀρχὴ δὲ κἀν-
ταῦθα τῆς εὑρέσεως, εἰ ζητήσαιμεν, ὅπως διακειμένου τοῦ
σώματος ἐνεργοῦμεν ἄριστα. χρὴ τοίνυν εἰς τοῦτο τῶν ἤδη
δεδειγμένων ἐν ἑτέροις ὑπομνήμασιν ἀναμνησθῆναι· πρῶτον
μὲν, ὡς ἐκ θερμοῦ καὶ ψυχροῦ καὶ ξηροῦ καὶ ὑγροῦ τὰ

dam bonus habitus, feu euexia. At commune utrifque
eft, morbis non facile corripi. Quare boni habitus eft
omnium faluberrima corporis conftitutio, quam univerfi
mortales expetunt. Accidit huic probe actiones obire et
quae difficile folvuntur; unde etiam euexia (bona ha-
bitudo) merito vocata eft. Declaratur quidem jam et
ipfius habitus nominis ftabilitas et folutu difficilis con-
ftantia, imo magis adhuc vocabuli euexiae, quum op-
tima quaedam habitudo exiftat. Quare etiam optimam
corporis conftitutionem five faluberrimam, five habitiffi-
mam eam dixerimus, erroris nihil erit et ipfam ex fo-
lutu difficili actionum integritate aeftimabimus. Quoniam
vero id jam diftinximus, confiderandum deinceps venit,
quaenam hujufce corporis habitudinis fubftantia exiftat.
Hinc autem inventionis initium fe offeret, fi quaefierimus,
qua corporis difpofitione optime functiones obeamus.
Oportet igitur ad praefentem difputationem repetere ea,
quae aliis in commentariis tradidimus. Primum, quod
corpora noftra ex quatuor temperata funt elementis, ca-

ΚΑΤΑΣΚΕΤΗΣ ΤΟΥ ΣΩΜΑΤΟΣ. 741

Ed. Chart. VI. [2. 3.]   Ed. Baf. I. (247.)

σώματα ἡμῶν κέκραται. δέδεικται δὲ περὶ τούτου ἐν τῇ
περὶ τῶν καθ᾽ Ἱπποκράτην στοιχείων πραγματείᾳ. δεύτερον
δὲ τοῦ διορίσασθαι τὰς κράσεις τῶν μορίων. εἴρηται δὲ
καὶ περὶ τούτων ἐν τοῖς περὶ τῶν κράσεων ὑπομνήμασιν.
ἐφεξῆς δὲ τούτων, ὡς ἕκαστον μὲν τῶν ὀργανικῶν τοῦ σώ-
ματος μελῶν ἓν ἔχει τῶν ἐν ἑαυτῷ μορίων αἴτιον τῆς ἐνερ-
γείας, τὰ δ᾽ ἄλλα σύμπαντα τὰ πληροῦντα τὸ πᾶν ὄργα-
νον ἐκείνου χάριν ἐγίνετο. δέδεικται δὲ καὶ περὶ τούτων
αὐτάρκως ἐν τῇ περὶ χρείας μορίων πραγματείᾳ. εἴη ἂν οὖν
ἀρίστη κατασκευὴ τοῦ σώματος, ἐν ᾗ τὰ ὁμοιομερῆ πάντα
(καλεῖται δ᾽ οὕτως δηλονότι τὰ πρὸς αἴσθησιν ἁπλᾶ) τὴν
οἰκείαν ἔχει [3] κρᾶσιν. ἡ δὲ ἐκ τούτων ἑκάστου τῶν ὀρ-
γανικῶν σύνθεσις ἔν τε τοῖς μεγέθεσιν αὐτῶν, καὶ τοῖς
πλήθεσι, καὶ ταῖς διαπλάσεσι, καὶ ταῖς πρὸς ἄλληλα συν-
τάξεσιν ἐμμετρότατα κατεσκεύασται. ὅ τι γὰρ ἁπάσαις ταῖς
ἐνεργείαις ἄριστα διάκειται, τοῦτο καὶ δυσπαθέστατον εἶναι
ἁπάντων τῶν ἄλλων σωμάτων οὐ χαλεπῶς ἄν τις ἐξεύροι.
ὃ γὰρ ἂν ἐνεργῇ μόριον ἄριστα, τοῦτο τῆς μὲν τῶν ὁμοιο-

lido, humido, frigido et ficco. De hac re oftenfum eft
nobis in libro, quem de Elementis ex Hippocratis fen-
tentia confcripfimus. Deinde quomodo partium tempera-
menta diftinguas; de quibus etiam in libris de Tempera-
mentis verba fecimus. Poftremo quod organica quaeque
pars unam in fe particulam contineat, actionis caufam;
reliquae vero omnes, quae totum abfolvunt inftrumentum,
illius gratia creatae funt. Dictum eft de his abunde fa-
tis in commentario de ufu partium. Erit itaque corporis
ftatus, in quo fimilares partes omnes (vocantur autem fic
videlicet fenfu fimplices) propriam ac familiarem habent
temperaturam. At inftrumenti cujusque ex his compofitio
magnitudine illarum, numero, conformatione et mutuo in-
ter fe contextu longe moderatiffimo confiftit. Quod enim op-
time omnes functiones obit, hoc etiam inter alia univerfa
corpora minime affectioni obnoxium effe, nemo non fa-
cile invenerit. Nam quae pars probiffime fuo fungitur

Ed. Chart. VI. [3.]   Ed. Baf. I. (247.)

μερῶν εὐκρασίας καὶ τῆς τῶν ὀργάνων συμμέτρου κατα-
σκευῆς ἔκγονον ὑπάρχει. τοιοῦτον δέ ἐστι τὸ προειρημένον
σῶμα· δῆλον οὖν ὡς ἐνεργήσει πάντων ἄριστα. ὅτι δὲ καὶ
δυσπαθέστατόν ἐστιν, ᾧδ᾽ ἂν μάλιστα μάθοις.

Κεφ. γ'. Αἱ βλάβαι τοῖς σώμασιν ἡμῶν, αἱ μὲν ἀπὸ
τῶν ἔξωθεν αἰτιῶν, αἱ δ᾽ ἀπὸ τῶν τῆς τροφῆς ὁρμῶνται
περιττωμάτων. αἱ μὲν ἀπ᾽ αὐτῶν τῶν ἔξωθεν αἰτιῶν
ἐγκαυθεῖσί τε καὶ ψυχθεῖσιν, ὑγρανθεῖσί τε καὶ ξηρανθεῖσι
πέρα τοῦ προσήκοντος. ἐν τούτῳ δὲ τῷ γένει καὶ κόπους,
καὶ λύπας, καὶ ἀγρυπνίας, καὶ φροντίδας ὅσα τ᾽ ἄλλα τοι-
αῦτα θετέον. ἀπὸ δὲ τῶν τῆς τροφῆς περιττωμάτων διτ-
ταὶ μὲν κατὰ γένος, ὅτι καὶ ταῦτα διττά, τὰ μὲν τῷ ποσῷ,
τὰ δὲ τῷ ποιῷ διοχλοῦνται, πολυειδεῖς δὲ κατ᾽ εἶδος.
ὅτι μὲν οὖν τοῖς ἔξωθεν αἰτίοις τὸ συμμέτρως διακείμενον
σῶμα δυσάλωτόν ἐστι, πρόδηλον μὲν κἀξ αὐτῆς τῆς
εὐκρασίας, χαλεπῶς καὶ μόγις εἰς ἀμετρίαν κράσεως
ἀφικνουμένης τῷ πάντη τῶν ἄκρων ἀφεστάναι πλεῖστον.

munere, haec fimilarium temperiei et commoderatae in-
ftrumentorum ftructurae foboles exiftit.   Hujufmodi vero
corpus eft, cujus mentionem prius fecimus.   Unde liquet,
optime ipfum officio effe functurum.   Quod autem ab af-
fectionibus tutiffimum fit, hac ratione potiffimum di-
diceris.

Cap. III.   Laefiones corporibus noftris aliae quidem
ab externis caufis, aliae vero ab alimenti excrementis
proveniunt.   Ab externis quidem caufis ut praeter modum
aeftuantibus, refrigeratis, humectatis et exiccatis.   Quo in
genere etiam laffitudo, triftitia, vigilia, cura aliaque id ge-
nus ponenda funt.   Ab alimentorum excrementis duplex
genere laefio provenit, quoniam et haec duplici modo
noxam inferunt, puta quantitate et qualitate; fpecie vero
multiplex. Quod itaque ab externis caufis corpus commo-
derate conftitutum difficile corripiatur, liquido conftat ex
ipfa eucrafia, quae difficile et vix in temperamenti in-
conunoderationem prolabitur, eo quod plurimum adeo a

οὐ μὴν ἀλλὰ καὶ ἐκ τοῦ καλῶς ἐνεργεῖν ἄριστʼ ἄν εἴη
παρεσκευασμένον εἰς δυσπάθειαν, ἥκιστα καμάτοις ἁλισκό-
μενον. ὑπάρχει δʼ εὐθὺς τῷ τοιούτῳ σώματι καὶ εὐχυμό-
τατον τῶν ἄλλων ἁπάντων εἶναι, ὥστε καὶ λύπης, καὶ θυ-
μοῦ, καὶ ἀγρυπνίας, καὶ φροντίδος, ὄμβρων τε καὶ αὐχμῶν,
καὶ λοιμῶν, καὶ πάντων ἁπλῶς εἰπεῖν τῶν νοσερῶν αἰτιῶν
ῥᾷον τῶν ἄλλων ἀνέξεται σωμάτων. μάλιστα γὰρ δὴ τὰ κα-
κόχυμα πρὸς τῶν τοιούτων αἰτιῶν ἐξελέγχεται ῥᾳδίως, ὡς
ἂν ἤδη καὶ καθʼ ἑαυτῶν πλησίον ἠκουσῶν νόσων. οὕτω
μὲν ὑπὸ τῶν ἔξωθεν ἡμῖν προσπιπτόντων καὶ λυπούντων
τὸ σῶμα δυσαλωτότατός ἐστιν ἡ εἰρημένη διάθεσις. ὅτε
δὲ οὐδʼ ὑπὸ τῶν τῆς τροφῆς περιττωμάτων εὐάλωτος ὑπάρ-
χει νόσοις, ᾧδʼ ἂν μάλιστα καὶ τόδε μάθοις, εἰ λογίσαιο
μήτε πλῆθος ἐν τῇ τοιαύτῃ φύσει μήτε κακοχυμίαν οὐδε-
μίαν ἢ ἀθροίζεσθαι ῥᾳδίως, ἢ ἀθροισθεῖσαν λυμαίνεσθαί
τι τοῖς ζώοις. ἥ τε γὰρ συμμετρία τῶν φυσικῶν ἐνεργειῶν
πρὸς ἀλλήλας καὶ ἡ καθʼ ἑκάστην αὐτῶν ἀρετὴ καὶ γί-

fummis receſſerit. Praeterea vero quod probe actio-
nibus fungatur, optime ad dyſpathiam conſtitutum erit,
ut quod morbis minime corripiatur. Contingit vero hu-
juſmodi corpori prae aliis omnibus optimi eſſe ſucci;
proindeque triſtitiam, iram, vigilias, curam, imbres,
ſqualorem, peſtilentiam, omneſque, ut ſummatim di-
cam, cauſas morbiferas ex facili magis quam alia
corpora ſuſtinebit. Nam quae vitioſi maxime ſunt
ſucci ſeu cacochyma, hujusmodi cauſis prompte ſubji-
ciuntur, ut quae jam etiam per ſe oborientibus morbis
ſint proxima. Sic quidem ab illis, quae extrinſecus oc-
curſant, corpusque infeſtant, difficillime corripitur prae-
dicta diſpoſitio. Quod vero ab alimenti excrementis
morbis non facile corripiatur, hunc in modum praecipue
diſcas, ſi conſideres, neque plenitudinem, neque ſuccorum
pravitatem ullam in hujusmodi natura aut facile colligi
poſſe, aut collectam laeſionem aliquam animantibus ad-
ferre. Naturalium etenim inter ſe actionum ſymmetria et
cujusque earum integritas excrementa gigni prohibet,

γεσθαι κωλύει τὰ περιττώματα, καὶ γεννώμενα ῥᾳδίως
ἐκκρίνει, κἂν εἰ μείνειε (248) δέ ποτε μέχρι πλείονος,
ἥκιστα νικᾶται πρὸς αὐτῶν. τὸ μὲν γὰρ ὑπὸ τῶν νοσερῶν
αἰτιῶν ῥᾳδίως νικᾶσθαι ταῖς ἀσθενέσι τε καὶ δυσκράτοις
φύσεσιν ὑπάρχει, τὸ δ᾿ ἀντέχειν ἐπὶ πλεῖστον ταῖς εὐκρά-
τοις καὶ ἰσχυραῖς, ὁποίαν εἶναι τὴν ἀρίστην ἔφαμεν. ἔχεις
δ᾿ αὐτῆς ἐν μὲν τοῖς περὶ κράσεων ὑπομνήμασιν ὡς εὐκρά-
του τὰ γνωρίσματα, κατὰ δὲ τὸ ἑπτακαιδέκατον τῆς περὶ
χρείας μορίων ὡς συμμέτρως ἐχούσης τοῖς ὀργανικοῖς μορίοις,
καὶ νῦν δ᾿ ἂν οὐδὲν ἧττον ἐκ τῶν νῦν εἰρησομένων ἀναμνη-
σθείης αὐτῶν. ἐπειδὴ γὰρ οὐκ ἐστενωμένον, οὐδ᾿ ἁπλοῦν
ἀκριβῶς, οὐδ᾿ ἄτμητον πρᾶγμα τὴν ὑγείαν ἐδείξαμεν ἐν τοῖς
περὶ αὐτῆς λόγοις, [4] ἀλλ᾿ εἰς ἱκανὸν πλάτος ἐκτείνεσθαι
δυναμένην, δοκεῖ μοι καλῶς ἔχειν, εἰ μέλλει χρήσιμος ὁ
λόγος ἔσεσθαι τοῖς ἐργαζομένοις τὴν τέχνην, μὴ μόνον τὸ
σπάνιον ἐν αὐτῷ σῶμα καὶ οἷον παράδειγμα τοῦ Πολυ-
κλείτου κανόνος ἐν τῷ λόγῳ πλάττειν, ἀλλὰ καὶ τῶν ἀπο-
λειπομένων μὲν αὐτοῦ κατά τι, μὴ μέντοι κατάφωρον ἤδη

aut generata facillime excernit. Infuper fiquando lon-
giore temporis fpatio remanferint, nequaquam ab eis vin-
citur; imbecilles enim naturae et intemperatae facile a
morborum caufis fuperantur. Temperatae ac validae,
qualem optimam effe diximus, folae plurimum refiftere
poffunt. Habes autem ejus, nempe temperatae, notas in
libris de temperamentis ac in decimo feptimo de par-
tium ufu ejufdem, veluti quae in partibus organicis fym-
metriam occupet. Atque nihilominus ex his, quae mox
dicentur, meminiffe illorum poteris. Quandoquidem non
anguftam, nec plane fimplicem, nec rem infectilem, fa-
nitatem interpretati fumus in libro de illa tuenda, fed
quae in latitudinem amplam fatis extendi poffit, bene
habet meo judicio, fi liber utilis futurus fit artem exer-
centibus, non folum rarum in eo corpus et velut Poly-
cleti regulae exemplum in fermone fingere formareque,
fed etiam eorum meminiffe, quae ab hujus perfectione

καὶ μέγα τὸ σφάλμα κεκτημένων ἀναμνησθῆναι. τό τε γὰρ
ἑτοίμως γνωρίζειν τὴν ἀρίστην κατασκευὴν τοῦ σώματος, εἰ
καὶ σπανίως ἡ γένεσις αὐτοῦ, κάὶ τὸ τὰς ἄλλας ἁπάσας,
αἷς ὁμιλοῦμεν ὁσημέραι, διαγινώσκειν ῥᾳδίως οὕτως ἂν μά-
λιστα ἡμῖν ὑπάρξαι. τὸ μὲν γὰρ ἄκρως ἐν ἅπασι κατωρ-
θωμένον, ὡς μήτε τῶν ὁμοιομερῶν μήτε τῶν ὀργανικῶν
μορίων μηδὲν ἔχειν ἀμέτρως διακείμενον, οὐ πάνυ τι
συνεχῶς, ἀλλ' ἐν μακροτέραις χρόνων περιόδοις εἴωθε γί-
νεσθαι, τὸ δ' ἀπολειπόμενον βραχὺ τοῦδε κἂν συνεχῶς
θεάσαιο.

Κεφ. δ'. Τὸ μὲν οὖν ἀκριβῶς εὔκρατον μέσον ἐστὶν
ἁπλοῦ τε καὶ σκληροῦ, καὶ δασέος καὶ ψιλοῦ τριχῶν, καὶ
φλέβας εὐρείας ἔχοντος ἢ στενάς, καὶ σφυγμοὺς μεγάλους
ἢ μικρούς. τὸ δ' ἀκριβῶς σύμμετρον τοῖς ὀργανικοῖς μο-
ρίοις ἐνὶ κεφαλαίῳ περιληφθὲν, οἷός περ ὁ Πολυκλείτου κανὼν
ὑπάρχειν ἐλέγετο. ὅσα δὲ ἤδη θερμότερα τοῦ προσήκοντός
ἐστιν, οὐ μὴν πολλῷ γε, ψυχρότερα δὲ καὶ ὑγρότερα καὶ

paulum deficiunt, non tamen evidenter adeo declinare
deprehenduntur. Nam optimam corporis conftitutionem
prompte cognofcere raro contingit; item alias omnes il-
lorum, quibufcum quotidianam agimus confuetudinem, ex
facili difcernere hac ratione minus eft integrum. Et-
enim fumma in omnibus fanitatis perfectio, ut nec fimi-
laris, nec organica pars ulla immoderatam difpofitionem
obtineat, non adeo affidua, fed per longiores temporum
circuitus adeffe confuevit. Eam vero, quae ab illa paulu-
lum deficiat, frequenter videre licet.

Cap. IV. Quod igitur exacte temperatum dicimus,
in medio plane eft, ita ut nec hirfutum id merito dixe-
ris, nec glabrum, fed nec molle, nec durum, nec ni-
grum, nec candidum; adde etiam nec venis amplis, nec
obfcuris, nec pulfibus magnis, nec exiguis. Porro quod
compofitarum partium fymmetriam habet, uno verbo ceu
Polycleti regula effe dicitur. Quae vero jam calidiores
jufte funt, non tamen multo, fed frigidiores, humidiores

Ed. Chart. VI. [4.]   Ed. Baf. I. (248.)

ξηρότερα μετρίως, καίτοι μέρος ἕν οὐκ ὀρθῶς διαπεπλασμέ-
νον ἔχοντα, ταῦτα σύμπαντα καὶ πλεονεκτεῖν ἐνίοτε τοῦ συμ-
μέτρου δόξειεν. αὐτίκα τὸ μὲν σκληρότερον αὐτοῦ σῶμα
δυσπαθέστερόν ἐστιν ἅπασι τοῖς ἔξωθεν αἰτίοις, τὸ δ᾽
ἀπαλώτερον τοῖς ἔνδοθεν. οὕτω δὲ καὶ τὸ μὲν πυκνότε-
ρον τοῖς ἔξωθεν, τὸ δὲ ἀραιότερον τοῖς ἔνδοθεν. τὸ
γοῦν ὑφ᾽ Ἱπποκράτους εἰρημένον ἐν τῷ περὶ τροφῆς· Ἀραιό-
της σώματος εἰς διαπνοήν, οἷς πλεῖον ἀφαιρέεται, ὑγιεινό-
τερον, οἷς ἔλασσον, νοσωδέστερον· περὶ τῶν ἐκ τῆς τροφῆς
περιττωμάτων εἰς ὑγείαν καὶ νόσον συντελούντων εἴρηται.
οὐ γὰρ δή γε περὶ τῶν ὑγιεινῶν ἁπλῶς ἢ νοσερῶν σωμά-
των ἐν ἐκείνῳ τῷ βιβλίῳ προὔκειτο λέγειν αὐτῷ, ἀλλὰ περὶ
πάντων τῶν ἐκ τῆς τροφῆς γινομένων ἀγαθῶν τε καὶ κα-
κῶν τὸν λόγον ποιούμενος εὐλόγως ἐμνημόνευσε καὶ τῶν,
ὅσον ἐπὶ τοῖς ἐξ αὐτῶν περιττώμασιν, ὑγιεινῶν καὶ νοσερῶν
σωμάτων. τὸ μὲν γὰρ ἀραιότερον ὑγιεινότερον, ὅσον ἐπὶ
τοῖσδε, τὸ δὲ πυκνότερον νοσερώτερον. ἔμπαλιν δὲ τοῖς
ἔξωθεν αἰτίοις ἅπασιν τὸ μὲν ἀραιότερον εὐαλωτότερον,

et ficciores modice, unam licet partem non recte forma-
tam habeant, hae univerfim fimul mediocritatem inter-
dum excedere videbuntur. Jam vero durior ejus pars
omnibus affectuum caufis exterioribus minus offenditur,
mollior internis; pari modo denfior externis, rarior in-
ternis. Hic illud Hippocratis dictum in libro de Alimen-
tis, *Raritas corporis ad perfpiratum, quibus major adeft,*
falubrior, quibus minor eft, fecus, de nutrimenti excre-
mentis, quae ad fanitatem vel morbum momentum ad-
ferunt, dictum accepimus. Non enim de fanis abfoluto
fermone vel morbofis corporibus in commentario illo
ftatuit dicere, fed de omnibus, quae vel bonitatem, vel
vitia ex nutrimentis fibi conciliant, verba faciens, merito
commeminit etiam illorum, quae fana aut aegra ex ali-
mentorum recrementis evaferint. Nam quantum ad haec
attinet, quo corpus magis rarum, hoc falubrius vivit,
quo denfum magis, hoc morbis facilius corripitur. E con-
trario rarum externis omnibus caufis magis opportunum

τὸ δὲ πυκνότερον δυσπαθέστερον. ὥστε τὸ σύμμετρον
σῶμα πρὸς τοῖς ἄλλοις ἀγαθοῖς οὐδ᾽ ἀραιὸν ἢ πυκνὸν
ἔχομεν εἰπεῖν, ἀλλ᾽ ὥσπερ τῶν ἄλλων ὑπερβολῶν μέσον,
οὕτω καὶ τῶνδε πλεονεκτεῖ κατά τι τῶν ὑπερβαλλόντων
ἑκάτερον. τὸ μὲν γὰρ πυκνότερον ἧττον τοῖς ἔξωθεν αἰ-
τίοις εὐάλωτον, τὸ δ᾽ ἀραιότερον τοῖς ἔνδοθεν. ἀμφοτέ-
ροις δὲ δυσάλωτον ἀκριβῶς μὲν οὐκ ἂν εὕροις οὐδὲν, με-
τρίως δέ πως τὸ μέσον ἁπασῶν τῶν ὑπερβολῶν, ὃ δὴ καὶ
πάντων σωμάτων ὑγιεινότατον εἶναί φαμεν. οὕτω δὲ καὶ
τὸ μὲν ξηρότερον τοῦ συμμέτρου σώματος τοῖς ὑγραίνουσιν
αἰτίοις ἅπασίν ἐστι δυσαλωτότερον, τὸ δ᾽ ὑγρότερον τοῖς
ξηραίνουσιν. ὥσθ᾽, ὅπερ μοι ἐλέχθη μικρῷ πρόσθεν, οὐ
πάντα πάντων ἐστὶ δυσπαθέστατον [5] τὸ μέσον, ἀλλ᾽ ἑκά-
στου μὲν καθ᾽ ἕν τι χεῖρον, ἁπάντων δὲ αἱρετώτατον. ὅτι
δ᾽ οὐκ ἀναγκαῖον, ἢ μέγα τὸ τοιοῦτον, ἢ μικρὸν, ἢ μέσον
ὑπάρχειν, εἴρηται μὲν κἂν τοῖς περὶ κράσεων, οὐδὲν δ᾽ ἧτ-
τον εἰρήσεται καὶ νῦν· ὡς τὸ μὲν μέγα καὶ διὰ πλῆθος
ὕλης, τὸ δὲ σμικρὸν καὶ διὰ βραχύτητα γίνεται τοιοῦτον,

eft, denfum minus. Proinde fymmetron corpus, hoc
eft moderatum, praeter alia bona nec rarum nec den-
fum poffumus dicere, fed quemadmodum aliorum excef-
fuum medium eft, fic et horum. At vincit aliquatenus
utriusque corporis excellentiam. Siquidem denfius mi-
nus exterioribus caufis obvium eft, rarius internis. Sed
quod ab utrisque aegre corripiatur, nullum invenias. Me-
diocriter autem id, quod univerforum exceffuum medium
eft, quod etiam omnium corporum faluberrimum effe di-
cimus. Hoc modo ficcius mediocri humidorum caufis
omnibus, humidius ficcioribus minus objicitur. Quapro-
pter, quod antea diximus, non omnibus difficilius afficitur
medium, fed fingulis quidem una aliqua re inferius, om-
nium autem maxime eligendum. Caeterum, quod non
vel magnum hujufmodi, vel parvum, vel medium effe
requiritur, oftenfum mihi eft in opere de temperamentis.
Quin et nunc dicetur. Nam magnum propter materiae
copiam, parvum ob paucitatem tale redditur, quemad-

ὥσπερ ἀνδριὰς μέγας μὲν ἐκ χαλκοῦ πολλοῦ, μικρὸς δὲ
ἐξ ὀλίγου, σύμμετρον δ' εἶναι τοῖς μορίοις ἑκάτερον οὐδὲν
κωλύει. καὶ δὴ καὶ σῶμα τὸ μὲν μήτ' εἶναι πυκνὸν ἐπι-
δήλως, μήτ' ἀραιὸν, μήτε σκληρὸν, μήτε μαλακὸν, μήτε
λάσιον, μήτε ψιλὸν, εὐκρατότατόν ἐστιν, ὁπηλίκον ἦν με-
γέθει· εἰ δὲ καὶ τὰς συμμετρίας τῶν ὀργανικῶν μορίων τὰς
πρὸς ἄλληλα σώζοι, κάλλιστόν τε ἂν οὕτως ἰδέσθαι κα-
τωρθωμένον τελέως ἐν τῇ κατασκευῇ ὑπάρχον. τὸ δὲ μεῖζον
τοῦ δέοντος, ἢ σμικρότερον, κατὰ διττὰς αἰτίας γίνεται·
τὸ μὲν μεῖζον ἢ διὰ πλεονεξίαν ὑγρότητος, ἢ ὕλης, τὸ δ'
ἔλαττον ἢ διὰ ξηρότητα κρατοῦσαν, ἢ ὕλης ἔνδειαν. αὔξη-
σις μὲν γὰρ, ἔστ' ἂν τὰ ὀστᾶ κρατυνθῇ, κρατύνεται δὲ ἐπὶ
σμικρῷ μεγέθει δι' ὕλης ἔνδειαν ἢ ξηρότητα. ὥστε οὐχ
ἁπλῶς οὔτε τὸ μέγεθος ὑγρότητος σημεῖον οὔθ' ἡ σμι-
κρότης ξηρότητος. παύεται γὰρ τῆς αὐξήσεως ἢ πρωϊαίτε-
ρον ἢ ὀψιαίτερον ἕκαστον ἐπὶ διττῇ προφάσει. ὥστε ἀλλ'
εἰ μὲν τὸ μέγα, καὶ μαλακὸν εὐθὺς ὑπάρχει, τὸ δὲ σμικρὸν,
σκληρὸν, εἴη ἂν οὕτω τὸ μὲν ὑγρὸν, τὸ δὲ ξηρόν. ἀλλ' εἰ

modum ſtatua magna ex aere multo, parva ex pauco.
Symmetrum vero particulis utrumque eſſe nihil prohibet.
Quinetiam corpus eo, quod neque denſum, neque rarum,
neque durum, neque inſigniter ſit molle, neque hirſutum,
neque glabrum, temperatiſſimum eſt, quantamcunque
magnitudinem habuerit. Si vero partium organicarum ſymm-
metrias ſervet invicem, optime utique comparatum abſolu-
teque conſtructum ita ad functiones obeundas viderimus. At-
qui juſto majus aut minus duplici cauſa redditur. Majus
vel ob humoris vel materiae exuberantiam, minus propter
ſiccitatem praepollentem aut materiae penuriam. Augmen-
tum enim eſt, donec oſſa corroborentur. At corroborantur
exigua magnitudine propter materiae defectum vel ſiccita-
tem. Quamobrem non abſolute neque magnitudo humoris,
neque parvitas ſiccitatis indicium eſt. Ceſſat enim quod-
que ab incremento vel maturius vel ſerius duplici occa-
ſione. Quare, ſi magnum, molle etiam ſtatim eſt, ſi par-
vum, durum: ſic humidum hoc, illud ſiccum. Ubi autem

ταῦτα ἀχώριστα, περιττὸν εἰς μέγεθος ἢ σμικρότητα βλέ-
πειν· ἀρκεῖ γὰρ τὰ τῶν κράσεων ἴδια γνωρίσματα. διήρη-
ται δὲ ἐπὶ πλέον ὑπὲρ αὐτῶν ἐν τοῖς περὶ κράσεων. εἴπερ
οὖν ταῦθ᾽ οὕτως ἔχει, τὴν ἀρίστην κατασκευὴν ἐν δυοῖν
τούτοιν θετέον, εὐκρασίᾳ μὲν τῶν ὁμοιομερῶν, συμμετρίᾳ
δὲ τῶν ὀργανικῶν.

haec feparari non poffunt, fupervacuum eft ad magnitu-
dinem vel parvitatem refpicere.   Nam temperamentorum
notae propriae fufficiunt.   Porro difputamus de iis copio-
fius in libris de temperamentis.   Jam fi haec ita fe ha-
bent, optima corporis conftitutio in duobus iftis ponenda
venit, nempe proba fimilarium temperie, inftrumentari-
arum vero fymmetria.

ΓΑΛΗΝΟΥ ΠΕΡΙ ΕΥΕΞΙΑΣ

ΒΙΒΛΙΟΝ.

Τὸ τῆς ἕξεως ὄνομα κατὰ παντὸς ἐπιφέρειν εἰθίσμε-
θα τοῦ μονίμου τε καὶ δυσλύτου, καὶ οὐδὲν μᾶλλον ἐπαι-
νοῦντες, ἢ ψέγοντες. ἀλλ᾽ ὕταν εὐεξίαν ἢ καχεξίαν εἴπω-
μεν, ἤδη τηνίκαῦτα διορίζομεν, ὁποίαν τινὰ τὴν ἕξιν εἶναί
φαμεν. ἀγαθὴ μὲν οὖν ἁπλῶς ἕξις ἐν ἀρίστῃ κατασκευῇ
γίνεται σώματος, οὐχ ἁπλῶς δὲ καὶ καθ᾽ ἑκάστην φύσιν
σώματος. ἡ μέντοι καχεξία περὶ πᾶσαν συνίσταται κατα-

GALENI DE BONO HABITV

LIBER.

Habitus nomen de omni firmo et diffolutu difficili
ufurpare confuevimus, nihil eo magis vel laudantes, vel
reprobantes. At quum bonum aut pravum habitum, feu
euexiam ve lcachexiam diximus, jam tum, qualis fit ha-
bitus, diftinguimus et pronunciamus. Bonus itaque fim-
pliciter habitus in optima corporis conftitutione eft, non
vero fimpliciter et in quaque corporis natura. Malus
fane in omni corporis ftatu confiftit, five fimpliciter di-

Ed. Chart. VI. [6.]   Ed. Baf. I. (248. 249.)

σκευὴν σώματος, εἴθ᾽ ἁπλῶς, εἴτ᾽ ἐν τῷ πρός τι λέγοιτο. χρὴ τοίνυν ἀναμνησθῆναι τῶν περὶ ἀρίστης κατασκευῆς εἰρημένων ἰδίᾳ τὸν βουλόμενον ἀκριβῶς ἐπιγνῶναι, τί ποτέ ἐστιν ἁπλῶς εἰπεῖν εὐεξία. πλάτος γὰρ ἱκανὸν ἐχού- σης τῆς ὑγείας, ὡς πολλάκις ἐν ἑτέροις ἐπιδέδεικται, τὴν μὲν ἐπίτασιν αὐτῆς εὐεξίαν ὀνομάζουσιν οἱ παλαιοὶ φιλό- σοφοί τε καὶ ἰατροί, τὴν δὲ ἔκλυσιν ἰδίῳ μὲν οὐκέτι προσαγορεύουσιν ὀνόματι, τὸ δὲ τοῦ παντὸς γένους ὡσαύ- τως ὑγείαν (249) καλοῦντες. ὥστ᾽ ἀρίστη τις ὑγεία ἡ εὐεξία, καὶ διὰ τοῦτο ἐν τοῖς ἄριστα κατεσκευασμένοις γί- νεται σώμασιν. εἰ γάρ τι μὴ τοιοῦτον, οὐκ ἂν δέξαιτο τὴν ἀρίστην ὑγείαν, ὥστ᾽ οὐδὲ τὴν εὐεξίαν. εἰ δὲ ἐν τῷ πρός τι, κατὰ τὴν ἑκάστου φύσιν γίνεται, καὶ διὰ τοῦτο μετὰ προσθήκης λέγεται Δίωνος, εἰ οὕτως ἔτυχεν, ἢ Μίλωνος εὐεξία, οὐχ ἁπλῶς εὐεξία. ἡ μέν γε τοῦ Μίλωνος, καὶ ἡ τοῦ Ἡρακλέους, καὶ ἡ τοῦ Ἀχιλλέως ἁπλῶς τ᾽ εἰσὶν εὐεξίαι καὶ χωρὶς προσθήκης ὀνομάζονται, καθάπερ καὶ

catur, five ad aliquid dicatur. Oportet igitur eum in mentem revocare, quae privatim de optimo ſtatu ſcripta ſunt, qui, quid tandem ſit ſimpliciter dictus bonus habitus, accurate vult cognoſcere. Nam quum latitudinem amplam ſatis habeat ſanitas, ut alibi ſaepe oſtendimus, intenſionem quidem ejus veteres tum philoſophi tum medici euexiam, remiſſionem vero proprio nondum vocabulo, ſed generali ſimiliter ſanitatem appellant. Quare bona habitudo op- tima quaedam eſt ſanitas, ob idque corporibus optime conſtitutis contingit. Nam quae hujusmodi non ſunt, ſa- nitatem optimam haud poſſunt ſuſcipere, eoque nec bo- nam habitudinem. Si vero aeſtimes ratione ad aliquid, in uniuscujusque natura generatur; idcirco cum additione dicitur Dionis, exempli gratia, vel Milonis habitudo bo- na, non autem ſimpliciter bonus habitus. Porro Milonis bona habitudo et Herculis et Achillis abſolute bonae ha- bitudines ſunt et citra appendicem nominantur, quemad-

καλὸς μὲν ὁ Ἀχιλλεὺς ἁπλῶς, ὁ δὲ πίθηκος οὐχ ἁπλῶς,
ἀλλ᾽ ὡς πίθηκος καλός. ἐκ τῶν μετὰ προσθήκης ἐστὶ λε-
γομένων καὶ ἡ τῶν ἀθλητῶν εὐεξία, καὶ δεόντως ὑπὲρ
αὐτῆς ὁ Ἱπποκράτης ἔλεγεν· Ἐν τοῖσι γυμναστικοῖσιν αἱ
ἐπ᾽ ἄκρον εὐεξίαι σφαλεραί. οὐ γὰρ δὴ τήν γε ἁπλῶς
ὀνομαζομένην εὐεξίαν, ἐπειδὰν εἰς ἄκρον ἥκη, σφαλερὰν
εἶναί φησιν. αὐτὸ γὰρ δὴ τοῦτό ἐστιν αὐτῇ τὸ εἰς ἄκρον
ἥκειν, τὸ πασῶν τοῦ σώματος τῶν διαθέσεων ὑπάρχειν ἡ
ἀσφαλεστάτη. ἀλλ᾽ ἡ τῶν ἀθλητῶν, ἢ τῶν γυμναστικῶν,
ἢ ὅπως ἂν ἐθέλοι τις ὀνομάζειν εὐεξίαν, διότι μὴ ἁπλῶς
ἐστιν εὐεξία ἡ ἀρίστη διάθεσις σώματος, [7] εὐλόγως εἰς
ἄκρον ἰοῦσα σφαλερωτάτη γίνεται. διάθεσις γάρ, φησὶν,
ἀθλητικὴ οὐ φύσει, ἕξις ὑγιεινὴ κρείσσων. τῆς μὲν οὖν
ὑγιεινῆς ἕξεως ἡ τελειότης εὐεξία ἐστί· τῆς δὲ τῶν ἀθλη-
τῶν διαθέσεως οὐχ ἁπλῶς, ἀλλὰ μετὰ προσθήκης, ὡς
εὔμορφος πίθηκος, καὶ πῆχυς μέγας, καὶ ἄδικος χοῖνιξ,
καὶ ἀδόκιμος δραχμή. εἴτε γὰρ ὁ πῆχυς μέγας, οὐκέθ᾽

modum etiam formofus Achilles abfolute, simia vero
non abfolute bona, fed tanquam formofa fimia. Ex eo-
rum numero, quae cum appofitione dicuntur, eft etiam
athletarum habitus. Et convenienter de ipfo Hippocrates
dixit: *Exercitatorum ad fummum venientes euexiae peri-
culofae.* Non enim fimpliciter nominatam euexiam, quum
ad fummum venerit, periculofam effe fcribit, (nam idem
eft hoc ad fummum venire, quod omnium corporis dif-
pofitionum effe fecuriffimam,) fed illam, qua athletae, vel
exercitati, vel quomodocunque euexiam appellare lubet,
fruuntur, quoniam non fimpliciter euexia optima eft
corporis difpofitio, eam ad fummum venientem periculo
maxime exponi ratio eft. Difpofitio fiquidem, ait, athle-
tica non natura, falubris habitus melior. Itaque fanae
habitudinis perfectio euexia dicitur. Athletarum ftatus
non fimpliciter, fed adjecto nomine pronunciatur, ut for-
mofa fimia, cubitus magnus, ftatera iniqua, reproba
drachma. Sive enim cubitus magnus eft, non amplius

ἁπλῶς πῆχυς, ἀλλ᾽ ὅλον τοῦτο μέγας πῆχυς, εἴτε ἡ χοῖνιξ
ἄδικος, οὐκέθ᾽ ἁπλῶς χοῖνιξ, ἀλλ᾽ ὅλον τοῦτο χοῖνιξ ἄδι-
κος. ὡσαύτως δὲ κἀπὶ τῶν ἄλλων ἁπάντων τὸ χωρὶς τῆς
προσθήκης ἁπλῶς ὀνομαζόμενον οὐ τῆς αὐτῆς ἐστι φύ-
σεως τῷ μετὰ προσθήκης λεγομένῳ. ἀλλ᾽ ἐνίοτε τὸ μὲν
ἄκρως ἐπαινετόν ἐστι, τὸ δέ, εἰ οὕτως ἔτυχεν, ψεκτόν·
ὥσπερ γε καὶ ἡ τῶν ἀθλητῶν εὐεξία τοσοῦτον δὴ τὸ
ἐπαινετὸν ἔχει, ὥστε ψέγεσθαι δεόντως, οὐχ ὑφ᾽ Ἱππο-
κράτους μόνον, ἢ τῶν ἄλλων ἰατρῶν τῶν παλαιῶν, ἀλλὰ
καὶ πρὸς τῶν ἀρίστων φιλοσόφων, ὡς καὶ Πλάτωνος ἐν
τῷ τρίτῳ τῆς Πολιτείας τήν τε ἀχρηστίαν αὐτῆς ἅπασαν
εἰς τὴν κατὰ φύσιν ἐνέργειαν ἐπιδεικνύντος, καὶ ὡς σφα-
λερὰ πρὸς ὑγείαν ἐστὶ διεξιόντος. οὐ γὰρ εὐκρασίαν ἁπλῶς
τοῦ σώματος, ἀλλὰ καὶ μέγεθος ὄγκου μεταδιώκοντος, ὃ
χωρὶς ἀμέτρου πληρώσεως οὐκ ἂν γένοιτο, οὕτω καὶ σφα-
λερὰν αὐτὴν ἀπεργάζονται, καὶ πρὸς τὰς πολιτικὰς ἐνερ-
γείας ἄχρηστον. ἵνα τοίνυν τῆς ὄντως εὐεξίας εἰς ἀκριβῆ

fimpliciter cubitus, fed univerfum hoc magnus cubitus
erit, five ftatera iniqua eft, non fimplici magis nomine
ftatera, fed totum hoc puta ftatera injufta dicetur. Eodem
modo etiam in aliis omnibus, quod citra adjectionem fim-
pliciter nominatur, non ejusdem eft naturae cum iis,
quae cum additione proferuntur. Imo interdum illud
in fummo confiftens laudandum, hoc vero, fi ita eveniat,
damnandum; quemadmodum etiam athletarum euexia fic
collaudatur, ut jure non folum Hippocrates, vel alii ve-
teres medici, fed philofophorum quoque praecipui eam
vituperaverint. Nam Plato in tertio de Republica libro
totam ejus incommoditatem in naturae functionibus, ad
haec quam periculofam fanitatem reddat, abunde fatis
oftendit. Non enim probam temperiem corporis fimplici-
ter, fed molis corporeae magnitudinem, quae fine immo-
derata plenitudine non fit, infectatur; fic et periculofam
ipfam et ad civilia munia obeunda reddunt inutilem. Ut
igitur ad revera boni habitus exactam cognitionem per-

Ed. Chart. VI. [7.]   Ed. Baf. I. (249.)

γνῶσιν ἀφικώμεϑα, παραλαβεῖν αὐτῇ χρὴ τὴν ὁμώνυμον
εὐεξίαν τὴν ἀϑλητικὴν, καὶ σκέψασϑαι, τί ταὐτὸν ἑκατέ-
ραις ὑπάρχει, τί τε ἐναντίον. ἡ μὲν δὴ τῶν μορίων ἁπάν-
των τοῦ σώματος εὐκρασία κοινὸν ἀμφοῖν. οὕτω δὲ καὶ
ἡ τῶν ἐνεργειῶν ἀρετὴ, καὶ εἴπερ ταῦτα, καὶ ἡ εὐχυμία.
ταυτὶ μὲν τὰ κοινά. τὰ δὲ ἐναντία συμμετρία μὲν αἵ-
ματός τε καὶ τοῦ τῶν στερεῶν σωμάτων ὄγκου παντὸς ἐν
ταῖς ὄντως εὐεξίαις, ἀμετρία δὲ τῶν αὐτῶν τούτων καὶ
μάλιστα τοῦ σαρκώδους γένους ἐν ταῖς ἀϑλητικαῖς, αἷς ἐξ
ἀνάγκης ἕπεται τὸ σφαλερὸν, ἐπειδὰν εἰς ἄκρον ἀφίκηται.
ὅταν γὰρ ἐσϑίωσι μὲν πρὸς ἀνάγκην, πέττῃ δὲ ἡ γαστὴρ
ἐῤῥωμένως, καὶ ἡ ἀνάδοσις γίνηται ἐπὶ τῇ πέψει ῥᾳδίως,
αἱμάτωσίς τε καὶ πρόσϑεσις, καὶ πρόσφυσις, καὶ ϑρέψις
ἕπηται τοῖσδε, κίνδυνος ὑπερπληρωϑῆναι τὴν ἕξιν, ὡς
μηκέτ᾽ εἶναι τῇ φύσει χώραν προσϑέσεως, κἂν τῷδε πλη-
ροῦνται μὲν αἵματος αἱ φλέβες ἀμέτρως, κατασβέννυ-
ται δὲ καὶ πνίγεται τὸ ἔμφυτον ϑερμὸν, ἀποροῦν τῆς

veniamus, conferenda eft ei athletarum euexia fimili
vocata nomine; infuper inquirendum, quid utrisque com-
mune, quid contrarium infit. Omnium itaque corporis
partium proba temperies tum communis ambabus eft.
Sic et functionum integritas, et fi haec, etiam fucci pro-
bitas. Haec fane communia funt. Contraria vero com-
moderatio fanguinis et totius folidarum partium molis in
habitu, qui revera bonus eft; immoderatio earundem,
maximeque carnofi generis in athletarum euexiis, quas
periculum necelfario fequitur, ubi in fummo confiftant.
Quum enim quantum necelfe eft edant, ventriculus valide
concoquat, diftributio propter coctionem ex facili fiat,
fanguinis autem generatio, appofitio, agglutinatio et nu-
tritio haec confequantur, metus eft, ne praeter modum
habitus impleatur, ut non amplius natura habeat locum,
quo appofitum contineat. Atque hinc immoderate fan-
guine venae turgefcunt; extinguitur autem et fuffocatur

διαπνοῆς. εἴπερ δὲ ἔτ ἀντέχει τοῦτο, ῥήγνυταί τι τῶν
ἐπικαίρων ἀγγείων, ἃ δὴ κατὰ πνεύμονά τε καὶ ἧπαρ καὶ
θώρακα τέτακται. καὶ γὰρ μαλακώτερα τοῖς χιτῶσι τῶν
ἐν τοῖς κώλοις ὑπάρχει ταῦτα, καὶ πρότερον τὴν τροφὴν
δέχεται, καὶ διὰ τὸ πλῆθος τῆς ἐν αὐτοῖς φυσικῆς θερ-
μασίας, ἔτι τε τῶν ἐνεργειῶν τὸ διηνεκὲς ὅμοιόν τι τῇ
ζέσει πάσχον τὸ αἷμα τοὺς χιτῶνας αὐτῶν ἀναῤῥήγνυσιν,
ὥσπερ ὁ γλεύκινος οἶνος τοὺς πίθους. ταῦτά τε οὖν οὕτω
γίνεται πάντα, ταῖς ἀμέτροις πληρώσεσιν ἐξ ἀνάγκης ἑπό-
μενα, καὶ αἱ περὶ αὐτῶν ἀποδείξεις τοῖς. φυσικοῖς ἕπονται
λόγοις. ὅτι δὲ σβέννυται τὸ ἔμφυτον θερμὸν, ὑπερπλη-
ρωθεισῶν αἵματος τῶν φλεβῶν, ἐν τοῖς περὶ χρείας ἀνα-
πνοῆς εἴρηται, ὅτι δ᾽ αἱ φλέβες ῥήγνυνται, ἐν τοῖς ἀνα-
τομικοῖς. οὕτω δ᾽ ἂν καὶ ὁ Ἱπποκράτης φανείη γινώσκων,
οὐ μόνον ἐπειδὰν φῇ, τὴν ἐν τοῖς γυμναστικοῖς ἐπ᾽ ἄκρον
εὐεξίαν εἶναι σφαλερὰν, ἀλλὰ κἀπειδὰν ἑτέρωθι γράφῃ.
Τῷ δὲ ἐξαίφνης ἄφωνον γενέσθαι φλεβῶν ἀπολήψιες τὸ

innatus calor perfpiratu deftitutus. Quod fi adhuc is re-
fiftat, vas aliquod jecinoris, pulmonis et thoracis praeci-
puum rumpitur. Etenim hic mollioribus tunicis, quam
in artubus, vafa conftant, priusque nutrimentum fufci-
piunt et fanguis tum ob naturalis ipforum caloris copiam,
tum actionum continuitatem veluti fervore ebulliens,
tunicas ipforum ut muftum dolia dirumpit. Atque haec
omnia, quae immoderatas repletiones fequuntur necefla-
rio, hunc in modum fiunt, et demonftrationes eorum
phyficas comitantur fpeculationes. Quod autem nativus
calor venis fanguine uberius repletis extinguitur, in libro
de refpirationis ufu dictum eft. Venas autem rumpi,
anatomicae inftitutiones docent. Ita enim Hippocrates
fentire videtur, non folum quando dicit, *in gymnafticis
euexiam, quum ad fummum pervenit, effe periculofam,*
fed quando alibi quoque fcribit: *Quum quis fubito mu-
tus redditur, venarum interceptiones corpus infeftant.*

Ed. Chart. VI. [7.]   Ed. Baf. I. (249.)

σῶμα λυπέουσι. τὰς γὰρ αἰφνιδίους παραλύσεις τῶν ἐνερ-
γειῶν ἁπασῶν διὰ μιᾶς ἐπικαιροτάτης ἐδήλωσεν. ἀπο-
λήψεις δὲ φλεβῶν τὰς ὑπερπληρώσεις εἶπεν, ἐπειδὰν
ἀπορῶσιν εἰς ἀνάψυξιν διαπνοῆς.

Repentinas enim omnium functionum refolutiones per
maxime praecipuam unam indicavit. Interceptiones au-
tem venarum immodicas repletiones dixit, quum per-
fpiratu ad refrigerium deftituuntur.

ΓΑΛΗΝΟΥ ΠΕΡΙ ΟΥΣΙΑΣ ΤΩΝ ΦΥΣΙΚΩΝ ΔΥΝΑΜΕΩΝ.

Ed. Chart. V. [3.]   Ed. Baf. I. (542.)

Κ_αί τις ἴσως δόξει διαφωνίας ἀξιόλογον εἶναι τῶν
λεγόντων, θερμὰ μὲν εἶναι τὰ ζῶα, ψυχρὰ δὲ τὰ φυτά,
μὴ γινώσκων, ὡς, ὅταν μὲν ἀκριβέστερόν τις ἐπεξέρχηται,
πᾶν τὸ ἀκόλουθον ζητουμένῳ ἄχρι τῆς ἐσχάτης ἐπιστήμης,
ὅταν δὲ περί τινος ἄλλου πράγματος σκοπούμενος ἐν παρέρ-
γῳ, περὶ τούτων τὸ πρὸς τὴν πρόχειρον αἴσθησιν θερμὸν
ἢ ψυχρὸν λέγων ἀρκεῖται. Πλάτων γοῦν αὐτὸς ἔμψυχα
μὲν ἀεὶ λέγει τὰ ζῶα, τοὺς λίθους δὲ καὶ τὰς πόας καὶ

GALENI DE SVBSTANTIA FACVLTATVM
NATVRALIVM FRAGMENTVM.

Ac quisquam fortaffis eorum, qui afferunt, calida
quidem effe animalia, frigidas vero plantas, controverfia
dignum exiftimabit, haud intelligens, quod, ubi quis ac-
curatius edifferit, id omne, quod quaefito confequens eft,
ad perfectam ufque cognitionem perfequitur, ubi vero de
re quapiam alia cogitat obiter, de his fatis eft, fi dicat
calidum aut frigidum, quod pervium eft fenfui. Plato
igitur ipfe animata quidem femper appellat animalia, la-
pides vero et herbas et ligna, atque, ut generatim dicam,

[4] τὰ ξύλα, καὶ καθόλου φάναι τὰ φυτὰ πάντα τῶν ἀψύ-
χων σωμάτων εἶναί φησιν. ἀλλ᾽ ὅταν ἐν Τιμαίῳ τὴν φυσι-
κὴν θεωρίαν ὀλιγίστοις ἀκροαταῖς, κατακολουθεῖν ἐπιστη-
μονικοῖς λόγοις δυναμένοις, ἀποχωρήσας τῶν τοῖς πολλοῖς
δοκούντων, εἰς ὅλον τὸν κόσμον ἐκτετάσθαι λέγῃ τὴν ψυ-
χὴν αὐτοῦ, διαφωνίαν οὐ χρὴ τοῦτο νομίζειν εἶναι, τἀν-
δρὸς ἑαυτῷ τἀναντία λέγοντος, ὥσπερ οὐδ᾽ Ἀριστοτέλους ἢ
Θεοφράστου, τὰ μὲν τοῖς πολλοῖς γεγραφότων, τὰς δὲ
ἀκροάσεις τοῖς ἑταίροις. ὅταν γάρ τι τῶν ἐκφευγόντων
ἅπασαν αἴσθησιν δόγμα πολλῶν λόγων δεόμενον εἰς ἀπό-
δειξιν ἀκαίρως λέγηται, προσκρούει τοῖς ἀκούουσιν. οὔκουν
χρὴ περὶ τῶν τοιούτων ἀποφαίνεσθαι πρὶν τοῦ κατὰ βραχὺ
διὰ μακρᾶς ἀποδείξεως ἐπὶ τὸ συμπέρασμα τοῦ λόγου παν-
τὸς ἀφικέσθαι, οὐδὲ διὰ τῶν λίθων, καὶ τῶν ὀστράκων,
καὶ τῆς ψάμμου, καὶ τῶν κατακαιομένων ἢ σηπομένων νε-
κρῶν ζώων τὴν τοῦ κόσμου διήκειν ψυχήν. εἰ γὰρ ἁπλῶς
οὕτως ἀναφανδὸν ἀκουόντων τῶν πολλῶν ὁ Πλάτων εἶπέ
τι τοιοῦτον, κατεγίνωσκον ἂν οἱ παρόντες αὐτοῦ πάντες.

ftirpes omnes inanimata effe corpora dicit. At cum in
Timaeo naturalem fpeculationem pauciffimis auditoribus
fcientificas rationes affequi valentibus fcribens, pofthabita vulgi fententia, in mundum totum extenfam ipfius
afferit animam, fibi ipfi virum non conftare ac pugnantia dicere nequaquam putandum eft, uti neque Ariftotelem aut Theophraftum, qui multitudini alia, familiaribus
vero ac fodalibus aufcultationes confcripfere. Nam dum
aliquod fenfum omnem effugiens dogma, pluribus verbis,
ut demonftretur, indigens, intempeftive recitatur, auditores
offendit. Non prius igitur de ejusmodi rebus pronunciare
convenit, quam paulatim per longam demonftrationem
ad rationis totius conclufionem fuerit perventum, neque
mundi animam per lapides et teftas et arenam et flagrantia putrefcentiaque animalium permeare cadavera.
Nam fi fimpliciter, ut multi palam audiunt, quidquam id
genus Plato dixiffet, utique omnes eum patrocinantes

Ed. Chart. V. [4.]   Ed. Baf. I. (342.)

ἐγὼ δ᾽ οὖν, ἀφ᾽ ὧν μὲν κινούμενος ἐπὶ τὴν δόξαν ταύτην
ἀφίκετο, δι᾽ ἑτέρων ὑπομνημάτων ἐδήλωσα, μὴ συναποφη-
νάμενος αὐτῷ ἢ διατεινόμενος. οὐδὲ γὰρ αὐτὸς ἐκεῖνος οὕ-
τως ἀποφαίνεται τὰ τῆς φυσικῆς θεωρίας, ἀλλ᾽ ἄχρι τοῦ
πιθανοῦ καὶ εἰκότος αὐτὴν προέρχεσθαί φησιν. ὅτι μέν-
τοι τὰ φυτὰ κινήσεως ἀρχὴν ἐν αὑτοῖς ἔχει καὶ τὴν τῶν
οἰκείων τε καὶ ἀλλοτρίων αἴσθησιν, ἀληθὲς εἶναι νομίζω,
λέγειν δὲ ἀκαίρως τὰ τοιαῦτα φυλάττομαι μᾶλλον ἢ αὐτὸς
ἐκεῖνος, ἀλλ᾽ ἐὰν ἔρηταί μέ τις, τί πλεονεκτεῖ τῶν φυτῶν
τὰ ζῶα, τήν τε αἴσθησιν λέγω καὶ τὴν καθ᾽ ὁρμὴν κίνη-
σιν καὶ τάς τε δυνάμεις, ἃς εἶπον ἄρτι, τήν τε ἑλκτικήν,
καὶ τὴν ἀποκριτικήν, καὶ τὴν καθεκτικήν τε καὶ ἀλλοιωτι-
κήν, οὐ ψυχικὰς, ἀλλὰ φυσικὰς ὀνομάζων, μηδὲν ἐκ τού-
του μήτε τὴν ἰατρικὴν τέχνην μήτε τὴν ἠθικὴν φιλοσο-
φίαν βλαπτομένην ὁρῶν. ὅταν δὲ τῆς ἠθικῆς φιλοσοφίας
τὸ φυσικὸν μέρος, ὁποῖόν τι Πλάτων ἡγεῖται, λέγειν ἀναγ-
καῖόν μοι γένηται, τινὰ μὲν ἄντικρυς ἐπαινῶ, καὶ συναπο-
φαίνομαι τἀνδρί· περί τινων δὲ ἄχρι τοῦ πιθανοῦ προσέρ-

condemnarent. Ego igitur, quibus ille adductus in hanc
opinionem devenerit, aliis commentariis aperui, nihil fane
ipfi confentiens aut repugnans Neque enim ille ipfe ita
pronunciat, quae ad naturalem pertinent fpeculationem,
fed ufque ad probabile ac verifimile eam progredi inquit.
Quod igitur plantae principium in fe motus habeant et
familiarium fenfum atque alienorum, verum effe arbitror,
dicere autem intempeftive talia magis fugio quam ille
ipfe.   Verum fi me quis roget, quid fuperius animalia
ftirpibus habeant, refpondeo et fenfum et appetitionis
motum et vires modo expofitas, nempe attractricem et
expultricem et retentricem et alteratricem: quas non
animales, fed naturales voco, cum ex hoc neque medi-
cae arti, neque morali philofophiae quicquam incommodi
videam accedere. At ubi de naturali moralis philofo-
phiae parte, qualem ducit Plato, dicere mihi faerit ne-
ceffe, nonnulla quidem plane approbo ac viro fuffragor:
in quibusdam vero ad probabile ufque accedo : quemad-

χομαι, καθάπερ ἐπ᾽ ἐνίων ἀπορῶ παντάπασιν, οὐδεμίαν
ἔχων ῥοπὴν ἐπὶ τῶν διαφωνουμένων, ὡς εἴη τὸ ἕτε(343)ρον
αὐτῶν πιθανώτερον. ὥσπερ, ὅτι ψυχὴν ἔχομεν, ἐπίστανται
πάντες ἄνθρωποι, θεώμενοι μὲν ἐναργῶς καὶ τὰ διὰ τοῦ
σώματος ἐνεργούμενα, βαδιζόντων καὶ τρεχόντων, καὶ πα-
λαιόντων, αἰσθανομένων τε πολιειδῶς, ἐννοοῦντες δὲ καὶ
τῶν ἔργων τούτων αἰτίαν τινὰ ὑπάρχειν ἔκ τινος ἀξιώματος
πιστοῦ φύσει πᾶσιν ἡμῖν, καθ᾽ ὃ μηδὲν ἀναιτίως γίνεσθαι
νοοῦμεν, ἀλλὰ διὰ τὸ μὴ γινώσκειν, ἥτις ἐστὶν ἡ αἰτία τῶν
ἔργων τούτων, ὄνομα θεμένων ἀπὸ τοῦ δύνασθαι ποιεῖν ἃ
ποιεῖ, δύναμιν εἶναι τῶν γινομένων ἑκάστου ποιητικήν.
οὕτω γοῦν καὶ τὴν σκαμμωνίαν ἅπαντές φασι δύναμιν ἔχειν
καθαρτικήν, ὥσπερ τὸ μέσπιλον ἐφεκτικὴν γαστρός. οἱ δὲ
τὴν φυσικὴν ὀνομαζομένην ἐκπονήσαντες θεωρίαν, ἄλλως
ἄλλοι πείσαντες ἑαυτούς, οἱ μὲν ἀσωμάτους τινὰς ἀπεφή-
ναντο δυνάμεις ἐνοικεῖν ταῖς αἰσθηταῖς οὐσίαις, οἱ δὲ αὐ-
τὰς ἐνεργεῖν τὰς οὐσίας κατ᾽ ἰδίαν ἑκάστην φύσιν, ἤτοι γε
ἐκ τῆς τῶν τεττάρων στοιχείων κράσεως γενομένην, ἢ ποιᾶς

modum in quibusdam prorfus addubito, cum in diffonis
ad alterum eorum, ut quod probabilius fit, nequaquam
inclinet animus. Quemadmodum nos animae compotes
effe omnes homines norunt, quippe qui tum ea palam
vident, quae per corpus geruntur, cum ambulamus, cur-
rimus, luctamur, ac variis modis fentimus, tum vero ex
quodam nobis omnibus natura probato axiomate, quo
nihil fine caufa fieri aeftimamus, caufam horum fubeffe
aliquam operum concipiunt animo, fed cum, quaenam fit
caufa horum operum, non intelligatur, impofito inde no-
mine, quod facere ea poffit quae facit, vim effe rerum
quae fiunt fingularum effectricem. Sic igitur omnes et
fcammonium alvi purgandae, ut mefpilum fupprimendae,
facultatem obtinere dicunt. At qui naturalem (ut vo-
cant) fpeculationem elaboravere, aliter alii fibi perfuafe-
runt: alii incorporeas quafdam habitare in fenfilibus fub-
ftantiis facultates dixerunt, alii fubftantias ipfas pro fua
quamque natura agere, five ex quatuor elementorum con-

Ed. Chart. V. [4. 5.]   Ed. Baſ. I. (343.)

συνθέσεως τῶν πρώτων σωμάτων, ἅ τινες μὲν ἄτομα, τινὲς
δὲ ἀμερῆ, τινὲς δὲ ὁμοιομερῆ φασιν εἶναι. καὶ γάρτοι καὶ
τὴν ψυχὴν ἡμῶν αὐτὴν οἱ μὲν ἀσώματόν τινα νομίζουσιν
οὐσίαν εἶναι, τινὲς δὲ πνεῦμα, καθάπερ ἄλλοι μηδὲ εἶναί
τινα ὕπαρξιν αὐτῆς ἰδίαν, ἀλλὰ τὴν ἰδιότητα τῆς τοῦ
[5] σώματος οὐσίας, ὧν ποιεῖν πέφυκε, τούτων ἔχειν λέγεσθαι
δυνάμεις, οὐκ οὐσῶν τινων ἐκείνων ἰδίαν φύσιν ἐχουσῶν,
ἀλλὰ τῆς ἐνεργούσης οὐσίας κατ᾽ αὐτὴν πρὸς τὰ γινόμενα,
δι᾽ αὐτῆς τε καὶ ὑπ᾽ αὐτῆς δυνάμεις ἔχειν λεγομένης, ὧν
πέφυκε δρᾶν. ἐγὼ τοίνυν ἐν τούτοις μέσην τινὰ τάξιν
ἐμαυτὸν ἔταξα. περὶ γὰρ ἄλλων δογμάτων ἀποφαινόμενος
ἁπλῶς, τῶν μὲν, ὡς εἰδείην τὴν ἐν αὐτοῖς ἀλήθειαν, τῶν
δὲ, ὡς οὐδὲν αὐτῆς εἰδείην, ἐν οἷς ἄρτι διῆλθον, ἄχρι τοῦ
πιθανοῦ προσέρχομαι, βέλτιον μὲν εἶναι νομίζων, εἴπερ
ἐγνώκειν οὕτω περὶ αὐτῶν, ὡς ἀποφαίνεσθαι, καθάπερ ἐπ᾽
ἄλλων, οὐ μὴν ἀναπείθων ἐμαυτὸν, ὥσπερ ἕτεροι, βεβαίαν
ἔχειν γνῶσιν, ὧν οὐκ ἔσχον ἀπόδειξιν βεβαίαν. εἰπεῖν οὖν

ſtet temperatura, ſive ex certa primorum corporum com-
poſitione, quae aliqui atomos, alii autem inſecabilia,
quidam ſimilaria inquiunt eſſe. Etenim noſtram quoque
ipſam animam ſunt qui incorpoream quandam ſubſtan-
tiam, ſunt qui ſpiritum, ſunt alii, qui ne ſubſiſtentiam
quidem ejus peculiarem ullam eſſe arbitrentur, ſed cor-
poris ſubſtantiae proprietatem eorum, quae facere nata eſt,
dici facultates habere: cum nullae ſint earum propria na-
tura praeditae, ſed ſubſtantia per ſe agens opera ſua et a
ſe facultates ad ea quae ſiunt dicatur eorum quae natura
efficere apta eſt obtinere. Itaque ego medio quodam
inter hos ordine meipſum ſtatui. Nam cum de caete-
ris dogmatis abſolute pronunciem, partim quod veri-
tatem in ipſis norim, partim quod ejus nihil nove-
rim, in iis, quae modo recenſui, uſque ad probabilitatem
provehor, ſatius quidem eſſe exiſtimans de iis per-
inde atque in aliis, uti ſenſerim, profari, haudquaquam
vero mihi ipſe, id quod alii faciunt, perſuadens horum
certam habere cognitionem, quorum certam demonſtratio-

Ed. Chart. V. [5.]   Ed. Baf. I. (343.)

βούλομαι καὶ περὶ τῶν τοιούτων ἁπάντων, ὅσα τὴν μὲν
γνῶσιν οὐκ ἀναγκαίαν ἔχει πρὸς ὑγίειαν σώματος ἢ τὰς
τῆς ψυχῆς ἠθικὰς ἀρετὰς, ἐπεκόσμησε δ᾽ ἂν, εἴπερ ἐγνώ-
σθη βεβαίως, διὰ τῶν γιγνωσκομένων ἀκριβῶς, ἀποτελού-
μενα κατὰ ἰατρικήν τε καὶ τὴν ἠθικὴν φιλοσοφίαν, ἣν ἐγὼ
φημι χρησίμην τε ἅμα καὶ δυνατὴν εἶναι πᾶσι τοῖς βουλο-
μένοις ἀσκῆσαι· καὶ γέγραπταί μοι περὶ τούτου δύο βιβλία.
νυνὶ δὲ ὅπερ ὑπεσχόμην προσάξω, τὴν ἀρχὴν ἐνθένδε ποιη-
σάμενος. ὅτι μὲν ἐκ τῆς τῶν δ᾽ στοιχείων κράσεως ἅπαντα
τὰ παρ᾽ ἡμῖν σώματα γίγνεται, βεβαίως γιγνώσκειν φημί·
καὶ προσέτι δι᾽ ὅλων αὐτῶν κεραννυμένων, οὐχ, ὡς Ἐμπεδο-
κλῆς ἡγεῖτο, κατὰ σμικρὰ μόρια καταθραυομένων. εἴτε δὲ
τῶν σωματικῶν οὐσιῶν ὅλων δι᾽ ἀλλήλων ἰουσῶν, εἴτε τῶν
ποιοτήτων μόνων, οὔτ᾽ ἀναγκαῖον εἶναί φημι γινώσκειν,
οὔτε ἀποφαίνομαι. πιθανώτερον δὲ εἶναι νομίζω, κατὰ τὰς
ποιότητας γίγνεσθαι τὰς κράσεις. τήν γε μὴν ψυχήν, εἰ
μὲν ἀθάνατος οὖσα ταῖς σωματικαῖς οὐσίαις κεραννυμένη τὰ
ζῶα διοικεῖ, γινώσκειν βεβαίως οὐκ ἀπαγγέλλομαι, καθάπερ

nem minime fum confecutus. Libet igitur et de iis om-
nibus differere, quae cognitionem quidem ad corporis fa-
nitatem   aut morales animi virtutes neceffariam non ha-
bent, caeterum decus afferrent, fi ita certo cognita forent,
quam ea, quae nacta funt abfolutionem in medicina ac
morali philofophia: quam ego fane utilem effe affirmo et
quae comparari poffit ab omnibus operam navare volen-
tibus: ac de hoc a me fcripti funt duo libri. Nunc, quod
fum pollicitus, praeftabo, utique hinc initio defumpto.
Corpora quidem, quae apud nos funt, ex quatuor elemen-
torum temperatura conflari univerfa certo me fcire dico:
et praeterea ex ipfis per fe tota temperatis, non, ut puta-
bat Empedocles, in exiguas partes comminutis. Num au-
tem fe totas pervadentibus corporeis invicem fubftantiis,
an folis qualitatibus, neque cognitu neceffarium arbitror,
neque pronuncio. Caeterum qualitatibus fieri tempera-
menta probabilius cenfeo. Animam vero, an immortalis
corporeis mixta fubftantiis animalia regat, quemadmodum

οὐδὲ εἰ μηδεμία καθ᾽ ἑαυτήν ἐστιν ἡ οὐσία ψυχῆς. ἐκεῖνο
μέντοι φαίνεταί μοι σαφῶς, ὅτι, κἂν εἰσοικίζηται τοῖς σώ-
μασι, δουλεύει ταῖς φύσεσιν αὐτῶν, αἵπερ εἰσὶν, ὡς ἔφην,
ἐκ τῆς τῶν στοιχείων ποιᾶς κράσεως γιγνόμεναι. καὶ κατά
γε τοῦτο πρὸς τὴν ἰατρικὴν τέχνην οὐδὲν ἡγοῦμαι βλαβή-
σεσθαι διὰ τὴν ἄγνοιαν τῆς καλουμένης ἐμψυχώσεώς τε
καὶ μετεμψυχώσεως. ἐπιτήδειόν τε γὰρ εἶναι τὸ σῶμα χρὴ
τὸ δεξόμενον τὴν ψυχὴν, ἀλλοιωθέντος τε αὐτοῦ μεγάλην
ἀλλοίωσιν ἐν τῇ κράσει παραχρῆμα τὴν ψυχὴν ἐξιέναι, ψυ-
χομένου μέντοι σφοδρῶς ἐν ταῖς κενώσεσι τοῦ αἵματος, καὶ
ἐν ταῖς πόσεσι τῶν ψυχόντων φαρμάκων, ὅταν τε σφοδρῶς
ᾖ τὸ περιέχον ψυχρὸν, ἐμέτρως τε θερμαινομένου κατά τε
τοὺς πυρετοὺς καὶ τὰς εἰσπνοὰς τῆς φλογὸς, ἢ τῶν ὑπερ-
θερμαινόντων φαρμάκων πόσεις. οὐ μόνον δὲ οὕτως ἀλ-
λοιωθείσης τῆς κράσεως τοῦ σώματος τὴν ψυχὴν ὁρῶμεν
αὐτοῦ χωριζομένην, ἀλλὰ κἀπειδὰν τῆς ἀναπνοῆς στερηθείη
πάντως, κἀνταῦθά τινος γινομένης ἀλλοιώσεως κατὰ τὸ σῶμα.
τηρουμένης οὖν τῆς φυσικῆς εὐκρασίας ἐν τῷ σώματι, τὴν

an ulla quoque per fe animae effentia fit, conftanter
noffe haudquaquam profiteor. Illud tamen mihi liquido
conftat, quod, quamvis introducatur in corpora, inferviat
tamen eorum naturis, quae ex certa, ut dixi, elemento-
rum temperatione proveniunt. Atque hac in re nihil
fane medicam artem inde offenfum iri puto, quod in ani-
mae vocata immigratione et transmigratione exploranda
hallucinemur. Namque et animam recepturum corpus
idoneum effe oportet, et eo intemperie admodum alterato
animam protinus digredi, tum vehementer algefcente in
evacuationibus fanguinis, ac refrigerantium medicaminum
potionibus, cumque ambiens aër frigidus impendio fuerit,
tum immodice quoque per febres calefcente et flammae in-
fpiratus, aut fupra modum calefacientium medicaminum
hauftus. Non ita vero folum alterata corporis temperie
animam videmus ab ipfo feparari, fed ubi etiam privatum
omnino refpiratione fuerit, cum quaedam tunc quoque
alteratio fiat in corpore. Itaque fi naturalis in corpore

Ed. Chart. V. [5. 6.]   Ed. Baf. I. (343.)

ψυχὴν αὐτοῦ χωρισθῆναι δοκῶ μοι γινώσκειν ἀδύνατον εἶναι.
καὶ διὰ τοῦτο τὴν οὐσίαν αὐτῆς, ἥτις ἐστὶν, οὐκ ἀναγκαῖον
οὔτε εἰς τὰς ἰάσεις τῶν νοσημάτων οὔτε εἰς φυλακὴν τῆς
ὑγιείας ἐπίστασθαι, καθάπερ οὐδὲ εἰς τὴν ἠθικὴν φιλοσο-
φίαν, πρακτικήν τε καὶ πολιτικήν. ὀνομαζέτω γὰρ αὐτὴν
ἕκαστος, ὡς ἂν ἐθέλῃ, χωρίζων τῆς θεωρητικῆς. ἐπιπλέον δὲ
περὶ τούτων ἐν ἑτέροις ὑπομνήμασι γέγραπταί μοι. τῶν δὲ
φυσικῶν δυνάμεων ἔτι δεδειγμένων, ὁπόσαι τε καὶ ὁποῖαί
εἰσι, ζήτησίς τις γίνεται κατὰ ἀκολουθίαν, ὅπως φαμὲν
αὐτὰς ἕλκειν μὲν [6] τὸ οἰκεῖον, ἀποκρίνειν δὲ τὸ ἀλλό-
τριον. ἀδύνατον γὰρ εἶναι φαίνεται προγνωρίσαι σαφῶς,
ὁποῖον μέν τι τὸ οἰκεῖόν ἐστιν, ὁποῖον δέ τι τὸ ἀλλότριον,
ἢ τὴν ὁλκὴν τῶν οἰκείων, ἢ τὴν ἀπόκρισιν τῶν ἀλλοτρίων
ποιεῖσθαι. τὸ δὲ γνωρίζειν αἰσθητικῆς δυνάμεως ἔργον
εἶναι φαίνεται. διὰ τοῦτο οὖν ἐν τῷ λόγῳ τούτῳ παρακοή
τίς ἐστι, καίτοι σαφῶς εἰρηκότος τοῦ Πλάτωνος Ἕτερόν
ἐστι γένος αἰσθήσεως ἐν τοῖς φυτοῖς· οἰομένων τῶν ἀκουόν-
των εἶναί τινα γνωριστικὴν δύναμιν ἐν αὐτοῖς τῶν οἰκείων

aequabilitas fervetur temperamenti, animam ab ipfo fepa-
ari impoffibile effe mihi videor intelligere. Proinde
ejus effentiam fcire quaenam fit, neque ad morborum
curationes, neque ad fanitatis tutelam neceffe eft, uti ne-
que ad moralem philofophiam, activamque ac civilem:
eam enim quivis, ut lubet, a contemplatrice diftinguens
nominet. Sed latius a me de his in aliis commentariis
fcriptum eft. Cum vero, quot qualesve naturales faculta-
tes fint, oftenderimus, quaeftio quaedam per confequentiam
oboritur, quomodo familiare eas attrahere dicamus, alie-
num autem fecernere. Siquidem impoffibile effe videtur,
ut, antequam nofcant, quale familiare fit, quale alienum,
aut attractionem faciant familiarium, aut alienorum fecre-
tionem: at agnofcere fenforiae facultatis munus effe con-
ftat. Ob id igitur quaedam in hoc fermone obauditio eft,
tametfi Plato aperte dixerit: *Genus fenfionis in plantis
diverfum eft:* cum auditores quandam eis agnofcendorum

τε καὶ ἀλλοτρίων. τούτων γὰρ μόνων ἐστὶν ἡ διάγνωσις αὐ-
τοῖς, ἥ τε καθ᾽ ἡδονὴν, ἥ τε κατ᾽ ἀνίαν, ἥ τε κατά τινα πα-
ραπλησίαν τούτοις ἢ ἀνάλογα τὰ παθήματα γιγνομένη, τῶν
ἄλλων αἰσθητικῶν διαγνώσεων οὐ μετεχούσης τῆς φυτικῆς
ψυχῆς. οὔτε γὰρ τῶν ὁρατῶν, οὔτε τῶν ἀκουστικῶν, οὔτε
τῶν ὀσφραντῶν, οὔτε τῶν γευστῶν, οὔτε τῶν ἁπτῶν ποιο-
τήτων ἔχει διάγνωσιν, ἀλλὰ μόνον τῶν τρέφειν ἢ μὴ τρέ-
φειν δυναμένων. τὰ μὲν γὰρ τρέφειν δυνάμενα πρὸς ἑαυ-
τὴν ἕλκουσα, καὶ κατέχουσα, καὶ πέπτουσα, καὶ μεταβάλ-
λουσα πρὸς τὸ οἰκεῖον τῆς τρεφομένης οὐσίας, τὰ δὲ μὴ
δυνάμενα τρέφειν οὐ προσίεται. ὥστε μοι Πλάτων ὀρθῶς
δοκεῖ λέγειν, αἴσθησιν ἔχειν τὰ φυτά, τῶν οἰκείων τε καὶ
ἀλλοτρίων δηλονότι, καὶ κατὰ τοῦτο ζῶα προσηκόντως ἂν
λεχθῆναι, μετὰ τοῦ μηδὲ τῆς ἐξ αὐτῶν κινήσεως ἐστερῆσθαι.
ἀλλὰ μηδὲ τῆς τοιαύτης γνώσεως ἀναγκαίας οὔσης εἰς τὴν
ἰατρικὴν φιλοσοφίαν, ἀρκοῦμαι διὰ τὴν ἀκολουθίαν μόνην
ἄχρι τοῦ πιθανοῦ προερχόμενος ἐπαινεῖν τὸν Πλάτωνα,

familiarium atque alienorum vim ineſſe exiſtiment:
horum enim tantum ipſis dignotio eſt, quae tum per vo-
luptatem, tum per dolorem, aut aliquos ſimiles his pro-
portioneve convenientes affectus progignitur, cum ſenſi-
lium aliarum cognitionum nequaquam particeps ſit vege-
tans anima. Neque enim viſibilium, neque audibilium, ne-
que olfactilium, neque guſtabilium, neque tactilium qualita-
tum cognitionem obtinet, ſed eorum tantum, quae alere vel
non alere poſſunt. Nam quae alendo ſunt, ad ſe ipſa trahit,
detinet, concoquit, et immutat ad id, quod nutriendae
ſubſtantiae familiare eſt: quae autem nutrire non poſ-
ſunt, non admittit. Itaque recte dicere mihi Plato vide-
tur, ſtirpes ſenſu eſſe praeditas, familiarium videlicet at-
que alienorum, eatenuſque animalia convenienter dici,
cum non eo motu careant, qui ex ipſis eſt. Sed cum nec
ejusmodi cognitio ad medicinalem philoſophiam neceſſa-
ria ſit, contentus ſum ſolius gratia conſequentiae ad ve-
riſimile uſque progrediens Platonem commendare et plan-

καὶ ζῶα καλοῦντα τὰ φυτὰ, καὶ μετέχειν αἰσθήσεως μόνης
φάσκοντα, τῆς τῶν οἰκείων τε καὶ ἀλλοτρίων διαγνωστικης,
ἥτις ἂν ἀκριβὴς σκοπὸς τοῦ γένους τῶν ἡδέων τε καὶ οὐχ
ἡδέων οὖσα φανεῖται. δι' οὐδὲν γὰρ ἄλλο δυνατὸν εἰπεῖν,
ἕλκειν αὐτὰ τὸ οἰκεῖον, ἢ ἐξομοιοῦν ἑαυτοῖς, ἢ διὰ τὴν
ἀπόλαυσίν τε καὶ τὴν ἐγγινομένην αὐτοῖς ἡδονήν. ἀλλ', ὡς
ἔφην, ἀρκεῖ πρὸς ἰατρικὴν ἐπίστασθαι τοῦτο μόνον, ὡς ἕλ-
κει μὲν τὸ οἰκεῖον, ὧπερ καὶ τρέφεται, ἀποκρίνει δὲ τὸ
ἀλλότριον. ἔτι δὲ μᾶλλον εἰς φιλοσοφίαν ἠθικὴν ἄχρηστος
ἡ τῶν τοιούτων ἀκριβὴς γνῶσις, ὅθεν οὐδὲ ὁ Πλάτων αὐ-
τῆς ἐμνημόνευσεν.

tas appellantem animalia et fenfus unius, qui familiaria
quidem et aliena difcernat, participes afferentem: qui (fi
exacte confideres) jucundorum et non jucundorum gene-
ris effe videbitur.   Non enim alia ulla de caufa familiare
eas attrahere vel fibi ipfis affimilare, quam ob fruitionem
et ingenitam eis voluptatem, dicere poffumus.   Verum
fcire hoc duntaxat, ut dixi, ad medicinam fatis eft,
nempe attrahere familiare, quo etiam aluntur, alienum
autem excernere.   Caeterum magis adhuc ad moralem
philofophiam inutilis ejusmodi rerum exquifita cognitio
eft: quapropter neque Plato ejus meminit.

ΓΑΛΗΝΟΥ ΒΙΒΛΙΟΝ, ΟΤΙ ΤΑ ΤΗΣ ΨΥΧΗΣ ΗΘΗ ΤΑΙΣ ΤΟΥ ΣΩΜΑΤΟΣ ΚΡΑΣΕΣΙΝ ΕΠΕΤΑΙ.

Ed. Chart. V. [444.]　　　　　　　　Ed. Baf. I. (344.)

Κεφ. α'. Ταῖς τοῦ σώματος κράσεσιν ἕπεσθαι τὰς δυνάμεις τῆς ψυχῆς, οὐχ ἅπαξ ἢ δὶς, ἀλλὰ πάνυ πολλάκις, οὐδ' ἐπ' ἐμαυτοῦ μόνου βασανίσας τε καὶ πολυειδῶς ἐρευνήσας, ἀλλ' ἀπ' ἀρχῆς μὲν ἅμα τοῖς διδασκάλοις· ὕστερον δὲ σὺν τοῖς ἀρίστοις φιλοσόφοις, ἀληθῆ τε διὰ παντὸς εὗρον τὸν λόγον, ὠφέλιμόν τε τοῖς κοσμῆσαι τὰς ἑαυτῶν ἐθέλουσι ψυχάς· ἐπειδήπερ, ὡς διῆλθον ἐν τῇ περὶ

GALENI LIBER, QVOD ANIMI MORES CORPORIS TEMPERAMENTA SEQVANTVR.

Cap. I. Orationem hanc, corporis temperamenta facultates animae fequi, non femel atque bis, fed frequenter admodum, accurata ac varia inveftigatione fcrutatus, nec folus ipfe, fed una quidem cum praeceptoribus, deinde cum optimis quibusque philofophis, veram omnino effe comperi, ac iis utilem, qui fuis ipforum animis cultum adferre nituntur; quandoquidem dum, ut

τῶν ἐθῶν πραγματείᾳ, καὶ διὰ τῶν ἐδεσμάτων τε καὶ πο-
μάτων, ἔτι τε τῶν ὀσημέραι πραττομένων εὐκρασίαν ἐργα-
ζόμενοι τῷ σώματι, κἀκ ταύτης εἰς ἀρετήν τι τῆς ψυχῆς
συντελέσομεν, ὡς οἱ περὶ Πυθαγόραν καὶ Πλάτωνα καί
τινες ἄλλοι τῶν παλαιῶν ἱστοροῦνται πράξαντες.

Κεφ. β'. Ἀρχὴ δὲ παντὸς τοῦ μέλλοντος εἰρῆσθαι
λόγου γνῶσις τῆς διαφορᾶς τῶν ἐν τοῖς μικροῖς παιδίοις
φαινομένων ἔργων τε καὶ παθῶν τῆς ψυχῆς, ἐξ ὧν αἱ
δυνάμεις αὐτῆς κατάδηλοι γίνονται. τινὰ μὲν γὰρ αὐτῶν
φαίνονται δειλότατα, τινὰ δὲ καταπληκτικώτατα· καί τινα
μὲν ὕπληστα καὶ λίχνα, τινὰ δὲ ἐναντίως διακείμενα· καί
τινα μὲν ἀναίσχυντα, τινὰ [445] δὲ αἰσχυντηλὰ, καὶ πολ-
λὰς ἑτέρας ἔχοντα τοιαύτας διαφορὰς, ἃς ἁπάσας ἐν ἑτέροις
διῆλθον. ἐνταυθοῖ δ' ἀρκεῖ παραδείγματος ἕνεκα τῶν τριῶν
αὐτῆς εἰδῶν τε καὶ μερῶν ἐνδεδεῖχθαι τὰς δυνάμεις, ἐναν-
τίας ὑπαρχούσας φύσει τοῖς βρέφεσιν. ἐκ τούτου γὰρ ἐνέσται
συλλογίζεσθαι, μὴ τὴν αὐτὴν ἅπασι φύσιν εἶναι ψυχῆς.

in commentario de confuetudinibus docui, ex cibis et poti-
bus, iifque praeterea, quae quotidie adminiftrantur, probum
corpori temperamentum comparamus, etiam ex hoc rur-
fus animam ad virtutem adipifcendam ꝙonnihil adjuva-
bimus; quomodo Pythagorae ac Platonis imitatores, tum
alii quidam veterum feciffe narrantur.

C a p. II. Porro initium fermonis, quem in prae-
fentia perfequar, a notione differentiarum petetur, quae
in actionibus puerulorum et animae affectibus apparent,
ex quibus facultates ipfius animae innotefcent. Alii fiqui-
dem ex eis timidiffimi, alii maxime attoniti cernuntur.
Hi rurfus infatiabiles et praeter modum ventri et gulae
dediti, illi contra funt affecti. Quidam verecundi, nonnulli
quoque impudentes funt. Infuper plerafque id genus alias
differentias, quas fimul omnes alibi commemoravimus, in-
venire licet. Hoc in loco exempli gratia trium et fpecierum
et partium animae diverfas facultates natura pueris in-
effe demonftraffe fufficit. Hinc enim erit colligere, non

εὔδηλον δὲ, ὅτι τὸ τῆς φύσεως ὄνομα κατὰ τοὺς τοιούτους
λόγους ταὐτὸν σημαίνει τῷ τῆς οὐσίας. εἴπερ γὰρ ἦν ἀπα-
ράλλακτος αὐτῶν ἡ οὐσία τῆς ψυχῆς, ἐνήργουν τε τὰς αὐ-
τὰς ἐνεργείας, ἔπασχόν τ᾽ ἂν ἀπὸ τῶν αὐτῶν αἰτιῶν τὰ
αὐτὰ πάθη. δῆλον οὖν, ὅτι διαφέρουσιν ἀλλήλων οἱ παῖδες
εἰς τοσοῦτον ταῖς τῶν ψυχῶν οὐσίαις, εἰς ὅσον καὶ ταῖς
ἐνεργείαις τε καὶ τοῖς παθήμασιν αὐτῶν· εἰ δὲ τοῦτο, καὶ
ταῖς δυνάμεσι. συγκεχυμένοι δέ εἰσιν εὐθὺς ἐν τούτῳ πολ-
λοὶ τῶν σοφῶν, ἀδιόρθωτον ἔννοιαν ἔχοντες περὶ δυνάμεως.
ὥσπερ γὰρ ἐνοικοῦντός τινος πράγματος ταῖς οὐσίαις, ὡς
ἡμεῖς ταῖς οἰκίαις, οὔπω μοι δοκοῦσι περὶ τῶν δυνάμεων
φαντάζεσθαι, μὴ γινώσκοντες, ὅτι τῶν γινομένων ἑκάστου
ποιητική τίς ἐστιν αἰτία νοουμένη κατὰ τὸ πρός τι, καὶ
ταύτης τῆς αἰτίας, ὡς μὲν πράγματος τοιοῦδέ τινος, ἰδίᾳ
καὶ καθ᾽ ἑαυτὸ προσηγορία τίς ἐστιν. ἐν δὲ τῇ πρὸς τὸ
γινόμενον ἀφ᾽ ἑαυτῆς σχέσει δύναμίς ἐστι τοῦ γιγνομένου,
καὶ διὰ τοῦτο τοσαύτας δυνάμεις ἔχειν τὴν οὐσίαν φαμὲν,
ὅσας ἐνεργείας, οἷον τὴν ἀλόην καθαρτικήν τε δύναμιν ἔχειν

eandem omnes naturam obtinere. Porro naturae et fub-
ftantiae vocabulum in hujufmodi orationibus idem fignifi-
care liquido conftat. Nam fi ipforum animae fubftantia
mutari non poffet, eafdem obirent functiones, iifdemque
ob caufas confimiles ducerentur affectibus. Conftat itaque,
pueros tantum inter fe animarum fubftantiis, quantum
actionibus et affectibus, differre; quod fi ita fe habet, fa-
cultatibus quoque different. Confunduntur autem in hoc
ftatim fapientum plerique parum recte fentientes de fa-
cultate. Etenim de illis ita mihi fingere videntur, quafi
res quaedam fubftantias inhabitet, ut nos domicilia; ig-
norantes interim, quod fingulorum, quae fiunt, effectrix
quaedam fit caufa confiderata fecundum relationem ad
aliquid; et huius caufae ceu rei talis cujufpiam privata
aliqua et per fe exiftit appellatio. In illo vero ad id
quod fit ab ipfa refpectu facultas eft ejus, quod efficitur.
Eoque tot fubftantiae facultates effe pronunciamus, quot
functiones; verbi gratia, aloë vim purgandi et roborandi

καὶ τονωτικὴν στομάχου, καὶ τραυμάτων ἐναίμων κολλητι-
κὴν, ἰσοπέδων ἑλκῶν ἀπουλωτικὴν, ὑγρότητος βλεφάρων
ξηραντικὴν, οὐ δήπου τῶν εἰρημένων ἔργων ἕκαστον ἄλλου
τινὸς ποιοῦντος παρὰ τὴν ἀλόην. αὕτη γάρ ἐστιν ἡ
ταῦτα δρῶσα, καὶ διὰ τὸ δύνασθαι ποιεῖν αὐτὰ τοσαύ-
τας ἐλέχθη δυνάμεις ἔχειν, ὅσα τὰ ἔργα. λέγομεν γοῦν, τὴν
ἀλόην καθαίρειν δύνασθαι καὶ ῥωννύναι στόμαχον, καὶ
κολλᾶν τραύματα, καὶ ἕλκη συνουλοῦν, καὶ ὀφθαλμοὺς
ὑγροὺς ξηραίνειν, ὡς οὐδὲν διαφέρον ἢ καθαίρειν δύνα-
σθαι φάναι τὴν ἀλόην, ἢ δύναμιν ἔχειν καθαρτικήν. οὕτω
δὲ καὶ τὸ ξηραίνειν ὑγροὺς ὀφθαλμοὺς δύνασθαι ταὐτὸν
σημαίνει τῷ δύναμιν ἔχειν ὀφθαλμῶν ξηραντικήν. κατὰ δὲ
τὸν αὐτὸν τρόπον, ὅταν εἴπωμεν, ἡ ἐν ἐγκεφάλῳ καθιδρυ-
μένη λογιστικὴ ψυχὴ δύναται μὲν αἰσθάνεσθαι διὰ τῶν
αἰσθητηρίων, δύναται δὲ καὶ μεμνῆσθαι διὰ τῶν αἰσθητῶν
αὐτὴ καθ᾽ αὑτὴν, ἀκολουθίαν τε καὶ μάχην ἐν τοῖς πράγμα-
σιν ὁρᾶν, ἀνάλυσίν τε καὶ σύνθεσιν, οὐκ ἄλλο τι δηλοῦμεν
ἢ εἰ περιλαβόντες εἴποιμεν, ἡ λογιστικὴ ψυχὴ δυνάμεις

ſtomachum et vulnera cruenta glutinandi et cicatricem
inducendi ulceribus, poſtremo palpebrarum humiditates
exiccandi obtinet, dum nihil extet ullum praeter aloën,
quod ſingula modo relata faciat. Haec enim iſta effecit,
ac ideo, quia poteſt ea facere, tot habere dicta eſt facul-
tates, quot opera. Dicimus itaque, aloën poſſe purgare
ſtomachum, roborare, glutinare vulnera, cicatricem ul-
ceribus obducere et oculos humentes exiccare. Nihil au-
tem refert, ſive purgare poſſe aloën, ſive purgandi fa-
cultatem habere dicas. Eodem modo nec illa ſignificatu
variant, oculos humidos poſſe deſiccare et ſiccandi ocu-
los vim obtinere; ſicut, quum dicimus, anima ratiocina-
trix, quae in cerebro ſedem habet, per ſenſoria ſentire
poteſt, item meminiſſe per ſenſibilia ex ſe poteſt ipſa et
conſequentiam in rebus pugnantiamque cernere, denique
compoſitionem earum atque reſolutionem pernoſcere, aliud
innuimus nihil, quam ſi breviore huiusmodi epilogo com-
prehendamus: rationatrix anima variis eſt praedita fa-

ἔχει τὰς πλείους, αἴσθησιν, καὶ μνήμην, καὶ σύνεσιν, ἑκά-
στην τε τῶν ἄλλων. ἐπεὶ δὲ οὐ μόνον αἰσθάνεσθαι δύ-
νασθαί φαμεν αὐτήν, ἀλλὰ καὶ κατ᾽ εἶδος ὁρᾷν, ἀκούειν,
ὀσμᾶσθαι, γεύεσθαι, ἅπτεσθαι, πάλιν αὖ δυνάμεις αὐ-
τὴν ἔχειν λέγομεν, ὀπτικήν, ὀσφραντικήν, ἀκουστικήν,
γευστικήν, ἁπτικήν. οὕτω δὲ καὶ τὴν ἐπιθυμητικὴν αὐτὴ
δύναμιν ὁ Πλάτων ὑπάρχειν ἔλεγεν, ἣν δὴ κοινῶς ἐπιθυ-
μητικήν, οὐκ ἰδίως ὀνομάζειν ἔθος αὐτῷ. πλείους μὲν γὰρ
εἶναι καὶ ταύτης τῆς ψυχῆς ἐπιθυμίας φησὶ, πλείους δὲ
καὶ τῆς θυμοειδοῦς, πολλῷ δὲ πλείους καὶ ποικιλωτέρας
τῆς τρίτης, ἣν δι᾽ αὐτὸ τοῦτο κατ᾽ ἐξοχὴν ὠνόμασεν ἐπι-
θυμητικήν, εἰωθότων οὕτω τῶν ἀνθρώπων ἐνίοτε τὰ πρω-
τεύοντα τῶν ἐν τῷ γένει τῷ τοῦ γένους προσαγορεύειν
ὀνόματι, καθάπερ ὅταν εἴπωσιν, ὑπὸ μὲν τοῦ ποιητοῦ λε-
λέχθαι τόδε τὸ ἔπος, ὑπὸ δὲ τῆς ποιητρίας τόδε· πάν-
τες γὰρ ἀκούομεν, Ὅμηρον μὲν λέγεσθαι ποιητήν, Σαπφὼ
δὲ ποιήτριαν. [446] οὕτω δὲ καὶ θῆρα λέγουσιν ἐξαιρέ-
τως τὸν λέοντα, καὶ ἄλλα τοιαῦτα κατ᾽ ἐξοχὴν ὀνομάζουσιν.

cultatibus, fenfu videlicet, memoria, intellectu, aliisque
fingulis. At quia non folum fentire ipfam poffe dicimus,
fed etiam fpeciatim videre, audire, odorari, guftare et
tangere, alias rurfus facultates ipfam habere tuemur, vi-
foriam, auditricem, odoratricem, guftatricem et tactri-
cem. Ita vero et appetentem in ea facultatem ineffe
Plato pronunciabat, quam utique non proprio, fed com-
muni nomine concupifcibilem appellare confuevit. Si
quidem plures effe et hujus animae cupiditates ait, plu-
res item irafcibilis. Multo vero tum plures tum magis
varias ejus, quae numero tertia eft, quam idcirco excel-
lentiae vocabulo concupifcibilem nominavit, quod homi-
nes ita nonunquam ea, quae in comprehenfis fub genere
principatum tenent, generis nomine appellare confuerint;
veluti, quum carmen hoc a poëta, illud a poëtris recitatum
effe commemorant, nemo eft, qui non Homerum poëtam,
Sappho poëtriam accipiat. Similiter et feram dicentes leo-
nem indifcriminatim, atque alia id genus fecundum ex-

Ed. Chart. V. [446.]   Ed. Baf. I. (344.)

ἐπιθυμητικόν οὖν ἐστι κατὰ τὸ κοινὸν τῆς ἐπιθυμίας ση-
μαινόμενον ἀληθείας μὲν καὶ ἐπιστήμης, καὶ μαθημάτων,
καὶ συνέσεως, καὶ μνήμης, καὶ συλλήβδην εἰπεῖν ἁπάντων
τῶν καλῶν ἐκεῖνο τὸ μέρος τῆς ψυχῆς, ὃ καλεῖν εἰθίσμεθα
λογιστικόν· ἐλευθερίας δὲ καὶ νίκης, καὶ τοῦ κρατεῖν, καὶ
ἄρχειν, καὶ δοξάζεσθαι, καὶ τοῦ τιμᾶσθαι τὸ θυμοειδές·
ἀφροδισίων δὲ καὶ τῆς ἐξ ἑκάστου τῶν ἐσθιομένων τε καὶ
πινομένων ἀπολαύσεως τὸ κατ᾽ ἐξοχὴν ὀνομαζόμενον ὑπὸ
Πλάτωνος ἐπιθυμητικόν, οὔτε τῆς αὐτῆς ψυχῆς ὄρεξιν
τοῦ καλοῦ ἔχειν δυναμένης, οὔτε τῆς λογιστικῆς ἀφροδι-
σίων, ἢ πομάτων, ἢ βρωμάτων, ὥσπερ οὐδὲ εἰκὸς, ἢ
ἀρχῆς, ἢ δόξης, ἢ τιμῆς. κατὰ δὲ τὸν αὐτὸν λόγον οὐδὲ
τῆς θυμοειδοῦς ὀρέξεις εἶχεν ἥ τε λογιστικὴ καὶ ἡ ἐπι-
θυμητική.

Κεφ. γ΄. Ὅτι μὲν οὖν τρία τῆς ψυχῆς ἐστιν εἴδη, καὶ
ὁ Πλάτων βούλεται ταῦτα, δι᾽ ἑτέρων ἐπιδέδεικται, καθά-
περ γε καὶ ὅτι τὸ μὲν ἐν ἥπατι, τὸ δὲ ἐν καρδίᾳ, τὸ δὲ
ἐν ἐγκεφάλῳ καθίδρυται. ὅτι δὲ ἐκ τούτων τῶν εἰδῶν τε

cellentiam appellitant. Quare concupifcibilis communi cu-
piditatis fignificatu, puta veritatis, fcientiae, difciplina-
rum, prudentiae, memoriae et, ut uno verbo abfolvam,
omnium honeftorum illa pars eft animae, quam ratiocina-
tricem vocare foliti fumus. At libertatis, victoriae, vin-
cendi, imperandi, gloriam honoremque aucupandi, ulci-
fuendi irafcibilis: Veneris, efculentorum poculentorum-
que fruitionis ea, quae per excellentiam a Platone con-
cupifcibilis nominatur, quum nec eadem anima honeftum
poffit appetere, nec rationalis venerea, aut potus, aut
efculenta, quemadmodum nec imperium, ut credibile eft,
aut honorem, aut gloriam. Pari modo nec irafcibilis,
quae ratiocinatricis et appetitoriae funt, concupifcit.

Cap. III. Tres igitur animae fpecies effe, Platonis
etiam fententia alias demonftravimus; infuper hanc in
jecinore, illam in corde, tertiam in cerebro fedem occu-
pare. Porro quod ex his animae totius vel fpeciebus

καὶ μερῶν τῆς ὅλης ψυχῆς τὸ λογιστικὸν ἀθάνατόν ἐστι,
Πλάτων μὲν φαίνεται πεπεισμένος· ἐγὼ δὲ, οὔθ᾽ ὡς ἔστιν,
οὔθ᾽ ὡς οὐκ ἔστιν, ἔχω διατείνασθαι πρὸς αὐτόν. πρῶτον
οὖν ἐπισκεψώμεθα περὶ τῶν ἐν καρδίᾳ καὶ ἥπατι τῆς
ψυχῆς εἰδῶν, ἃ κἀκείνῳ κἀμοὶ συνωμολόγηται φθείρεσθαι
κατὰ τὸν θάνατον. ἔχοντος δὲ ἰδίαν οὐσίαν ἑκατέρου τῶν
σπλάγχνων, ἥτις μέν ἐστιν ἀκριβῶς αὕτη, μηδέπω ζητῶ-
μεν, ἀναμνησθῶμεν δὲ περὶ τῆς κοινῆς ἁπάντων σωμάτων
συστάσεως. ἐκ δυοῖν γὰρ ἀρχῶν ἡμῖν ἐδείχθη σύνθετος
ὑπάρχειν, ὕλης μὲν ἀποίου κατ᾽ ἐπίνοιαν, ἐχούσης δὲ ἐν
αὐτῇ ποιοτήτων τεττάρων κρᾶσιν, θερμότητος, ψυχρότη-
τος, ὑγρότητος, ξηρότητος. ἐκ τούτων καὶ χαλκὸς, καὶ
σίδηρος, καὶ χρυσὸς, ἥ τε σὰρξ, νεῦρά τε καὶ χόνδρος,
καὶ πιμελὴ, καὶ πάνθ᾽ ἁπλῶς τὰ πρωτόγονα μὲν ὑπὸ
Πλάτωνος, ὁμοιομερῆ δ᾽ ὑπ᾽ Ἀριστοτέλους ὀνομαζόμενα
γέγονεν. ὥστε, εἴγε αὐτὸς οὗτος Ἀριστοτέλης εἶδος εἶναι
τοῦ σώματος εἴπη τὴν ψυχὴν, ἐρωτητέον αὐτὸν ἢ τοὺς
γ᾽ ἀπ᾽ αὐτοῦ, ποτέραν τὴν μορφὴν εἶδος εἰρῆσθαι πρὸς

vel partibus ratiocinatrix immortalis fit, Plato quidem per-
fuafum habere videtur; ego vero, fitne an non fit, cum
eo contendere non poſſum. Primum igitur infpiciamus de
animae fpeciebus in corde et jecinore fitis, quas per mor-
tem corrumpi et interire, tum apud illum tum apud
me in confeſſo eſt. Quum autem peculiarem utrumque
vifcus fubftantiam habeat, quae quidem fit ad amuſſim, haec
nondum quaerimus; de communi vero omnium corporum
conftitutione mentionem faciamus; ex duobus enim prin-
cipiis eam conftare oftendimus, materia fane, quae per
intellectum qualitatis fit expers, verum in fe quatuor
qualitatum temperiem contineat, calidi, frigidi, humidi,
ficci. Ex quibus aes quoque et ferrum, aurum, caro,
nervi, cartilagines, adeps et plane omnia conftant, quae
Plato primigenia, Ariftoteles fimilaria vocavit. Proinde
is ipfe Ariftoteles, fi animam corporis effe fpeciem dixe-
rit, rogandus mihi eft, ant ejus fectatores, utrum formam
fpeciem effe dictam ab ipfo cenfebimus, quemadmodum

774 *ΓΑΛΗΝΟΤ ΠΕΡΙ ΤΩΝ*

Ed. Chart. V. [446.]   Ed. Baf. I. (344. 345.)

αὐτοῦ νο(345)μίζομεν, ωσπερ ἐν τοῖς ὀργανικοῖς σώμασιν,
ἢ τὴν ἑτέραν ἀρχὴν τῶν φυσικῶν σωμάτων, σῶμα δημιουρ-
γήσασαν, ὅπερ ὁμοιομερές ἐστι καὶ ἁπλοῦν, ὡς πρὸς αἴ-
σθησιν οὐκ ἔχον ὀργανικὴν σύνθεσιν. ἀποκρινοῦνται γὰρ
ἐξ ἀνάγκης τὴν ἑτέραν ἀρχὴν τῶν φυσικῶν σωμάτων, εἴ γε
δὴ τούτων εἰσὶ πρώτως ἐνέργειαι. δέδεικται γὰρ τοῦθ᾽ ἡμῖν
ἑτέρωθι, καὶ νῦν, ἂν δεήσῃ, πάλιν εἰρήσεται. καὶ μὴν
εἴπερ ἐξ ὕλης τε καὶ εἴδους ἅπαντα συνέστηκε τὰ τοιαῦτα
σώματα, δοκεῖ δὲ καὶ αὐτῷ τῷ Ἀριστοτέλει, τῶν τεττάρων
ποιοτήτων ἐγγινομένων τῇ ὕλῃ τῶν φυσικῶν, γίγνεσθαι
σωματικὴν ἐκ τούτων κρᾶσιν, ἀναγκαῖον αὐτὸ τίθεσθαι τὸ
εἶδος, ὥστε πως καὶ ἡ τῆς ψυχῆς οὐσία κρᾶσις ἔσται τῶν
τεττάρων, εἴπερ ποιοτήτων ἐθέλεις λέγειν, ὑγρότητός τε
καὶ ξηρότητος, καὶ ψυχρότητος καὶ θερμότητος, ἤτοι σω-
μάτων, ὑγροῦ, καὶ θερμοῦ, καὶ ψυχροῦ, καὶ ξηροῦ, τῇ
δὲ τῆς ψυχῆς οὐσίᾳ τὰς δυνάμεις αὐτῆς δεικνύναι ἑπομέ-
νας, εἴ γε καὶ τὰς ἐνεργείας. εἰ μὲν οὖν καὶ τὸ λογιζό-
μενον εἶδος τῆς ψυχῆς ᾖ, θνητὸν ἔσται· καὶ γὰρ καὶ αὐτὸ

in corporibus inſtrumentariis, an alterum naturalium cor-
porum principium, puta corporis opifex, quod ſimilare
eſt et ſimplex, ut quod ad ſenſum inſtrumentariam com-
poſitionem non habeat. Reſpondebunt nimirum neceſſa-
rio, alterum naturalis corporis principium; ſiquidem ho-
rum ſunt primario actiones. Indicatum hoc alibi a nobis
eſt; imo etiam nunc, ſi res poſtulet, referemus denuo.
Atqui ſi ex materia et forma ejusmodi corpora omnia
conſiſtunt, videtur autem et ipſi Ariſtoteli, quum qua-
tuor qualitates materiae naturalium innaſcantur, cor-
poreum ex his fieri temperamentum, neceſſitas coget for-
mam ipſam apponi. Quapropter etiam animae ſubſtantiæ
temperamentum erit quatuor, ſive qualitatum velis dicere,
humiditatis, ſiccitatis, caliditatis et frigiditatis, ſive corpo-
rum, humidi, calidi, frigidi et ſicci. Quod autem animi
ſubſtantiam facultates ejus ſequantur, perinde ut actiones,
demonſtrabimus. Itaque, ſi ratiocinatrix animae ſpecies
ſit, mortalis erit; etenim et ipſa temperamentum quoddam

ΤΗΣ ΨΤΧΗΣ ΗΘΩΝ. 775

Ed. Chart. V. [446. 447.]　　　　　　Ed. Baf. I. (345.)

κρᾶσίς τις ἐγκεφάλῳ, [447] καὶ πάνθ᾽ οὕτω τὰ τῆς ψυχῆς
εἴδη τε καὶ μέρη τὰς δυνάμεις ἑπομένας ἕξει τῇ κράσει,
καὶ ἔσται τοιαύτη ἡ τῆς ψυχῆς οὐσία. εἰ δ᾽ ἀθάνατός
ἐστιν, ὡς Πλάτων βούλεται, διὰ τί χωρίζεται, ψυχθέν-
τος σφοδρῶς, ἢ ὑπερθερμανθέντος, ἢ ὑπερξηρανθέντος,
ἢ ὑπερυγρανθέντος τοῦ ἐγκεφάλου, καλῶς ἂν ἐπεποιήκει
γράψας αὐτός, ὥσπερ καὶ τἆλλα τὰ κατ᾽ αὐτὴν ἔγραψε.
γίνεται γὰρ ὁ θάνατος κατὰ τὸν Πλάτωνα, χωριζομένης
τῆς ψυχῆς ἀπὸ τοῦ σώματος. διὰ τί δὲ αὐτὴν κένωσις αἵ-
ματος χωρίζει πολλή, καὶ κώνειον ποθέν, καὶ πυρετὸς δια-
καής, εἰ μὲν ὁ Πλάτων ἔζη, παρ᾽ ἐκείνου πάντως ἂν
ἠξίωσα μαθεῖν. ἐπεὶ δ᾽ οὔτ᾽ ἐκεῖνός ἐστιν ἔτι, καὶ τῶν
Πλατωνικῶν διδασκάλων οὐδεὶς οὐδεμίαν αἰτίαν ἐδιδάξατό
με, δι᾽ ἣν ὑφ᾽ ὧν εἶπον ἡ ψυχὴ τοῦ σώματος ἀναγκάζεται
χωρίζεσθαι, τολμῶ λέγειν αὐτός, ὡς οὐ πᾶν εἶδος σώματος
ἐπιτήδειόν ἐστιν ὑποδέξασθαι τὴν λογιστικὴν ψυχήν. ἀκό-
λουθον γὰρ ὁρῶ τοῦτο τῷ περὶ ψυχῆς δόγματι τοῦ Πλά-

cerebri conftituitur, et hoc pacto univerfae animae fpecies
partesque facultates temperamenta fequentes habebunt,
atque erit talis animae effentia. At fi immortalis eft,
ut Plato affirmat, qui fit, amabo, quod, cerebro plus fatis
aut refrigerato, aut calefacto, aut exiccato, aut humecta-
to, ipfa protinus emigret? Probe mehercle feciffet Plato,
fi ejus rei caufam quoque, ficut alia pleraque, confcri-
pfiffet. Mors etenim fecundum ejusdem auctoris fenten-
tiam accidit, quum anima difcedit a corpore. Verum
qua ratione contingat, largam fanguinis evacuationem, ci-
cutam epotam et febrem perardentem eam expellere, fi
Plato viveret, nequaquam dedignarer ab eo difcere. Sed
quia in vivis non eft, nec ullus ex Platonicis praecepto-
ribus caufam ullam me docuerit, cur ab iis, quae narravi,
difcedere cogatur, haud vereor ipfe dicere, non omnem
corporis fpeciem idoneam effe, quae ratiocinatricem animam
fufcipiat. Hoc namque Platonici dogmatis confequens effe

τωνος, ἀπόδειξίν γε μὴν οὐδεμίαν ἔχω λέγειν αὐτοῦ διὰ
τὸ μὴ γινώσκειν με τὴν οὐσίαν τῆς ψυχῆς ὁποία τίς ἐστιν,
ἐκ τοῦ γένους τῶν ἀσωμάτων ὑποθεμένων ἡμῶν ὑπάρχειν
αὐτήν. ἐν μὲν γὰρ σώματι τὰς κράσεις ὁρῶ πάμπολύ τε
διαφερούσας ἀλλήλων καὶ παμπόλλας οὔσας. ἀσωμάτου δ᾽
οὐσίας αὐτῆς καθ᾽ ἑαυτὴν εἶναι δυναμένης, οὐκ οὔσης δὲ
ποιότητος, ἢ εἴδους σώματος, οὐδεμίαν νοῶ διαφοράν,
καίτοι πολλάκις ἐπισκεψάμενός τε καὶ ζητήσας ἐπιμελῶς,
ἀλλ᾽ οὐδὲ πῶς οὐδὲν οὖσα τοῦ σώματος εἰς ὅλον αὐτὸ
δύναιτ᾽ ἂν ἐκτείνεσθαι. τούτων μὲν οὐδὲν οὐδ᾽ ἄχρι φαν-
τασίας ἐννοῆσαι δεδύνημαι, καίτοι προθυμηθεὶς χρόνῳ
παμπόλλῳ. γινώσκω δ᾽ ἐκεῖνο ἐναργῶς φαινόμενον, ὡς ἡ
μὲν τοῦ αἵματος κένωσις καὶ ἡ τοῦ κωνείου πόσις κα-
ταψύχουσι τὸ σῶμα, πυρετὸς δὲ σφοδρὸς ὑπερθερμαίνει.
καὶ πάλιν ἐρῶ ταὐτόν, διὰ τί ψυχόμενον ἢ ὑπερθερμαι-
νόμενον τὸ σῶμα καταλείπει τελέως ἡ ψυχή, πολλὰ ζητή-
σας οὐχ εὗρον, ὥσπερ γε οὐδὲ, διὰ τί χολῆς μὲν ξανθῆς

videmus de anima : quanquam ejus demonftrationem vel
unam pronunciare non ita proclive mihi fuerit, quod,
quaenam fit animae fubftantia, ignorem, dum ex genere
incorporeorum ipfam effe ftatuo. Quippe in corporibus
temperamenta mirum in modum inter fe diverfa, eaque
non parum multa cernimus. Incorporeae animae fubftan-
tiae, quae per fe effe poffit, non autem fit qualitas aut
fpecies corporis, nulla fuccurrit mihi differentia quan-
tumvis fedulo diligentique ftudio perfcrutanti. Sed nec
quum nulla corporis fit portio, in totum ipfum poterit
extendi. Horum fane nihil ne vel ufque ad imaginatio-
nem intelligere poteris, etfi permulto tempore praemedi-
tatus. Illud autem oculis ufurpare licet, quod fanguinis
evacuatio et cicutae potio corpus refrigerent, febris au-
tem vehementior fupra modum calefaciat. Sed cur (idem
repeto) anima corpus impendio aut frigidum aut calidum
omnino relinquat, poft diuturnam inquifitionem nondum
inveni; quemadmodum nec illud, quare flava bile in ce-

ἐν ἐγκεφάλῳ πλεοναζούσης εἰς παραφροσύνην ἑλκόμεθα,
διὰ τί δὲ τῆς μελαίνης εἰς μελαγχολίαν, διὰ τί δὲ τὸ
φλέγμα καὶ ὅλως τὰ ψυκτικὰ παραίτια ληθάργοις, ἐξ ὧν
καὶ μνήμης, καὶ συνέσεως βλάβαις ἁλισκόμεθα. καὶ μέν-
τοι καὶ διὰ τιμωρίαν αὐτὴν ἐργάζεται κώνειον ποθὲν, ᾧ
καὶ τοὔνομα ἔνθεν παρώνυμον ἀπὸ τοῦ πάθους, ὃ πάσχον
ὁρῶ ὑπ᾽ αὐτοῦ τὸ σῶμα. λύπης δὲ ἁπάσης καὶ δυσθυ-
μίας κουφίζει σαφῶς οἶνος πινόμενος· ἑκάστης γὰρ ἡμέρας
τούτῳ χρώμεθα. καὶ Ζήνων, ὡς φασιν, ἔλεγεν, ὅτι καθά-
περ οἱ πικροὶ θέρμοι βρεχόμενοι τῷ ὕδατι γίνονται γλυ-
κεῖς, οὕτω καὶ αὐτὸν ὑπ᾽ οἴνου διατίθεσθαι. φασὶ δὲ καὶ
τὴν οἰνοπίαν ῥίζαν ἔτι καὶ μᾶλλον ἐργάζεσθαι τοῦτο, καὶ
ταύτην εἶναι τὸ τῆς Αἰγυπτίας ξένης φάρμακον, ὅ φησιν ὁ
ποιητής·

Αὐτίκ᾽ ἄρ᾽ εἰς οἶνον βάλε φάρμακον, ἔνθεν ἔπινον,
Νηπενθές τ᾽ ἄχολόν τε κακῶν ἐπίληθον ἁπάντων.

ἡ μὲν οὖν οἰνοπία ῥίζα χαιρέτω· δεόμεθα γὰρ αὐτῆς οὐδὲν

rebro exuperante in delirium rapimur, atra in melancho-
liam, item cur pituita et fimul omnia refrigerantia lethar-
gum caufentur, ex quibus et memoriae et intelligentiae
noxa corripimur; infuper qua vi forbitio cicutae ultio-
nem ipfam flagitiis debitam moliatur; cui etiam nomen
ab affectu, quem corpus inde patitur, inditum eft; item
vinum, quo utimur quotidie, omnem animi triftitiam et
moerorem manifefto discutiat. Zeno, ut ajunt, dicere
folebat, quemadmodum lupini amari in aqua madentes
dulces redduntur, ita fe vino affici et exhilarefcere.
Quin oenopiam radicem hoc infignius multo efficere nar-
rant, et hanc effe hofpitis Aegyptiae medicamentum, quod
poëta fcribit:

Mox tulit in vinum medicamentum, unde bibebant,
Nepenthes, quod felle carens mala cuncta recondit.

Valeat igitur oenopia radix. Nihil enim ad praefens in-

εἰς τὸν λόγον, ὁρῶντες ὁσημέραι τὸν οἶνον ἐργαζόμενον
ὅσα περ οἱ ποιηταὶ λέγουσιν·

Οἶνός σε τρώει μελιηδὴς, ὅστε καὶ ἄλλους
Βλάπτει, ὃς ἄν μιν χανδὸν ἕλοι μηδ᾽ αἴσιμα πίνοι.
Οἶνος καὶ Κένταυρον ἀγακλυτὸν Εὐρυτίωνα
Ἄασ᾽ ἐνὶ μεγάρῳ μεγαθύμου Πειριθόοιο
Ἐς Λαπίθας ἐλθόνθ᾽· ὁ δ᾽ ἐπεὶ φρένας ἄασεν οἴνῳ,
Μαινόμενος κάκ᾽ ἔρεξε δόμον κατὰ Πειριθόοιο.

καὶ ἀλλαχόθι περὶ αὐτοῦ φησι Νηλέως·

Ὅστ᾽ ἐφέηκε πολύφρονά περ μάλ᾽ ἀεῖσαι
[448] Καί θ᾽ ἁπαλὸν γελάσαι, καί τ᾽ ὀρχήσασθαι ἀνῆκε,
Καί τι ἔπος προέηκεν, ὅπερ τ᾽ ἄῤῥητον ἄμεινον.

οὕτω δὲ καὶ Θεόγνις ἔλεγεν· Οἶνος πινόμενος πουλὺς κα-
κόν· ἤν δέ τις αὐτὸν Πίνῃ ἐπισταμένως, οὐ κακὸν, ἀλλ᾽
ἀγαθόν. ὄντως γὰρ, εἰ συμμέτρως ποθείη, καὶ πέψει, καὶ
ἀναδώσει, καὶ αἱματώσει, καὶ θρέψει. μεγάλα δὲ συν-
τελεῖ μετ᾽ αὐτοῦ καὶ τὴν ψυχὴν ἡμῶν ἡμερωτέραν

ſtitutum eam requirimus, videntes vinum nunquam non
efficere quae poëtae recenſent:

Vinum ſuave tibi nocuum eſt, alios quoque laedit,
Qui affatim capiant ipſum, minimeque decenter.
Vinum etiam nocuit Centauro ipſi Eurytioni
Pirithoi in tectis Lapithas aggreſſo: ubi vero
Attigerat mentem vinum, hic furibundus in ipſis
Pirithoi mala contulit aedibus.

Et alibi de ipſo Neleo ſic canit:

Compulit hoc quamvis ſapientem promere cantum,
Et riſu immodico turpes ductare choreas,
Edere quae multo ſatius tacuiſſe fuiſſet.

Porro Theognis huiuſmodi dicto uti conſuevit: *Larga*
vini potio mala; moderata non ſolum non mala, verum
etiam commoda. Siquidem id mediocriter aſſumptum
evidenter revera concoctioni, diſtributioni et ſanguifica-
tioni conducit. Praeterea animum noſtrum manſuetiorem

ΤΗΣ ΨΥΧΗΣ ΗΘΩΝ.   779

Ed. Chart. V. [448.]   Ed. Baf. I. (345.)

τε ἅμα καὶ θαρσαλεωτέραν ἐργάζεσθαι, διὰ μέσης δη-
λονότι τῆς κατὰ τὸ σῶμα κράσεως, ἥντινα ἀνάπαλιν ἐρ-
γάζεται διὰ μέσων τῶν χυμῶν. οὐ μόνον δὲ, ὡς ἔφην,
κρᾶσις σώματος ὑπαλλάττει καὶ τὰς ἐνεργείας τῆς ψυχῆς,
ἀλλὰ καὶ χωρίζειν αὐτὴν ἀπὸ τοῦ σώματος δύναται. τί γὰρ
ἂν ἄλλο τις εἴποι, θεώμενος τὰ ψύχοντά τε καὶ θερμαί-
νοντα φάρμακα παραχρῆμα τὸν προσενεγκάμενον ἀναι-
ροῦντα; τοῦ γένους δέ εἰσι τούτων καὶ οἱ τῶν θηρίων
ἰοί. τοὺς δηχθέντας οὖν ὑπὸ τῆς ἀσπίδος ὁρῶμεν ἀπο-
θνήσκοντας αὐτίκα παραπλήσιον τῆς ἀπὸ κωνείου πό-
σεως, ὡς καὶ τοῦ ταύτης ἰοῦ ψύχοντος. ἀναγκαῖον ἔσται
καὶ τοῖς ἰδίαν οὐσίαν ἔχειν ὑποθεμένοις τὴν ψυχὴν ὁμολο-
γῆσαι, δουλεύειν αὐτὴν ταῖς τοῦ σώματος κράσεσιν, εἴ γε
καὶ χωρίζειν ἐξουσίαν ἔχουσι, καὶ παραφρονεῖν ἀναγκάζουσι,
καὶ μνήμην καὶ σύνεσιν ἀφαιρεῖσθαι, καὶ λυπηρότερα, καὶ
ἀτολμότερα, καὶ ἀθυμότερα ἐργάζεσθαι, καθάπερ ἐν ταῖς
μελαγχολίαις φαίνεται. καὶ τούτων ἔχει τἀναντία ὁ πίνων
τὸν οἶνον συμμέτρως.

ac audaciorem efficit, interventu fcilicet corporis tempe-
ramenti, quod rurfus per medios humores generat. At
non modo temperamenta corporis, ficut dictum eft, ani-
mae quoque functiones immutant, fed eam quoque a cor-
pore migrare compellunt. Quid enim aliud dixeris, quum
videas, tum refrigerantia, tum calefacientia medicamenta
ftatim, ubi quis affumpferit, internecionem adferre? Ex quo
numero funt ferarum venena. Ab afpide enim demorfi
fubito animam efflant. Similiter et a potu cicutae, quum
et hujus venenum refrigeret. Unde neceffario, qui pe-
culiarem fubftantiam animam habere ftatuunt, fatentur,
corporis eam temperamento fubfervire. Siquidem et mi-
grare ipfam cogere ea poffunt, et defipere compellunt, et
memoria et intellectu deftituunt. Item triftiores, timidio-
res et dejecto animo efficiunt, quemadmodum in melancho-
lia apparet. Et hifce contraria, qui vino utitur modice,
experietur.

Ed. Chart. V. [448.]   Ed. Baf. I. (345.)

Κεφ. δ'. Ἆρ᾽ οὖν ὑπὸ μὲν τῆς κατὰ τὸ θερμόν τε καὶ ψυχρὸν κράσεως ὑπαλλάττεσθαι πεφύκασιν αἱ δυνάμεις τῆς ψυχῆς, ὑπὸ δὲ τῆς κατὰ τὸ ξηρόν τε καὶ ὑγρὸν οὐδὲν πάσχειν; καὶ μὴν τούτου πολλὰ τεκμήρια κατά τε φάρμακα καὶ τὴν ὁσημέραι δίαιταν ἔχομεν, ἃ τάχ᾽ ἂν ἐφεξῆς εἴποιμι σύμπαντα πρότερον ἀναμνήσας ὧν ὁ Πλάτων ἔγραψε λόγων ὑπὸ τῆς τοῦ σώματος ὑγρότητος εἰς λήθην ἔρχεσθαι τὴν ψυχὴν ὧν πρότερον ἠπίστατο, πρὶν ἐνδεθῆναι τῷ σώματι. λέγει γὰρ ᾧδέ πως αὐτοῖς ῥήμασιν ἐν Τιμαίῳ, κατ᾽ ἐκεῖνο τὸ χωρίον τοῦ συγγράμματος, ἔνθα φησὶ τοὺς θεοὺς δημιουργῆσαι τὸν ἄνθρωπον, ἐνδόντας τὴν ἀθάνατον ψυχὴν εἰς ἐπίῤῥυτον σῶμα καὶ ἀπόῤῥυτον, εὔδηλον ὅτι τὴν ὑγρότητα τῆς βρεφῶν οὐσίας αἰνιττόμενος. ἐφεξῆς γοῦν τούτοις τάδε φησίν· Αἱ δὲ εἰς ποταμὸν ἐνδεθεῖσαι πολὺν οὔτ᾽ ἐκρατοῦντο, καὶ βίᾳ ἐφέροντό τε καὶ ἔφερον. καὶ μετ᾽ ὀλίγα πάλιν· Πολλοῦ γὰρ ὄντος τοῦ κατακλύζοντος καὶ ἀποῤῥέοντος κύματος, ὃ τὴν τροφὴν παρεῖχεν,

Cap. IV. An igitur animae facultates a calido quidem et frigido temperamento immutabuntur, a ficco vero humidoque nihil patientur? Atqui multa huius indicia cum in medicamentis, tum in quotidiano victu extant, quae fortaffe poftea dicturus fum univerfa, fi primum, quae Plato confcripfit, commemorem, quomodo anima propter corporeae molis humiditatem in oblivionem eorum incidat, quorum prius erat confcia, quam corpori alligaretur. Hunc enim ipfum fere fermonem in Timaeo ufurpat, ea libri parte, ubi deos hominem creaffe ait, animam immortalem in corpus influxile et effluxile immittentes. Nemini dubium eft, infantium fubftantiae humiditatem hic ab illo obfcure vocari. Nam haec prioribus fubjungit: *Hi porro ambitus in largum immerfi fluvium neque tenebant, neque tenebantur, fed vi magna ac impetu tum ferebant tum ferebantur.* Et paulo pofi: *Quum enim ingens inundaret fluxus, ac rurfus decrefceret, unde nutrimenti copiam animal reciperet, multo*

Ed. Chart. V. [448. 449.]   Ed. Baf. I. (345. 346.)

ἔτι μείζονα θόρυβον ἀπειρ(346)γάζετο τὰ προσπίπτοντα τῶν
παθημάτων ἑκάστοις. καὶ μέντοι καὶ διέλθωμεν αὐτὰ πά-
λιν. ἐφεξῆς γάρ φησι· Διὰ δὴ ταῦτα πάντα τὰ πάθη κατ᾿
ἀρχὰς ἡ ψυχὴ γίνεται τὸ πρῶτον, ὅταν εἰς σῶμα ἐνδεθῇ
θνητὸν, ὅταν δὲ τὸ τῆς αὐξήσεως καὶ πρὸς ἔλαττον ἐπῇ
ῥεῦμα, πάλιν δὲ περίοδοι λαμβανόμεναι γαλήνης τὴν ἑαυ-
τῶν ὁδὸν ἴασι, καὶ καθιστῶνται μᾶλλον ἐπιόντος τοῦ χρό-
νου. τότε ἤδη πρὸς τὸ κατὰ φύσιν ἰόντων σχῆμα ἑκάστου
τῶν κύκλων αἱ περιφοραὶ κατευθυνόμεναι, τό τε θάτερον
καὶ τὸ ταὐτὸν προσαγόμεναι κατ᾿ ὀρθὸν, εὔφρονα τὸν ἔχοντα
αὐτὰς γινόμενον ἀποτελοῦσιν. ὅταν, φησὶ, τὸ τῆς αὐξήσεως καὶ
τροφῆς ἔλαττον ἐπῇ ῥεῦμα, τὴν ὑγρότητα δηλονότι λέγων,
τὴν ἔμπροσθεν ὑπ᾿ αὐτοῦ εἰρημένην τῆς κατὰ ψυχὴν ἀνοίας
αἰτίαν γινομένην, ὡς τῆς μὲν ξηρότητος εἰς σύνεσιν, τῆς δ᾿
ὑγρότητος εἰς ἄνοιαν ἀγούσης τὴν ψυχήν. [449] ἀλλ᾿ εἴπερ
ὑγρότης μὲν ἄνοιαν ἐργάζεται, ξηρότης δὲ σύνεσιν, ἡ μὲν ἄκρα
ξηρότης ἄκραν ἐργάζεται σύνεσιν, ἡ δ᾿ ἐπίμικτος ὑγρότης τοσοῦτον
ἀφαιρήσει τῆς τελείας συνέσεως, ὅσον ἐκοινώνησεν ὑγρότητος.

*majorem tumultum cujufque affectus foris accidentes ex-
citarunt.* Sed age rurfus eadem percenfeamus, quae fta-
tim apponit: *Quamobrem anima fic initio affecta, quum
primum corpori mortali alligata fuerit, amens efficitur.
At poftquam nutrimenti et incrementi rivus lenius mi-
nufque fluxerit, animae vero periodi tranquillitate denuo
recepta iter fuum peragant, temporifque proceffu magis
confiftant, tunc jam abfolute circuli cujufque ad figuram
naturae fuae propriam redeuntis converfiones, alterius et
ejusdem naturam probe difcernunt, fapientemque fic in-
ftitutum efficiunt.* Quum incrementi nutritionifque mi-
nor adfit fluxus, inquiens, humiditatem nimirum innuit,
quam prius amentiae caufam effe tradiderat, ut quod
ficcitas animae prudentiam, humiditas defipientiam ani-
mae comparet. Quod fi ita habet, fummam haud dubie
prudentiam fumma pariet ficcitas; quantum vero humo-
ris accefferit, tantum a perfecta demetur prudentia. Cu-

τίνος οὖν ἦν τοῦ ζώου τοιοῦτονδε σῶμα, τίνος ἄμοιρον ὑγρό-
τητος, ὥσπερ τὰ τῶν ἄστρων; οὐδενὸς οὐδ᾽ ἐγγύς. ὥστε
οὐδὲ συνέσεως ἄκρας ἐγγύς ἐστι σῶμα θνητοῦ ζώου, πάντα
δ᾽, ὥσπερ ὑγρότητος, οὕτω καὶ ἀνοίας μετέχει. ὁπότ᾽ οὖν
τὸ λογικὸν τῆς ψυχῆς μονοειδῆ οὐσίαν ἔχον τῇ τοῦ σώματος
κράσει συμμεταβάλλεται, τί χρὴ νομίσαι πάσχειν τὸ θνητὸν
εἶδος αὐτῆς; ἢ δῆλον, ὅτι πάντη δουλεύειν τῷ σώματι;
ἄμεινον δὲ φάναι, μὴ δουλεύειν, ἀλλ᾽ αὐτὸ δὴ τοῦτ᾽ εἶναι
τὸ θνητὸν τῆς ψυχῆς, τὴν κρᾶσιν τοῦ σώματος. ἐδείχθη
γὰρ ἔμπροσθεν ἡ θνητὴ ψυχὴ κρᾶσις οὖσα τοῦ σώματος.
ἡ μὲν οὖν τῆς καρδίας κρᾶσις τὸ θυμοειδές ἐστι τῆς ψυ-
χῆς, ἡ δὲ τοῦ ἥπατος τὸ καλούμενον ὑπὸ τοῦ Πλάτωνος
μὲν ἐπιθυμητικὸν, θρεπτικὸν δὲ καὶ φυτικὸν ὑπὸ τοῦ
Ἀριστοτέλους. Ἀνδρόνικον δὲ τὸν Περιπατητικὸν, ὅτι
μὲν ὅλως ἐτόλμησεν ἀποφήνασθαι τὴν οὐσίαν τῆς ψυ-
χῆς ὡς ἐλεύθερος ἀνὴρ ἄνευ τοῦ περιπλέκειν ἀσαφῶς,
ἐπαινῶ τε πάνυ καὶ ἀποδέχομαι τὴν φράσιν τοῦ ἀνδρός·
εὑρίσκω γὰρ αὐτὸν καὶ κατ᾽ ἄλλα πολλὰ τοιοῦτον.

jus tandem animantis corpus tam expers humiditatis eſt,
uti ſtellarum? Nullius, opinor, ne prope quidem accedit.
Ergo mortalis animantis corpus ad ſummam prudentiam
haud prope accedit. Omnes, ut humidi, ſic ſtultitiae par-
ticipes vivimus. Jam vero, quum rationalis animae pars,
quae uniformem ſubſtantiam nacta ſit, pro temperamenti
corporis ratione mutetur, quid putas ſpeciem ejus morta-
lem neceſſario pati, quam corpori ſervire luce clarius
eſt? Sed praeſtat dicere, non ſervire, ſed ipſam hanc
mortalem animae ſpeciem temperamentum eſſe corporis.
Nam prius oſtendi, mortalem animam temperamentum
eſſe corporis. Itaque cordis temperamentum iraſcibilis
animae pars eſt, jecinoris ea, quae auctore Platone con-
cupiſcibilis, ab Ariſtotele vocatur nutrix et vegetans.
Sane Andronicum Peripateticum, quod libere, ut virum
decet ingenuum, nulla circuitione perplexa uſus, animae
ſubſtantiam aſſeverare non dubitarit, et laudo et viri dicta
recipio; talis enim in pleriſque ſcriptis mihi apparet.

Ed. Chart. V. [449.]   Ed. Baf. I. (346.)

ὅτι δέ τοι κρᾶσιν εἶναί φησιν, ἢ δύναμιν ἑπομένην τῇ
κράσει, καὶ μέμφομαι τῇ προσθήκῃ τῆς δυνάμεως. ἡ γάρ
τοι ψυχὴ πολλὰς ἔχει δυνάμεις, οὐσία τις οὖσα, καὶ
τοῦτο ὀρθῶς Ἀριστοτέλει λέλεκται, καὶ πρόσθεν τοῦτο
διώρισται καλῶς ἡ ὁμωνυμία. λεγομένης γὰρ οὐσίας, καὶ
τῆς ὕλης, καὶ τοῦ εἴδους, καὶ τοῦ συναμφοτέρου, τὴν κατὰ
τὸ εἶδος οὐσίαν ἀπεφήνατο ψυχὴν ὑπάρχειν, οὐκ ἐγχωρῶν
λέγειν ἄλλο τι παρὰ τὴν κρᾶσιν, ὡς ὀλίγον ἔμπροσθεν
ἐδείκνυτο. ἐν ταὐτῷ δὲ γένει τῆς οὐσίας καὶ ἡ τῶν Στωϊ
κῶν περιέχεται δόξα. πνεῦμα μὲν γάρ τι τὴν ψυχὴν εἶναι
βούλονται, καθάπερ καὶ τὴν φύσιν, ἀλλ᾽ ὑγρότερον μὲν
καὶ ψυχρότερον τὸ τῆς φύσεως, ξηρότερον δὲ καὶ θερμότε
ρον τὸ τῆς ψυχῆς. ὥστε καὶ τοῦθ᾽ ὕλη μέν τις οἰκεία τῆς
ψυχῆς ἐστι τὸ πνεῦμα, τὸ δὲ τῆς ὕλης εἶδος ἤτοι κράσεως,
ἐν συμμετρίᾳ γιγνομένης τῆς ἀερώδους τε καὶ πυρώδους οὐ
σίας. οὔτε γὰρ ἀέρα μόνον οἷόν τε φάναι τὴν ψυχὴν, οὔτε
πῦρ, ὅτι μήτε ψυχρὸν ἄκρως ἐμφανῆ γίγνεσθαι ζώου σῶμα,

Quod autem temperamentum eſſe dicat, vel facultatem
temperamentum ſequentem, etiam improbo, ob facultatis appoſitionem videlicet. Etenim quod anima, quum ſit
quaedam eſſentia, diverſis pollet facultatibus, recte Ari
ſtoteles docuit et prius in hoc non ineleganter aequivocationem ſubdiſtinxit. Quum enim ſubſtantia et materia
et ſpecies et ſimul utrumque dicatur, animam ſpecialem
ſubſtantiam eſſe pronunciavit, quippe qui praeter temperamentum aliud dicere potuit nihil, ut ante paulum
indicavimus. In hoc ſubſtantiae genere Stoicorum quoque opinio comprehenditur; animam ſiquidem ſpiritum
aliquem eſſe volunt, quemadmodum et naturam, verum
humidiorem ac frigidiorem naturae ſpiritum, ſicciorem ac
calidiorem animae. Quamobrem hic ſpiritus peculiaris
quaedam animae materies eſt. Materiae autem ſpecies
vel temperamenti ex aëreae igneaeque ſubſtantiae ſymmetria genitae dicitur. Siquidem nec ſolum aërem, nec
ignem animam licet dicere, quoniam nullum in ſummo

μήτε ἄκρως θερμὸν, ἀλλὰ μηδὲ ἐπικρατούμενον ὑπὸ θα-
τέρου κατὰ μεγάλην ὑπεροχήν, ὅπου γε, κἂν βραχεῖ πλεῖον
γένηται τοῦ συμμέτρου, πυρέττει μὲν τὸ ζῶον ἐν ταῖς τοῦ
πυρὸς ἀμέτροις ὑπεροχαῖς, καταψύχεται δὲ καὶ πελιδνοῦ-
ται καὶ δυσαίσθητον ἢ ‵παντελῶς ἀναίσθητον γίνεται κατὰ
τὰς τοῦ ἀέρος κράσεις. οὗτος γὰρ αὐτὸς, ὅσον μὲν ἐφ᾽
ἑαυτῷ, ψυχρός ἐστιν, ἐκ δὲ τῆς πρὸς τὸ πυρῶδες στοι-
χεῖον ἐπιμιξίας εὔκρατος γίνεται. δῆλον οὖν ἤδη σοι γέ-
γονεν, ὡς ἡ τῆς ψυχῆς οὐσία κατὰ ποιὰν κρᾶσιν ἀέρος τε
καὶ πυρὸς γίνεται κατὰ τοὺς Στωϊκοὺς, καὶ συνετὸς μὲν ὁ
Χρύσιππος ἀπείργασται διὰ τὴν τούτων εὔκρατον μίξιν, οἱ
δὲ Ἱπποκράτους υἱεῖς, οὓς ἐπὶ μωρίᾳ σκώπτουσιν οἱ κωμι-
κοὶ, διὰ τὴν ἄμετρον θέρμην. ἴσως οὖν τις ἐρεῖ, μήτε Χρύ-
σιππον ἐπαινεῖσθαι δεῖν ἐπὶ συνέσει, μήτ᾽ ἐκείνους ἐπὶ μω-
ρίᾳ ψέγεσθαι. παραπλησίως δὲ καὶ εἰς τὰ τοῦ θυμοειδοῦς
ἔργα καὶ πάθη μήτε τοὺς εὐτόλμους ἐπαινεῖσθαι χρῆν,
μήτε τοὺς ἀτόλμους ψέγεσθαι. περὶ μὲν οὖν τούτων ὀλί-
γον πρόσθεν ἐπισκεψόμεθα.

frigidum aut calidum animantis corpus fieri deprehendas.
Imo nec infigni exceffu ab altero fuperari; quandoquidem,
fi vel paulo plus excefferit moderatum, animal in immo-
dico ignis exceffu febricitat. Refrigeratur autem livet-
que et fenfum difficilem acquirit, aut omnino infenfibile
fit ex aëris temperamento. Qui quidem, quantum in fe,
frigidus eft,. ignei vero elementi mixtura temperatus
evadit. Nulli igitur dubium eft, animae fubftantiam ex
certa quadam aëris ignifque temperie Stoicis auctoribus
conflari. Et Chryfippus quidem ex temperata horum
mixtione prudens factus eft, Hippocratis autem filii ob
calorem immodicum ftulti comicorum fabulis ridentur.
Dicet autem forfan aliquis, nec Chryfippum prudentiae
nomine laudandum, item nec illos ftultitiae vitio vituperan-
dos effe. Similiter et ob irafcibilis facultatis opera et
affectus neque audaces laudari, neque timidos reprehen-
di oportere. De his itaque mox confiderabimus.

Κεφ. ε΄. Νῦν δ᾽ οἷς ἐξ ἀρχῆς προὐθέμην, προσθή-
σω τὰ λείποντα, τοσοῦτον ἔτι πάλιν ἐπειπών, ὡς οὐχ οἷόν
τ᾽ ἐστὶ πάντα δεικνύειν ἐν ἅπασι, καὶ ὡς δυοῖν οὐσῶν αἱ-
ρέσεων ἐν φιλοσοφίᾳ κατὰ τὴν πρώτην τομήν, (ἔνιοι μὲν
γὰρ ἡνῶσθαι τὴν κατὰ τὸν κόσμον οὐσίαν ἅπασαν, ἔνιοι
δὲ διῃρῆσθαί φασι κενοῦ παραπλοκῇ,) τὴν δευτέραν αἵρε-
σιν ἐφωράσαμεν οὐκ ἀληθῆ δι᾽ ἐκείνων τῶν ἐλέγχων, οὓς
ἐν τῷ περὶ τῶν καθ᾽ Ἱπποκράτην στοιχείων ἐγράψαμεν.
πρὸς δὲ τὸν παρόντα λόγον ὑπόθεσιν λαβόντες ἀλλοιοῦσθαι
τὴν οὐσίαν ἡμῶν, καὶ τὴν κρᾶσιν αὐτῆς ἐν ὁμοιομερεῖ ἐρ-
γάζεσθαι τὸ φυσικὸν σῶμα, τὴν τῆς ψυχῆς οὐσίαν ἐδείξα-
μεν κατὰ τὴν κρᾶσιν συνισταμένην, ἐάν γε μή τις αὐτὴν
ὑπόθηται, καθάπερ ὁ Πλάτων, ἀσώματον ὑπάρχειν, ἄνευ
τοῦ σώματος εἶναι δυναμένην. ὑποθεμένοις δὲ τοῦτο τὸ
ὑπὸ τῆς τοῦ σώματος κράσεως ἐνεργεῖν κωλύεσθαι τὰς οἰ-
κείας ἐνεργείας ἱκανῶς μὲν ἤδη δέδεικται, προστεθήσονται
δὲ καὶ ἄλλαι τινὲς ἀποδείξεις. ἀλλὰ νῦν γε καὶ τούτου τοῦ

Cap. V. Nunc iis, quae initio ſtatueram, reliqua
ſubjungam, ſi tantillum adhuc rurſus adjecero, omnia in
omnibus oſtendi non poſſe, et quod duae in philoſophia
ſectae ſecundum primam diviſionem exiſtant. Nonnulli
enim univerſam mundi ſubſtantiam unitam, alii vacui
implexu diviſam eſſe aſſirmant. Secundam ſectam illis
argumentis, quae in commentario de Elementis ſecun-
dum Hippocratem tractavimus, nihil habere veritatis de-
prehendimus. In hoc certe ſermone hypotheſeos loco
aſſumemus, humani corporis ſubſtantiam, ejuſque tem-
peramentum in parte ſimilari alterationem ſuſtinere; phy-
ſicum corpus ſubſtantiam animae ex temperamento con-
ſiſtentem efficere oſtendimus, niſi tamen quis incorpo-
ream, ſicut Plato, eſſe ponat, quae citra corpus eſſe poſ-
ſit. Statuentibus autem, proprias animae actiones a cor-
poris temperamento impediri, abunde ſatis jam monſtra-
tum eſt. Adjicientur et nunc aliae quaedam demonſtra-
tiones. Verum quum et hic modus ſit explicatus, diſpu-

786 ΓΑΛΗΝΟΥ ΠΕΡΙ ΤΩΝ

Ed. Chart. V. [450.]   Ed. Baf. I. (346.)

τρόπου εἰρημένου, τὸν περὶ τῶν κράσεων λόγον προσθεῖναι
δοκεῖ μοι βέλτιον εἶναι. δυνήσονται γὰρ λέγειν οἱ τὴν ψυ-
χὴν εἶδος εἶναι τοῦ σώματος ἡγούμενοι, τὴν συμμετρίαν τῆς
κράσεως, οὐ τὴν ξηρότητα, συνετωτέραν αὐτὴν ἐργάζεσθαι,
καὶ ταύτῃ διαφωνήσουσι τοῖς ἡγουμένοις, ὅσῳ περ ἂν ἡ
κρᾶσις γίνηται ξηροτέρα, τοσούτῳ καὶ τὴν ψυχὴν ἀποτελεῖ-
σθαι ξυνετωτέραν, ἀλλ᾽ εἰ καὶ ξηρότητα μὴ ξυγχωρῆσαι
ἐναντίαν εἶναι συνέσεως, εἴ γε μὴν ὑφ᾽ Ἡρακλείτου. καὶ
γὰρ οὗτος οὕτως εἶπεν, αὐγὴ ξηρὴ, ψυχὴ σοφωτάτη, τὴν
ξηρότητα πάλιν ἀξιῶν εἶναι συνέσεως αἰτίαν. τὸ γὰρ τῆς
αὐγῆς ὄνομα τοῦτ᾽ ἐνδείκνυται, καὶ βελτίονά γε δόξαν ταύ-
την εἶναι νομιστέον, ἐννοήσαντας καὶ τοὺς ἀστέρας αὐγοει-
δεῖς τε ἅμα καὶ ξηροὺς ὄντας ἄκραν σύνεσιν ἔχειν. εἰ γὰρ
μή τις αὐτοῖς ὑπάρχειν τοῦτο φαίη, δόξει τῆς τῶν θεῶν
ὑπεροχῆς ἀναίσθητος εἶναι. διὰ τί τοίνυν εἰς ἔσχατον ἀφι-
κνούμενοι γῆρας παρεληρήθησαν οὐκ ὀλίγοι, τῆς τοῦ γή-
ρως ἡλικίας ἐπιδεδειγμένης εἶναι ξηρᾶς; οὐ διὰ τὴν ξηρό-
τητα φήσομεν, ἀλλὰ διὰ τὴν ψυχρότητα· φανερῶς γὰρ

tationem de temperamentis apponere videtur nobis effe
commodius. Nam poterunt dicere ii, qui animam corpo-
ris effe formam arbitrantur, commoderationem tempera-
menti, non ficcitatem reddere eam prudentiorem; et
hactenus diffentient ab aliis, quibus perfuafum eft, quo
temperies evadit ficcior, hoc auimam quoque effici intelli-
gentiorem. Quamvis etiam Heracliti fectatores ficcitatem
prudentiae non contrariam effe permittant. Hunc enim
in modum praeceptor illorum fcriplitavit: *Splendor fic-
cus, anima prudentiffima eft.* Quo jam dicto prudentiae
caufam ficcitatem exiflimavit. Hoc enim fplendoris vo-
cabulum innuit. Atque haec opinionum putanda eft op-
tima, confiderantibus etiam flellas, quum fint pellucidae
fimul et ficcae, fumma praeditas effe prudentia; quam fi
quis eis ineffe negaverit, is divinam majeflatem et ex-
cellentiam fenfu non percipere videtur. Quid ergo ple-
rique ad extremam pervenientes fenectutem delirarunt,
quum haec aetas ficca effe ofleufa fit? Non ob ficcitatem
id evenire, fed frigiditatem dicemus, quae omnibus palam

αὕτη πᾶσι τοῖς ἔργοις τῆς ψυχῆς λυμαίνεται. *ἀλλὰ ταῦτα*
μὲν, εἰ καὶ *πάρεργά ἐστιν,* ἀλλ᾿ ἐναργῶς τῆς προκειμένης *νῦν*
ἡμῖν πραγματείας ἐνδείκνυται τὰ τῆς ψυχῆς ἔργα καὶ *πάθη*
ταῖς τοῦ σώματος ἑπόμενα κράσεσιν. εἰ μὲν εἴδους ἐστὶν
ὁμοιομεροῦς σώματος ἡ ψυχὴ, τὴν ἀπόδειξιν ἐξ αὐτῆς *τῆς*
οὐσίας ἕξομεν ἐπιστημονικωτάτην· εἰ δ᾿ ὑποθώμεθα *ταύτην*
ἀθάνατον εἶναι, φύσιν ἰδίαν ἔχουσαν, ὃ Πλάτων *ἔλεγεν,*
ἀλλὰ τό γε δεσπόζεσθαι καὶ δουλεύειν τῷ σώματι, καὶ
κατ᾿ αὐτὸν ἐκεῖνον ὁμολογεῖται, διά τε τὴν τῶν βρεφῶν
ἄνοιαν καὶ τὴν τῶν ἐν γήρᾳ ληρούντων, ἔτι τε τῶν εἰς
παραφροσύνην, ἢ μανίαν, ἢ ἐπιλησμοσύνην, ἢ ἄνοιαν ἀφι-
κνουμένων ἐπὶ φαρμάκων δόσεσιν, ἤ τισιν ἐν τῷ σώματι
γεννηθεῖσι (347) μοχθηροῖς χυμοῖς. ἄχρι μὲν γὰρ τοῦ λή-
θην, ἢ ἄνοιαν, ἢ ἀκινησίαν, ἢ ἀναισθησίαν ἕπεσθαι τοῖς
εἰρημένοις, ἐμποδίζεσθαι φαίη τις ἂν αὐτὴν ἐνεργεῖν αἷς
ἔχει φύσει δυνάμεσιν· ὅταν δὲ οἴηται βλέπειν τὰ μὴ βλε-
πόμενα, καὶ ἀκούειν ἃ μηδεὶς ἐφθέγξατο, καὶ φθέγγηταί τι

functionibus animae adverfatur obftatque. Verum haec,
praeter inftitutum licet fint, evidenter tamen praefenti
conunentario functiones animi et affectus corporis imi-
tari temperamentum demonftrant. Si quidem anima fpe-
ciei eft fimilaris corporis, demenftrationem ex ejus fub-
ftantia habebimus maxime fcientificam. At fi hanc im-
mortalem effe, peculiaris naturae compotem, ex Platonis
auctoritate ftatuamus, eodem certe auctore et dominari il-
lam corpori et fervire in confeffo eft tum propter in-
fantium amentiam, tum aetate delirantium, ad haec eo-
rum, qui ex medicamentorum potu aut quibufdam in
corpore generatis pravis humoribus in delirium vel infa-
niam, vel oblivionem, vel amentiam perveniunt. Qua-
tenus enim oblivio, aut amentia, aut immobilitas, aut
iufenfibilitas praedicta fequitur, impediri dixerit aliquis
ipfam, quo minus operetur facultatibus, quas natura ob-
tinet. Quum autem videre fe putaverit, quae non viden-
tur, et audire, quae nemo dixerit, et turpe quid aut ob-

τῶν αἰσχρῶν, ἢ ἀποῤῥήτων, ἢ ὅλως ἀνοήτων, οὐ μόνον
ἀπωλείας ἐστὶ τεκμήριον ὧν εἶχε δυνάμεων ἡ ψυχὴ συμ-
φύτων, ἀλλὰ τῆς τῶν ἐναν[451] τίων ἐπεισόδου. τοῦτο μὲν
οὖν ἤδη καὶ ὑποψίαν τινὰ ἀφαιρεῖ μεγάλην ὅλη τῇ τῆς
ψυχῆς οὐσίᾳ, μὴ οὐκ ἀσώματος ᾖ. πῶς γὰρ ἂν ὑπὸ τῆς
τοῦ σώματος κοινωνίας εἰς τὴν ἐναντίαν ἑαυτῆς φύσιν ἀχθείη
μήτε ποιότης τις οὖσα τοῦ σώματος, μήτ᾽ εἶδος, μήτε πά-
θος, μήτε δύναμις; ἀλλὰ τοῦτο μὲν ἐάσωμεν, ἵνα μὴ τὸ
πάρεργον ἡμῖν γένηται αὖ πολὺ μεῖζον ἔργου οὗ προυθέ-
μεθα. οὐδ᾽ ὑπὸ τῶν τοῦ σώματος κακῶν δυναστεύεσθαι
τὴν ψυχὴν ἐναργῶς ἐν μελαγχολίαις, καὶ φρενίτισιν, καὶ
μανίαις φαίνεται. τὸ μὲν γὰρ ἀγνοῆσαι διὰ νόσημα σφᾶς
τε αὐτοὺς καὶ τοὺς ἐπιτηδείους, ὅπερ ὅ τε Θουκυδίδης ἐκ-
βῆναι πολλοῖς φησιν, ἔν τε τῇ λοιμώδει νόσῳ τῇ νῦν
γενομένῃ ἔτεσιν οὐ πολλοῖς, ἣν καὶ ἡμεῖς ἐθεασάμεθα,
παραπλήσιον εἶναι δόξει τῷ μὴ βλέπειν διὰ λήμην, ἢ ὑπό-
χυσιν, οὐδὲν αὐτῆς τῆς ὀπτικῆς δυνάμεως πεπονθυίας.

fcoenum, aut omnino ſtolidum eſſutiat, non virtutes na-
tivas modo, quas habebat, periiſſe, led contrarias illis
inſiliiſſe, ſignum eſt certiſſimum. Hoc itaque jam non
mediocrem quandam aufert ſuſpicionem animae ſubſtan-
tiae, ne non incorporea eſſe cenſeatur. Quomodo enim
a corporis communione in contrariam libi naturam tradu-
ci poſſit, ſi nec qualitas corporis ſit ulla, nec ſpecies,
nec affectus, nec denique facultas? Atque haec omitta-
mus, ne plus operae in acceſſorio, quam propoſito, in-
ſumatur. Caeterum quod corporis vitia animae impe-
rent, evidenter in melancholia, phrenitide et inſania
perſpicuum eſt. Quippe morbi cauſa ſeipſos interdum et
familiares aegroti non agnoſcunt. Quod Thucydides mul-
tis accidiſſe ſcribit et in morbo peſtilenti nunc annis non
multis oborto, quem et nos conſpeximus, perſimile vi-
debitur eſſe ei, quod eſt non videre propter lippitudi-
nem, aut ſuffuſionem, nihil ipſa viſoria facultate paſſa.

τὸ δ᾽ ἀνθ᾽ ἑνὸς τρία βλέπειν 'αὐτῆς τῆς ὀπτικῆς δυνά-
μεώς ἐστι μέγιστον πάθος, ὃ τῷ φρενιτίζειν ἔοικεν.

Κεφ. ς'. Ὅτι δὲ καὶ Πλάτων αὐτὸς οἶδε βλαπτομέ-
νην τὴν ψυχὴν ἐπὶ τῇ κακοχυμίᾳ τοῦ σώματος, ἡ ἑξῆς
ῥῆσις ἤδη δηλώσει. ὅπου γὰρ ἂν ἡ τῶν ὀξέων, καὶ τῶν
ἀλυκῶν φλεγμάτων, ἢ καὶ ὅσοι πικροὶ καὶ χολώδεις χυμοὶ
κατὰ τὸ σῶμα πλανηθέντες, ἔξω μὲν μὴ λάβωσιν ἀνα-
πνοήν, ἐντὸς δὲ ἑλκόμενοι τὴν ἀπ᾽ αὐτῶν ἀτμίδα τὸ τῆς
ψυχῆς διαθέσει σφόδρα συμμίξαντες ἀνακερασθῶσι, παν-
τοδαπὰ νοσήματα τῆς ψυχῆς ἐμποιοῦσι, μᾶλλον καὶ ἧττω,
καὶ ἐλάττω, καὶ πλείω. πρός τε τοὺς τρεῖς τρόπους ἐνε-
χθέντα τῆς ψυχῆς, πρὸς ὃν ἂν ἑκάστη αὐτῶν προσπίπτοι,
ποικίλας μὲν εἶναι δυσκολίας καὶ δυσθυμίας παντοδαπὰς,
πολλάκις δὲ θρασύτητάς τε καὶ δειλίας, ἔτι τε λήθας ἅμα
καὶ δυσθυμίας. ἐν ταύτῃ τῇ ῥήσει σαφῶς ὁ Πλάτων ὡμολό-
γησε τὴν ψυχὴν ἐν κακίᾳ τινὶ γίγνεσθαι διὰ τὴν ἐν τῷ σώματι
κακοχυμίαν. ὥσπερ δὲ πάλιν ἐν νόσῳ καθίσταται διὰ τὴν ἐν
τῷ σώματι ἕξιν κατὰ τήνδε τὴν ῥῆσιν. τὸ δὲ σπέρμα πολὺ

At pro uno tria videre maximus eſt viſoriae facultatis
affectus, qui propemodum phrenitidi ſimilis exiſtit.

Cap. VI. Quod Plato nimirum exacte noverat,
animam dicens vitioſis corporis humoribus oblaedi, ut
verba ejus ſubjuncta declarant. *Acris enim et ſalſa pi-
tuita, ad haec amari bilioſique humores corpus pererran-
tes, ſi non exhalant, ſed intro vapores ſuos retinent,
vehementer animae ſtatum intemperie ſua permutant,
morboſque omnigenos pro majoris minoriſque ratione
pauciores ac plures producent. Perferuntur ſane ad tres
animae ſedes atque pro locorum varietate varias quiſque
ſpecies generat, impatientiae et languoris, audaciae
rurſus et timiditatis, inſuper oblivionis et hebetudinis.*
Hic Plato vitioſos corporis humores animae parere ma-
lignitatem quandam clariſſime confitetur. Simili ratione
propter corporis habitudinem animam aegrotare hunc in
modum oſtendit. *Qui copioſo viſcoſoque ſemine abundat,*

καὶ γλοιῶδες ἔχων, καθάπερ εἰ δένδρον πολύκαρπον τοῦ
συμμέτρου πεφυκὸς, ἢ πολλὰς μὲν καθ᾽ ἕκαστον ὠδῖνας,
πολλὰς δὲ ἡδονὰς κτώμενος ἐν ταῖς ἐπιθυμίαις, καὶ τοῖς
περὶ τὰ τοιαῦτα τόκοις, ἐμμανής τε πλεῖστον τοῦ βίου γι-
γνόμενος, διὰ τὰς μεγίστας ἡδονὰς καὶ λύπας, καὶ νόσους,
καὶ ἄφρονα ἴσχων ὑπὸ τοῦ σώματος τὴν ψυχὴν, οὐχ ὡς
νοσῶν, ἀλλ᾽ ὡς ἔχων κακῶς δοξάζεται. τὸ δ᾽ ἀληθὲς, ἡ
περὶ τὰ ἀφροδίσια ἀκολασία, καὶ τὸ πολὺ μέρος διὰ τὴν
ἑνὸς γένους ἕξιν ὑπὸ μανότητος, ὡς τὴν ἐν σώματι ῥοώδη
καὶ ὑγραίνουσαν νόσον ψυχῆς γεγονέναι. ἱκανῶς μὲν οὖν
κἂν ταύτῃ τῇ ῥήσει τὴν ψυχὴν νοσεῖν ἀπεφήνατο διὰ
μοχθηρὰν ἕξιν σώματος. ἀλλ᾽ οὐδὲν ἧττον ἔτι καὶ διὰ
τῶν ἐφεξῆς ὑπ᾽ αὐτοῦ γεγραμμένων ἡ γνώμη κατάδηλος γί-
νεται τοῦ φιλοσόφου. τί γάρ φησι; καὶ σχεδὸν ἅπανθ᾽
ὁπόσα ἡδονῶν ἀκρασία, καὶ ὄνειδος ὡς ἐχόντων λέγεται τῶν
κακῶν, οὐκ ὀρθῶς ὀνειδίζεται. κακὸς μὲν γὰρ ἑκὼν
οὐδεὶς, διὰ δὲ πονηρὰν ἕξιν τοῦ σώματος καὶ ἀπαι-
δεύτους τροφὰς κακὸς γίνεται. παντὶ δὲ ταῦτα ἐχθρὰ
καὶ ἄκοντι προσγίνεται. ὅτι μὲν οὖν ὁ Πλάτων αὐτὸς

quemadmodum arbor magis ac convenit foecunda fructi-
bus, is certe ob infinitos dolores ac voluptates, quibus
in libidine ejusque foetibus paſſim affectus eſt, per om-
nem vitae aetatem inſanit furitque. Cujus tamen ani-
mus, cum ob infelicitatem corporis aegrotet et deſipiat,
non aegrotans, ſed male habens putatur. Veritas autem
ſic habet. Veneris intemperantia magna ex parte ob ge-
neris unius habitum prae raritate tanquam in corpore
fluentem udumque animae morbus efficitur. Itaque ab-
unde ſatis et hiſce verbis ob corpus male habitum ani-
mam aegrotare declaravit. Sed nihilo minus ſententia phi-
loſophi ex ſequentibus fit perſpicua. Sic enim, inquit,
omnis propemodum voluptatis incontinentia, perinde ac ſi
ſponte ſimus improbi, vituperatur, idque non merito. Ne-
mo ſiquidem ultro malus, ſed ob pravum corporis habi-
tum rudemque educationem malus redditur; omni au-
tem haec inimica invito adveniunt. Quod igitur Plato,

ὁμολογεῖ τὰ προαποδεδειγμένα ὑπ᾽ ἐμοῦ, ἔκ τε τούτων αὐτοῦ
τῶν ῥήσεών ἐστι δῆλον, ἐξ ἄλλων τε πολλῶν, ὧν τινὰς μὲν
ἐν τῷ Τιμαίῳ, καθάπερ καὶ τάσδε τὰς νῦν εἰρημένας, τινὰς
δὲ ἐν ἄλλοις βιβλίοις αὐτοῦ ἐστιν εὑρεῖν.

Κεφ. ζ΄. [452] Ὅτι δὲ καὶ Ἀριστοτέλης τῇ κράσει τοῦ τῆς
μητρὸς αἵματος, ἐξ οὗ τὴν γένεσιν ἔχειν ἡμῶν φησι τὸ αἷμα,
τὰς τῆς ψυχῆς δυνάμεις ἀκολουθεῖν οἴεται, δῆλόν ἐστι ἐκ
τῶνδε τῶν ῥήσεων. οὗτος κατὰ μέν γε τὸ δεύτερον τὸ περὶ
ζώων μορίων οὕτως ἔγραψεν. ἔστι δὲ ἰσχύος μὲν ποιητικώ-
τερον τὸ παχύτερον αἷμα καὶ θερμότερον· αἰσθητικώτερον
δὲ τὸ λεπτότερον καὶ ψυχρότερον. τὴν αὐτὴν δὲ ἔχει δια-
φορὰν καὶ τῶν ἀνάπαλιν ὑπαρχόντων πρὸς τὸ αἷμα. διὸ καὶ
μέλιτται καὶ ἄλλα τοιαῦτα ζῶα φρονιμώτερα τὴν φύσιν
ἐστὶν ἐναίμων πολλῶν, καὶ τῶν ἐναίμων τὰ μὲν ψυχρὸν
ἔχοντα καὶ λεπτὸν αἷμα φρονιμώτερα τῶν ἐναντία. ἄριστα
δὲ τὰ θερμὸν ἔχοντα καὶ λεπτὸν καὶ καθαρὸν αἷμα· πρός
τε γὰρ ἀνδρίαν τὰ τοιαῦτα καὶ φρόνησιν ἔχει καλῶς. διὸ

quae modo protulimus, comprobaverit, ex ipſius verbis,
quae partim in Timaeo, ut jam praepoſita, partim aliis
in libris adducit, manifeſto liquet.

Cap. VII. Quod autem Ariſtoteles temperamentum
materni ſanguinis, ex quo noſtrum ſanguinem originem
habere dicit, animi faeultates ſequi putet, haec ex ſecun-
do de animalium partibus ſidem tibi facient. Ita nam-
que ſcriptum reliquit: *Sanguis craſſior calidiorque robo-
ris efficacior eſt, tenuior autem et frigidior ſentiendi
atque intelligendi majorem obtinet. Idem diſcrimen in
iis quoque habetur, quae ſanguini proportione reſpon-
dent. Cujus gratia apes aliaque id genus animalia mul-
ta ſanguine carentibus ingenioſiora ſunt. Ad haec, quae
inter ea ſanguine praedita ſunt, ſi frigidiorem et tenu-
iorem acceperint, magis induſtria ſuis contrariis ſunt.
Sed optime habent, quae calido, tenui et ſincero fruun-
tur; quippe quae una et viribus corporis et animi pru-
dentia plurimum valent. Quamobrem pars etiam ſupe-*

Ed. Chart. V. [452.]   Ed. Baf. I. (347.)

καὶ τὰ ἄνω μόρια πρὸς τὰ κάτω τὴν αὐτὴν ἔχει διαφορὰν, καὶ πρὸς τὸ θῆλυ τὸ ἄῤῥεν, καὶ δεξιὰ πρὸς τὰ ἀριστερὰ τοῦ σώματος. εὔδηλον οὖν ἐστιν, ὡς ὁ Ἀριστοτέλης ταύτῃ τῇ ῥήσει ἕπεσθαι βουλομένοις τὰς τῆς ψυχῆς δυνάμεις τῇ φύσει τοῦ αἵματος ἀπεφήνατο ἕπεσθαι. οὐδὲν ἧττω καὶ κατωτέρω τοῦ συγγράμματος ἀποφαινόμενος τὴν δόξαν ἔγρα- ψεν ὧδε. τὰς δὲ καλουμένας ἶνας αἷμα τὸ μὲν ἔχει, τὸ δὲ οὐκ ἔχει, οἷον τὸ τῶν ἐλάφων καὶ δορκάδων, διόπερ οὐ πήγνυται τὸ τοιοῦτον αἷμα. τοῦ γὰρ αἵματος τὸ μὲν ὑδα- τῶδες μᾶλλον ψυχρόν ἐστι, διὸ καὶ οὐ πήγνυται· τὸ δὲ γεῶδες πήγνυται ἐξατμιζομένου τοῦ ὑγροῦ ἐν ταῖς πήξεσι. αἱ δὲ ἶνες γῆς εἰσι. συμβαίνει δὲ ἐνίοτε κἂν γλαφυρώτερον ἔχειν τὴν διάνοιαν τοῦτο, οὐ διὰ τὴν ψυχρότητα τοῦ αἵμα- τος, ἀλλὰ διὰ λεπτότητα μᾶλλον, καὶ διὰ τὸ καθαρὸν εἶναι. τὸ γὰρ γεῶδες οὐδέτερον ἔχει τούτων. εὐκινητότερον γὰρ ἔχουσι τὴν αἴσθησιν τὰ λεπτοτέραν ἔχοντα τὴν ὑγρανσιν καὶ καθαρωτέραν. διὰ γὰρ τοῦτο καὶ τῶν ἀναίμων ἔνια συνετωτέραν ἔχει τὴν ψυχὴν ἐνίων ἐναίμων, καθάπερ εἴρηται

rior corporis ea ipfa differentia cum inferiori diffidet et femina cum mare et pars dextra cum finiftra in iis- dem corporibus. Hinc conftat haud dubie, Ariftotelem, facultates animi fanguinis temperamentum imitari, figni- ficare voluiffe; qui etiam paulo inferius in eodem com- mentario confirmat opinionem. Dictas vero fibras fan- guis alius continet, alius non item, ut cervorum, da- marum; proindeque talis non coagnlatur. Qui enim fan- guis aquofus, frigidior eft, ideoque non coalefcit. Qui vero terrenus, coit, humore inter coeundum exhalante. Fi- brae autem illae terrae funt opificium. Porro accidit interdum, ut fincerior hic fanguis prudentiam conciliet, verum non ob frigiditatem fanguinis, fed tenuitatem po- tius et munditiam. Terrenum enim eorum neutrum habet. Habent enim fenfum mobiliorem, quorum humor tenuior et fincerior eft. Propter hunc enim nonnulla ex iis, quae fanguine carent, animalibus prudentiorem quibufdam fanguine praeditis habent animam, uti diximus antea;

Ed. Chart. V. [452.]   Ed. Baf. I. (347.)

καὶ πρότερον, οἷον ἡ μέλισσα καὶ τὸ γένος τῶν μυρμήκων,
καὶ εἴτι τῶν τοιούτων ἕτερόν ἐστι. δειλότερα γὰρ πάντα τὰ
ὑδατώδη· ὁ γὰρ φόβος καταψύχει. προσοδοποιεῖται τοίνυν
τὰ πάθη, τὰ τοιαύτην ἔχοντα τὴν ἐν τῇ καρδίᾳ κρᾶσιν, τὸ
γὰρ ὕδωρ τῷ ψυχρῷ ποιητόν ἐστι. διὸ καὶ τὰ ἄλλα ἔναιμα
δειλότερα τῶν ἀναίμων ἐστὶν, ὡς ἁπλῶς εἰπεῖν, καὶ ἀκινη-
τίζει γε φοβούμενα, καὶ προΐεται περιττώματα, καὶ μετα-
βάλλει ἔνια τὰς· χρόας αὐτῶν. τὰ δὲ πολλὰς ἔχοντα λίαν
ἶνας καὶ παχείας γεωδέστερα τὴν φύσιν ἐστὶ, καὶ θυμώδη
τὸ ἦθος, καὶ ἐκστατικὰ διὰ τὸν θυμόν. θερμότητος γὰρ
παρεκτικὸς ὁ θυμός. τὰ δὲ στερεὰ θερμανθέντα μᾶλλόν
εἰσιν ἢ προσήκει θερμὰ, ὡς ἡ τῶν ἰνῶν φύσις ἐν τῷ ὑγρῷ.
αἱ γὰρ ἶνες στερεώτεραι καὶ γεωδέστεραι γίνονται, οἷον αἱ
πυρίαι ἐν τῷ σώματι, καὶ ζέσιν ποιοῦνται ἐν τοῖς θυμοῖς.
διὸ οἱ ταῦροι καὶ οἱ κάπροι θυμώδεις καὶ ἐκστατικοί. τὸ
γὰρ αἷμα τούτων ἰνωδέστατον, καὶ τό γε τοῦ ταύρου
τάχιστα πήγνυται πάντων. ἐξαιρουμένων δὲ τῶν ἰνῶν οὐ

quemadmodum apes, formica et fi quid aliud hujufmodi
eft. Timidiora, quibus fanguis aquofus nimium eft.
Metus enim refrigerat. Quapropter ea, quibus ejus ge-
neris temperamentum in corde confiftit, metuendi affecti-
bus funt opportuniora. Nam aqua frigore congelafcit.
Inde eft, quod alia exanguia timore citius ac fanguinea
corripiuntur; ut abfoluto fermone dixerim, a motu cef-
fant prae nimio metu, recrementa emittunt, nonnulla
etiam fuos colores immutant. At quorum fanguis fibris
admodum multis craffifque refertus eft, haec terrena
magis conftant natura et irafcibili et propter iracun-
diam furibunda funt. Iracundia enim calorem excitat.
Solida autem calefacta magis, quam par eft, calida funt,
ut fibrarum natura in humido. Nam illae folidiores
magifque terreae corporis velut fomenta fiunt, fervo-
remque per iracundiam accendunt. Quo fit, ut tauri et
apri iracundi furibundique fint. Sanguis enim eorum
maxime fibrofus. Et taurorum quidem fanguis omnium

πήγνυται τὸ αἷμα· αἱ γὰρ ἴνες γεώδεις. καθάπερ ἐκ πηλοῦ
εἴ τις ἐξέλοι τὸ γεῶδες, οὐκ ἂν ξηρανθείη τὸ ὕδωρ. οὕτως
καὶ τὸ αἷμα τῶν ἰνῶν μὲν ἐξαιρουμένων οὐ πήγνυται,
μενουσῶν δὲ πήγνυται, οἷον καὶ ὑγρὰ γῆ καὶ ὑπὸ ψύχους
ἂν πάθοι. τοῦ γὰρ θερμοῦ ὑπὸ τοῦ ψυχροῦ ἐκθλιβομένου
συνεξατμίζεται τὸ ὑγρόν, καθάπερ εἴρηται πρότερον, [453]
καὶ πήγνυται, οὐχ ὑπὸ θερμοῦ, ἀλλ᾽ ὑπὸ ψυχροῦ ξηραινό-
μενον. ἐν δὲ τοῖς σώμασιν ὑγρόν ἐστι (348) διὰ τὴν θερ-
μότητα τὴν ἐν τοῖς ζώοις. ταῦτα προειπὼν ὁ Ἀριστοτέλης
ἐφεξῆς αὐτοῖς συνάπτει ταῦτα. πολλῶν δέ ἐστιν αἰτία ἡ τοῦ
αἵματος φύσις, καὶ κατὰ τὸ ἦθος τοῖς ζώοις, καὶ κατὰ τὴν
αἴσθησιν εὐλόγως. ὕλη γάρ ἐστι παντὸς τοῦ σώματος. ἡ
γὰρ τροφὴ ὕλη, τὸ δ᾽ αἷμα ἐσχάτη τροφή. πολλὴν οὖν
ποιεῖ διαφορὰν θερμὸν ὂν καὶ ψυχρόν, καὶ λεπτὸν, καὶ
πολὺ, καὶ καθαρὸν, καὶ θολερόν. οὐσῶν δὲ καὶ ἄλλων
αὐτοῦ ῥήσεων ἐν ταῖς περὶ τῶν ζώων αὐτοῦ πραγματείαις
καὶ τοῖς τῶν προβλημάτων αὐτοῦ βιβλίοις, ἔδοξέ μοι περιτ-

celerrime concrefcit. At fi fibras detraxeris, fanguis non
concrefcet. Ut enim, fi ex luto terrenam portionem fe-
moveris, aqua non concrefcet, ita fanguis fibris detra-
ctis (funt enim terreae) non concrefcit. Nam fi relin-
quantur, concrefcit, quemadmodum terra humida fri-
gore. Quum enim calor a frigido exprimitur, humor
una exhalat, ut dictum jam eft, atque ita concrefcit,
non a calore, fed a frigore ficcefcens. At vero quam-
diu in corpore continetur, humidus eft propter calorem
animalibus inditum. Haec praefatus Ariftoteles mox
fubjungit, quae fequuntur. Merito igitur multorum caufa
eft fanguinis natura tum in animalium moribus tum
in fenfu. Totius etenim corporis eft materia. Jam
vero quum alimentum exiftat materies, fanguis au-
tem ultimum habeatur nutrimentum, multam fubit dif-
ferentiam, quum calidus et frigidus eft, tenuis et
craffus, purus et turbidus. Haec Ariftotelis verba funt,
et pleraque alia in libris de animalibus, nec minus in pro-

Ed. Chart. V. [453.]   Ed. Baf. I. (348.)

τὸν εἶναι παραγράφειν ἁπάσας. ἀρκεῖ γάρ μοι τὴν Ἀρι-
στοτέλους ἐνδείξασθαι γνώμην, ἣν ἔχει περί τε τῶν κράσεων
τοῦ σώματος καὶ τῶν τῆς ψυχῆς δυνάμεων. ὅμως δὲ προσ-
θήσω καὶ κατὰ τὸ πρῶτον εἰρημένον τῆς τῶν ζώων ἱστο-
ρίας, ὧν τινὰ μὲν ἄντικρυς εἰς τὴν κρᾶσιν ἀνάγεται, τινὰ
δὲ διὰ μέσων τῶν φυσιογνωμονικῶν σημείων, καὶ μάλιστα
κατὰ τὸν Ἀριστοτέλη. βούλεται γὰρ οὗτος τοῖς τῆς ψυχῆς
ἤθεσί τε καὶ δυνάμεσιν οἰκείαν γίνεσθαι τὴν διάπλασιν
ὅλου τοῦ σώματος ἑκάστῳ γένει ζώων. οἷον αὐτίκα τῶν
ἐναίμων ἡ γένεσις μέν ἐστιν ἐκ τοῦ τῆς μητρὸς αἵματος,
ἀκολουθεῖ δὲ τῇ κράσει τούτου τὰ τῆς ψυχῆς ἤθη, καθότι
καὶ διὰ τῶν προγεγραμμένων ῥήσεων ἀπεφήνατο. τῶν δὲ
ὀργανικῶν μορίων ἡ διάπλασις οἰκεία τοῖς τῆς ψυχῆς ἤθεσι
γίγνεται κατ᾽ αὐτὸν τὸν Ἀριστοτέλη. καὶ κατὰ τοῦτο δὴ
λοιπὸν οὐκ ὀλίγα πέφυκε περί τε ψυχῆς ἠθῶν καὶ τῆς
τοῦ σώματος κράσεως. ἔνια δὲ τῶν φυσιογνωμονικῶν ἄντι-
κρύς τε καὶ δι᾽ οὐδενὸς μέσου τὴν κρᾶσιν ἐνδείκνυται. τοι-
αῦτα δέ ἐστι κατὰ τὰς χρόας καὶ τρίχας, ἔτι τε τὰς φωνὰς,

blematibus hujusmodi invenias licet. Sed omnia adfcribere
fupervacaneum vifum eft, quoniam fatis eft auctoris fenten-
tiam de corporis temperamento et animi facultatibus indi-
caffe. Attamen apponam ex primo de animalium hiftoria
jam citato, quorum nonnulla manifefte ad temperiem,
nonnulla per figna phyfiognomonica deprehenduntur, et
quidem eodem auctore. Vult enim hic in unoquoque
animalium genere corporis totius conformationem animi
moribus ac facultatibus peculiarem fieri. Exempli gratia
praedita fanguine animantia ex materno fanguine du-
cunt originem. Hujus igitur temperamentum mores ani-
mi fequuntur, ficut modo comprehenfis verbis declaravi.
Organicarum autem partium conformatio propria animi
moribus ipfo Ariftotele auctore fit. At fecundo hoc mo-
do non parum multa de moribus animi et corporis tem-
peramento apparent indicia. Quaedam ex phyfiognomoni-
cis clare nulloque medio temperiem repraefentant. Hu-
jusmodi autem funt quae ex coloribus, pilis, vocibus et

Ed. Chart. V. [453.]   Ed. Baf. I. (348.)

καὶ τὰς ἐνεργείας τῶν μορίων. ἀκούσωμεν οὖν ἤδη τῶν ὑπὸ
Ἀριστοτέλους γεγραμμένων ἐν τῷ πρώτῳ περὶ ζώων ἱστορίας.
προσώπου δὲ τὸ μὲν ὑπὸ τὸ βρέγμα μεταξὺ τῶν ὀμμάτων
μέτωπον· τοῦτο δὲ οἷς μὲν μέγα, βραδύτεροι, οἷς δὲ μικρὸν,
εὐκίνητοι, καὶ οἷς μὲν πλατὺ, ἐκστατικοί. μία μὲν αὕτη
ῥῆσις. ἑτέρα δὲ οὐ μετὰ πολὺ τόνδε τὸν τρόπον ἔχουσα.
ὑπὸ δὲ τῷ μετώπῳ ὀφρύες διφυεῖς, ὧν αἱ μὲν εὐθεῖαι
φύουσαι μαλακοῦ ἤθους σημεῖον, αἱ δὲ πρὸς τὴν ῥῖνα τὴν
καμπυλότητα ἔχουσαι στρυφνοῦ, αἱ δὲ πρὸς τοὺς κροτάφους
μώμου καὶ εἴρωνος, αἱ δὲ κατεσπασμέναι φθόνου. εἶτα
πάλιν οὐ μετὰ πολύ. κοινὸν δὲ βλεφαρίδος μέρος τῆς ἄνω
καὶ κάτω κανθοὶ, δύο μὲν πρὸς τῇ ῥινί, δύο δὲ πρὸς τοῖς
κροτάφοις. οἷς μέν εἰσι μακροὶ, κακοηθείας σημεῖον, οἷς
δὲ βραχεῖς, ἤθους βελτίονος. ὧν δὲ οἱ κτένες οἷον κρεώ-
δες ἔχοντες πρὸς τῷ μυκτῆρι, πονηρίας. καὶ μετὰ τοῦτο
πάλιν. ὀφθαλμοῦ δὲ τοῦ μὲν λευκοῦ ὁμοίως ἐπὶ πολὺ
πᾶσι τὸ καλούμενον μέλαν διαφέρει. τοῖς μὲν γάρ ἐστι μέ-

partium actionibus petuntur. Audiamus igitur jam, quae
Ariftoteles in primo de animalium hiftoria confcripfit·
*Pars faciei, quae fub fincipite pofita inter id ipfum et
oculos, frons eft; quibus autem haec magna, tardiores,
quibus parva, mobiles, quibus lata, mente moveri idonei,
quibus rotunda, iracundi funt.* Atque non multo poft
hunc fere in modum fonat. *Supercilia fub fronte bifa-
riam diftincta; quae fi in rectum exporriguntur, mol-
les fubeffe mores fignificant. Si juxta nafum inflexa
funt, aufterum notant et acerbum. Juxta tempora de-
riforem diffimulatoremque indicant, fi demiffa, invi-
diam.* Mox paulo infra fubjungit. *Oculi pars commu-
nis fuperioris inferiorisque palpebrae angulus eft, quem
duplicem uterque oculus habet, alterum juxta nafum,
alterum juxta tempora; qui fi jufto funt longiores, pra-
vitatis nota eft, fin breves, morum meliorum; fi carnofi
more pectunculorum funt, qui naribus junguntur, mali-
tiam indicant.* Poft haec rurfus inquit. *Candidum oculi
magna ex parte fimile in omnibus eft. At quod nigrum*

Ed. Chart. V. [453. 454.]　　　　　　　　Ed. Baf. I. (348.)

λαν, τοῖς δὲ καὶ σφόδρα γλαυκόν. οἷς δὲ χαροπὸν, τοῦ
βελτίστου σημεῖόν ἐστι, καὶ πρὸς ὀξύτητα ὄψεως κράτιστον.
καὶ δὴ καὶ τούτων ἐφεξῆς τάδε γράφει. τῶν δὲ ὀφθαλμῶν
οἱ μὲν μικροὶ, οἱ δὲ μεγάλοι, οἱ μέσοι δὲ καὶ βέλτιστοι,
καὶ οἱ ἐκτὸς σφόδρα, ἢ ἐντὸς, ἢ μέσως, τούτων οἱ ἐντὸς
μάλιστα ὀξυωπέστατοι ἐπὶ παντὸς ζώου, οἱ δὲ μέσον ἤθους
βελτίστου σημεῖον. καὶ ἡ σκαρδαμυκτικοὶ, ἢ ἀτενεῖς, ἢ μέσοι.
βελτίστου δὲ ἤθους σημεῖον οἱ μέσοι. ἐκείνων δὲ οἱ μὲν
ἀναιδεῖς, οἱ δὲ ἀβέβαιοι. καὶ πάλιν οὐ μετὰ πολλὰ καὶ
τὸν περὶ τῶν ὤτων λόγον ὡδί πως ἔγραψεν. εἰ μὲν πάνυ
μικρὰ, ἢ μέσα, ἢ ἐπανεστηκότα σφόδρα ᾖ, τούτων τὰ μὲν
[454] μικρὰ κακοήθους σημεῖον, τὰ δὲ μέσα βελτίστου
ἤθους, τὰ δὲ μεγάλα καὶ ἐπανεστηκότα μωρολογίας [καὶ
ἀδολεσχίας. ταῦτα μὲν ἐν τῷ πρώτῳ περὶ ζώων ἱστορίας
Ἀριστοτέλης ἔγραψεν. ὀλίγα δὲ μέμνηται καὶ ἐν ἄλλῳ
συγγράμματι περὶ φυσιογνωμονικῶν θεωρημάτων, ὧν καὶ

dicitur, variat. Aliis enim atrum, aliis admodum cae-
fium, aliis fulvum, aliis charopum, quod morum opti-
morum indicium eſt et ad cernendi claritatem primatum
obtinet. Poſtea fubnectit illa. Oculorum alii grandiores,
alii parvi, alii mediocres, qui optimi habentur. Item:
Alii nimium prominentes, alii conditi, alii modice ſiti.
Qui conditi funt, clariſſime cernere in genere quoque
brutorum animalium poſſunt. Medius tamen ſitus nota
morum eſt optimorum. Et aut nimium connivent, aut ri-
gidi intentique conſtant, aut modice nutant. Notam
morum laudabilium habent, qui mediocriter conivent,
reliquorum alteri impudentiae, alteri inconſtantiae indi-
ces funt. Deinde fermonem de auribus fubjicit. Aures
aliae majores, aliae parvae, aliae mediocres, et aut ni-
mium, aut parum, aut mediocriter arrectae. Harum
quae quidem parvae funt, malos mores ſignificant. Me-
diocres optimos mores oſtendunt. Magnae vero et erectae
ſupra modum ſtultitiae indices funt, aut loquacitatis.
Hactenus Ariſtoteles in primo de animalium hiſtoria.
Pauca autem meminit et in aliis commentariis de fpe-

παρεθέμην ἄν τινας ῥήσεις, εἰ μήτε μακρολογίας ἔμελλον
ἀποίσεσθαι δόξαν, ἀναλίσκειν τε τὸν χρόνον μάτην, ἐξὸν
ἐπὶ τὸν πάντων ἰατρῶν τε καὶ φιλοσόφων πρῶτον εὑρόντα
τὴν θεωρίαν ταύτην ἀφικέσθαι μάρτυρα, τὸν θεῖον Ἱππο-
κράτη.

Κεφ. ή. Γράφει τοίνυν οὕτως ἐν τῷ βιβλίῳ, ἐν ᾧ περὶ
ὑδάτων καὶ ἀέρων καὶ τόπων διδάσκει. πρῶτον μὲν ἐπ'
ἐκείνων τῶν πόλεων, ἃς ἐστράφθαι φησὶ πρὸς ἄρκτους, ὡδί
πως αὐτοῖς ὀνόμασι· τά τε ἤθεα ἀγριώτερα, ἢ ἡμερώτερα.
καὶ μετὰ ταῦτα πάλιν ἐπὶ τῶν πρὸς ἀνατολὴν ἐστραμμένων
ὡδί· λαμπρόφωνοί τε οἱ ἄνθρωποι, ὀργήν τε καὶ ξύνεσιν
βελτίους τῶν πρὸς βορᾶν. ἔπειτα προελθὼν ἐπὶ πλέον περὶ
τῶν αὐτῶν ὡδί πως διεξέρχεται τὴν Ἀσίαν. πλεῖστον δὲ
διαφέρειν φημὶ τῆς Εὐρώπης εἰς τὰς φύσιας τῶν ξυμπάντων
τῶν ἐκ γῆς φυομένων καὶ τῶν ἀνθρώπων. πολὺ γὰρ καλ-
λίω καὶ μείζω πάντα γίγνονται ἐν τῇ Ἀσίᾳ, ἥ τε χώρη τῆς
χώρας ἡμερωτέρα, καὶ τὰ ἤθεα τῶν ἀνθρώπων ἡμερώτερα.
τὸ δ' αἴτιον τούτων ἡ κρᾶσις τῶν ὡρέων. τὴν κρᾶσιν

culationibus phyfiognomonicis, quorum etiam verba alio-
qui apponerem, nifi prolixior effe vererer et tempus ne-
quicquam confumere, quum liceat Hippocratem illum di-
vinum fpeculationis hujus inter omnes philofophos prin-
cipem in teftimonium producere.

Cap. VIII. Ita enim docet in commentario de aquis,
aëre et locis. Primum quidem de civitatibus, quae ver-
fus feptentrionem vergunt, ad verbum fic ait. *Mores
illorum agreftes magis quam benigni.* Mox de illis, quae
fpectant orientem, hujufmodi fcribit. *Homines clara
voce praediti funt; ira et ingenio praeftantiores iis, qui ad
aquilonem habitant.* Deinde copiofius de eifdem hifce
verbis differit: *Plurimum Afiam ab Europa differre na-
turis omnium et quae terra proveniunt et hominum dici-
mus. Multo namque pulchriora uberioraque omnia gi-
gnuntur Afianis, ac regio mitior hac noftra eft, moresque
hominum manfuetiores: horum vero caufa eft anni
temperamentum.* Atque horum omnium anni tempera-

αἰτίαν εἶναί φησιν οὐ μόνον τῶν ἄλλων, ἃ διεξῆλθεν, ἀλλὰ
καὶ τῶν ἠθῶν. ὅτι δὲ τὴν τῶν ὡρῶν κρᾶσιν ἐν θερμότητι
καὶ ψυχρότητι, ξηρότητί τε καὶ ὑγρότητι διαλλάττειν ἑτέραν
τῆς ἑτέρας φησὶ, παμπόλλας ῥήσεις παρεθέμην ἐν τῇ πρα-
γματείᾳ, καθ᾽ ἣν ἐπιδείκνυμι τὴν αὐτὴν φυλάττοντα δόξαν
αὐτὸν περὶ τῶν στοιχείων ἐν τῇ περὶ φύσεως ἀνθρώπου
βίβλῳ, καὶ τἆλλα πάντα συγγράμματα. ἀλλὰ καὶ κατὰ τὰς
ἑπομένας ῥήσεις τῇ προκειμένῃ ταυτὸν διδάσκων γράφει
ὡδὶ περὶ τῆς εὐκράτου χώρας, ἣν καὶ τὰ τῶν ἀνθρώπων
ἤθη φησὶ ποιεῖν εὔκρατα· οὔτε γὰρ ὑπὸ τοῦ θερμοῦ ἐκ-
κέκαυται, λέγει, οὔτε ὑπὸ τῶν αὐχμῶν καὶ ἀνυδρίης ἀνεξή-
ρανται, οὔτε ὑπὸ ψύξεως πέττεται. διὰ τούτων οὖν ἐφεξῆς
φησι. τὸ δὲ ἀνδρεῖον, καὶ τὸ ταλαίπωρον, καὶ τὸ θυμοει-
δὲς οὐκ ἂν δύναιτο ἐν τοιαύτῃ φύσει ἐγγίγνεσθαι, οὔτε
ὁμοφύλου, οὔτε ἀλλοφύλου. ἀλλὰ τὴν ἡδονὴν ἀνάγκη κρα-
τέειν. καὶ μέντοι κατωτέρω πάλιν ἐν τῷ αὐτῷ συγγράμματι
τάδε γράφει. περὶ δὲ τῆς ἀθυμίης τῶν ἀνθρώπων, καὶ τῆς
ἀνανδρείης, ὅτι ἀπολεμώτεροί εἰσιν τῶν Εὐρωπαίων οἱ

mentum ait non modo aliorum, quae percenſui, ſed
morum quoque cauſam eſſe. Quod vero temporum anni
temperamentum hoc ab illo calore, frigore, ſicco et hu-
mido recedere variarique cenſeat, compluribus illius teſti-
moniis in praeſenti commentario probare poſſum, ean-
dem ipſum opinionem tueri oſtendens de elementis in li-
bello de natura humana aliiſque omnibus commentatio-
nibus. Quin etiam in his, quae ſequuntur, idem praeci-
piens ſic de regione temperata ſcribit, quam et homi-
num mores temperatos reddere conſitetur. Nec enim a
calore nimio haec regio peruritur, nec ſqualoribus aqua-
rumque penuria perareſcit, nec frigoribus infeſtatur. Ho-
rum gratia deinceps inquit. *Virilis autem animus, ira-
cundus et laborum patiens non poterit innaſci tali naturae
vel ejusdem generis vel diverſae, ſed voluptatem amplexari
illos neceſſe eſt.* In eodem commentario non multo infra
haec rurſus adfert. *De ignavia vero hominum et fortitudine
animi, cur infirmiores ac minus bello idonei, ſed moribus le-*

Ἀσιηνοὶ καὶ ἡμερώτεροι τὰ ἤθεα, αἱ ὧραι αἴτιαι μάλιστα, οὐ μεγάλας τὰς μεταβολὰς ποιεύμεναι οὔτε ἐπὶ τὸ θερμὸν οὔτε ἐπὶ τὸ ψυχρὸν, ἀλλὰ παραπλήσιαι. καὶ μέντοι καὶ μετ᾽ ὀλίγα πάλιν εἶπεν οὕτως. εὑρήσεις δὲ καὶ τῶν Ἀσιηνῶν διαφέροντας αὐτοὺς ἑωϋτῶν, καὶ τοὺς μὲν βελτίονας, τοὺς δὲ φαυλοτέρους ὄντας. τούτων δὲ αἱ μεταβολαὶ αἴτιαι τῶν ὡρέων, ὥσπερ μοι εἴρηται ἐν τοῖσι προτέροισι. καὶ κατωτέρω τοῦ συγγράμματος, ἡνίκα περὶ τῶν τὴν Εὐρώπην οἰκούντων ὁ λόγος αὐτῷ γίγνεται, τάδε γράφει. τὸ δὲ ἄγριον καὶ τὸ ἄμικτον καὶ θυμοειδὲς ἐν τῇ τοιαύτῃ |φύσει γίγνεται. καὶ μετὰ ταῦτα πάλιν ἐν ἑτέρᾳ ῥήσει γράφει ταυτί. ὅσοι μὲν ὀρεινὴν χώρην οἰκοῦσι, καὶ τραχεῖαν, καὶ ὑψηλὴν, καὶ ἄνυδρον, καὶ μεταβολαὶ αὐτέοισι γίγνονται τῶν ὡρέων, μέγα δὲ τὸ διάφορον ἐνταῦθα. [455] εἰκὸς γὰρ εἴδεα μεγάλα εἶναι, καὶ πρὸς τὸ ταλαίπωρον καὶ ἀνδρεῖον εὖ πεφυκότα, καὶ τό γε ἄγριον καὶ θηριῶδες αἱ τοιαῦται φύσιες οὐχ ἥκιστα ἔχουσιν. ὅσοι δὲ κοῖλα χωρία καὶ λοιμώδεα καὶ πνιγηρά, καὶ τῶν θερμῶν πνευμάτων πλέον μέρος μετέχουσιν ἢ τῶν ψυχρῶν, ὕδασί τε χρέονται θερμοῖσιν, οὗτοι δὲ με-

niores ſint Aſiani iis, qui Europam incolunt, cauſae maxime ſunt anni tempeſtates, quae non magnas mutationes ſubeunt, nec ad frigus, nec ad calidum, uno ſed in ſtatu manent. Poſt illa ſic iterum. Invenies et Aſianos ipſos inter ſe differre, hos ſtrenuos magis, illos ignavos ac imbecilles. Cujus rei cauſae anni temporum mutationes exiſtunt, quemadmodum ſupra tradidimus. Dein, ubi Europae incolarum mentionem facit, hunc ſermonem adducit. Agreſtes, duri ſeu feroces et iracundi illic naſcuntur. Alibi in eodem libro. Qui regionem montanam, aſperam, ſublimem, aquis carentem inhabitant, magnas etiam anni temporum mutationes ſuſtinent. Plurimum autem diſcriminis hic cum aliarum nationum hominibus videas. Sunt enim inſignis ſtaturae, laborum patientes, ſtrenui, agreſtes et feroces. Qui vero cava loca colunt, paluſtria, aeſtuoſa, ubi calidiores quam frigidiores venti ſpirant et calidae aquae in uſu ſunt,

ΤΗΣ ΨΥΧΗΣ ΗΘΩΝ. 801

Ed. Chart. V. [455.]   Ed. Baf. I. (348. 349.)

γάλοι μὲν οὐκ ἂν εἴησαν, οὐδ᾽ εὐμήκεες, εὐρέες δὲ πεφυ-
κότες, καὶ σαρκώδεες, καὶ μελανότριχες, καὶ αὐτοὶ μέλανες
μᾶλλον, ἢ λευκότεροι, φλεγματίαι τε ἧσσον, ἢ χολώδεες, τὸ
δὲ ἀνδρεῖον καὶ τὸ ταλαίπωρον ἐν τῇ ψυχῇ φύσει μὲν οὐκ
ἂν ὁμοίως ἔχοιεν νόμος δὲ προσγενόμενος ὑπεργάσεται.
(349) νόμον εἴρηκε δηλονότι τὴν νόμιμον ἐν ἑκάστῃ χώρᾳ
τοῦ βίου διαγωγὴν, ἣν δὴ καὶ τροφὴν, καὶ παιδείαν, καὶ
συνήθειαν ἐπιχώριον ὀνομάζομεν, οὗ καὶ αὐτοῦ μεμνήσομαι
πρὸς τὸν ὀλίγον ὕστερον εἰρησόμενον λόγον. ἐν γὰρ τῷ
παρόντι προσθεῖναι ταύτας ἔτι βούλομαι τὰς ῥήσεις αὐτοῦ.
ὅσοι δὲ ὑψηλὴν οἰκέουσι χώρην, ἢ λισσὴν καὶ ἀνεμώδεα
καὶ ἔνυδρον, εἶεν ἂν εἴδεα μεγάλοι, καὶ ἑωϋτοῖσι παραπλή-
σιοι, καὶ ἀνανδρότεροι δὲ καὶ ἡμερώτεραι τούτων αἱ γνῶμαι.
καὶ συνάπτων γε ἐφεξῆς περὶ τοῦ χωρίου ἔτι τάδε γράφει.
ὅσοι δὲ λεπτὰ, καὶ ἄνυδρα, καὶ ψιλὰ, τῇσι μεταβολῇσι τῶν
ὡρέων οὐκ εὔκριτα ἔχει τῇ χώρῃ τὰ εἴδεα, ἀλλὰ σκληρὰ
καὶ εὔτονα, καὶ ξανθότερα, οἷς μελανώτερα εἶναι τὰ εἴδεα,

*hi corpora non habent magna, neque procera natura
vero lata, carnofa, pilis nigris obfita. Porro nigri ma-
gis ac candidiores, pituitae minus quam bili fuapte na-
tura obnoxii funt, ftrenui autem et laborum patientes
natura quidem non fimiliter funt, lex autem accedens id
perficit.* Legem dixit nimirum conftantem in unaquaque
regione vitae inftitutionem, quam et educationem, difcipli-
nam et confuetudinem patriam nominamus. Cujus qui-
dem fermone paulo poft futuro meminerimus. Libet e-
nim in praefentia ejufdem auctoris verba apponere. *Qui
fublimem et editam regionem habitant, aut planam,
ventis opportunam, aquis fcatentem, ingenti corpore
praediti funt et fibi ipfis fimiles funt, minus ftrenui ac
magnanimi, fed animo manfuetiores ac humaniores cer-
nuntur.* Infuper et fubnectens de loco haec adhuc fcri-
bit. *Qui macram terram incolunt, aquae expertem, fte-
rilem, anni mutationibus aegre difcerni poffunt ipforum
fpecies; durae funt, robuftae, flavae; quibus nigrae*

καὶ τὰς ὁρμὰς αὐθάδεας τε καὶ ἰδιογνώμονας. καὶ τί γὰρ,
ἵνα μὴ πολλῶν μνημονεύσω ῥήσεων αὐτοῦ, ἐφεξῆς ἐρεῖ; εὑ-
ρήσεις γὰρ ἐπὶ τὸ πολὺ τῆς χώρης τῇ φύσει ἀκολουθοῦντα
καὶ τὰ εἴδεα τῶν ἀνθρώπων καὶ τοὺς τρόπους. αὐτὴν δὲ
δηλονότι τὴν χώρην κατὰ τὸ θερμόν τε καὶ ψυχρὸν καὶ
ξηρὸν καὶ ὑγρὸν ἑτέρης χώρης διαφέρειν, εἴρηκε πολλάκις
ἐν τῷ συγγράμματι. διὰ γοῦν πάλιν τῶν ἐφεξῆς φησιν· ὅκου
μὲν γὰρ ἡ γῆ πικρά, καὶ μαλθακὴ, καὶ ἔνυγρος, καὶ τὰ
ὕδατα κάρτα μετέωρα ἔχουσα, ὥστε θερμὰ εἶναι τοῦ θέρεος,
καὶ τοῦ χειμῶνος ψυχρά, καὶ τῶν ὡρέων καλῶς κεῖται, ἐν-
ταῦθα καὶ οἱ ἄνθρωποι σαρκώδεές εἰσι, καὶ ἄναρθροι, καὶ
ὑγροὶ, καὶ ταλαίπωροι, καὶ τὴν ψυχὴν κακοὶ, ὥστε ἐπὶ πολὺ
τό γε ῥάθυμον καὶ τὸ ὑπνηλὸν ἔνεστιν ἐν αὐτοῖς ἰδεῖν, ἔς
τε τὰς τέχνας παχέες, καὶ οὐ λεπτοὶ, οὐδὲ ὀξέες. ἐν τούτοις
πάλιν ἐδήλωσε σαφέστατα, μὴ μόνον τὰ ἤθη ταῖς τῶν ὡρῶν
κράσεσιν, ἀλλὰ καὶ τὴν ἀμβλύτητα τῆς διανοίας, ὥσπερ οὖν
καὶ τὴν σύνεσιν ἑπομένην. ὅμοια δὲ τούτοις καὶ κατὰ τὴν
ἐχομένην ῥῆσιν ὑπ' αὐτοῦ γέγραπται αὐτοῖς ὀνόμασιν. ὅκου

funt, impetus animi habent pertinaces et objtinatos. Et-
enim quid, ne multa nimis illius citem, addit? Compe-
ries, hominum et formas et mores regionis naturam ut
plurimum imitari. At regionem ipfam calidi, frigidi,
humidi et ficci qualitate ab alia regione differre, fubinde
in ifto libro perfaepe meminit. Quamobrem pergit: Ubi
folum amarum, molliufculum, infigniter humidum, fub-
limibus aquis fubjectum, ut aeftate calidae, hieme fri-
gidae fint, reliquisque anni partibus optime temperatae,
homines carnofi, minufque articulati, humidi, laborum
impatientes et defidiofi, animo maligni (id eft qui mala
cogitant) vifuntur. Quare fegnitie et fomnolentia labo-
rant, artibus difcendis inepti, craffi, minimeque acuti.
Hinc nimirum denuo clariffimum reddit, non folum mores,
fed ingenii hebetudinem ex quatuor anni temporum in-
juria proficifci. Similia prioribus, et quae praedicto fer-
moni congruant, quae fubjunguntur infra, hoc modo con-

δέ ἐστιν ἡ χώρη ψιλή τε καὶ ἀνώχυρος, καὶ τρηχεία, καὶ
ὑπὸ τοῦ χειμῶνος πιεζομένη, ἢ καὶ ὑπὸ τοῦ ἡλίου κεκαυ-
μένη, ἐνταῦθα σκληρούς τε καὶ ἰσχυροὺς, καὶ διηρθρωμέ-
νους, καὶ εὐτόνους, καὶ δασέας ἴδοις, τό τε ἐργαστικὸν ὀξὺ
ἐνεὸν ἐν τῇ φύσει τῇ τοιαύτῃ, καὶ τὸ ἄγρυπνον, τά τε ἤθεα
καὶ τὰς ὀργὰς αὐθάδεας καὶ ἰδιογνώμονας, τοῦ τε ἀγρίου
μᾶλλον μετέχοντας ἢ τοῦ ἡμέρου, ἔς τε τὰς τέχνας ὀξυτέ-
ρους τε καὶ συνετωτέρους, καὶ τὰ πολέμου ἀμείνονς εὑρήσεις.
ἐν τούτῳ πάλιν τῷ λόγῳ σαφῶς οὐ μόνον τὰ ἤθη ταῖς τῆς
χώρας κράσεσιν ἀκόλουθά φησιν ὑπάρχειν, ἀλλὰ καὶ πρὸς
τὰς τέχνας τοὺς μὲν ὀξυτέρους, τοὺς δὲ ἀσυνετωτέρους, τοὺς
δὲ ἀμβλυτέρους τε καὶ παχέας τὴν διάνοιαν. οὐκέτ᾽ οὖν
δέομαι τῶν κατὰ τὸ δεύτερον ἢ τὸ ἕκτον τῶν ἐπιδημίων
γεγραμμένων φυσιογνωμονικῶν γνωρισμάτων ἁπάντων μνημο-
νεύειν, ἀλλ᾽ ἀρκεῖ παραγράψαι δείγματος ἕνεκα τήνδε τὴν λέξιν
αὐτοῦ. ὧν ἡ φλὲψ ἡ ἐν ἀγκῶνι σφύζει, μανικοὶ καὶ ὀξύθυμοι,
ὧν δ᾽ ἂν ἀτρεμέῃ, τυφώδεις. κατὰ δὲ τὴν ῥῆσιν ὁ λόγος ἐστὶ
τοιοῦτος. ὧν ἀνθρώπων ἡ κατὰ τὸν ἀγκῶνα ἀρτηρία σφο-

fcripfit. *Regio infoecunda, quae hieme nivibus, aeſtate
ſolis infeſtatur ardore, graciles, duros, articulatos, ro-
buſtos et hiſpidos, in operibus ſubtiles, acutoſque, vigi-
les, moribus et ira obſtinatos et propoſiti pertinaces, eoque
magis feroces, quam benignos, caeterum ſubtili acrique
ad artium ſtudia ingenio, prudentique induſtria praedi-
tos, ſed omnium maxime in re bellica praeſtantes con-
ſpicimus.* Quis non videt et hic Hippocratem evidenter
innuere, non tantum mores, ſed ingenia quoque ad ar-
tes diſcendas haec acutiora, illa minus felicia, quaedam
hebetiora craſſioraque loci temperiem conſequi? Non
opus nunc habeo, omnia, quae in ſecundo aut ſexto epi-
demiorum libro de phyſiognomonicis indiciis ponuntur,
commemorare; hoc tantum exempli gratia ſufficit adſcri-
bere. *Quorum vena pulſat in cubito, hi furentes ſunt et
iracundi; quorum vero quieſcit, ſtupidi.* Hoc modo ver-
ba illius ſonant. *Quibus hominibus arteria in cubito ve-*

Ed. Chart. V. [455. 456.]   Ed. Baf. I. (349.)

δροτάτην ποιεῖται τὴν κίνησιν, οὗτοι μανικοί εἰσι. φλέβας μὲν γὰρ καὶ τὰς ἀρτηρίας ἐκάλουν οἱ παλαιοὶ, ὡς δέδεικται πολλάκις, οὐδέπω δὲ πᾶσαν ἀρτηριῶν κίνησιν ὠνόμαζον σφυγμὸν, ἀλλὰ μόνον τὴν [456] αἰσθητὴν αὐτὴν, αὐτῷ τῷ ἀνθρώπῳ πάντως οὖσαν σφοδράν. Ἱπποκράτης δὲ, ὡς καὶ πρῶτος ἄρξας τοῦ μετὰ ταῦτα κρατήσαντος ἔθους, εἴρηκέ που σφυγμὸν ἁπασῶν τῶν ἀρτηριῶν τὴν κίνησιν, ὁποία τις ἂν εἴη. κατὰ μέντοι τήνδε τὴν ῥῆσιν ἔτι τῷ παλαιοτέρῳ τρόπῳ τῆς ἑρμηνείας χρώμενος ἐκ σφοδρᾶς κινήσεως τῆς ἀρτηρίας ἐτεκμήρατο τὸν μανικὸν καὶ ὀξύθυμον ἄνθρωπον, ἐπεὶ διὰ τὸ πλῆθος τῆς ἐν τῇ καρδίᾳ θερμασίας οὕτω σφύζουσιν αἵδε αἱ ἀρτηρίαι. καὶ μανικοὺς μὲν γὰρ καὶ ὀξυθύμους τὸ πλῆθος τῆς θερμασίας ἐργάζεται, νωθροὺς δὲ καὶ βαρεῖς καὶ δυσκινήτους ἡ τῆς κράσεως ψυχρότης.

Κεφ. θ'. Ἱπποκράτης μὲν οὖν ἐπιδείξας ἐν ὅλῳ τῷ περὶ ὑδάτων καὶ ὡρῶν κράσεως συγγράμματι, σώματος κράσει ἕπεσθαι τὰς τῆς ψυχῆς δυνάμεις, οὐ μόνον ὅσαι κατὰ τὸ θυμοειδὲς ἢ ἐπιθυμητικὸν αὐτῆς εἰσιν, ἀλλὰ καὶ τὰς

hementiſſime movetur, hi furioſi ſunt. Venas etenim et arterias veteres vocabant, ut ſaepius annotavimus. Atqui non omnem arteriarum motum nominabant pulſum, ſed ſenſibilem ſolum et qui homini omnino vehemens eſſet. Hippocrates autem conſuetudinis hujus, quae poſt invaluit, tanquam primus auctor omnium arteriarum motum, qualiscunque ille eſſet, pulſum appellavit. Verum in iſta ſententia vetuſtiore adhuc interpretandi modo uſus, ex evidenti motu arteriae furioſum aut pronum ad iram conjiciebat, quoniam ob caloris in corde copiam ita hae arteriae pulſant. Nam furibundos ſane iracundoſque caloris copia efficit; ſegnes, tardos, graves et ad motum difficiles temperamenti frigiditas.

Cap. IX. Equidem Hippocrates in toto de aquarum temperamento et quatuor anni tempeſtatum commentario non modo iraſcibilem animae aut concupiſcibilem, ſed etiam ratiocinatricem facultates corporis ſequi tempera-

ΤΗΣ ΨΤΧΗΣ ΗΘΩΝ. 805

Ed. Chart. V. [456.]   Ed. Baf. I. (349.)

κατὰ τὸ λογιστικὸν ἁπάσας, ἀξιοπιστότατός ἐστι μάρτυς,
εἴ γέ τις ἐπὶ μάρτυρι ποιοῖτο, καθάπερ ἐνίοις ἔθος ἐστὶ,
τὴν τῶν δογμάτων ἀλήθειαν. ἐγὼ δ᾽ οὐχ ὡς μάρτυρι τἀν-
δρὶ πιστεύω τοῖς πολλοῖς ὡσαύτως, ἀλλ᾽ ὅτι τὰς ἀποδείξεις
αὐτοῦ βεβαίας ὁρῶ, διὰ τοῦτο γοῦν καὶ αὐτὸν ἐπαινῶ τὸν
Ἱπποκράτην. τίς γὰρ οὐχ ὁρᾷ τὸ σῶμα καὶ τὴν ψυχὴν
ἁπάντων τῶν ὑπὸ ταῖς ἄρκτοις ἀνθρώπων ἐναντιώτατα δια-
κείμενα τοῖς ἐγγὺς τῆς διακεκαυμένης ζώνης; ἢ τίς οὐκ οἶδε
τοὺς ἐν τῷ μέσῳ τούτων, ὅσοι τὴν εὔκρατον οἰκοῦσι χώραν,
ἀμείνους τε τὰ σώματα καὶ τὰ τῆς ψυχῆς ἤθη καὶ σύνεσιν
καὶ φρόνησιν ἐκείνων τῶν ἀνθρώπων; ἀλλὰ διά τινας τῶν
Πλατωνικοὺς μὲν ἑαυτοὺς ὀνομαζόντων, ἡγουμένους δὲ ἐμ-
ποδίζεσθαι μὲν ἐν ταῖς νόσοις τὴν ψυχὴν ὑπὸ τοῦ σώματος,
ὑγιαίνοντος δὲ ἰδίᾳ ἐνεργεῖν, οὔτε ὠφελουμένην, οὔτε βλα-
πτομένην ὑπ᾽ αὐτοῦ, ἀναγράψω τινὰς ῥήσεις τοῦ Πλάτω-
νος, ἐν αἷς ἀποφαίνεταί τινας διὰ τὴν τῶν τόπων κρᾶσιν
εἰς φρόνησιν ὠφελουμένους τε καὶ βλαπτομένους ἄνευ τοῦ
νοσεῖν τὸ σῶμα. κατὰ μέν γε τὰ πρῶτα τῶν Τιμαίου λόγων

---

mentum oftendens, teftis eft fide digniffimus, fi quis dog-
matum veritatem a teftimonio pendere putet, quemadmo-
dum nonnulli pro more habent. Ego fane non ut tefti
Hippocrati credo, ficut alii plerique, fed quod folidas
demonftrationes ejus video, idcirco etiam laudo Hippo-
cratem. Nemo fiquidem non videt, corpus animumque
eorum, qui fub feptentrione degunt, longe aliter ab iis,
qui juxta zonam uftam habitant, affectum effe. Aut quis
ignorat, inter hos temperatum colentes tractum corporis
praeftantia, moribus animi, ingenio et prudentia caeteris
omnibus antecellere? Sed propter quofdam, qui fe Pla-
tonicos nominant, putantes animum a corpore in morbo
impediri, fanos vero functionibus obeundis nec juvari
nec offendi ab eo, dicta nonnulla Platonis adfcribam,
quibus affeverat, aliquos fine morbo ex locorum tempera-
mento vel praefidium ad fapientiam excipiendam vel in-
commodum reportare. Scripfit autem ftatim in exordio

Ed. Chart. V. [456.]   Ed. Baf. I. (349.)

ἔγραψε· Ταύτην δὴ τὴν σύμπασαν διακόσμησιν καὶ σύν-
ταξιν ἡ θεὸς προτέρους ἡμᾶς διακοσμήσασα κατῴκισεν, ἐκ-
λεξαμένη τὸν τόπον, ἐν ᾧ γεγένησθε, τῶν ὡρῶν τὴν εὐκρα-
σίαν ἐν αὐτῷ κατιδοῦσα, ὅτι ἄνδρας φρονιμωτάτους οἴσει.
ἀλλὰ καὶ συνάπτων ἐφεξῆς· ἅτε οὖν φιλοπόλεμός τε καὶ
φιλόσοφος ἡ θεὸς οὖσα, τὸν προσφερεστάτους αὐτῇ μέλλον-
τα οἴσειν τόπον ἄνδρας τοῦτον ἐκλεξαμένη, πρῶτον κατῴ-
κισεν. ὅτι μὲν οὖν πολὺ δίδωσι τοῖς τόποις, τουτέστι ταῖς
ἐπὶ τῆς γῆς οἰκήσεσιν, εἴς τε τὰ τῆς ψυχῆς ἤθη καὶ σύνεσιν
καὶ φρόνησιν, ἤδη μὲν κἀκ τούτων ἐστὶ δῆλον, ἀλλὰ κἂν τῷ
πέμπτῳ τῶν νόμων ὡδί πως ἔγραψε. μηδὲ τοῦθ᾽ ὑμᾶς λαν-
θανέτω περὶ τόπων πρὸς τὸ γεννᾷν ἀνθρώπους ἀμείνους
καὶ χείρους. ἐναργῶς πάλιν ἐνταῦθα γεννᾷν τοὺς τόπους
φησὶν ἀμείνους τε καὶ χείρους ἀνθρώπους. καὶ ἐφεξῆς δὲ
πάλιν ἐπιφέρων τοῖσδε φησίν· οἱ μέν γέ που διὰ πνεύμα-
τα παντοῖα καὶ δι᾽ εἰλήσεις ἀλλόκοτοί τέ εἰσι καὶ ἀπαίσιοι
αὐτῶν, οἱ μὲν δι᾽ ὕδατα, οἱ δὲ διὰ τὴν ἐκ τῆς γῆς τροφὴν
ἀναδιδοῦσαν, οὐ μόνον τοῖς σώμασιν ἄμεινον καὶ χεῖρον,
ταῖς ψυχαῖς δὲ οὐχ ἧττον δυναμένην πάντα τὰ τοιαῦτα

Timaei: *Hunc jam univerſum mundum atque ordinem
prius a ſe exornatum nobis incolendum obtulit dea.
Locum itaque delegit anni temporum temperie gratum,
ubi viri orirentur prudentiſſimi.* Mox iterum ſubjungit:
*Dea ergo tanquam belli et ſapientiae ſtudioſa locum,
qui ſibi ſimillimos producturus eſſet, electum in primis
colendum mortalibus dedit.* Quod jam locis, hoc eſt,
terrae habitaculis ad animi mores, intellectum et pruden-
tiam conciliandam multum tribuit, hinc jam eſt conſpi-
cuum; imo vel ex quinto de legibus ſatis conſtat, ubi ſic
fere ſcribit. *Neque hoc vos lateat de locis, quod generan-
dis hominibus praeſtantioribus et pejoribus non parum valent.*
Rurſus hic manifeſto loco meliores aut pejores gignere de-
clarat. Poſt haec iterum: *Quidam ob ventos omnigenos et
ſolis aeſtum alieni a ſeipſis et informes fiunt, alii ob aquas,
nonnulli ob ipſum quod ex terra prodit alimentum, quod
non ſolum corporibus meliorem pejoremque habitum, ſed
etiam animae non minus omnia ejusmodi poteſt in-*

ἐμποιεῖν. ἐν τούτῳ τῷ λόγῳ πνεύματα σαφῶς φησι καὶ
τὰς ἡλιάσεις, τουτέστι τὰς ἐξ ἡλίου θερμότητας εἰς τὰς
τῆς ψυχῆς δυνάμεις προσθησομένας. εἰ μή τι ἄρα νομίζουσι
διὰ μὲν τὰ πνεύματα, καὶ τὴν τοῦ περιέχοντος ἀέρος θερ-
μότητα [457] καὶ ψυχρότητα, καὶ τὴν τῶν ὑδάτων τε καὶ
τῆς τροφῆς φύσιν ἀμείνους τε καὶ χείρους τὴν ψυχὴν ἀν-
θρώπους δύνασθαι γενέσθαι, ταῦτα δὲ αὐτὰ μὴ διὰ μέσων
τῶν κράσεων ἐργάζεσθαι τὰ κατὰ ψυχὴν ἀγαθά τε καὶ
φαῦλα· καὶ γὰρ ταῦτα ἂν εἴη τῇ συνέσει τῶν ἀνδρῶν ἀκό-
λουθα. ἀλλ᾽ ἡμεῖς γε σαφῶς ἴσμεν, ὡς ἕκαστον ἔδεσμα
καταπίνεται μὲν πρῶτον εἰς τὴν γαστέρα, προκατείργασται
δὲ ἐν αὐτῇ, μετὰ ταῦτα δὲ διὰ τῶν ἐξ ἥπατος αὐτῇ καθηκου-
σῶν φλεβῶν ἀναληφθὲν ἐργάζεται τοὺς ἐν τῷ σώματι χυμούς,
ἐξ ὧν τρέφεται (350) τἆλλα μόρια πάντα, καὶ σὺν αὐτοῖς
ἐγκέφαλός τε καὶ καρδία καὶ ἧπαρ, ἐν δὲ δὴ τῷ τρέφεσθαι
θερμότερα σφῶν αὐτῶν γίγνεται ψυχρότερά τε καὶ ὑγρότερα
συνεξομοιούμενα τῇ δυνάμει τῶν ἐπικρατούντων χυμῶν. ὡς
σωφρονήσαντες κἂν νῦν γοῦν οἱ δυσχεραίνοντες, τροφὴν

ferere. Hoc loco ventos et infolationes, hoc eſt ex fole
calores, animi facultates impedire adverfari dicit. Jam
vero funt qui negent, propter ventos, aëris ambientis ca-
liditatem frigiditatemque et aquarum ac alimenti natu-
ram homines praeftantiorem atque pejorem animum ac-
quirere poffe; ab his vero ipfis, non intervenientibus
corporis temperamentis, bona et mala in animo effici;
haec namque virorum prudentiam confequuntur. Verum
illud nos clare novimus, fcilicet alimentum quodque pri-
mo in ventriculum quidem demitti ac in eo prius con-
fici, poftea vero per venas ex hepate ad ipfum pertinen-
tes attractum humores in corpore creare, ex quibus re-
liqua membra et una cum ipfis cerebrum, cor et jecur
nutriuntur. At inter alendum calidiores quam prius
evadunt, frigidiores et humidiores, dum facultati humo-
rum praepollentium affimilantur. Saltem nunc ad men-
tem redeant, qui difficulter admittunt, nutrimentum effi-

δύνασθαι τοὺς μὲν σωφρονεστέρους, τοὺς δὲ ἀκολαστοτέ-
ρους ἐργάζεσθαι, καὶ τοὺς μὲν ἀκρατεστέρους, τοὺς δὲ
ἐγκρατεστέρους, καὶ θαρσαλέους, καὶ δειλοὺς, ἡμέρους τε
καὶ πράους, ἐριστικούς τε καὶ φιλονείκους, ἡκέτωσαν πρός
με μαθησόμενοι, τίνα μὲν ἐσθίειν αὐτοὺς χρὴ, τίνα δὲ πί-
νειν. εἴς τε γὰρ τὴν ἠθικὴν φιλοσοφίαν ὀνήσονται μέγιστα,
καὶ πρὸς ταύτη κατὰ τὰς τοῦ λογιστικοῦ δυνάμεις ἐπιδώ-
σουσιν εἰς ἀρετήν, συνετώτεροι καὶ μνημονικώτεροι γενό-
μενοι καὶ φιλομαθέστεροι καὶ φρονιμώτεροι. πρὸς γὰρ
ταῖς τροφαῖς καὶ τοῖς πόμασι καὶ τοὺς ἀνέμους αὐτοὺς δι-
δάξω, καὶ τὰς τοῦ περιέχοντος κράσεις, ἔτι τε τὰς χώρας,
ὁποίας μὲν αἱρεῖσθαι προσήκει, ὁποίας δὲ φεύγειν.

Κεφ. ι′. Ἀναμνήσω δὲ πάλιν αὐτοὺς, κἂν μὴ θέ-
λωσιν, ὡς ὁ Πλάτων αὐτὸς, ἀφ᾽ οὗ παρονομάζουσιν ἑαυ-
τοὺς, οὐχ ἅπαξ ἢ δὶς, ἀλλὰ πολλάκις ἔγραψε περὶ τούτων.
ὡσαύτως δ᾽ οὖν μοι ἀρκέσει προσθεῖναι κατὰ τὸν ἐνεστῶτα
λόγον πρὸς τῷ περὶ τροφῆς ἐκ Τιμαίου καὶ ἐκ τοῦ δευ-
τέρου τῶν νόμων, ὧν οἱ μὲν δύο περὶ οἴνου πόσεώς εἰσιν.

cere poſſe hos temperantiores, illos diſſolutos magis,
alios incontinentes, nonnullos frugales, confidentes, me-
ticuloſos, manſuetos, modeſtos et contentionis ac rixae
ſtudioſos, veniantque ad me audituri, quae ipſos edere,
quae item potare conveniat. Maximum enim ad mora-
lem philoſophiam adjumentum et praeterea ratiocina-
tricis animae facultatibus acceſſionem virtutis ſentient
factam, ingenioſiores, magiſque memores, ad haec ſtu-
dioſiores ac prudentiores redditi. Nam praeter alimen-
tum potumque ventos ipſos docebo, item aëris nos
ambientis temperiem, inſuper regiones, quas eligere, quas
vitare ex uſu ſit.

Cap. X. At in memoriam ipſis vel invitis reducam
denuo, quod Plato, a quo cognomentum ſibi uſurpant,
non ſemel aut iterum, ſed frequenter admodum de his
ſcripſit. Eodem modo ſatis mihi eſt, ſi cum eo, quod in
Timaeo de cibo ſcribitur, etiam et cum eo, quod ex ſe-
cundo de legibus (quarum de vini potu duae ſunt) ejus

Ed. Chart. V. [457.]   Ed. Baf. I. (350.)

Ἆρ᾽ οὐ νομοθετήσομεν, πρῶτον μὲν τοὺς παῖδας μέχρις
ἐτῶν ὀκτωκαίδεκα τὸ παράπαν οἴνου μὴ γεύεσθαι, δι-
δάσκοντες, ὡς οὐ χρὴ πῦρ ἐπὶ πῦρ ὀχετεύειν, εἴς τε τὸ σῶμα
καὶ τὴν ψυχὴν, πρὶν ἐπὶ τοὺς πόνους ἐγχειρεῖν πορεύεσθαι,
τὴν ἐκμανῆ εὐλαβούμενοι ἕξιν τῶν νέων; μετὰ δὲ τοῦτο,
οἴνου μὲν δεῖ γεύεσθαι τοῦ μετρίου μέχρι τριάκοντα ἐτῶν·
μέθης δὲ καὶ πολυοινίας τοπαράπαν νέους ἀπέχεσθαι·
τεσσαράκοντα δὲ ἐπιβαίνοντα ἐτῶν, ἐν τοῖς ξυσσιτίοις εὐω-
χηθέντα, καλεῖν τούς τε ἄλλους θεοὺς καὶ δὴ καὶ Διόνυ-
σον παρακαλεῖν εἰς τὴν τῶν πρεσβυτέρων τελετὴν ἅμα καὶ
παιδιάν· ἣν τοῖς ἄλλοις ἀνθρώποις ἐπίκουρον τῆς τοῦ
γήρως αὐστηρότητος ἐδωρήσατο τὸν οἶνον φάρμακον, ὥστε
ἀνίας καὶ δυσθυμίας λήθην γίγνεσθαι, μαλακώτερον ἐκ
σκληροῦ τὸ τῆς ψυχῆς ἦθος, καθάπερ εἰς πῦρ σίδηρον
ἐντεθέντα γιγνόμενον, καὶ οὕτως εὐπλαστότερον εἶναι. ἐκ
ταύτης τῆς ῥήσεως μεμνῆσθαι ποιεῖ καλοὺς καὶ γενναίους
τοὺς Πλατωνικοὺς, καὶ οὐ μόνον ἀφ᾽ ἧς λέλεκται περὶ πό-
σεως οἴνου ἐκείνῳ, ἀλλὰ καὶ περὶ τῆς ἡλικιῶν διαφορᾶς.

fententiam appofuero. *An non primum lege fanciemus,
ut pueri adufque annum decimum octavum vinum non*
non guftent? nempe docebimus, eos ignem igni in corpus
atque animum prius fuggerere, quam laboribus fubeun-
dis idonei fuerint, non oportere. *Furiofum namque ju-*
ventutis habitum cavere convenit. Dein ad annum aetatis
trigefimum vino moderate utentur. Ab ebrietate et vini copia
juvenes omnino abftineant. At quadragenarii liberius in
conviviis difcumbentes, cum alios deos, tum Bacchum lae-
titiae datorem ad facra fenum et ludos invocent; qui vinum
quafi remedium adverfus fenectutis acerbitatem reliquis
mortalibus elargitus eft, ut molefiiae atque moeroris ipfos
caperet oblivio, ipfaque affectio animi, ficuti ferrum in
ignem injectum, ex duritie in mollitiem deducta tracta-
bilior fiat.   Ex hoc verborum contextu egregii illi Pla-
tonici meminerint velim, non modo qnae de vini potu,
fed aetatum differentia quoque ab illo relata funt.   Eam

ἐμμανῆ μὲν γὰρ εἶναί φησι τὴν τῶν μειρακίων φύσιν, αὐ-
στηρὰν δὲ καὶ δύσθυμον καὶ σκληρὰν τὴν τῶν γερόντων,
οὐ δή που διὰ τὸν ἀριθμὸν τῶν ἐτῶν, ἀλλὰ διὰ τὴν τοῦ
σώματος ἔχουσαν κρᾶσιν, τὴν οὖσαν ἑκάστῃ τῶν ἡλικιῶν.
ἡ μὲν γὰρ τῶν μειρακίων θερμὴ καὶ πολύαιμος, ἡ δὲ
τῶν γερόντων ὀλίγαιμός τε καὶ ψυχρά. καὶ διὰ τοῦτό γε
αὖ τοῖς μὲν γέρουσιν ὠφέλιμος οἴνου πόσις, [458] εἰς
συμμετρίαν θερμασίας ἐπανάγουσα τὴν ἐκ τῆς ἡλικίας ψυ-
χρότητα, τοῖς δ᾽ αὐξανομένοις ἐναντιωτάτη. ζέουσαν γὰρ
αὐτῶν τὴν φύσιν καὶ σφοδρῶς κινουμένην ὑπερθερμαίνει
τε καὶ εἰς ἀμέτρους τε καὶ σφοδρὰς ἐκμαίνει κινήσεις. ἀλλὰ
Πλάτωνι μὲν καὶ ταῦτα καὶ ἄλλα πολλὰ κατὰ τὸ δεύτερον
τῶν νόμων εἴρηται περὶ πόσεως οἴνου τοῖς βουλομένοις
ἀναγινώσκειν ὠφέλιμα. μόνης δὲ ἐγὼ ἔτι μιᾶς αὐτοῦ ῥή-
σεως μνημονεύσω κατὰ τὸ τέλος εἰρημένης ἁπάντων τῶν
περὶ πόσεως λόγων, ἔνθαπερ εἴρηκε τὸν τῶν Καρχηδονίων
λόγον. ἔχει δὲ ἡ ῥῆσις οὕτω. ἀλλ᾽ ἔτι μᾶλλον τῆς Κρητῶν
καὶ Λακεδαιμονίων χρείας προσθείμην ἂν τῷ Καρχηδονίων

namque naturam infaniae obnoxiam Plato pofuit, quae
adolefcentium eft, fenectutem vero aufteram, triftem et
duram, idque non annorum, verum fuperantis tempe-
ramenti corporis gratia, quod fingulis aetatibus ineft.
Adolefcentia fiquidem calida et copiofi fanguinis eft, fe-
nectus exanguis et frigida; idcirco fenibus vini potus eft
utiliffimus, ut qui aetatis frigiditatem ad commoderatio-
nem caloris reducat, augefcentibus nimis quam adverfa,
nempe quorum naturam effervefcentem et vehementer
agitatam fupra modum recalefaciat, et immodico gravi-
que motu ad infaniam adigat. Plato inter alia multa
in fecundo de legibus ifta quoque de vini ufu praecepit,
lectoribus haud infrugifera. Quapropter ea folum adhuc
adferam, quae ad orationis totius epilogum de potu, Car-
thaginenfium mores exponens, confcripfit, hunc in mo-
dum: *Sed multo magis Carthaginenfium legem quam Cre-
tenfium Lacedaemoniorumque ufum probarim, ut videli-*

νόμῳ, μηδέποτε μηδένα ἐπὶ στρατοπέδου γεύεσθαι τοῦ πό-
ματος, ἀλλ᾽ ὑδροποσίαις συγγίγνεσθαι τοῦτον τὸν χρόνον
ἅπαντα· καὶ κατὰ πόλιν μήτε δούλους γεύεσθαί ποτε,
μηδὲ ἄρχοντας τοῦτον τὸν ἐνιαυτὸν, ὃν ἂν ἄρχωσι, μήτ᾽
αὖ κυβερνήτας, μήτε δικαστὰς ἐνεργοὺς ὄντας, οἴνου γεύ-
εσθαι τοπαράπαν, μηδὲ ὅστις βουλευόμενος εἰς βουλὴν
ἀξίαν τινὰ λόγου συνέρχεται, μηδέ γε μεθ᾽ ἡμέραν το-
παράπαν μηδένα, εἰ μὴ σωμασκίας ἢ νόσων ἕνεκα, μηδ᾽
αὖ νύκτωρ, ὅταν ἐπινοῇ τις παῖδας ποιεῖσθαι ἀνὴρ ἢ
γυνή. καὶ ἄλλα δὲ πολλὰ ἄν τις λέγοι, ἐν οἷς τοῖς γε νοῦν
τε καὶ νόμον ἔχουσιν ὀρθὸν οὐ ποτέος οἶνος. ταῦτα τοῦ
Πλάτωνος εἰρηκότος, οὐκ ἐπὶ τῶν νοσούντων σωμάτων,
ἀλλ᾽ ἐπὶ τῶν ἀμέμπτως ὑγιαινόντων, εἴ γε ὑμῖν δοκοῦσιν, ὦ
γενναιότατοι Πλατωνικοὶ, στρατεύειν, καὶ ἄρχειν, καὶ δοκι-
μάζειν, καὶ κυβερνᾶν ναῦς οἱ πίνοντες ὑγιαίνοντες, ἀπο-
κρίνεσθέ μοι τοὐντεῦθεν ἐρωτῶντι, πότερον οὐχ ὥσπερ τις
τύραννος ὁ ποθεὶς οἶνος κελεύει τὴν ψυχὴν μήτε νοεῖν
ἀκριβῶς,. ἃ πρόσθεν ἐνόει, μήτε πράττειν ὀρθῶς, ἃ πρό-
σθεν ἔπραττε, καὶ διὰ τοῦτο φυλάττεσθαί φησιν ὁ Πλάτων

cet nullus in exercitu vinum guſtet, ſed toto hoc tempore
aquam potet.　In civitate nec ſervi unquam vinum bi-
bant, nec magiſtratus eo anno, quo reipub. guberna-
cula ſuſtinent, item nec praefecti, nec judices, dum of-
ficio ſuo funguntur, ſic conſilium dicturi de rebus arduis,
aut non omnino negligendis, imo nullus plane id interdiu
bibat niſi corporis exercitandi aut morborum gratia;
nec vir aut mulier nocte liberis operam daturi; aliaque
multa dicere quis poſſet, in quibus hominibus et mentem
et legem bonam habentibus vinum bibendum non ſit. Haec
quum Plato non de corporibus aegrotis, ſed de iis, quae
inculpata ſanitate fruuntur, dixerit, an vobis, o generoſiſ-
ſimi Platonici, videntur ii, qui vinum bibunt ſani, exerci-
tum ducere, imperare, bene ſe gerere, naves gubernare,
reſpondete mihi deinceps interroganti, nonne vinum bi-
bitum, velut tyrannus quiſpiam, animum nec intelligere
accurate, nec agere recte cogit, quae prius intelligebat
agebatque? Et propterea Plato tanquam hoſtem obſervan-

ὡς πολέμιον. εἰ γὰρ ἅπαξ εἴσω τοῦ σώματος ἀφίκοιτο, καὶ
τὸν κυβερνήτην κωλύει, ὡς προσήκει, μεταχειρίζεσθαι τοὺς
οἴακας τῆς ναὸς, καὶ τοὺς στρατευομένους σωφρονεῖν ἐν
ταῖς παρατάξεσι, καὶ τοὺς δικαστὰς, ὁπότε οὖν δικαίους
χρὴ εἶναι, ποιεῖ σφάλλεσθαι, καὶ πάντας τοὺς ἄρχοντας
ἄρχειν κακῶς, καὶ προστάττειν οὐδὲν ὑγιές. ἡγεῖται γὰρ τὸν
οἶνον ἀτμῶν θερμῶν ὅλον τὸ σῶμα, καὶ μάλιστά τὴν κεφαλὴν
πληροῦντα, κινήσεως μὲν ἀμετροτέρας αἴτιον γίγνεσθαι τῷ
ἐπιθυμητικῷ μέρει τῆς ψυχῆς καὶ τῷ θυμοειδεῖ, βουλῆς
δὲ προπετεστέρας τῷ λογιστικῷ. καὶ μὴν, εἴπερ οὕτως ἔχει
ταῦτα, διὰ μέσης τῆς κράσεως αἱ εἰρημέναι τῆς ψυχῆς
ἐνέργειαι φαίνονται βλαπτόμεναι, πινόντων ἡμῶν τὸν οἶνον,
ὥσπερ γε πάλιν ὠφελούμεναί τινες. ἀλλὰ γὰρ καὶ τόθ᾽
ὑμᾶς, ἐὰν βούλησθε, διδάξω καθ᾽ ἕτερον καιρὸν, ἐκ τοῦ
θερμαίνειν ὅσα βλάπτειν τε καὶ ὠφελεῖν ἡμᾶς οἶνος πέ-
φυκεν. ἐν δὲ τῷ παρόντι τὴν ἐν τῷ Τιμαίῳ ῥῆσιν παρα-
γράψω, καθ᾽ ἣν προσεῖπεν ὁ Πλάτων οὕτως. ταύτῃ κακοὶ
πάντες ἢ καλοὶ διὰ δύο ἀκουσιώτατα γιγνόμεθα, ὧν αἰ-
τιᾶται μὲν αἰεὶ τοὺς φυτεύοντας τῶν φυτευομένων μᾶλλον,

dum cavendumque ipfum ait. Si enim femel in corpus
pervenerit, nauclerum, ne clavum recte dirigat, impedit;
duces, ne in acie fapiant; judices. quum aequos effe con-
veniat. in errorem ducit; principes male dominari et
imperare nihil fani compellit. Cenfet enim, vinum totum
corpus et potiffimum caput calidis vaporibus implens
immoderatioris motus caufam fieri concupifcibili animae
parti et irafcibili, ratiocinatrici confilii praecipitis ac
temerarii. Quod fi ita eft, dictae animae functiones, tem-
peramento interveniente, quum vinum bibimus, oblaedi
videntur, ficut contra nonnullae adjuvari. Atqui vos, fi
expetatis, docebo alio tempore, qua ratione vinum fuo
calore profit, qua detrimentum moliatur. Nunc Platonis
fententiam in Timaeo producere cogito, cujus verba funt
ifta. *Atque ita omnes boni vel mali ob duplicem rationem,
quae praeter voluntatem accidit, efficimur. Eft autem major*

καὶ τοὺς τρέφοντας τῶν τρεφομένων. ἐφεξῆς δέ φησι. πει-
ρατέον μὴ ὅπῃ τις δύναται καὶ διὰ τροφῆς, καὶ δι᾽ ἐπι-
τηδευμάτων, μαθημάτων τε φυγεῖν μὲν κακίαν, τοὐναντίον
δὲ ἑλεῖν ἀρετήν· ὥσπερ γὰρ ἐπιτηδεύματα καὶ μαθήματα
κακίας μὲν ἀναιρετικὰ, γεννητικὰ δὲ ἀρετῆς ἐστιν, οὕτω
καὶ ἡ τροφή. λεγομένης ἐνίοτε τροφῆς ὑπ᾽ αὐτοῦ οὐ μόνον
τῆς ἐπὶ σιτίοις, ἀλλὰ καὶ συμπάσης τῶν παίδων τῆς διαί-
της. οὐχ οἷόν τε οὖν φάναι κατὰ τὸ δεύτερον σημαινόμε-
νον εἰρῆσθαι νῦν ὑπ᾽ αὐτοῦ τὴν τροφήν. οὐ γὰρ τοῖς
παισὶν, ἀλλὰ τοῖς τελείοις ποιεῖν κελευόμενος, ἔφη πειρα_
τέον μὴ ὅπῃ τις δύναται καὶ διὰ τροφῆς καὶ δι᾽ ἐπιτηδευ-.
μάτων, μαθημάτων τε φυγεῖν τὴν κακίαν, τοὐναντίον
δὲ ἑλεῖν ἀρετήν. [459] ἐπιτηδεύματα οὖν λέγει τὰ κατὰ
γυμναστικὴν καὶ μουσικὴν μαθήματα, τά τε κατὰ γεωμε-
τρίαν καὶ ἀριθμητικήν. τροφὴν οὐκ ἄλλην τινὰ νοεῖν οἷόν
τε παρὰ τὴν ἐκ τῶν σιτίων, καὶ ῥοφημάτων, καὶ πομάτων,
ἐξ ὧν ἐστι καὶ οἶνος, ὑπὲρ οὗ πολλὰ διῆλθεν ὁ Πλάτων

culpa ſerentibus quam ſatis, educantibus quam his qui
educantur, attribuenda. Mox ſubjicit: Conandum tamen
pro viribus educationis, ſtudiorum et diſciplinarum cura
malignitatem naturae extirpare, virtutem conſequi. Quem-
admodum enim ſtudia et doctrinae malitiam tollunt, vir-
tutem pariunt, ſic educatio. Nonnunquam Plato educa-
tionem non in cibo ſolum, ſed univerſam quoque pue-
rorum victus rationem interpretatur. Quare altero ſignifi-
catu nequaquam dicta ab eo eſſe poteſt educatio, quum
non pueris, ſed adultis jam facere praecipiat: Conabimur,
inquiens, pro viribus educationis, ſtudiorum et diſcipli-
narum diligentia malitiam fugere, contra autem capeſſere
virtutem. Studia igitur vocat diſciplinas, quae in corpo-
ris exercitatione, modulatione vocis, terrae menſura et
numeris conſiſtunt. Educationis rationem non aliam con-
ſiderare poſſumus, quam quae eſculentis, ſorbitionibus et
potu perficitur. Inter quae vinum quoque refertur, cujus
mentionem non exiguam in ſecundo de legibus Plato ſe-

Ed. Chart. V. [459.]   Ed. Baf. I. (35o. 351.)

ἐν τῷ δευτέρῳ τῶν νόμων. ὅστις δὲ βούλεται καὶ χωρὶς
ἐμοῦ γνῶναί τι περὶ πάσης τῆς ἐν ταῖς τροφαῖς δυνάμεως,
ἔνεστιν ἀναγινώσκειν αὐτῷ τοὺς τρεῖς περὶ τοῦδε τῶν ἡμε-
τέρων ὑπομνήσεις, καὶ τὸ τέταρτον ἐπ᾽ αὐταῖς, περὶ εὐχυ-
μίας τε καὶ κακοχυμίας, οὗ μάλιστα χρήζομεν εἰς (351) τὸ
παρόν. πολλὰ μὲν οὖν ἡ κακοχυμία ταῖς τῆς ψυχῆς ἐνερ-
γείαις λυμαίνεται, σώζει δὲ ἀβλαβεῖς αὐτὰς ἡ εὐχυμία.

Κεφ. ια΄. Οὔκουν ἀναιρετικὸς ὅδ᾽ ὁ λόγος ἐστὶ τῶν
ἐκ φιλοσοφίας καλῶν, ἀλλ᾽ ὑφηγητικός τε καὶ διδασκαλικὸς
ἀγνοουμένου τινὸς ἐν αὐτοῖς τῶν φιλοσόφων. οἵ τε γὰρ
ἡγούμενοι πάντας ἀνθρώπους ἐπιδεκτικοὺς ἀρετῆς ὑπάρχειν,
οἵ τε μηδένα τὴν δικαιοσύνην αἱρεῖσθαι, ὅπερ ἴσον ἐστὶ τῷ
μηδένα γίγνεσθαι φυσικὸν ὅρον, ἐξ ἡμισείας ἑκάτεροι τὴν
ἀνθρωπίνην ἑωράκασι φύσιν. οὔτε γὰρ ἅπαντες ἐχθροὶ
φύονται δικαιοσύνης, οὐδ᾽ ἅπαντες φίλοι, διὰ τὰς κράσεις
τῶν σωμάτων ἑκάτεροι τοιοῦτοι γενόμενοι. πῶς οὖν, φασὶ,
δικαίως τις ἐπαινοῖτο, καὶ ψέγοιτο, καὶ μισοῖτο, καὶ φι-
λοῖτο, γεγενημένος πονηρὸς, ἢ ἀγαθὸς, οὐ δι᾽ ἑαυτὸν,

cit. Quisquis jam de univerſo nutrimento citra omnem
operam quid ſcire deſideret, tres libros noſtros id tra-
ctantes legat licet, quartum praeterea de alimentis boni
et mali ſucci, cujus lectio plane ad praeſens inſtitutum
requiritur. Nam vitioſus ſuccus inſignem animi muniis
laeſionem adfert, bonus ea conſervat integra.

Cap. XI. Non itaque ſermo hic noſter philoſophiae
bona de medio tollit, ſed inſtruit ac docet philoſophorum
quosdam ea neſcientes; quoniam hi cunctos homines adi-
piſcendae virtuti idoneos exiſtimant, illi neminem juſti-
tiam affectare ajunt; quod ſimile fuerit ei, ſi dicas, ne-
minem naſci mortalem. Utrique humanam naturam ex
dimidio finierunt. Neque enim omnes aequitatis oſores,
neque amici naſcuntur, talem utrique ex corporum tem-
peramento naturam ſortiti. Quo igitur jure quis laudetur,
reprehendatur, ametur, aut odio ſit, quum bonus aut
improbus non ſua ſponte, ſed temperamento, quod aliis

ἀλλὰ διὰ τὴν κρᾶσιν, ἣν ἐξ ἄλλων αἰτιῶν φαίνεται λαμ-
βάνων; ὅτι, φήσομεν, ὑπάρχει τοῦτο πᾶσιν ἡμῖν, ἀσπά-
ζεσθαι μὲν τὸ ἀγαθὸν, καὶ προσίεσθαι, καὶ φιλεῖν, ἀπο-
στρέφεσθαι δὲ καὶ μισεῖν καὶ φεύγειν τὸ κακόν· ὅτι οὐκέτι
πρόσεστι σκεπτομένοις, οὔτε εἰ γεννητόν ἐστιν, οὔτε εἰ μὴ
γεννητόν. οὐ γὰρ τὸ ἕτερον αὐτῶν τοιοῦτον ἐποίησεν, οὔτε
κατεσκεύασεν αὐτὸ τοιοῦτον. τοὺς τ᾽ οὖν σκορπίους, καὶ
τὰ φαλάγγια, καὶ τὰς ἐχίδνας ἀναιροῦμεν, ὑπὸ τῆς φύσεως
γεγονότα τοιαῦτα καὶ οὐχ ὑφ᾽ ἑαυτῶν. ἀγέννητόν τε τὸν
πρῶτον καὶ μέγιστον θεὸν ὁ Πλάτων λέγων εἶναι ὅμως
ἀγαθὸν ὀνομάζει, καὶ ἡμεῖς δὲ πάντες φύσει φιλοῦμεν αὐ-
τὸν, ὄντα τοιοῦτον ἐξ αἰῶνος, οὐχ ὑφ᾽ ἑαυτοῦ γενόμενον
ἀγαθόν· ὅλως γὰρ οὐδ᾽ ἐγένετό ποτε, διαπαντὸς ὢν ἀγέν-
νητος καὶ ἀΐδιος. εἰκότως οὖν καὶ τῶν ἀνθρώπων τοὺς
πονηροὺς μισοῦμεν οὐ προλογιζόμενοι τὸ ποιῆσαν αἴτιον
αὐτοὺς τοιούτους. ἔμπαλιν δὲ προσιέμεθα καὶ φιλοῦμεν
τοὺς ἀγαθοὺς, εἴτ᾽ ἐκ φύσεως, εἴτ᾽ ἐκ παιδείας καὶ δι-
δασκαλίας, εἴτ᾽ ἐκ προαιρέσεώς τε καὶ ἀσκήσεως ἐγένοντο
τοιοῦτοι. καὶ μέντοι καὶ ἀποκτείνομεν τοὺς ἀνιάτους καὶ

ex caufis accipere videtur, evaferit? Quia, refpondebimus,
omnibus hoc nobis ineft, ut amplectamur bona, ambia-
mus, amemus, malum abominemur, odio habeamus et
vitemus, ignorantes adhuc, genitumne fit ita, an minus.
Neque enim alterum ipforum tale fecit, neque apparavit
ipfum hujusmodi. Scorpiones, phalangia et viperas oc-
cidimus, non a fe, verum a natura ejusmodi creatas.
Plato quum deum generationis expertem, primum et
maximum effe dicit, bonum tamen appellitat. Et nos
eum naturali profequimur amore, ut qui talis ab aeterno,
nec a fe bonus factus fuerit. Omnino namque genitus
nunquam eft, qui perpetuus, haud creatus, ac fempiter-
nus eft. Jure igitur improbos homines odimus, non prius,
quae tales eos effecerit caufa, indagantes. Contra vero
probos, five natura, five inftitutione et difciplina, five
confulto et exercitio tales evaferint, amplectimur atque
amamus. Imo vero etiam deploratos et fceleratos tres

Ed. Chart. V. [459. 460.]   Ed. Baf. I. (351.)

πονηροὺς διὰ τρεῖς αἰτίας εὐλόγους, ἵνα μὴ ἡμᾶς ἀδική-
σωσι ζῶντες, εἰς φόβον τε τοὺς ὁμοίους αὐτοῖς ἐνάγωσιν,
ὡς κολασθησομένους ἐφ᾽ οἷς ἂν ἀδικήσωσι. καὶ τρίτον ἐστὶ,
καὶ αὐτοῖς ἐκείνοις ἄμεινον τεθνάναι διεφθαρμένοις οὕτω
τὴν ψυχὴν, ὡς ἀνίατον ἔχειν τὴν κακίαν, ὡς μηδ᾽ ὑπὸ τῶν
Μουσῶν αὐτῶν παιδεύεσθαι, μηδέ γε ὑπὸ Σωκράτους ἢ
Πυθαγόρα βελτίους γενέσθαι. θαυμάζω δὲ ἐν τῷδε τῶν
Στωϊκῶν ἅπαντας μὲν ἀνθρώπους εἰς ἀρετῆς κτῆσιν ἐπι-
τηδείως ἔχειν οἰομένων, διαστρέφεσθαι δὲ ὑπὸ τῶν οὐ κα-
λῶς ζώντων. ἵνα γὰρ ἐάσω τἄλλα πάντα τὰ καταβάλλοντα
τὸν λόγον αὐτῶν, ἓν δὲ μόνον ἐρωτήσω περὶ τῶν πρώτων
γενομένων ἀνθρώπων, οἳ μηδένα πρὸ ἑαυτῶν ἔσχον ἕτερον.
ἡ διαστροφὴ πόθεν ἢ ὑπὸ τίνων αὐτοῖς ἐγένετο, λέγειν
οὐχ ἕξου[460]σιν. ὥσπερ κἂν τῷ νῦν χρόνῳ μικρὰ παιδία
θεώμενοι πονηρότατα, τίς ἐδίδαξεν αὐτὰ τὴν πονηρίαν,
ἀδυνατοῖεν λέγειν, καὶ μάλισθ᾽ ὅταν ᾖ πολλὰ μὲν ἅμα

ob caufas rationi confentaneas e vita tollimus: *prima eſt,*
ne fuperftites injuriam nobis inferant; fecunda, ut ipfis
fimiles in terrorem adducant, tanquam pari fupplicio ex-
cipiendos, fi praeter jus quid patraverint; tertia denique,
quod illis ipfis mori praeftet, ita animo depravatis, ut
infanabilem habeant malitiam, qui nc a Mufis ipfis qui-
dem erudiri, neque a Socrate vel Pythagora meliores
reddi queant. Demiror autem ea in re Stoicos, qui quum
univerfos homines virtuti comparandae idoneos *natura*
effe exiftiment, eos tamen ab iis, qui non honefte vivunt,
perverti *proferunt.* Nam reliqua omnia, quae ipforum
opinionem deftruunt, omittam, unum duntaxat fcifcitabor
de his hominibus, qui primi procreati funt, et ante fe al-
terum habuerunt neminem: unde depravatio, vel a qui-
bus ipfa manaverit, quid refpondeant, non habebunt; et
ut parvos puellos hocce tempore fpectant improbiffimos,
quis ipfos malitiam docuerit, haud quaquam valeant ape-
rire. Ac id potiffimum in multis videre licet, qui quum

Ed. Chart. V. [46o.]   Ed. Baf. I. (351.)

τρεφόμενα τὴν αὐτὴν τροφὴν ὑπὸ τοῖς αὐτοῖς γονεῦσιν ἢ
διδασκάλοις ἢ παιδαγωγοῖς, ἐναντιώτατα δὲ ταῖς φύσεσι.
τί γὰρ ἂν ἐναντιώτερον εἴη τοῦ κοινωνικοῦ παιδίου τῷ φθο-
νερῷ, καθάπερ καὶ τοῦ ἐλεήμονος τῷ ἐπιχαιρεκάκῳ, τοῦ δὲ
δειλοῦ τῷ πρὸς ἅπαντα θαρσαλέῳ, καὶ τοῦ μωροτάτου τῷ
συνετωτάτῳ, καὶ τοῦ φιλαλήθους τῷ φιλοψευδεῖ; καὶ φαί-
νεταί γε τὰ παιδία, κἂν ὑπὸ τοῖς αὐτοῖς γονεῦσι καὶ δι-
δασκάλοις καὶ παιδαγωγοῖς τρέφηται, κατὰ τὰς εἰρημένας
ἐναντιώσεις ἀλλήλων διαφέροντα. παραφυλάττει οὖν ὃ δεῖ
εἰπεῖν τὰ τοιαῦτα τῶν νῦν φιλοσόφων· ἄμεινον δ' ἐστὶν
ἴσως εἰπεῖν οὐ φιλοσόφων, ἀλλ' ἐπαγγελλομένων φιλοσοφεῖν·
ὡς, εἴγε οὕτως ἐφιλοσόφουν, ἐφύλαττον αὐτὸ τοῦτο πρῶτον,
ἀπὸ τῶν ἐναργῶς φαινομένων τὰς ἀρχὰς τῶν ἀποδείξεων
ποιεῖσθαι. καὶ τοῦτο ἐοίκασι μάλιστα πάντων οἱ πάλαι
θειότατοι πρᾶξαί τε καὶ κληθῆναι σοφοὶ παρὰ τοῖς ἀνθρώ-
ποις, οὔτε συγγράμματα γράφοντες, οὔτε διαλεκτικὴν ἢ
φυσικὴν ἐπιδεικνύμενοι θεωρίαν, ἀλλ' ἐξ αὐτῶν μὲν τῶν

eodem victu fub iisdem fuerint parentibus, vel praecepto-
ribus, vel paedagogis, diverfis tamen admodum ducuntur
moribus. Quid enim tam contrarium eft puero fociabili,
quam invidus, ut et mifericordi, quam malevolus, et ti-
mido, quam ad omnia audax, et ftultiffimo, quam fa-
pientiffimus, et veridico, quam mendax? Ac videntur
utique pueri, etiamfi apud eosdem parentes, et magiftros,
et paedagogos educentur, juxta memoratas contrarietates
a fe invicem differre. Servant itaque ejusmodi enuncian-
das effe hodiernorum philofophorum fententias; verum
non philofophos eos fortaffis, fed philofophiam profiten-
tes appellare praeftiterit. Quod fi vere philofopharentur,
hoc ipfum imprimis obfervarent, ut ab his, quae evidenter
apparent, demonftrationum fumerent principia. Idque
videntur maxime omnium praeftitiffe, qui olim admodum
divini re et nomine philofophi apud homines neque
commentarios fcribebant, neque dialecticam, neque phy-
ficam fpeculationem demonftrabant, fed per fe virtutes

ἀρετῶν, ἀσκήσαντες δὲ αὐτοῖς ἔργοις, οὐ λόγοις. οὗτοι νῦν
οἱ φιλόσοφοι βλέποντες εὐθὺς ἐξ ἀρχῆς τὰ παιδία, κἂν
ἄριστα παιδεύηται καὶ μηδὲν ἔχῃ θεάσασθαι παράδειγμα
κακίας, ὅμως ἁμαρτάνοντα, τινὲς μὲν αὐτῶν φύσει κακοὺς
ἅπαντας ἀνθρώπους ἀπεφήναντο, τινὲς δὲ οὐδὲ ἅπαντας
(σπάνιον γὰρ ὄντως ἔστι θεᾶσθαι παιδίον ἄμεμπτον) οἱ μὲν,
οὐδενὸς ὄντος τοιούτου, πάντας ἀνθρώπους ἀπεφήναντο φύ-
σει κακοὺς ὑπάρχειν, οἱ δ᾽ ἕνα ἢ δύο που κατὰ σπάνιον
ἰδόντες, οὐ πάντας, ἀλλὰ τοὺς πλείστους ἔφασαν εἶναι κα-
κούς. εἰ γάρ τις οὐκ ἐπιτρέπων τε καὶ φιλονεικῶν ἐθελή-
σειεν ἂν ἐλευθερίᾳ γνώμῃ (καθάπερ οἱ παλαιοὶ φιλόσοφοι)
τὰ πράγματα θεάσασθαι, παντάπασιν ὀλίγους παῖδας εὑρή-
σει πρὸς ἀρετὴν εὖ πεφυκότας. καὶ παύσεται μὲν ὅμως
ἡγούμενος καὶ πεφυκέναι, διαστρέφεσθαι δ᾽ αὐτὰ τῶν ἐξ
ἐπιστημόνων γονέων τε καὶ παιδαγωγῶν καὶ διδασκάλων·
οὐ γὰρ ἐν ἄλλοις γέ τισιν ἐντυγχάνει τὰ παιδία. πάνυ δ᾽
ἀληθεῖς εἰσι καὶ οὖδε, στρέφεσθαι λέγοντες ἡμᾶς ὑπό γε

exercentes, eas non verbis, fed operibus declarabant. Hi
ergo philofophi quum flatim ab initio pueros, etfi optime
edoceantur, nullumque vitii, quod intueantur, exemplum
habeant, peccare tamen infpicientes, quidam eorum om-
nes homines natura vitiofos afleruerunt, quidam vero
non omnes (rarum enim certe eft omni culpa vacantem
puerum confpicere) hi quidem, quum nullus fit ejus-
modi, omnes homines natura vitiofos effe flatuerunt.
Sunt autem qui, quum vix unum duosve *integros vitae*
viderint, non omnes, fed plurimos effe malos dixerunt.
Enimvero, fi quis non e vulgi faece nec contentiofus
vellet ingenuo judicio (ficut antiqui philofophi) res ex-
pendere, perpaucos omnino pueros comperiet feliciter
ad virtutem natos; imo exiftimare etiam definet, quosdam
fio a natura fuiffe comparatos: quandoquidem illi quoque
ipfi pervertuntur, qui a peritis parentibus, educatoribus
et doctoribus inftructi fuere. Non enim inter alios
pueruli converfantur. Stulti prorfus etiam funt, qui nos

τῆς ἡδονῆς, καίτοι γε αὐτῆς μὲν ἐχούσης πολὺ, τοῦ δ᾽
ἀποστρεπτικοῦ τε καὶ τραχέος ὄντος. εἰ μὲν γὰρ προσοι-
κειούμεθα πρὸς τὴν ἡδονὴν, οὐκ οὖσαν ἀγαθὸν, ἀλλ᾽, ὡς
Πλάτων ἔφη, δέλεαρ μέγιστον κακοῦ, φύσει κακοὶ πάντες
ἐσμέν· εἰ δ᾽ οὐ πάντες, ἀλλά τινες, ἐκεῖνοι μόνοι φύσει
μοχθηροὶ τυγχάνουσιν ὄντες. ἐπεὶ τοίνυν, εἰ μὲν μηδεμίαν
ἔχομεν ἑτέραν ἐν ἡμῖν δύναμιν οἰκειωμένην ἡδονὴν ἢ μᾶλ-
λον ἀρετὴν, μᾶλλον ἡδονῆς ἥ τις ἰσχυροτέρα τῆς πρὸς τὴν
ἡδονὴν ἀγούσης ἡμᾶς φύσει. καὶ οὕτως εἴημεν ἅπαντες κα-
κοὶ, τὴν μὲν κρείττονα δύναμιν καὶ ἀσθενεστέραν, ἰσχυρο-
τέραν δὲ τὴν μοχθηρὰν ἔχοντες, ἢ δὴ κρείττονός ἐστιν
ἰσχυροτέρα, ἥ τις τοὺς πρώτους ἀνθρώπους ἀνέπεισεν ὑπὸ
τῆς ἀσθενεστέρας νικηθῆναι. ταῦτ᾽ οὖν αὐτὰ τῶν Στωϊκῶν
ἐμέμψατο καὶ ὁ πάντων ἐπιστημονικώτατος ὁ Ποσειδώνιος,
ἐν οἷς ἐπαίνων ἐστὶ μεγίστων ἄξιος, ἐν τούτοις αὐτοῖς μὲν
ὑπὸ τῶν ἄλλων οὐχ ἕπεται τῶν Στωϊκῶν. ἐκεῖνοι μὲν γὰρ
ἔπεισαν αὐτοὺς τὴν πατρίδα μᾶλλον, ἢ τὰ δόγματα προ-
δοῦναι, Ποσειδώνιος δὲ τὴν τῶν Στωϊκῶν αἵρεσιν μᾶλλον

a voluptate obverti contendunt: tametfi multum illa
averfae a nobis et exafperantis naturae habeat. At enim,
fi magna nobis cum voluptate cognatio intercederet, quae
nihil boni continet, quin, ut Plato dixit, *efca malorum
eft maxima*, natura mali omnes effemus. Quod fi non
omnes, fed aliqui, illi foli natura pravi exiftunt. Quum
igitur, fiquidem nullam habemus aliam in nobis faculta-
tem familiariorem ipfa voluptate, magis quam virtute,
natura fit valentior ea, quae nos ad voluptatem allicit:
ita etiam mali omnes effemus, quum facultatem potiorem
obtineremus infirmiorem, et robuftiorem illam, quae pejor
eft; et firmior ea, quae melior: haec vero primos homi-
nes perfuafit, ut ab imbecilliore vincerentur. Haec igitur
Stoicorum decreta reprehendit omnium eruditiffimus Po-
fidonius; qui in iis, ob quae maximis dignus laudibus fuif-
fet, ab aliis Stoicis nullam plane laudem eft confecutus.
Nam illi perfuafum habebant, patriam potius effe pro-
dendam, quam feetae decreta, Pofidonius autem in ani-

ἢ τὴν ἀλήθειαν· διὰ τοῦτο κατά γε τὴν περὶ τῶν παθῶν
πραγματείαν ἐναντιώτατα φρονεῖ Χρυσίππῳ [461] καὶ ἐν
τῷ περὶ τῆς διαφορᾶς τῶν ἀρετῶν. πολλὰ μὲν οὖν εἶπε
Χρύσιππος ἐν τοῖς λογικῶς ζητουμένοις περὶ τῶν παθῶν
τῆς ψυχῆς μεμψάμενος, ἔτι δὲ πλείω τῶν ἐν τοῖς περὶ δια-
φορῶν τῶν ἀρετῶν. οὐ τοίνυν οὐδὲ Ποσειδωνίῳ δοκεῖ τὴν
κακίαν ἔξωθεν προσιέναι τοῖς ἀνθρώποις οὐδεμίαν ἔχουσιν
ἰδίαν ῥίζαν ταῖς ψυχαῖς ἡμῶν, ὅθεν ὁρῶμεν εἰ βλαστάνει τε
καὶ αὐξάνει, ἀλλ' αὐτὰ τοὐναντίον εἶναι. καὶ γὰρ καὶ τῆς
κακίας ἐν ἡμῖν αὐτοῖς σπέρμα· καὶ δεόμεθα πάντες οὐχ
οὕτω τοῦ φεύγειν τοὺς πονηρούς, ὡς τοῦ διώκειν τοὺς κα-
θαρίσοντάς τε καὶ κωλύσοντας ἡμῶν τὴν αὔξησιν τῆς κα-
κίας. οὐ γὰρ, ὡς οἱ Στωϊκοί φασιν, ἔξωθεν, ἐπεὶ ἄρ-
χεται ταῖς ψυχαῖς ἡμῶν τὸ σύμπαν τῆς κακίας, ἀλλὰ τὸ
πλέον ἐξ ἑαυτῶν ἔχουσιν οἱ πονηροὶ τῶν ἀνθρώπων· ἔξω-
θεν δὲ ἐλάττω τούτων πολλῷ τὸ ἐπιαρχόμενόν ἐστιν. ἐκ
τούτου μὲν οὖν ἐθισμοί τε γίνονται μοχθηροὶ τῷ τῆς ψυχῆς
ἀλόγῳ μέρει, καὶ δόξαι ψευδεῖς τῷ λογιστικῷ· καθάπερ,

mum induxerat Stoicorum fectam prodere fatius effe
quam veritatem. Iccirco in affectuum tractatione magno-
pere a Chryfippo diffentit, et in differtatione de virtutum
differentia: multa enim dixit Chryfippus in quaeftionibus
logicis de animi perturbationibus ac plura in iis, quae de
virtutum difcrimine fcripfit, quae ipfe improbat. Quo-
circa Polidonio malitiam hominibus foris advenire neu-
tiquam videtur, quod nequitia nullam in animis noftris
radicem fixerit, unde prodeat, pullulet, augeaturque, fed
contra fe rem habere; etenim vitiofitatis femen nobis ip-
fis infitum eft; proinde non ita malos fugere e re noftra
eft, ut confert profequi eos, qui arcent et prohibent vitii
incrementum. Non enim fane (ut ajunt Stoïci) tota ne-
quitiae farcina foris accidit animis noftris, fed majorem
partem improbi fibimetipfis fuppeditant; aliunde vero mi-
nora his mala fuperveniunt. Hinc ergo confuetudines
pravae innafcuntur animae parti rationis experti, et fal-
fae opiniones ei, quae rationis compos eft; quemadmodum,

ὅταν ὑπὸ καλοῖς καὶ ἀγαθοῖς ἀνδράσι παιδευώμεϑα, δόξαι
μὲν ἀληϑεῖς, ἐϑίσμοι δὲ χρηστοί. ταῖς κράσεσι δ᾽ ἕπεται
κατὰ μὲν τὸ λογιστικὸν ἀγχίνοιά τε καὶ μωρία κατὰ τὸ
μᾶλλόν τε καὶ ἧττον. αἱ κράσεις δ᾽ αὗται τῇ τε πρώτῃ
γενέσει καὶ ταῖς εὐχύμοις διαίταις ἀκολουϑοῦσι καὶ συναυξά-
νει ἄλληλα ταῦτα. διὰ γοῦν τὴν ϑερμὴν κρᾶσιν ὀξύϑυμοι
γίνονται· ταύταις πάλιν ταῖς ὀξυϑυμίαις ἐκπυροῦσι τὴν
ἔμφυτον ϑερμασίαν. ἔμπαλιν δὲ οἱ σύμμετροι ταῖς κράσεσι
συμμέτρως τὰς τῆς ψυχῆς κινήσεις ἔχοντες εἰς εὐϑυμίαν
ὠφελοῦνται. ὥσϑ᾽ ὁ μὲν ἡμέτερος λόγος ὁμολογεῖ τοῖς
ἐναργῶς φαινομένοις κατὰ τὰς αἰτίας, ὥσϑ᾽ ὑπ᾽ οἴνου καὶ
φαρμάκων τινῶν, φασκομένων δ᾽ ὑπὸ διαίτης ἀγαϑῆς τε καὶ
καλῆς, ὥσπερ γε καὶ ὠφελούμεϑά τε κςὶ δι᾽ ἐπιτηδεύματά
τε καὶ μαϑήματα, οὐχ ἥκιστα δὲ τῇ φυσικῇ διαφορᾷ τῶν
παιδίων ἀποδιδοὺς τὴν αἰτίαν. οἱ δ᾽ οὖν ἐκ τῆς τοῦ σώ-
ματος κράσεως ἡγούμενοι τὴν ψυχὴν ὠφελεῖσϑαί τε καὶ
βλάπτεσϑαι, περὶ δὲ τῆς τῶν παίδων διαφορᾶς οὐδὲν
ἔχουσι λέγειν, ὧν τε ἐκ τῆς διαίτης ὠφελούμεϑα, οὐδενός

quum a probis honeſtisque viris crudimur, opiniones hau-
rimus veras proboſque mores. Sed in ratiocinatrice
ſolertia et ſtultitia majoris minorisque ratione corporis
temperamenta ſequuntur: ipſa vero temperamenta primam
generationem et rectam victus legem ſequuntur et invi-
cem adoleſcunt. Nempe ob calidam temperiem iracundi
fiunt; quippe hiſce irarum aeſtibus calor innatus accen-
ditur; e contrario, qui commoderatis ſunt temperamentis,
cum animi motus moresque commoderatos habeant, tran-
quillitate potiuntur. Quapropter ſermo hic noſter iis
quae liquido apparent confentit cauſis, ut a vino et re-
mediis quibusdam memoratis, proba ac decente vivendi
ratione: ſtudiis litterarum et diſciplinis liberalibus adju-
vamur; nec ſecus naturalis puerorum corruptelae red-
denda cauſa eſt. Qui autem corporis temperamento ani-
mum vel juvari, vel laedi arbitrantur, illi de puellorum
diſcrimine et labe nihil habent quod dicant; nec eorum
quoque rationem commodorum exponunt, quae ex quoti-

Ed. Chart. V. [461.]   Ed. Baf. I. (351.)

ἔχουσιν αἰτίαν ἀποδοῦναι, καθάπερ οὐδὲ τῆς ἐν τοῖς ἤθεσι
διαφορᾶς, καθ᾽ ἣν τὰ μὲν θυμικὰ, τὰ δὲ ἄθυμα, καὶ τὰ
μὲν συνετὰ, τὰ δὲ οὐ φαίνεται. ἐν Σκύθαις μὲν γὰρ εἷς
ἀνὴρ ἐγένετο φιλόσοφος, Ἀθήνησι δὲ πολλοὶ τοιοῦτοι.
πάλιν δ᾽ ἐν Ἀβδήροις ἀσύνετοι πολλοὶ, τοιοῦτοι δ᾽ Ἀθή-
νησιν ὀλίγοι.

diano victus regimine nobis proveniunt; proinde caufam
nullam adferunt tantae varietatis morum, ex qua alii
iracundi, alii quieti, quidam intelligentes, alii fecus vi-
dentur.   Siquidem apud Scythas philofophus unus exti-
tit, Athenis plerique fapientes.   Rurfus Abderitani com-
plures funt infipientes, Athenis ftulti perpauci.

Printed in the United States
By Bookmasters